（第二版）

PROGRESS IN MEDICINE
内科学新进展

厉有名　胡申江　主编

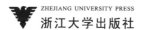
ZHEJIANG UNIVERSITY PRESS
浙江大学出版社

《内科学新进展》（第二版）

编写委员会

主 编 厉有名 胡申江

编 委（按章节先后为序）

傅国胜 胡申江 郑良荣 朱建华

王建安 周建英 王雪芬 沈毅弘

沈华浩 季 峰 姒健敏 厉有名

虞朝辉 徐承富 王良静 佟红艳

金 洁 赵小英 黄 河 蔡 真

钱文斌 李 红 李成江 周嘉强

陈江华 李夏玉 方 强 李兰娟

俞云松 林 进 杨旭燕 吴华香

黄满丽 陈 智 郑 敏 蒋天安

学术秘书 胡春燕 陈韶华

前　言

　　《内科学进展》第一版于 2000 年出版,并于 2004 年经学校教材建设委员会评审后被列入浙江大学研究生教材,同年经修订出版了《内科学进展》第二版。由于基础医学和临床医学的飞速发展,2009 年经更新改版为《内科学新进展》。出版八年来,我们收到了许多教师、研究生及临床医师在使用《内科学新进展》过程中提出的宝贵意见和建议,我们深表感谢。

　　当前,现代内科学的发展日新月异,医学知识的更新越来越迅速。免疫学、分子生物学、心理学、微创医学等学科广泛渗透到内科学领域,使内科学不断涌现新理论、新知识、新技术,有鉴于此,我们再次组织了医学院有关专家教授对《内科学新进展》进行更新补充。

　　在编写过程中,我们采纳国内外有关研究生教材编写的先进经验,在内容上贯彻教材的先进性、科学性、启发性和实用性原则,综合近年来内科各专科领域内的最新进展,帮助医学研究生及时更新知识,了解各专业的前沿动态。全书共 15 章 54 个专题,采用专题论述方式,对有关内科学领域的新理论、新知识、新技术作了重点介绍。在每小节末尾列出思考题和参考文献。同时中英文双语的内容提要强调规范英文注译,有利于学生提高专业英语水平,方便查阅和自学。本书除了满足临床医学研究生内科学教学外,还可作为住院医师规范化培训和临床医师继续教育用书以及医学院高年级本科生的课外读本。

　　本书由浙江大学医学院附属医院学有专长,在医、教、研第一线的有丰富临床和教学经验的专家、教师撰稿,每位编委在繁忙工作之余,对稿件尽职尽责,查阅了国内外大量文献,去芜增菁,反复审校与修改,终于付梓。在此,谨向各位编委以及学术秘书表示衷心感谢。

　　在编写过程中,我们力求内容新颖、重点突出。但由于本书涉及面广,编写人员较多,知识水平所限,书中错误和疏漏之处在所难免。敬请各位老师、研究生以及临床医师在教学和临床研究中不断提出意见和建议、补充新的资料,以供今后修订时参考。

厉有名　胡申江

2018 年 9 月

目　录

第一章 心血管系统疾病

第一节 心血管病的抗血小板和抗凝治疗

摘 要 动脉粥样硬化性心血管疾病占所有死亡原因的首位。血小板及凝血酶原在体内的激活在粥样斑块的破裂以及血栓形成过程中占据至关重要的地位。如何抑制血小板及凝血酶原在体内的激活是药物预防及治疗心脑血管疾病的关键。本节简要介绍抗血小板药物:阿司匹林、氯吡格雷、替格瑞洛、血小板糖蛋白Ⅱb/Ⅲa(GPⅡb/Ⅲa)拮抗剂、抗凝药物肝素、低分子肝素、华法林及新型口服抗凝药。

Abstract Atherosclerotic cardiovascular disease is the leading cause of death in the world. The activation of platelets and thrombin plays a crucial role in the process of atherosclerotic plaque rupture and thrombosis. How to inhibit the activation of platelets and thrombin is the key to preventing and treating cardiovascular and cerebrovascular diseases. In this section, we introduce the anti-platelet drugs: aspirin, clopidogrel, ticagrelor and GPⅡb/Ⅲa antagonist agents, as well as anticoagulants: heparin and low molecular weight heparin, warfarin and new oral anticoagulants.

心脑血管疾病(cardiovascular & cerebrovascular diseases,CCVD)包括心肌梗死、脑卒中、周围血管疾病,是导致人类死亡的主要原因。据 WHO 近年统计,全球每年有 1900 万人死于 CCVD,约占全球总死亡人数的 1/2。我国 1957 年统计,心血管死亡率 86/10 万,至 2012 年已上升为 255/10 万,即每年死亡 250 万余人(＞7000 人/日)。

按照发生的机制和部位,血栓栓塞性疾病(thromboembolic diseases)分为动脉粥样硬化血栓形成(atherothrombosis)、动脉栓塞(arterial embolism)和静脉血栓栓塞(venous thromboembolism,VTE)三大类。其中动脉粥样硬化血栓形成是第一位的致死(mortality)和致残(morbidity)原因;静脉血栓栓塞包括肺栓塞和深静脉血栓形成,在西方国家为第三位的致死原因;动脉栓塞性疾病包括心源性、血管性和反常栓塞三类,在现实世界中其发病率、致死率和致残率都远远超出我们的预想。动脉粥样硬化可以累及全身许多动脉,如冠状动脉、脑动脉、肾动脉、颈动脉、胸及腹主动脉以及下肢的大动脉等,造成这些动脉的狭窄、急性或亚急性闭塞。最危险的血栓性事件为急性冠脉综合征、脑梗死、腹腔血管血栓塞,以及危急的下肢缺血,而粥样斑块的破裂是血栓事件发生的基础。这些动脉粥样硬化性血栓病的预防和治疗,主要在于应用抗血小板和抗凝药物。

一、血小板在体内的激活

血管损伤后,流经该血管处的血小板被血管内皮下组织表面激活,立即黏附于损伤处暴露出来的胶原纤维上。血小板膜上的糖蛋白Ⅰb 及由内皮细胞韦—巴(Weibel Palade)小体释放的血管性血友病因子(von Willebrand factor,vWF)在黏附过程中发挥作用。黏附的血小板活化并通过三种协同机制和其他血小板形成血栓:

(1)促进血小板表面的凝血因子聚集,刺激凝血酶的产生;

(2)利用周围的血小板释放 ADP;

(3)活化的血小板产生并释放血栓烷 A2(TXA2)。

凝血酶、ADP、TXA2 与胶原、血小板激活因子均可激活及显露血小板的糖蛋白Ⅱb/Ⅲa 受体,此为纤维蛋白原的受体,两者结合后造成血小板的紧密聚集和血栓形成。血管性血友病因子(vWF)亦参与其中。

在血小板激活的同时血液与组织因子接触,激活凝血系统,使凝血酶原在凝血活酶的作用下转变为凝血酶,凝血酶使纤维蛋白原转变为纤维蛋白,后者网罗血流中的细胞完成最后的凝血反应。

从血小板活化、聚集到最终血栓形成的级联反应中,有许多步骤都可能成为干预的靶点,防止血小板聚集。目前,抗血小板药物研究主要集中于以下靶点:TXA2、ADP(P2Y12)、GPⅡb/Ⅲa、PAR1 受体(凝血酶受体)。常见的抗血小板药物可分为以下几类:

(1)抑制血小板花生四烯酸代谢药:环氧化酶抑制剂——阿司匹林。

(2)影响环核苷酸代谢药:磷酸二酯酶抑制剂——双嘧达莫、西洛他唑。

(3)作用于血小板膜特异激动剂和受体的药物:包括血小板糖蛋白复合物Ⅱb/Ⅲa 受体拮抗剂:替罗非班;P2Y$_{12}$受体拮抗剂:氯吡格雷,普拉格雷,替格瑞洛;蛋白酶激活受体 1 拮抗剂:Vorapaxar。

二、抗血小板药物

(一)双嘧达莫与西洛他唑

双嘧达莫是最早于 1961 年获批的抗血小板药物,为磷酸二酯酶(PDE)抑制剂,通过抑制 cAMP 的分解来抑制血小板的激活。现已较少使用,其抗血小板聚集作用可用于心脏手术或瓣膜置换术,可减少血栓栓塞的形成。

西洛他唑片为抗血小板药,适用于治疗由动脉粥样硬化、大动脉炎、血栓闭塞性脉管炎、糖尿病所致的慢性动脉闭塞症。西洛他唑片能改善肢体缺血所引起的慢性溃疡、疼痛、发冷及间歇跛行,并可用作上述疾病外科治疗(如血管成形术、血管移植术、交感神经切除术)后的补充治疗以缓解症状。其通过抑制血小板及血管平滑肌内磷酸二酯酶活性,从而增加血小板及平滑肌内 cAMP 浓度、发挥抗血小板作用及血管扩张作用。西洛他唑片抑制ADP、肾上腺素、胶原及花生四烯酸诱导的血小板初期、二期聚集和释放反应,且呈剂量相关性。西洛他唑口服 100 mg 对血小板体外聚集的抑制较相应量阿司匹林强 7~78 倍(阿司匹林对血小板初期聚集无效)。西洛他唑片不干扰血管内皮细胞合成血管保护性前列环素,对慢性动脉闭塞患者,采用体积描记法显示西洛他唑片能增加足、腓肠肌部位的组织血流量,使下肢血压指数上升、皮肤血流量增加及四肢皮温升高,并改善间歇跛行。

(二)阿司匹林

阿司匹林自首次人工合成至今已有 100 多年的历史,近 30 年来人们发现它具有抑制TXA2 的作用,因此有抗血小板聚集抗血栓的作用,1988 年经 FDA 批准用于心血管疾病的防治。

1.药理作用与药代动力学

阿司匹林抑制血小板 TXA2 的生成从而抑制血小板聚集,其机理为不可逆的抑制环氧合酶的合成;由于血小板内这些酶不可再合成,所以此抑制作用尤为显著。阿司匹林口服后经胃肠道完全吸收。阿司匹林吸收后迅速降解为主要代谢产物水杨酸。阿司匹林和水杨酸血药浓度的达峰时间分别为 $10\sim20$ min 和 $0.3\sim2$ h。阿司匹林和水杨酸均和血浆蛋白紧密结合并迅速分布于全身。水杨酸能进入乳汁和穿过胎盘,主要经肝脏代谢,代谢物为水杨酰尿酸、水杨酚葡糖苷酸、水杨酰葡糖苷酸、龙胆酸、龙胆尿酸。由于肝酶代谢能力有限,水杨酸的清除为剂量依赖性。因此清除半衰期可从低剂量的 $2\sim3$ h 到高剂量的 15 h。水杨酸及其代谢产物主要从肾脏排泄。

2.适应证

抑制下述情况时的血小板黏附和聚集:不稳定性心绞痛;急性心肌梗死;预防心肌梗死复发;动脉血管的手术后(动脉外科手对或介入手术后,如主动脉冠状动脉静脉搭桥术,PTCA);预防大脑一过性的血流减少(TIA:短暂性脑缺血发作)和已出现早期症状(如面部或手臂肌肉一过性瘫痪或一过性失明)后预防脑梗死。

3.剂量和用法

口服。肠溶片应饭前用适量水送服。

(1)降低急性心肌梗死疑似患者的发病风险:建议首次剂量 300 mg,嚼碎后服用以快速吸收。以后每天 $100\sim200$ mg。

(2)预防心肌梗死复发:每天 $100\sim300$ mg。

(3)中风的二级预防:每天 $100\sim300$ mg。

(4)降低短暂性脑缺血发作(TIA)及其继发脑卒中的风险:每天 $100\sim300$ mg。

(5)降低稳定性和不稳定性心绞痛患者的发病风险:每天 $100\sim300$ mg。

(6)动脉外科手术或介入手术后,如经皮冠脉腔内成形术(PTCA),冠状动脉旁路术(CABG),颈动脉内膜剥离术,动静脉分流术:每天 $100\sim300$ mg。

(7)预防大手术后深静脉血栓和肺栓塞:每天 $100\sim200$ mg。

(8)降低心血管危险因素者(冠心病家族史、糖尿病、血脂异常、高血压、肥胖、抽烟史、年龄大于 50 岁者)心肌梗死发作的风险:每天 100 mg。

不良反应:由于阿司匹林对血小板的抑制作用,阿司匹林可能增加出血的风险。上、下胃肠道不适,如消化不良、胃肠道和腹部疼痛。罕见的胃肠道炎症、胃十二指肠溃疡。非常罕见的可能出现胃肠道出血和穿孔。严重葡萄糖-6-磷酸脱氨酶(G6PD)缺乏症患者出现溶血和溶血性贫血。肾损伤和急性肾衰竭。过敏反应,包括皮疹,荨麻疹,水肿,瘙痒症,心血管-呼吸系统不适,极罕见的严重反应包括过敏性休克。极罕见的一过性肝损害伴肝转氨酶升高。

4.临床研究

(1)80 年代中期,阿司匹林在 ACS 治疗中的地位得以确立。最具代表性的为 ISIS-2 研究(共纳入 17187 例患者)。单用阿司匹林治疗组 4295 名患者中,ACS 35 d 内死亡率为10.7%(461 例),较安慰剂组(568/4300,13.2%)死亡率明显降低;链激酶溶栓＋阿司匹林组4292 名患者,死亡率为 8.0%(343 例),而仅用链激酶溶栓组死亡率为 10.4%(448/4300)。提示 ACS 患者使用阿司匹林可明显降低一个月内死亡率,总死亡率下降53%。

对纳入 95000 例 ACS 患者的一级预防研究(包括和纳入 17000 例 ACS 患者的二级预防研究)进行荟萃分析发现,阿司匹林显著降低事件发生率,肯定了低剂量阿司匹林在急性冠脉综合征中基础用药的地位。

(2)阿司匹林用于心血管疾病的预防是最近 20 多年来的一个重大认识,它能降低心肌梗死、卒中的发病及死亡的风险。阿司匹林的这一功效已经通过 6 项大规模随机临床试验得到证实,包括美国男性医师健康研究(PHS)、英国男性医生阿司匹林试验(BMD)、妇女健康研究(WHS)、阿司匹林一级预防计划(PPP)、高血压最适治疗研究(HOT)、血栓形成预防试验(TPT)。WHS 研究、PHS 试验、BMD 研究 3 个试验对于探究阿司匹林在心血管疾病一级预防中的作用较为经典。WHS 研究共入选 39876 例≥45 岁的美国健康女性医务工作者,随机分组隔日一次服用阿司匹林 100 mg 或安慰剂,平均随访 10 年;结果显示,阿司匹林组的心血管事件发生率减少 9%。PHS 试验纳入 22071 名健康的男性医生,采用随机双盲安慰剂对照的方法,其中 11037 人每 2 d 服用 325 mg 阿司匹林,11034 人服用安慰剂;结果显示,接受阿司匹林治疗组与对照组比较,心肌梗死危险度降低达 44%。BMD 研究共纳入 5139 例男性医生,中位年龄<60 岁,其中 65% 被随机分到每日单用阿司匹林组,其余为对照组;结果显示,应用阿司匹林使总病死率、总血管病病死率轻度降低。而针对阿司匹林在心血管疾病二级预防中的作用:二级预防主要目的在于减少再次发生心血管病事件(心血管病死亡、心肌梗死或脑卒中)。HOT 试验在纳入的 18790 例患者身上进行前瞻性研究,评估阿司匹林 75 mg/d 在治疗高血压中可能带来的好处;结果显示,与安慰剂组相比,阿司匹林治疗组将高血压患者的心血管突发事件的发生率降低了 15%($P=0.03$)。

(3)非瓣膜性持续性房颤患者既往认为可用阿司匹林预防缺血性脑卒中。SPAF Ⅲ 研究表明,对于低危患者可用阿司匹林预防,而高危患者需使用华法林抗凝。对于 CHADS2 评 1 分的房颤患者,在 2006 年美国和我国的指南均推荐华法林治疗,但如患者不同意使用华法林,也可给予阿司匹林治疗。Olesen 等 2011 年公布的一项大型队列研究,观察了非瓣膜病房颤患者服用华法林与阿司匹林预防血栓事件的疗效和安全性,结果显示无论阿司匹林单独应用还是与华法林联合应用,均不具有显著的抗栓疗效,但其主要出血和颅内出血却和华法林无显著区别。2012 年 ESC 房颤更新指南明确指出对于危险因素≥1 者推荐华法林或新型口服抗凝药。考虑到新型口服抗凝药物的优势,阿司匹林等抗血小板药物仅限于拒绝任何形式抗凝治疗人群。阿司匹林和氯吡格雷联合较阿司匹林单用会增加抗凝疗效,但轻微增加出血风险。所以单用阿司匹林抗凝仅限于拒绝任何形式口服抗凝药,又不能耐受双联抗血小板者。

(三)噻氯匹定(Ticlid,抵克立得)

1.药理作用与药代动力学

1991 年,第一代噻吩并吡啶类药物噻氯匹定问世,通过不可逆结合 ADP 受体(P2Y12 受体),抑制血小板活化后所释放的 ADP 与其受体结合,使结合纤维蛋白原的 GP Ⅱb/Ⅲa 不能活化,从而防止血栓形成。此外,还有减少血浆纤维蛋白原,增加红细胞变形能力,降低全血黏滞性及抑制血管壁平滑肌增生的作用。ADP 对血小板的作用远大于 TXA2。口服噻氯匹定,吸收好且见效迅速,服药后 7～10 d 可达稳态血浓度,主要在肝脏代谢,在尿(59%)及粪便(25%)中排泄,最大抗血小板聚集作用出现在服药后 8～10 d,停药后其作用维持 7～10 d。

2.适应证

主要适应证有血栓栓塞性中风,稳定或者不稳定型心绞痛,短暂性脑缺血发作,心肌梗死,可逆性缺血性神经功能障碍,PTCA和支架植入术后、冠脉搭桥后冠脉阻塞,糖尿病性视网膜病变,肾、神经的微血管病变,下肢动脉粥样硬化,周围动脉硬化性闭塞症。

3.剂量与用法

噻氯匹定,每片250 mg,1~2片/d,进餐时服用。

副作用:偶有恶心、腹泻,中性粒细胞减少或者粒细胞缺乏症,血小板减少,罕见再生障碍性贫血。需要注意与其他血小板聚集抑制药、溶栓药及血小板减少的药物合用,有加重出血的危险。可使茶碱血药浓度升高,可使环孢素血药浓度降低。

4.临床实验

加拿大、美国噻氯匹定研究(CATS):探讨噻氯匹定能否减少新近患血栓栓塞性中风患者继发脑梗死、心肌梗死或预期的随机、双盲、多中心研究。共纳入1072例患者,其中噻氯匹定组531例,安慰剂组541例,在3年随访期内,噻氯匹定组再发脑卒中、心肌梗死或血管性死亡相对危险性减少30%,中风复发危险性降低34%。白细胞减少发生率为1%。

噻氯匹定、阿司匹林脑卒中研究(TASS):比较噻氯匹定和阿司匹林脑卒中发生危险性和脑卒中死亡率的随机、双盲、多中心研究。共纳入3068名新近出现短暂性局灶性脑或视网膜缺血的患者(噻氯匹定组1529例和阿司匹林组1549例)。随访2~6年。结果噻氯匹定组较阿司匹林组血管性致死或非致死性脑卒中的危险性低42%。噻氯匹定组较阿司匹林组血管性致死或致命性脑卒中危险性低48%。

5.现状

第一代P2Y12受体抑制剂噻氯匹定因严重不良反应被淘汰。噻氯匹定可引起危及生命的血液不良反应,包括中性粒细胞减少/粒细胞缺乏症、血栓性血小板减少性紫癜(TTP)和再生障碍性贫血。在参与临床研究的2048例卒中患者中,50例(2.4%)出现中性粒细胞减少(<1200个/mm³),其中17例(0.8%)患者的中性粒细胞计数<450个/mm³。1992—1997年间美国临床医生报道了约100例血栓性血小板减少性紫癜病例,估算事件发生率为10%(真实发生率未知),噻氯匹定相关TTP的发生率可能高达1/4000~1/2000。尽管在针对卒中患者的临床研究中并未观察到再生障碍性贫血,但是美国临床医生在1992—1998年间报道了大约50例病例。根据接受噻氯匹定治疗的患者数约为200~400万人来估算事件发生率(真实发生率未知),噻氯匹定相关再生障碍性贫血的发生率可能高达1/8000~1/4000。

(四)氯吡格雷(Clopidogrel)

1.药理作用与药代动力学

通过引入甲酯基团修饰第一代噻氯匹定,从而增加药物的脂溶性,增加药物与受体的亲和力,得到第二代ADP受体(P2Y12受体)拮抗药物氯吡格雷。氯吡格雷是一种前体药,经氧化生成2-氧基-氯吡格雷,继而水解形成活性代谢物(一种硫醇衍生物),它可迅速、不可逆地与血小板受体结合,从而抑制血小板聚集。氯吡格雷吸收迅速,多次口服氯吡格雷75 mg以后,代谢产物1 h达血浆浓度高峰。氯吡格雷在肝脏内代谢,在尿(50%)和粪便(46%)中排泄。阿司匹林、糖蛋白Ⅱb/Ⅲa抑制剂、华法林、肝素、溶栓药以及非甾体类抗炎药等可增加本药出血风险;奥美拉唑可降低本药血药浓度,增加心血管事件风险。

2.适应证

氯吡格雷用于以下患者的预防动脉粥样硬化血栓形成事件:心肌梗死患者、缺血性脑卒中患者或确诊外周动脉性疾病的患者。急性冠脉综合征患者:非 ST 段抬高型急性冠脉综合征,包括经皮冠状动脉介入术后置入支架的患者,与阿司匹林合用。ST 段抬高型急性冠脉综合征患者,与阿司匹林联用,可合并在溶栓治疗中使用。

3.用法用量

推荐剂量为每日 75 mg,与或不与食物同服。对于急性冠脉综合征患者:非 ST 段抬高型急性冠脉综合征患者,应以单次负荷量氯吡格雷 300 mg 开始,然后以 75 mg/次、12 次/mon 连续服药(合用阿司匹林 75~325 mg/d)。临床试验资料支持用药 12 mon。用于 ST 段抬高型急性冠脉综合征患者,应以单次负荷量氯吡格雷 300 mg 开始,然后以 75 mg/次、12 次/mon 连续服药,与阿司匹林联用,可合用或不合用溶栓剂。

4.临床研究

(1)CAPRIE 研究:在高危缺血事件患者中对比氯吡格雷和阿司匹林疗效和安全性的随机、双盲、国际性多中心临床研究。共纳入新发缺血性卒中、心肌梗死或有症状的周围血管病患者 19185 例,随机分为两组,分别服用氯吡格雷 75 mg/d 或阿司匹林 325 mg/d,随访时间长者达 3 年,平均 1.91 年。意向治疗分析显示,氯吡格雷组缺血性卒中、心梗或血管性死亡发生率为 5.32%/年,而阿司匹林组为 5.83%/年。与阿司匹林组相比,应用氯吡格雷的患者相对风险下降 8.70%($P=0.043$)。两组在安全性方面无显著差异。与阿司匹林相比,氯吡格雷组胃肠道出血发生率更低,且并未出现更多的中性粒细胞减少。

(2)CURE 研究:揭幕阿司匹林+氯吡格雷双联抗血小板时代的到来。为了探索如何降低 ACS 患者的短期及长期缺血事件的再发风险,研究者进行了 CURE 研究(不稳定性心绞痛患者服用氯吡格雷预防复发事件研究),研究结果于 2001 年发表于《新英格兰医学杂志》。CURE 研究共计纳入 12562 例急性发作 24 h 内的 NSTE-ACS 患者,随机分组后分别给予阿司匹林+氯吡格雷(300 mg 负荷剂量,继以 75 mg/d 维持)或阿司匹林单药治疗 3~12 mon。主要终点为心血管死亡、非致死性心肌梗死或卒中组成的复合终点。研究结果显示,与阿司匹林单药治疗相比,阿司匹林联合氯吡格雷双联抗血小板治疗显著降低主要终点事件发生率 20.0%(9.3% vs 11.4%,$P<0.001$)。主要终点事件或难治性缺血事件发生率方面,联合治疗组也显著低于阿司匹林单药治疗组(16.5% vs 18.8%,$P<0.001$)。进一步分析显示,氯吡格雷的获益在随机化后数小时内即体现出来,随机化后 24 h 内联合治疗组心血管死亡、非致死性心梗、卒中、难治性或严重缺血均明显低于阿司匹林单药治疗组[1.4% vs 2.1%;风险比(HR)=0.66;95% 可信区间(CI)0.51~0.86]。安全性方面,阿司匹林联合氯吡格雷双联抗血小板治疗组的严重出血更为常见[3.7% vs 2.7%,相对风险比(RR)=1.38,$P=0.001$],但两组威胁生命的出血事件($P=0.13$)或出血性卒中发生率无显著差异。CURE 研究的亚组分析 PCI-CURE 研究提示与单用阿司匹林相比,患者住院期间行 PCI 之前(中位时间:6 天)预先给予氯吡格雷+阿司匹林治疗(中位时间:10 d),可减少 PCI 后 30 d 内主要终点事件发生率 30%。

(3)CREDO 研究奠定氯吡格雷在 PCI 患者术前预处理及术后长期应用的地位。研究结果提示氯吡格雷长期(1 年)治疗降低死亡、心肌梗死和卒中复合终点事件 26.9%($P=0.02$),且大出血风险未见显著增加。预处理结果显示,术前应用氯吡格雷的时间越早,减少 28 d 主要终点事件的获益越明显。

(4)COMMIT-CCS2 研究:对于发病 24 h 内住院的中国 AMI 患者,与阿司匹林单用相比,阿司匹林与氯吡格雷联合应用降低复合终点的相对风险 9%(P=0.002)。

(5)CURRENTOASIS7 研究:针对 18 岁以上的 NSTE-ACS 或 STEMI 并计划接受早期(<72 h)有创治疗策略的患者,PCI 患者获益于氯吡格雷 600 mg 高负荷剂量;保守治疗的 ACS 患者,遵循标准剂量的氯吡格雷+阿司匹林双抗治疗方案,维持临床获益。

5.局限性

氯吡格雷作为第二代 P2Y12 受体拮抗药,在抗血小板聚集、预防及治疗心脑血管疾病中的作用获得了大量临床实验的支持,但是其具有三大局限性:首先不可逆的血小板抑制作用,在血小板整个生命周期持续存在,增加了出血风险;其次需要通过肝脏转化为活性代谢产物,起效较慢,受 CYP2C19 活性影响个体差异大,与部分 PPIl 药物存在相互作用;最后 ADP 诱导的血小板聚集的平均抑制水平为中度,疗效差异大,低反应与临床转归差相关。

(五)普拉格雷

1.药理学与药代动力学

第三代 P2Y12 受体抑制剂普拉格雷,通过在第二代药物的研究基础上进一步修饰,将甲酯基团转换为更加稳定的环丙基,增加半衰期,同时在噻吩基团引入乙酰酯基团增加药物脂溶性,并将氯原子换为与人体亲和性更好的氟原子,从而获得稳定性更好,亲和力更强的药物。普拉格雷是一种前体药物,口服后迅速被吸收快,在小肠水解为 R-95913,随后通过肝脏细胞色素 P450 系统(CYP 450)转化为活性代谢产物 R-138727,具有生物活性。普拉格雷能选择性地抑制 ADP 与血小板受体的结合,随后抑制激活 ADP 与糖蛋白 GP Ⅱb/Ⅲa 复合物,从而抑制血小板的聚集,抑制率 70% 以上。普拉格雷也可抑制非 ADP 引起的血小板聚集,不影响磷酸二酯酶的活性。普拉格雷通过不可逆地改变血小板 ADP 受体,使血小板的寿命受到影响。

服用负荷剂量普拉格雷后 1 h,约 90% 患者实现至少 50% 的抑制血小板聚集的作用,最大血小板抑制率约 80%。负荷后 10 mg/次、1 次/d 服用 3~5 d 可达稳态。活性成分半衰期为 7 h(2~15 h),停用普拉格雷 5~9 d 后血小板聚集功能逐渐恢复到基线值。

2.适应证

适用于不稳定心绞痛及非 ST 段抬高型心肌梗死患者,以及经 PCI 治疗的 ST 段抬高型心肌梗死患者。

3.用法

普拉格雷开始剂量为 60 mg,维持剂量为 10 mg,对体重低于 60 kg 的患者可考虑剂量为每天 5 mg。使用者也需每天联合使用 75~325 mg 剂量的阿司匹林。75 岁以上患者使用该药出血风险加大,因此 75 岁以上患者不推荐使用。

4.不良反应

由于较高的出血风险,普拉格雷的说明书上会有黑框警告以警示出血风险,并建议有活动性病理性出血、短暂性脑缺血发作或卒中病史或需要手术包括冠状动脉搭桥手术的患者不要服用此药。其他不良反应包括:短暂性脑缺血发作、脑卒中(曾有相关病史者禁忌使用)、过敏反应。

5.临床研究

(1)TRITON TIMI-38:该试验对普拉格雷和氯吡格雷在对急性冠状动脉综合征患者进行经皮冠状动脉介入(PCI)治疗时的疗效进行了对比。该项随机、双盲多中心研究共纳入中到高危 UA 或者 NSTEMI 患者 10074 例,STEMI 患者 3534 例。实验的初步分析表明,普拉格雷组患者的心血管死亡、心脏病发作或中风的复合终点风险比氯吡格雷组患者低 19%(2.4% vs 1.8%),但是,有卒中病史的患者服用普拉格雷时发生再次卒中的可能性更高。同时普拉格雷带来的严重出血事件风险明显较高。

(2)TRITON-TIMI-38:该试验的亚组分析显示,诊断患有急性冠状动脉综合征(ACS)的糖尿病患者如果接受普拉格雷治疗,那么他们心脏病发作的可能性要比接受氯吡格雷治疗低 40%(8.2% vs 13.2%,$P<0.001$)。此外,根据这一分析,接受普拉格雷治疗的糖尿病患者的心血管死亡、非致命性心脏病发作和非致命性中风的综合概率要比接受氯吡格雷治疗的患者低 30%(12.2% vs 17.0%,$P<0.001$)。在没有患糖尿病的患者中,接受普拉格雷治疗的效果也有改善,其中接受普拉格雷治疗的患者有 9.2% 出现主要终点,而接受氯吡格雷治疗的患者有 10.6% 出现主要终点($P=0.02$)。

(3)TRILOGY-ACS:比较在不稳定心绞痛/非 ST 段抬高型心肌梗死患者长期治疗中普拉格雷/阿司匹林组与氯吡格雷/阿司匹林组的安全性和有效性。共纳入 9326 例患者,研究结果显示,在平均 17 mon 的随访中,75 岁以下组服用氯吡格雷与普拉格雷两者的初级终点事件(心血管死亡、心肌梗死、卒中)发生率并无明显差异(16.0% vs 13.9%,HR=0.91;95% CI:0.79~1.05,$P=0.21$)。并且在 75 岁以上组患者中,服用氯吡格雷与普拉格雷两者的初级终点事件亦无显著差异。然而在亚组分析中,研究发现普拉格雷组患者的复合缺血事件发生率显著降低(HR=0.85;95% CI:0.72~1.00,$P=0.04$)。同时,研究发现吸烟患者以及同时合用质子泵抑制剂的患者中,普拉格雷的有效性优于氯吡格雷。两组患者之间在严重出血及颅内出血事件发生率方面并无显著差异。

ACCOAST 试验:旨在评估普拉格雷在 PCI 手术以及 NSTEMI 患者提前治疗的临床效果。试验中,临床试用剂量以及不同负荷剂量的普拉格雷没有降低 NSTMI 患者心血管事件发病风险,且可增加 NSTEMI 患者的早期出血风险。2012 年 11 月,临床研究数据监测委员会(DMC)裁定终止这项研究。

6.局限性

普拉格雷对于 75 岁以上高龄患者,以及低体重(<60 kg)患者获益不明显,且增加出血风险;对有卒中或者 TIA 病史的患者可能增加再发的风险。由于较高的出血风险,普拉格雷的说明书上会有黑框警告以警示出血风险。

(六)替格瑞洛

1.药理学与药代动力学

替格瑞洛是非噻吩并吡啶类 P2Y12 受体抑制剂,在完全不同于 ADP 结合区域的部位可逆结合 P2Y12 受体,抑制 ADP 信号传导,并使之构象发生改变,"锁住"受体使之处于非活化状态。当替格瑞洛分子解离后,受体仍然具有功能。ADP 仍然能结合到它原来的结合点上,受体受抑制的程度取决于替格瑞洛的浓度。而噻吩并吡啶类药物与受体共价结合导致受体在血小板生命周期内无功能。

替格瑞洛的药代动力学呈线性,替格瑞洛及其活性代谢产物(AR-C124910XX)的暴露量与用药剂量大致成比例。替格瑞洛吸收迅速,中位 T_{max} 约为 1.5 h。替格瑞洛可快速生成其主要循环代谢产物 AR-C124910XX(也是活性物质),中位 T_{max} 约为 2.5 h(1.5~5.0 h)。在所研究的剂量范围(30~1260 mg)内,替格瑞洛与其活性代谢产物的 C_{max} 和 AUC 与用药剂量大致成比例增加。替格瑞洛及其代谢产物与人血浆蛋白广泛结合(>99%)。替格瑞洛主要通过肝脏代谢消除。通过使用替格瑞洛放射示踪测得放射物的平均回收率约为 84%(粪便中含 57.8%,尿液中含 26.5%)。替格瑞洛及其活性代谢产物在尿液中的回收率均小于给药剂量的 1%。活性代谢产物的主要消除途径为经胆汁分泌。替格瑞洛的平均 $t_{1/2}$ 约为 7 h,活性代谢产物为 9 h。

2. 适应证

用于急性冠脉综合征(不稳定性心绞痛、非 ST 段抬高心肌梗死或 ST 段抬高心肌梗死)患者,包括接受药物治疗和经皮冠状动脉介入(PCI)治疗的患者,降低血栓性心血管事件的发生率。

3. 用法用量

口服,可在饭前或饭后服用。起始剂量为单次负荷量 180 mg(90 mg/片×2 片),此后每次 1 片(90 mg),每日两次。除非有明确禁忌,否则应与阿司匹林联合用药。在服用首剂负荷阿司匹林后,阿司匹林的维持剂量为每日 1 次,每次 75~100 mg。已经接受过负荷剂量氯吡格雷的 ACS 患者,可以开始使用替格瑞洛。替格瑞洛治疗时间可长达 12 mon,除非有临床指征需要中止本品治疗。超过 12 mon 的用药经验目前尚有限。

4. 不良反应

(1)高尿酸血症,血尿酸升高。

(2)脑出血,颅内出血,出血性卒中。

(3)呼吸困难,劳力性呼吸困难,静息时呼吸困难,夜间呼吸困难。

(4)胃肠道出血、直肠出血、小肠出血、黑便、潜血。

(5)胃肠溃疡出血、胃溃疡出血、十二指肠溃疡出血、消化性溃疡出血。

(6)皮下血肿、皮肤出血、皮下出血、瘀点。

(7)挫伤、血肿、瘀斑、挫伤增加倾向、创伤性血肿。

(8)血尿、尿中带血、尿道出血。

(9)血管穿刺部位出血、血管穿刺部位血肿、注射部位出血、穿刺部位出血、导管部位出血。

5. 临床研究

(1)PLATO PLATELET 研究:旨在比较替格瑞洛与氯吡格雷在 ACS 患者中抗血小板作用。患者随机接受氯吡格雷(300~600 mg 负荷量,75 mg/d 维持量)或替格瑞洛(180 mg 负荷量,90 mg bid 维持量)。评估维持治疗后 28 d 时给药前和给药后 2~4 h 抗血小板疗效。在 24 例既往未使用氯吡格雷的患者中评估负荷剂量的抗血小板疗效。对患者进行透光率集合度测定(ADP 5~20 μM)、VerifyNow P2Y12 测定以及血管舒张剂刺激磷蛋白(VASP)磷酸化测定。结果显示,在高峰(维持剂量后 2~4 h)和低谷(维持剂量前)时替格瑞洛 PRI 水平均显著低于氯吡格雷。

(2)ONSET/OFFSET 研究:一项多中心、随机、双盲研究,入组 123 例接受阿司匹林 75~100 mg/d 治疗的稳定型冠状动脉疾病患者,随机给予替格瑞洛(180 mg 负荷量,继而 90 mg bid 维持量)($n=57$)或氯吡格雷(600 mg 负荷量,继而 75 mg/d 维持量)($n=54$)或安慰剂($n=12$)治疗 6 个月。起效的主要终点是首次给药后 2 h 血小板聚集抑制(IPA),失效的主要终点是最后一次给药后 4 h 和 72 h IPA 斜率。结果显示,替格瑞洛负荷量后 0.5 h,IPA 显著高于氯吡格雷负荷量(41% vs 8%,$P<0.0001$),替格瑞洛负荷量后 2 h,IPA 同样显著高于氯吡格雷负荷量(88% vs 38%,$P<0.0001$)。

(3)PLATO 研究:入组 18624 例因急性冠脉综合征(包括不稳定心绞痛、非 ST 抬高心肌梗死和 ST 抬高心肌梗死)发作 24 h 内住院患者(已接受经皮冠状动脉介入治疗或者冠脉搭桥术治疗),随机给予替格瑞洛(180 mg 负荷剂量,继而 90 mg bid 维持剂量)或氯吡格雷(300~600 mg 负荷剂量,继而 75 mg qd 维持剂量)。主要疗效终点为第 12 mon 时,由心血管死亡、心肌梗死或脑卒中组成的心血管事件累计发生率。结果显示,在总体 ACS 人群中,替格瑞洛心血管死亡及全因死亡均显著低于氯吡格雷(4.0% vs 5.1%,$HR=0.79$;95% CI:0.69~0.91,$P=0.001$;4.5% vs 5.9%,$HR=0.78$;95%CI:0.69~0.89,$P<0.001$),且在降低心血管事件的同时不增加主要出血风险。

(4)PEGASUS-TIMI 54 研究:探讨替格瑞洛与阿司匹林联用的双抗治疗对患者心梗后 1 年结局是否有益。PEGASUS-TIMI 54 研究共纳入了 21162 例心梗发病在 1~3 年内的患者。全部患者接受低剂量阿司匹林治疗,并按 1:1:1 比例随机分配使用替格瑞洛 90 mg、替格瑞洛 60 mg 和安慰剂,2 次/d。主要疗效终点是心血管死亡、心梗或卒中的复合终点。主要安全终点是 TIMI 大出血事件。平均随访 33 mon。数据显示,3 年时替格瑞洛 90 mg 组的主要疗效终点事件发生率为 7.85%,替格瑞洛 60 mg 组为 7.77%,安慰剂组为 9.04%。与安慰剂组相比,替格瑞洛 90 mg 组($HR=0.85$;95% CI:0.75~0.96)与 60 mg组($HR=0.84$;95% CI:0.74~0.95)的主要疗效终点发生风险较低。同时,不增加非致死性颅内出血或致死性出血。

(5)ATLANTIC 研究:评估新发 ST 段抬高型心肌梗死患者在导管室或急救车应用替格瑞洛在直接经皮冠状动脉介入治疗(PCI)后 24 h 的疗效。结果提示,PCI 后替格瑞洛院前使用组与替格瑞洛导管室使用组相比,血小板反应性最显著的组间差异发生在 1~6 h;冠状动脉再灌注速率倾向于院前使用替格瑞洛;院前组 ST 段抬高缓解的程度显著升高(中位数,75.0% vs 71.4%;$P=0.049$)。在第 24 h,院前组患者的复合缺血性终点事件发生率(10.4% vs 13.7%;$P=0.039$),以及明确的支架内血栓形成($P=0.0078$)、心肌梗死事件($P=0.031$)发生率均较低。除死亡率终点(1.1% vs 0.2%;$P=0.048$)外,所有终点均有利于院前替格瑞洛组,而在出血事件上无差异。

6. 不同 $P2Y_{12}$ 受体拮抗剂的药理特性(表 1-1)

表 1-1　不同 P2Y12 受体拮抗剂的药理特性

特性	氯吡格雷	普拉格雷	替格瑞洛	坎格瑞洛	依诺格雷
$P2Y_{12}$受体结合可逆性	不可逆	不可逆	可逆	可逆	可逆
给药方式	口服	口服	口服	静脉	静脉和口服
给药频率	每日一次	每日一次	每日两次	静脉推注+输注	静脉推注+口服每日两次
前体药物	是	是	否	否	否

续表

特性	氯吡格雷	普拉格雷	替格瑞洛	坎格瑞洛	依诺格雷
起效时间	2～8 h	30 min～4 h	30 min～4 h	2 min	<15 min
失活时间	7～10 d	7～10 d	3～5 d	30～60 min	静脉 50 min 口服 12 h
与 CYP 靶向 药物相互作用	CYP2C19	无	CYP3A4/5	无	无
适应证	ACS,卒中, PAD	行 PCI 的 ACS	所有 ACS	Ⅲ期研究 未批准	Ⅱ期研究未批准

（七）血小板糖蛋白复合物Ⅱb/Ⅲa受体拮抗剂

替罗非班(Tirofiban)：1998 年美国 FDA 批准上市。静脉注射时,替罗非班对离体血小板聚集的抑制剂量与浓度成正比,以推荐剂量静注给药,在 30 min 后可达高于 90% 的抑制率。停止使用后,血小板聚集能力恢复。半衰期约为 2 h。血中替罗非班大部分由肾脏排泄。目前指南推荐：对于准备性心导管检查和 PCI 的患者,除使用阿司匹林和普通肝素外,还应当使用 GPⅡb/Ⅲa 受体拮抗剂(Ⅰ类推荐,证据级别：A)。对于持续性缺血,肌钙蛋白升高的患者,或不准备做有创治疗但有其他高危表现的患者,除使用阿司匹林和普通肝素外,还应当使用 Eptifibatide 或者替罗非班(Ⅱa 类推荐,证据级别：A)。替罗非班用法：ACS 的药物治疗,替罗非班负荷量 0.4 μg/(kg·min)静脉滴注 30 min,维持量 0.1 μg/(kg·min)静脉滴注 48～108 h。ACS 的介入治疗,替罗非班负荷量 10 μg/kg 3 min 以上静脉推注,维持量 0.15 μg/(kg·min)静脉滴注 36 h。不良反应主要有出血、血小板减少以及过敏反应。

阿昔单抗(Abciximab)：人—鼠嵌合单克隆抗体 7E3 的 Fab 片段,与人血小板 GPⅡb/Ⅲa 结合,组织纤维蛋白原、vW 因子和其他黏附因子与活化血小板伤的 GPⅡb/Ⅲa 受体位点结合,从而抑制血小板聚集。目前仅有注射剂。静脉推注给药后阿昔单抗浓度迅速降低,初期半衰期<10 min,第二相半衰期约 30 min,可能与迅速和受体结合有关,静脉注射 30 min 后开始作用,2 h 达最大抑制作用。输注结果是,接近 6 h 内血浆游离浓度迅速下降,然后以较慢速度降低。阿昔单抗适用于辅助经皮血管成形术患者预防心脏缺血并发症的发生。主要不良反应为出血、颅内出血、脑卒中以及血小板减少。

（八）其他新型抗血小板药物

坎格瑞洛：ATP 类似物,可逆结合 P2Y12 受体,由于其半衰期仅为 3～5 min,失活时间为 30～60 min,给药途径需通过静脉。2015 年 6 月,FDA 批准的坎格瑞洛适应证是：接受 PCI 的 ACS 和稳定性心绞痛患者。三项双盲、随机对照研究,包括 CHAMPION PCI, CHAMPION PLATFORM 和 CHAMPION PHOENIX,对比了静脉制剂坎格瑞洛与口服氯吡格雷在预防 PCI 血栓并发症方面的效果。结果显示,与氯吡格雷相比,坎格瑞洛联合阿司匹林和抗凝药物在降低 PCI 围手术期血栓并发症方面可能是有益的,但同时也增加了非致命性出血的风险。

依诺格雷(elinogrel)：可逆、直接竞争性结合 P2Y12 受体,可静脉及口服用药,在氯吡格雷低反应的患者显示较好的血小板抑制效果。临床Ⅱ期研究(ERASE-MI,INNOVATE-

PCI)显示依诺格雷较氯吡格雷可以带来更高的血小板抑制,且不显著增加 TIMI 的主要和次要出血。但依诺格雷的使用存在肝酶升高和呼吸困难发生率升高的情况。目前临床Ⅲ期研究正在进行中。

沃拉帕沙(vorapaxar):一种新型蛋白酶激活受体 1(PAR-1)拮抗剂,可抑制凝血过程。PAR-1 是一种可被凝血酶激活的受体,而凝血酶是一种有效的血小板激活剂。沃拉帕沙能够抑制血小板上 PAR-1 受体,从而抑制凝血酶诱导的血小板聚集。2014 年,FDA 批准抗血小板药物沃拉帕沙用于有心肌梗死(MI)史患者的辅助治疗。Ⅰ、Ⅱ期临床试验证实,双联抗血小板治疗(阿司匹林+氯吡格雷)再加用沃拉帕沙不增加出血风险,且降低缺血并发症。Ⅲ期临床试验 TRACER 提示沃拉帕沙存在出血风险,且并不显著降低主要复合终点。TRA 2P-TIMI50 试验:26449 例有 MI 病史,缺血性卒中或者 PAD 的患者,在标准抗血小板治疗基础上,沃拉帕沙显著降低 36 mon 心血管死亡、心梗、卒中的发生率,但增加出血(特别是颅内出血)风险。

三、抗凝药物

血液凝固简称凝血,是血液由流动状态变为凝胶状态的过程,它是止血功能的重要组成部分。凝血过程是一系列凝血因子被相继酶解激活的过程,最终生成凝血酶,形成纤维蛋白凝块。迄今为止,参与凝血的因子共有 12 个,其中用罗马数字编号的有 12 个(从Ⅰ～Ⅻ,其中因子Ⅵ并不存在)。

凝血过程通常分为:①内源性凝血途径;②外源性凝血途径;③共同凝血途径。内源性和外源性凝血途径的主要区别在于启动方式和参与的凝血因子不同,但两者间并非绝对独立,而是互有联系。

内源性凝血途径是指参与的凝血因子全部来自血液(内源性),临床上常以活化部分凝血活酶时间(APTT)来反映体内内源性凝血途径的状况。内源性凝血途径是指从因子Ⅻ激活到因子Ⅹ激活的过程。当血管壁发生损伤时,内皮下组织暴露,带负电荷的内皮下胶原纤维与凝血因子接触,因子Ⅻ即与之结合,被活化为Ⅻa。在不依赖钙离子的条件下,因子Ⅻa 将因子Ⅺ激活。在钙离子的存在下,活化的Ⅺa 又激活了因子Ⅸ。单独的Ⅸa 激活因子Ⅹ的效力相当低,它要与Ⅷa 结合形成 1∶1 的复合物,又称为因子Ⅹ酶复合物。

外源性凝血途径:是指参加的凝血因子并非全部存在于血液中,还有外来的凝血因子参与止血。这一过程是从组织因子暴露于血液而启动,到因子Ⅹ被激活的过程。临床上以凝血酶原时间测定来反映外源性凝血途径的状况。组织因子是存在于多种细胞质膜中的一种特异性跨膜蛋白。当组织被损伤后,释放该因子,在钙离子的参与下,它与因子Ⅶ一起形成 1∶1 复合物。一般认为,单独的因子Ⅶ或组织因子均无促凝活性。但因子Ⅶ与组织因子结合会很快被活化的因子Ⅹ激活为Ⅶa,从而形成Ⅶa 组织因子复合物,后者比Ⅶa 单独激活因子Ⅹ增强 16000 倍。外源性凝血所需的时间短,反应迅速。外源性凝血途径主要受组织因子途径抑制物(TFPI)调节。TFPI 是存在于正常人血浆及血小板和血管内皮细胞中的一种糖蛋白。它通过与因子Ⅹa 或因子Ⅶa-组织因子-因子Ⅹa 结合形成复合物来抑制因子Ⅹa 或因子Ⅶa-组织因子的活性。另外,研究表明,内源凝血和外源凝血途径可以相互活化。

从因子Ⅹ被激活至纤维蛋白形成,是内源、外源凝血的共同凝血途径。主要包括凝血酶生成和纤维蛋白形成两个阶段。因子Ⅹa、因子Ⅴa在钙离子和磷脂膜的存在下组成凝血酶原复合物,即凝血活酶,将凝血酶原转变为凝血酶。纤维蛋白原被凝血酶酶解为纤维蛋白单体,并交联形成稳定的纤维蛋白凝块,这一过程可分为三个阶段,纤维蛋白单体的生成,纤维蛋白单体的聚合,纤维蛋白的交联。具体过程如图1-1所示:

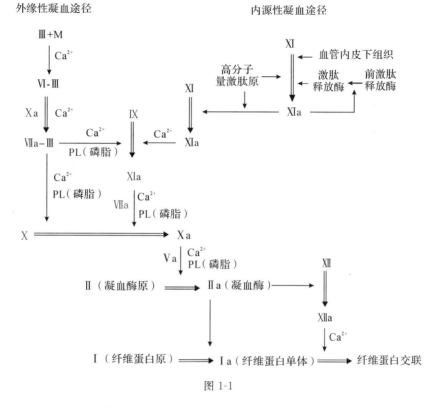

图 1-1

(一)肝素与低分子肝素

1.作用机制和药代动力学

肝素和低分子肝素的抗凝血作用主要在于特异性地与抗凝血酶(ATⅢ)结合,而后抑制凝血酶(Ⅱa)和Ⅹa因子的活性。肝素作用较为复杂,抗凝血活性强,抗凝作用显著。除了与抗凝血酶(ATⅢ)结合,还能与血小板结合,不仅抑制血小板表面凝血酶的形成,而且抑制血小板的聚集和释放。肝素平均分子量为15kD,在消化道完全灭活,故口服无效。静脉注射迅速产生抗凝作用,半衰期为1~2h。低分子肝素从普通肝素中分离精制而成,平均分子量4~6kD。作用机制在于通过与凝血酶及其复合物结合,加强对Ⅹa因子和凝血酶的抑制作用,其抑制Ⅹa因子的作用强于抑制凝血酶(Ⅱa)的活性。低分子肝素半衰期长(较普通肝素延长2~3倍),对血小板功能的影响小,故比肝素更少引起出血和血小板减少。皮下注射低分子肝素的生物利用率约为90%以上,3~4h达最大抗Ⅹa因子作用,持续18h。目前低分子肝素主要有依诺肝素钠、达肝素钠以及那曲肝素钙。

2.适应证

预防和治疗血栓栓塞性疾病(深静脉血栓形成、肺栓塞、在血液透析中预防血栓形成);房颤、人工心脏瓣膜及心脏血栓患者中风预防;急性冠脉综合征;心导管术和血浆分离置换。

3.剂量和用法

(1)普通肝素:深部皮下注射:首次 5000～10000 U,以后每 8 h 8000～10000 U 或每 12 h 15000～20000 U。每 24 h 总量约 30000～40000 U,一般均能达到满意的效果。静脉注射:首次 5000～10000 U 之后,或按体重每 4 h 100 U/kg,用氯化钠注射液稀释后应用。静脉滴注:每日 20000～40000 U,加至氯化钠注射液 1000 mL 中持续滴注。滴注前可先静脉注射 5000 U 作为初始剂量。预防性治疗:高危血栓形成患者,大多是用于腹部手术之后,以防止深部静脉血栓。在外科手术前 2 h 先给 5000 U 肝素皮下注射,但麻醉方式应避免硬膜外麻醉,然后每隔 8～12 h 5000 U,共约 7 d。

(2)低分子肝素:根据体重给药,建议 100 U/kg/次,皮下注射每日 1～2 次(治疗剂量每日 2 次,预防剂量每日 1 次)。

4.副作用及禁忌证

肝素与低分子肝素可引起出血,主要发生于其他危险因子并存的情况下,偶有血小板减少症,而有过敏反应,一过性转氨酶升高,以及引起内分泌和代谢异常。使用时应常规检测血小板,低分子肝素慎用于肝肾功能不全者,不宜用于难以控制的高血压,不可用于肌肉注射,禁用于有凝血障碍、血小板减少、脑出血、急性细菌性心内膜炎及有易出血的器质性病变的患者。

5.临床研究与应用

肝素在心血管病的临床应用已多年,在介入治疗中亦已作为常规应用,不再赘述。下面重点介绍低分子肝素在心脑血管疾病中的应用。

FRISC 研究(fragmin during instability in coronary artery disease,FRISC)提示,达肝素与普通肝素相比使不稳定性心绞痛和非 ST 段抬高型心肌梗死患者的 6 d 死亡和再梗死风险减少 63%;治疗组对血运重建和静脉肝素需求明显减少。继续低剂量达肝素(7500 U/d) 40 d,在非吸烟和高危人群的获益仍持续存在。

FRIC 试验是 FRISC 经验在欧洲的扩展,患者在急性期(6 d)接受达肝素(120 U/kg)或 UFH,延长治疗期接受达肝素(7500 U/d)或安慰剂。急性期药物治疗组之间心脏缺血发生率相近,提示 LMWH 可替代 UFH;低剂量达肝素延长期治疗未见比安慰剂优越,但轻微出血事件略多。

FRISC Ⅱ 试验(fragmin and revascularization during instability in coronary artery disease,FRISC Ⅱ)观察到,早期介入治疗使不稳定性心绞痛 6 mon 死亡或急性心肌梗死明显减少。该研究是一前瞻、随机、多中心设计,由 ECG 或生化标志物证实缺血的患者,在开放标签期接受法安明(120 U/kg,1 次/12 h)或 UFH;在随机期,2457 例患者分入早期介入治疗组(冠脉造影,再血运重建)或非介入治疗组(药物治疗,有持续缺血症状者行冠脉造影);在每一组,患者再次随机接受法安明(120 U/kg,1 次/12 h)或安慰剂组至少 5 d,并完成早期介入治疗。血运重建后,2267 例患者随机双盲分入继续法安明治疗或安慰剂3 mon。 6 mon 死亡或再梗死联合终点在介入和非介入治疗组分别是 9.4% 和 12.1%($P=0.031$); 此外,介入治疗组心绞痛症状和血运重建需求减少 50%;早期介入治疗和法安明治疗效果显著。介入治疗组严重出血略高(1.6% 对 0.7%),但介入治疗＋法安明并未增加严重出血 (2.3% vs 1.3%)。这是第一个证明早期介入治疗可改善 ACS 转归的临床试验,虽未直接对比法安明和 UFH 对 ACS 的疗效,但提示 LMWH 可安全地用于介入治疗。

对 2267 例高危患者的亚组分析显示,法安明对减少死亡率或急性心肌梗死亦有长期益处(3 mon 观察),所有患者整个研究期均接受维持量的阿司匹林。30 d 联合终点事件率减少 47%(RR 0.53,$P=0.002$);3 mon 减少 19%($P=0.17$)。在整个治疗期死亡、急性心肌梗死和血运重建三重终点亦明显减少,但 6 mon 后事件率无明显差异。

FRAXIS 试验比较了速避凝(86 抗 Ⅹa U/kg)与 UFH 对 ACS 的疗效,主要终点事件——死亡、急性心肌梗死和心绞痛复发两组间无明显差异,但长期速避凝治疗组(14 d)出血事件增加。

ESSENCE 和 TIMI ⅡB 研究是比较依诺肝素和 UFH 的两个临床试验,近期对该两项研究入选的近 7000 例患者的荟萃分析表明,在观察期的第 8 d、14 d 和 43 d,死亡、急性心肌梗死和急诊血运重建三重联合终点持续下降;43 d 联合事件率减少 20%($P\leqslant0.002$);严重出血风险未见增加。

SYNERGY 研究是一项前瞻性、随机、开放、多中心设计的对照试验,比较了依诺肝素和普通肝素在 UA/NSTEMI 患者治疗中的作用。共入选 10027 例高危 NSTEMI 患者,随机分组,分别接受依诺肝素(1 mg/kg,q12 h,皮下注射)或普通肝素[60 U/kg,首剂量为 12 U/(kg·h)]治疗。所有患者均给予阿司匹林,阿司匹林抵抗者则给予氯吡格雷。结果显示,依诺肝素组和普通肝素组主要心脏事件发生率没有显著差异(14.0% vs 14.5%;OR$=0.96$,95%CI:$0.86\sim1.06$)。两组间缺血性事件,包括心脏骤停、不成功 PCI 或急诊 CABG 等,发生率大致相当。依诺肝素组出血发生率升高,TIMI 严重出血比例增加(9.1% vs 7.6%,$P=0.031$),但严重出血比例(2.7% vs 2.2%,$P=0.08$)和输血率(17.0% vs 16.0%,$P=0.16$)无明显升高。

ATOLL 研究是一个在 STEMI 患者行急诊 PCI 时对比两种抗凝药的多中心(43 个分中心)随机临床试验。结果显示,STIMI 患者进行 PCI,依诺肝素较 UFH 显著降低死亡、再发 MI 或 ACS、紧急血运重建次要终点事件发生风险(11.3% vs 6.7%,$P=0.015$)。

(二)磺达肝癸钠

1.作用机制及药代动力学

磺达肝癸钠是第一个人工合成的凝血酶Ⅹa因子选择性抑制剂,它选择性地与抗凝血酶上的戊糖结构结合而抑制Ⅹa因子,对Ⅱa因子无作用,与血小板没有相互作用,也不影响出血时间。皮下给药后吸收迅速、安全,生物利用度为 100%,达血浆峰浓度的时间为 1.7 h,静脉给药血浆浓度达峰更快。主要以原型由肾脏缓慢清除,血浆半衰期约为 17 h,3~4 d 后达到稳态血药浓度。不通过肝脏的 P450 酶代谢,因此较少存在药物的相互作用。

2.适应证

用于进行下肢重大骨科手术如髋关节骨折、重大膝关节手术或者髋关节置换术等的患者,预防静脉血栓栓塞事件的发生。用于无指征进行紧急(<120 min)侵入性治疗(PCI)的不稳定性心绞痛或非 ST 段抬高心肌梗死(UA/NSTEMI)患者的治疗。用于使用溶栓或初始不接受其他形式再灌注治疗的 ST 段抬高心肌梗死患者的治疗。

3.用法用量

接受重大骨科手术的患者,磺达肝癸钠的推荐剂量为 2.5 mg,1 次/d,手术后皮下注射给药。治疗应持续,直至静脉血栓栓塞的风险已减少,通常直至患者起床走动,至少术后 5~9 d。

对于不稳定性心绞痛/非 ST 段抬高心肌梗死（UA/NSTEMI）的治疗，磺达肝癸钠的推荐剂量为 2.5 mg,1 次/d,皮下注射给药。作出诊断后应尽早开始治疗，治疗持续最长为 8 d,如果不到 8 d 出院则直至出院为止。

对于 ST 段抬高心肌梗死的治疗（STEMI），磺达肝癸钠推荐剂量为 2.5 mg,1 次/d。磺达肝癸钠首剂应静脉内给药，随后剂量通过皮下注射给药。治疗应在诊断确立后尽早给药，治疗持续最长为 8 d,如果不到 8 d 出院则直至出院为止。

4. 副作用和禁忌证

主要的不良反应包括各种出血（血肿、血尿、咯血和齿龈出血等），少见血小板减少、呼吸困难，罕见过敏反应、胃肠道反应等。禁用：已知对磺达肝癸钠或本品中任何赋形剂成分过敏；具有临床意义的活动性出血；急性细菌性心内膜炎；肌酐清除率<20 mL/min 的严重肾脏损害。

5. 临床研究和应用

PENTUA(the pentosaccharide in unstable angina)研究在 1138 例 ACS 患者中比较了 4 个剂量磺达肝癸钠(2.5、4.0、8.0 和 12.0 mg,1 次/d 皮下注射)和依诺肝素(1 mg/kg,2 次/d皮下注射)治疗 3～8 d的疗效和安全性。9 d 时磺达肝癸钠 2.5 mg 组复合终点（死亡、MI 和复发性缺血事件）发生率显著低于依诺肝素组(27.9% vs 35.7%,$P<0.05$),而高剂量(4.0、8.0 和 12.0 mg)磺达肝癸钠组与依诺肝素组在 9 d 和 30 d 时的复合终点发生率相似。出血发生率在各治疗组间的差异无统计学显著性，其中磺达肝癸钠 2.5 mg 组与依诺肝素组均无大出血事件。因此，该研究确立 2.5 mg/d 作为 ACS 患者后期试验的标准剂量。

随后进行的 OASIS-5 研究奠定了磺达肝癸钠在 NSTEASC 患者抗凝治疗的地位。该研究为随机、双盲对照、平行组设计的国际研究，共纳入 20078 例不稳定心绞痛或 NSTEMI 患者。比较结果显示，磺达肝癸钠(2.5 mg/d 皮下注射≤8 d)在降低 9 d 时的死亡、MI 或者顽固性心肌缺血事件的主要终点不劣于依诺肝素（1 mg/kg,2 次/d,肾功能不全患者 1 次/d),其疗效可维持长达 6 mon。同时，磺达肝癸钠组的严重出血率显著低于依诺肝素组，亚组分析显示，无论患者年龄、性别、肌酐水平以及 GRACE 评分如何，结果均有利于磺达肝癸钠。基于这些资料，ESC 指南中在非急症情况下如果尚未决定是否采用早期有创性治疗策略均推荐磺达肝癸钠(IA);而 ACC/AHA 指南中对保守策略推荐磺达肝癸钠(IB),并对出血风险增加的患者更推荐使用(IB)。

（三）凝血酶抑制物

新型的直接凝血酶抑制剂不依赖于体内的凝血酶，直接与凝血酶结合使其灭活，分为二价抑制剂和一价抑制剂。二价直接凝血酶抑制剂包括水蛭素（Bivalent）和水蛭肽（Hirulog），可同时作用于凝血酶的活性部分和底物识别部位。一价凝血酶抑制剂为合成的小分子化合物，以阿加曲班（Argatroban）为代表，这类药物只作用于凝血酶的活性部分。

水蛭素是水蛭及其唾液腺中提取的多种活性成分中研究得最多的一种，是由 65～66 个氨基酸组成的小分子蛋白质。水蛭素对凝血酶有极强的抑制作用，是迄今为止所发现的最强的凝血酶天然特异抑制剂。水蛭素口服吸收差，静脉注射后 1～2 h 达峰，半衰期为 60～100 min,主要通过肾脏排泄。目前，临床使用的是通过基因工程技术生产的重组水蛭素，出血不良反应的发生率明显低于天然水蛭素，主要用于急性冠脉综合征及心肌梗死、冠脉内介入治疗,冠状动脉成形术后再狭窄、肝素诱导的血小板减少症,以及预防深静脉血栓形成。主要有来匹卢定(lepirudin)、比伐卢定(bivalirudin)、地西卢定(desirudin,iprivask)和培莫西卢定(pegmusirudin)。

ACUITY 研究共入选 17 个国家、13819 名高危的非 ST 段抬高型急性冠脉综合征患者。患者被随机分为 3 个抗凝组:普通肝素或低分子肝素与糖蛋白 IIb/IIIa 抑制剂联用组,比伐卢定与糖蛋白 IIb/IIIa 抑制剂联用组,以及单用比伐卢定治疗组。主要观察终点为 30 d 内发生的缺血性复合终点(死亡、心肌梗死或因缺血须行计划外血管再通术)、严重出血事件及总的临床结局(发生缺血性或严重出血事件的总和)。研究结果显示,与肝素+糖蛋白 IIb/IIIa 抑制剂联用组相比,单用比伐卢定治疗组缺血性事件的发生率并未显著增高(7.8% vs 7.3%,$P=0.32$),大出血危险性下降了 47.0%(3.0% vs 5.7%,$P<0.001$),总临床结局也有显著改善(10.1% vs 11.7%,$P=0.015$),比伐卢定单用并不劣于肝素+糖蛋白 IIb/IIIa 抑制剂联用。此外,比伐卢定与糖蛋白 IIb/IIIa 抑制剂联用也并不劣于肝素与糖蛋白 IIb/IIIa 抑制剂的联合,但也无优势可言。

阿加曲班是合成的左旋精氨酸衍生物,为可逆的直接凝血酶抑制剂。静脉注射给药后 1~3 h 达到稳定的抗凝水平,约有 54% 与血浆蛋白结合,清除半衰期为 40~50 min,停药 1~3 h 后 APTT 即可恢复正常水平,通过肝脏代谢,从胆汁和粪便中排除,不受年龄、性别和肾功能的影响,但严重肝功能不全患者禁用此药。适应证为严重肾功能不全和肝素诱导的血小板减少症患者的抗凝治疗,ARG-216,ARG-310,ARG-311 三项试验评估了阿加曲班作为肝素替代剂应用于 PCI。91 例 HIT 患者,经历过 112 次 PCI,并且用阿加曲班治疗[350 μg/kg 负荷剂量后,静滴 25 μg/(kg·min)],使 ACT 维持在 300~450 s,97.8% 的患者达到了足够的抗凝血水平。仅有 7 例患者(7.7%)在 PCI 术后 24 h 出现了不良事件,分别为死亡(0 例)、心肌梗死(3 例)、血运重建(4 例)。另有 1 例患者(1.1%)在围手术期有较多出血。后来 21 例住院患者(平均 150 d 的间隔期)参与重复 PCI 时使用阿加曲班抗凝治疗的试验,结果令人满意。一项随机、开放剂量、双盲的研究比较阿加曲班与肝素联合溶栓剂阿替普酶(alteplase)治疗 ST 段抬高心肌梗死的安全性和有效性,研究纳入了 92 例 ST 段抬高心肌梗死发病 6 h 内的患者。试验中根据 APTT 调整阿加曲班和肝素的剂量,在给予 alteplase 之前,输注阿加曲班[负荷剂量 100 μg/kg,静滴 3 μg/(kg·min)];输注肝素[负荷剂量 5000 U,后改为 1000 U/h]。在输液开始 90 min 后和第 5 d 进行冠状血管造影术。研究终点没有显著的差异。76.0% 的阿加曲班治疗的患者和 82.0% 的肝素治疗的患者达到 TIMI 血流分级的 2~3 级。5.3% 的阿加曲班治疗患者发生再闭塞,但是肝素组没有发生。阿加曲班组和肝素组的出血并发症率比较接近,分别为 19.0% 和 20.0%。在研究过程中,阿加曲班组和肝素组分别有 2 名和 1 名患者出现非致死性心肌梗死。

(四)华法林

华法林为香豆素类口服抗凝药,通过抑制肝脏环氧化还原酶,使无活性的氧化型维生素 K 无法还原为有活性的氢醌形式,阻止维生素 K 的循环应用,干扰维生素 K 依赖性凝血因子 II、VII、IX、X 的羧化,使这些凝血因子无法活化,停留在前体阶段,从而达到抗凝的目的。华法林经胃肠道迅速吸收,生物利用度高,口服 90 min 后血药浓度达峰值,半衰期 36~42 h,在血液循环中与血浆蛋白(主要是白蛋白)结合,在肝脏中两种异构体通过不同途径代谢。华法林几乎完全通过肝脏代谢清除,代谢产物具有微弱的抗凝作用。主要通过肾脏排泄,很少进入胆汁,只有极少量华法林以原型随尿排出,因此肾功能不全的患者无须调整华法林的剂量。华法林的量效关系受遗传和环境因素影响,多种药物、饮食及各种疾病状态均可改变华法林的药代动力学。华法林与酒精、胺碘酮、西咪替丁以及多种抗生素合用可能增加出血倾向,与巴比妥类、卡马西平、硫唑嘌呤等合用可减弱疗效。

华法林的适应证包括:静脉血栓栓塞性疾病(下肢静脉血栓形成和肺栓塞)的一级和二级预防,心房颤动血栓栓塞的预防,心脏瓣膜病,人工瓣膜置换术后以及心腔内血栓形成的治疗。

关于华法林的研究多集中于预防心房内附壁血栓所致的脑卒中,心房颤动指南以降低住院率、病死率、脑卒中率,提高患者生活质量、活动能力、心功能为首要目标,将抗凝治疗上升到总策略的第一位,多项临床研究,包括 AFASAK、SPAFI、BAATAF、CAFA 以及 SPINAF 等研究,奠定了华法林药物治疗心房颤动的基石地位。Meta 分析显示,华法林可使心房颤动患者的卒中风险降低 60%,与抗血小板药物相比,大于 75 岁的心房颤动患者应用华法林能更有效降低脑卒中发生率,且不增加出血风险。当然,不能耐受华法林的患者可以用阿司匹林及新型抗凝药物治疗。

使用华法林时必须监测凝血酶原时间,控制 INR 在 2.0~3.0,此时出血和血栓栓塞的危险性均最低。在中国人房颤的抗栓研究中,华法林的维持既往大约为 3 mg/d,如需快速抗凝,可给予普通肝素或者低分子肝素与华法林重叠应用 5 d 以上,当 INR 达到目标范围并持续 2 d 以上时,停用肝素或者低分子肝素。

(五)新型口服抗凝药

新型口服抗凝药(NOAC)主要包括 IIa 因子抑制剂达比加群酯及 X 因子抑制剂利伐沙班、阿哌沙班和依度沙班。与华法林相比,NOAC 的优势在于无须频繁监测凝血指标,药物食物相互作用较少,出血(特别是颅内出血)风险明显降低等,并在大型临床研究中取得了良好的风险—获益比。NOAC 也存在明显不足,如药物半衰期短,对药物依从性的要求较高,合并肾功能不全时剂量需调整,以及价格较高等。

1. 达比加群酯

达比加群酯是一种新型合成的直接凝血酶抑制剂,口服吸收后在体内转化为具有直接抗凝血活性的达比加群,后者与凝血酶 IIa 因子的纤维蛋白特异结合位点结合,阻止纤维蛋白原裂解为纤维蛋白,从而阻止了凝血瀑布网络的最后步骤以及血栓形成。该药物半衰期为 12~14 h,80% 经肾脏排泄,可提供有效、稳定的抗凝效果,同时,由于其不依赖于肝脏细胞色素 P450 系统代谢,因此较少发生药物相互作用,无须常规监测凝血功能或调整剂量。

达比加群酯的适应证为预防成人非瓣膜性心房颤动患者的卒中和全身性栓塞。用法用量:肌酐清除率>30 mL/min 的患者:150 mg 口服,2 次/d;肌酐清除率 15~30 mL/min 的患者:110 mg 口服,2 次/d。主要不良反应为出血、贫血以及肝功能异常。

RE-LY(长期抗凝治疗随机评估)试验在 900 多个研究中心共纳入 18113 例至少有一项危险因素的非瓣膜性房颤患者,旨在考察达比加群酯(低剂量 110 mg,2 次/d;高剂量 150 mg,2 次/d)在预防卒中方面是否与剂量调整(目标 INR 2.0~3.0)的华法林治疗同样有效。结果显示,低剂量组在预防卒中和体循环栓塞方面不劣于华法林($P<0.001$),高剂量组不仅达到非劣效,而且证实了优效($P<0.001$),在分析联合终点的分组中,高剂量组还明显减少缺血性卒中的发生率($P=0.03$),这是所有新抗凝药中唯一证实可减少缺血性卒

中的治疗。在不同类型的房颤（阵发、持久或永久）以及不同 CHADS2 评分分层亚组分析中，结果与总体试验也保持一致。达比加群酯还可以安全地用于电复律期间的抗凝治疗。最新研究发现，亚洲人群使用华法林的出血性卒中发生率高于非亚洲人群，使用达比加群酯能够降低出血性卒中的发生率，而且获益在亚洲和非亚洲亚组中是一致的。

REMODEL、REMOBILIZE、RENOVATE、RENOVATE II 四项研究均是针对全髋/膝关节置换术后患者发生深静脉血栓一级预防的 III 期多中心、随机、双盲、对照研究，共纳入病例数超过 10000。结果：在预防全髋/膝关节置换术后深静脉血栓方面，达比加群酯至少与依诺肝素疗效相似，但不优于较高剂量的依诺肝素，较大剂量的达比加群酯与依诺肝素疗效同等，安全性类似。

RECOVER 研究是一项针对急性深静脉血栓治疗的 III 期全球性、随机、双盲、平行临床研究，旨在比较达比加群酯与华法林治疗的有效性及安全性。共纳入 2539 名急性深静脉血栓患者，采用非口服抗凝药物（静注普通肝素或皮下注射低分子肝素）初始治疗 8～11 d，随机分为达比加群酯组及华法林组（INR 控制在 2.0～3.0）。结果显示，症状性深静脉复发率达比加群酯组及华法林组无差异，主要或临床相关出血率相当，尽管达比加群酯有更高的胃肠出血趋势，但两组胃肠出血相对风险相当；提示达比加群酯治疗急性深静脉血栓的有效性及安全性与华法林相当，但达比加群酯更易发生消化不良。

REDEEM 研究是针对急性冠状动脉综合征患者的心血管事件二级预防的 II 期对照、随机、双盲、平行临床试验，旨在比较不同剂量的达比加群酯对急性冠状动脉综合征患者发生心血管事件的预防作用，此次研究共纳入 1878 例病例。结果显示，急性冠状动脉综合征患者在常规应用阿司匹林和氯吡格雷的基础上合用达比加群酯，其出血发生率较低且可能具有剂量依赖性，耐受性良好。

2. 利伐沙班

利伐沙班是在房颤领域里第一个取得循证医学证据的 Xa 因子抑制剂，可特异性、直接抑制游离和结合的 Xa 因子，阻断凝血酶生成而抑制血栓形成；口服吸收迅速，利伐沙班 15 mg 和 20 mg 均应与餐同服，几乎完全吸收。1/3 有活性的原型药物经肾脏清除，2/3 被代谢为无活性的代谢产物，通过粪便和尿液排泄。利伐沙班可 24 h 有效抑制凝血酶生成。

适用于对于 CHADS2≥1（具有以下任一项：充血性心力衰竭、高血压、年龄≥75 岁、糖尿病、卒中或一过性脑缺血发作病史）且无抗凝禁忌证的非瓣膜病房颤患者，用于择期髋关节或膝关节置换术成年患者，以预防静脉血栓形成。建议给予利伐沙班 20 mg，1 次/d。对肌酐清除率（Ccr）30～49 mL/min 的患者，建议给予 15 mg，1 次/d。对 Ccr 15～29 mL/min 的患者，抗凝治疗应当慎重，如需要可给予 15 mg，1 次/d。

其主要不良反应为出血，其他常见不良反应包括恶心、GGT 升高和转氨酶升高。

利伐沙班治疗急性有症状深静脉血栓形成患者的 EINSTEIN-DVT III 期临床试验，纳入 3449 例有急性近端深静脉血栓形成（DVT）但无肺栓塞临床证据的患者。试验结果证实利伐沙班没有肝脏毒性作用，不良事件少见，利伐沙班预防静脉血栓栓塞事件的效益至少不次于标准治疗方案（先给予依诺肝素，然后过渡到华法林长期维持治疗）。ODLXa-DVT 研究、RECORD 系列 1～4 研究等诸多临床试验都肯定其在深静脉血栓形成中的治疗作用。

对于心房颤动患者利伐沙班预防血栓的研究 ROCKET-AF 是多中心、双盲、前瞻性、非劣性、III 期临床试验。约 14000 例心房颤动患者随机纳入利伐沙班（20 mg）组和华发林

(INR2～3)对照组。研究结果显示,利伐沙班和华法林组疗效相当,主要疗效终点事件发生率分别为每年 1.7% 和每年 2.2%,次要疗效终点事件(卒中、非中枢神经系统性栓塞、心肌梗死和血管性死亡的复合事件)相对风险显著降低 15%,且利伐沙班组心肌梗死和全因死亡风险亦有降低趋势(HR 分别为 0.81 和 0.85),大出血事件和临床相关的非大出血事件发生率相似,分别为每年 14.9% 和每年 14.5%,而利伐沙班组颅内出血(0.5% vs 0.7%)、关键器官出血(0.8% vs 1.2%)和致死性出血(0.2% vs 0.5%)发生率显著低于华法林组。两组在其他不良事件发生率方面亦无显著性差异,利伐沙班组胃肠道不适未见增加。利伐沙班与华法林抗凝治疗比较,其卒中和非中枢神经系统栓塞事件发生率更低。ROCKET AF 亚组分析,7468 例患者(52%)有卒中(4907 例)或短暂性脑缺血发作(TIA)(2561 例)史,6796 例(48%)无,主要终点事件有卒中或 TIA 史者利伐沙班与华法林抗凝治疗分别为 2.79% 和 2.96%,无卒中或 TIA 史者主要终点事件利伐沙班与华法林抗凝治疗分别为 1.44% 和 1.88%,出血事件有卒中或 TIA 史者利伐沙班与华法林抗凝治疗分别为 13.31% 和 13.87%,无卒中或 TIA 史者主要终点事件利伐沙班与华法林抗凝治疗分别为 16.69% 和 15.19%,结果表明卒中或 TIA 史对利伐沙班应用无影响。

利伐沙班防治急性冠脉综合征血栓,ATLAS ACS-TIMI46 Ⅱ期临床研究是随机、双盲、对照试验,27 个国家 297 个中心入组 3491 例急性冠脉综合征患者,患者随机分组再给予利伐沙班或安慰剂,疗程 6 个月。评价利伐沙班在不同日剂量时的疗效和安全性。结果显示主要终点事件利伐沙班与对照组为 5.6% vs 7.0%,次要终点事件包括心肌梗死,卒中发生率及死亡率,利伐沙班与对照组为 3.9% vs 5.5%,但无剂量依赖性,出血风险则为剂量依赖性(风险为 5 mg 2.21、10 mg 3.35、15 mg 3.60 和 20 mg 5.06);常见不良反应为胸痛,两组相比为 10.7% vs 10.2%。Ⅲ期研究 ATLAS ACS TIMI 51 中计划纳入 16000 例患者,总共将有超过 60000 例急性冠脉综合征患者被纳入利伐沙班的临床研发计划中,以评价低剂量利伐沙班联用治疗的疗效和安全性。

3.阿哌沙班

阿哌沙班为Ⅹa 因子抑制剂,可高选择性和可逆性抑制游离因子Ⅹa 的活性,生物利用度 60%,半衰期 12 h,肾脏排泄占 25%。该药在欧洲已经取得骨科手术后预防深静脉血栓的适应证,在我国还没有上市。

阿哌沙班预防术后静脉血栓疗效肯定,ADVANCE-2 研究是多中心、随机、双盲的Ⅲ期全膝关节置换术后静脉血栓栓塞症的预防试验,观察组 1528 例,阿哌沙班 2.5 mg,手术后 12～14 h 给药,对照组 1529 例,依诺肝素 40 mg 皮下注射,手术前 12 h 给药,观察 10～14 d,结果栓塞率 15% vs 24%,绝对风险降低 9.3%,出血率 4% vs 5%,两组相似,表明阿哌沙班在预防全膝关节置换术后静脉血栓栓塞的疗效优于依诺肝素,最适宜剂量 2.5 mg,于手术后给药。

AVERROES 研究采用双盲试验,随机选取 5599 例有脑卒中危险但不能耐受维生素 K拮抗剂抗凝治疗的心房颤动患者,但试验提前终止,因为阿哌沙班组与阿司匹林组相比有明显的优势,卒中及全身栓塞为 1.6% vs 3.7%,死亡率为 3.5% vs 4.4%,在主要的出血事件或颅内出血方面没有明显差异,而且阿哌沙班组患者很少停药,说明其比阿司匹林更能耐受,首次因心血管病而住院的年风险阿哌沙班组为 12.6%,阿司匹林组为 15.9%(P<0.001)。结果显示阿哌沙班能显著降低不适于应用华法林的心房颤动患者的卒中和非卒

中性栓塞风险,而不增加出血。AVERROES 亚组分析,有卒中或 TIA 史者卒中或全身血栓发生率阿哌沙班与阿司匹林分别为 2.39% 和 9.16%,无卒中或 TIA 史者卒中或全身血栓发生率阿哌沙班与阿司匹林分别为 1.68% 和 3.06%,出血事件有卒中或 TIA 史者阿哌沙班比阿司匹林更频繁发生,但风险比相似。结果表明,有卒中或 TIA 史的卒中高危患者应用阿哌沙班绝对获益。与抗凝剂华法林相比,在 39 个国家 1034 中心进行 ARISTOTLE 研究,18201 例心房颤动患者随机分入阿哌沙班 2.5 mg bid 与华法林(INR2~3)组,结果主要终点事件卒中和全身栓塞阿哌沙班组降低了 21%,出血风险降低 31%,死亡率降低 11%,优于华法林组。

APPRAISE 是双盲、安慰剂对照的 II 期研究,1715 例为近期急性冠脉综合征的患者,且均正在服用阿司匹林,76% 服用氯吡格雷,随机入组阿哌沙班 2.5 mg bid(317 例)、10 mg qd(318 例)、10 mg bid(248 例)和 20 mg qd(221 例)组,以及安慰剂组(611 例),观察 6 mon,主要终点为大出血或临床相关的非大出血,次要终点为心血管死亡、心肌梗死、严重反复缺血或缺血性卒中。研究中,两个大剂量阿哌沙班组的总出血事件过多,试验中止。结果显示,与安慰剂相比,阿哌沙班 2.5 mg bid 和 10 mg qd 可导致大出血,或临床相关非大出血呈剂量依赖性增加。与安慰剂相比,阿哌沙班 2.5 mg bid 和 10 mg qd 可降低缺血事件发生率。

4.依杜沙班

依杜沙班也是因子 Xa 抑制剂,非前体药,生物利用度 50%,半衰期 9~11 h,肾脏排泄占 35%。2015 年,美国 FDA 批准抗凝药物依杜沙班片(Savaysa)用于降低非心脏瓣膜问题引起的房颤患者的中风及危险血栓风险(全身性栓塞),用于治疗深静脉血栓形成(DVT)及肺栓塞(PE),适用于已使用注射或输液抗凝药物治疗 5~10 d 的患者。

STARSJ-V 研究 III 期临床试验,共 610 例行髋关节置换术的患者随机分入依杜沙班 30 mg 组和依诺肝素 2000U 皮下注射组。结果显示,依杜沙班组与依诺肝素组患者两组均未见肺栓塞发生,深静脉血栓 2.4% vs 6.9%,相对风险降低 65.7%;血清 AST 升高明显低于依诺肝素(2.6% vs 10.0%),两组临床出血事件发生率无显著性差异(2.6% vs 3.7%),均无颅内出血及死亡病例。试验证实依杜沙班的安全性及有效性优于依诺肝素。

依杜沙班用于心房颤动患者,Weitz 等对 1146 例非瓣膜性心房颤动患者进行不同剂量依杜沙班(30 mg qd 或 bid;60 mg qd 或 bid)与华法林标准疗法安全性的比较,结果发现,12 wk 后依杜沙班(30 mg,60 mg)剂量组严重及不严重的临床出血事件发生率与华法林组相似,但依杜沙班(30 mg bid;60 mg bid)剂量组的此不良事件发生率却明显高于华法林组;各治疗组中肝酶水平持续升高的人数无显著差异,卒中发生率也相当。表明依杜沙班(30 mg,60 mg)剂量组的安全性与华法林相似,且耐受性良好。依杜沙班用于治疗非瓣膜疾病引起的房颤患者的安全性及有效性在一项由 21105 名受试者参与的临床试验(III 期临床研究 ENGAGE AF-TIMI 48)中得到研究。这项试验就两种剂量的依杜沙班与抗凝药物华法林对中风及危险血栓(全身性栓塞)的作用进行了对比。试验结果显示,较高剂量的依杜沙班在降低中风风险方面与华法林相似。虽然华法林在降低房颤患者中风风险方面高度有效,但这款药物增加出血风险。试验证明,依杜沙班与华法林相比,可明显减少大出血风险。

【思考题】

1. 试述抗血小板药物氯吡格雷和替格瑞洛的药理作用、药代动力学、适应证及不良反应。

2. 试述华法林和新型口服抗凝药的抗凝机制。

参考文献

[1] Davies MJ. The pathophysiology of acute coronary syndromes. Heart,2000,83:361-366.

[2] Mackman N. Triggers,targets and treatments for thrombosis. Nature,2008,451:914-918.

[3] Schafer AI. Antiplatelet therapy. Am J Med,1996,101:199-209.

[4] ISIS-Group. Randomised trial of intravenous streptokinase,oral aspirin,both,or neither among 17,187 cases of suspected acute myocardial infarction:ISIS-2. ISIS-2 (Second International Study of Infarct Survival)Collaborative Group. Lancet,1988,2:349-360.

[5] Antithrombotic Trialists' (ATT) Collaboration. Aspirin in the primary and secondary prevention of vascular disease: collaborative meta-analysis of individual participant data from randomised trials. Lancet,2009,373:1849-1860.

[6] Meadows TA,Bhatt DL. Clinical aspects of platelet inhibitors and thrombus formation. Circ Res,2007, 100:1261-1275.

[7] Dorsam RT,Kunapuli SP. Central role of the P2Y12 receptor in platelet activation. J Clin Invest,2004, 113:340-345.

[8] Ueno M,Kodali M,Tello-Montoliu A,et al. Role of platelets and antiplatelet therapy in cardiovascular disease. J Atheroscler Thromb,2011,18:431-442.

[9] Montalescot G,Sideris G,Meuleman C,et al. A randomized comparison of high clopidogrel loading doses in patients with non-ST-segment elevation acute coronary syndromes:the ALBION (Assessment of the Best Loading Dose of Clopidogrel to Blunt Platelet Activation, Inflammation and Ongoing Necrosis) trial. J Am Coll Cardiol,2006,48:931-938.

[10] Cannon CP;CAPRIE Investigators. Effectiveness of clopidogrel versus aspirin in preventing acute myocardial infarction in patients with symptomatic atherothrombosis (CAPRIE trial). Am J Cardiol, 2002,90(7):760-762.

[11] Yusuf S,Zhao F,Mehta SR,et al. Effects of clopidogrel in addition to aspirin in patients with acute coronary syndromes without ST-segment elevation. N Engl J Med,2001,345(7):494-502.

[12] Beinart SC,Kolm P,Veledar E,et al. Long-term cost effectiveness of early and sustained dual oral antiplatelet therapy with clopidogrel given for up to one year after percutaneous coronary intervention results:from the Clopidogrel for the Reduction of Events During Observation (CREDO)trial. J Am Coll Cardiol,2005,46(5):761-769.

[13] Wiviott SD, Braunwald E, McCabe CH, et al. Prasugrel versus clopidogrel in patients with acute coronary syndromes. N Engl J Med,2007,357:2001.

[14] Franchi F,Angiolillo DJ. Novel antiplatelet agents in acute coronary syndrome. Nat Rev Cardiol,2015, 12:30-47.

[15] Husted S, van Giezen JJ. Ticagrelor:the first reversibly binding oral P2Y12 receptor antagonist. Cardiovascular Therapeutics,2009,27:259-274.

[16] Schömig A. Ticagrelor is there need for a new player in the antiplatelet-therapy field? N Engl J Med,

2009,361:1108-1111.

[17] Hamm CW,Bassand JP,Agewall S,et al. Eur Heart J,2011,32(23):2999-3054.

[18] Gurbel PA, Bliden KP, Butler K, et al. Randomized double-blind assessment of the ONSET and OFFSET of the antiplatelet effects of ticagrelor versus clopidogrel in patients with stable coronary artery disease:the ONSET/OFFSET study. Circulation,2009,120:2577-2585.

[19] Gurbel PA, Bliden KP, Butler K, et al. Response to ticagrelor in clopidogrel nonresponders and responders and effect of switching therapies:the RESPOND study. Circulation, 2010, 121 (10): 1188-1199.

[20] Gurbel PA, Bliden KP, Butler K, et al. Response to ticagrelor in clopidogrel nonresponders and responders and effect of switching therapies:the RESPOND study. Circulation, 2010, 121 (10): 1188-1199.

[21] Qamar A,Bhatt DL. Current status of data on cangrelor. Pharmacology & Therapeutics,2016,159: 102-109.

[22] Steg PG,Bhatt DL,Hamm CW,et al. Effect of cangrelor on periprocedural outcomes in percutaneous coronary interventions:a pooled analysis of patient-level data. Lancet,2013,382(9909):1981-1992.

[23] Müller KAL, Geisler T, Gawaz M. Elinogrel,an orally and intravenously available ADP-receptor antagonist. How does elinogrel affect a personalized antiplatelet therapy? Elinogrel,Hämostaseologie, 2012,32(3):191-194.

[24] Lindahl B,Venge P,Wallentin L. Troponin T identifies patients with unstable coronary artery disease who benefit from long-term antithrombotic protection. Fragmin in Unstable Coronary Artery Disease (FRISC)Study Group. J Am Coll Cardiol,1997,29(1):43-48.

[25] Cohen M, Demers C, Gurfinkel EP, et al. A comparison of low-molecular-weight heparin with unfractionated heparin for unstable coronary artery disease. Efficacy and Safety of Subcutaneous Enoxaparin in Non-Q-Wave Coronary Events Study Group. N Engl J Med,1997,337(7):447-452.

[26] Antman EM,McCabe CH,Gurfinkel EP,et al. Enoxaparin prevents death and cardiac ischemic events in unstable angina/non-Q-wave myocardial infarction. Results of the thrombolysis in myocardial infarction (TIMI)11B trial. Circulation,1999,100(15):1593-1601.

[27] Simoons ML,Bobbink IW,Boland J,et al. A dose-finding study of fondaparinux in patients with non-ST-segment elevation acute coronary syndromes:the Pentasaccharide in Unstable Angina (PENTUA) Study. J Am Coll Cardiol,2004,43(12):2183-2190.

[28] Giustino G, Mehran R, Bansilal S, et al. Safety and efficacy of Bivalirudin in patients with diabetes mellitus undergoing percutaneous coronary intervention: From the REPLACE-2, ACUITY and HORIZONS-AMI Trials. Am J Cardiol,2016 Jul 1,118(1):6-16.

[29] Koster A,Buz S,Hetzer R,et al. Anticoagulation with argatroban in patients with heparin-induced thrombocytopenia antibodies after cardiovascular surgery with cardiopulmonary bypass:first results from the ARG-E03 trial. J Thorac Cardiovasc Surg,2006,132(3):699-700.

[30] Rössig L,Genth-Zotz S,Rau M,et al. Argatroban for elective percutaneous coronary intervention:the ARG-E04 multi-center study. Int J Cardiol,2011,148(2):214-219.

[31] Connolly SJ, Ezekowitz MD, Yusuf S, et al. Dabigatran versus warfarin in patients with atrial fibrillation. N Engl J Med,2009,361(12):1139-1151.

[32] Patel MR,Mahaffey KW,Garg J,et al. Rivaroxaban versus warfarin in nonvalvular atrial fibrillation. N Engl J Med,2011,365(10):883-891.

[33] Connolly SJ,Eikelboom J,Joyner C,et al. Apixaban in patients with atrial fibrillation. N Engl J Med,

　　　　　　　　2011,364(9):806-817.

[34] Giugliano RP, Ruff CT, Braunwald E, et al. Edoxaban versus warfarin in patients with atrial fibrillation. N Engl J Med,2013,369(22):2093-2104.

[35] Dans AL,Connolly SJ,Wallentin L,et al. Concomitant use of antiplatelet therapy with dabigatran or warfarin in the randomized evaluation of long-term anticoagulation therapy (RE-LY)trial. Circulation, 2013,127(5):634-640.

[36] Alexander JH,Lopes RD,Thomas L,et al. Apixaban vs. warfarin with concomitant aspirin in patients with atrial fibrillation:insights from the ARISTOTLE trial. Eur Heart J,2014,35(4):224-232.

[37] Heidbuchel H, Verhamme P, Alings M, et al. EHRA practical guide on the use of new oral anticoagulants in patients with non-valvular atrial fibrillation:executive summary. Eur Heart J,2013, 34(27):2094-2106.

[38] Mega JL, Braunwald E, Wiviott SD, et al. Rivaroxaban in patients with a recent acute coronary syndrome. N Engl J Med,2012,366(1):9-19.

[39] Oldgren J, Budaj A, Granger CB, et al. Dabigatran vs. placebo in patients with acute coronary syndromes on dual antiplatelet therapy:a randomized,double-blind,phase Ⅱ trial. Eur Heart J,2011, 32(22):2781-2789.

[40] Alexander JH, Lopes RD,James S, et al. Apixaban with antiplatelet therapy after acute coronary syndrome. N Engl J Med,2011,365(8):699-708.

[41] Schulman S,Kearon C,Kakkar AK,et al. Dabigatran versus warfarin in the treatment of acute venous thromboembolism. N Engl J Med,2009,361(24):2342-2352.

[42] Schulman S,Re M,Investigators Rst. Extended anticoagulation in venous thromboembolism. N Engl J Med,2013,368(24):2329.

（沈啸华　傅国胜）

第二节　心房颤动的机制与治疗

　　摘　要　心房颤动是临床常见的心律失常之一,是房颤发生一段时间以后引起的心房一系列电及生物学的变化。触发因素和维持基质是房颤发生的基本要素。心房颤动的治疗主要包括转复和维持窦性节律、控制心室率、预防血栓栓塞3个方面。

　　Abstract　Atrial fibrillation is one of the most common arrhythmias in clinical practice,and can cause a series of electrical and biological changes in the atrium over time. Triggers and substrates have remained the two basic elements of atrial fibrillation. The treatment of atrial fibrillation mainly includes three aspects: rehabilitation and maintenance of sinus rhythm,control of ventricular rate,and prevention of thromboembolism.

　　心房颤动(房颤,atrial fibrillation,AF)是一种以快速、无序心房电活动为特征的室上性快速心律失常,心电图上主要表现为P波消失,代之以不规则的心房颤动波,RR间期绝对不规则。房颤是临床常见的心律失常之一,可导致血栓栓塞、心力衰竭、心动过速性心肌病,可加重心肌缺血,降低患者生活质量。

　　随着人口老龄化加剧,房颤的患者数在不断上升。中国房颤的大规模流行病学研究对14个自然人群的29019例进行了调查,结果发现其中房颤患者224例,房颤发生率0.77%,根据中国人口1990年标准人口构成标准化后房颤发生率为0.61%,其中50～59岁人群中房颤患病率为 0.5%，而>80 岁组上升为 7.5%。中国男性患者的房颤总发生率为 0.9%，略高于女性(0.7%)。在所有房颤患者中，瓣膜性、非瓣膜性和孤立性房颤分别占 12.9%、65.2% 和 21.9%。非瓣膜性房颤发生率明显高于瓣膜性和孤立性房颤，其中 1/3 为阵发性房颤，2/3 为持续或永久性房颤。由中华医学会心血管病学分会组织实施的中国部分地区房颤病例调查资料表明，在房颤的相关因素中，高血压病占 40.3%、冠状动脉粥样硬化性心脏病占 34.8%、心力衰竭占 33.1%、风湿性瓣膜病占 23.9%。

　　房颤目前尚无普遍满意的分类方法。根据房颤发作的次数和持续时间，可以将房颤分为：①首诊房颤：为首次发现的房颤，不论其是否首次发作、有无症状或持续多长时间等；②阵发性房颤：指持续时间<7 d 的房颤，能够自行或干预后终止，发作频率不固定；③持续性房颤：持续时间>7 d 的房颤，一般不能自行复律，药物复律的成功率较低，常需电复律；④长程持续性房颤：持续时间超过 12 mon；⑤永久性房颤：医生和患者共同决定放弃恢复或维持窦性心律的一种房颤类型，反映了患者和医生对于房颤的一种治疗态度，而不是房颤自身的病理生理特征。

一、房颤的发生机制

　　房颤的机制一直未得到完全阐明，经典的学说包括多发子波折返、自旋波折返和局灶激动学说，随着认识的不断深入，目前认为房颤是多种机制共同作用的结果。心房及肺静脉内的异位兴奋灶快速冲动发放引起的单个或成对的房性期前收缩或房速、房扑，是房颤最常见的一个触发因素(trigger)。房性期前收缩可引起心房内多个子波折返而导致房颤，但若心房内没有形成多条折返径路的基质(substrate)，即使有触发因素，也不能发生房颤；反之，即使有形成多个子波折返激动的异常基质存在，若没有触发因素，房颤也很少发生或复发。

　　1988 年，法国学者 Haissaguerre 等发现，心房及肺静脉内的异位兴奋灶发放的快速冲动可以导致房颤的发生，提出了局灶性房颤的概念，各种因素导致心房及肺静脉自律性异常或触发活动是房颤发生的重要始动机制。异位兴奋灶 90%～95% 以上位于肺静脉内，其他位置包括左房后游离壁、上腔静脉、终末嵴、Marshall 韧带、冠状窦口、心房间隔等部位。

　　房颤发生一段时间以后引起心房一系列的电及生物学的变化，可以形成维持房颤持续发作的基质。根据房颤发生后的持续时间，其病理改变有以下特点：①早期：由于心动过速导致心房肌细胞内钙超载，引起基因表达的变化，从而使 L 型钙电流下调，引起心房肌细胞有效不应期缩短，并且使心房不同部位心肌细胞有效不应期缩短程度不同，导致有效不应期的离散度增加，频率适应性下降、消失或反向变化。这些表现为电生理及离子通道特征的变化被称为心房电重构(electrical remodeling)。心房有效不应期离散度增加，导致可兴奋心肌与不可兴奋心肌混杂存在，构成折返的条件，并且使已经形成的折返不易消失。②数周后：心房肌结构发生改变，在慢性房颤模型中，光镜及电镜可观察到心房肌的肌细胞体积增大、肌溶解、糖原聚集、基质网断裂、连接蛋白表达改变、线粒体增大、核染色质分散，这些改变与慢性冬眠的心室肌细胞相似，被称为收缩重构(contractile remodeling)。③房颤持续数月至数年后：心肌结构发生不可逆的损伤，表现为心房的纤维化、淀粉沉积、细胞凋亡等组织结构改变，称为结构重构(structural remodeling)。结构重构可致心房收缩性丧失，从而致心房扩张，扩张的心房又可以增加折返子波的数量。一些研究表明，心房扩张与房颤的发病率及稳定性呈正相关。上述心房重构形成了房颤的维持基质,促进了房颤的维持,并被认为是房颤致房颤的理论基础。心房重构的过程中,如果能够及时将房颤转复为窦性心律,则电重构与收缩重构是可以逆转的,而一旦发生结构重构,便发生了不可逆转的损伤。

二、心房颤动的药物治疗

心房颤动的药物治疗主要包括转复窦性心律、维持窦性心律与预防复发、控制心室率和房颤的抗凝治疗4个方面。

(一)转复窦性心律

转复窦性心律的益处是消除症状,改善血流动力学,减少血栓栓塞性事件,消除或减轻心房电重构。房颤的转复成功与否及能否维持窦律,与房颤持续时间、左房大小、心功能状态、年龄、基础心脏病、能否耐受药物等有关。房颤持续时间的长短是能否自行转复窦性心律的最重要因素,持续时间愈长,复律的机会愈小。

1.房颤复律的对策

房颤复律的对策,根据患者血流动力学等的临床表现,有以下两种。

(1)血流动力学不稳定的患者:凡急性心肌梗死、有症状的低血压、晕厥、休克、心绞痛、心力衰竭患者出现快速性阵发性房颤时,急需转复,若药物无效应立即进行电转复。

(2)血流动力学稳定的患者:可以根据以下几种情况选择:①房颤持续<24 h,50%的新发房颤可自动复律;持续时间24~48 h,自动转窦律的可能性减少,如没有禁忌证,可考虑复律。②一旦房颤持续≥48 h,心房血栓形成概率明显增大,复律前后必须抗凝治疗。临床有两种方案:一种是先用华法林抗凝治疗,使国际标准化比值(INR)达到2.0~3.0,3 wk后再复律;另一种是行经食道超声心动图检查,且静脉注射肝素,如果没有发现心房血栓,可进行复律。复律后肝素和华法林合用,直到INR≥2.0停用肝素,继续应用华法林。在转律后几周,患者仍有全身性血栓栓塞的可能,不论房颤是自行转复窦律或是经药物或直流电复律,均需再行抗凝治疗至少4 wk。③伴有潜在病因的患者,如甲状腺功能亢进、感染、电解质紊乱等,在病因未纠正前,一般不予复律。

2.房颤复律的方法

ACC/AHA/ESC 2006年房颤指南认为:氟卡尼、多非利特、普罗帕酮和伊布利特是药物转复的Ⅰ类推荐。胺碘酮和单次口服较大剂量的普罗帕酮或氟卡尼是药物转复的Ⅱa类推荐。院外顿服普罗帕酮(600 mg)以中止房颤是安全的,但应在排除窦房结或房室结功能异常、束支传导阻滞、QT间期延长、Brugada综合征或器质性心脏病的患者中应用。地高辛和索他洛尔在房颤转复时可能有害,不建议应用。奎尼丁不作为转复房颤有效的药物。

在具体房颤复律药物的选择中,房颤不超过7 d者的药物复律率较高,房颤超过7 d者的复律成功率显著降低。对阵发性房颤,明确有效的药物是氟卡尼、多非利特、普罗帕酮、伊布利特和胺碘酮,国内可以应用的为普罗帕酮和胺碘酮。房颤超过7 d的,多非利特、胺碘酮、伊布利特为有效的药物。房颤患者如心功能正常或无器质性心脏病,可首选普罗帕酮复律,也可用氟卡尼。对有心功能不全或器质性心脏病的房颤患者,首选胺碘酮,也可选伊布利特和多菲利特。胺碘酮对于有器质性心脏病的患者相对安全,特别是可以应用于对Ⅰc类抗心律失常药物有禁忌证的左室功能不全的患者。

房颤患者血流动力学稳定,但症状显著、不能耐受药物或药物转复窦律无效者,可选择直流电复律。直流电复律是指在感知心电图 R 波（保证电击发生在心室易损期之外）的情况下，通过直流电电击使心脏内电活动同步化的一种电复律治疗。在紧急情况下（心绞痛发作、有症状的低血压、心肌缺血、心力衰竭、房颤合并预激综合征出现的快心室率或血流动力学不稳定时）应予以快速直流电复律。如果电复律后房颤复发，可在应用抗心律失常药物后尝试再次电复律。

（二）维持窦性心律与预防复发

无论是阵发性还是持续性房颤，大多数房颤在复律成功后都会复发。因而，通常需要应用抗心律失常药物预防房颤复发。有研究提示，现有的抗心律失常药物在维持窦性心律方面虽可改善患者的症状，但有效性差，副作用较多，且不降低总死亡率。在选择抗心律失常药时，首先要评估药物的有效性、安全性及耐受性。Ⅰ类药物应避免在心肌缺血、心力衰竭和显著心室肥厚的情况下使用。而胺碘酮可考虑用于左室肥厚、心力衰竭、冠状动脉粥样硬化性心脏病或陈旧性心肌梗死的患者。

根据各种抗心律失常药物的特点，选择药物的原则如下：①若无器质性心脏病，首选Ⅰc类药物；索他洛尔、多菲利特、丙吡胺和 Azimilide 可作为第二选择。②若伴高血压无左心室肥厚，药物选择与①相同。若左心室肥厚，Ⅰ类抗心律失常药不适宜，可能引起尖端扭转性室性心动过速。故胺碘酮可作为选择。③若伴心肌缺血，应避免使用Ⅰ类药物。可选择胺碘酮、索他洛尔，也可选择多菲利特与 β 受体阻滞剂合用。④若伴心力衰竭，应慎用抗心律失常药物。必要时考虑胺碘酮，或多菲利特加一个适当的 β 受体阻滞剂。⑤对迷走神经性的房颤，丙吡胺具有抗碱能活性，疗效肯定；对交感神经性房颤，β 受体阻滞剂可作为一线治疗药物，此外还可选择索他洛尔和胺碘酮。⑥对孤立性房颤可先试用 β 受体阻滞剂；普罗帕酮、索他洛尔和氟卡尼的疗效肯定；胺碘酮和多菲利特仅作替代治疗。

另外，血管紧张素Ⅱ受体阻断剂（ARB）和血管紧张素转换酶抑制剂（ACEI）通过抑制间质纤维化，改善心房电学和结构的重构，对预防房颤复发有一定的效果。

多年来，房颤复律是房颤处理的主要方法之一，如果房颤的病因和诱因得到控制，可采用药物或电复律方法使房颤恢复为窦性心律。通常认为，这可改善房颤患者的预后。但是，2002 年发表于《新英格兰杂志》的一项研究（AFFIRM 研究）结果显示，与控制心室率相比，房颤患者复律后的长期累积死亡率并未减少。同时，由于长期应用抗心律失常药物维持窦性心律，患者的药物副作用明显增加。这一研究的发表，改变了房颤患者需复律这一传统的观念。

由于心衰患者随着心功能的减退易于发生房颤，而房颤的发生又可以进一步恶化心功能。因此，上述研究结果的疑问是：对于心衰伴有房颤的患者的处理，是否与单纯的房颤不同？即对于这一类特殊的患者的处理，是否能从房颤复律中得到益处？2008 年《新英格兰杂志》发表了另一项研究，此研究将心衰伴有房颤的患者分为复律或控制心室率 2 组，观察48 个月。研究结果显示，2 组患者在任何原因的死亡、卒中、心衰恶化和复合终点上均无显著性差异。

根据上述研究和其他的相关研究结果，2012 年欧洲心脏学会（ESC）发表的心衰处理和治疗指南提出，与控制心室率相比，复律并不能改善患者的预后。仅仅对于房颤病因、诱因已经消除以及少数心室率控制后仍不能耐受房颤的患者，可考虑应用电复律或胺碘酮药物复律（Ⅱb C）。在电复律前后可考虑应用胺碘酮以维持窦性心率（Ⅱb C）。但是，不推荐应用 Dronedarone 或Ⅰ类抗心律失常药物于复律,因这些药物可增加心衰患者死亡的风险(Ⅲ A)。

(三)控制心室率

如 AFFIRM 研究所述,对于房颤患者控制心室率在死亡率和生活质量方面没有发现逊于药物复律并维持窦性心律的治疗。主要原因可能是复律并维持窦性心律治疗过程中的风险,尤其是抗心律失常药物的副作用,抵消了维持窦性心律所带来的益处,故在降低房颤复发率的同时并没有改善患者的预后。因此,房颤的复律治疗仅仅用于房颤的病因、诱因已经消除以及心室率控制后仍不能耐受房颤的少数患者。目前对于房颤患者,控制心室率多作为主要的药物治疗方法。

心室率控制的目标是减少和(或)消除症状。以往的指南提出,控制标准是静息时心室率达到 60~80 次/min,而运动时达到 90~115 次/min。但是,在临床上采用此标准所面临的问题是:难以达到此心室率水平,达到此标准需用较多的药物或联合用药,这增加了药物副作用,一些患者将面临心脏起搏器的安装。

2010 年发表的 RACE Ⅱ 研究是以心血管事件作为终点事件的非劣性研究。研究发现,与心率控制在休息时<80 次/min 者相比,心室率控制<110 次/min 者的心血管终点事件并无增加。同时,由于较少的随访和较少的药物应用,宽松的心室率控制在临床应用中更便利。

2010 年下半年,根据此项研究结果,欧洲心脏学会(ESC)发表的房颤处理的指南指出,对于永久性房颤患者,如果没有较快的心室率导致的临床症状,可采用适度的心室率控制(休息时心室率<110 bpm)。严格的心室率控制(休息时心室率<80 bpm)仅仅用于有症状的患者。2014 年 AHA/ACC/HRS 房颤指南也提出,如果患者无明显的临床症状、左室收缩功能正常时可考虑休息时心室率控制于<110 次/min(Ⅱb B)。

房颤时心室率与房室结的有效不应期有关,因此,一般采用抑制房室结内传导和延长其不应期的药物,以减慢心室率、缓解症状和改善血流动力学。这些药物包括 β 受体阻滞剂、钙通道拮抗剂、洋地黄类等。

心功能正常,除预激综合征的持续或永久性房颤,口服 β 受体阻滞剂和非二氢吡啶类的钙拮抗剂对绝大多数患者控制静息和运动时心室率有效。紧急情况下,静脉注射 β 受体阻滞(艾司洛尔、美托洛尔、普萘洛尔)和非二氢吡啶类钙拮抗剂(维拉帕米、地尔硫卓)控制心室率见效迅速。β 受体阻滞剂和钙拮抗剂慎用于心力衰竭未控制的房颤患者。

洋地黄适用于心功能不全合并房颤的患者。洋地黄对控制静息时的心室率有效,但对控制运动时的心室率无效。不推荐洋地黄类药物单药用于阵发性房颤患者的室率控制。地高辛联合 β 阻滞剂或非二氢吡啶类的钙通道阻滞剂控制快心室率优于单独使用,但应注意治疗的个体化和调整药物剂量,以避免心动过缓。

对于单独或联合使用 β 受体阻滞剂、非二氢吡啶类的钙通道阻滞剂或地高辛的房颤患者,其静息和运动时的心室率控制不佳时可考虑采用胺碘酮控制心室率。胺碘酮在控制心室率方面为二线用药。

β 受体阻滞剂、洋地黄、腺苷、利多卡因和非二氢吡啶类钙拮抗剂禁用于房颤合并 WPW综合征患者,因为这些药物使房室结前传受到抑制,可使心房激动经房室旁路前传加快,导致心室率明显加快,产生严重的血流动力学障碍,甚至诱发室性心动过速和(或)心室颤动。

当房颤合并 WPW 综合征有血流动力学障碍时,及早电转复治疗是必要的。对血流动力学尚稳定者,可采用普罗帕酮、普鲁卡因胺、丙吡胺、依布立特或胺碘静脉注射。

（四）房颤的抗凝治疗

房颤患者中风的危险是窦性心律者的 5～6 倍。房颤患者发生卒中后,致死、致残和再次卒中的风险也明显高于其他原因导致的卒中。预防房颤引起的栓塞性事件,是房颤治疗中的重要一环,也是前瞻性随机多中心研究较多、结果明确的治疗策略。在有血栓栓塞危险因素的房颤患者中,应用华法林进行抗凝治疗是目前主要的可明确改善患者预后的药物治疗手段。

房颤患者卒中的风险并不一致。因此,对房颤患者的处理包括对脑卒中风险的评估,以及采用相应的抗血栓治疗方法。根据 2015 年中国专家的建议,对于非瓣膜病性房颤患者脑卒中的风险评估,采用 CHA_2DS_2-VASc 评分方法（表 1-2）。

表 1-2　CHA_2DS_2-VASc 评分方法

危险因素	积分（分）
充血性心力衰竭/左心室功能障碍（C）	1
高血压（H）	1
年龄≥75 岁（A）	2
糖尿病（D）	1
卒中/TIA/血栓栓塞病史（S）	2
血管疾病（V）	1
年龄 65～74 岁（A）	1
性别（女性,Sc）	1
总积分	9

注:TIA＝短暂性脑缺血发作,表现为:一过性偏瘫、失语、肢体麻木,头晕、视物模糊、站立不稳等。

虽然研究显示,房颤引发的卒中通过适当的抗凝治疗预防,可明显减少缺血性卒中和全因死亡率,但是,目前我国房颤患者抗凝治疗率低,尤其是中高危患者抗凝治疗严重不足,许多房颤患者采用了抗血小板治疗。同时,接受抗凝治疗的患者国际标准化比值（INR）达标率低。

近年来,临床上新型口服抗凝药（NOACs）的上市,为房颤患者抗凝治疗提供了一种新的选择。国内常用的 NOACs 有:达比加群、利伐沙班和阿哌沙班。根据临床研究,这些 NOACs 具有如下特点:抗凝治疗效果不劣于华法林;出血并发症不多于或少于华法林;无需频繁监测和调整剂量等。

因此,根据上述 CHA_2DS_2-VASc 的评分结果,CHA_2DS_2-VASc ≥2 的非瓣膜病房颤患者应长期口服华法林（I 级推荐 A 类证据）,也可应用 NOACs（I 级推荐 B 类证据）。非瓣膜性房颤患者如 CHA_2DS_2-VASc 评分为 0 分,可不予抗栓治疗（IIa 级推荐 B 类证据）。在 CHA_2DS_2-VASc 评分为 1 分时,不予抗栓,口服抗凝药物或阿司匹林均可（IIb 级推荐 C 类证据）。

长期使用华法林抗凝者,应调整剂量维持国际化标准比值（INR）2.0～3.0。对于 75 岁以上的老年患者,可适当降低抗凝强度,INR 1.6～2.5。

三、房颤的非药物治疗

（一）射频消融治疗房颤

目前，导管消融已成为房颤治疗的一种重要的措施。2015 年中华医学会心电生理和起搏分会房颤工作组发布的新版《心房颤动：目前的认识和治疗建议》指出：对于症状明显、药物治疗无效的阵发性房颤患者，导管消融可以作为一线治疗（Ⅰ类，证据级别 A）。对于病史较短、药物治疗无效、无明显器质性心脏病的症状性持续性房颤患者，导管消融可作为合理选择（Ⅰa 类，证据级别 A）；对反复发作的阵发性房颤患者，权衡药物与导管消融风险及疗效后，导管消融可以作为一线治疗（Ⅱa 类，证据级别 B）；对于存在心衰和/或 LVEF 减少的症状性房颤患者，导管消融可作为合理选择，但其主要症状和/或心衰应与房颤相关（Ⅱa 类，证据级别 B）。对于病史较长、不伴有明显器质性心脏病的症状性长程持续性房颤患者，导管消融可作为维持窦律或预防复发的可选治疗方案之一（Ⅱb 类，证据级别 B）。另外，存在抗凝药物治疗禁忌的房颤患者，不宜选择导管消融（Ⅲ类，证据级别 C）。当然，存在左心房/左心耳血栓是房颤导管消融的绝对禁忌证。

经过近 20 年的发展，房颤消融的手术方式较多。消融治疗的术式主要包括：节段性肺静脉电隔离（SPVI）、环肺静脉电隔离（CPVI）、线性消融、心房复杂碎裂电位消融（CFAE ablation）、神经节丛（GP）消融、转子（Rotor）消融及递进式消融（stepwise ablation）等。

房颤消融术后应卧床 6～12 h，注意观察生命体征变化，有问题须进行及时处理。房颤导管消融的并发症随着技术的不断改进而减少，但其发生率仍达 5%，如心脏压塞和/或穿孔、栓塞（血栓、气体等）、肺静脉狭窄、左心房—食管瘘、隔神经损伤、食管周围迷走神经损伤以及血管并发症等。

因术后早期是血栓形成的高危期，应在术后继续口服抗凝药物治疗至少 2 mon。2 mon 后是否继续应用口服抗凝药物，根据患者的血栓栓塞风险等具体情况决定。阵发性房颤患者术后可使用或不再使用抗心律失常药物；对于持续性房颤患者，建议术后常规应用抗心律失常药物 3 mon。另外，由于房颤射频消融术可致不同程度的食管损伤，因此术后应给予消融损伤广泛的高危患者 4 wk 的质子泵抑制剂抑酸治疗。

导管消融术后 1～3 mon，房颤早期复发较常见，但由于术后 3 mon 早期复发的部分房性心律失常可自行消失，术后 3 mon 可设置为空白期。"2012 HRS/EHRA/ECAS 房颤导管和外科治疗共识"建议，对房颤导管消融患者 3 mon 后开始随访，以后每 6 mon 至少随访 1 次，持续时间至少两年。

（二）外科手术治疗

用于治疗房颤的外科手术方式包括左心房隔离术、走廊手术、心房横断术和迷宫手术等，是治疗和预防房颤复发的有效手段，其中以迷宫Ⅲ型手术的效果较好。但由于手术难度大、体循环时间长、创伤大、学习曲线长等原因，其未能得到广泛应用。近年来，迷宫Ⅳ型手术采用能量消融（包括射频、冷冻、微波、激光和高强度聚焦超声等），引起了临床的重视。国内外多个研究报道了心脏手术同期双极射频消融的临床疗效，术后 1 年窦律为 89%～93%。目前对于合并房颤的外科手术患者，尤其是二尖瓣手术患者，同时行心内膜或心外膜消融治疗房颤可以作为一种有效的选择。

微创外科房颤手术是胸腔镜辅助下的外科消融手术，手术过程包括双侧肺静脉隔离消融、左心耳切除、Marshall 韧带离断、心外膜部分去神经化治疗等，手术经双侧肋间小切口进行。术后平均随访 6 mon，成功率为 91.3%。

【思考题】

1. 房颤发生的机制有哪些？
2. 房颤的药物治疗策略是什么？
3. 房颤的非药物治疗方法有哪些？

参考文献

[1] Wyse DG, Waldo AL, DiMarco JP, et al. Atrial fibrillation follow-up investigation of rhythm management (AFFIRM) investigators. A comparison of rate control and rhythm control in patients with atrial fibrillation. N Engl J Med, 2002, 347(23): 1825-1833.

[2] Roy D, Talajic M, Nattel S, et al. Atrial fibrillation and congestive heart failure investigators. rhythm control versus rate control for atrial fibrillation and heart failure. N Engl J Med, 2008, 358(25): 2667-2677.

[3] ESC guidelines for the diagnosis and treatment of acute and chronic heart failure 2012: The task force for the diagnosis and treatment of acute and chronic heart failure 2012 of the European Society of Cardiology. Developed in collaboration with the Heart Failure Association (HFA) of the ESC. Eur J Heart Fail, 2012, 14(8): 803-869.

[4] ACC/AHA/ESC 2006 guidelines for the management of patients with atrial fibrillation: full text: a report of the American College of Cardiology/American Heart Association Task Force on practice guidelines and the European Society of Cardiology Committee for Practice Guidelines (Writing Committee to Revise the 2001 guidelines for the management of patients with atrial fibrillation) developed in collaboration with the European Heart Rhythm Association and the Heart Rhythm Society. Europace, 2006, 8(9): 651-745.

[5] Van Gelder IC, Groenveld HF, Crijns HJ, et al. Lenient versus strict rate control in patients with atrial fibrillation. N Engl J Med, 2010, 362(15): 1363-1373.

[6] Guidelines for the management of atrial fibrillation: the task force for the management of atrial fibrillation of the European Society of Cardiology (ESC). Europace, 2010, 12(10): 1360-1420.

[7] January CT, Wann LS, Alpert JS, et al. 2014 AHA/ACC/HRS guideline for the management of patients with atrial fibrillation a report of the American College of Cardiology/American Heart Association task force on practice guidelines and the Heart Rhythm Society. Circulation, 2014, 130: e199-e267.

[8] Calkins H, Kuck KH, Cappato R, et al. 2012 HRS/EHRA/ECAS Expert consensus statement on catheter and surgical ablation of atrial fibrillation: recommendations for patient selection, procedural techniques, patient management and follow-up, definitions, endpoints and research trial design. A report of the heart rhythm society (HRS) task force on catheter and surgical ablation of atrial fibrillation. Developed in partnership with the European Heart Rhythm Association (EHRA), a registered branch of the European Society of Cardiology (ESC) and the European Cardiac Arrhymia Society (ECAS); and in collaboration with American College of Cardiology (ACC), American Heart Association (AHA), the Asia Pacific Heart Rhythm Society (APHRS), and the Society of Thoracic Surgeons (STS) Endorsed by the governing bodies of American College of Cardiology Foundation, the American Heart Association, the European Cariac Arrhythmia Society, the European Heart Rhythm Association, the Society of

Thoracic Surgeons,the Asia Pacific Heart Rhythm Society,and Heart Rhythm Society. Heart Rhythm, 2012,9:632-696.

[9] 黄从新、张澍、黄德嘉等代表中华医学会心电生理和起搏分会、中国医师协会心律学专业委员会心房颤动防治专家工作委员会。心房颤动:目前的认识和治疗建议(2015)。中华心律失常学杂志,2015,19(5):321-384.

（钱文斌　胡申江）

第三节　心源性猝死的识别及防治

摘要　心源性猝死是由心脏原因导致急性症状发作而于 1 h 内发生的自然死亡,严重危害公众健康。本节将系统阐述心源性猝死的流行病学,发生原因,高危人群的识别,以及 ICD 在心源性猝死中的应用等相关内容。

Abstract　Sudden cardiac death(SCD) is an acute onset of symptoms caused by cardiac causes and a natural death occurring within 1 h,which seriously endangers public health. In this section,the epidemiology, causes,high-risk population identification and application of ICD in SCD are systematically described.

一、心源性猝死的定义和流行病学

心源性猝死是指由于心脏原因,在急性先兆症状出现的 1 h 内,骤然发生意识丧失引起的意外的自然死亡。猝死患者可存在或不存在器质性心脏病。绝大多数猝死是由于室性心动过速(VT)和心室颤动(VF)导致心脏无血液输出。几秒钟内患者就失去知觉,造成死亡。

据流行病学统计,在发达国家中,心源性猝死是最常见的死亡原因之一。在美国,每年有 45 万人死于心源性猝死,在所有由心脏原因引起的死亡中占 63%,超过因脑卒中、肺癌、乳腺癌及艾滋病死亡的人数总和。而在我国,国家"十五"攻关研究结果显示,每年心源性猝死的发病患者群为 54 万人,幸存者<1%。从年龄来看,心源性猝死常见于>65 岁的人群中,80 岁老年男性 SCD 年发病率约为 40 岁男性的 7 倍;>70 岁女性的发病率是<45 岁女性发病率的 40 倍以上。从性别分布来看,国外研究显示,男性 SCD 的发病率是女性的 2到 3 倍,我国男女性总体发病率无统计学差异。SCD 有 2/3 的猝死发生于医院外,严重危害公众健康。

二、心源性猝死的原因

导致心源性猝死的原因主要有:

(1)冠心病。在西方国家人群中,冠心病占心源性猝死原因中的 80% 左右。

(2)心肌梗死。心肌梗死患者猝死的发生率是正常人的 4~6 倍,75% 猝死患者有心肌梗死病史。此外,心肌梗死后心功能低下且伴有室性心律失常的患者,猝死的 5 年发生率为 32%。

(3)心力衰竭。心源性猝死是心衰患者的主要死因,心衰患者猝死发生率是正常人的 6~9 倍。

(4)肥厚性心肌病。研究发现,肥厚型心肌病是年轻人猝死的祸根之一。当左室心肌肥厚到一定程度时,血液供应不能得到满足,进而导致心肌缺血,甚至进展为缺血性心脏病,诱发猝死。

（5）遗传性心律失常疾病。如长 QT 综合征、Brugada 综合征、致心律失常性右室心肌病、儿茶酚胺敏感性多形性室性心动过速等。此类患者多年轻发病，既往身体健康，可能存在心电图异常，常有家族史。

（6）剧烈运动。剧烈运动时交感神经高度兴奋，当心率超过 130 次/min 时，体内儿茶酚胺分泌量增加数十至上千倍，儿茶酚胺导致心脏电活动不稳定而发生致命性心律失常，如室速和室颤，引发猝死。近年来，随着全民运动的概念深入人心，我国马拉松比赛心脏猝死率正在逐步增加。

在年轻人群中，离子通道病、心肌病、心肌炎和药物滥用是发生心源性猝死的主要原因。而老年患者则以慢性退行性病变为主，包括冠心病、瓣膜性心脏病及心力衰竭。

三、心源性猝死高危人群的识别

1. 心源性猝死的高危因素

主要的高危因素包括心电的不稳定性、既往的基础心脏疾病以及心功能的下降等：

（1）心电的不稳定性，包括室性心律失常、晚电位、T 波电交替（TWA）等。

（2）既往的基础心脏疾病，包括冠心病、心肌病、离子通道病等。

（3）心功能的下降，包括 LVEF 降低、充血性心力衰竭导致的心功能下降。

（4）其他高危因素，包括合并慢性肾脏疾病，阻塞性肺气肿，以及有心源性猝死的家族史等。

2. 诱因

心源性猝死，尤其在年轻人中，发作前有明显诱因，比如近期连续加班、身体过度疲劳、精神紧张、情绪激动等。据统计，约有 70% 的猝死者死前曾申诉感到过度疲劳。另外，精神压力过大是导致猝死的第一外部因素。精神压力大时，交感神经处于兴奋状态，增加了冠状动脉痉挛、心律失常等疾病的危险性，严重时可导致猝死。此外，应激事件能抑制迷走神经，增加交感神经张力，从而降低心脏的电稳定性，影响心率、心肌收缩力及收缩压，导致缺血发生，增加猝死发生的危险性。

3. 前驱症状

最新研究表明，80% 的心脏性猝死者在事发前会有"先兆"。许多患者在发生心脏骤停前有数天、数周，甚至数月的前驱症状，诸如心绞痛、胸痛、呼吸急促或心悸的加重、心跳不规律、头晕、胸闷、出大汗等。

4. 终末症状

此时症状为心血管状态发生显著变化，引发室速/室颤所致。典型表现为严重胸痛、呼吸困难、突发心悸或眩晕等。此时若未得到及时救治，将进一步导致心脏骤停、意识突然丧失。以下体征有助于立即判断患者是否发生心脏骤停：意识丧失，大动脉搏动消失，呼吸断续或消失，皮肤苍白或明显发绀。若听诊发现心音消失，则可确诊。

四、心源性猝死的防治和 ICD 在心源性猝死中的作用

（一）心源性猝死的评估和治疗原则

绝大多数心源性猝死是由室性心律失常引起的。是否需要对室性心律失常本身进行治疗，主要依据对心律失常危害性的估计。可从以下三方面进行评估：是否影响血流动力学稳定，是否有引起更严重心律失常的可能性，心律失常持续时间和心功能状态。对于血

流动力学不稳定,有引起严重心律失常可能,心律失常持续时间长,心功能差的患者,需要更加积极的处理。处理对策主要包括以下几点:

(1)积极治疗基础心脏病(心肌梗死最常见),纠正和预防诱发或触发因素。

(2)尽快终止心律失常发作,建立稳定的窦性心律和稳定的血流动力学状态。

(3)积极持久的药物和非药物干预,防止心律失常再发或降低猝死率。

(二)心源性猝死的风险评估

虽然目前仍缺乏有效的危险分层体系,但下列指标或检查对于心源性猝死的风险评估仍有一定参考价值:

(1)对于无已知心脏病的人群:近50％的心脏骤停患者无已知的心脏疾病,但大多数患者存在隐匿性缺血性心脏病,故需要下列指标以评估患缺血性心脏病的风险:血清胆固醇、血糖、血压、吸烟、BMI 及心源性猝死家族史。

(2)对于患有缺血性心脏病的患者:程序性心室刺激(电生理检查)、晚电位、心率变异性、压力反射敏感性、QT 间期离散度、微伏 T 波交替、心率震荡及 LVEF(左心室射血分数)都是评估风险的参考指标。虽然上述指标众多,但只有 LVEF 被真正地广泛应用于临床实践,LVEF≤35％时患者为猝死高危人群,是心源性猝死一级预防的对象。

(3)对于疑似或已知心律失常的患者:这类患者的评估手段包括无创评估(心电图,影像学,运动负荷试验)以及有创评估(冠脉造影,心脏电生理检查等)。2015 年《ESC 室性心律失常治疗与心脏性猝死预防指南》对此类患者的评估进行了介绍(详见表 1-3)。

表 1-3　疑似或已知室性心律失常的患者的评估(ESC2015 室性心律失常治疗与心脏性猝死预防指南)

疑似或已知室性心律失常患者的无创评估		
推　荐	等级[a]	水平[b]
静息 12 导联心电图		
静息 12 导联心电图推荐用于所有 VA 患者的评估	I	A
心电图监测		
建议使用动态心电图监测和诊断心律失常。建议使用 12 导联动态心电图评价 QT 间期及 ST 段的改变	I	A
当症状呈不定时发作时,建议使用心脏事件记录仪以确定症状是否由一过性心律失常引起	I	B
当怀疑偶发症状(如晕厥)与心律失常相关、但传统的诊断技术无法证实症状与心律失常相关性时,建议植入循环心电记录仪	I	B
推荐应用信号平均心电图(SA-ECG)来提高 VA 患者或存在发生致命性 VA 高风险患者中 ARVC 的诊断率	I	B
运动负荷试验		
从年龄和症状判断有中、高度罹患冠心病风险并有室性心律失常的患者,建议进行运动负荷试验以诱发心肌缺血或室性心律失常	I	B
已知或疑似有运动诱发的 VA(如 CPVT)时,建议进行运动负荷试验以明确诊断及评估预后	I	B

续表

已知有运动诱发的 VA 患者,如需评估药物或导管消融疗效时,应考虑进行运动负荷试验	Ⅱa	C

影像学

所有疑似或已知有 VA 患者,推荐进行超声心动图检查评估 LV 功能及是否存在器质性心脏病	Ⅰ	B
对于有发生严重 VAs 或 SCD 的高危患者,如扩张型心肌病、肥厚型心肌病、右室心肌病、急性心肌梗死患者或发生 SCD 的遗传性(心律失常)疾病患者的家属,建议进行超声心动图检查评价 LV、RV 功能及检查是否存在器质性心脏病	Ⅰ	B

疑似或已知室性心律失常患者的无创评估

推 荐	等级[a]	水平[b]
当 VAs 患者依据年龄、症状判断存在重度可能罹患 CAD,同时 ECG 诊断可信度不高(使用地高辛,LV 肥厚,静息时 ST 段压低>1 mm,WPW 综合征或 LBBB)时,推荐进行运动试验+影像(负荷超声心动图检查或核素灌注显像,SPECT)明确无症状心肌缺血的诊断	Ⅰ	B
当 VAs 患者依据年龄、症状判断存在中度可能罹患 CAD 但因躯体原因无法完成运动负荷试验时,推荐进行药物激发负荷试验+负荷显像以明确无症状心肌缺血的诊断	Ⅰ	B
当超声心动图检查不能精确评估 LV 及 RV 功能和/或心脏结构改变时应考虑进行心脏 MR 或 CT 检查	Ⅱa	B

　　ARVC=致心律失常性右室心肌病;CAD=冠状动脉疾病;CMR=心脏磁共振;CPVT=儿茶酚胺敏感性多形性室性心动过速;CT=计算机断层显像;ECG=心电图;LBBB=左束支传导阻滞;LV=左心室;RV=右心室;SA-ECG=信号平均心电图;SCD=心脏性猝死;SPECT=单光子发射计算机断层显像;VA=室性心律失常;WPW=Wolff-Parkinson-White,预激综合征

　　a. 推荐等级;b. 证据水平。

疑似或已知室性心律失常患者的有创评估

推 荐	等级[a]	水平[b]

冠状动脉造影

当致命性室性心律失常患者或 SCD 幸存者从年龄、症状判断有重度或高度可能罹患 CAD 时,应考虑进行冠状动脉造影检查或除外有临床意义的冠状动脉狭窄	Ⅱa	C

心脏电生理检查

当陈旧性心肌梗死患者出现提示室性心律失常的症状包括心悸、先兆晕厥和晕厥时建议进行心脏电生理检查	Ⅰ	B
当根据症状(如心悸)或无创检查结果怀疑缓慢或快速性心律失常导致晕厥时,推荐进行心脏电生理检查	Ⅰ	C
对 ARVC、良性右室流出道室性心动过速或结节病进行鉴别诊断时,可考虑进行心脏电生理检查	Ⅱb	B

　　需要指出的是,心脏电生理检查在 ARVC 和 DCM 患者中可能有助于 SCD 的危险分层,但不适用于 HCM 对患者中 SCD 高危病例的筛查(Ⅲ类适应证)。在心脏离子通道病患

者中,心脏电生理检查对于明确 LQTS、CPVT 或 SQTS 诊断无帮助,用于 BrS 患者的 SCD 危险分层也尚存争议。值得注意的是,心电生理检查诱发多形性室性心动过速或心室颤动是非特异性的结果,尤其是当使用激进的刺激方案时。

(三)心源性猝死的预防治疗

包括心脏骤停的处理、药物和非药物干预(射频消融,ICD 植入,外科手术等)。

1. 心脏骤停的处理

当患者出现明确或可疑的心脏骤停,现场第一目击者应首先呼叫专业急救队伍,然后立即进行心肺复苏(CPR)。2015 年美国心脏学会(AHA)CPR 及心血管急救指南更新了 CPR 的治疗建议。院外心脏骤停生存链包括下列五个环节:①识别和启动应急反应系统;②即时高质量心肺复苏;③快速除颤;④基础及高级急救医疗服务;⑤高级生命维护和骤停后护理。

成人基础生命支持(BLS)程序为 C(胸外按压)→A(开放气道)→B(人工通气),简化后的通用成人基础生命支持流程见图 1-2。

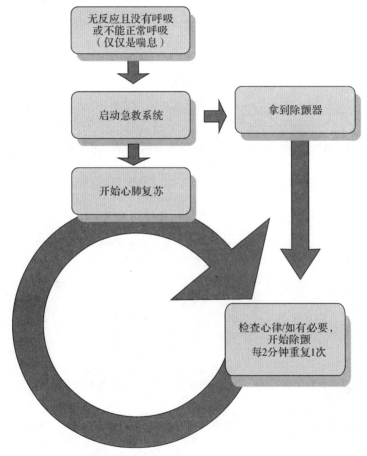

图 1-2 成人基础生命支持流程

(1)胸外按压:有效的胸外按压必须快速、有力。按压频率 100～120 次/min,按压深度成人不少于 5 cm,但不超过 6 cm。每次按压后能使胸廓完全回弹,按压与放松比大致相等。尽量避免胸外按压中断,按压分数(即胸外按压时间占整个 CPR 时间的比例)应不小于 60％。

（2）开放气道：先行 30 次心脏按压后,再开放气道。如无颈部创伤,可以采用仰头抬颏或托颌法,开放气道。若怀疑有颈椎脊髓损伤者,应避免头颈部的延伸,可使用托颌法。

（3）人工通气：在建立人工气道前,成人单人 CPR 或双人 CPR,按压/通气比都为 30∶2。建立高级气道（如气管插管）以后,按压与通气可能不同步,通气频率为 10 次/min。每次通气不超过 1 s,必须使患者的肺脏膨胀充分,可见胸廓上抬即可,切忌过度通气。

（4）电除颤：AED 能够自动识别可除颤心律,适用于各种类型的施救者使用。如果施救者目睹发生院外心脏骤停且现场有 AED,施救者应从胸外按压开始 CPR,并尽快使用 AED。心律分析证实为 VF/无脉性 VT 者应立即行电除颤,之后做 5 组 CPR,再检查心律,必要时再次除颤。单相波除颤器首次电击能量选择 360 J,双相波除颤器首次电击能量选择应根据除颤仪的品牌或型号推荐,一般为 120 J 或 150 J。

2.室性心律失常的药物治疗

除 β 受体阻滞剂外,目前尚无其他抗心律失常药在随机对照临床试验中被证明在致命性 VA 的治疗或 SCD 的预防中有效。总的原则是,特定情况下,抗心律失常药作为心律失常易发患者的辅助治疗可能有效。但由于抗心律失常药潜在的不良反应,必须谨慎使用。

β 受体阻滞剂可抑制心衰或非心衰患者发生致命性室性心律失常,被列为一线治疗;胺碘酮不增加死亡率,但未显示可预防 SCD,长期使用应注意监测药物的副作用。ⅠA 类药物在阻滞钠通道的同时可以阻滞快速激活延迟整流钾通道,会导致 QT 间期延长,应谨慎使用;已存在 QT 间期延长患者,ⅠB 类及ⅠC 类药物可缩短 QT 间期,可用于治疗Ⅲ型长 QT 综合征（LQTS）;IC 类药物可增加心肌梗死患者的死亡率,故禁用于心肌梗死患者。

3.射频消融治疗室性心律失常（RFCA）

随着对心律失常疾病认识的深入以及医疗器械技术的重大进步,对于 SCD 的预防也日益重视。室性心律失常的非药物干预主要包括导管消融和 ICD 植入。2015 年 ESC 指南新增了对介入治疗的两个推荐:疤痕相关的心脏病患者,发生无休止室速或电风暴时建议行紧急导管消融（Ⅰ,B）,缺血性心脏病植入 ICD 的患者仅发生一次持续性室速者也可考虑行导管消融（Ⅱa,B）。此外,对于因持续性室性心动过速反复 ICD 放电的缺血性心脏病患者,同样推荐导管消融（Ⅰ,B）。

4.ICD 在心源性猝死中的作用

ICD 作为应对心源性猝死的"利器",对于 SCD 的一级预防和二级预防都有着重要的意义。

（1）一级预防

一级预防是指对未发生过心脏骤停或持续性室速的高危人群实施预防。2005 年,ACC/AHA 心衰治疗指南强调了 ICD 对心源性猝死一级预防的重要性,将其列为Ⅰ类适应证,对于心力衰竭患者推荐预防性植入 ICD,预防心脏性猝死。2008 年 5 月,ACC/AHA/HRS 正式公布了《心脏节律异常的装置治疗指南》,其中最重要的更新,是强调 ICD 一级预防的重要性,其制定的心源性猝死一级预防适应证一直沿用到 2013 新指南发布前。随着对心律失常疾病认识的深入以及医疗器械技术的重大进步,ICD 适应证指南不断修订和更新,对于一级预防的适应证的重视也在凸显。2013 年指南采用了更加细致的 9 分制评分法,细分了 ICD 在一级预防的规范使用,强调术前药物优化治疗的重要性,并弱化心脏运动不同步性评价的地位。该指南首次细化了 LVEF 和心衰病因类型,将 LVEF 明确地分为≤30%、31%～35%和＞35%等不同程度,分别讨论,并且强调将植入 ICD 的植入时机按照心梗后时间、传统药物治疗时间等进行了细化。

2015 年《ESC 室性心律失常治疗和心源性猝死预防指南》关于 ICD 的Ⅰ类适应证推荐较 2013 年指南的治疗推荐没有改变。对于纽约心脏协会(NYHA)心功能Ⅰ级、35%≤LVEF＜40%者,以及有心衰症状、40%＜LVEF＜45%者,植入 ICD 作为一级预防缺乏随机对照研究,故目前未予推荐。对于左室收缩功能不良、短期内具有心律失常性猝死风险而又不适合置入永久 ICD 的患者(如心肌梗死后早期、等待心脏移植、等待静脉置入、围产期心肌病、活动性心肌炎等),可以试用可穿戴式 ICD(Ⅱb,C);对于年轻遗传性心律失常患者、需长期使用 ICD 治疗而不需要起搏支持的患者,皮下 ICD 可以替代静脉 ICD。以下对 2015ESC 指南中关于 ICD 一级预防部分进行介绍:

1)ACS 相关的 SCD 一级预防

对部分心肌梗死后 40 d 内的患者(如血运重建不完全、原有 LVEF 降低、ACS 发病48 h 后发生心律失常、有多形性室性心动过速或心室颤动发生),可考虑植入 ICD 或暂时使用穿戴式除颤器(Ⅱb,C)。但 ICD 原则上不适用于心肌梗死后 40 d 内患者的心脏猝死一级预防(Ⅲ,A)。心梗后 6～12 wk 后应该对左室功能进行重新评估,以明确是否有植入 ICD 的必要性。

2)左心室功能不全伴或不伴 HF 的 SCD 一级预防

症状性心衰(NYHAⅡ～Ⅲ级)伴 LVEF≤35%的患者,在 3 mon 最佳药物治疗后,预期生存时间至少 1 年,功能状态良好者,建议植入 ICD 以减少 SCD。对于心功能 NYHAⅣ级、等待心脏移植的患者,也应考虑 ICD 作为 SCD 的一级和二级预防(Ⅱa,C)。

3)扩张性心肌病的 SCD 一级预防

3 mon 最佳药物治疗,患者预期生存年限大于 1 年,功能状态良好,扩张性心肌病伴症状性心衰(NYHAⅡ～Ⅲ级),LVEF≤35%者,建议植入 ICD(Ⅰ,B)。有明确致病基因 LMNA 突变和临床危险因素(动态心电监测中有 NSVT,首次评估 LVEF＜45%,男性,无义突变(插入,缺失,截断,或影响剪接的突变))的 DCM 患者,应考虑植入 ICD(Ⅱa,B)。

4)HCM 患者的 SCD 一级预防

指南首次建议应用 HCM 风险—猝死计算器评估 HCM 5 年猝死的风险。该计算器用于 16 岁以上人群,对运动员或患有代谢性或浸润性疾病(如 Anderson-Fabry 病)及综合征(如 Noonan 综合征)患者不适用。具体推荐如表 1-4。

表 1-4 肥厚型心肌病患者心脏性猝死的预防(ESC2015 心律失常治疗与心脏性猝死预防指南)

建　　议	推荐等级	证据水平
建议 HCM 患者避免参加竞技性运动	Ⅰ	C
VT 或 VF 致心脏骤停生还者,或有自发性持续性 VT 致晕厥或血流动力学改变,预期寿命＞1 年的患者,建议植入 ICD	Ⅰ	B
≥16 岁,没有 VT 或 VF 复苏史或自发持续性 VT 致晕厥或血流动力学改变的患者,建议用 HCM 猝死风险计算器进行猝死危险分层,评估 5 年猝死风险	Ⅰ	B

建议首次评估后 1~2 年间，或临床状况有变化时，重新评估 5 年 SCD 风险	I	B
预期 5 年猝死风险>6%，寿命>1 年的患者，经详细的临床评估，考虑 ICD 并发症的终身风险和对生活方式、社会经济情况和心理健康的影响后，考虑植入 ICD	IIa	B
预期 5 年猝死风险为 4%～6%，寿命>1 年的患者，经详细的临床评估，考虑 ICD 并发症的终身风险和对生活方式、社会经济情况和心理健康的影响后，可以考虑植入 ICD	IIb	B
预期 5 年猝死风险<4%，有预后差的重要临床症状的患者，经详细的临床评估，考虑 ICD 并发症的终身风险和对生活方式、社会经济情况和心理健康的影响后，提示 ICD 治疗将带来净效益时，可以考虑植入 ICD	IIb	B
不建议用创伤性 EPS 及 PVS 进行 SCD 危险分层	III	C

5）ARVC 的 SCD 一级预防

有一个或多个公认危险因素，预期寿命大于 1 年的成人患者，经详细临床评估，考虑 ICD 并发症的终生风险和对生活方式、社会经济情况和心理健康的影响后，可以考虑植入 ICD（IIb，C）。同时，可以考虑用创伤性电生理检查进行 SCD 危险分层（IIb，C）。

6）其他心肌病的 SCD 一级预防

Chagas 心肌病伴 LVEF<40%，预期生存大于 1 年，其他功能状态良好者，应考虑植入 ICD（IIa，C）。

7）Brugada 综合征的 SCD 一级预防

自发的特征性 I 型心电图并有晕厥史的患者应考虑 ICD 植入（IIa，C）；在心室两个部位应用 2 个或 3 个额外刺激诱发出 VF 的患者为猝死高危人群，可考虑植入 ICD（IIb，C）。

（2）二级预防

SCD 的二级预防是指对已发生过心脏骤停或持续性室速的幸存者实施预防，2015 年 ESC 指南对于 ICD 植入在 SCD 二级预防中的推荐如下：

1）对于接受最佳药物治疗且预期良好功能状态存活时间>1 年，非可逆性病因或心肌梗死后 48 h 之内发生室颤或血流动力学不稳定的室速患者，推荐植入 ICD（I，A）。

2）对于接受最佳药物治疗，左室射血分数水平正常且预期存活时间>1 年，但反复发作持续性室速（非心梗 48 h 之内）的患者，应考虑植入 ICD（IIa，C）。

3）对于室颤/室速且存在 ICD 植入指征的患者，当无条件植入 ICD，存在禁忌证或患者拒绝时，可考虑使用胺碘酮（IIb，C）。指南相关详细推荐如表 1-5 所示。

表 1-5 室性心律失常的非药物治疗建议

推 荐 内 容	推荐类别	证据级别
ICD 二级预防		
已优化药物治疗，预期寿命>1 年，心肌梗死 48 h 后发生的，无可逆性原因的 VF 或血流动力学不耐受 VT 的患者建议植入 ICD	I	A
已优化药物治疗，预期寿命>1 年，心肌梗死 48 h 后反复发生持续 VT 的患者建议植入 ICD	IIa	C

续表

推　荐　内　容	推荐类别	证据级别
有 ICD 植入指征,但 ICD 无法植入、存在禁忌或患者拒绝时,可应用胺碘酮	IIb	C
皮下植入 ICD 指征		
患者有 ICD 指征,但无起搏治疗需求	IIa	C
经静脉植入困难或需反复植入 ICD 治疗	IIb	C
可佩戴式心脏复律除颤器指征		
短期内有 SCD 风险、不适合植入型 ICD 的成年患者(如心脏移植前、经静脉植入前或围产期心肌病、急性心肌炎、心肌梗死后的早期)		
持续性室速的紧急治疗		
对血流动力学不稳定的持续室速应紧急直流电复律	I	C
对不合并器质性心脏病的血流动力学稳定的 VT,可静脉应用氟卡尼或 β 受体阻滞剂、维拉帕米、胺碘酮	IIb	C
导管消融		
缺血性心脏病由于持续性室速诱发 ICD 反复放电者	I	B
疤痕相关的心脏病患者,发生无休止室速或电风暴时建议行紧急导管消融	I	B
缺血性心脏病植入 ICD 的患者仅发生一次持续性 VT 者也可考虑行导管消融	IIa	B
外科消融		
导管消融失败、抗心律失常药物治疗无效,建议在有经验的中心进行,术前、术中需要电生理标测指导	I	B
导管消融失败的 VT/VF 患者拟行搭桥或瓣膜手术时可考虑同时行外科消融	IIb	C
社会心理治疗		
应对 ICD 植入后反复不恰当放电患者进行心理评估,并对其心理异常进行治疗	I	C
ICD 植入前和疾病进程中,建议评估患者的生活质量改变	I	C

五、总结

虽然心源性猝死总是"突然来袭""来势汹汹",但通过早认识、早评估(猝死先兆,其他相关疾病)、早防治(对高危患者进行 CPR 培训,AED、ICD 的合理使用,对普通人群进行健康教育,定期体检,生活规律,戒烟限酒等),以及随着 ICD、RFCA 及抗心律失常药物治疗的研究进展,猝死并非防不胜防。

【思考题】

1. 试述心源性猝死的危险评估。

2.试述心脏骤停的处理。

3.试述心源性猝死的一级预防。

参考文献

[1] Zheng ZJ, Croft JB, Giles WH, et al. Sudden cardiac death in the United States, 1989 to 1998. Circulation, 2001, 104: 2158.

[2] Tung P, Albert CM. Causes and prevention of sudden cardiac death in the elderly. Nat Rev Cardiol, 2013, 10: 135.

[3] Obias-Manno D, Wijetunga M. Risk stratification and primary prevention of sudden cardiac death: sudden death prevention. AACN Clin Issues, 2004, 15: 404.

[4] Hua W, Zhang LF, Wu YF, et al. Incidence of sudden cardiac death in China: analysis of 4 regional populations. J Am Coll Cardiol, 2009, 54: 1110.

[5] 范国辉,张林峰. 心源性猝死的流行病学研究进展. 中华流行病学杂志, 2015, 36: 87.

[6] 郝素芳,浦介麟. 2015 年《ESC 室性心律失常治疗和心原性猝死预防指南》解读. 中国循环杂志 2015; 30: 37.

[7] Epstein AE, DiMarco JP, Ellenbogen KA, et al. ACC/AHA/HRS 2008 Guidelines for Device-Based Therapy of Cardiac Rhythm Abnormalities: a report of the American College of Cardiology/American Heart Association Task Force on Practice Guidelines (Writing Committee to Revise the ACC/AHA/NASPE 2002 Guideline Update for Implantation of Cardiac Pacemakers and Antiarrhythmia Devices) developed in collaboration with the American Association for Thoracic Surgery and Society of Thoracic Surgeons. J Am Coll Cardiol, 2008, 51: e1.

[8] Epstein AE, DiMarco JP, Ellenbogen KA, et al. 2012 ACCF/AHA/HRS focused update incorporated into the ACCF/AHA/HRS 2008 guidelines for device-based therapy of cardiac rhythm abnormalities: a report of the American College of Cardiology Foundation/American Heart Association Task Force on Practice Guidelines and the Heart Rhythm Society. J Am Coll Cardiol, 2013, 61: e6.

[9] Priori SG, Blomstrom-Lundqvist C, Mazzanti A, et al. 2015 ESC Guidelines for the management of patients with ventricular arrhythmias and the prevention of sudden cardiac death: The Task Force for the Management of Patients with Ventricular Arrhythmias and the Prevention of Sudden Cardiac Death of the European Society of Cardiology (ESC) Endorsed by: Association for European Paediatric and Congenital Cardiology (AEPC). Europace, 2015, 17: 1601.

[10] Elliott PM, Anastasakis A, Borger MA, et al. 2014 ESC Guidelines on diagnosis and management of hypertrophic cardiomyopathy: The task force for the diagnosis and management of hypertrophic cardiomyopathy of the European Society of Cardiology (ESC). Eur Heart J, 2014, 35: 2733-2779.

（郑良荣）

第四节　介入心脏病学概论

摘要 介入性心导管技术发展迅速,目前已发展成一门新学科——介入心脏病学。目前介入心脏病学的应用涉及冠状动脉性心脏病、结构性心脏病及心律失常射频消融治疗等领域,成为这些疾病诊断及治疗的重要手段。本节简要介绍心脏疾病介入治疗的历史发展、技术应用和展望。

Abstract Intervention cardiac catheterization has developed rapidly and has currently developed into a new discipline interventional cardiology. The current application of interventional cardiology involves the fields of coronary heart disease, structure heart disease, and arrhythmias radiofrequency ablation therapy, and has become an important means for the diagnosis and treatment of these diseases. In this section, we briefly introduce the history, technique application, and future prospect of interventional therapy for heart diseases.

　　介入心脏病学是研究通过体外操纵心导管进行心血管疾病诊断和治疗的学科,由介入性诊断操作和介入性治疗操作两部分组成。人类对心脏的介入性探索早在19世纪初就开始了,当时只是在动物体内的心血管系统进行研究。在此基础上,于20世纪上半叶逐渐形成了心导管检查术、选择性心血管造影术等,统称为介入性诊断技术。直到20世纪60年代末,随着科学技术的发展和对心血管疾病认识的逐渐加深,以及对各种传统观念的突破,陆续出现了针对冠状动脉性疾病、结构性心脏病、心律失常等心脏疾病的介入性治疗技术,并逐渐发展成为具有心脏病学诊断和治疗意义的专门学科——介入心脏病学。

一、介入心脏病学的发展历史

　　1929年,瑞士苏黎世大学医院泌尿科医生Forssmann首先用一根导尿管在自己身上尝试进行了人类首例心导管检查术,并摄下了医学史上第一张心导管胸片,从此拉开了进行人类心导管检查的序幕。1930年,Klein首次经右心导管测量人类心排血量。1941年,Cournand和Richards等开始在右心导管检查中按Fick原理计算心排血量和进行血流动力学研究。1956年,Cournand、Richards和Forssmann等人因为在心导管检查研究方面的卓越成就,共同获得了诺贝尔生理学和医学奖。

　　针对冠状动脉的介入诊疗技术始于1958年。当时,美国Cleveland医学中心的儿科心脏病医师Mason Sones由于一次意外而首创了选择性冠状动脉造影。此后经Judkins和Amplatz等先驱们进一步研究改进,选择性冠状动脉造影术逐渐开展,并成为冠心病诊治史上的一个里程碑。

　　1977年9月17日,Gruentzig医师在瑞士苏黎世大学医院成功完成了世界上第一例经皮腔内冠状动脉成形术(percutaneous transluminal coronary angioplasty,PTCA),从此开启了现代介入心脏病学的新纪元,被医学界誉为"心脏病学的一场革命"。

　　Gruentzig在1939年出生于德国,1964年毕业于Heidelberg大学。1974年,Gruentzig向塑料工程学的同事求教聚氯乙烯的物理特性,因为他想制作一个笼样球囊,并要求在一定压力下球囊的外径固定不变。在同事的帮助下,Gruentzig因陋就简,制成了第一根"现代化"的血管成形导管。从1974年至1977年,Gruentzig先后将球囊导管应用于髂动脉和腘动脉扩张,获得成功,这促使Gruentzig产生了一个奇妙的设想:球囊导管扩张术既然能用于外周动脉,为何不能用于冠状动脉呢? 他决定制作一个更微型的球囊用于扩张冠状动脉。遗憾的是,他当时所在的苏黎世大学几乎没能给予他任何支持,并且还批评他的设想不具有科学性。虽然有来自各方面的压力,Gruentzig依然执着地追求他已经确定的目标。首先,他在开胸狗冠脉狭窄模型上采用新型球囊导管扩张冠脉获得成功。1976年,在美国心脏学会科学年会上,Gruentzig以壁报形式交流了他的初步实验结果。当时,人们对于他的实验结果的反响很不一致,甚至有人说他精神异常,但是,Gruentzig对于这些批评和嘲笑只是一笑了之。1977年,Gruentzig和好友Myler合作,在美国加州大学医学院于开胸体外循环状态下,完成了人类第一例冠脉成形术。随后,Gruentzig 开始非常谨慎地将这一技术移到体内进行。1977 年 9 月 17 日上午,Gruentzig 为一名 39 岁的男性冠状动脉前降支狭窄患者进行了体内 PTCA 术。Gruentzig 准备了 3 根球囊导管,其中 2 根导管的球囊在术前检验中爆裂了,只剩下最后 1 根,他从股动脉将指引导管送至左冠脉开口,再通过指引导管将球囊导管送入左前降支,幸运的是球囊很容易就通过了狭窄病灶处,共进行了两次 15~30 s 的扩张,患者反应良好,重复冠脉造影显示狭窄明显改善,手术非常成功。1 mon 后随访,冠脉造影显示左前降支仍然保持畅通。此后不久,Gruentzig 与 Kaltenbach 合作,在德国 Frankfurt 大学医院成功地进行了第二例左前降支 PTCA。随着经验的积累和导管操作设备的改进与完善,Gruentzig 又非常小心地开始扩大 PTCA 的适应证。1978 年,他先后成功地进行了首例右冠脉 PTCA、左主干 PTCA 和多支病变 PTCA。同年,Gruentzig 认为 PTCA 技术已经经受住了考验,于是,他邀请全世界很多国家的心脏病学专家去观摩 PTCA 手术,影响空前,这一观摩在 PTCA 的推广应用方面发挥了重要作用。1980 年,Gruentzig 被引进到美国,他来到了位于亚特兰大的 Emory 大学医院工作,并很快就开展了针对急性心肌梗死的急诊 PTCA。1983 年末,Gruentzig 设计的沿可控冠脉导丝推进的中轴气囊系统诞生,这是冠脉球囊技术的又一大进步。1984 年春,Gruentzig 建议美国国立心肺血液研究所进行一次前瞻性临床研究,客观地评价 PTCA 与冠脉搭桥术的近远期疗效。Gruentzig 针对 PTCA 提出的 4 个主要研究方向是:①发展 PTCA 对多支病变的作用;②治疗急性冠脉闭塞;③治疗慢性冠脉闭塞;④解决 PTCA 后的再狭窄问题。从 1977 年到 1985 年,Gruentzig 共完成 PTCA 累计 2623 例,成功率为 90.1%,合并急性心肌梗死 3.1%,急诊冠脉搭桥率 2.9%,死亡率 0.08%。其中,前 2200 例无 1 例死亡;后 400 例中包括了很大比例的多支复杂病变,有 2 例死亡。由此可见这位人类 PTCA 先驱的不懈努力和所取得的辉煌成就。

Gruentzig 的努力翻开了介入心脏病学新的一页。该技术经历了之后近 40 年的发展,新进展层出不穷,由最初的单纯球囊扩张术发展成为现在包括冠脉消斑术、冠脉支架术、药物支架植入术、血栓抽吸术等一系列实用技术,使冠脉介入治疗具有了强大的生命力。同一时期,瓣膜性心脏病、先天性心脏病和外周血管疾病的介入治疗,心律失常经导管消融,心脏起搏和除颤治疗等方面均取得了巨大的成功,极大地拓宽了介入心脏病学的范畴。

二、冠心病的介入治疗

(一)冠心病介入治疗的发展和现状

指引导管、指引导丝和球囊导管是完成介入治疗技术的三大主要器械。自 PTCA 诞生以来,心脏介入治疗领域迅猛发展,这离不开器械的改进和发展。1977 年 Gruentzig 完成世界上首例 PTCA 时使用的是自制双腔球囊导管,因此极其"简陋粗糙"。早期的指引导管管壁厚、管腔小、支撑力差,指引导丝的柔软性和可操控性差,而球囊导管的外径大,病变通过能力不理想,且球囊耐高压性和顺应性差,易破裂,容易产生手术相关并发症,这限制了 PTCA 的发展和应用。此后,针对这些缺点人们进行了一系列改进,包括增加指引导管的支撑力;减少导管外径的同时增大管腔;增加导引导丝的可操控性和通过性,使导丝可用于通过扭曲钙化病变和完全闭塞病变等各种复杂病变;缩小了球囊外径,增加了球囊通过病变的能力,这对于纤维和钙化病变的治疗具有重要意义。总之,介入治疗中主要器械的不断改进,使该技术适应证不断扩大,并减少了手术并发症的发生,提高了手术成功率。

　　冠状动脉支架植入术的诞生和广泛应用使介入诊疗飞速发展,成为介入治疗发展史上的第二个里程碑。PTCA 技术本身存在一些缺陷,其中最重要的是术中和术后 2%～5% 的患者因血管夹层或斑块弹性回缩而发生急性血管闭塞,术后 6～9 mon 再狭窄率高达 25%～30%。此外,大约一半的冠状动脉病变不适合 PTCA 治疗。1986 年,Jacques Puel 和 Ulrich Sigwart 医师在法国图卢兹成功实施了第一例冠状动脉支架术。1994 年,美国食品和药品管理局(FDA)批准在美国使用金属裸支架 Palmaz-Schatz 支架,此举进一步推动了冠状动脉介入治疗技术的发展。2003 年,美国 FDA 批准了强生公司生产的世界上第一个药物洗脱支架(drug eluting stent,DES)上市,此后,美国波士顿公司生产的 Taxus 药物支架与美敦力公司生产的 Endeavor 支架先后上市,标志着介入治疗进入了 DES 时代。支架植入术在处理 PTCA 术中内膜撕裂和急性血管闭塞等血管并发症时具有独特的效果,可迅速恢复冠状动脉前向血流,从而大大降低了心脏严重并发症的发生率。同时,支架植入术与球囊成形术相比,也明显降低了再狭窄率。第一代金属裸支架的再狭窄率为 15%～30%;而目前新一代的药物涂层支架再狭窄发生率仅为 5% 左右,药物涂层支架的应用成为介入治疗发展史的第三个里程碑。近年来,生物可吸收支架成为新一代支架的发展方向。生物可吸收支架(bioresorbable vascular scaffold,BVS)是一种新型支架平台,较传统 BMS 和 DES 具有理论上的优势,包括有利于血管正性重构,促进血管内皮修复和内皮功能恢复,减少晚期支架内血栓形成风险。目前,美国雅培公司开发的生物可吸收支架已在欧洲、亚太部分地区和拉丁美洲共 30 多个国家与地区正式投入临床应用,目前正在美国进行试验,以期获得美国 FDA 批准。目前,多种完全生物可吸收支架已开始在中国进行临床试验。ABSORB China 的研究显示,使用完全生物吸收支架后 1 年,支架节段内晚期管腔丢失不劣于金属 DES。

　　近年来,多种冠脉内影像学和生理学的新技术也已广泛应用于临床。血管内超声(intravascular ultrasound,IVUS)是将超声探头直接植入血管腔内,能更准确地测量狭窄程度、了解血管壁、血管腔情况并识别不稳定性斑块,指导介入治疗方法和器械选择,并有助于发现并发症和评价支架植入的效果,从而弥补了单纯冠状动脉造影的不足。光学相干断层扫描(optical coherence tomography,OCT)是一种新发展的血管成像技术,与 IVUS 相比,前者具有更高的分辨率,更能清楚地显示动脉壁情况,判断斑块性质和指导介入治疗。此外,无创性冠状动脉成像技术(包括多排 MSCT、电子束 EBCT 和磁共振)亦取得突破性进展,利用计算机三维重建技术,识别和检出冠脉狭窄病变以及判断斑块性质(软斑块、钙化斑块和易损斑块等),具有重要的临床意义,并可作为无症状性心肌缺血患者和疑似冠心病患者的一种无创性筛查方法。

　　血流储备分数(fractional flow reserve,FFR)是近年来迅速发展的又一冠心病介入指导技术。FFR 是指存在狭窄病变的情况下,该冠状动脉所供心肌区域能获得的最大血流与同一区域理论上在正常情况下所能获得的最大血流之比。FFR 的正常值为 1,如果 FFR>0.75(部分临床研究定义为 0.80),通常认为心外膜血管的狭窄病变无血流动力学意义。这从功能上判定狭窄病变的临床意义,有助于判断介入治疗术后血流改善的程度和预测再狭窄的发生。经广泛的随机临床对照研究证实,FFR 被认为是评价冠状动脉狭窄生理意义的金标准。其优势在于,在其相关的缺血阈值中,不论血管形态学和血流动力学如何变化,均有较高的重复性。FFR 不依赖心率、血压、心室收缩力等血流动力学因素的变化,故能应用于开口病变和多处病变。早期系列 FAME 研究显示,在血管造影的同时,常规以 FFR 指导的功能性血运重建策略可以显著降低 1 年内患者的死亡、心肌梗死和再次血运重建等主要复合终点事件的发生。

药物洗脱球囊(drug eluting balloon,DEB)是一种新出现并逐渐得到广泛应用的介入治疗器械,其实质是一种半顺应性的扩张球囊,表面通过多聚化合物等携带抗细胞增殖药物(如西罗莫司、紫杉醇),由于其具有良好的脂溶性,因此在球囊扩张时快速释放于血管病变部位,从而达到抑制再狭窄的目的。目前广泛应用 DES 的虽然显著了降低再狭窄率,但仍面临晚期和极晚期支架内血栓形成、长期双联抗血小板治疗等无法克服的缺陷,而 DEB 的优势是在有效地预防再狭窄时,又使血管局部不会遗留多聚物和(或)金属支架,保持血管原来的解剖结构,减轻局部血管炎症反应,避免了支架对血流的影响,从而减少晚期血栓形成和减少双联抗血小板治疗时间,进而降低出血风险和减少治疗费用。欧洲指南已推荐 DEB 应用于支架内再狭窄。目前 DEB 除了应用于支架内再狭窄外,还单独应用于小血管病变、弥漫性长病变和分叉病变治疗,或与金属裸支架联合应用于小血管病变、糖尿病血管病变、慢性闭塞病变或急性心肌梗死治疗中。

(二)介入治疗适应证和禁忌证的变迁

早期介入器械"简陋"和围术期并发症较多,因此单纯球囊扩张治疗仅用于严重的稳定型心绞痛、单支血管病变和简单病变患者。随着器械的改进和对冠心病认识的提高,20 世纪 80 年代,介入治疗适应证发展为稳定型和不稳定型心绞痛、急性心肌梗死、伴左心室功能不全的冠心病、多支血管病变,以及 CABG 后心绞痛或桥血管病变等,但无保护的左主干病变和严重的弥漫性病变等是 PTCA 的禁忌证。从 90 年代初开始,BMS 和 DES 相继进入临床应用,大大降低了临床再狭窄率,使介入治疗出现爆炸式增长,介入治疗适应证也拓展为几乎所有的冠心病患者,包括慢性稳定型冠心病、不稳定心绞痛、非 ST 段抬高心肌梗死(统称急性冠脉综合征,acute coronary syndrome,ACS)和急性 ST 段抬高心肌梗死等。大量临床试验证明,除了简单病变和单支血管病变外,在复杂冠状动脉病变、钙化病变、多支血管病变、慢性闭塞病变、小血管病变、糖尿病血管病变以及无保护左主干病变中,介入治疗均具有理想的效果。总之,介入治疗适应证的范围越来越宽,而留给 CABG 治疗的"空间"越来越小。2016 年,在 ACC/AHA 和 ESC 指南的基础上,中华医学会心血管病学分会发布了中国经皮冠状动脉介入治疗指南(2016 版),其中,对不同类型的冠心病血运重建策略作出如下概括:

1.稳定性冠心病

对强化药物治疗下仍有缺血症状及存在较大范围心肌缺血证据,且预判选择 PCI 或 CABG 治疗其潜在获益大于风险的稳定性冠心病患者,可根据其病变特点选择相应的治疗策略。对合并左主干和(或)前降支近段病变、多支血管病变患者,是选择 CABG 还是 PCI,仍有争议。近年来,药物洗脱支架的广泛应用显著降低了 PCI 术后长期不良事件发生率,PCI 在稳定性冠心病中的适应证逐渐拓宽。建议对上述患者,根据 SYNTAX 评分评估中、远期风险,选择合适的血运重建策略。

建议以冠状动脉病变直径狭窄程度作为是否干预的决策依据。病变直径狭窄≥90%时,可直接干预;当病变直径狭窄<90%时,建议仅对有相应缺血证据,或血流储备分数

(fractional flow reserve,FFR)≤0.8 的病变进行干预。

2.非 ST 段抬高型急性冠状动脉综合征(non-ST-segment elevation acute coronary syndrome,NSTE-ACS)

在无心电图 ST 段抬高的前提下,推荐用高敏肌钙蛋白检测作为早期诊断工具之一,并在 60 min 内获取检测结果,根据即刻和 1 h hs-cTnI 水平快速诊断或排除 NSTEMI。建议根据患者的病史、症状、体征、心电图和肌钙蛋白作为风险分层的工具。采用全球急性冠状动脉事件注册资料库(global registry of acute coronary events,GRACE)预后评分进行缺血危险分层,分为紧急(2 h 以内)、早期(24 h 以内)和延迟(72 h 以内)3 种血运重建策略(详见表 1-6)。对首诊于非 PCI(冠状动脉造影)中心的患者、极高危者,建议立即转运至 PCI 中心行紧急 PCI;高危者,建议发病 24 h 内转运至 PCI 中心行早期 PCI;中危者,建议转运至 PCI 中心,发病 72 h 内行延迟 PCI;低危者,可考虑行 PCI 或药物保守治疗。

表 1-6　NSTE-ACS 患者 PCI(冠状动脉造影)和血运重建推荐

推　荐	推荐类别	证据水平
极高危者,包括:①血流动力学不稳定或心源性休克;②顽固性心绞痛;③危及生命的心律失常或心脏停搏;④心肌梗死机械性并发症;⑤急性心力衰竭伴难治性心绞痛和 ST 段改变;⑥发心电图 ST-T 动态演变,尤其是伴有间歇性 ST 段抬高。推荐进行紧急 PCI(<2 h)	I	C
高危者,包括:①肌钙蛋白升高;②心电图 ST 段或 T 波动态演变(有或无症状);③GRACE评分>140 分。推荐早期行 PCI,根据病变情况决定是否行侵入策略(<24 h)	I	A
中危者,包括:①糖尿病;②肾功能不全,eGFR<60 mL·min^{-1}·1.73 m^2;③左心室功能下降(LVEF<40%)或慢性心力衰竭;④心肌梗死后早发心绞痛;⑤近期行 PCI 治疗;⑥既往行 CABG 治疗;⑦109 分<GRACE 评分<140 分;⑧无创性负荷试验时再发心绞痛症状或出现缺血性心电图改变。推荐侵入策略(<72 h)	I	A
低危缺血者,先行非侵入性检查(首选心脏超声等影像检查),寻找缺血证据,再决定是否采用侵入策略	I	A
根据患者临床情况、合并症、冠状动脉病变严重程度(如 SYNTAX 评分),由心脏团队或心脏内、外科联合会诊制定血运重建策略	I	C

注:NSTE-ACS:非 ST 段抬高型急性冠状动脉综合征,eGFR:估算的肾小球滤过率

3.急性 ST 段抬高型心肌梗死(ST-segment elevation myocardial infarction,STEMI)

减少时间延误是 STEMI 实施再灌注治疗的关键问题,应尽量缩短首次医疗接触(first medical contact,FMC)至 PCI 的时间和 FMC 至医院转出时间,从而降低院内死亡风险。对首诊可开展急诊 PCI 的医院,要求 FMC 至 PCI 时间<90 min。对首诊不能开展急诊 PCI 的医院,当预计 FMC 至 PCI 的时间延迟<120 min 时,应尽可能将患者转运至有直接 PCI 条件的医院。根据我国国情,可请有资质的医生到有 PCI 设备的医院行直接 PCI,但要求 FMC 至 PCI 时间<120 min。如预计 FMC 至 PCI 的时间延迟>120 min,对有适应证的患者,应于 30 min 内尽早启动溶栓治疗。早期荟萃分析、近期 FAST-MI 注册研究、FAST-PCI 研究、STREAM 研究以及 2 项基于中国人群的研究均显示,溶栓后早期实施 PCI 的患

者30 d病死率与直接PCI的患者无差异,溶栓后早期常规PCI的患者1年MACCE发生率有优于直接PCI的趋势。因此,对STEMI患者尽早溶栓并进行早期PCI治疗是可行的,尤其适用于无直接PCI治疗条件的患者。溶栓后早期实施冠状动脉造影的时间宜在3～24 h,其最佳时间窗尚需进一步研究。

对合并多支病变的STEMI患者,美国2013年及中国2015年STEMI指南均建议仅对梗死相关动脉(infarct relative artery,IRA)进行干预,除非合并心原性休克或梗死IRA行PCI后仍有持续性缺血征象,不应对非IRA行急诊PCI。然而,今年的几项随机对照研究和最新荟萃分析均显示,对部分STEMI合并多支血管病变的患者行急诊PCI或择期PCI时,干预非IRA可能有益且安全。美国2015年STEMI指南更新中,建议对STEMI合并多支病变、血流动力学稳定患者,可考虑干预非IRA(可与直接PCI同时或择期完成)。

回顾冠心病介入治疗发展史,尽管每一项新技术和新器械的问世总有众多坎坷,但经过不懈努力,介入治疗已发展为冠心病治疗的最重要技术之一。随着冠心病介入治疗技术的进一步巩固、发展和规范,介入治疗领域的新问题不断得到解决,更多的心血管病患者将会获益。

三、结构性心脏病的介入治疗

结构性心脏病是近年来心脏病领域出现的新概念,泛指一大类先天性或获得性的以心脏和大血管结构异常为主要表现的心脏病,主要包括先天性心脏病(先心病)、先天性或获得性心脏瓣膜病和心肌病等。近年来,随着医疗技术的进步,对结构性心脏病的治疗手段已从以往的单一外科手术转向综合治疗技术的运用,尤其是介入技术,使许多以往不能行外科手术的患者获得了治疗的机会,取得了引人瞩目的成果。

结构性心脏病的介入治疗经过了漫长的探索过程。1959年,Cope和Ross等首次报道了经导管房间隔穿刺技术,这一技术为此后各种左心系统介入治疗提供了一个新途径。1966年,Rashkind和Miller报道了首例经导管房间隔造口术缓解完全性大动脉转位新生儿发绀,这一技术成为最早的结构性心脏病介入治疗技术。1982年,Kan等采用经导管高压球囊扩张肺动脉瓣狭窄并获得成功。这一技术原理也为其他瓣膜疾病的介入治疗奠定了技术基础。1984年,Kanji Inoue首创了单球囊法经导管扩张二尖瓣狭窄并获得成功,成为二尖瓣狭窄介入治疗的最为成功和简便的方法。1997年,Amplatzer系列封堵器问世,由于其设计简单、操作简便、成功率高、安全性好,所以成为各种单纯性先心病经导管治疗的主要工具。自从2002年Cribier等成功实施第一例经皮球囊膨胀式主动脉瓣置换术以来,经皮心脏瓣膜修补及置换技术得到了快速的发展,成为结构性心脏病介入治疗领域的新亮点。结构性心脏病的介入治疗主要包括以下几个方面:

(一)先天性心脏病

先心病是指由于胎儿的心脏在母体内发育有缺陷或部分发育停顿所造成的畸形。先心病发病率0.6%～0.8%,我国每年新出生的先心病患儿15万～20万名,每年外科治疗3万～4万名,内科介入治疗2万～3万名。根据国家卫计委统计,2009年至2016年我国地方医院(不含西藏自治区和台湾地区)共计完成了181926例先心病介入手术,2016年介入数量为26698例,手术成功率达到了98.3%(26242例),总并发症发生率为0.52%(140例),严重并发症发生率为0.09%(24例),死亡率为0.01%(4例)。

1. 卵圆孔未闭

据统计,约有 25% 的成年人存在卵圆孔未闭(patent foramen ovale,PFO)。近年来,PFO 逐渐受到人们的重视,研究发现,其与病因不明的偏头痛、脑卒中有关。有先兆症状的偏头痛患者合并 PFO 的概率(41%～48%)是普通人群(16%～20%)的 2 倍,且偏头痛好发于 PFO 伴有反常栓塞的患者。亦有研究表明,不明原因脑栓塞患者 PFO 发生率为39.2%,而有明确病因的脑栓塞患者 PFO 发生率为 29.9%。1992 年,Bridges 等首次报道了经导管封堵 PFO,至今已有多种封堵器被用于治疗 PFO。其适应证为:

(1)PFO 伴有或不伴有房间隔瘤,Valsalva 动作时彩超证实有右向左分流;

(2)PFO 合并不明原因的脑栓塞或颅外血栓栓塞;

(3)PFO 合并不明原因的短暂性脑缺血发作(TIA)或颅内缺血性病变;

(4)PFO 合并静脉系统血栓引起脑梗死;

(5)有先兆偏头痛合并 PFO。

多项临床研究表明,经导管封堵 PFO 是一种安全、有效、成功率高的方法。

2. 动脉导管未闭

1968 年,Porstmann 等首次报道了用泡沫海绵堵塞法经导管治疗动脉导管未闭(patent ductus arteriosus,PDA),其后学者对其材料和方法进行了不断改良。1997 年,Masure 等成功使用 Amplatzer 自膨胀性蘑菇伞装置关闭大中型 PDA 且获得良好效果,使 PDA 的介入治疗取得了突破性的进展。目前 PDA 的介入治疗适应证为:

(1)左向右分流不合并、需外科手术的心脏畸形的 PDA,年龄≥6 mon,体重≥4 kg;

(2)直径＜2.0mm 的 PDA,采用弹簧圈封堵法;直径多≥2.0 mm 的 PDA,采用 Amplatzer 法封堵;PDA 极其细小时,应用吸收性明胶海绵封堵;

(3)外科手术后残余分流 PDA 直径＜2.0 mm 时,选用弹簧圈封堵。手术操作简便安全、愈合快、并发症少。

3. 房间隔缺损

1976 年,King 和 Mills 首先采用双面伞型装置在成人患者中封堵继发孔型房间隔缺损(atrial septal defects,ASD)取得成功。1997 年,Amplatzer 发表了采用自膨性双盘型装置成功封堵 ASD 的动物试验报道,继而开始临床试验。20 余年来,该装置在全世界得到了较大范围的临床应用,其效果也得到了肯定。目前 ASD 的介入治疗适应证为:

(1)年龄≥2 岁,5 mm≤直径≤36 mm 的继发孔型左向右分流 ASD;

(2)缺损边缘至冠状静脉窦、上下腔静脉及肺静脉的距离≥4 mm,至房室瓣≥7 mm;

(3)房间隔的直径要大于所选用的封堵伞左房侧的直径;

(4)不合并必须外科手术的其他心脏畸形;

(5)外科 ASD 修补术后残余分流。

自 2000 年后,国内多家公司研制出同类 ASD 封堵器并应用于临床。

目前国内外仍有许多学者致力于 ASD 介入材料和方法学的研究,以期使新的封堵装置不断完善,生物相容性能更好。

4. 室间隔缺损

室间隔缺损(ventricular septal defects,VSD)是小儿最常见的先心病,根据病理解剖分为肌部缺损和膜周部缺损,其中膜周部 VSD 最为常见,约占 VSD 总数的 70%。如今经导管介入治疗已成为替代传统外科手术治疗的有效手段,是研究的热点。1988年,Lock率先应用Rashkind双伞堵塞装置关闭VSD。经过方法和材料的不断改进,2002年,AGA公司的膜周部VSD封堵装置在我国获准注册。VSD封堵的适应证为:

(1)膜周部VSD,年龄≥3岁,对心脏有血流动力学影响的单纯性VSD,VSD上缘距主动脉右冠瓣≥2 mm,无主动脉右冠瓣脱入VSD及主动脉瓣返流,VSD距三尖瓣距离≥3 mm,无三尖瓣中度及以上返流或三尖瓣叶或腱索异常;

(2)肌部VSD≥5 mm;

(3)外科手术后残余分流。

由于该装置操作简单,与外科手术治疗的对比研究显示即刻成功率、残余分流发生率与外科手术相当;在安全性及手术并发症方面要明显优于外科手术治疗,并且创伤小、恢复快,近几年来在国内被大量临床应用,其中VSD非对称型零边封堵器打破了要求缺损上缘距主动脉右冠瓣>2 mm的禁忌。目前,除了严格掌握封堵器应用指征及规范操作外,对于膜部VSD的介入治疗装置尚需作进一步的基础应用及临床研究,以期在原有基础上研制出更加理想的VSD封堵器。

(二)心脏瓣膜病

随着人口老龄化的到来,心脏瓣膜病的发病率明显增加。外科手术治疗仍是晚期心脏瓣膜病治疗的金标准,但对于一些高龄、有多种合并症,或曾经有过开胸手术史的患者,开胸手术的病死率很高。近年来,随着介入治疗技术的进步,经导管心脏瓣膜修复或置换术得到了快速发展,取得了较满意的效果。

1.经皮二尖瓣球囊成形术

单纯二尖瓣狭窄占二尖瓣病变的40%。1982年,日本学者Kanji Inoue首创了单球囊法经导管扩张二尖瓣狭窄获得成功,因其安全、易于操作、并发症低的特点在全世界得到广泛应用。1987年,我国首次开展此项技术,目前基本取代开胸二尖瓣闭式分离术。1995年,法国研制生产了金属瓣膜扩张器并开始应用于临床,由于其可以反复多次使用,极大地降低了手术费用,适合在发展中国家使用。

2.经皮肺动脉瓣球囊成形术

1984年,Kan等首先报道了经皮肺动脉球囊成形术(percutaneous balloon pulmonary valvuloplasty,PBPV)。30多年来,经过大量临床应用研究,这种简便、有效、安全、经济的方法已成为治疗肺动脉狭窄的首选方法,对于大部分的病例,PBPV可替代外科开胸手术。PBPV的主要适应证为:

(1)典型的肺动脉狭窄,早期适应证为肺动脉瓣与右心室压差≥50 mmHg,之后多采用≥40 mmHg为球囊扩张适应证,随着技术的完善和并发症的减少,目前这一标准已降至30 mmHg,并获得满意疗效;

(2)重症肺动脉瓣狭窄伴有心房水平右向左分流;

(3)婴幼儿复杂先心病伴有肺动脉瓣狭窄,暂不能进行根治手术,应用PBPV进行姑息治疗,缓解发绀。

3.经皮主动脉瓣球囊成形术

1984年,Lababidi等首先报道了应用经皮球囊扩张主动脉瓣成形术(percutaneous balloon aortic valvuloplasty,PBAV)成功治疗主动脉瓣狭窄,引起了广泛关注。随后对

PBAV 方法学进行了较多的研究。对于瓣环发育良好的典型主动脉瓣狭窄,PBAV 效果良好,是球囊扩张术的良好指征。而对于主动脉瓣环发育不良型主动脉瓣狭窄,PBAV 效果不佳,并非球囊扩张术的良好指征。治疗先天性主动脉瓣狭窄的外科手术方法正在不断改进之中,而 PBAV 和外科瓣膜切开术效果相同,因此对于适合做 PBAV 的病例,介入治疗仍为有效的治疗方法。

4. 经皮肺动脉瓣植入术

经皮肺动脉瓣植入术(percutaneous pulmonary valve implantation,PPVI)已成为可替代人工或生物瓣膜置换术的治疗方法。2000 年,Bonhoeffer 首先设计出了肺动脉带膜支架,并进行了体外和动物实验以及临床研究,取得了较好的效果。PPVI 的适应证包括:

(1)严重的肺动脉瓣关闭不全,伴有进行性右心室扩大、明显的三尖瓣反流、房性或室性心律失常、运动耐量下降;

(2)右心室流出道梗阻,右心室压力超过体循环压力的 2/3。

在 2008 年的 TCT 会议上,Bonhoeffer 教授报道了全球 656 例植入 Medtronic MELODY 肺动脉瓣支架患者术后随访情况,仅 1 例死亡,38 例进行支架二次植入,随访血流动力学理想。主要并发症包括支架移位、支架断裂、冠状动脉受压、右肺动脉阻塞、三尖瓣损伤等。目前多家公司正在研制和开发新型肺动脉带瓣支架,有利于进一步扩大适应证。由于 PPVI 开展时间较短,长期的随访报道有限,对于瓣膜的寿命及长期效果,尚缺乏足够认识。

5. 经皮主动脉瓣置换术

迄今为止,主动脉瓣反流的治疗主要依赖于外科开胸手术,但手术风险大且有时效果不理想。1992 年,Aderson 等就已经尝试采用介入治疗方法进行主动脉瓣的置换;2002 年,Alain Cribier 成功实施了第一例经皮球囊膨胀式主动脉瓣置换术;2005 年,Grube 等首次报道了第一例经皮自膨式主动脉瓣置换术(percutaneous aortic valve peplacement,PAVR)。当前应用于临床的人工主动脉瓣包括 Edwards Sapien 系统和 CoreValve 系统。最大的区别在于前者使用压力球囊扩张钙化的主动脉瓣,同时植入人工主动脉瓣,而后者利用人工瓣膜自身膨胀所产生的压力扩张主动脉瓣并固定。PAVR 的主要适应证包括:

(1)严重主动脉瓣狭窄,瓣口面积≤1 cm^2;

(2)因各种因素不适宜行外科换瓣术;

(3)主动脉瓣瓣环直径在20~27 mm;

(4)升主动脉直径≤40 mm。

不推荐用于主动脉瓣二叶式畸形导致的主动脉瓣狭窄,因人工主动脉瓣可能释放不到位。迄今为止,全球开展的 PAVR 已逾万例,手术成功率在 95% 以上。并发症主要包括穿刺点的血管并发症、房室传导阻滞、脑卒中、心肌梗死等。REVIVE 研究、PARTNER 研究以及 SOURCE 研究是欧洲及北美地区正在进行的大规模的 PAVR 的注册研究。以上研究报道的患者 20 d 病死率在 8%~12%,1 年生存率在 70%~80%。然而,目前对于 PAVR 仍有诸如血流动力学以及预后评估等问题需要解决,其与外科手术在安全性及有效性上的优劣比较仍有待进一步证实。

6. 经皮二尖瓣修复术

二尖瓣反流(mitral regurgitation,MR)是临床常见的问题之一,与患者的预后明显相关。外科二尖瓣置换术及成形术是目前治疗 MR 的主要方法。近十余年来出现多种针对 MR 的介入治疗方法,目前主要开展的两种介入方式包括经导管二尖瓣瓣叶成形术和经冠状静脉窦二尖瓣瓣环缩环术。

(1)经导管二尖瓣瓣叶成形术

目前应用最广的是经导管二尖瓣边对边缝合术,其原理是通过导管将二尖瓣的瓣环两边对夹,人为地造成二尖瓣双出口,从而减少二尖瓣口有效面积而减轻 MR 程度。其中以 MitraClip 系统作为该介入方式的代表。多项研究证实该法对患者血流动力学的改善效果明显且安全性更高。目前主要用于 MR 评分 3 级以上,同时左室射血分数和左室内径符合一定要求的患者。然而目前接受经导管修复的患者 MR 的缓解率还比较低,相当数量的患者需要再次接受外科手术,且经导管二尖瓣瓣叶成形术仅改变了瓣叶结构,而未对瓣环采取环缩,影响了手术的远期效果。

(2)经冠状静脉窦二尖瓣瓣环缩环术

经冠状静脉窦二尖瓣瓣环缩环术的解剖学基础是,冠状静脉窦及心大静脉位于房室沟,解剖上临近二尖瓣环后部,在心脏表面环绕二尖瓣的后瓣约 2/3 的周长。利用这一解剖学关系,通过一种环状装置置入冠状静脉,通过装置的压缩使二尖瓣前后叶间距变小而达到减少 MR 的目的。该类器械的代表有 Monarc 装置、Carillon 装置、Viacor 装置、PTMA 装置等。欧洲关于二尖瓣成形术装置的 AMADEUS 研究以及 EVOLUTION I 研究均显示术后患者的 MR、运动耐量及生活质量有了不同程度的改善。

其他正在研究的经导管二尖瓣治疗方法还有二尖瓣瓣环消融成形术、左心室塑形术、二尖瓣瓣叶消融成形术等。

(3)经皮三尖瓣置换术

2005 年,Boud-Jemline 等首次报道了经皮三尖瓣置换的动物实验。2011 年 7 月,Roberts 等报道了世界上第一批接受经皮三尖瓣置换患者的临床效果。结果表明:术前以狭窄为主的患者三尖瓣平均跨瓣压由 12.9 mmHg 降至 3.9 mmHg,所有患者的三尖瓣反流均降至轻度或消失。另一方面,由于三尖瓣区的解剖原因,带瓣膜支架很难固定在三尖瓣原位,于是有学者开始尝试将带瓣膜支架分别置于上腔静脉和下腔静脉近右心房的位置,间接替代三尖瓣的功能,可减少血液反流至腔静脉,使右心室前负荷增加,从而增加右心室输出量。Lauten 等首先对动物模型羊实施了这一手术,术后羊的下腔静脉压明显下降,心排出量上升。由于三尖瓣的介入治疗刚开始应用于临床,其有效性还需要更大规模的研究和进一步观察。

(三)肥厚型心肌病

肥厚型心肌病(hypertrophic cardiomyopathy,HCM)是以左心室和(或)右心室肥厚为特征(常为不对称肥厚)并累及室间隔,左心室血液充盈受阻、舒张期顺应性下降为特点的心肌病。目前被认为是常染色体显性遗传疾病。根据左心室流出道有无梗阻又可分为梗阻性肥厚型和非梗阻性肥厚型。本病常为青年猝死的原因,而猝死多由心室颤动引起,后期可出现心力衰竭。传统内科治疗主要以减弱心肌收缩力、增加舒张期容积、减轻左心室流出道狭窄和抗室性心律失常为主。对 HCM 的介入治疗主要包括以下几方面:

1.起搏治疗

包括单腔起搏、双腔起搏以及三腔起搏,由于起搏治疗虽可部分改善患者症状,但并不能使梗阻性肥厚型心肌病的患者获得最大的净效益,最新的观点已不将起搏治疗作为梗阻性肥厚型心肌病患者的主要治疗措施。

2. 植入式心律转复除颤器

心室颤动是 HCM 猝死的主要原因,大量临床试验均证明了植入式心律转复除颤器(implantable cardioverter defibrillators,ICD)可有效降低猝死高危患者的病死率,是预防和治疗 HCM 心源性猝死最有效的措施。

3. 经皮室间隔心肌化学消融术

经皮室间隔心肌化学消融术(percutaneous trans-septal myocardial ablation,PTSMA)是将导管送入冠状动脉左前降支的间隔支,注射无水乙醇,造成血管所供血的室间隔上部心肌梗死,使室间隔上部变薄、运动减弱,从而使左室流出道增大,收缩期压力阶差降低,左房室瓣反流减轻,使得症状得以改善。1994 年,Sigwart 首次使用此法作为心肌切除术的替代治疗。室间隔心肌化学消融术适用于静息时左室压力阶差>30 mmHg,或刺激室性早搏后左室压力阶差>60 mmHg 的患者。常见并发症包括:完全性房室传导阻滞、前间隔大面积心肌梗死、需要外科手术治疗的急性左房室瓣反流、心室颤动以及冠状动脉夹层等。所以该法仅作为对药物治疗无效时外科心肌切除术的替代疗法。

综上所述,介入治疗已成为结构性心脏病患者治疗的主要手段,该领域已取得了重大进展,多项技术正逐渐走向成熟。由于其创伤小、风险低、并发症少、住院周期短等特点,在我国有着广阔的发展和应用空间。动脉导管未闭、房间隔缺损和室间隔缺损的封堵治疗已获得相对丰富的经验,取得了良好的效果。经皮瓣膜修复及置换术作为结构性心脏病介入治疗领域的新亮点,取得了快速的发展,技术正在不断改进和完善。随着材料的更新、技术的改进以及经验的积累,相信结构性心脏病的介入治疗在未来将会取得更大的发展,造福于广大患者。

四、心律失常的射频消融治疗

经导管消融治疗某些快速性心律失常技术,是近几年来心脏电生理领域内的重要进展。它的原理是把维持心动过速的关键心肌作为靶点,经导管电极施加电能,使之破坏、变性,从而破坏了维持心动过速所需的解剖—电生理基础,达到根治的目的。这种技术具有创伤小、安全性好、疗效确切的特点,现已成为某些快速性心律失常的首选治疗方法。

(一)射频消融(RFCA)的基本原理

射频电流通过特制的电极导管(称为大头电极)传送到与电极导管接触的心肌组织,使之产生局限性、均质性、凝固性坏死。损伤范围较小,约为 5 mm×3 mm。这种病理变化不会导致心律失常。射频消融(RFCA)具有损伤范围小、输出能量可调、没有气压伤等优点。自 1987 年报道 RFCA 可在人体安全使用以来,一系列大样本研究也证实了 RFCA 的安全性和可靠性。RFCA 已成为房室折返性心动过速、房室结内折返性心动过速及某些房性和室性心律失常的首选治疗方法。

(二)房室结内折返性心动过速的射频消融(RFCA)

房室结内折返性心动过速的发生机制是因为房室结传导系统有双重或多重径路,最典型的表现为有一条不应期短、传导缓慢的慢径路(SP)和一条不应期长、传导较快的快径路(FP)。近来有报道,除了典型的双径路外,房室结传导系统尚有多条径路存在,并引起不同的心动过速。

房室结改良方法:射频消融治疗房室结折返性心动过速是在房室交界区消融阻断其折返运动,即阻断快径路或慢径路,保留房室之间的传导,称为房室结改良术。从理论上讲,房室结改良可消融慢径路而达到治疗目的。由于快径路走行部位靠近希氏束,发生完全房室传导阻滞的危险性大,且尚有血流动力学及其他电生理方面的不利影响,除极个别情况外,均采用消融慢径路的方法。

慢径路消融有三种方法:

(1)后位法:右前斜位 30°,将希氏束导管顶端与冠状窦口之间的区域分为三等分,从上至下依次为 A 区、B 区和 C 区,靠近希氏束的部分为 A 区,靠近冠状窦口的部分为 C 区。冠状窦口的下方为 D 区,冠状窦稍向内的部分为 E 区。首先用大头导管在三尖瓣环的后方,以冠状窦口为中心,在 C 区和 D 区标测,寻找记录到小 A 大 V 波,在其间无希氏束电图的部位放电消融。如不成功,移至 B 区和 E 区。

(2)下位法:首先用大头电极导管记录到希氏束电图,然后用导管尾部的控制装置将导管顶端下弯,记录到小 A 大 V 波,其间无希氏束电图,在此可行放电消融。

(3)中位法:右前斜位 30°,将大头电极导管放在希氏束导管顶端与冠状窦口连线的中点,寻找记录小 A 大 V 波,在其间没有希氏束电图的部位进行消融。应用较多的方法是中位法。房室结改良时射频电流的发放采用时间或能量滴定法。

改良术成功的标准:①慢径路阻断,即使静滴异丙肾上腺素也不能诱发房室结折返性心动过速;②虽然有跳跃式 A-H 延长,但无心房回波或仅一个心房回波,且静滴异丙肾上腺素也不能诱发心动过速。房室结改良术的成功率为 95%～100%,复发率为 3% 左右,最严重及常见的并发症为Ⅲ度房室传导阻滞。

(三)房室旁路的射频消融

房室旁路是在发育过程中遗留在房室之间的一股肌束,它具有前传和/或逆传功能。由于房室旁路的存在,在心房和心室之间有两条传导途径,即正常的房室结—希氏—蒲肯野系统轴和异常的房室旁路。当心房冲动下传时,如果适逢其中一条途径未脱离不应期而不能传导时,冲动只能从另一条途径下传到心室,当心室激动波抵达前一条途径的心室端时,它的不应期已经消逝而能够激传导,冲动遂由之而逆传到心房,完成房室之间的折返激动。如此循环不已,形成房室折返性心动过速。射频消融即通过阻断异常的房室旁路传导而达到根治房室折返性心动过速的目的。

1.房室旁路的定位

房室旁路可位于二尖瓣环、三尖瓣、室间隔的各个部位。跨越二尖瓣环的左侧旁路可分为:左前侧壁(LAL)、左侧壁(LL)、左后侧壁(LPL)、左后间隔(LPS)。跨越三尖瓣环的右侧旁路有:右前间隔(RAS)、右前侧壁(RAL)、右侧壁(RL)、右后侧壁(RPL)、右后间隔(RPS)及右中间隔(RMS)。旁路分布左侧多见,其中以外侧壁最为常见。显性房室旁路,即具有前传功能旁路,可通过分析Ⅰ、Ⅱ导联体表心电图上的 S 波及 QRS 波形态特征进行初步定位。不同的定位方法各有其优缺点。

隐匿性旁路从体表心电图上无法定位,心动过速时可根据逆传 P 波的形态进行初步估计。无论是显性还是隐匿性旁路的精确定位,均有赖于电生理检查和大头电极的标测定位。旁路的准确定位是消融成功的关键所在。

2.房室旁路的消融方法

经颈静脉、左右股静脉放置冠状窦、希氏束、右房及右室电极进行常规的电生理检查，进一步明确心动过速的机制及是否尚合并其他心律失常，同时通过激动顺序分析，初步判断旁路的位置。经粗略判断旁路的位置后，以大头电极沿着二尖瓣环（左侧旁路）或三尖瓣环（右侧旁路）进行仔细标测定位。标测方法有三种：①对显性旁路可标测心室最早激动点，在窦性搏动时寻找 V 波的最早激动处；②对显性或隐匿性旁路可作心房标测，在心室起搏经旁路逆传（和）顺向型房室折返性心动过速时，寻找心房波的最早激动处，该处 VA 间隔最短，甚至 V 波和 A 波融合在一起；③记录旁路电位（AP），现常用的方法是寻找心室最早激动点及心房最早激动点。

经过细致标测确定靶点且消融电极（大头电极）与靶点心肌贴靠紧密，电极靠近瓣环处，记录到小 A 大 V 波，就可在大头电极顶端与放在患者背后的电极板之间放电。能量 $20\sim40$ W，试放电 10 s，如有效，则继续巩固放电至 90 s；如无效，则需进一步标测靶点。不同部位旁路消融具有不同的特点。

3.房室旁路消融成功判断标准

（1）显性旁路 S 波消失。

（2）心室起搏时室房分离或虽然有室房逆传，但为经房室结逆传，具有递减传导特征，且可被 ATP 阻断。

（3）各种程序刺激不能诱发阵发性室上性心动过速。房室旁路消融成功率为 95%，复发率 $3\%\sim9\%$。

（四）室性心动过速的射频消融

室性心动过速（室速）的电生理机制多数是由于折返所致，也有少数病例是由于触发活动引起。RFCA 的机制是通过射频阻断折返环路或环路出口，或消除异位自律性和（或）触发活动灶。RFCA 已成为特发性室速和束支折返性室速的首选治疗方法，器质性心脏病室速的 RFCA 治疗尚有待于进一步研究。

1.特发性室速

室速患者中约有 10% 的患者经检查后找不到器质性心脏病的证据。这些室速称为特发性室速，不同特发性室速的机制可能有所不同。根据起源部位可分为特发性右室室速和特发性左室室速。特发性右室室速：多见于中青年，室速呈左速支阻滞图形，电轴正常或右偏；不易被程序刺激所诱发，易被儿茶酚胺所诱发；右室流出道是最常见的部位。特发性左室室速：多见于中青年，室速呈右束支阻滞图形，电轴左偏；部分患者对维拉帕米有效；绝大多数起源于左室间隔部左后分支区域。

特发性室速的标测和消融：①根据体表 ECG 对特发性室速起源部位作出大致判断。②起搏和激动标测：起搏标测力求起搏时 QRS 波形态在 12 个导联上与自发室速时的 QRS 波形态完全一致；激动标测，寻找室速发作时最早心室激动处消融；成功消融靶点的局部电图较体表心电图提早 20 ms 以上。③隐匿拖带和舒张期碎裂电位法：主要用于心肌梗死后及扩张性心肌病室速，消融成功率为 90%，复发率为 $3\%\sim5\%$。具有上述特发性室速特点的无器质性心脏病性频发室性早搏也是 RFCA 的适应证，并相对具有良好的疗效。

2.束支折返性室速

束支折返可引起室速，常见的折返径路是以左束支作为逆传支，而经右束支前传，少数是以右束支作为逆传支,而左束支作为前传或左束支的分支之间折返。这类室速易被程序刺激诱发。非缺血性扩张性心肌病是束支折返性室速的主要原因。消融方法是寻找参与折返的束支或分支电位,然后以 RFCA 阻断相应的束支,成功率达 100%。长期预后主要取决于原发性心脏病的情况。

(五)房性快速性心律失常的消融治疗

近年来,RFCA 技术已开始应用于治疗多种房性快速性心律失常,包括房性心动过速、Ⅰ型或Ⅱ型心房扑动、窦房折返性心动过速和心房颤动。由于房性心律失常机制的多样性,折返环及异位兴奋灶可分布在左右心房的任一部位,因而消融靶点的标测就更为困难。但随着标测技术的进一步发展以及经验的总结,RFCA 也将成为某些房性快速性心律失常的主要和首选治疗手段。

1.心房扑动的消融治疗

心房扑动(以下简称房扑)系由激动在房内环行运动所致的一种主动性、快速而规则的心律失常。根据体表心电图的特点和心房激动顺序,可将房扑分为Ⅰ型或Ⅱ型。Ⅰ型房扑的心房率为 250～300 次/min,ECG 上Ⅱ、Ⅲ、avF 导联 F 波为负向,V 导联 F 波正向。Ⅰ型房扑的折返环局限于右房,有固定的缓慢传导区,即下腔静脉与三尖瓣环隔瓣之间的峡部。房扑时右房激动顺序呈逆时针顺序,右房间隔按足头方向除极,右房游离壁则按头足方向除极。Ⅱ型房扑的心房率为 350～440 次/min,可无典型"锯齿波",Ⅱ、Ⅲ、avF 导联 F 波呈正向。部分Ⅱ型房扑具有与Ⅰ型相同的折返环路,但右房激动则呈顺时针顺序。除了Ⅰ型房扑和Ⅱ型房扑外,尚有左房房扑、手术"疤痕"房扑等,这些房扑的折返环路不恒定。

房扑消融方法有:①局部电位标测消融法,即在右房下部冠状窦口附近测较体表心电图 F 波提早 40 ms 以上的碎裂电位作为消融靶点。②局部定位线性消融,即在下腔静脉与三尖瓣环之间的峡部行线性消融,从而产生完全阻滞区。Ⅰ型房扑消融成功率为 95%～100%,复发率为 15%。

消融成功标准:①采用各种心房刺激方式,均不能诱发房扑;②消融后在冠状窦口及右房低位外侧刺激,激动顺序证实在峡部有明确的双向线性阻滞区。

2.房性心动过速的消融治疗

房性心动过速(以下简称房速)相对少见,但常常难以用药物控制,呈无休止型,而引起心动过速性心肌病。房速的机制有折返、触发活动和异常自律性。其起源部位多数位于右房,少数位于左心耳颈部、左房的肺静脉口等。标测消融方法有:①激动顺序标测法;②起搏激动顺序标测法;③隐匿拖带标测。当选定靶点后,于房速时试放电消融 10 s,输出功率为 20～30 W,如房速终止,继续巩固放电消融 30～60 s,如试放电 10 s 内房速不终止,则需重新调整大头电极的位置,为防止心房壁穿孔,最好选用温控大头。消融成功标准为:原诱发房速的程序刺激不再诱发房速,静滴异丙肾上腺素后,使自身心率提高 20% 后,重复上述刺激,仍未诱发房速则为消融成功。消融成功率 90%,复发率 5%～15%。

3.心房颤动的消融治疗

房颤的电消融是近年来的重大进展。目前 ACC/AHA/ESC 指南中导管消融已成为房颤治疗的Ⅱa 类适应证,导管消融是一种抗心律失常药物治疗无效的阵发性房颤的推荐治疗。房颤导管消融的治疗地位在多数情况下已至少等同于胺碘酮,对于无器质性心脏病或有高血压但左室间隔厚度<14 mm 的房颤患者,如考虑应用胺碘酮,就可以应用导管消融。任何情况下胺碘酮无效时,亦可以选择导管消融作为维持窦性心律的治疗。

房颤的消融策略很多,但从消融的机制来看,主要包括两大类,即消融房颤的促发机制和消融房颤的维持机制。肺静脉的促发在阵发性房颤发病机制中占有重要地位,目前阵发性房颤的消融方法趋于一致,即在 3D 系统指导下,以肺静脉为主要干预靶点的环肺静脉消融,成功率可达 80%～90%。慢性房颤的最佳消融策略仍在进一步探索之中,复杂碎裂电位、冠状窦、额外经线、右心房均成为消融的靶点。在慢性房颤中维持机制较肺静脉的促发更加重要,针对与维持机制的心房复杂碎裂电位的消融在 2004 年由 Nademanee 医师提出以后,该策略日益受到重视。无论是对于阵发性房颤还是慢性房颤,左房内房颤的维持机制是必需的,而心房复杂碎裂电位可能正是这种房颤维持的关键位点。

(六)新兴心电生理标测系统

随着导管消融技术临床应用范围的扩大,尤其是心房扑动、心房纤维性颤动和室性心动过速消融的开展,极大地推动了导管标测技术的发展。每一例患者在进行射频消融治疗之前,都必须进行详细精确的心电生理标测,以判断造成心律失常的源头和病因。常规的心脏电生理标测是在 X 射线透视指引下,使用接触式导管电极,在患者的心内膜逐点接触进行的。但存在采集信号耗时长,只能采集到局部电信号,无空间分辨、定位和记忆功能等缺点,另外,长时间的标测也会使医务人员和患者都长时间暴露在 X 射线下。

为了克服以上缺点,新兴的标测系统逐渐出现和完善。目前新兴标测系统主要有三维电磁标测定位系统(CARTO 系统)、接触式网篮电极标测系统以及非接触式球囊电极标测系统(Ensite 系统)。CARTO 三维电磁解剖标测系统是 1996 年 Biosense Webster 公司推出的产品。它有三个特点,一是可以将心电生理与心腔内的三维解剖结构结合在一起,进行三维重建;二是它的导管也是射频导管,从而大大降低了系统的复杂注,提高了消融的准确性;三是 CARTO 系统准确性非常高,消融导管重复回到同一标测和消融部位的平均误差不大于 0.5 mm,因而可大量减少 X 射线透射时间和射频消融放电次数。CARTO 系统可用于所有的可经常规电生理标测和消融的心动过速。CARTO 系统在心动过速时建立一个较精确的电激动和解剖图形,往往至少需要 50～100 个标测点,对多数血流动力学不能耐受的患者无法使用。因此,CARTO 系统的研究方向一方面是实现快速标测,更好地应用于血流动力学不稳定和不能反复诱发的非持续性心动过速;另一方面是实现与三维 CT 或三维 MRI 的融合,这一技术已于 2005 年诞生并发布,被称为 CartoMerge 技术。

接触式网篮电极标测系统采用网篮电极,这大大减少了插入导管的数量。另外,在信号分析及显示方面也有较大进步。但这同时也带来了缺点,一是柔软性差,椭圆形的外廓与心腔三维解剖结构不够吻合,导致许多电极不能紧密贴靠心脏内壁,记录到的心电图不理想;二是部分使用该标测系统的患者出现了血栓等并发症。这都是有待改进的地方。非接触式球囊电极三维标测系统(EnSite 系统)是 Endocardial Solutions 公司推出的产品,将 64 个电极(8×8 阵列)排列在球囊表面。与接触式标测系统不同的是,该系统的电极与心内膜没有直接接触,故称非接触式标测。因此,它不依赖于目标位置的几何形状,不会出现因心脏形态变化而记录不到某些部位心电生理的情况。该系统的最大特点是可以根据一次心跳或相邻的几次心搏,确定心律失常的起源部位、激动顺序、折返环路、异常径路及缓慢传导区的出口,确定消融靶点,并即时判断消融效果。非接触式标测系统电激动标测和解剖重建的精确性不如CARTO系统。因此,其研究发展的方向主要是与其他解剖重建方法相结合,提高标测和消融速度以及精确度。

在生命科学领域,随着干细胞技术和细胞克隆技术在临床上实际应用的实现,我们有望通过这些技术来取代心脏内损伤或者死亡的某些组织,从而对心律失常进行根本性治疗。对于遗传性的心律失常疾病,则希望通过基因治疗的手段来实现根治。但是,所有这些治疗技术都离不开对基础电生理学的精确理解。

【思考题】

1. 试述急性冠脉综合征血运重建的策略。
2. 试述房间隔缺损的介入治疗适应证。
3. 试述房室旁路消融的标测方法及成功判断标准。

参考文献

[1] 中国经皮冠状动脉介入治疗指南(2016)。中华心血管病杂志,2016,44(05):382-400.

[2] Nishimura RA,Otto CM,Bonow RO,et al. 2017 AHA/ACC focused update of the 2014 AHA/ACC Guideline for the management of patients with valvular heart disease:A report of the American College of Cardiology/American Heart Association Task Force on Clinical Practice Guidelines. J Am Coll Cardiol 2017. doi:10. 1016/j. jacc,2017. 03. 011.

[3] Fihn SD,Blankenship JC,Alexander KP,et al. ACC/AHA/AATS/PCNA/SCAI/STS focused update of the guideline for the diagnosis and management of patients with stable ischemic heart disease:a report of the American College of Cardiology/American Heart Association Task Force on Practice Guidelines. J Am Coll Cardiol,2014,64(18):1929-1949. doi:10. 1016/j. jacc. 2014. 07. 017.

[4] Levine GN, Bates ER, Blankenship JC, et al. 2015 ACC/AHA/SCAI focused update on primary percutaneous coronary intervention for patients with ST-elevation myocardial infarction:An update of the 2011 ACCF/AHA/SCAI Guideline for percutaneous coronary intervention and the 2013 ACCF/AHA Guideline. J Am Coll Cardiol,2016,67(10):1235-1250. doi:10. 1016/j. jacc. 2015. 10. 005.

[5] Amsterdam EA, Wenger NK, Brindis RG, et al. 2014 AHA/ACC Guideline for the management of patients with non-ST-elevation acute coronary syndromes:a report of the American College of Cardiology/American Heart Association Task Force on Practice Guidelines. J Am Coll Cardiol,2014,64(24):e139-228. doi:10. 1016/j. jacc. 2014. 09. 017.

[6] Page RL,Joglar JA,Caldwell MA,et al. 2015 ACC/AHA/HRS Guideline for the management of adult patients with supraventricular tachycardia:A report of the American College of Cardiology/American Heart Association Task Force on Clinical Practice Guidelines and the Heart Rhythm Society. J Am Coll Cardiol,2016,67(13):e27-e115. doi:10. 1016/j. jacc. 2015. 08. 856.

[7] January CT,Wann LS,Alpert JS,et al. 2014 AHA/ACC/HRS guideline for the management of patients with atrial fibrillation:a report of the American College of Cardiology/American Heart Association Task Force on Practice Guidelines and the Heart Rhythm Society. J Am Coll Cardiol,2014,64(21):e1-76. doi:10. 1016/j. jacc. 2014. 03. 022.

(朱建华　宣天明)

第五节　细胞移植治疗充血性心力衰竭进展

摘　要　充血性心力衰竭发病率逐年升高,已成为威胁公众健康的一大问题。近年来大量基础和临床研究提示,干细胞移植是一种崭新的治疗方法,骨髓基质干细胞具有良好的分化潜能,能分化为心肌样细胞、血管内皮细胞和平滑肌细胞,从而再生心肌和血管,延缓心肌重塑,改善心肌收缩功能和室壁顺应性,促进血管再生,建立有效冠脉侧支循环,提高心脏整体功能,既改善了血供又解决了心肌细胞数量减少这一心力衰竭的根本原因;而且自体移植不受来源限制,取材方便、创伤小,也不存在免疫排斥和基因突变等安全性问题,因此作为充血性心力衰竭治疗的新途径有着广阔的前景。现就近年来国内外骨髓基质干细胞自体移植在治疗充血性心力衰竭方面的研究进展作一综述。

Abstract　The incidence of congestive heart failure is annually increasing, and has become a major problem that threatens public health. Recently stem cell transplantation has become a new treatment. The marrow stromal stem cells (MSCs) have good differentiation potential and can differentiate into cardiac-like cells, vascular endothelial cells, and smooth muscle cells, which contributes to myocardium regeneration, revascularization, and ventricular remodeling with the improvement of cardiac function and compliance. What's more, MSCs transplantation promotes angiogensis, establishes effective coronary collateral circulation, improves the overall cardiac function, thus improves the blood supply and resolves the underlying cause of heart failure with a reduced number of myocardial cells. Autologous MSCs transplantation is not limited by the source, easy to obtain, minimal trauma, and there are no problems of immune rejection and gene mutation. Therefore it has a broad prospect as a new approach to treating congestive heart failure. In this review, the development of autologous MSC transplantation in the treatment of congestive heart failure is introduced.

一、前　言

充血性心力衰竭是一个严重的全球性公众健康的问题,有着很高的致残率和致死率。据世界卫生组织统计,目前充血性心力衰竭发病率逐年升高,平均约 2%,65 岁以上达到 6.4%,其发病率每十年增加一倍,因此在发达国家及一些疾病谱正向发达国家靠拢的发展中国家(包括中国),充血性心力衰竭已成为卫生健康工作者面临的主要问题之一。常见病因为冠状动脉粥样硬化性心脏病心肌梗死、未控制达标的高血压病、原发性扩张型心脏病等。当各种因素作用于心肌细胞、引起不可逆损伤后,心肌细胞死亡,纤维组织形成,左室重构,最终导致心力衰竭。目前治疗充血性心力衰竭的方法主要有药物治疗、心脏再同步化治疗和心脏移植等。心脏移植近期效果满意,但受到供体来源少、创伤大、远期移植心冠脉粥样病变、排斥等因素的制约。近年来大量基础和临床研究提示,干细胞移植是一种崭新的治疗方法,胚胎或者成体干细胞在梗死的心脏中可以分化成心肌细胞,参与新生血管形成,恢复心功能,显示出良好应用前景。干细胞的"干"译自英文"stem",意为"树"、"干"和"起源"。顾名思义,干细胞即起源细胞。干细胞研究已成为生命科学中最活跃的研究领域之一。干细胞的特性,包括可无限自我复制和可分化为组成器官的多种细胞,根据分化能力又可将干细胞分为多能干细胞和单能干细胞。多能干细胞可分化为任一种细胞,如胚胎干细胞。而单能干细胞只能沿一个细胞系分化,如造血干细胞。按照来源又可将干细胞分为胚胎干细胞、躯体多能干细胞(多数起源于骨髓,在脐血中也有发现)、躯体组织祖细胞(如卫星细胞、成肌细胞)。骨髓细胞表现出显著的异质性,含有骨髓造血干细胞、间充质干细胞和各种组织的祖细胞。骨髓间充质干细胞(mesenchymal stem cells,MSCs)是一种多能干细胞,具多向分化的潜能,同时又具有获取方便、扩增能力强、免疫原性低、不受伦理学限制等优点,故而成为近年来细胞治疗和细胞工程的首选种子细胞。

MSCs又称为髓基质细胞或间充质祖细胞,于1966年首次被Friedenstein发现。他从骨髓中分离出成纤维样形态的细胞,称之为骨、软骨祖细胞。它能分化成不同的间充质组织细胞,如骨、软骨、脂肪、腱和肌肉组织。另外,MSCs还能分化成一些其他类型组织细胞,如肝、肾、血管内皮细胞、心肌和神经细胞。

二、动物实验

Koh等首先将心房肿瘤(AT1)心肌细胞成功移植入宿主心肌,并发现其对宿主心功能无损害。Reinecke等将胚胎、乳鼠及成年大鼠心肌细胞移植入正常心肌、急性冷冻损伤心肌以及肉芽组织(损伤后6 d),发现成年大鼠心肌细胞在任何情况下都未存活,而胚胎与乳鼠心肌细胞则能形成成熟的心肌组织并能与宿主心肌耦合。Tomita等采用鼠冻伤心肌模型进行自体MSC移植,以BrdU作标记,移植后5 wk在移植区域组织切片中检测到BrdU染色阳性细胞且其肌钙蛋白T染色阳性,证实自体移植的5-氮胞苷诱导的MSC可转化为心肌样细胞,并改善梗死心肌的功能;2002年他们还观察了自体MSC移植对大动物的心肌再生作用,结果提示移植细胞可形成岛样心肌细胞,促进血管新生,防止左室重塑,提高局部及全心的收缩功能。

Tang等采用结扎左前降支的方法制作大鼠MI模型,1 wk后将体外扩增的自体MSCs用DAPI标记后多点注射至心肌梗死区及其周围,结果表明,在移植区域组织切片中能检测出DAPI标记的植入细胞,移植后第1、2及4 wk,MI区移植细胞逐渐分化成心肌细胞和平滑肌细胞,免疫荧光分析表明MSCs表达cTnT,说明一小部分MSCs分化成了心肌样细胞;半定量分析表明MSCs移植组毛细胞血管密度明显增加,而且4 wk后血流动力学表明MSCs移植组心功能明显改善,半定量组织形态学检查表明MI区域面积显著减小,左室壁厚度较对照组为厚,左室心腔扩张指数较低;超声心动图、心导管检查也均证实了MI后MSC移植能改善心功能。该研究说明,MSCs移植能够通过血管重建和心肌再生改善心脏结构和功能。

对新西兰大白兔、大鼠等心梗模型的研究表明,将同种异体骨髓间充质干细胞直接注射移植入心肌梗死区域能改善心肌梗死后的心脏功能。新西兰白兔分为3组。其中实验组制成MI模型后即刻在MI局部区域注射1×10^7个/mL的同种异体MSCs悬液,共0.3 mL;模型组制成MI模型后在MI局部区域注射0.3 mL磷酸缓冲液(PBS);假手术组冠状动脉下穿线而不结扎,对应实验组MSCs移植部位注射0.3 mL PBS。MSCs移植前用BrdUrd体外标记。4 wk后发现实验组死亡率为16.7%(2/12),显著低于模型组35%(7/20)($P < 0.05$)。存活4 wk的动物中,实验组术后LVIDd、LVIDs为1.17 ± 0.21 cm、0.74 ± 0.13 cm,显著小于模型组1.64 ± 0.14 cm、1.19 ± 0.12 cm($P < 0.05$);实验组术后LVEF为(63 ± 6)%,显著大于模型组(53 ± 6)%($P < 0.05$)。实验组存活4 wk的10例动物中,8例(80%)发现移植细胞存活于非MI区、MI区及其周边,并部分转化成心肌样细

胞;7 例(70％)移植细胞参与构成 MI 区域血管组织。

也有些研究发现 MSCs 移植只是短期改善心功能,并无长期稳定效果,只能提高局部心肌收缩功能和改善心室重构。出现这种情况可能是由于短期心功能受益来源于 MSCs 的旁分泌作用,很少有 MSCs 分化成真正意义上的心肌细胞。还有一个重要原因就是移植的 MSCs 在宿主心肌微环境中存活率很低。MSCs 移植在一个极度恶劣的微环境中,缺乏血液供应、低氧浓度、组织损伤触发炎性反应,以及产生氧化应激反应和细胞毒性物质等,都可能导致移植细胞的死亡,其中之一是通过凋亡的机制。MSCs 移植后生存率低大大限制了细胞治疗的效果,因此保护移植的 MSCs,提高其在宿主中的存活率是细胞治疗成功的关键。目前提高 MSCs 存活的方法主要有两种:一是基因修饰 MSCs,二是用有利于生存的细胞因子或其他物质预处理 MSCs。Chang 等发现活化的 Akt/PKB 能够作用于下游关键的凋亡蛋白,如 Bcl-2 家族成员的促凋亡因子 Bad,使之失活,起到抗凋亡的作用。Li 等在 MSCs 中转染抗凋亡基因 Bcl-2,减少了 32％的细胞凋亡,增加了 60％的 VEGF 分泌。体内移植后,转染了 Bcl-2 的 MSCs 存活率也明显增加。Song 等转染基因进入 MSCs,使 MSCs 表达组织转谷氨酰胺酶增高,继而增高细胞的黏附,最终提高移植后细胞的生存。肾上腺髓质素(adrenomedulin,AM)能通过 PI3K/Akt 通路抑制细胞凋亡,分别用 MSCs 和 AM 以及两者联合经静脉输入到大脑中动脉阻塞 2 h 的大鼠中,发现 MSCs 和 AM 联合治疗组效果最好,AM 能提高 MSCs 的治疗潜力,可能是通过抑制移植的 MSCs 的凋亡和诱导血管形成。聚胺是哺乳动物细胞生存和生长有力的调节剂,Muscari 等的研究显示,聚胺耗损能是一种对抗 MSCs 凋亡有用的手段。还有研究显示,用洛伐他汀处理 MSCs 能激活 PI3K/Akt 和 ERK1/2 通路,显著地抑制缺氧与缺血清诱导的 MSCs 凋亡。

先前的研究发现,缺氧预处理可降低缺氧缺血清诱导的 MSCs 凋亡,增强 MSCs 对心肌细胞的保护作用。MSCs 表面表达 Heregulin 和 ErbB 受体,且 Heregulin 对无血清和缺氧诱导的 MSCs 凋亡具有保护作用,从而促使其对心肌细胞的保护作用。用环胞霉素 A 预处理的 MSCs 可通过线粒体途径抗细胞凋亡,增强移植后细胞的存活率。MSCs 的抗凋亡作用可能与电压依赖性的通道相关,因而 K^+ 通道阻滞剂能有效降低 MSCs 移植后的凋亡率。

三、临床应用

目前临床研究中使用的细胞主要为自体骨髓干细胞和骨骼肌成肌细胞。报道细胞移植所采用的途径主要为经冠状动脉注入、开胸手术时注射入心外膜下、经导管注射入心内膜下三种。

Strauer 等用 PTCA 球囊将自体骨髓单核细胞植入梗死相关动脉,随访 3 mon 后发现 10 例接受 BMC 移植的患者梗死区显著小于接受标准治疗的急性心肌梗死患者($P=0.04$),每搏输出量、左室收缩末期容积、收缩能力、梗死区心肌灌注显著改善。

REPAIR-AMI(reinfusion of enriched progenitor cells and infarcted remodeling in acute myocardial infarction)是第一个分析 AMI 后早期冠状动脉内移植骨髓祖细胞治疗效果的随机双盲安慰剂对照多中心研究,共入选 204 例患者,患者接受移植的时间平均为心肌梗死后 4 d,方式为经冠状动脉内注射骨髓干细胞(约 2×10^8)或是无细胞的上清液。随访 4 mon 时 LVEF 的绝对增加值在细胞移植组为(5.5 ± 7.3)％,对照组为(3.0 ± 6.5)％,$P=$

0.01。亚组分析表明基线 LVEF 在平均值或以下的患者（≤48.9%）获益最大，特别在开始治疗迟的患者（AMI 后 5 d）LVEF 增加更显著（7.0% vs 1.9%）。治疗组中，改善原因部分与收缩末容积缩小有关，而舒张末容积无改变。随访 1 年时细胞移植组临床终点事件（死亡、心肌梗死再发、血运重建）显著低于对照组（$P=0.01$）。研究提示冠状动脉内骨髓干细胞移植对急性心肌梗死患者来说是安全可行的策略，可促进新近梗死心肌的功能再生。

MAGIC Cell-3-DES 试验（myocardial regeneration and angiogenesis in myocardial infarction with G-CSF and intra-coronary stem cell infusion-3-drug eluting stents trial）评价基于 G-CSF 动员的干细胞疗法的安全性，并比较冠状动脉内注射动员的外周血干细胞对 AMI 和陈旧性心肌梗死（OMI）的效果。96 例心肌梗死患者用药物涂层支架血运重建后随机分为 4 组，其中 82 例完成了 6 mon 随访。细胞移植组用 G-CSF 3 d 动员外周血干细胞并收集，再经冠状动脉内注射移植。与对照组相比，AMI 细胞移植组 LVEF 显著增加、重构改善［LVEF 改变：(5.1±9.1)% vs (−0.2±8.6)%，$P<0.05$；收缩末期容积改变(−5.4±17.0) mL vs 6.5±21.9 mL，$P<0.05$］。OMI 患者 LVEF 和左室重构无明显改善，但冠状动脉血流储备显著增加。用药物涂层支架后基于 G-CSF 的干细胞治疗并不促进内膜增生。

BOOST 试验是心肌梗死后经冠状动脉移植自体骨髓细胞的随机对照研究。患者入选标准：急性 ST 段抬高性心肌梗死（5 d 内）成功行 PCI。细胞移植时间：PCI 后 4.8±1.3 d。主要终点：6、18 mon 后的 LVEF 改变（MRI 检查）。结果发现 6 mon 时细胞移植组 LVEF 增加显著高于对照组（6.7% vs 0.7%），但 18 mon 时两组间差异无统计学意义（5.9% vs 3.1%）。研究提示单次冠状动脉内注射 BMCs 可加速 AMI 后 LVEF 恢复。这种 LVEF 的加速恢复能否给患者带来更多的临床益处，值得我们认真考虑和进一步研究。

TOPCARE-CHD 试验（transplantation of progenitor cells and recovery of LV function in patients with chronic ischemic heart disease trial）为随机对照交叉设计，共入选 75 例稳定的缺血性心脏病患者（心肌梗死至少 3 mon 以上）。向患者供应左心室运动最差区域的冠状动脉内输注外周血祖细胞（24 例）、骨髓祖细胞（28 例），对照组不输注细胞（23 例）。随访 3 mon 后，对照组患者随机分为接受外周血祖细胞或骨髓祖细胞输注，研究初始接收外周血祖细胞或骨髓祖细胞移植的患者分别交叉到接受骨髓祖细胞或外周血祖细胞输注。结果发现移植骨髓祖细胞患者的 LVEF 改变绝对值（+2.9%）要显著高于输注外周血祖细胞（−0.4%，$P=0.003$）或不输注细胞的患者（−1.2%，$P<0.001$）。心脏收缩功能的增加与冠状动脉内输注骨髓祖细胞区域心肌收缩显著增强有关。研究的交叉相分析显示，无论患者是从对照交叉到骨髓祖细胞还是从外周血祖细胞交叉到骨髓祖细胞，冠状动脉内输注骨髓祖细胞后左心室整体和局部收缩功能均显著改善。研究提示，对于 OMI 心肌已经愈合的患者，冠状动脉内输注祖细胞是安全可行的，骨髓祖细胞移植 3 mon 后 LVEF 有轻度的但是统计学显著意义的升高。

我们自己的研究也发现自体骨髓间充质细胞移植对 OMI 患者也是安全有效的，22 例陈旧性心肌梗死伴心功能不全患者被随机分为对照组和移植组，各 11 例，在常规药物治疗的基础上，经冠状动脉内注射自身骨髓间质干细胞或等量生理盐水。术后 3 mon 和 6 mon，与对照组比较，细胞移植组 BNP 降低，6 min 步行试验距离增加，与自身术前比较差异亦具显著性。术后 3 mon，细胞移植组 LVEF 增加，与对照组和自身术前比较差异有显著性（0.40±0.03 vs 0.37±0.09，0.35±0.05，$P<0.05$）。术后 6 mon，细胞移植组左室舒张末

容积缩小,与对照组和自身术前比较差异有显著性。双核素心肌显像提示移植组术后 6 个月灌流—代谢不匹配节段数增加,与对照组和自身术前比较差异具显著性(7.60±1.26 vs 6.20±1.14,5.80±1.69,$P<0.05$)。围手术期及术后 6 mon 随访中未见任何严重心律失常发生。对于原发性扩张型心肌病,MSCs 移植虽然不改变 LVEF,但能改善 6 min 步行试验,降低 BNP 的增高,改善心功能不全。

四、结 论

目前提高 MSCs 存活的方法主要有转染促存活基因以及用细胞因子和其他物质处理 MSCs 等,均取得了一定的效果。但用病毒转染时有免疫原性及毒性作用,可能会限制在临床上的使用,所以需要寻找一种更安全有效的转染方法。另外转染的基因高表达也会带来一定的风险。而用细胞因子和其他物质处理 MSCs 仍处于体外细胞的研究阶段,其疗效还需要大量的体内动物实验以及大规模、多中心、双盲、对照临床研究来证实。ASTAMI (autologous stem cell transplantation in acute myocardial infarction)研究发现,细胞移植前后 CK、CK-MB 无明显改变。REPAIR-AMI 研究发现,随访 4 mon 时细胞移植组 LVEF 增加更多,1 年时临床事件(包括死亡、心肌梗死再发、血运重建)更少;细胞移植组和对照组均有 2 例死亡,对照组 6 例再发心肌梗死,血运重建更多(28:19)。关于再狭窄,MAGIC Cell-3-DES 试验已证实在药物涂层支架基础上干细胞治疗并不增加再狭窄。因此从目前的证据看,缺血性心脏病的干细胞治疗是安全有效并且切实可行的。未来应该进行更大样本(每组几百例)、更长时间(3~5 年)的大规模随机对照多中心研究,以进一步评价它的效果和风险。同时,基础和临床研究应该齐头并进,明确哪种细胞能够真正有效地改善心功能、细胞移植的效果能持续多久、如何安全有效地提高移植后 MSCs 存活率、重复移植是否带来更大的益处等。

【思考题】

1. 细胞移植治疗充血性心力衰竭的可能机理为何?
2. 目前用于临床治疗充血性心力衰竭的移植细胞有哪些?有哪些证据支持?
3. 试述干细胞的特性及分类,并举例说明。

参 考 文 献

[1] Massie B, Shah N. Evolving trends in the epidemiological factors of heart failure: Rationale for preventive strategies and comprehensive disease management. Am Heart J,1997,133:703-712.

[2] Li RK, Yau TM, Sakai T, et al. Cell therapy to repair broken heart. Can J Cardiol,1998,14(5):735-744.

[3] Min JY, Yang Y, Converso KL, et al. Transplantation of embryonic stem cells improves cardiac function in postinfarcted rats. J Appl Physiol,2002,92(1):288-296.

[4] Singla DK, Lyons GE, Kamp TJ. Transplanted embryonic stem cells following mouse myocardial infarction inhibit apoptosis and cardiac remodeling. Am J Physiol Heart Circ Physiol,2007,293(2): H1308-1314.

[5] Pittenger MF, Martin BJ. Mesenchymal stem cells and their potential as cardiac therapeutics. Circulation Research,2004,95(1):9-20.

[6] Friedenstein AJ, Piatetzky S II, Petrakova KV. Osteogenesis in transplants of bone marrow cells. J Embryol Exp Morphol,1966,16(3):381-390.

[7] Pittenger MF, Mackay AM, Beck SC, et al. Multilineage potential of adult human mesenchymal stem cells. Science,1999,284(5411):143-147.

[8] Silva GV, Litovsky S, Assad JA, et al. Mesenchymal stem cells differentiate into an endothelial phenotype,enhance vascular density, and improve heart function in a canine chronic ischemia model. Circulation,2005,111(2):150-156.

[9] Koh GY,Soonpaa MH,Klug MG,et al. Long-term survival of AT-1 cardiomyocyte grafts in syngeneic myocardium. Am J Physiol,1993,264:H1727-1733.

[10] Tomita S,Li PK,Weisel RD,et al. Autologous transplantation of bone marrow cells improves damaged heart function. Criculation,1999,100(19 Suppl):11247-11256.

[11] Tomita S,Mickle DA,Weisel RD,et al. Improved heart function with myogenesis and angiogenesis after autologous porcine bone mallow stromal cell transplantation. J Thorac Cardiovasc Surg,2002,123 (6):1132.

[12] Tang J,Xie Q,Pan G,et al. Mesenchymal stem cells participate in angiogenesis and improve heart function in rat model of myocardial ishemia with reperfusion. Eur J Cardi Thorac Surg,2006,30(2): 353-36.

[13] 李长岭,王建安,樊友启,等. 同种异体骨髓间充质干细胞移植入兔心肌梗死区域的研究. 浙江大学学报医学版,2004,5(10):1279-85.

[14] Janssens S,Dubois C,Bogaert J,et al. Autologous bone-marrow-derived stem-cell transfer in patients with ST-segment elevation myocardial infarction: double-blind, randomized controlled trial. Lancet, 2006,367(9505):113-121.

[15] Lunde K,Solheim S,Aakhus S,et al. Intracoronary injection of mononuclear bone marrow cells in acute myocardial infarction. N Engl J Med,2006,355(12):1199-1209.

[16] Shake JG, Gruber PJ, Baumqartner WA, et al. Mesenchymal stem cell implantation in a swine myocardial infarct model: engraftment and functional effects. Ann Thorac Surg, 2002, 73 (6): 1919-1925.

[17] Chang F,Lee JT,Navolantic PM,et al. Involvement of PI3K/Akt pathway in cell cycle progression, apoptosis,and neoplastic transformation: a target for cancer chemotherapy. Leukemia,2003,17(3): 590-603.

[18] Li W,Ma N,Ong LL,et al. Bcl-2 engineered MSCs inhibited apoptosis and improved heart function. Stem Cells,2007,25(8):2118-2127.

[19] Song H,Chang W,Lim S,et al. Tissue transglutaminase is essential for integrin-mediated survival of bone marrow-derived mesenchymal stem cells. Stem Cells,2007,25(6):1431-1438.

[20] Hanabusa K,Nagaya N,Iwase T,et al. Adrenomedullin enhances therapeutic potency of mesenchymal stem cells after experimental stroke in rats. Stroke,2005,36(4):853-858.

[21] Muscari C,Bonafe F,Stanic I,et al. Polyamine depletion reduces TNFalpha/MG132-induced apoptosis in bone marrow stromal cells. Stem Cells,2005,23(7):983-991.

[22] Xu R,Chen J,Cong X,et al. Lovastatin protects mesenchymal stem cells against hypoxia-and serum deprivation-induced apoptosis by activation of PI3K/Akt and ERK1/2. J Cell Biochem,2008,103(1): 256-269.

[23] Wang JA, He A, Hu X, et al. Anoxic preconditioning: A way to enhance the cardioprotection of mesenchymal stem cells. Int J Cardiol,2008,28 [Epub ahead of print].

[24] Gui C, Wang JA, et al. Heregulin protects mesenchymal stem cells from serum deprivation and hypoxia-induced apoptosis. Mol Cell Biochem,2007,205(1-2):171-178.

[25] Wang JA,Chen TL,Jiang J,et al. Hypoxic preconditioning attenuates hypoxia/reoxygenation-induced apoptosis in mesenchymal stem cells. Acta Pharmacol Sin,2008,29(1):74-82.

[26] Wang S, Wang JA, Li J, et al. Voltage-dependent potassium channels are involved in staurosporine-induced apoptosis of rat mesenchymal stem cells. Cell Biol Int,2008,32:312-319.

[27] Wang SP,Wang JA,Luo RH,et al. Potassium channel currents in rat mesenchymal stem cells and their possible roles in cell proliferation. Clin Exp Pharmaco Physiology,2008,35(9):1077-1084.

[28] Chen TL,Wang JA,Jiang J,et al. Cyclosporin A pre-incubation attenuates hypoxia/reoxygenation-induced apoptosis in mesenchymal stem cells. Scand J Clin Lab Invest,2008,1-9.

[29] Strauer BE,Brehm M,Zeus T,et al. Repair of infarcted myocardium by autologous intracoronary mononuclear bone marrow cell transplantation in humans. Circulation,2002,106(15):1913-1918.

[30] Schachinger V,Erbs S,Elsasser A,et al. Intracoronary bone marrow-derived progenitor cells in acute myocardial infarction. N Engl J Med,2006,355(12):1210-21.

[31] Kang HJ,Lee HY,Na SH,et al. Myocardial infarction:The MAGIC cell-3-DES randomized,controlled trial and remodeling in patients with acute myocardial infarction versus old cells by granulocyte colony-stimulating factor on left ventricular function differential effect of intracoronary infusion of mobilized peripheral blood stem. Circulation,2006,114:145-151.

[32] Meyer GP,Wollert KC,Lotz J,et al. Intracoronary bone marrow cell transfer after myocardial infarction:eighteen months' follow-up data from the randomized,controlled BOOST (BOne marrOw transfer to enhance ST-elevation infarct regeneration) trial. Circulation,2006,113:1287-1294.

[33] Assmus B,Honold J,Schächinger V,et al. Transcoronary transplantation of progenitor cells after myocardial infarction. N Engl J Med,2006,355:1222-1232.

[34] 王建安,谢小洁,孙勇,等.骨髓间质干细胞冠脉内移植治疗近期陈旧性心肌梗死伴心功能不全.中华急诊医学杂志,2005,14(12):996-999.

[35] 王建安,谢小洁,何红,等.骨髓间质干细胞移植治疗原发性扩张型心肌病疗效与安全性.中华心血管病杂志,2006,34(2):107-110.

（王建安）

第二章　呼吸系统疾病

第一节　肺血栓栓塞症(PTE)的诊断和治疗进展

摘要　肺血栓栓塞症(PTE)的发病率、病死率高,误诊、漏诊率高。本章综述了肺血栓栓塞症的危险因素和诊断方法,包括通气/灌注扫描(ventilation-perfusion scanning,V/Q)、CT肺动脉造影(CT pulmonary arteriography,CTPA)、磁共振肺动脉造影(magnetic resonance pulmonary angiography,MRPA)、肺动脉造影(pulmonary arteriography,PAG)和诊断思路。同时探讨肺血栓栓塞症的内科学治疗,主要包括溶栓和抗凝治疗。其中,抗凝为肺血栓栓塞症患者所必需,而溶栓适用于大块和次大块肺栓塞。

Abstract　Pulmonary thromboembolism(PTE)has a high morbidity, case fatality as well as a high rate of misdiagnosis. The risk factors, diagnostic methods and treatment of PTE were reviewed. The diagnostic methods include ventilation-perfusion scan (V/Q scan), CT pulmonary angiography (CT-PA), magnetic resonance pulmonary angiography(MRPA)and pulmonary arteriography(PAG). Meanwhile, the study of pulmonary thromboembolism in internal medicine, including thrombolysis and anticogulant therapy is also discussed. Among them, anticoagulation is required for patients with pulmonary thromboembolism and thrombolysis is suitable for large and sublarge pulmonary embolism.

一、基本概念

肺栓塞(pulmonary embolism,PE)是以各种栓子阻塞肺动脉系统为其发病原因的一组疾病或临床综合征的总称,包括肺血栓栓塞症(pulmonary thromboembolism,PTE)、脂肪栓塞综合征、羊水栓塞、空气栓塞等。PTE是PE的常见类型,是临床常见但容易漏诊的危重病症,为第三大常见的心血管疾病。在年龄>40岁的人群中,发生肺栓塞的风险会成倍增加。深静脉血栓形成(deep venous thrombosis,DVT)是PTE的主要病因,约有70%～90%的PTE的血栓来源于下腔静脉系统,以股静脉及髂静脉多见。

二、PTE和(或)DVT危险因素

DVT和PTE是同一疾病过程的不同部位、不同阶段的两种表现形式,DVT、PTE共属于静脉血栓栓塞症(venous thromboembolism,VTE)。PTE的危险因素同VTE,即Virchow的三大经典风险因子:静脉血液淤滞、静脉系统内皮损伤和血液高凝状态,并往往有一个以上因素叠加参与血栓的形成。

(一)环境因素

某些危险因素会激发DVT和PTE的风险,包括发病前6 wk到3 mon内手术、创伤、

制动、妊娠、感染、口服避孕药或激素替代治疗等；其中，大创伤、手术、下肢骨折、关节置换以及脊髓损伤是强烈的激发因素。

（二）自身因素

年龄<40 岁的患者无明显诱因反复发生 VTE，或于不典型部位（颅内、肠系膜、门或肝静脉）发生者，应考虑存在原发性因素。原发性危险因素由遗传变异引起，包括 V 因子突变、蛋白 C 缺乏、蛋白 S 缺乏和抗凝血酶缺乏等。

三、PTE 的临床表现

PTE 的临床表现复杂多样，与疾病的发生发展的三个不同阶段相关。以下分述之。

（一）深静脉血栓形成时期，表现为 DVT 的症状和体征

有相当一部分下肢近端 DVT 表现为：大腿部或腓肠肌不适，皮肤温度升高，水肿，皮肤红斑，沿受累静脉径路压痛，束状物，浅静脉扩张，浅表侧支静脉隆起。小腿 DVT 表现为：腓肠肌疼痛或压痛，组织肿胀，水肿有或无，而束状物极少见。约半数以上的下肢深静脉血栓患者无自觉症状和体征。

（二）栓子脱落栓塞肺动脉时期，为肺动脉栓塞期症状和体征

（1）肺通气和换气功能障碍症候群突发不能解释的呼吸困难，呼吸急促，呼吸>20 次/min，发绀。

（2）肺功脉高压和右心功能不全症候群进行性呼吸困难，肝区胀痛；颈静脉充盈，怒张，搏动增强和压力升高，P2 亢进，三尖瓣收缩期反流性杂音和下肢水肿。

（3）体循环低灌注症候群即循环性虚脱，表现为心搏骤停、休克、低血压、晕厥、心绞痛、大汗、恐惧、SBP≤90 mmHg（或 15 min 内 SBP 下降≥20 mmHg）、脉搏细弱、HR≥100 次/min、胸骨左缘奔马律等。

（三）栓塞后期，表现为梗死期症状和体征

栓塞面积>50% 的大块或多发性 PTE，临床症状比较典型：①突发性呼吸困难；②胸痛，吸气时加重，多呈胸膜炎样胸痛；中央型肺栓塞时会出现心绞痛样胸痛；③咯血，多发生在栓塞后 24 h 内；④伴或不伴发热；⑤浅快呼吸，哮鸣音，局限性细湿啰音以及胸膜炎和胸腔积液的相应体征。

在有以下情况时，须警惕 PTE 的发生：①突发的原因不明的呼吸困难，同时伴以下四项之一者：有一侧或双侧不对称性的下肢肿胀；呼吸困难与肺部体征不相称，难以用基础肺部疾病解释；患者可以平卧，手术后突然出现。②突发的晕厥或休克。③突然出现的急性右心室负荷增加，表现为：ECG 显示明显右心室负荷增加，但既往无慢性肺部疾病史；UCG 显示肺动脉高压和右心室负荷增加，但左心室功能正常；有慢性肺动脉高压和右心室负荷增加的临床表现，但无慢性支气管炎病史，肺通气功能正常。

四、基本诊断检查

（一）血浆 D-二聚体（D-dimer）

血浆 D-二聚体是交联纤维蛋白的特异性降解产物，含量增高提示体内凝血和纤溶的同时活化。PTE 发作时其血浆中 D-二聚体常>500 μg/L，但感染、肿瘤、外伤及其他炎症状态时也可使其含量增高。基于定量酶联免疫吸附法（ELISA）的 D-二聚体测定的诊断敏感

性可高达 95％以上。但它的特异性也会随着年龄增加而下降,在 50 岁以上患者中,其界值不再为 500 $\mu g/L$,而是定为:年龄×10 $\mu g/L$,从而提高其特异性。在临床应用中,D-二聚体对急性 PTE 有较大的排除诊断价值,≤500 $\mu g/L$ 是排除 PTE 的筛选指标之一。

(二)心电图(ECG)

多数病例表现非特异性的心电图异常,且改变常为一过性,动态观察有助于诊断。最常见的 ECG 表现有:V1～V4 的 T 波改变和 ST 段改变,新出现的 $S_I Q_{III} T_{III}$,$S_I S_{II} S_{III}$,不完全右束支传导阻滞(imcomplete right bundle branch block,ICRBBB),肺型 P 波,电轴右偏图形。

(三)X 线胸片(CXR)

胸片常有改变,但缺乏特异性。可出现:①肺动脉高压征象:如右下肺动脉增宽,肺动脉段膨隆以及右心室扩大征;②肺栓塞征象:如区域性肺血管纹理变细、稀疏或消失,肺野透过度增加;③肺梗死征象:肺不张、肺野局部浸润性阴影,尖端指向肺门的楔形阴影,以及患侧膈肌抬高,少至中等量胸腔积液征等。X 线胸片可提供线索、除外其他与 PTE 相类似的疾病,但不能以此确诊或排除 PTE。

(四)动脉血气分析(ABG)

主要表现为低氧血症,约有 80％PTE 患者 PaO_2≤80 mmHg。$PaCO_2$ 降低,肺泡—动脉血氧分压差($PAaO_2$)增加,动脉氧饱和度降低。但血气正常不能除外 PTE。

(五)超声心动图(ECHO)和双下肢静脉加压超声(CVU)

超声心动图是发现与评价 PTE 的重要手段,其直接征象为肺动脉主干及其分支内有血栓存在,间接征象是右室壁局部运动幅度降低,右心室和(或)右心房扩大,室间隔左移和运动异常,近端肺动脉扩张,三尖瓣反流速度增快,下腔静脉扩张,吸气时不萎缩。但是心超正常不能排除 PE。PE 和 DVT 均为 PTE 的不同临床表现形式,70％的 PE 患者合并DVT。同时,双下肢静脉加压超声能及时发现和证实 DVT,辅助诊断 PTE。

五、确定诊断方法

(一)核素肺通气/灌注扫描(ventilation-perfusion scan,V/Q scan)

阳性标准为:出现两个或两个以上呈肺段分布的灌注缺损区,或出现呈亚段分布的灌注缺损;肺通气显像基本正常,灌注缺损区通气显像有明显的放射性充填,即 V/Q 不匹配;此检查可同时行双下肢静脉显像,与胸部 X 线平片、CT 肺动脉造影相结合,可显著提高诊断的特异度和敏感度。

(二)CT 肺动脉造影(computed tomographic pulmonary angiography,CTPA)

CTPA 具有无创、扫描速度快、图像清晰的特点,可直观判断肺动脉栓塞的程度和形态,以及累及的部位及范围。CTPA 可显示 PTE 直接征象,即肺动脉血管内充盈缺损、血管部分性或完全性闭塞,其中最特征性的征象是与血管壁成锐角的充盈缺损。还可显示 PTE 的间接征象,如局限性肺血管纹理纤细,与相对正常密度肺组织镶嵌形成"马赛克"征、肺梗死、肺动脉高压改变,呈"残根征",右心室增大、胸腔积液。近年来,肺栓塞诊断实验比较了联合应用 CTPA 和 CT 静脉造影,发现单独 CTPA 的敏感率是 83％,而联合应用可提高敏感率至 90％,尤其适用于复杂病例。在临床应用中,CT 肺动脉造影应结合患者临床可能性评分进行判断。如果肺栓塞临床可能性低而

CTPA 阴性,则可排除肺栓塞;如果肺栓塞临床可能性高而 CTPA 为阴性,则需进一步检查,以除外单发的亚段 PE。

(三)磁共振肺动脉造影(magnetic resonance pulmonary angiography,MRPA)

MRPA 是另一种无创性检查方法,因无放射性损害,很少引起对比剂过敏反应,适用于碘过敏患者,但此方法敏感性较低,设备条件在急诊较难获得。

(四)肺动脉造影(pulmonary angiography,PA)

PA 是诊断 PTE 的金标准,但随着 CT 和 MR 技术的发展,有创性的导管法肺动脉造影技术在诊断 PTE 方面的地位正在不断削弱,目前 PA 更常用于引导经皮导管介入治疗急性 PE。

六、诊断思路

为降低肺栓塞误诊漏诊率,提高诊断正确率,必须完善规范肺栓塞的诊断方法。①对存在危险因素,特别是并存多个危险因素的病例,需要有较多的诊断意识;②临床症状、体征,特别是高危病例出现不明原因的呼吸困难、胸痛、晕厥和休克或伴有单侧或双侧不对称性下肢肿胀、疼痛等,对诊断具有重要提示意义;③结合心电图、X 线胸片、血气分析、超声心动图、血浆 D-二聚体等可初步诊断 PTE 或排除其他疾病。表 2-1 为加拿大 Wells PTE 临床可能性预测评分(原始版和简化版)。图 2-1 及图 2-2 为可疑 PE 诊断流程。

表 2-1　PTE 临床可能性预测评分

Wells	原始版	简化版
既往 PE 或 DVT 病史	1.5	1
心率＞100 bpm	1.5	1
过去 4 周内有手术或制动史	1.5	1
咯血	1	1
肿瘤活动期	1	1
DVT 临床表现	3	1
其他鉴别诊断的可能性低于 PE	3	1
临床概率		
三分类法(简化版不推荐三分类法)		
低	0～1	
中	2～6	
高	＞7	
两分类法		
PE 可能性小	0～4	0～1
PE 可能	＞5	＞2

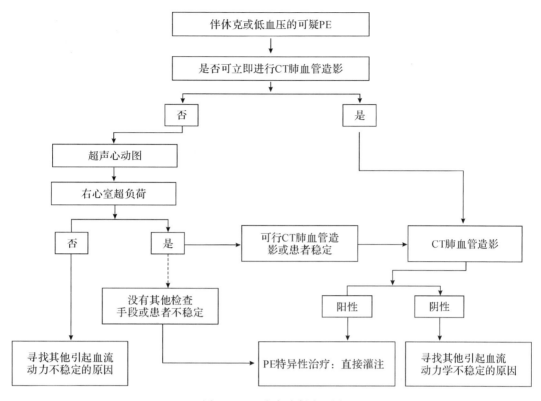

图 2-1　PE 患者诊断流程图

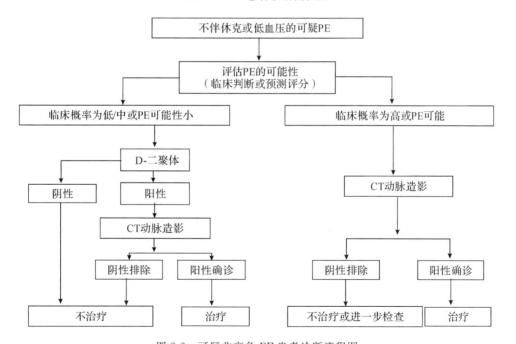

图 2-2　可疑非高危 PE 患者诊断流程图

七、肺血栓栓塞症的内科治疗

（一）治疗选择

PE 的治疗方案需根据病情严重程度而定，需要综合考虑以下一些因素：栓塞面积，血流动力学状态，基础疾病，心肺基础功能状态，年龄，并发症，合并症，治疗方法的适应证、禁忌证。内科溶栓治疗对大和（或）致命性 PTE 是确定的标准疗法；外科则有肺动脉血栓内膜剥脱术；经皮导管介入治疗有经导管肺动脉溶栓和经导管栓子祛除。对于血流动力学不稳定的高危 PE，推荐直接再灌注治疗。

以下详述内科治疗。

（二）一般处理

一般处理包括：监测；安静，绝对卧床 2～3 周，有效抗凝者卧床时间可适当缩短；吸氧；止痛；抗生素（预防肺栓塞合并感染，治疗下肢血栓性静脉炎）；纠正心律失常。

（三）呼吸循环支持治疗

急性右心衰竭导致的心输出量不足是急性肺栓塞患者死亡的首要原因。对心脏指数低、血压正常的急性肺栓塞患者，给予适度的液体冲击（500 mL）有助于增加心输出量。在药物、外科或介入再灌注治疗的同时，通常需使用升压药，如：去甲肾上腺素、多巴酚丁胺和（或）多巴胺。急性肺栓塞患者常伴中等程度的低氧血症和低碳酸血症，需要给予吸氧，甚至机械通气，注意机械通气时给予较低的潮气量（约 6 mL/kg 去脂体重），以尽量减少不良血流动力学效应。

（四）溶栓治疗

1. 溶栓治疗的目的

溶栓的目的是度过危急期，减少病死率，改善病程和复发率。它能迅速溶解部分或全部血栓；恢复肺组织再灌注；减小肺动脉阻力，降低肺动脉压，改善右室功能；改善体循环血流动力学；改善机体氧合。

2. 适应证

大块肺栓塞；肺栓塞并发休克或体动脉低灌注；原有心肺疾病的次大块肺栓塞引起循环衰竭者。血压和右室功能均正常者不推荐进行溶栓。

3. 禁忌证

（1）绝对禁忌证：①出血性卒中；②6 mon 内缺血性卒中；③中枢神经系统损伤或肿瘤；④近 3 wk 内重大外伤、手术或者头部损伤；⑤1 mon 内消化道出血；⑥已知的出血高风险患者。

（2）相对禁忌证：①6 mon 内短暂性脑缺血发作（transient ischemic attack，TIA）；②口服抗凝药应用；③妊娠，或分娩后 1 wk；④不能压迫止血部位的血管穿刺；⑤近期曾行心肺复苏；⑥难于控制的高血压（收缩压＞180 mmHg）；⑦严重肝功能不全；⑧感染性心内膜炎；⑨活动性溃疡。

值得注意的是，对于危及生命的高危 PE 患者，大多数禁忌证应视为相对禁忌证。

4. 溶栓治疗时间窗

在急性 PE 起病 48 h 内即开始行溶栓治疗，能够取得最大的疗效，但对于那些有症状的急性 PE 患者在 6～14 d 内行溶栓治疗仍有一定作用。

5.溶栓方案

《急性肺栓塞诊断与治疗中国专家共识》推荐溶栓方案:①尿激酶 2 h 溶栓方案:20000 U/kg 持续静滴 2 h,方案安全、有效和简便易行。②rt-PA:50～100 mg 持续静脉滴注 2 h,体重<65 kg 的患者给药总剂量不应超过 1.5 mg/kg。

6.溶栓疗效的评价

①症状改善:呼吸困难好转;②血流动力学改善:心率减慢,血压升高,脉压增宽;③机体氧合改善:动脉血气分析好转;④心电图改善:右心室负荷改善;⑤胸部 X 线平片改善:肺血管纹理减少区域血流增加,肺血分布不均改善;⑥超声心动图好转:室间隔左移减轻、右心房室内径缩小、右心室运动功能改善、肺动脉压下降、三尖瓣反流减轻;⑦最明确的评价溶栓疗效的指标是核素肺灌注显像、CTPA、MRA 及肺动脉造影。

7.溶栓治疗的并发症

(1)出血溶栓疗法最严重的并发症,各处统计结果不一,平均为 5%～7%,致死性出血约为 1%。两种溶栓药的大出血发生率相似,rt-PA、UK 分别为 13.7% 和 10.2%。最严重的出血是颅内出血,为 1.9%～2.2%,约半数患者死亡,高龄和存在合并症增加了出血风险。腹膜后出血症状比较隐匿,多表现为原因不明的休克,应注意观察。另外较重要的出血是肺动脉造影静脉穿刺部位,多形成血肿,少量出血可不处理,严重出血则应立即停药。

(2)溶栓治疗的其他并发症发热;过敏反应,链激酶多见;胃肠道反应;肌痛、头痛;复栓;DVT 脱落。

(五)抗凝治疗

抗凝治疗的目的是阻止已形成血栓的延伸,阻止新血栓的形成。抗凝治疗能迅速改善消除 PTE 症状,降低急性 PTE 病死率,减少严重出血并发症,降低 PTE 复发率,并降低医疗费用。

1.适应证

不伴肺动脉高压及血流动力学障碍的非大面积急性 PTE;非近端肢体 DVT;临床高度怀疑 PTE;肺栓塞溶栓后的抗凝治疗,巩固加强溶栓疗效,避免栓塞复发。

2.禁忌证

活动性内脏出血;凝血机制障碍;血小板减少症(<100×10⁹/L);严重的未控制的高血压(180/110 mmHg);亚急性细菌性心内膜炎、心包渗出、动脉瘤;严重肝肾功能不全、肝素过敏及近期手术史;妊娠前 3 mon,产前 6 wk;消化道溃疡。但须注意,当 PTE 确诊时,以上即均为相对禁忌证。

3.常用抗凝治疗方案

(1)开始时静脉泵入普通肝素,然后过渡为口服华法林。

(2)开始时皮下注射低分子肝素,然后过渡为口服华法林。

(3)整个疗程一直使用皮下注射低分子肝素。

4.用药方法和用量

(1)普通肝素用药原则:快速、足量和个体化。大多数患者的足够标准肝素(standard heparin,SH)抗凝量为 1000～2000 U/h,使最初 24 h 内的 APTT 延长至正常值的 1.5～2.5 倍,维持 5～10 d 后过渡到口服抗凝药;严重、复发性 PTE 或广泛髂股 DVT 的急性期,肝素抗凝疗程应为 7～10 d 甚至延长到 21 d 或更长。

用药方案：持续静脉泵入，首剂负荷量 80 U/kg（或 5000～10000 U 静推），继之以 18 U/(kg·h)速度泵入；然后根据 APTT 调整剂量（1.5 倍为起效剂量，1.5～2.5 倍为抗凝的适当范围，APTT 每 4～6 h 监测 1 次）；

（2）低分子肝素（low molecular weight heparin，LMWH）是 SH 的短链剂。特点：抗凝血 Xa 因子的作用强于抗 IIa 因子 2～4 倍，更能预测抗凝剂量效应关系，药物吸收完全、皮下注射、生物利用度高（＞90％），T1/2 较长，较少发生血小板减少，一般不需监测凝血指标，故适用于非大面积肺栓塞治疗及 PTE 和 DVT 的院外治疗。注意事项：①由于各种 LMWH 的抗 Xa：IIa 比值不同，药代动力学、治疗作用及安全性也存在一定差异，因此推荐剂量各不相同；各种 LMWH 并不等效，抗凝治疗不能简单互换。②LMWH 在无禁忌证情况下是安全的，但在重度肥胖者（体重＞150 kg）或体重过轻者（＜40 kg）、孕妇或重度肾功能不全者须严密监测血浆抗 Xa 因子活性（维持在 0.4～1.0 U/mL），特别是肌酐清除率低 30 mL/min 时，应慎用。所有低分子量肝素均应按照体重给药，比如：那屈肝素 86 U/kg，q12h，或者 171 U/kg，qd。

（3）维生素 K 拮抗剂应尽早给予口服抗凝药，最好与肠道外抗凝剂同日给予。其中，维生素 K 拮抗剂是口服抗凝治疗的"金标准"，作为长期抗凝维持治疗，防止血栓形成及复发。因维生素 K 拮抗剂起效慢，对已活化的凝血因子无效，因此不适用于血栓形成的急性期。

常用维生素 K 拮抗剂方案：华法林，推荐个体化剂量调整方案，初始剂量为 1～3 mg，某些患者如老年、肝功能受损、慢性心力衰竭和出血高风险患者，初始剂量还可适当降低。

特点：口服 5 d 后效果最明显，最初 3～5 d 内有促凝血可能。调节剂量使国际标准化比值（international normalized ratio，INR）达 2.0～3.0（抗磷脂综合征者 INR 2.5～3.5），连续两天达 2.0～3.0 后可停用肝素。近期已将华法林量效有关的基因多态性检测商品化，主要是 CYP2C9 和 VKORCI，通过基因多态性检测有助于初始剂量的选择和后续剂量的调整。

（4）非维生素 K 依赖的新型口服抗凝药利伐沙班抗凝治疗（15 mg 每日 2 次持续 3 wk，随后 20 mg 每日 1 次）；阿哌沙班（10 mg 每日两次，持续 7 d，随后 5 mg 每日 2 次）；达比加群酯（150 mg 每日两次，而≥80 岁患者或合用维拉帕米者 110 mg 每日 2 次）。目前的证据表明，新型口服抗凝药物的疗效不劣效于肝素/VKA 的标准治疗方案，而安全性（尤其是大出血事件）则更优。需要注意的是，以上新型口服抗凝药均不能用于严重肾功能损害患者。

口服抗凝药的疗程：PE 患者应接受至少 3 mon 的抗凝治疗。①诱发型 PE，危险因素为暂时性或可逆性，如手术、创伤等。对此类 PE 患者，如果暂时性危险因素已经去除，推荐口服抗凝治疗 3 mon。②无诱因型 PE，复发风险高，应给予口服抗凝治疗至少 3 mon。之后根据复发情况和出血风险决定抗凝治疗的时程。③肿瘤合并 PE，建议至少 3～6 mon 的低分子量肝素治疗，之后，若肿瘤仍处于活动期则长期给低分子量肝素或 VKA 治疗。

5.抗凝治疗并发症

（1）出血发生率约 3％～7％，表现为皮肤瘀点、咯血、血尿、胃肠道出血，甚至颅内出血。原有消化性溃疡、脑血管疾病、严重心脏病、肝肾功能不全者及高龄者易发生出血。

（2）肝素导致的血小板减低（HIT）约 5％，包括：①轻型：肝素直接引起血小板聚集，用药 2～4 d 发生，停药后恢复，血小板在 7 万以上者不停药也能恢复；②重型：肝素依赖性的 IgG 抗体导致：初用 4～15 d 内发生，再次用药 2～9 d 内出现，血小板常降至 5 万以下或较基础值减少 1/3 以上,必须停用肝素,置入腔静脉滤器并改用其他血栓抑制剂,如重组水蛭素,直到血小板升至 10 万时再用华法林。

(3)其他并发症皮肤坏死,由于长期注射肝素可能引起注射部位皮肤坏死;肝素纯度不够所致过敏反应;骨质疏松。

6.抗凝药的紧急终止

(1)肝素半衰期 1~6 h,平均 1.5 h,停药后凝血功能很快恢复;或使用鱼精蛋白,1 mg 可中和肝素 100 U。

(2)LMWH 半衰期 6 h,停药后凝血功能很快恢复;可用 0.6 mL 鱼精蛋白拮抗速避凝 0.1 mL。

(3)华法林半衰期 42 h,停药 2 d 凝血功能可恢复;VitK$_1$ 10 mg 注射 6~12 h 内可终止抗凝作用;紧急情况下用新鲜冷冻血浆或浓缩凝血因子补充 VitK 依赖性凝血因子可迅速终止出血。

八、结　语

PTE 的发病率和病死率均很高,严重危害人民健康。目前欧美国家对 PTE 的漏诊误诊率达 67%~73%,国内远在其上。降低肺栓塞误诊漏诊率、提高诊断正确率,需要广大临床医生增强基本诊断意识,摆脱"呼吸困难、胸痛、咯血"三联征的束缚;从 PTE 病理生理角度,认识 DVT→栓塞期→梗死期"三部曲";采用简化的临床可能预测评分联合 D-二聚体结果,强调早期危险分层、逐级选择检查手段以明确诊断。

与介入治疗和外科手术相比,内科治疗 PTE 创伤小、起效快、病死率低,因此,急性肺动脉栓塞的内科治疗仍然是确定的标准疗法。进一步探索适合我国患者的抗凝与溶栓治疗方案,将有利于提高救治水平,降低治疗相关风险。

【思考题】

1.简述 PTE 的诊断思路和诊断流程。

2.PTE 的溶栓的适应证和溶栓方案如何?

参考文献

[1] 中华医学会心血管病学分会肺血管病学组。急性肺栓塞诊断与治疗中国专家共识。中华心血管病杂志,2015,44(3):197-211.

[2] Konstantinides SV,Torbicki A,Perrier A,et al. 2014 ESC Guidelines on the diagnosis and management of acute pulmonary embolism. Eur Heart J,2014,35:3033-3080.

[3] 张墨洁,常晓悦.肺栓塞诊断的研究进展.医学综述,2012,18(4):535-538.

[4] PoUack CV,Schreiber D,Goldhaber SZ,et al. Clinical characteristics,management,and outcomes of patients diagnosed with acute pulmonary embolism in the emergency department:initial report of EMPEROR (Multicenter Emergency Medicine Pulmonary Embolism in the Real World Registry. J Am Coll Cardiol,2011,57(6):700-706.

[5] wells PS,Anderson DR,Rodger M,et al. Derivation of a simple clinical model to categorize patients probability of pulmonary embolism:increasing the models utility with the SimpliRED D-dimer. Thromb Haemost,2000,83(3):416-420.

[6] 程显声,何建国,高明哲,等.急性肺血栓栓塞症溶栓及抗凝治疗多中心临床分析.中华内科杂志,2002,41(1):6-10.

[7] Gussoni G,Frasson S,La Regina M,et al. Three-month mortality rate and clinical predictors in patients with venous thromboembolism and cancer. Findings from the RIETE registry. Thromb Res,2013,131 (1):24-30.

(周建英　徐旋里)

第二节　特殊类型的结核病

摘要　支气管结核是气管、支气管黏膜或黏膜下层的结核病变。其临床表现无特异性,但咳嗽是几乎所有患者的主要症状。影像学检查对诊断支气管结核有一定帮助,支气管镜检查是诊断支气管结核最主要的手段。支气管结核的治疗包括全身抗结核药物治疗、局部给药治疗、介入治疗以及手术治疗。

老年结核是指在老年期发病或老年前期发病未彻底治愈而迁延至老年期者。内源性复燃是老年结核的主要发病机制。其临床表现以及影像学改变往往不典型,且并发症多、复治病例多。因此,针对老年结核病的诊治强调个体化、重视全身情况、多病同治以及关注心理、加强督导等。

耐药结核病(DR-TB)系指患者排出的结核菌对常用抗结核药物产生耐药,包括原发耐药和获得性耐药。耐药的发生包含三个方面的因素:医生、患者和药物,其中医生的因素是最主要的。耐药性结核病的治疗目前尚缺乏成熟的方案,但有原则可以遵循。耐药结核病的重点应放在预防而非治疗上。

无反应性结核病是一种少见的、严重的全身性结核病,是全身血行播散型结核病的一种特殊类型,因其缺乏增殖反应而被命名为无反应性结核病。其病理改变非常具有特征性,是其名称的来源,也是诊断的最终依据。其发病机制以免疫耐受和免疫抑制为重点。无反应性结核病临床表现多种多样,病变累及范围广,死亡率高。其治疗按照结核病治疗原则进行,并加强全身支持。

化疗反应性结核病指的是结核患者在接受抗结核药物治疗的初期强化阶段可出现病灶的暂时"恶化"现象,发生机制尚未明了,但多认为与变态反应有关。类赫氏反应以青壮年、初治病例、菌阳者、强化治疗3个月以内、使用利福平者为多见。在临床诊断时,尚需与真正的病变恶化和继发感染相鉴别。化疗反应性结核病的处理比较简单,在原方案治疗的基础上加用或不加用类固醇激素治疗。

Abstract　Bronchial tuberculosis is the change of tuberculosis in the mucosa of trachea, bronchus or submucosa. Its clinical manifestation is not specific, but cough is the main symptom in almost all patients. Imaging examination is helpful for the diagnosis of bronchial tuberculosis, and bronchoscopy is the most important means to diagnose bronchial tuberculosis. The treatment of bronchial tuberculosis includes anti-tuberculosis drug therapy, interventional therapy and surgical treatment.

Senile tuberculosis refers to the onset of old age or the onset of before old age which have not been completely cured and delayed to the old age. Endogenous relapse is the main pathogenesis of senile tuberculosis. Its clinical manifestations and imaging changes are often atypical, with more complications and more cases of retreatment. Therefore, the diagnosis and treatment of senile tuberculosis emphasize individualization, attach importance to the whole body condition, treat multiple diseases, pay attention to psychology, and strengthen the supervision.

Drug-resistant tuberculosis refers to the resistance of the tuberculosis bacteria discharged by patients to commonly used anti-tuberculosis drugs, including primary and acquired resistance. There are three factors involved in the occurrence of drug resistance: doctors, patients and drugs, of which the doctor's factors are the most important. The treatment of drug-resistant tuberculosis currently lacks a mature program, but there are principles to follow. The focus of drug-resistant tuberculosis should be on prevention rather than treatment.

Non-reactive tuberculosis is a rare and severe systemic tuberculosis. It is a special type of systemic disseminated tuberculosis. It is designated as non-reactive tuberculosis because of its lack of proliferative response. The pathological changes are very special, which is the source of its name and the final basis of diagnosis. Its pathogenesis focuses on immune tolerance and immunosuppression. The clinical manifestations of non-reactive tuberculosis are varied with a wide range of lesions and high mortality rates. Its treatment follows the principles of tuberculosis treatment and strengthens systemic support.

Chemotherapy-reactive tuberculosis also called as Herxbeimer reaction refers to the temporary "deterioration" of the lesions in the early phase of tuberculosis patients receiving anti-tuberculosis drugs. The mechanism is not yet clear, but it is thought to be related to allergies. Herxbeimer reaction is more common in young and middle-aged patients, those with primary diseases, those with mycorrhea, those with intensive treatment within 3 months, and those with rifampicin. At the time of clinical diagnosis, it needs to be differentiated from the actual deterioration of the disease and secondary infection. The treatment of chemotherapy-reactive tuberculosis is relatively simple, with or without treatment with steroids based on the original regimen.

人类与结核病的斗争已经进行了几千年，但直到一百多年以前我们才知道我们的"对手"是谁。1882 年德国科学家 Robert Koch 发现了结核杆菌是导致结核病的病原菌。在一个多世纪里，结核病的治疗经历了几个重要的阶段，尤其是 1946 年结核病的治疗进入了化疗时代以后，相继推广了联合用药、长程标准化疗、不住院治疗、间歇化疗以及短程化疗等治疗手段，堪称结核病治疗进程中的"里程碑"。本节介绍几种特殊类型的结核病，以期读者对结核病有更广泛和深入的了解。

一、支气管结核

支气管结核（bronchial tuberculosis，BTB）是气管、支气管黏膜或黏膜下层的结核病变，属肺外结核，既往曾称为"支气管内膜结核（EBTB）"。确诊应包括微生物学和（或）病理学证据。其发现率在肺结核尸检中为 10%～70%，支气管镜发现率为 10%～85%，国内报道为 15%～45%。通常重度肺结核并发支气管结核比轻度者高 3 倍，空洞型和痰菌阳性病例又较痰菌阴性者多出 3 倍。女性是男性的 2～3 倍，中青年多见，其感染途径有直接植入（最常见）、附近器官结核的蔓延及淋巴、血行感染。其典型的病理改变为黏膜下上皮样细胞结节形成，中心干酪样坏死，继而结节增大，干酪坏死液化，破溃到管腔引起溃疡，并有肉芽组织形成，进一步管壁严重受损，肌层和软骨破坏。根据病变的不同时期，可分成黏膜下浸润期、溃疡期、增殖期和瘢痕期。

支气管结核的临床表现以咳嗽最多见，几乎所有的患者均可出现。其次是咯血、喘鸣、呼吸困难及胸痛，另外可有结核中毒症状。起病相对缓慢，症状和体征多样，常缺乏特异性。活动性 BTB 患者常有持续的刺激性咳嗽、咳痰、咯血，部分患者伴有发热、盗汗等症状；体征：听诊可闻及肺部局限性或弥漫性的哮鸣音，病变区域还可闻及干、湿性罗音等气道结构明显破坏的非活动性 BTB 患者，其临床症状主要包括：慢性持续性咳嗽、活动后气促、呼吸困难、喘鸣等。体征往往与其累及的气道大小及导致气道狭窄的严重程度相关，表现为引流区域呼吸音低、喘鸣音、胸廓不对称、气管偏移,支气管镜检查将有利于确诊。

支气管结核的 X 线表现可归纳为直接和间接征象。直接征象包括病变支气管狭窄阻塞,支气管播散病灶,早期肺内的浸润渗出病灶。间接征象包括相应肺段肺不张或者阻塞性肺炎、阻塞性肺气肿和张力性空洞。

支气管结核在 CT 上的特征有:受累支气管病变广泛,74％多发,多支多部位受累是 BTB 的特点;78％有肺结核,有肺门淋巴结的肿大,增强可显示其环状强化。胸部 CT 检查可显示病变段支气管的形态学改变,如气管、支气管壁的局部增厚,部分患者管壁可呈锯齿状或棘状突起。利用 CT 三维重建技术的虚拟支气管镜影像对气管、支气管管壁以及管腔的情况进行观察,其精细程度可满足支气管结核的诊断要求。

支气管镜检查是诊断支气管结核的必要手段。支气管镜下分型,我国学者根据支气管结核组织病理学特征,提出"5 型、2 类"的分类标准。即:Ⅰ型:炎症浸润型;Ⅱ型:溃疡坏死型;Ⅲ型:肉芽增殖型;Ⅳ型:瘢痕狭窄型;Ⅴ型:管壁软化型。上述 5 种类型的病理阶段又分为两类:活动性(包括Ⅰ型、Ⅱ型和Ⅲ型)和非活动性(包括Ⅳ型和Ⅴ型)支气管结核。同一个患者可在病程的不同阶段表现为不同的镜下分型,也可以同时表现出两种以上类型,但多以一种类型为主。

治疗原则:活动性支气管结核的治疗,应以尽快控制结核的感染、避免耐药的产生、预防或减轻病变段气道遗留下器质性狭窄和(或)软化为主要目标;合并支气管狭窄的非活动型支气管结核的治疗应最大限度地恢复病变段气道的通畅,改善肺的通气和引流,尽可能保全肺功能。支气管结核的治疗包括全身抗结核药物治疗、局部给药治疗、介入治疗以及手术治疗。药物治疗,其用药与肺结核相同,可首选异烟肼(INH)、利福平(RFP)、吡嗪酰胺(PZA)、链霉素(SM)或乙胺丁醇(EMB)联合化疗,但时间必须充足,疗程可达 12～18 mon。在对是否运用激素的问题上,现在比较一致的看法是在两种情况下使用,其一是对结核杆菌超敏者,其二是儿童纵隔淋巴结结核引起的结核性支气管炎。激素治疗可在早期减轻炎症,改善通气,但无法预防和消除狭窄。局部治疗主要有雾化吸入疗法。常用 5％异烟肼 3～5 mL 加链霉素 B 25 g,每日 1～2 次雾化吸入,30～60 d 为一疗程,一般用 2～3 个疗程。也有人认为雾化治疗在使痰菌转阴上并无差别,但对减轻狭窄改善症状有效。对于 BTB 的患者,尤其是发展到增殖期和溃疡期的患者,单纯的药物和雾化效果都不理想,其可能原因是结核引起支气管管壁结构破坏,纤维增生,药物不易渗入病灶。作为全身抗结核治疗的有效补充,支气管镜下治疗 BTB 的各项技术得以广泛开展和应用。无论是经支气管镜抗结核药物灌注还是气道黏膜下抗结核药物注射,或者是经支气管镜介导的热效应疗法(微波、激光、高频电刀、冷冻疗法、球囊扩张及支架治疗,对处于不同阶段和病变的 BTB 患者其选择的方法有所不同。对于溃疡坏死、肉芽增殖等仍处于活动期的支气管结核患者,局部化疗联合微波等腔内治疗可以提高疗效;而激光、高频电切割电凝等治疗通过使病变组织凝固、坏死、汽化或(及)炭化而迅速解除气道阻塞,恢复肺通气,故对于增殖改变为主或疤痕增生的 BTB 更有意义;至于冷冻治疗,则因其克服了激光、高频电刀等疗法损伤大、易刺激肉芽组织进一步增生的不足,尤其适用于肉芽组织增生期。而一旦因为各种原因造成病变进一步发展至瘢痕收缩、管腔狭窄,导致远端肺组织反复感染、肺不张,甚至明显呼吸困难时,选择支气管球囊扩张术或者行支气管支架置入即可达到近期或远期扩张支气管的作用。总之,在临床运用中,支气管镜下的各种介入治疗技术可以同时或序贯进行,以达到最佳治疗效果。

手术治疗的指征：①气管狭窄并有严重呼吸困难；②气管支气管疤痕狭窄超过管腔周径 2/3，并合并反复感染者，或有毁损肺和支扩者；③支气管狭窄并远端肺结核，抗结核无效。

二、老年结核

老年结核是指在老年期发病或老年前期发病未彻底治愈而迁延至老年期者。结核发病向老年推移是当今世界结核病流行的普遍现象和特征。国家卫生部于 2010 年组织开展的全国第 5 次结核病流行病学抽样调查显示，肺结核患病率随年龄增长逐渐升高（＞60 岁组肺结核患病率最高）。老年人的体质较弱，免疫功能降低，体内潜伏的 MTB 感染易被激活而发病。老年人多患有慢性疾病，心脑血管疾病、糖尿病和慢性肾功能衰竭等患者易合并结核病，本次调查结果表明，60 岁以上老年活动性肺结核患者约占半数，患病率最高，提示应将老年人作为结核病防治工作的重点人群。目前认为内源性复燃是老年结核的主要发病机制，是结核病疫情较轻的国家和地区发生老年结核病的主要原因；而外源性发病（包括初染、再染或重染）在疫情较重的国家和地区起主要作用。

老年结核病的临床表现往往不典型。这是因为老年人细胞免疫功能下降，对感染缺乏细胞免疫反应，干酪坏死组织内有大量结核菌，无明显的细胞浸润。因此，老年肺结核有其自身的临床特点：①临床症状不够典型。发热、咯血、盗汗相对少见，而咳嗽、咳痰等常见，心慌、胸闷、呼吸困难等亦较多见。②并发症多。结核并发症有结核性胸膜炎、脑膜炎和骨关节结核等；非结核性并发症以心血管和呼吸系统疾病最常见。③胸部 X 线征象不典型，复杂多样化。多为两肺发病，且常累及下肺叶，空洞性病变多见。④病程冗长迁延，复治病例多。痰菌阳性率高，部分患者甚至长年排菌，成为社会传染源。⑤结素皮试弱阳性或阴性多。这是因为老年人免疫力下降，常常导致皮肤迟发型变态反应减弱或消失。对有些患者可重复试验，复强作用对老年结核诊断有一定的帮助。⑥无论初治还是复治，治疗效果均较差。其原因可能与诊断不及时、病情严重，并发症多、免疫功能低下，以及抗结核药物不良反应多、治疗依从性较差有关。⑦死亡率高。所以在老年结核病的诊断中需要注意的方面有：①凡老年人出现咳嗽、咳痰 2 wk 以上不缓解，或原有的呼吸道症状加重，应常规行 X 线检查，并送痰涂片找抗酸杆菌。②仔细询问病史以及结核病的治疗史，询问有无基础疾病和免疫抑制剂的使用情况。③熟悉老年结核病的临床表现特征，不失时机地进行各项相关检查。对高度疑诊的患者可先行抗结核药物诊断性治疗。

老年结核病的治疗应注意下列几个问题：①因人因病而异，合理选择化疗方案，在遵守早期、联用、适量、规律、全程原则的前提下，老年人用药要强调个体化。对老年初治肺结核患者可选用 2HRZ(E)/7HR(E)，治疗 9 mon；复治病例应根据药敏结果选用 3～4 种敏感药物，治疗 1 年左右。②谨慎选择药物及剂量，氨基糖苷类药物原则上应避免使用。慢性肝病、肾病、肝炎病毒携带者及嗜烟的高龄患者应避免使用利福平，必须用时应减少剂量并合用保肝药物。也可选用利福喷汀 0.45～0.6 g，1～2 次/wk。③免疫制剂的辅助治疗。在化疗同时加用免疫调节剂可提高治疗效果。④并发症的治疗。老年结核患者的并发症与肺结核的发生发展相互影响，相互促进，导致不良预后。应积极治疗并发症以改善预后。⑤加强营养和支持治疗，加速机体康复。⑥加强心理治疗和督导化疗，保证完成疗程，获得疗效。

三、耐药性结核病

20世纪50年代,结核病的治疗进入了化疗时代,尤其是70年代推广应用短程化疗以来,结核病的治疗进入了一个新的时代。但自80年代以后,全球结核病出现了第三次回升。导致这次回升的四大原因是HIV/AIDS的感染流行、人口增长与移民、全球忽视结核病的控制以及化疗管理不完善,使多耐药结核病增多。WHO估计,约有2/3的患者处于发生耐药病例的危险之中。因此,耐药性结核病受到了全球的极大关注,也成为全球研究的热点和难点。

耐药结核病(DR-TB)系指患者排出的结核菌对常用抗结核药物产生耐药,包括原发耐药和获得性耐药。对不包括INH或RFP的其他任何一种药物耐药,一般不会影响疗效;对不包括INH或RFP的其他任何两种药物耐药,影响疗效较小,也不会发展成慢性患者。对INH和RFP以外的其他抗结核药物联合治疗耐药,被称之为多元耐药(polyresistance)。而多耐药结核病(MDR-TB),WHO的定义是指结核患者标本中的结核菌至少对INH和RFP两者耐药。广泛耐药性结核(XDR-TB)的定义是:体外试验证实对所有一线抗结核药物及抗结核针剂和氟喹诺酮类耐药的结核菌株。XDR-TB被认为是最难治疗的结核病。

耐药发生的原因是多方面的。耐药的潜在原因有:①应用单药治疗;②将不可靠的药物作为联合用药,如初治患者联合INH和EMB或在INH原始耐药高的地区对初治患者联合INH和RFP治疗,可以造成很高的治疗失败率;③增药综合征或单药综合征。指在原来耐药的方案中加入另一种敏感药物,不久新的药物也产生耐药;又在此基础上加入单一药物,最终造成多重耐药;④应用药效不可靠的药物,如血药浓度不够,生物利用度差的复合制剂等;⑤药物供应不规则;⑥短时间内频繁更换药物,或间断重复使用。而耐药性结核病的发生原因是医源性的,完全是人为因素造成。这其中也包含三个方面的因素:医生、患者和药物。医生的因素是最主要的,包括治疗方案不合理,防痨宣教不够或缺乏,未实施督导治疗,对患者的治疗管理缺乏责任心等。患者的因素是全球普遍存在的依从性差,表现在不按治疗方案用药,擅自变动药物的种类、剂量和疗程以及不规律用药等方面。药物方面存在的问题是药物的质量、剂型、价格以及供应等情况。

WHO第四版结核病治疗指南将耐多药结核病治疗药物进行分组。第1组:吡嗪酰胺、乙胺丁醇和利福布汀,该组中的药物药效最大,耐受性最好。第2组:卡那霉素、阿米卡星、卷曲霉素、链霉素和左氧氟沙星。如果有药敏或疑似药敏记录,则患者应注射第2组注射剂。第3组:莫西沙星、氧氟沙星和对氨基水杨酸。第4组:环丝氨酸、特立齐酮、乙硫异烟胺、丙硫异烟胺、氯法齐明和阿莫西林/克拉维酸。第5组:氨硫脲、亚胺培南/西拉司丁、高剂量异烟肼和克拉霉素。鉴于第5组药物对耐多药结核病治疗的作用不明确,所以不推荐常规使用这些药物。该指南提出设计耐多药结核病治疗方案的一般原则,使用至少4种疗效确定的药物:耐药性少,药物敏感试验结果好,药物当地使用普遍和个体化原则;不使用可能出现交叉耐药的药物。方案组成根据疗效分等级纳入第1组到第5组内的药物,组成至少含有四种有效药物的治疗方案。

管理策略:对于利用常规方法诊断耐多药结核病的国家:对疑似耐多药结核病,在等待异烟肼和利福平药敏试验结果期按既往经验给予耐多药治疗方案;一旦确诊耐多药结核病,继续标准耐多药治疗方案或二线药物药敏试验结果出来以后转为个体化耐多药治疗方案。对于使用快速方法诊断耐多药的国家:一旦确诊耐多药结核病,给予标准耐多药治疗方案或二线药物药敏试验,结果出来以后转为个体化耐多药治疗方案。

监测频度:对耐多药结核病患者每月都应开展痰涂片和培养,直到痰涂片和培养阴转。阴转后,细菌学监测的最低频率为每月一次痰涂片,每季度一次培养。

治疗时间:注射剂应最少使用 6 mon,等到患者首次涂阴或培养阴性后至少继续治疗 4 mon;建议培养阴转后应至少继续治疗 18 mon;如果出现慢性广泛肺部损伤病例,可将治疗时间延长为 24 mon。

耐药性结核病在化疗的同时必须联合应用辅助治疗以增强疗效。辅助治疗有手术治疗、免疫治疗、人工气腹、局部治疗。对于高度耐药、具有咯血等并发症及培养和涂片证实不能转化的患者,外科治疗特别有意义,而且早期手术比晚期手术更有益。

四、无反应性结核病

无反应性结核病是一种少见的、严重的全身性结核病,是全身血行播散型结核病的一种特殊类型,是结核病的主要死因。临床表现和病理改变不同于一般结核病,在临床上常被误诊漏诊,而由于免疫抑制剂、激素、化疗等药物的广泛使用和器官移植的开展,该种结核病的发病率有增多趋势,应引起临床医师的广泛重视。

无反应性结核病的病理改变非常具有特征性,是其名称的来源,也是诊断的最终依据。其病变累及范围极广,可同时累及全身所有组织和脏器,包括肺、肝、脾、淋巴结、肾、肾上腺、脑(脑膜、脑实质)、浆膜(胸膜、心包膜)、心脏(心内膜、心肌)、胰腺、肠道、子宫及附件等,其中以肺、肝、脾、淋巴结和肾是最常见的受累器官。其典型的病理改变为病变组织和器官内的大量灰白色粟粒样病灶,有时形成较大的多发性脓肿样坏死,偶尔也可见到巨块型病灶。显微镜下可见病灶组织内大量的结核杆菌,病灶周边区没有增殖性反应细胞(类上皮细胞、郎汉氏巨细胞等)——这正是该病与一般粟粒性结核的重要区别,也因其缺乏增殖反应而被命名为无反应性结核病。

无反应性结核病的发病机制尚有不同的解释,影响因素很多。但以免疫耐受和免疫抑制为重点,无反应性结核病与这两种免疫状况均有关联。免疫耐受是特异性的,即机体免疫系统对结核杆菌应有的特异性免疫反应消失,但对其他抗原的免疫应答仍正常存在。免疫耐受的诱导与免疫系统的发育程度相关,成年期是最难诱导的。免疫抑制是指机体免疫系统对各类抗原的特异性或非特异性免疫应答均减弱或丧失的状态,它主要由免疫抑制剂的使用、机体营养不良、免疫缺陷性疾病等造成。免疫抑制对机体造成完全负面的影响。而且,机体在免疫抑制状态下有利于免疫耐受,成年机体单独诱导耐受不易,而与免疫抑制措施联合作用则可诱导成功。还有学者认为,抗酸杆菌 L 型可能与无反应性结核病尤其是无反应性淋巴结核有关,因 L 型菌细胞壁中的大量磷脂成分的缺失而不能刺激巨噬细胞转变成类上皮细胞和郎格汉氏细胞。另外,随着免疫遗传学的发展,许多学者发现是否出现免疫缺陷还存在个体的遗传易感性,已有报道称 Nrampl 基因可影响巨噬细胞的激活途径和表达,发现 HLA-Bw 53、HLA-Bw 62 和 HLA-DR 7 均与结核菌易感性有关。

无反应性结核病的临床表现多种多样,多数呈急性起病,全身中毒症状明显,病情凶险危重。患者往往因急性发热、寒战、胸痛、腹胀痛、头痛、腰痛、肌无力、肝脾肿大、阻塞性黄疸甚至全身水肿等表现就诊。许多患者迅速出现恶液质的典型表现,且经过强力的抗结核治疗,病情不但不好转,反而进一步加重,常常不治而亡。在未经抗结核治疗的情况下一般在半年内死亡;而经过积极的强力抗结核治疗,部分患者仍会在 2～3 mon 后死亡。死因多为全身衰竭、水电介质失衡、感染等。

无反应性结核病患者的标本中抗酸杆菌阳性率很高,痰、胸腹水、脑脊液、血培养等都有很高的抗酸杆菌的检出率;淋巴结穿刺活检的抗酸杆菌的阳性率更是高达 90% 以上;血液学检查可见类白血病反应和外周白细胞减少、血小板减少、严重的贫血等;骨髓象可见到严重抑制、反应性网状细胞及浆细胞增多等改变;肝、肾功能可有异常;血沉明显增快;水电解质紊乱,如低钾、低钠等;血气分析可有明显的代谢性酸碱失衡改变;结核菌素试验阴性。

无反应性结核病的胸部 X 线改变多为弥漫不均的粟粒样、片絮样阴影,也有部分患者呈巨块样改变。但患者胸部出现阳性病灶的时间较普通结核病灶晚。一旦出现病灶,则变化十分迅速,加重过程明显,很快出现支气管播散。肺部病变常同时伴有胸膜渗出、肺门及纵隔淋巴结肿大等。

由于无反应性结核病的临床表现极为复杂且缺乏特征性,临床上也很少见,故极易误诊漏诊。常被误诊的疾病有:恶性淋巴瘤、再障、多发性骨髓瘤、慢粒、伤寒等传染病、各种细菌感染及风湿性疾病等。其诊断的依据就是细菌学和组织学检查,应尽量多收集痰和胃液等标本。对于患者的免疫功能状况要重点检查,包括体液免疫、细胞免疫、结核菌素试验等。X 线和血气分析也是重要的参考内容,严重的酸碱失衡对诊断可能有帮助。临床诊断尚无标准可言,但对大量排菌且临床经过险恶者应按无反应性结核病对待,并应进行细致的检查。但最终的确诊似乎离不开病理学诊断。

无反应性结核病的处理按照结核病治疗原则进行,要坚持采用强有力的化疗方案治疗,应重点掌握以下几方面:①临床疑诊无反应性结核病,不能排除本病时,就应尽早积极给予抗结核治疗,边治疗、边确诊,并且尽可能不用糖皮质激素;②按照结核病治疗原则,给予强有力的化疗方案;③在治疗过程中,强调给予免疫增强剂;④加强全身支持疗法,防止各种并发症。

五、化疗反应性结核病

化疗反应性结核病,又称结核的类赫氏反应,指的是结核患者在接受 INH、RFP 等药物的初期强化治疗时可出现病灶的暂时"恶化"现象,与梅毒治疗时的赫氏反应相似,因此称其为"类赫氏反应"。

类赫氏反应的发生机制尚未明了,但多数学者认为与变态反应有关。依据有:①类赫氏反应多数出现在临床应用利福平治疗结核病以后。RFP 是强杀菌剂,在短时间内杀死大量的结核杆菌,菌体崩解后的抗原成分如磷脂和蛋白质等导致机体发生变态反应;②此症多发生于抗结核强化治疗初期的菌阳患者,此时患者体内结核杆菌数量较多;③反应性结核病中,除肺部病灶"暂时恶化"外,还有浆膜渗出、淋巴结肿大等结核病常见的高敏表现与卡介苗接种时的某些反应相同,支持该机制。此时,结核杆菌在很短的时间内被大量杀灭,巨噬细胞被激活,经过巨噬细胞的抗原提呈作用和释放大量细胞因子,使得淋巴细胞活性增强而加强炎症反应,表现为肺部病灶恶化或产生新的病变。其病理改变主要为病灶中毛细血管扩张,中性粒细胞渗出,郎汉斯巨细胞和淋巴细胞聚集形成结节甚至坏死灶,但病灶内结核杆菌很少。

类赫氏反应以青壮年为多,均为初治病例,发生时间绝大多数在强化治疗期 3 mon 以内,其中一半以上在化疗后 30～60 d 内发生。与类赫氏反应有关的药物主要是 INH、RFP、RPT 和 SM,其中以 RFP 最为重要,其他一些药物如 PAS、PZA、乙硫异烟胺、TH-1314 等均很少见。由于目前的化疗方案均为联合化疗,实际上联合用药发生率更高,其中 HRS 所占比例更大于其他各种方案的总和。类赫氏反应的临床特点有:①继发型肺结核和粟粒型肺结核多,均为初治患者;②痰菌阳性率高,约为 75%;③发生反应时病灶虽恶化但临床中毒症状轻微甚至好转,痰菌可继续转阴;④对激素治疗反应敏感;⑤X 线改变主要为原有病灶恶化、浆膜腔积液的产生以及淋巴结的肿大。

反应性结核病的诊断以下列几点作为依据:①肺结核或其他结核的菌阳初治病例;②在含有 RFP 尤其是 HRS 的联合化疗方案治疗下;③疗程开始后 1～2 mon,最多 3 mon 内发生病灶恶化或出现新的病灶;④X 线改变与临床表现不一致,一般临床症状非常轻微;⑤对激素治疗反应良好或不更改原有化疗方案病灶应在 1～3 mon 内好转,临床经过良好。在临床诊断时,尚需要与真正的病变恶化和继发感染相鉴别。

反应性结核病的处理比较简单,一般不需要加用类固醇激素治疗,仅用原方案即可。如出现胸膜渗出或淋巴结肿大,可进行胸腔抽液和淋巴结穿刺活检,并按相应疾病进行常规治疗,也可加用类固醇激素治疗。如在治疗 3 mon 后出现新病灶增大,则反应性结核病的可能性极小。

参考文献

[1] 张敦熔主编. 现代结核病学. 北京:人民军医出版社,2000.

[2] 季洪健,孙沁莹,李强. 支气管镜在支气管结核治疗中的应用. 中国防痨杂志,2007,29(2):171.

[3] 李亮. 老年结核病流行概况. 结核健康教育,2005(2).

[4] 陆宇,段连山. 治疗耐药结核病的药物选择和药物研究进展. 四川生理科学杂志,2005,27(4).

[5]《中华结核和呼吸杂志》编辑委员会. 支气管结核的几点专家共识. 中华结核和呼吸杂志,2009,32(8):568-571.

[6] 全国结核病流行病学抽样调查技术指导组. 2010 年全国肺结核患病率现况调查. 中华结核和呼吸杂志,2012,35(9):665-668.

[7] 杨佳平,严非. 耐药性结核病的影响因素分析. 中华预防医学杂志,2004,5(4):315-316.

[8] 张正冬,张海燕,林存智. WHO 第四版结核病治疗指南解读. 中华临床医师杂志(电子版),2014,8(23):4251-4253.

（张晓琛　王雪芬）

第三节　侵袭性肺真菌病诊治进展

摘要　随着社会的老龄化、特殊免疫抑制人群的出现、长时间大剂量广谱抗生素的使用、化疗药物及免疫抑制剂的广泛应用、器官与骨髓移植的广泛开展,侵袭性肺真菌病的发病率明显增高,伴随而来的是极高的死亡率。侵袭性肺真菌病临床诊断较为困难,分级诊断对此有一定帮助。新的抗真菌药物,如依曲康唑、伏立康唑、卡泊芬净等具有一定的治疗效果。

Abstract　Invasive pulmonary mycosis (IPM) has an obvious increased onset and associated with high mortality, under the condition of the aging of society, the emergence of special immuno-suppressed populations, the use of long-term high-dose broad-spectrum antibiotics, the widespread use of chemotherapeutic drugs and immuno-suppressive agents, and the extensive development of organ and bone marrow transplantation. The clinical diagnosis of IPM is difficult and the classification diagnosis is helpful. New anti-fungal drugs, such as itraconazole, voriconazole, and caspofungin, have certain therapeutic effects.

自然界中真菌超过 30 余万种,能引起呼吸道感染者约 300 种,其中仅少数是致病菌。近年来随着社会的老龄化、特殊免疫抑制人群的出现、长时间大剂量广谱抗生素的使用、化疗药物及免疫抑制剂的广泛应用、器官与骨髓移植的广泛开展,侵袭性真菌病的发病率明显增高。由于环境中的真菌极易通过呼吸道进入肺部,同时其他脏器真菌感染也极易通过血流进入肺部,因此侵袭性肺真菌病目前对我们构成了较大的威胁。据美国资料显示,真菌感染已由 1980 年的第 10 位感染死因上升到 1997 年的第 7 位,死亡率升高 3 倍。目前念珠菌属感染已居 ICU 内血行感染的第 4 位,侵袭性曲霉菌感染是移植患者的主要感染并发症,并且其死亡率超过 80%。

由于缺乏特异性的临床症状、体征,继发性真菌病往往被患者严重的基础疾病或治疗药物(免疫抑制剂、激素)等所掩盖与混淆。而继发性真菌病常呈双重感染或复合菌感染,常规实验室检查很难揭示所有致病微生物,易导致处理上的偏颇;同时目前实验室病原体检测手段尚不能完全满足临床需求;影像学改变又表现多样,缺乏特异性;多数条件致病性真菌常为体内常居菌,仅凭咳痰标本甚至经纤支镜吸引标本分离到的此类真菌很难确定其病原性。因此,侵袭性肺真菌病的早期诊断极为困难。但由于侵袭性肺真菌病多发生在危重患者身上,若缺乏及时有效的治疗,病死率极高,因此在呼吸内科临床工作实践中加强对侵袭性肺真菌病的认识,具有重要的意义。

一、基本概念

侵袭性真菌病是指是不包括真菌寄生和过敏所致的深部组织真菌感染性疾病。多易累及肺、肝、脾、脑、肾等各个重要脏器,发生全身播散真菌血症,症状严重、死亡率高达 50%～90%。侵袭性肺真菌病(invasive pulmonary mycosis,IPM)指真菌直接侵犯肺或支气管引起的急、慢性感染性病理损害的临床疾病,非寄生、过敏和毒性反应。其定义较肺真菌感染更严格。

根据真菌的菌落形态及生长方式,可将其分为以下四类:

(1)丝状真菌或霉菌(mold):指在组织及培养基中均呈菌丝型生长的一类真菌,如曲霉属、毛霉属等。

(2)酵母菌(yeasts):生长方式以芽殖为主,多数为单细胞,该类真菌在组织和培养基内均为芽生孢子,一般无菌丝。临床上常见的有酵母属、假丝酵母属、球拟酵母属、丝孢酵母属等、隐球菌属(cryptococcus),其中以新型隐球菌最为常见。

(3)类酵母样菌(yeast-like fungi):在组织内以菌丝为主,培养基上产生类似葡萄球菌的菌落。如念珠菌属(Candida),包括白念、热带念珠菌,克柔念珠菌等。

(4)双相型真菌(dimorphic fungi):该类真菌在不同环境条件下,如不同的温度、营养或其他因素的改变,可生长成酵母状或菌丝体状两种形态。大多数致病性真菌为双相型,如组织胞质菌、球孢子菌、副球孢子菌、皮炎芽生菌等。

根据致病性可分为致病性真菌与条件致病性真菌：引起深部真菌病的致病性真菌主要有球孢子菌、副球孢子菌、组织胞质菌、皮炎芽生菌、足癣菌、孢子丝菌等；条件致病性真菌包括隐球菌、念珠菌、曲霉、毛霉等。条件致病性真菌毒力低，对正常人群不致病，但若存在诱发因素，则可引起感染。在深部真菌病中，条件致病性真菌占重要地位。

临床上易引起侵袭性肺真菌病的病原体包括念珠菌属、曲霉属、隐球菌属、接合菌（主要指毛霉）、耶氏肺孢子菌等。不同的基础疾病状态，致病病原体分布有一定的特点，如实体器官移植易合并念珠菌属感染，而造血干细胞移植易合并曲霉菌感染，HIV感染患者易出现耶氏肺孢子菌感染。充分掌握患者基础疾病状态对于准确诊断侵袭性肺真菌病非常重要。

二、侵袭性肺真菌病的诊断

鉴于侵袭性肺真菌病临床和影像学表现大多缺少特征性，更无诊断特异性方法，而患者基础疾病往往严重，继发性真菌病往往被其严重基础疾病或治疗药物（免疫抑制剂、激素）等所掩盖与混淆，所以继发性真菌病常呈双重感染或复合菌感染，常规实验性检查很难揭示所有致病微生物，易导致处理上的偏颇。条件致病性真菌常为体内常居菌，通常咳痰标本甚至经纤支镜吸引标本分离到此类真菌很难确定其病原性。且侵袭性肺真菌病进展快、死亡率高，据统计侵袭性念珠菌感染的病死率达30%～60%，念珠菌血症的粗病死率可高达40%～75%，侵袭性曲霉感染的病死率达58%～90%。及时、准确地诊断侵袭性肺真菌病，并在疾病早期即进行针对性的抗真菌治疗，对于降低相关病死率至关重要。

目前侵袭性肺真菌病诊断通常采用分层诊断体系，根据《侵袭性肺部真菌感染的诊断标准与治疗原则（草案）》，临床上依据患者宿主因素、临床特征、微生物学检查及组织病理学证据，将侵袭性肺真菌病分为确诊、临床诊断及拟诊三个层次，而在诊断过程中，与其他感染性疾病不同，临床诊断侵袭性肺真菌病时要充分结合宿主因素，除外其他病原体所致的肺部感染或非感染性疾病（参见表2-2）。

1. 宿主因素

（1）外周血中性粒细胞减少，中性粒细胞计数$<0.5\times10^9/L$，且持续>10 d；

（2）体温>38 ℃或<36 ℃，并伴有以下情况之一：

1）之前60 d内出现过持续的中性粒细胞减少（>10 d）；

2）之前30 d内曾接受或正在接受免疫抑制剂治疗；

3）有侵袭性真菌感染病史；

4）患有艾滋病；

5）存在移植物抗宿主病的症状和体征；

6）持续应用类固醇激素3 wk以上；

7）有慢性基础疾病，或外伤、手术后长期住ICU，长期使用机械通气，体内留置导管，全胃肠外营养和长期使用广谱抗生素治疗等。

2. 临床特征

（1）主要特征

1）侵袭性肺曲霉感染出现如下典型胸部X线和CT影像学特征：早期出现胸膜下密度

增高的结节实变影;数天后病灶周围可出现晕轮征;约 $10\sim15$ d 后肺实变区液化、坏死,出现空腔阴影或新月征(图 2-3);

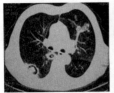 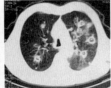 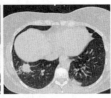 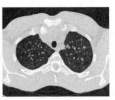

空气新月征　　　　　空洞　　　　　光晕征　　　　　结节

图 2-3

2)肺孢子菌肺炎的胸部 CT 影像学特征:两肺出现毛玻璃样肺间质病变征象,伴有低氧血症。

(2)次要特征

1)肺部感染的症状和体征;

2)影像学出现新的肺部浸润影;

3)持续发热 96 h,经积极的抗菌治疗无效。

3.微生物学检查

(1)合格痰液经直接镜检发现菌丝,真菌培养 2 次阳性(包括曲霉属、镰刀霉属、接合菌);

(2)支气管肺泡灌洗液经直接镜检发现菌丝,真菌培养阳性;

(3)合格痰液或支气管肺泡灌洗液直接镜检或培养新生隐球菌阳性;

(4)支气管肺泡灌洗液或痰液中发现肺孢子菌包囊、滋养体或囊内小体;

(5)血液标本曲霉菌半乳甘露聚糖抗原(简称 GM)(ELISA)检测连续 2 次阳性;

(6)血液标本真菌细胞壁成分 1,3-β-D 葡聚糖(G 试验)连续 2 次阳性;

(7)血液、胸液标本隐球菌抗原阳性。

因此确诊侵袭性肺真菌病至少需符合 1 项宿主因素,肺部感染的 1 项主要或 2 项次要临床特征,1 项微生物学或组织病理学依据。确诊侵袭性肺真菌病的微生物学或组织病理学依据包括:①霉菌:肺组织标本用组织化学或细胞化学方法检出菌丝或球形体(非酵母菌的丝状真菌),并发现伴有相应的肺组织损害。肺组织标本、胸液或血液霉菌培养阳性,但血液中的曲霉菌属和青霉属(除外马尼菲青霉)真菌培养阳性时需结合临床,要排除标本污染。②酵母菌:肺组织标本用组织化学或细胞化学方法检出酵母菌细胞和(或)假菌丝。肺组织标本、胸液或血液酵母菌培养阳性,或经镜检发现隐球菌。③肺球孢子菌:肺组织标本染色、支气管肺泡灌洗液或痰液中发现肺孢子菌包囊、滋养体或囊内小体。

临床诊断侵袭性肺真菌病需具备以下条件:至少符合 1 项宿主因素,肺部感染的 1 项主要或 2 项次要临床特征,1 项微生物学检查依据。

拟诊侵袭性肺真菌病需具备以下条件:至少符合 1 项宿主因素及肺部感染的 1 项主要或 2 项次要临床特征。

进一步的研究对于真菌分层诊断的宿主因素、微生物学检查、临床特征等也在不断地进行修正、补充。如现有研究表明,粒细胞缺乏、激素>3 wk、造血干细胞移植受者、T 细胞免疫抑制治疗、遗传性严重免疫功能不全均可作为纳入诊断体系的宿主因素中去。而对于临床特征,国外最新指南不再区分主要、次要特征,包括下呼吸道感染、鼻窦感染、CNS 感染及慢性播散性念珠菌病的表现。下呼吸道感染涵盖①CT 显示下列特异性改变:光晕征、结节、楔形病灶、空气新月征及空洞;或②新发非特异性局灶渗出＋以下至少一项:胸膜摩擦、胸痛、咯血等临床表现。

表 2-2　侵袭性肺真菌病的分级诊断

	宿主因素	临床特征	微生物学	组织病理学
确诊	＋[*]	＋	＋[△]	＋
临床诊断	＋	＋	＋	－
拟诊	＋	＋	－	－

注:[*] 原发性者可无宿主因素,[△] 肺组织、胸液、血液真菌培养阳性(除外肺孢子菌)

三、侵袭性肺真菌病的治疗

（一）侵袭性肺真菌病的防治策略

基于侵袭性肺真菌病的分层诊断,针对不同人群其防治策略包括一般预防、靶向预防、拟诊治疗、临床诊断治疗及确诊治疗。

一般预防的原则是:有宿主因素特别是 HSCT 者,防止曲霉孢子经呼吸道吸入是预防IPFI 的重要环节;无发病时应注意保护环境;一旦有侵袭性肺真菌病发病时应加强监测,评价和改进保护性环境,消毒污染物包括房间墙壁,清除感染源;除非出现医院感染暴发流行病例,否则不主张使用抗真菌药物预防。

靶向预防原则是:对于艾滋病患者,外周血 CD4＋＜200/μl 或出现口咽部念珠菌病时,应用复方磺胺甲唑(SMZ-TMP)预防肺孢子菌肺炎,推荐方案为口服 SMZ-TMP 2 片(每片含 SMZ 400 mg、TMP 80 mg),1 次/d,疗程持续至外周血 CD4＋＞200/μL 后 3 个月;当外周血 CD4＋＜50/μL 时亦可用氟康唑或伊曲康唑口服预防隐球菌病。对异体或自体HSCT 受者,推荐口服 SMZ-TMP 2 片,1 次/d,预防性用药,于移植前 2～3 wk 开始服药,至植入后 6 mon;对持续接受免疫抑制剂或慢性移植物抗宿主病患者,预防用药应予继续;对实体器官移植受者,术后可用氟康唑 100 mg/d,或伊曲康唑口服液 200 mg/d,预防真菌感染,疗程视病情而定。

拟诊治疗即通常所谓经验性治疗,应综合考虑广谱、有效、安全和效价比等因素选择抗真菌药物。目前 FDA 批准的经验性治疗药物有两性霉素 B[0.6～1.0 mg/(kg·d)],两性霉素 B 脂质体[3 mg/(kg·d)],或伊曲康唑[400 mg/d,连续 2 d,之后 200 mg/d,连续 5～12 d(Ⅳ),序贯服用口服液 400 mg/d,连续 14 d]。

临床诊断治疗:亦称先发治疗(pre-emptive therapy),对有宿主因素的患者开展系统性连续监测,包括每周 2 次胸部摄片或 CT 扫描或真菌培养,或真菌抗原检测。如发现阳性结果,按临床诊断 IPFI,立即开始抗真菌治疗。药物选择参考所检测到的真菌种类而定。

确诊治疗:即靶向治疗,针对真菌种类进行特异性抗真菌治疗。药物选择要参考药物抗菌谱、药理学特点、真菌种类、临床病情和患者耐受性等因素后选定。

（二）抗真菌药物

近年来，虽然抗真菌药物研发脚步不断加快，不断有新的抗真菌药物进入临床一线，但或由于其较大的毒副反应，或由于其较窄的抗菌谱，或由于其昂贵的治疗代价，同时耐药真菌出现，无一不给临床医师带来了极大的挑战。

目前常用的抗真菌药物可分为五大类（表2-3）：①多烯类：如两性霉素B；②氟胞嘧啶类：如5-氟胞嘧啶；③吡咯类：包括咪唑类如咪康唑、酮康唑，三唑类如氟康唑、依曲康唑、伏立康唑、泊沙康唑、拉夫康唑；④棘白菌素类：卡泊芬净、米卡芬净、阿尼芬净；⑤丙烯胺类：特比萘芬。

根据不同作用机制可分为：①作用于真菌细胞膜，主要影响真菌细胞膜，主要影响真菌细胞膜麦角固醇的合成（如唑类、烯丙胺类和吗啉类），以及损害细胞膜脂质结构和功能（如多烯类）；②作用于真菌细胞壁，主要影响几丁质合成酶，抑制甘露聚糖和甘露聚糖—蛋白质复合体，抑制葡聚糖合成等；③干扰真菌核酸合成，主要有5-氟胞嘧啶，干扰真菌DNA合成；④其他尚未明确的作用机制（如碘化钾等）。

表 2-3　常用抗真菌药物及其分类

类　别	通用名	给药途径
多烯类	两性霉素B	静脉，口服
	两性霉素B含脂复合体	静脉
	两性霉素B硫酸胆甾醇酯	静脉
	两性霉素B脂质体	静脉
氟胞嘧啶类	氟胞嘧啶	口服，静脉
吡咯类（咪唑类）	咪康唑	口服
	酮康唑	
三唑类	氟康唑	口服，静脉
	伊曲康唑	口服，静脉
	伏立康唑	口服，静脉
	泊沙康唑	口服，静脉
棘白菌素类	卡泊芬净	静脉
	米卡芬净	静脉

1. 两性霉素 B（AmB）

用于临床治疗系统性真菌感染已有40多年的历史，现仍是治疗系统性真菌感染的金标准，抗菌谱广，覆盖大多数会引起系统性感染的病原体；多用于隐球菌性脑膜炎、侵袭性曲霉病等深部真菌感染的治疗。在使用过程中要关注其不良反应，如肾毒性、胃肠道反应、血栓性静脉炎、寒战、高热、头痛和肝损害、心肌损害、低血压、贫血、低钾血症和神经毒性等。但只要注意其正确使用方法，临床密切监测毒副反应，严格掌握适应证，两性霉素B在多种严重的系统性真菌感染的治疗中仍具有重要地位。

2. 两性霉素 B 脂质体剂型

与AmB相比，AmB脂质体降低了肾毒性，但其临床疗效未超过AmB。适应证为深部（系统性）真菌感染伴有下列情况：①伴肾功能减退（血肌酐＞2.5 mg/dL，Ccr＜25 mL/min）；②不能耐受两性霉素B常规制剂者；③同时使用肾毒性药物：顺铂，氨基糖苷类，环孢霉素；④难治性深部真菌感染或经两性霉素 B 常规制剂治疗无效者;⑤可用于粒细胞缺乏患者经验性抗真菌治疗。

目前临床有三种两性霉素 B 脂质体可供选择。两性霉素 B 硫酸胆甾醇酯(amphotericin B colloidal dispersion,ABCD,AmB 胶体分散剂,Amphotec),为两性霉素 B 和胆固醇硫酸钠胶体微盘组成的复合体,肾毒性低,但寒战和发热等速发型不良反应发生率仍较高。两性霉素 B 脂质复合物(amphotericin B lipid complex,ABLC,AmB 脂质复合物,Abelcet),为两性霉素 B 和脂质稳定结合的细微带状结构,肾毒性明显降低,但速发型不良反应仍占相当比例。脂质体两性霉素(Liposomal amphotericin B,L-AmB,AmB 脂质体,AmBisome),是双层脂质体的新制剂,内含两性霉素 B,具有较高的稳定性,AmBisome 的毒性较传统两性霉素 B 降低 98.6%,研究显示对系统性真菌感染包括曲霉病和隐球菌感染有效,且肾毒性和直接毒性低(表 2-4)。

表 2-4　不同剂型两性霉素 B 比较

名称	去氧胆酸盐	Amphotec(ABCD)	Abelcet(ABLC)	AmBisome(L-AmB)
静滴即时毒性	—	较高	相仿	较低
肾毒性	—	较低	较低	较低
血峰浓度(μg/mL)	1.1(0.6 mg/kg)	1.7(5 mg/kg)	3.1(5 mg/kg)	83(5 mg/kg)
分布容积	—	增加	增加	减少
清除	—	增加	增加	减少
剂量(每日,mg/kg)	0.7~1.5	3~6	5	3~5
滴速	2~4 h	1 mg/(kg·h)	2.5 mg/(kg·h)	30~60/min
用前试验剂量	需要	需要	不需要	不需要

3.三唑类药物中常用的有氟康唑、伊曲康唑、伏立康唑等

(1)氟康唑:是投入临床使用时间最长的三唑类药物。其抗菌活性包括白色念珠菌、近平滑念珠菌、热带念珠菌与新型隐球菌,对于光滑念珠菌表现为剂量依赖性敏感,而对于克柔念珠菌则耐药。近来在某些特殊人群中发现白色念珠菌逐渐出现对氟康唑获得性耐药。氟康唑与伊曲康唑之间存在较高的交叉耐药比率。

氟康唑口服吸收好,生物利用度 80%;蛋白结合率低(12%);脑脊液浓度相当于血药浓度的 60%;80% 通过肾脏排泄;半衰期 30 h。在使用中,要注意与利福平的相互关系,氟康唑使利福平代谢及外流提高。

(2)伊曲康唑:抗菌活性涵盖白色念珠菌、近平滑念珠菌、热带念珠菌,光滑念珠菌(剂量依赖),克柔念珠菌(剂量依赖);新型隐球菌;曲霉(体外试验发现存在耐药菌株—A. terreus)。近来在某些特殊人群中发现白色念珠菌逐渐出现对伊曲康唑获得性耐药,伊曲康唑与氟康唑之间存在较高的交叉耐药比率。

伊曲康唑口服吸收与剂型有关,生物利用度胶囊剂型仅 20%,混悬液 60%,因此胶囊剂型不适用于深部真菌病的治疗;蛋白结合率高(99%),脑脊液浓度不足血药浓度的 5%;主要通过肝脏代谢;半衰期 35 h;Ccr≤30 mL/min 避免使用静脉剂型。

(3)伏立康唑:抗菌谱广,对所有念珠菌属,包括克柔念珠菌也非常有效;但对于同时耐

伊曲康唑、氟康唑的菌株（RR 表型），抗菌活性明显低于只耐氟康唑的菌株（RS 表型）。对曲霉菌可能较伊曲康唑更为有效，2016 年 IDSA 曲霉菌诊治指南中，已将其列为治疗侵袭性肺曲霉菌病的首选方案。

伏立康唑口服吸收好，生物利用度 96％；蛋白结合率 58％，脑脊液浓度是血药浓度的 50％；主要通过肝脏代谢；Ccr≤50 mL/min 避免使用静脉剂型。由于伏立康唑既是 CYP 酶系统的底物又是其抑制剂，药物相互作用较复杂，亚洲人种存在 CYP2C19 基因多态性，AUC4 倍增高，因此在使用中要注意毒副反应的发生。其独特的毒副反应为视觉障碍，发生频率约 20％～45％，多于用药 25～30 min 后出现，持续 15～30 min，表现为视野、视力改变，视物模糊，色视，畏光，研究显示停药两周均恢复正常。发生频率可能与剂量有关，3 mg/kg 时为 21％，而 4～5 mg/kg 时为 29％。

（4）泊沙康唑，具备最强的抗丝状真菌活性，对毛霉菌亦有一定的治疗效果。

（5）拉夫康唑，药物半衰期长，可维持约 100 h。具体应用范围及疗效有待于进一步前瞻性对照研究和循证医学资料的支持。

4. 棘白菌素

（1）卡泊芬净（caspofungin）：是棘白菌素类中首个被美国 FDA 批准上市的抗真菌药物，系葡聚糖合成酶抑制剂，通过抑制对于维持包括曲霉菌和念珠菌属的细胞壁完整性至关重要的 β-(1,3)-D-葡聚糖合成，而破坏真菌细胞壁，使其通透性改变，渗透压消失，细胞溶解。由于人类细胞中无 β-(1,3)-D-葡聚糖合成，因此卡泊芬净的作用机制使其发生毒性作用的可能性很低，为现有抗真菌药物中最安全的品种。

卡泊芬净抗菌谱广，对所有念珠菌属（包括非白念），对耐氟康唑、两性霉素 B 或氟胞嘧啶的念珠菌均具有体外抗菌活性。对于曲霉菌、耶氏肺孢子菌均有效。并且与氮唑类或多烯类无交叉耐药，对念珠菌分离株未发现天然耐药现象。但对隐球菌无效。

（2）米卡芬净（micafungin）：其抗菌谱与卡泊芬净相似，但药物的最佳剂量尚有待于进一步研究。研究显示，与米卡芬净 AmB 联合使用无药物拮抗作用；两者联合使用对曲霉菌和镰刀霉菌具有附加或协同作用。

（三）抗真菌药物的联合应用

联合应用抗真菌药物具备以下优点：增强抗菌活性、尽快控制感染、拓宽抗菌谱、防止耐药产生、组织分布更理想及减少药物毒性。但在联合应用中必须注意可能存在的缺陷：药物之间可能出现拮抗，毒性增加，治疗费用昂贵等。因此抗真菌药物的联合应用需慎重。两性霉素 B 和 5-FC 的联合应用已得到公认，动物试验和体外药敏试验均证实两者合用具有协同作用，并作为临床常规治疗用药。对于初始治疗失败的侵袭性肺曲霉菌病，伏立康唑联合卡泊芬净可作为挽救治疗的措施。

侵袭性肺真菌病的诊断与治疗是近年呼吸内科及相关学科研究发展迅速的一个领域，但仍有许多令人感到困惑的方面，如真菌病早期床边诊断方法，既安全又价廉的药物，抗真菌治疗的疗程如何判断等，有待于进一步的研究来揭示。

参考文献

[1] Ascioglu S, Rex JH, de Pauw B, et al. Defining opportunistic invasive fungal infections in immuno compromised patients with cancer and hematopoietic stem cell transplants: an international consensus. Clin Infect Dis,

2002,34:7-14.

[2] Annie WB,Jane K. Systemic antifungal therapy:new options,new challenges. Pharmcotherapy,2003,
23:1441-1462.

[3] Patterson TF,Thompson GR,Denning DW. Practice guidelines for the diagnosis and management of
aspergillosis:2016 update by the Infectious Diseases Society of America. 2016,63:112-146.

（沈毅弘）

第四节　支气管哮喘

摘要　支气管哮喘是由多种炎症细胞,如嗜酸粒细胞、肥大细胞、T淋巴细胞、中性粒细胞、平滑肌细胞、气道上皮细胞等参与的慢性气道炎症性疾病。临床表现为反复发作性的喘息、胸闷气促或咳嗽等症状,常在夜间或凌晨发作或加重,可自行缓解或经治疗后缓解。全球哮喘防治创议和我国支气管哮喘防治指南是防治哮喘的重要指导性文本。本章综述了哮喘的诊断标准、分期分级和评估内容、慢性持续期和急性发作期的治疗和健康宣教内容。

Abstract　Asthma is a chronic airway inflammatory disease that involves eosinophils,mast cells,T lymphocytes,neutrophils,smooth-muscle cells,airway epithelial cells,etc. The clinical manifestations of asthma include recurrent episodes of wheezing,shortness of breath,chest tightness or cough. They often develop or worsen at night or in the morning,and can be relieved spontaneously or after treatment in most patients. Global Initiative for Asthma(GINA)and Chinese Guideline for Asthma Management and Prevention aim to provide guidance for prevention and management of asthma. This chapter reviews the diagnosis criteria,staging and evaluation,treatment and health education of asthma.

支气管哮喘是一种常见的慢性气道炎症性疾病。全球约有3亿哮喘患者,与糖尿病患者数量相当。根据全球哮喘防治创议(Global initiative for asthma,GINA指南)预计,2025年全球哮喘患者将增加至4亿。全球范围内,哮喘的患病率差异大,在某些发达国家如英国、新西兰、澳大利亚、美国和加拿大,哮喘的患病率相对较高。近年来我国哮喘发病呈现增多趋势,我国哮喘患者人数约为3000万,每年医疗费用约为900亿元人民币。中国哮喘患者的死亡率高于其他国家,为36.7人/10万人。因此,提高对哮喘的重视程度,改善我国哮喘认知与控制现状,对减轻国家与人民的经济负担至关重要。

一、发病机制及危险因素

哮喘是由多种细胞包括嗜酸粒细胞、肥大细胞、T淋巴细胞、中性粒细胞、平滑肌细胞、气道上皮细胞以及细胞组分参与的气道慢性炎症性疾病。嗜酸性粒细胞(eosinophil,Eos)在哮喘的病理形成过程发挥重要作用,是哮喘的特异性炎症效应细胞。沈华浩教授在国际上首先提供了Eos与哮喘发病之间存在直接因果关系的实验证据,这是自1879年发现哮喘患者存在Eos增高现象以来,第一次有关Eos可以直接引起哮喘发病、两者存在直接因果关系的研究报道。

TH2型免疫反应是哮喘主要的免疫异常。TH2 CD4+细胞的特征是T细胞特异性转录因子GATA-3高表达和2型细胞因子(IL-4、IL-5、IL-9和IL-13)分泌,这些2型细胞因子可以驱动一系列下游事件,如Ig-E介导的超敏反应、气道上皮细胞的激活、效应细胞的趋化(肥大细胞、嗜酸性粒细胞、嗜碱性粒细胞)以及气道重塑。这种 TH2 型细胞因子导致的下游炎症瀑布解释了很多哮喘的主要关键特征,如气道高反应性、气流受限和黏液分泌的病理机制。

但对于重症哮喘,其机制或有所不同。国内外学者均证实了在重症哮喘发作时,中性粒细胞(neutrophil,Neu)比例较非重症哮喘发作时明显增高,提示 Neu 与哮喘的严重程度有关。这或许也解释了部分患者重症哮喘发作时应用吸入性激素效果不佳的现象。

二、症状及体征

典型的支气管哮喘主要表现为反复发作喘息、气急,伴或不伴胸闷或咳嗽。症状可在数分钟内发生,并持续数小时至数天,夜间及晨间多发,常与接触变应原、冷空气、物理、化学性刺激、上呼吸道感染以及运动等有关。在经过治疗或休息后,上述症状及体征可自行缓解。发作时双肺可闻及散在或弥漫性哮鸣音,呼气相延长。

但在临床工作中,临床医师可以发现并非所有哮喘患者的症状都如此典型。还有一部分患者的哮喘发作并不以喘息、气促为主要表现。美国学者于 1979 年首次提出以慢性咳嗽为唯一临床表现,存在气道高反应性和可逆性气流受限特征的这一种疾病,并命名为"咳嗽变异性哮喘(CVA)"。钟南山院士于 20 年前发现一部分青年人存在气道高反应性但无任何呼吸道症状,针对这部分人群,钟南山院士提出"隐匿性哮喘"。近来沈华浩教授首次提出以胸闷为唯一或主要临床表现的哮喘类型,并命名为"胸闷变异型性哮喘(CTVA)"。以上 3 种支气管哮喘虽然症状不典型,但均满足气道高反应性及可逆性气流受限等哮喘根本特征,目前已被国际公认并沿用。

三、实验室检查和评估工具

1.肺功能:临床上用于哮喘诊断和评估的通气功能指标主要为 FEV_1 和 PEF。FEV_1 和 PEF 能反映气道阻塞的严重程度,是客观判断哮喘病情最常用的评估指标。支气管激发试验用以测定气道反应性,适用于非哮喘急性发作期、FEV_1 在正常预计值 70% 以上患者的检查。支气管舒张试验如阳性,提示存在可逆性的气道阻塞。峰流速仪携带方便,操作简单,患者可以在家自我监测 PEF,有助于哮喘的诊断和病情评估,并根据监测结果及时调整药物。

2.哮喘控制测试(asthma control test,ACT)问卷:ACT 是一种评估哮喘患者控制水平的问卷(表 2-5)。ACT 得分与专家评估的患者哮喘控制水平具有较好的相关性。ACT 不要求测试患者的肺功能,简便、易操作,适合在缺乏肺功能设备的基层医院推广应用。

表 2-5　ACT 问卷及其评分标准

问　　题	1	2	3	4	5
在过去 4 wk 内,在工作、学习或生活中,有多少时候哮喘妨碍您进行日常活动?	所有时间	大多数时间	有些时候	极少时候	没有
在过去 4 wk 内,您有多少次呼吸困难?	>1 次/d	1 次/d	3 ～ 6 次/wk	1 ～ 2 次/wk	完全没有
在过去 4 wk 内,因为哮喘症状(喘息、咳嗽、呼吸困难、胸闷或疼痛),您有多少次在夜间醒来或早上比平时早醒?	4 个晚上或更多/wk	2 ～ 3 个晚上/wk	1 次/wk	1～2 次	没有

续表

问　　题	1	2	3	4	5
过去 4 wk 内,您有多少次使用急救药物治疗(如沙丁胺醇)?	>3 次/d	1 ～ 2 次/d	2 ～ 3 次/wk	≤1 次/wk	没有
您如何评估过去 4 wk 内您的哮喘控制情况?	没有控制	控制很差	有所控制	控制良好	完全控制

注:第 1 步:记录每个问题的得分;第 2 步:将每一题的分数相加得出总分;第 3 步(ACT 评分的意义):评分 20～25 分,代表哮喘控制良好;16～19 分,代表哮喘控制不佳;5～15 分,代表哮喘控制很差。

3.呼出气一氧化氮(fractional concentration of exhaled nitric oxide,FeNO):一氧化氮是一种气体分子,可由气道表面多种固有细胞和炎症细胞在一氧化氮合成酶氧化作用下产生。FeNO 测定可以作为评估气道炎症和哮喘控制水平的指标,FeNO 也可以用于判断吸入激素治疗的反应。需要注意的是 FeNO 测定结果受多种因素的影响,诊断的敏感度和特异度差别较大,连续测定、动态观察 FeNO 的变化其临床价值更大。

4.痰嗜酸粒细胞计数:大多数哮喘患者诱导痰液中嗜酸粒细胞计数增高(>2.5%),且与哮喘症状相关。抗感染治疗后可使痰嗜酸粒细胞计数降低,诱导痰嗜酸粒细胞计数可作为评价哮喘气道炎性指标之一,也是评估糖皮质激素治疗反应性的敏感指标。

5.外周血嗜酸粒细胞计数:外周血嗜酸粒细胞计数增高>3%,提示嗜酸粒细胞增高为主的哮喘炎症表型,也可以作为判断抗感染治疗是否有效的哮喘炎症指标之一。

四、诊断标准

2016 版"中国支气管哮喘防治指南"制定哮喘诊断标准如下:

1.典型哮喘的临床症状和体征

(1)反复发作喘息、气急,伴或不伴胸闷或咳嗽,夜间及晨间多发,常与接触变应原、冷空气、物理、化学性刺激、上呼吸道感染以及运动等有关;

(2)发作时双肺可闻及散在或弥漫性哮鸣音,呼气相延长;

(3)上述症状和体征可经治疗缓解或自行缓解。

2.可变气流受限的客观检查

(1)支气管舒张试验阳性(吸入支气管舒张剂后,FEV_1 增加>12%,且 FEV_1 绝对值增加>200 mL);

(2)支气管激发试验阳性;

(3)呼气流量峰值(peak expiratory flow,PEF)平均每日昼夜变异率(连续 7 d 每日 PEF 昼夜变异率之和/7)>10%,或 PEF 周变异率[(2 周内最高 PEF 值-最低 PEF 值)/((2 周内最高 PEF 值+最低 PEF)×1/2) ×100%]>20%。

符合上述症状和体征,同时具备气流受限客观检查中的任一条,并除外其他疾病所引起的喘息、气急、胸闷及咳嗽,可以诊断为哮喘。

另外,上述"指南"还制订了不典型哮喘的诊断标准:

(1)咳嗽变异性哮喘:咳嗽作为唯一或主要症状,无喘息、气急等典型哮喘的症状和体征,同时具备可变气流受限客观检查中的任一条,除外其他疾病所引起的咳嗽。

(2)胸闷变异性哮喘:胸闷作为唯一或主要症状,无喘息、气急等典型哮喘的症状和体征,同时具备可变气流受限客观检查中的任一条,除外其他疾病所引起的胸闷。

(3)隐匿性哮喘:指无反复发作喘息、气急、胸闷或咳嗽的表现,但长期存在气道反应性增高者。

五、分期、分级和评估

哮喘诊断后的环节是正确地进行哮喘分期、病情严重程度的分级、评估,这是制订、调整治疗方案和管理的重要环节。

(一)分期

根据临床表现哮喘可分为急性发作期、慢性持续期和临床缓解期。急性发作期是指喘息、气急、咳嗽、胸闷等症状突然发生,或原有症状加重,并以呼气流量降低为其特征,常因接触变应原、刺激物或呼吸道感染诱发。慢性持续期是指每周均不同频度和(或)不同程度地出现喘息、气急、胸闷、咳嗽等症状。临床缓解期是指患者无喘息、气急、胸闷、咳嗽等症状,并维持1年以上。

(二)分级

1.急性发作时的分级(表2-6):哮喘急性发作时程度轻重不一,可在数小时或数天内出现,偶尔可在数分钟内即危及生命,故应对病情作出正确评估,以便及时给予有效的紧急治疗。

表 2-6　哮喘急性发作时病情严重程度的分级

临床特点	轻度	中度	重度	危重
气短	步行、上楼时	稍事活动	休息时	—
体位	可平卧	喜坐位	端坐呼吸	—
讲话方式	连续成句	单句	单词	不能讲话
精神状态	可有焦虑,尚安静	时有焦虑或烦躁	常有焦虑、烦躁	嗜睡或意识模糊
出汗	无	有	大汗淋漓	—
呼吸频率	轻度增加	增加	常>30 次/min	—
辅助呼吸肌活动及三凹征	常无	可有	常有	胸腹矛盾呼吸
哮鸣音	散在,呼吸末期	响亮、弥散	响亮、弥散	减弱乃至无
脉率(次/min)	<100	100～120	>120	脉率变慢或不规则
奇脉	无,<10 mmHg	可有,10～25 mmHg	常有,10～25 mmHg(成人)	无,提示呼吸肌疲劳
最初支气管舒张剂治疗后PEF 占预计值或个人最佳值	>80%	60%～80%	<60%或 100 L/min或作用时间<2 h	—
PaO_2(吸空气,mmHg)	正常	≥60	<60	<60
$PaCO_2$(mmHg)	<45	≤45	>45	>45

临床特点	轻度	中度	重度	危重
SaO₂（吸空气,%)	＞95	91～95	≤90	≤90
pH 值	—	—	—	降低

注:只要符合某一严重程度的某些指标,而不需满足全部指标,即可提示为该级别的急性发作; 1 mmHg＝0.133 kPa;—:无反应或无变化

2.慢性持续期哮喘可根据白天、夜间哮喘症状出现的频率和肺功能检查结果,分为间歇状态、轻度持续、中度持续和重度持续 4 级(表 2-7)。这一分级方法在日常工作中已较少采用,主要用于临床研究。

表 2-7　病情严重程度的分级

分级	临床特点
间歇状态 (第 1 级)	症状＜1 次/wk 短暂出现 夜间哮喘症状≤2 次/mon FEV₁ 占预计值%≥80%或 PEF≥80%个人最佳值,PEF 变异率＜20%
轻度持续 (第 2 级)	症状≥1 次/wk,但＜1 次/d 可能影响活动和睡眠 夜间哮喘症状＞2 次/mon,但＜1 次/wk FEV₁ 预计值%≥80%或 PEF≥80%个人最佳值,PEF 变异率 20%～30%
中度持续 (第 3 级)	每日有症状 影响活动和睡眠 夜间哮喘症状≥1 次/wk FEV₁ 占预计值%为 60%～79%或 PEF 为 60%～79%个人最佳值,PEF 变异率＞30%
重度持续 (第 4 级)	每日有症状 频繁出现 经常出现夜间哮喘症状 体力活动受限 FEV₁ 占预计值%＜60%或 PEF＜60%个人最佳值,PEF 变异率＞30%

在临床工作中,应用最为广泛的哮喘严重性评估方法是哮喘控制水平,包括临床控制评估和未来风险评估,临床控制评估又可分为控制、部分控制和未控制 3 个等级,具体分级见表 2-8。

表 2-8 哮喘控制水平的分级

哮喘症状	良好控制	部分控制	未控制
过去 4-,患者存在: 日间哮喘症状＞2 次/wk　是□　否□ 夜间因哮喘憋醒　是□　否□ 使用缓解药次数＞2 次/wk　是□　否□ 哮喘引起的活动受限　是□　否□	无	存在 1～2 项	存在 3～4 项

未来风险评估(急性发作风险,病情不稳定,肺功能迅速下降,药物不良反应):

与未来不良事件风险增加的相关因素包括:临床控制不佳;过去一年频繁急性发作;曾因严重哮喘而住院治疗;FEV1 低;烟草暴露;高剂量药物治疗

（三）哮喘的评估

（1）评估是否有并发症:如变应性鼻炎、鼻窦炎、胃食管反流、肥胖、阻塞性睡眠呼吸暂停低通气综合征、抑郁和焦虑等。

（2）评估哮喘的触发因素:如职业、环境、气候变化、药物和运动等。

（3）还应评估患者药物使用的情况:哮喘患者往往需要使用支气管舒张剂来缓解喘息、气急、胸闷或咳嗽症状,支气管舒张剂的用量可以作为反映哮喘严重程度的指标之一,过量使用这类药物不仅提示哮喘未控制,也和哮喘频繁急性发作以及死亡高风险有关。此外,还要评估患者药物吸入技术、长期用药的依从性以及药物的不良反应。

六、治疗

治疗哮喘的药物可以分为控制药物和缓解药物:(1)控制药物:需要每天使用并长时间维持的药物,这些药物主要通过抗炎作用使哮喘维持临床控制,其中包括吸入性糖皮质激素(inhaled corticosteroids,ICS)、全身性激素、白三烯调节剂(leukotriene receptor antagonists,LTRA)、长效 β_2-受体激动剂(long-acting inhaled β_2-agonists,LABA)、缓释茶碱、色甘酸钠、抗 IgE 单克隆抗体及其他有助于减少全身激素剂量的药物等;(2)缓解药物:又称急救药物,这些药物在有症状时按需使用,通过迅速解除支气管痉挛从而缓解哮喘症状,包括速效吸入和短效口服 β_2-受体激动剂、全身性激素、吸入性抗胆碱能药物、短效茶碱等。

（一）哮喘慢性持续期的治疗

哮喘慢性持续期的治疗原则是以患者病情严重程度和控制水平为基础,选择相应的治疗方案。一旦确立了哮喘的诊断,尽早开始规律的控制治疗。对大多数未经治疗的持续性哮喘,初始治疗应从第 2 级方案开始,如果初评提示哮喘处于严重未评估,则治疗应从第 3 级方案开始。如在两相邻级别之间,宁愿选择高的级别,以保证初始治疗的成功率。控制性药物的升降级应按照阶梯式方案选择(表 2-9)。整个哮喘治疗过程中需要连续对患者进行评估、调整,并观察治疗反应。

表 2-9　哮喘患者长期(阶梯式)治疗方案

治疗方案	第 1 级	第 2 级	第 3 级	第 4 级	第 5 级
推荐选择控制药物		低剂量 ICS	低剂量 ICS/LABA	中/高剂量 ICS/LABA	加其他治疗,如口服激素
其他选择控制药物	低剂量 ICS	白三烯受体拮抗剂(LTRA)低剂量茶碱	中/高剂量 ICS[a]低剂量 ICS/LTRA(或加茶碱)	中/高剂量 ICS/LABA 加 LAMA[b]高剂量 ICS/LTRA 或加茶碱	加 LAMA[b]IgE 单克隆抗体
缓解药物	按需使用 SABA	按需使用 SABA 或低剂量布地奈德/福莫特罗或倍氯米松/福莫特罗			

注:[a] 中国哮喘患者接受 GINA 推荐高限 ICS 剂量的一半,也能获得与高限剂量相似的效果(证据等级 B);[b] LAMA 吸入仅用于 18 岁及以上成人

升级治疗:如目前级别的治疗方案不能控制哮喘(症状持续和/或发生急性发作),应给予升级治疗,选择更高级别的治疗方案直至哮喘被控制为止。升级治疗前需排除和纠正下列影响哮喘控制的因素:①药物吸入方法不正确;②依从性差;③持续暴露于触发因素(如变应原、烟草、空气污染、β 受体阻滞剂或非甾体类抗炎药等);④存在并发症所致呼吸道症状及影响生活质量;⑤哮喘诊断错误等。

降级治疗:当哮喘症状得到控制并维持至少 3 mon,且肺功能恢复并维持平稳状态,可考虑降级治疗。关于降级的最佳时机、顺序、剂量等方面的研究甚少,降级方法则因人而异,主要依据患者目前治疗情况、风险因素、个人偏好等。如降级过度或过快,即使症状控制良好的患者,其发生哮喘急性发作的风险也会增加。完全停用 ICS 有可能增加急性发作的风险,激素减量时气道反应性测定和痰嗜酸粒细胞计数可预测症状失控的风险。

(二)急性发作期的治疗

哮喘急性发作是指患者喘息、气急、胸闷、咳嗽等症状在短时间内迅速加重,肺功能恶化,需要给予额外的缓解药物进行治疗的情况。治疗的目的在于尽快缓解症状、解除气流受限和改善低氧血症,同时还需要制定长期治疗方案,以预防再次急性发作。

1. 轻中度哮喘发作的处理

反复使用吸入性 SABA 是治疗急性发作最有效的方法,在第 1 h 可每 20 min 吸入 4～10 喷,随后根据治疗反应,轻度急性发作可调整为每 3～4 h 吸入 2～4 喷,中度急性发作可调整为每 1～2 h 重复吸入 6～10 喷。对 SABA 初始治疗反应不佳或在控制药物治疗基础上发生急性发作的患者,推荐使用泼尼松龙 0.5～1 mg/kg 或等效剂量的其他全身激素口服5～7 d。症状减轻后迅速减量或完全停药。

2. 中重度急性发作的处理

首选吸入 SABA 治疗。给药方式可用压力定量气雾剂经储雾器给药,或使用 SABA 的雾化溶液经喷射雾化装置给药。重度患者还可以联合静脉滴注茶碱类药物治疗。一般氨茶碱每日剂量不得超过 0.8 g。不推荐静脉推注氨茶碱。对中重度哮喘急性发作患者应尽早使用全身激素,特别是对 SABA 初始治疗反应不佳或疗效不能维持,以及在使用口服激素基础上仍然出现急性发作的患者。口服激素吸收好,起效时间与静脉给药相近,所以推荐为中重度急性加重首选口服给药。对严重的急性发作患者或不宜口服激素的患者,可以

静脉给药。对有低氧血症(氧饱和度<90%)和呼吸困难的患者,可给予控制性氧疗,使患者的氧饱和度维持在93%~95%。大多数哮喘急性发作并非由细菌感染引起,应严格控制抗菌药物使用指征,除非有明确的细菌感染的证据,如发热、脓性痰及肺炎的影像学依据等。

3.急性重度和危重哮喘的处理

急性重度和危重哮喘患者经过上述药物治疗,若临床症状和肺功能无改善甚至继续恶化,应及时给予机械通气治疗,其指征主要包括:意识改变、呼吸肌疲劳、$PaCO_2 \geqslant 45$ mmHg等。对部分症状较轻的患者可试用经鼻(面)罩无创机械通气。若无创通气后无改善,则及早行气管插管机械通气。药物处理同前所述。

七、管理、教育

尽管哮喘还不能根治,但通过有效的管理,通常可以使哮喘病情得到满意的控制。建立医患之间良好的合作关系(伙伴关系)是实现有效的哮喘管理的首要措施。医务人员与哮喘患者或其家人建立良好的合作关系,有助于患者获得疾病知识、自信和技能,在哮喘管理中发挥主要作用。对医院、社区、专科医师、全科医师及其他医务人员进行继续教育,通过培训哮喘管理知识,提高与患者沟通技巧,做好患者及家属教育工作。

在哮喘患者的教育中,用药依从性和正确使用吸入装置的指导和培训尤为重要。依从性高低与哮喘的转归密切相关,依从性提高可显著改善哮喘控制水平。吸入装置种类繁多,使用不当会导致哮喘控制不佳,增加哮喘急性发作的风险以及吸入药物的不良反应,甚至使患者产生抵触吸入制剂的情绪,因此掌握吸入制剂的正确使用非常重要。反复对患者进行吸入技术教育可提高其正确使用率。对哮喘的教育和管理包括指导患者学会自我管理,了解哮喘的激发因素和避免诱因的方法,明白如何自行监测,熟悉发作先兆和紧急自我处理方法,等等。

八、小 结

支气管哮喘是一种常见的慢性气道炎症性疾病,其特征为气道高反应性及可逆的气流受限,经过长期规范化治疗和管理,加强医患沟通合作、患者自我管理,可以得到良好的控制和预防。

【思考题】

1.简述哮喘和不典型哮喘诊断标准。

2.简述哮喘控制水平分级的评估表内容。

参考文献

[1] 中华医学会呼吸病学分会哮喘学组.中华结核和呼吸杂志,2016,39(9):675-697.

[2] 沈华浩.支气管哮喘手册.北京:人民卫生出版社,2016.

[3] 沈华浩.沈华浩哮喘新观点 2016.北京:科学技术出版社,2016.

[4] Shen H, Hua W, Wang P, et al. A new phenotype of asthma:chest tightness as the sole presenting manifestation. Annals of Allergy,Asthma & Immunology,2013,111(3):226-227.

[5] Zhong NS,Chen RC,Yang MO, et al. Is asymptomatic bronchial hyperresponsiveness an indication of potential asthma? A two-year follow-up of young students with bronchial hyperresponsiveness. Chest. 1992,102(4):1104-1109.

(黄华琼 沈华浩)

第三章　消化系统疾病

第一节　消化道早癌的诊治进展

摘要　中国肿瘤流行病学调查结果显示,消化系统肿瘤发病率占恶性肿瘤总发病率的一半以上,又以胃癌、结直肠癌、食管癌最为常见。近年来,消化道早癌的内镜诊治进展迅速。染色内镜、超声内镜、胶囊内镜等新型内镜技术得到广泛应用。影像学技术如腹部平片和钡剂造影经济有效,而超声、计算机体层摄影和磁共振成像则使胃肠病学诊断水平大为提高。基因诊断也可应用于消化道肿瘤。消化道早癌的治疗包括手术治疗、放化疗及 EMR、ESD 等介入治疗。本文对消化道早癌诊治的研究进展进行了回顾和总结。

Abstract　Chinese cancer epidemiological study data suggest that the morbidity of gastrointestinal cancer accounts more than half of total cancers. The gastric cancer, colorectal cancer and esophageal cancer are more common. In recent years, the endoscopic diagnosis and treatment in early gastrointestinal cancer achieve remarkable outcomes results. Chromoendoscopy, endoscopic ultrasonography(EUS), capsule endoscopy and other novel endoscopic technologies have been applicated wide. The imaging procedures such as abdominal plain film radiography and barium radiography are economical and effective, and ultrasonography (US), computed tomography (CT) and magnetic resonance imaging(MRI) make great improvement in the diagnosis of gastrointestinal diseases. Genetic diagnosis can also be used in gastrointestinal cancer. The treatment of early gastrointestinal cancer includes surgery, radiotherapy, chemotherapy, and interventional therapies, such as endoscopic mucosal resection(EMR) and endoscopic submucosal dissection(ESD). This chapter reviews the progress of the diagnosis and treatment of early gastrointestinal cancer.

一、早期食管癌

(一)诊断进展

诊断主要依靠内镜,各种新型内镜技术的出现为早期发现和明确诊断食管早癌及癌前病变提供了帮助。内镜诊断可在直视下观察肿瘤部位、形态和范围,发现可疑的第二病灶,更重要的是可在肿瘤部位做活检。对有严重心肺疾病的患者,禁忌食管内镜检查;对巨大食管憩室、高度脊柱弯曲、深溃疡、严重出血倾向患者,食管内镜检查也应特别谨慎。早期食管癌指病变仅侵入黏膜层或黏膜下层,早期食管癌多表现为局限性糜烂以及红斑样,其次为小斑块或小结节样白斑,病变大小常在 3 cm 以内。

染色内镜指应用特殊染料使黏膜结构更加清晰,加强病变部位与周围黏膜的对比。常用染色剂有靛胭脂、亚甲蓝、甲苯胺蓝、复方碘等。内镜下碘染色检查是一种有效的辅助性食道疾病诊疗技术,临床已推广应用于对食道癌高发区的普查,贲门癌术前制定合理手术切除范围和术后内镜复查监控等。

窄带成像(narrow band imaging，NBI)将普通电子内镜成像过程中使用的广谱光学滤光器改为窄谱，可以清晰观察黏膜及血管。内镜窄带影像技术加放大内镜可发现病变处不同类型的上皮内乳头状毛细血管襻(IPCL)，有助于对早期食管癌的诊断。

2015年，中国和美国学者共同进行了一项国际研究，结果显示，内镜碘染色后行高清显微内镜(HRME)检查与单纯内镜碘染色相比，可明显提高诊断食管早癌和上皮内瘤变的特异性和准确性，可以减少不必要的食管黏膜活检，并且HRME可提供活体即时组织学图像，与病理对食管早癌和上皮内瘤变诊断的一致性较高。另外，中国学者还研究了探头式共聚焦激光显微内镜(pCLE)对早期食管肿瘤性病变的诊断价值，结果显示，pCLE诊断早期食管鳞癌及癌前病变的敏感性、特异性和准确性分别为94.6%，90.7%和92.3%。

食管超声内镜(EUS)检查的优点包括：①可以精确测定病变在食管浸润的深度，准确率达90%；②可以测出壁外肿大的淋巴结，包括病变部位处的淋巴结，显示率达70%；③迅速而容易地区别病变位于食管内还是在管壁外。但此项技术也有不足之处：①探测范围有限，仅能达到仪器主杆中心4cm远的地方，也就是离食管或胃近的区域；②中间不能存在干扰超声的结构；③当病变段狭窄严重，探头通不过时，其下方食管旁的淋巴结就无法探测到。

CT和MRI平扫和增强扫描均难以对胃肠道壁各层结构作出明确的分辨，也不易发现胃肠壁的轻微增厚，对显示腔内浅表隆起及凹陷性病变也较困难，对小于1cm的病变及早期胃肠道肿瘤的发现和诊断价值有限。CT和MRI表现：①食管壁增厚：向食管腔内或腔外生长的肿瘤可形成结节或肿块，管腔偏心性狭窄，伴溃疡时腔内面不规则凹陷，浸润生长时食管环形狭窄。增强扫描中肿瘤病变可有轻中度强化。②食管壁侵犯深度的判定：当肿瘤未侵犯到食管外膜层时，食管周围脂肪层存在(TI～T2期)；若脂肪层模糊、消失，为肿瘤外侵的标志(T3期)。③主动脉受侵犯。④气管及支气管受侵犯。⑤心包受侵犯。⑥淋巴结转移：食管癌首先转移到邻近的食管旁淋巴结，沿淋巴途径在纵隔内转移，上段食管癌可转移至颈部淋巴结，下段食管癌常转移到贲门及腹腔淋巴结，最终可转移到锁骨上淋巴结。⑦血行转移：以肝脏为常见，其他有肺、骨等转移。

X线钡餐造影：近年来由于内镜及CT、MR等检查方法的普及，胃肠道X线检查已不如以往那样普遍，但气钡双重对比造影仍然具有它的优点。由于病变轻微，本检查在早期食管癌病例中的阳性率仅为60%左右。

肿瘤基因诊断使用分子生物学手段，检测肿瘤相关靶基因的存在、分析肿瘤相关基因的缺陷及其表达功能，以达到肿瘤诊断的目的。据文献报道，在食管癌中p53基因的突变率约为50%。一些癌前病变中也发现了p53突变，有可能应用于对活检标本及脱落细胞的早期基因诊断。在食管癌细胞中经常发现细胞周期蛋白D(cyclin D)及癌基因hst-1和int-2的扩增，以及cyclin D的过度表达，cyclin D的扩增和过度表达与肿瘤的深部侵袭和远处转移有密切关系，被认为是判断肿瘤恶性程度和预测转移的良好生物学指标。

(二)治疗进展

内镜黏膜下剥离术(endoscopic submucosal dissection，ESD)的发展可以说是过去十余年间消化道早癌内镜治疗领域的最大进展。随着ESD技术本身的成熟和内镜医师ESD操作水平的提高，ESD已成为食管早癌及癌前病变内镜治疗的标准方法之一。ESD术后食管狭窄仍然是大面积食管ESD切除，尤其是切除面积>环周75%的ESD手术必须面对的问题。近期,日本学者进行了一项随机对照研究,结果显示,对大面积食管 ESD 预防性局部注射类固醇激素曲内安奈德,可以减轻 ESD 术后食管狭窄的程度和减少因食管狭窄需要进行内镜下食管扩张的次数。另外,有学者采用将可吸收生物材料聚羟基乙酸(PGA)补片用纤维蛋白胶固定在食管 ESD 切除创面的方法预防 ESD 术后食管狭窄,初步的研究结果显示这种方法是有效的,值得进一步研究。有研究显示,把来源于自体口腔黏膜上皮的细胞,经过体外制造成组织工程上皮细胞膜片,可以起到重构食管腔表面的作用,防止患者食管 ESD 术后的食管狭窄。虽然有各种预防和治疗 ESD 术后食管狭窄的办法,但是对环周病变或近环周病变的食管早癌和癌前病变仍需谨慎选择 ESD 治疗。

国内学者对范围广泛的 0-Ⅱb 型早期食管鳞状细胞癌及癌前病变采用内镜下射频消融术治疗,并取得了一定疗效,首次治疗后 3 mon 内镜随访完全缓解率(CR)达 69%,随访期间追加治疗 1~4 次,12 mon 内镜随访时 CR 达 93.9%,食管环周病变也取得较好的疗效,12% 患者术后出现重度狭窄。因为内镜下射频消融术属内镜毁损治疗,无法进行完整的病理评估,所以仍然推荐对消化道早癌病例首选内镜下病变切除技术,谨慎选择内镜下病灶毁损治疗。目前,食管黏膜下癌的标准治疗为食管切除或化放疗,日本学者研究了体能状态不佳或拒绝手术治疗的食管黏膜下癌患者采用 ESD 加额外手术或放疗治疗的效果,发现先行 ESD 再予额外治疗有助于控制食管黏膜下癌局部复发,因此这可能是一般情况较差的食管黏膜下癌患者有希望的治疗策略。

二、早期胃癌

(一)诊断进展

目前内镜切除治疗已经成为早期胃癌的标准术式之一,电子染色内镜包括窄带成像(NBI)内镜、智能分光比色内镜(FICE)及高清智能电子染色内镜(i-Scan)等。内镜下黏膜染色联合黏膜切除术对早癌的诊断率明显高于单纯内镜下黏膜染色指导下常规活检。NBI 联合放大内镜对消化道早癌及癌前病变检测安全简便,可有效提高患者图像清晰度,大大提高早癌及癌前病变检测率,使患者可以及时采取治疗。

新型激光内窥镜系统也开始应用于临床,它搭载的蓝激光成像(BLI)功能可以调整白色用激光和窄波段观察用激光的发光比率,突出显示黏膜表层细微血管、黏膜腺管状况,提高早癌等病变部位的可辨别度,已有研究证实 BLI 对诊断早期胃癌的价值,但仍缺乏 BLI 与 NBI 等传统电子染色技术相比对于诊断早期胃癌优劣性的研究。联动成像功能(LCI)是搭载激光内窥镜系统的另一种图像处理功能,通过 LCI 可获得黏膜表层血管、黏膜表层构造信息强调的同时,对于发红部位也可起到重点强调的作用,有利于消化道早期病变的诊断。日本学者的初步研究显示,LCI 有助于发现普通白光内镜漏诊的平坦型早期胃癌,这种新型内镜技术尚未广泛应用,它的价值还有待进一步研究。另一种新型内镜技术——细胞内镜(ECS),可以在体内观察消化道黏膜结构细胞层次的显微图像,日本学者进行了一项研究,结果显示这种新型内镜诊断早期胃癌敏感性和特异性均大于 90%。

超声内镜(EUS)检查:超声内镜将胃壁分为 5 层的图像。胃黏膜浅层、黏膜下层和浆膜呈现为浅灰色的高回声图像,黏膜深层和固有肌层呈现为低回声的深灰色或黑色图像。胃壁的深浅相间的 5 层图像上,清楚显示胃癌浸润的层次和深度。此外,超声内镜还可看到胃壁的厚度,看到胃壁邻近的淋巴结是否肿大,对胃癌术前决策有指导意义。有文献报道,在诊断的 173 例早期胃癌患者中,45 例接受了超声内镜检查,其中仅有 1 例患者的超声内镜检查结果与病理检查结果不一致,一致率为 97.8%。

X 线检查:在临床引进内镜检查前,X 线气钡双重消化道造影是诊断胃癌的重要技术,对表现为充盈缺损的隆起性病变和表现为龛影的凹陷性病变都能诊断。对弥漫浸润型胃癌的胃壁强直,失去蠕动,有其检查的优点。X 线检查对平坦型病变的检查效果比内镜加活检差。X 线检查对胃癌诊断的总的敏感度约 80%,特异性约 90%。X 线检查对早期胃癌的诊断效果也差些。

胃腺癌的早期诊断可采用的基因有 p53、APC、CD44、C-met、DCC 及 bcl-2 等。p53 基因的杂合性丢失和突变在胃腺癌中达 60% 以上。APC 的等位基因缺失和突变在高分化胃癌中可达 40%,在其癌前病变和重度增生中也可发生,但少见于低分化腺癌。此外,DCC 和 bcl-2 基因的杂合性丢失也常见于高分化腺癌,而在低分化胃癌中则很少见到。在低分化腺癌中常发现 E 钙黏蛋白和连环蛋白减少,这些蛋白可能也与胃癌的恶性程度有关。

（二）治疗进展

目前内镜切除治疗已经成为早期胃癌的标准术式之一。先期用的是内镜下黏膜切除术（EMR）,现在内镜下黏膜下层剥离术（ESD）是治疗早期胃癌应用更多的方法。适宜用 ESD 治疗的胃癌要求病变最大径小于 2 cm,无明显淋巴结转移。ESD 能达到肿瘤整块切除（EMR 常有碎块切除）,切缘无癌细胞。即使发生出血或穿孔（少于 5%）,也容易经内镜钳夹止血或闭合穿孔部位。染色内镜在早期胃癌及癌前病变的微创治疗,如氩气刀治疗及内镜下黏膜剥离术 EMR 治疗,已得到广泛应用并取得良好效果。

外科手术治疗中,胃次全切除术和胃全切除术是根治胃癌的最重要方法,但是内镜治疗和外科手术治疗早期胃癌的对比性研究一直是热点。目前,荟萃分析的结果显示,二者在 5 年生存率、复发率及死亡率方面相似,内镜治疗并发症较少,但是内镜治疗的完全切除率不及外科手术,另外内镜治疗后要进行密切的内镜随访观察。淋巴结转移是胃癌扩散最主要的方式,美国学者的研究显示,T1a 早期胃癌患者淋巴结转移率为 7.8%。这提示我们临床工作中需谨慎评估早期胃癌行 ESD 治疗的适应证,并且在 ESD 治疗前充分评估胃早癌浸润深度和周围淋巴结转移风险,ESD 术后进行可靠的病理学诊断,还要在 ESD 术后定期行胃镜和腹部 CT 等检查,随访患者情况。

三、早期结直肠癌

（一）诊断进展

早期结直肠癌大都由腺瘤恶变而来,内镜下一种为隆起型（Ⅰ型）,另一种为扁平型（Ⅱ型）,如局限于黏膜层或黏膜下层,为早期。肠道内镜检查是诊断结直肠癌的主要依据,染色内镜能够发现普通内镜难以发现的细微病变,提高诊断率。

CT 检查的作用在于明确病变侵犯肠壁的深度,向壁外蔓延的范围和远处转移的部位。CT 和 MRI 表现:①局部肠壁改变:局部软组织肿块,伴不规则溃疡;肠壁增厚,累及肠壁部分或一周,肠腔偏心性或环形狭窄,增强扫描病灶轻中度强化。②肠梗阻及肠套叠:为结肠肿瘤并发症。③直接浸润:当肿瘤向肠腔外蔓延时,浆膜面毛糙与相邻结构之间的脂肪间隙模糊或消失,邻近器官局部出现异常改变。④淋巴结转移:结肠上淋巴结转移常与原发灶融合;结肠旁淋巴结、肠系膜淋巴结、髂血管旁淋巴结、骶前淋巴结及腹膜后区淋巴结转移表现为多发的结节影。⑤腹膜转移：一般均可见腹水，网膜、系膜脂肪密度增高、模糊，其内可见小结节斑片影，病变发展可形成网膜饼。⑥远处转移：结直肠癌的肝、肺转移最常见，也见于卵巢、骨、脑等。

MRI 检查对肿瘤浸润肠壁深度、周围器官侵犯判断的敏感性高于 CT，且在直肠癌分期方面优于 CT。推荐在以下情况首选 MRI 检查：①直肠癌的术前分期；②结直肠癌（colorectal cancer，CRC）转移病灶的评价；③怀疑腹膜以及肝被膜下病灶。

结肠的 X 线检查中，结肠癌可分为增生型、浸润型、溃疡型和混合型。增生型病灶表现为肠腔内不规则充盈缺损影，病变处肠壁僵硬不能扩张，黏膜皱襞破坏中断；浸润型多表现为局部结肠肠腔环形缩窄，典型的可呈"苹果芯"改变，病变与周围正常肠管分界清晰；溃疡型多见肠腔内的不规则龛影，边缘不整齐，见毛刺状凸起，龛影周围可见隆起的"环堤"。

推荐直肠腔内超声或超声内镜检查为中低位直肠癌诊断及分期的常规检查。PET/CT 不推荐常规使用，但对于常规检查无法明确的转移复发病灶可作为有效的辅助检查。

与大肠肿瘤关系密切的癌基因主要有 ras、myc 等，抑癌基因主要 p53、APC、MCC、DCC 等。Sidransky 等报道，大肠癌患者中 K-ras 点突变出现频率约在 40% 左右。在大肠癌中，CD44 基因的转录变异体 CD44R1 的表达高达 90% 以上，而且在转移癌中其表达进一步增强，可作为早期诊断和预测转移的指标。

（二）治疗进展

EMR 和 ESD 是结直肠早癌和癌前病变内镜切除的两种主要方式，ESD 在切除病灶的大小、整块切除率、完全切除率及病灶的复发率等方面均优于 EMR，但是 ESD 操作时间更长，穿孔发生率更高，需要附加外科手术的概率更高，因此建议谨慎选择 ESD 操作的适应证，以避免并发症的发生。结肠肠壁菲薄、肠腔操作空间有限、部分肠段相对游离等解剖特点决定了结直肠 ESD 操作难度要高于上消化道 ESD。日本学者研究了肿瘤部位对于结肠 ESD 的影响，结果发现乙状结肠 ESD 操作难度相对较大，耗时较多，另外黏膜下纤维化是结肠 ESD 发生穿孔的危险因素之一。

掏口袋式（PCM）ESD 是在经典 ESD 基础上对 ESD 操作过程的改进，该种新术式不是采用环周切除病变周围黏膜的方式，而是只在病变周围黏膜处做小口切除，然后用类似于掏口袋的方式逐渐剥离黏膜下层，这种新的 ESD 术式既可以很好地保留黏膜下液体垫，又可以在黏膜下层形成足够的操作空间，对于剥离严重纤维化的黏膜下层优势更加明显，国外学者已经将这种新式 ESD 用于胃早癌和结肠侧向发育型肿瘤的内镜切除治疗。

穿孔是 ESD 治疗的常见并发症，有效封闭穿孔是避免严重并发症的重要方法，目前临床上主要应用金属钛夹夹闭、OTSC 金属夹系统及尼龙绳结合钛夹荷包封闭法等封闭穿孔或创面的方法，这些内镜封闭穿孔的方法安全可靠，基本上避免了患者因 ESD 穿孔而需要外科手术治疗的情况。

随着 ESD 技术的发展，内镜下切除的深度早已不再局限于黏膜层和黏膜下层，内镜下切除消化道黏膜固有层或全层在技术上已相对成熟，并衍生出一些新的内镜治疗技术，包括内镜下肌层切除术、内镜黏膜下肿瘤切除术、内镜黏膜下隧道剥离术（endoscopic submucosal tunnel dissection，ESTD）以及内镜下全层切除术（endoscopic full thickness resection，EFTR）等，目前这些技术主要用于消化道黏膜下肿瘤，极大地拓展了消化内镜的治疗领域。除采用传统方式完成 EFTR 外，目前还有一种新型的全层切除设备（FTRD）开始试验性地应用于临床,它由 OTSC 金属夹系统发展而来,可在 OTSC 金属夹释放后用圈套器快速安全地切除消化道全层组织,该设备已被应用于切除结直肠病变和十二指肠病变 EFTR 临床治疗中,但还需更多研究,以探讨其安全性和有效性。

【思考题】

1.说出消化道早癌的诊断方法及其优缺点。

2.说出消化道早癌的内镜治疗并发症及其防范措施。

参考文献

[1] 何振,李鹏.消化道早癌内镜诊治进展.浙江医学,2016,38(6):377-388.

[2] 金震东,现代腔内超声学.北京:科学出版社,2000:158-313.

[3] Hagen-Ansen SL. Textbook of diagnostic ultrasonography. Elsevier Science. 2002:25-360.

[4] Kiesslich R,Goetz M,Vieth M,et al. Confocal laser endomicroscopy. Gastrointest Endosc Clin N Am, 2005,15(4):715-731.

[5] Deinert K,Kiesslich R. Vieth M,et al. In-vivo nucrovascular imaging of early squamous-cell cancer of the esophagus by confocal laser endomicroscopy. Endoscopy,2007,39(4):366-368.

[6] Pasha SF, Leighton JA, Das A, et al. Double-balloon enteroscopy and capsule endoscopy have comparable diagnostic yield in small-bowel disease:a meta-analysis. Clin Gastroenterol Hepatol,2008,6:671-676.

[7] Joensuu H. Risk stratification of patients diagnosed with gastrointestinal stromal tumor. Hum Pathol, 2008,39 (10):1411-1419.

[8] Buscaglia JM, Dunbar KB, Okolo P, et al. The spiral enteroscopy training initiative:results of a prospective study evaluating the Discovery SB overtube device during small bowel enteroscopy(with video). Endoscopy,2009,41:194-199.

[9] Shah P,Gao F,Edmundowicz SA,et al. Predicting malignant potential of gastrointestinal stromal tumors using endoscopic ultrasound. Dig Dis Sci,2009,54(6):1265-1269.

[10] 游云,游庆霞.应用 NBI 与普通内镜、碘染色内镜观察早期食道癌及其癌前病变.世界华人消化杂志, 2014,(29):4473-4477.

[11] 张勇,张铭,张文斌,甄文婷.NBI＋放大联合碘染色对早期食管癌及癌前病变的诊断价值探讨.肿瘤学杂志,2014,(4):320-322.

[12] 王用兵,龙庆林.NBI 及碘染色对早期食管癌及其癌前病变的诊断价值.实用癌症杂志,2014,(3): 287-289.

[13] 张俊美.染色内镜在消化道早癌及癌前病变诊治中的应用进展.安徽医学,2011,(03):393-394.

[14] Silva AC, Hara AK, Leighton JA, et al. CT colonography with intravenous contrast material:varied appearances of colorectal carcinoma. Radio Graphics,2005,25:1321-1334.

[15] 李申德.消化道肿瘤的基因诊断.中华医学遗传学杂志,1997,(03):45-48.

[16] Kim TJ,Kim HY,Lee KW,et al. Multimodality assessment of esophageal cancer:preoperative staging and monitoring of response to therapy. Radio Graphics,2009,29:403-421.

[17] 殷坪.胃癌的内镜下微创手术治疗现状与进展[M]//夏玉亭,吴云林,房殿春,等.胃病诊治进展,上海:上海科技教育出版社,2005:129-132.

[18] 王拥军,张澍田,消化内镜的临床应用//林三仁.消化内科学高级教程,北京,人民军医出版社,2009: 93-105.

[19] 厉有名.内科学新进展.浙江:浙江大学出版社,2009:146-151.

[20] 王犍敏.林三仁.胃癌研究及诊治新进展.胃肠病学和肝病学杂志,2012,21;3-5.

[21] Goldman L,Schafer AI. 西氏内科学.北京:北京大学医学出版社,2012;828-856.

(季 峰 李 琪 徐承富)

第二节 胃食管反流病研究的若干进展

摘要 由于生活习惯、饮食结构的变化,胃食管反流病(GERD)已成为较为常见的疾病,且其发生率日趋增高,所以 GERD 的诊治日益受到重视。近年来,美国胃肠病学院对其进行重新定义,有关发病机制的研究成果和新的诊治技术不断出现,使我们对该病的认识逐步加深,但仍有诸多问题有待进一步研究。

Abstract Due to the changes in lifestyle and diet structure,gastroesophageal reflux disease (GERD) has become a relatively common disease,and its incidence has been increasing day by day. Therefore,the diagnosis and treatment of GERD has received increasing attention,and recently,the American College of Gastroenterology has redefined its definition. The research findings on the pathogenesis and the new diagnostic and treatment techniques have constantly made us aware of the disease. However,there are still many problems that need further study.

胃食管反流病(gastroesophageal reflux disease,GERD)是指胃内容物反流引起的一系列症状和(或)并发症的一种疾病。它是一种困扰全球数百万人的常见疾病,且正在迅速成为临床中遇到的重要的上胃肠道疾病。肥胖、摄入过多脂肪、缺乏运动的生活方式等使GERD 的患病率呈增长趋势。

一、GERD 的定义

2013 年"美国胃肠病学院 GERD 诊疗指南"将其定义为:胃内容物反流入食管、口腔(包括喉部)或肺所致的症状和并发症。

二、GERD 的发病机制

GERD 的发病机制迄今尚未完全明了,主要观点阐述如下。

(一)食管下括约肌压力(LESP)下降

近年研究发现,食管有三道保护屏障以抵抗胃反流物中的损伤因子。第一道是食管下括约肌(LES)和膈肌,故 LES 具有重要的抗反流屏障作用。短暂的 LES 松弛是大多数反流发生的必要条件。GERD 患者发生胃食管反流的机制是一过性食管下括约肌松弛(TLESRs),这一观点已被广泛接受。当然,并非所有的反流都由 LES 松弛所致。LES 静息压降低和腹压增高反应性收缩功能异常也是重要的发病机制,尤其是对于重度 GERD患者。

调控 LES 的因素很多,抗胆碱能药物、巧克力、咖啡、脂肪、烟草、酒精等会降低其张力。另外还有多种原因可引起 LESP 降低,如妊娠后期、肥胖体型、餐后不活动等。食管裂孔疝是导致 GERD 的重要因素,"憩室"内残留胃酸,反流入食管。

（二）反流物对食管黏膜的损害

胃酸与胃蛋白酶是反流物中损害食管黏膜的主要成分。GERD 症状发生频率、严重程度与食管酸暴露和持续时间有关。

以往的 GERD 研究主要集中于酸反流，但若同时在食管中监测酸与胆红素，则可发现在 GERD 患者中有相当一部分同时伴有胆汁反流。Marshall 对 113 例具有反流症状患者联合 24 h 动态 pH 和胆红素监测的前瞻性研究发现，未见异常的占 33%，单纯酸反流占 15%，单纯胆汁反流占 8%，混合反流占 44%。Vaezi 等也发现无食管炎的 GERD 患者酸、胆汁混合反流占 50%，无并发症的 RE 混合反流占 79%，有并发症的可达 100%，同时发现 70%～91%胆汁反流发生在 pH 小于 4 的情况下。动物实验还表明胆汁反流造成的食管黏膜损害远远超过单纯酸的损伤。以上说明，酸和胆汁反流共同参与食管黏膜的损伤，且食管损伤程度越重混合反流发生的概率越高。

（三）遗传因素

遗传因素在 GERD 发病中的作用和机制尚不清楚。但有研究发现，同卵双生的 GERD 一致性增加，要明显高于异卵双生，提示遗传因素在 GERD 发病中有重要作用。Hu 等发现，与小儿 GER 相关基因（CERD$_1$）位于染色体 B$_q$14 上，位置可能靠近 SNP160 或 SNP168。

（四）感觉神经的分布

通过对 GERD 患者的黏膜感觉神经检测、食管阻抗水平检测及黏膜内感觉神经至食管腔壁距离测定，发现有 GERD 症状的患者近端食管感觉神经位置较无症状者更表浅，而黏膜完整性在近—远端食管无明显差别，这可能是 GERD 患者近端食管症状的发生机制。

（五）细胞结构的变化及基线阻抗值

为研究不同 GERD 亚型中显微镜下食管炎（ME）各组织学特征的出现频率及作用，并评估与基线阻抗值（BI）所示的黏膜完整性的相关性，有一项研究纳入了 20 例健康志愿者（HV）和 104 例有典型反流症状的患者，对每例志愿者和患者进行内镜检查，在 Z 线及其上方 2 cm 处分别取活检，评估 ME 各组织学特征的出现频率和严重程度，每例患者于内镜检查后 3 d 进行阻抗-pH 监测并计算下食管括约肌上方 3 cm 和 5 cm 处的 BI 值。结果显示，不论食管酸暴露正常与否，在反流症状相关性阳性的患者中的基底细胞增生（BCH）和细胞间隙增宽（DIS）的出现频率和严重程度高于 HV 和 FH 患者。鳞状上皮乳头状延伸（PE）似乎与异常食管酸暴露同时出现。

三、GERD 的诊断

对 GERD 的诊断可以从三个方面考虑。

（一）对反流症状的识别

烧心和反酸是 GERD 最常见的典型症状，根据我国 2006 年 GERD 共识意见，烧心定义为胸骨后烧灼感，反酸指胃内容物向咽部或口腔方向流动的感觉。在大样本的回顾性分析、队列研究中发现，烧心和反酸是存在病理性食管酸暴露患者中最常见的症状。研究提示，我国人群中具有典型反流症状的患者比例明显低于西方人群，其原因除了人种、饮食差异外，还包括语言表达的差异。中国患者对反流的理解与西方存在差异。

部分 GERD 患者并无烧心及反流的症状，可表现为胸痛、上腹痛、上腹烧灼感、嗳气等不典型的症状。而其中尤其需要关注的是胸痛，胸痛患者需先排除心脏因素后才能进行胃食管反流评估。2006年蒙特利尔共识意见提出,胃食管反流可引起类似于缺血性胸痛的表现,并不伴典型的烧心和反流症状。因此,在进行胃食管反流的评估(包括食管反流监测及PPI试验)前需先排除心脏因素。澳大利亚的一项人群研究提示胸痛的发病率约为15.0%。其他西方国家的研究则提示非心源性胸痛在人群中的比例达25.0%。我国香港地区的人群调查发现胸痛的发病率为20.6%,其中约51.0%为非心源性胸痛口。一项Meta分析纳入了24849例受试者,提示非心源性胸痛的发病率约为13.0%,发病率与性别和年龄无关。非心源性胸痛以胃食管反流为最常见的病因,其他食管动力障碍性疾病如胡桃夹食管也是可能的病因。

GERD可伴随食管外症状,包括咳嗽、咽喉症状、哮喘和牙蚀症等,但需要注意的是,尽管以上症状已被确认与GERD存在关联,但是这些症状的发生为多因素作用的结果,GERD并不一定是唯一的因素。Havemann等系统地回顾分析了28项GERD与哮喘关系的研究,发现GERD和食管pH监测异常在哮喘患者中的比例分别为59%和51%;另有一些队列研究也提示哮喘与反流相关。Irwin等的队列研究提示反流可能是21%~41%的慢性非特异性咳嗽患者的病因,部分病因不明的咳嗽与反流相关。而在一项退伍军人中进行的病例对照研究提示,在合并食管炎或食管狭窄的患者中,其喉炎的患病风险明显增加。也有Meta分析提示质子泵抑制剂(PPI)对可疑反流相关性喉炎有一定疗效。

可以根据GERD症状群作出诊断,在临床上,如患者①有典型的烧心和反流症状,又无幽门梗阻或消化道梗阻证据,临床上可考虑是GERD;②有食管外症状,又有反流症状,可考虑是反流相关或可能相关的食管外症状,例如反流相关的咳嗽、反流相关的哮喘;③仅有食管外症状,而无典型的烧心和反流症状,尚不能诊断GERD,宜进一步了解食管外症状发生的时间、与进餐和体位的关系以及其他诱因。需注意有无重叠症状(如同时有GERD和肠易激综合征或功能性消化不良)、焦虑抑郁状态以及睡眠障碍等。

(二)胃镜检查

对于具有反流症状的初诊患者,如无报警症状,美国胃肠病学会建议首先进行PPI试验,仅在疗效欠佳时才进行内镜检查。但是由于我国是胃癌和食管癌的高发国家,且胃镜检查已广泛开展,加之其成本较低,所以建议对拟诊患者先行内镜检查。

内镜直视下观察,活检组织学检查或Lugol液染色可判定RE的程度,同时在一定范围内明确可能与RE有关的异常所见及并发症。内镜检查还可用于帮助判断预后,指导长期治疗,排除其他疾病。国内外的内镜诊断标准主要有1978年制定的Savary-Miller分级,分为Ⅰ～Ⅳ级;1994年制定的洛杉矶分类,分为A～D Ⅳ级,目前它被采用较多,但仍有争议。1996年日本学者对洛杉矶分类进行了修正。

欧美国家医疗机构通常在具有反流症状的患者进行内镜检查时,常规行食管下段活组织检查,以排除嗜酸性食管炎。然而,由于食管黏膜正常的患者进行活组织检查的异常检出率低,且部分嗜酸性细胞增高者可见于GERD且PPI治疗有效,同时GERD的组织学异常如基底细胞增生等的敏感度低,所以并不推荐在内镜检查无食管黏膜损伤的患者中常规行活组织检查。同时成本—效益分析也提示,仅当嗜酸性食管炎的发病率>8%时,在内镜检查过程中常规行活组织检查才符合成本/效益原则。

病理学方面多数是依靠活检取材提供的标本进行诊断,活检时多数仅能取到上皮组织,取到黏膜固有层和黏膜肌层很少,病理上如不能观察到黏膜固有层,对炎症的评价是相当困难的。溃疡和糜烂的病理诊断无分歧意见,但轻型的 RE 病理诊断尚存在问题。因此,对轻型的 RE 内镜所见应作为主要的依据。

（三）寻找反流的证据

24 h 食管 pH 测定因其敏感性及特异性均较高,曾被认为是诊断 GERD 的"金标准",但目前发现,即使是典型的糜烂性食管炎,也有 1/4 显示正常酸暴露,而 NERD 则为 1/3～1/2,其中,少数患者食管酸暴露情况在重复监测时可发生改变。分析其原因,可能与反流物并不一定是"酸"有关,也可能与 24 h 内并不一定能"捕捉"到酸反流而需要更长时间的监测有关。近年来,无线 pH 监测胶囊问世,该技术的代表产品为食管 Bravo 胶囊。无线 pH 胶囊监测克服了定位不准和带导线的缺点,不影响患者的日常活动,可连续检测 48 h 或96 h,能更加准确地掌握患者日常状态下酸暴露的情况。患者对于该胶囊的耐受性好,依从性佳。但其缺点是需要进行内镜操作以将胶囊固定在食管黏膜上,且存在胶囊提前脱离和固定不合适的可能性。

对胆汁反流诊断目前尚无"金标准"。食管 24 h 胆红素监测可能是 pH 监测的一个有用的新增加指标,可以为胆汁反流的诊断提供客观依据。

食管多极腔内电阻抗可以同时测食管酸和非酸反流,并区分气体和液体反流,根据不同反流物产生对电极电阻值的动态变化,分析反流事件和症状的关系,所以,MⅡ联合食管pH 监测手段,可以增加诊断 GERD 的敏感性。

高频腔内超声是评估食管解剖形态学与食管功能的技术,提供食管生理与病理信息,记录食管扩张收缩现象,各种反流事件和反流内容物体积,与 24 h pH 或食管测压同步监测,有助于对 GERD 的发病原因和机制作进一步的探讨,并能够指导治疗。

对 GERD 的诊断除了以上提及的几种检查手段外,还有食管测压、食管钡餐 X 线检查、酸清除试验、胃食管 ECT、标准酸反流试验等,它们各有优点,但又有一定局限性,临床采用哪些检查方法需要具体对待。对那些有典型症状且治疗效果佳的患者并不需要太多检查就可确诊;内镜对于怀疑有 GERD 并发症、症状顽固、严重和频繁复发的患者是合适的;24 h 食管 pH 监测对一些有非典型症状或治疗疗效不佳者是一项有效的检查手段,24 h 胆汁监测可与之同时进行;食管 pH 监测和食管阻抗测定联合检查主要对于有明显烧心或反流症状,但 PPI 治疗无效的 NERD 患者进行评价,寻找非酸反流的证据,以考虑改变治疗策略,或应用于以胸痛为主诉或无明显食管外症状的顽固性反流患者;食管钡餐 X 线检查对诊断吞咽困难的 GERD 有一定价值,对于食管裂孔疝、食管狭窄等的诊断有很高的准确率。

PPI 试验已经被证实是行之有效的方法。以往认为,可对拟诊患者或怀疑反流相关的食管外症状患者,以及初始治疗时有典型 GERD 症状但无报警症状(体重下降、贫血、出血迹象、进行性吞咽困难、吞咽痛等 40 岁以上人群)的患者给予 2 wk 高剂量的 PPI 治疗,如PPI 治疗有效则更加证实了 GERD 的诊断。基于我国是胃癌和食管癌的高发国家,且胃镜检查已广泛开展,其成本低,所以建议对拟诊患者先行内镜检查。对于上消化道内镜检查阴性的患者,可采用诊断性治疗。

图 3-1 提供了 GERD 的诊断程序,可供参考。

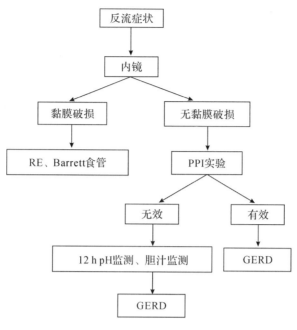

图 3-1 GERD 的诊断程序

四、GERD 的药物治疗

GERD 已被认为是一种慢性病,很有可能需终身治疗。为使患者维持于临床缓解,大多接受对患者进行长期维持治疗的观点。

（一）制酸剂

制酸治疗是必不可少且十分重要的。中和胃酸的药物有多种,都可用于缓解 GERD 症状。尽管高泌酸状态在 GERD 极少见,但酸分泌抑制剂无疑是针对发病过程的阻断剂,常用于临床的有两种制酸剂——H2 受体阻滞剂（H2RA）和 PPIs。常用的 H2RA 包括西咪替丁、雷尼替丁、法莫替丁、尼扎替丁、罗沙替丁,它们对 GERD 的疗效并无差别,可使 32%～82% 的 GERD 症状缓解。这里需要提醒的是,H2RA 治疗 GERD 时必须采用 2 次/d 的给药方法。因为即使加大剂量,1 次/d 给药的治疗效果与安慰剂几乎相同。另外,H2RA 的疗效与 GERD 的严重程度成反比,对重症 RE,H2RA 疗效不佳。因此,轻症 RE 才考虑单独使用 H2RA,对中、重症 RE 已不主张单独使用。

PPIs 因其疗效的优越性和剂量的灵活性,是治疗 GERD（包括控制症状、治愈炎症和预防复发）的理想药物。PPIs 与 H2RA、安慰剂比较,在不同时间治疗 GERD 的治愈率均远远高于后两者,对症状的缓解率也是同样的。在 Ⅱ～Ⅳ 级 RE 治疗中,PPIs 缓解患者胃灼热症状及促进食管炎愈合速度为 H2RA 的两倍。Tytgat 教授建议将 PPIs 用于以下情况:以重度反流症状（经常发生、重度或夜间出现的烧心和反酸）为特征的 GERD;经 H2RA 或其他抗反流治疗难以控制的任何反流症状;中、重症 RE,或轻症 RE 但症状严重或难以控制;伴食管外症状或有并发症患者。尽管有文献报道,几种 PPIs 在抑酸作用上存在种种差异,但它们在疗效上的差异并不明显,而主要是起效时间和费用上的差异。

夜间酸突破（NAB）是指在每天早、晚餐前服用 PPI 治疗的情况下,夜间胃内 pH<4 持

续时间大于 1 h。PPIs 标准剂量治疗,有近 70% 患者出现 NAB,控制 NAB 是治疗 GERD 的措施之一。治疗方法包括调整 PPI 用量、睡前加用 H2RA、应用血浆半衰期更长的 PPI 等,雷贝拉唑和埃索美拉唑受 CYP2C19 影响较小,发生 NAB 少于其他 PPI,Tenatoprazole 和 ilaprazole 制酸时间长,可以减少 NAB。

（二）促动力药

由于反流为一种动力障碍,从理论上讲第一步治疗措施应为改善动力,基于此点,促动力药应该是适宜的、最初的、单一的治疗药物。甲氧氯普胺、新斯的明曾被用于治疗 GERD,但它们的副作用局限其应用。多潘立酮被认为治疗 GERD 可能有效,但缺乏对该药的有效性研究。

（三）黏膜保护剂

国外很少用黏膜保护剂,对 GERD 的疗效相关研究报告也甚少。硫糖铝、达喜等被认为在促进愈合、防止复发方面有一定疗效。达喜有多种作用机制,对于明确有混合反流或胆汁反流时,可能是这类 GERD 治疗的重要药物。目前认为,黏膜保护剂是孕妇 GERD 患者的一线治疗药物。

五、GERD 的治疗策略

在过去的 30 年,GERD 的治疗方案是多种多样且不断发展的。对 GERD 患者治疗的首要目的是消除（至少是缓解）症状;有食管炎和/或并发症患者还需促进炎症愈合、预防复发和并发症;已有并发症的需加强抗酸治疗或选择其他治疗预防复发。一旦 GERD 被确诊并开始治疗,还必须考虑到 GERD 通常是一种慢性病可能需长期治疗。

（一）一般治疗

改变生活方式是 GERD 治疗的第一步,且应贯穿在整个治疗过程中。它包括减轻体重,抬高床头,戒烟酒,避免睡前进食,避免食用可能诱发反流症状的食物,如巧克力、咖啡、辛辣或酸性食物、高脂饮食。

（二）药物治疗

选择适当药物并进行长期维持治疗,是目前大部分 GERD 患者的较好选择。如前述,治疗 GERD 的药物大致分为三类,联合用药较单一用药疗效佳。表 3-1 提供了各种药物治疗方案的疗效比较。

由表 3-1 可看出 PPIs 或 H2RA 三联治疗及每日 2 次 PPIs 抑酸治疗可达到较佳的治愈缓解率。考虑到费用投入与疗效,我们推荐 PPIs 为主的三联治疗为首选。在过去对 248 例 RE 患者采用以 PPIs 为主的三联与以 H2RA 为主的三联对比治疗,发现虽然两组总疗效无明显差别,但以 PPIs 为主的治疗在显效率及生活质量改善方面明显优于以 H2RA 为主的三联治疗,所以高生活质量的治疗需以 PPIs 为主。另外,经济—效益比显示,以 PPIs 为主的三联明显优于以 H2RA 为主的三联方案。

许多采用递增法（首先用 H2RA 治疗,对于无效患者逐步改用 PPIs、加用促动力药）和递减法（用 PPIs 治疗,待症状控制后再减量维持）的研究也表明,递增法治疗过程中部分患者症状控制不满意,达到理想的治疗方法常需长时间摸索。而递减法症状控制快,临床调查时患者满意率高,药物经济学研究发现其并不增加患者治疗总体费用。从效价比分析,以 PPIs 为主的治疗方案应为首选。

表 3-1　各种药物治疗方案的疗效比较

疗效	方案	疗效
最高	PPIs bid＋黏膜保护剂 tid＋促动力药 tid	92.3％
	PPIs bid	76.0％～91.2％
	PPIs qd＋促动力药	89.0％
	PPIs 早餐前 1 次＋H2RA 睡前 1 次	
	PPIs qd	56.3％～90.7％
	H2RA bid＋黏膜保护剂 tid＋促动力药 tid	78.5％
最低	大剂量 H2RA	48.0％～79.0％
	H2RA＋促动力药	66.0％
	H2RA 或促动力药	26.9％～56.9％
	硫糖铝	40.0％

　　GERD 是一种慢性病，复发率高。PPIs 治疗停药后年复发率可高达 75％～92％，因此长期维持治疗是有必要的。维持治疗应在正规治疗 8 wk 后，复查胃镜食管炎症已愈合后开始，用治疗量的半量通常可达到满意效果。很多人认为 GERD 复发与 LESP 下降有相关性，因此维持治疗除应用制酸剂外，应联合使用促胃肠动力剂。维持时间尚不能确定，只能视病情而定，对重症患者疗程可能更长。还有研究提到按需治疗，即症状复发时再次给药。但有研究显示，按需治疗仅对缓解症状有效，而对抑制复发疗效不佳。所以这两种方法需进一步长期随访、研究比较。

　　在治疗 GERD 时有部分患者即使经正规、足量长期维持治疗，症状和炎症仍不能控制，称之为"难治性 GERD"。这类患者有三种可能：①误诊为 GERD；②是 GERD，但症状非GERD 引起；③确为 GERD，但对所使用的药物不敏感。图 3-2 为推荐的关于 GERD 的药

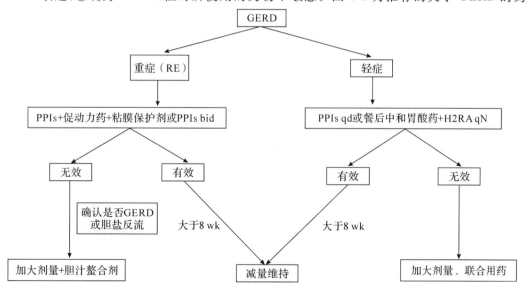

图 3-2　GERD 的药物治疗方案

物治疗方案。2014 年 DDW 推荐的难治性 GERD 的处理流程见图 3-3。

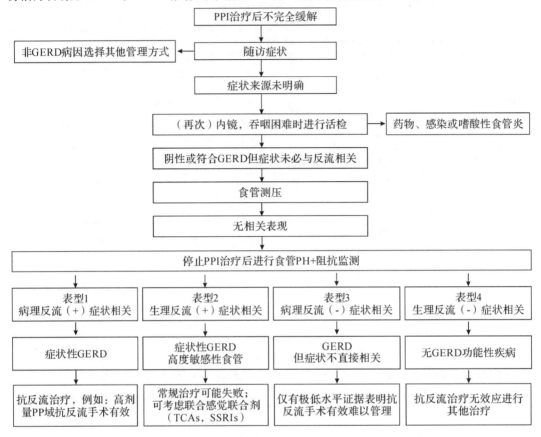

图 3-3　DDW 推荐的难治性 GERD 处理流程

（三）手术治疗

胃底折叠术特别是经腹腔镜胃底折叠术逐步成了最常采用的抗反流手术方式,其疗效已被证实。现认为 TLESRs 在反流的发病机制中起关键作用,而胃底折叠术在括约肌松弛期间使胃食管交界处的残余压增加。这一机制对预防反流非常重要,尤其是当出现严重并发症时。对于 PPI 治疗有效但需长期服药的患者,可以考虑外科治疗,然而手术有一定风险,抗反流手术只有在由经验丰富、技术熟练的外科医生操作时才会取得最好效果。

内镜治疗创伤小、安全性较好,有一定的应用前景,目前用于 GERD 的内镜下治疗手段主要分为射频治疗、注射或植入技术和内镜腔内胃食管成形术 3 类。其中射频治疗和经口不切开胃底折叠术(transoralincisionlessfundoplication,TIF)是近年来研究的热点。虽然已有一些研究结果显示这些手术的症状改善、生活质量评分及食管炎愈合率等均优于对照组,但是都缺乏长期随访的结果。因此,目前尚不推荐内镜下治疗作为药物治疗或传统手术的替代治疗。

（四）并发症的处理

对 GERD 并发症,人们关注最多的是 Barrett 食管。因为它被认为是食管腺癌的癌前病变。虽有文献报道 PPI 能延缓 BE 的进程,尚无足够的循证依据证实其能逆转 BE。BE 伴有糜烂性食管炎及反流症状者,建议采用大剂量 PPI 治疗,并提倡长期维持治疗。光动力学治疗(PDT)是 FDA 唯一治疗重度不典型增生的 BE 内镜治疗方法。另外,多极电凝(MPEC)、血浆凝固(APC)、射频消融(RF)及黏膜下剥离术(EMR)等均显示了良好的治疗前景。有研究认为抗反流手术后进行双极电凝是清除 Barrett 上皮的一种有效且安全的方法,可降低以后发生腺癌的危险,但它可能会使残留的 Barrett 上皮位于新生鳞状上皮下,这将限制内镜监测早期检出异常增生和腺癌的价值。因此需要有更大规模和更长期的数据来验证这一疗法。

食管慢性溃疡伴炎性反应改变可导致瘢痕形成和食管狭窄,临床上尤以食管下段多见。随着 PPI 的广泛应用,GERD 相关食管狭窄的发生率较前明显降低。GERD 相关食管狭窄的主要治疗方法是气囊扩张,但术后复发率较高,目前推荐合并食管狭窄的患者经扩张后需 PPI 维持治疗,以改善吞咽困难的症状及减少再次扩张的需要。

六、结束语

目前,对 GERD 的诊治研究逐渐形成了一些共识:①LESP 降低为主的因素导致胃、十二指肠液中酸、胆汁和消化酶等对食管黏膜的侵蚀,造成 GERD 的发生和发展;②有典型反流症状的患者可不通过任何检查,临床诊断为 GERD;③确认反流应采用 24 h pH 和胆汁监测,联合食管多极腔内电阻抗检测可以增加诊断 GERD 的敏感性;④RE 及其严重程度的判断依赖于胃镜检查;⑤以 PPIs 联合促胃动力药及黏膜保护剂的三联疗法可取得满意疗效和高生活质量,效价比较优;⑥抗反流手术时机的选择和对 Barrett 食管的处理需进一步探讨。

推荐的诊治流程见图 3-4。

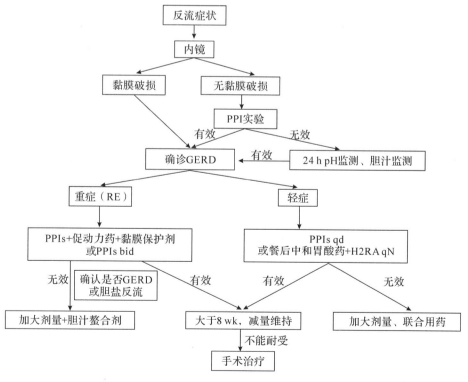

图 3-4 GERD 推荐的诊治流程

【思考题】

1. 根据 GERD 的发病机制,提出你认为适当的治疗原则和方法。
2. RE 与 GERD 两者概念上有什么区别?

参考文献

[1] Philip O,Lauren B,Marcelo F. Guidelines for the diagnosis and management of gastroesophageal reflux disease. Am J Gastroenterol,2013,108:308-328.

[2] 中华医学会消化病学分会.2014 年中国胃食管反流病专家共识意见. 中华消化杂志,2014,34(10):649-660.

[3] 陈晨,许军英. 胃食管反流病的研究进展. 临床消化病杂志,2014,26(6):321-323.

[4] Vakil N,Van Zanten SV,Kahrilas P,et al. The montreal definition and classification of gastroesophageal reflux disease:a global evidence-based consensus. Am J Gastroenterol,2006,101(8):1900.

[5] Goldstein JL, Schlesinger PK, Hozwecz HL, et al. Esophageal mucosal resistance:A factor in esophagitis. Gastroenterol Clin North Am,1990,19(3):565-586.

[6] Parkmen HP,Fisher RS. Contributing role of motility abnormalities in the pathogenesis of gastroesophageal reflux disease. Dig Dis,1997,15:40-52.

[7] Hu FZ,Donfack J,Ahmed A,et al. Fine mapping a gene for pediatric gastroesophageal reflux on human chromosome 13q14. Hum Genet,2004,114(6):562-572.

[8] Berstad A,Weberg R,Froyshow Larsen I,et al. Relationship of hiatus hernia to reflux oesophugitis. Scand J Gastroenterol,1986,21(1):55-58.

[9] Joelsson B,Johnsson F. Heartburn the acid test. Gut,1989,30(11):1573-1575.

[10] Marshall RE,Anggiansah A,Owen WA,et al. Investigation of gastro-esophageal reflux in patients with an intact stomach:is oesophageal bilirubin monitoring a useful addition to pH monitoring? Scand J Gastroenterol,2000,35(9):904-909.

[11] Vaezi MF,Richter RE. Role of acid and duodenogastroesophageal reflux in gastroesophageal reflux disease. Gastroenterology,1996,111(5):1192-1199.

[12] Armstrong D,Bennett JR,Blum Al. The endoscopic assessment of esophagitis:a progress report on observer agreement. Gastroenterology,1996,111:85-92.

[13] Pandolfino JE,Schreiner MA,Lee TJ,et al. Comparison of the Bravo wireless and Digitrapper catheter-based pH monitoring systems for measuring esophageal acid exposure. Am J Gastroenterol,2005,100:1466.

[14] 于中麟.反流性食管炎的诊断标准及存在的问题. 中华内科杂志,2000,39(3):151-152.

[15] 中华医学会消化内镜学会,中华消化内镜杂志编辑部.反流性食管病(炎)诊断及治疗方案(试行)中华消化内镜杂志,1999,16:326.

[16] Fass R,Fennerty MB,Ofman JJ,et al. The clinical and economic value of a short course of omeprazole in patients with noneardiac chest pain. Gastroenterology,1998,115(1):42-49.

[17] O'connor JF,Singer ME,Richter JE. The cost effectiveness of strategies to assess gastroesophageal reflux as an exacerbating factor in asthma. Am J Gastroenterol,1999,94(6):1472-1480.

[18] Olbe L,Lundell L. Medical treatment of reflux esophagitis. Hepatogastroenterology,1992,39(4):322-324.

[19] Lundell L. Acid suppression in the long term treatment of peptic stricture and Barrett's oesophagus.

Digestion,1992,51:49-58.

[20] Collen MJ,Lewis JH,Benjamin SB. Gastric acid hypersecretion in refractory gestroesophageal reflux disease. Gastroenterology,1990,98(3):654-661.

[21] Devault KR,Castell DO. Guidelines for the diagnosis and treatment of Practice Parameters Committee of the American College of Gastroenterology. Arch Intern Med,1995,155:2165-2173.

[22] Ikuo H,Joel ER. ACG practice guidelines:esophageal reflux testing. Am J Gastroenterol,2007,102:668.

[23] Cloud ML,Offen WW,Robinson M. Nizatidine versus placebo in gastroesophageal reflux disease:A 12 week,multicenter,randomized,double blind study. Am J Gastroenterol,1991,86(12):1735-1742.

[24] Klinkenberg Knol EC,Jansen JM,Festen HP,et al. Double blind multicentre comparison of omeprazole and ranitidine in the treatment of reflux oesophagitis. Lancet,1987,1(8529):349-351.

[25] Vantrappen G,Rutgeerts L,Schurmans P,et al. Omeprazole(40 mg)is superior to ranitidine in short term treatment of ulcerative reflux esophagitis. Dig Dis Sci,1988,33(50):523-529.

[26] Bate CM,Green JR,Axon AT,et al. Omeprazole is more effective than cimetidine in the prevention of recurrenee of GERD associated heartburn and the occurrence of underlying oesophagitis. Aliment Pharmacol Ther,1998,12(1):41-47.

[27] Chiba N,De Gara CJ,Wikinson JM,et al. Speed of healing and symptom relief in grade II to IV gastroesophageal reflux disease:a meta analysis. Gastroenterology,1997,112(6):1798-1810.

[28] Castell DO,Richter JE,Robinson M,et al. Efficacy and safety of lansoprazole in the treatment of erosive reflux esophagitis. The Lansoprazole Group. AmJ Gastroenterol,1996,91(9):1749-1757.

[29] Dekkers CP,Beker JA,Thjodleifsson B,et al. Double blind comparison of raveprazole 20 mg vs. omeprazole 20 mg in the treatment of erosive or ulcerative gastro-oesophageal reflux disease. The European Raveprazole Study Group. Aliment Pharmacol Ther,1999,13(1):49-57.

[30] Mee AS,Rowley JL. Rapid symptom relief in reflux oesophagitis:a comparison of lansoprazole and omeprazole. Aliment Pharmacol Ther,1996,10(5):757-763.

[31] Jancezewska I,Sagar M,Sjostedt S,et al. Comparison of the effect of lansoprazole and omeprazole on intragastric acidity and gastroesophageal reflux disease. Scand J Gastroenterol,1998,33(12):1239-1243.

[32] Thoring M,Hedenstrom H,Eriksson LS. Rapid effect of lansoprazole intragastric pH:a crossover comparison of omeprazole. Scand J Gastroenterol,1999,34(4):341.

[33] Galmiche JP,Fraitag B,Filoche B,et al. Double blind comparison of cisapride and cimetidine in treatment of reflux esophagitis. Dig Dis Sci,1995,35(5):649-655.

[34] Lepoutre L,Van der Spek P,Vanderlinden I,et al. Healing of garde II and III oesophagitis through motility stimulation with cisaride. Digestion,1990,45(2):109-114.

[35] Richter JE,Long JF. Cisapride for gastroesophageal reflux disease:A placebo controlled,double blind study. Am J Gastroenterol,1995,90(3):423-430.

[36] Hameeteman W. Clinical studies of sucralfate in reflux esophagitis. The European experience. J Clin Gastroenterol,1991,1313:s16-s20.

[37] Howden CW,Castell DO,Cohen S,et al. The rationale for continuous maintenance treatment of reflux esophagitis. Arch Intern Med,1995,155(14):1465-1471.

[38] Kenneth R,Devault,MD. Overview of medical therapy for GERD. Gastroenterol Clin North Am,1999,28(4):831-845.

[39] 王良静,赵岚,姒健敏.不同联合疗法对反流性食管炎的疗效、生活质量和经济投入.中华内科杂志,

2002,41(7):485-486.

[40] Vigneris, Termini R, Leandro G, et al. A comparison of five maintenace therapies for reflux esophagitis. N Engl J Med,1995,333(17):1106-1110.

[41] Harris RA, Kupprtmann M, Richter JE. Proton pump inhibitors histamine 2 receptor antagonists for the prevention of recurrences of erosive reflux esophagitis: a cost effectiveness analysis. Am J Gastroenterol,1997,92(12):2179-2187.

[42] Harris RA, Kuppermann M, Richter JE. Prevention of recurrences of erosive reflux esophagitis: A cost effectiveness analysis of maintenance proton pump inhibition. Am J Med,1997,102:78-88.

[43] Robinson MG, Lanza F, Avner D. Effective maintenance treatment of reflux esophagitis with low dose lansoprazole: A randomixed, double blind, placebo controlled trial. Am Inter Med,124(10):859-867.

[44] Montes CG, Brandal NA, Deliza R, et al. Antireflux surgery followed by bipolar electrocoagulation in the treatment of Barrett's esophagus. Gastrointest Endosc,1999,50(2):173-177.

（王良静　方燕飞　姒健敏）

第三节　幽门螺杆菌与消化系疾病

摘要　幽门螺杆菌是一种定植于胃黏膜的微需氧的革兰阴性菌。幽门螺杆菌是慢性胃炎和消化道溃疡的重要病因。幽门螺杆菌与胃癌的关系也十分密切，世界卫生组织已明确指出幽门螺杆菌为第一类致癌因子。根除幽门螺杆菌的治疗显得尤为重要，但随着抗生素的广泛使用，幽门螺杆菌的耐药性也逐渐增加。目前推荐铋剂四联（PPI＋铋剂＋2种抗生素）根除方案，必要时根据体外幽门螺杆菌药物敏感试验结果选择抗生素。

Abstract　*H. pylori* is a gram-negative, microaerophilic bacterium that colonizes gastric mucosa. It is a pathogenic bacterium associated with the development of gastritis and peptic ulcers as well as gastric adenocarcinoma. *H. pylori* has been classified as a carcinogen for gastric cancer by the World Health Organization (WHO) and eradication of this organism is very important. Current treatment options for the eradication of *H. pylori* commonly include multiple-drug therapy with antibiotics and other compounds such as proton pump inhibitors and bismuth. Bismuth-containing quardruple therapy is currently recommended. However, with the extensive use of antibiotics, the emergence of drug-resistant strains of *H. pylori* deserves particular attention. If necessary, antibiotics is chosen based on the results of *H. pylori* culture and susceptibility test *in vitro*.

一、幽门螺杆菌概述

幽门螺杆菌（*Helicobacter pylori*, *H. pylori*）是一种在上消化道中生存的微需氧革兰阴性菌，在胃黏膜上皮细胞表面常呈典型的螺旋形。*H. pylori* 感染率非常高，约出现在全世界超过一半的人群中。它通常在儿童期感染胃部。在发展中国家，儿童的感染率很高。*H. pylori* 在人与人之间经消化道互相传播，通常通过直接接触唾液、呕吐物或粪便感染。*H. pylori* 感染的危险因素有：生活在拥挤的环境中；生活在一个人口多的家庭；没有干净的饮用水；生活在发展中国家；与一个患有 *H. pylori* 感染的人一起生活。感染的发生率可能与种族有关，大约60％的拉美裔人，大约54％的非裔美国人和大约20％～29％的美国白种人感染 H. pylori。

H. pylori 适于生活在胃的酸性环境中。这些细菌可以改变它们周围的环境,降低酸度从而使自身得以生存。H. pylori 感染后引起急性和慢性炎症反应,在局部引起的免疫反应会吸引嗜中性粒细胞、嗜酸性粒细胞、肥大细胞树突状细胞和巨噬细胞等聚集至胃黏膜,然而虽然先天性及获得性免疫反应均被启动,病菌却难以被有效清除。H. pylori 历来被认为是一种非侵入性的病原菌,近年来的研究表明,它是一种固有免疫细胞的兼性胞内菌,能够干扰吞噬体成熟,因此导致了根除细菌的难度。虽然大多数 H. pylori 感染者通常没有症状,但感染可能导致包括急慢性胃炎、消化性溃疡(约发生在 10% 的 H. pylori 感染者)、胃癌等疾病。H. pylori 感染以及 Ebstein Barr 病毒的感染,被认为胃癌的危险因素。

二、幽门螺杆菌感染的临床特征

H. pylori 感染可发生在无症状性胃炎、消化性溃疡及胃肠道恶性肿瘤中。高达 95% 的 H. pylori 感染者发生胃窦型胃炎,且易诱发十二指肠溃疡,而不太常见的胃体型胃炎则是胃溃疡的危险因素。高达 50%～70% 的胃溃疡和 80%～95% 的十二指肠溃疡都与 H. pylori感染有关,根除这种细菌可大大降低消化性溃疡复发的风险。

(一)H. pylori 与胃炎

H. pylori 感染最常见的表现是胃炎。感染后,细菌会引起胃部急性炎症,以低酸分泌为特点,之后演变为慢性活动性胃炎,可影响胃窦(导致酸分泌增加及十二指肠溃疡的发生)和胃体(导致胃黏膜萎缩及胃酸缺乏相关疾病)。

胃黏膜表面覆盖着起保护作用的黏液层,H. pylori 穿过黏液以避免胃酸和消化酶对细菌的损伤。H. pylori 通过黏附素如 blood group antigen-binding adhesin(BabA)、sialic acid-binding adhesin(SabA)及 lacdiNAc-specific adhesin(LabA)而与黏液相互作用。一旦接近胃上皮细胞,H. pylori 通过与模式识别受体(如 TLR2 和 NOD1、炎症小体)的相互作用而活化炎性基因的表达。H. pylori 的 CagPAI(cag pathogenicity island)基因编码的Ⅳ型分泌系统(type Ⅳ secretion system,T4SS)通过多种机制活化了胃上皮细胞炎症相关的信号途径,导致许多细胞因子和化学因子的分泌,包括 interleukin-8 (IL-8)、IL-1β、tumour necrosis factor alpha (TNFα)、IL-6、IL-12、CCL2-5、CCL20 和 CXCL1-3。化学因子的出现导致了中性粒细胞、巨噬细胞、肥大细胞、树突状细胞、淋巴细胞等的募集。此外,最近报道人类胃上皮细胞和树突状细胞可产生维 A 酸,调节炎症水平。而在 H. pylori 感染过程中,维 A 酸生成减少,导致更强烈的炎症和黏膜损伤。H. pylori 的分子拟态常导致自身抗体,如抗壁细胞 H^+,K^+-ATPase,这些抗体可能加强胃的炎症和损伤。

(二)H. pylori 与消化性溃疡

H. pylori 是消化性溃疡最重要和最常见的病因,H. pylori 感染发生在约 80%～95% 的十二指肠溃疡患者中,以及约 50%～70% 的胃溃疡患者中。

H. pylori 感染引起的胃窦慢性炎症导致 δ 细胞的破坏,随后它们分泌的生长抑素减少。生长抑素抑制 G 细胞胃泌素的产生,生长抑素水平降低将导致高胃泌素血症。在胃窦型胃炎,升高的胃泌素水平过分刺激了正常胃体壁细胞的酸产生,导致胃酸过多。在一些胃窦型胃炎患者中,增加的胃酸分泌导致十二指肠上皮的胃化生。这促使 H. pylori 定植至十二指肠,引起炎症,最终导致十二指肠溃疡。胃溃疡常发生在胃体型胃炎,酸分泌常常是正常或减少的。慢性胃体胃炎导致胃体黏膜的萎缩,进一步导致壁细胞缺失,因此胃酸分泌减少。*H. pylori* 感染的胃窦中尽管胃泌素产生增加,但低酸分泌状态依然存在。这阻止了十二指肠溃疡的发展,但是胃黏膜的炎症和损伤导致了胃溃疡的发展。癌前病变和胃腺癌可能在这类胃炎中发生。

(三)*H. pylori* 与胃癌

胃癌在全世界列第五位,每年大约有 100000 例新发胃癌。大多数病例在亚洲,超过 2/3 发生在中国。胃癌列于肿瘤相关死因的第三位,通常初步诊断时病情已经发展至胃癌晚期。根据发生的位置,胃癌分为 2 种亚型:贲门型(起源于胃食管交界处的上皮细胞)和非贲门型(起源于远端胃)。贲门癌与食管腺癌、Barrett 食管有相似的危险因素,被认为与 *H. pylori* 感染不相关。相反,非贲门癌与 *H. pylori* 感染密切相关,多达 89% 的病例由 *H. pylori* 感染导致,*H. pylori* 被认为是第一类致癌因子,感染者发生胃癌的风险约 1%～2%。

存在胃黏膜肠化生的患者(常规活检证实)应检测和治疗 *H. pylori* 感染,因为肠上皮化生是胃恶性肿瘤的独立危险因素。在根除 *H. pylori* 后,目前尚不清楚肠化生转归的程度。胃癌有两种组织学类型,即肠型和弥散型。*H. pylori* 与肠型和弥漫性胃癌的发生风险增加均密切相关。肠型胃癌多由炎症逐步发生而来,而 *H. pylori* 感染导致慢性胃炎,并经过许多年,逐渐导致胃黏膜腺体萎缩、肠化、异型增生,最终导致腺癌。*H. pylori* 根除治疗降低了萎缩性胃炎的发生率,但没有减少胃癌发生的风险,除非根除 *H. pylori* 治疗发生在癌前病变之前。接受内镜下切除早期胃癌的患者应定期检测残胃中 *H. pylori* 状态并予根除,以消除异时性肿瘤的风险。

大多数研究表明,在 *H. pylori* 感染率较高的国家,胃癌的累积发病率较高。*H. pylori* 的 Cag A 血清学阳性与胃癌的发生密切相关。最近的一项荟萃分析显示,接受根除治疗的 *H. pylori* 感染者发生胃癌的风险显著降低。基于以上证据,人们一致认为 *H. pylori* 是胃癌的重要危险因素,推荐在胃癌高风险个体中筛查和根除 *H. pylori*。

(四)*H. pylori* 与 MALT 淋巴瘤

黏膜相关淋巴组织(mucosa-associated lymphoid tissue,MALT)淋巴瘤是一种低度恶性的 B 细胞边缘区淋巴瘤。在 75% 以上的 MALT 淋巴瘤患者中检出 *H. pylori*。但是感染 *H. pylori* 者发生淋巴瘤的概率极低(大约 0.8/100,000 每年)。10% 左右的病例被认为不依赖 *H. pylori*,但需要考虑 *H. pylori* 感染漏诊的可能性,或患者的胃黏膜可能感染了非幽门螺杆菌。早期 MALT 淋巴瘤患者可能在抗 *H. pylori* 治疗后取得疾病完全缓解的效果,而进展期 MALT 淋巴瘤患者(溃疡形成、黏膜下结节性肿块,肿瘤细胞胃壁或淋巴结浸润)可能更需要标准的淋巴瘤治疗。*H. pylori* 产生的炎症介导了胃黏膜淋巴滤泡的形成,这在 *H. pylori* 阴性的胃黏膜中是不存在的。慢性炎症和持续抗体刺激导致淋巴滤泡中边缘区 B 细胞的非控制扩张的发生。肿瘤细胞通常通过胃黏膜播散,但经常仍局限于原发部位。在约 40% 的病例中,发生肿瘤细胞播散至局部淋巴结或更远的黏膜。低度恶性的 MALT 淋巴瘤可能转化成更具侵袭性的弥漫大 B 淋巴瘤,这种情况发生在大约半数的胃淋巴瘤患者中,通常预后较差。

低度恶性的 B 细胞 MALT 淋巴瘤通常在 *H. pylori* 根除治疗后转归。t(11;18)染色体易位是胃 MALT 淋巴瘤最常见的基因突变,通常发生在 1/4 的病例中,在进展为 II 级或以上的病例中这种突变发生得更频繁。这种染色体破坏和易位导致 activator protein-12 (AP-12)和 MALT-1 基因融合,融合产物刺激转录因子 NF-κB 的活化,调节抗凋亡基因的表达和细胞生存。出现 t(11;18)也预示着胃 MALT 淋巴瘤对 *H. pylori* 根除治疗的非反应性。

（五）*H. pylori* 与功能性消化不良

20％至60％的功能性消化不良患者有 *H. pylori* 胃炎的证据,而根除 *H. pylori* 仅导致少数患者的症状改善——约10％。中青年患者有新发消化不良而无报警症状(近端胃肠肿瘤的家族史、胃肠道出血、吞咽疼痛、吞咽困难、不明原因缺铁性贫血、体重下降、持续性呕吐、可触及的肿块或淋巴结肿大、黄疸)则应接受 *H. pylori* 检测,如果确认感染则接受治疗。在未经调查的消化不良患者(无报警症状)中的另一个治疗选择是使用抑酸剂和监测临床反应。

（六）*H. pylori* 与食道疾病

H. pylori 感染与消化道反流病(GERD)的关系一直是人们关注的问题。然而,目前的证据并没有得出明确的结论,即 *H. pylori* 感染的患者与未感染的患者相比是否有更多、更少或相等的 GERD 相关症状。研究也没有发现治疗 *H. pylori* 感染会加重 GERD。此外,一项对58例嗜酸粒细胞性食管炎和116例对照组的 *H. pylori* 感染的研究表明,*H. pylori* 感染与嗜酸细胞性食管炎的发生呈负相关。

（七）*H. pylori* 与炎症性肠病

胃肠病学者发现 *H. pylori* 的感染与炎症性肠病(inflammatory bowel disease,IBD)的发生率存在负相关。对1994至2004年间发表的大约10个研究进行分析,发现绝大多数 IBD 患者的 *H. pylori* 感染率较同年龄对照组人群低,而克罗恩病患者的 *H. pylori* 感染率更低于溃疡性结肠炎患者。之后的研究采用了呼气试验代替 *H. pylori* 抗体血清 IgG 检测,同样证实了 IBD 患者的 *H. pylori* 感染率较普通人群低。所有早期研究都是针对欧洲人群进行的,而该地区人群的 IBD 发生率较世界其他地方更高,但近几年的研究同样证实了在亚洲人群和美国人群中也有类似的情况。对儿科 IBD 患者的研究表明儿童 IBD 患者的 *H. pylori* 感染率也低于非 IBD 者。

大量研究提示 *H. pylori* 对慢性肠道炎症起保护作用,主要表现为 IBD 患者肠道组织病理学的改善。目前有几个研究模型被用来调查 *H. pylori* 及其细菌的纯化物对 IBD 的保护作用。Higgins 等利用 Crohn 病模型(鼠伤寒沙门氏菌引起的慢性结肠炎)来研究 *H. pylori* 感染的作用。*H. pylori* 感染抑制了鼠伤寒沙门氏菌引起的 Th17 反应,减少了模型肠道的病理损伤。这种保护作用可能与 *H. pylori* 感染导致肠系膜淋巴结 IL-10 产生,以及 *H. pylori* DNA 的免疫调节序列/免疫刺激序列比例相对其他革兰阴性菌如大肠杆菌等更高密切相关。此外,研究发现口服 *H. pylori* DNA 能对葡聚糖硫酸钠介导的肠炎的病理损伤起保护作用。研究发现 TLR2 信号通过抑制树突状细胞活化和介导 Treg-辅助性 T 细胞反应而对 IBD 发挥保护作用。*H. pylori* 表达的 TLR2 配体是细菌与树突状细胞、其他先天性及获得性免疫细胞的相互作用中的一个关键因子。TLR2 信号驱动了树突状细胞的免疫耐受反应,即针对 *H. pylori* 抗原的 Treg 偏向性反应,抑制了对细菌的效应 T 细胞反应。当消化道中存在大量 *H. pylori* 时,由于对胃黏膜病理损伤的免疫保护,宿主能从这个免疫耐受反应中获益。有趣的是,其他 T 细胞抗原的反应也被抑制了,包括过敏原特异性和自身抗原特异性免疫反应,这可能是 *H. pylori* 感染个体很少发生过敏性疾病、乳糜泻和自身免疫疾病的原因。

炎症小体是 *H. pylori* 与宿主相互作用过程中一类很重要的物质。*H. pylori* 活化了 NLRP3 炎症小体,而其他细胞质先天免疫传感器例如 AIM2、NLRP6 和 NLRC4 不导致炎症小体和 caspase-1 的激活。NLRP3 炎症小体的激活是通过一个"启动"事件,即在细胞中以 TLR2 依赖方式上调 NLRP3 转录。缺乏 TLR2 的树突状细胞不能导致 NLRP3 的转录活化及 caspase-1 的自动蛋白水解和激活,因此无法处理和分泌 caspase-1 依赖的细胞因子 IL-1β、IL-18。这两个细胞因子在 *H. pylori* 与宿主的相互作用中都发挥重要作用,IL-1β 诱导 Th1 和 Th17 细胞分化的 T 细胞反应,而 IL-18 则调节这些反应。TLR2/NLRP3/caspase-1/IL-18 信号轴是 *H. pylori* 介导免疫耐受并对 IBD 发挥保护作用的关键途径。总的来说,现在有越来越多的令人信服的实验支持 *H. pylori* 在 IBD 发展中的保护作用。结合 *H. pylori* 感染与 IBD 发生风险负相关的流行病学数据,*H. pylori* 对免疫细胞,主要是树突状细胞和 T 细胞的直接作用(通过 *H. pylori* DNA,NLRP3 配体和其他潜在的免疫调节子的调控),是 *H. pylori* 感染对 IBD 发生发展起保护作用的可能机制。

(八)*H. pylori* 与过敏性疾病

过去几十年中,过敏性哮喘和其他过敏性疾病的严重程度和发病率在发达国家急剧增长。自 20 世纪下半段以来,感染性疾病的发生率在发达国家明显下降,而免疫紊乱,如多发性硬化症(MS)、Ⅰ型糖尿病,上文中提过的 IBDs 和过敏性疾病的发病率在同一时期则显著增加。许多流行病学研究发现,*H. pylori* 感染率与哮喘等其他呼吸道过敏性疾病的发生率呈负相关。这种负相关在儿童、青少年、年幼发病的过敏和哮喘患者中特别明显。在一个包含 3000 名德国学童和近 2000 名日本大学生的研究中,发现慢性炎症性皮肤病异位性皮炎/湿疹与 *H. pylori* 感染呈负相关。两个 meta 分析都阐述了 *H. pylori* 与哮喘的发生存在负相关。Wang 等在 2013 年检索了至 2012 年为止的 19 项研究(9 项横断面研究,7 项病例对照研究和 3 项前瞻性队列研究),并从中计算出 *H. pylori* 感染是哮喘发生的保护因素,OR 值为 0.81。第二个 meta 分析于 2013 年发表,包含共纳入 28283 个患者的 14 项研究,发现 *H. pylori* 感染率在哮喘患者中明显低于普通人群(OR＝0.84,P＝0.013)。人群中对各种观察研究的随访发现,*H. pylori* 感染对过敏性哮喘发生起保护作用。在卵清蛋白诱发或屋尘螨抗原致敏和激发的过敏性哮喘小鼠模型试验中,*H. pylori* 感染对气道高反应性、支气管—肺泡嗜酸性粒细胞增多、肺部炎症和杯状细胞化生起保护作用。这种保护作用对新生或年幼的动物特别明显,例如在人类幼年时通常从母亲处传染了 *H. pylori*。TLR2/NLRP3/caspase-1/IL-18 轴在 *H. pylori* 特异性免疫调节中发挥重要作用,TLR2 信号导致 NLRP3 的转录活化,然后装配 pro-caspase-1 和衔接蛋白 ASC 形成功能性 NLRP3 炎症小体,自动水解活化 caspase-1,启动 caspase-1 依赖的细胞因子 IL-18 和 IL-1β。而在 TLR2 缺陷的小鼠中,感染 *H. pylori* 不能对屋尘螨抗原致敏的哮喘起保护作用。

(九)*H. pylori* 与其他疾病

在过去的几年,对于 *H. pylori* 感染与胃肠外疾病已经发表了很多文章。*H. pylori* 在特发性血小板减少性紫癜、缺铁性贫血、维生素 B_{12} 缺乏症中的作用是众所周知的;而针对 *H. pylori* 与心血管、神经、血液、皮肤、头部和颈部、泌尿妇科疾病、糖尿病和代谢综合征的研究也出现了一些非常有前途的结果。在一项病例对照研究中,作者观察到 1 型糖尿病患

儿有 *H. pylori* 感染的风险,尤其是糖尿病病程较长的患者。最近,*H. pylori* 感染与先兆子痫的关系已经建立,表明感染对胎盘发育的损害和增加先兆子痫风险的作用。这项研究为妊娠期 *H. pylori* 感染的监测和治疗开辟了新的视角。在一项随机、双盲、安慰剂对照试验中,研究表明,根除 *H. pylori* 可改善 2 型糖尿病患者的血糖稳态性(促炎症因子减少)。

目前的证据表明,联合补充铁剂的 *H. pylori* 根除治疗可能有助于提高铁蛋白和血红蛋白水平。另一项研究证实,*H. pylori* 感染对冠心病患者铁蛋白和铁含量减低的影响是独立于其他经典因素(包括血脂和炎症因子)的危险因素。在一项荟萃分析中,Upala 等表明 *H. pylori* 感染与代谢综合征呈正相关。*H. pylori* 感染也与高甘油三酯、体重指数、胰岛素抵抗指数(HOMA-IR)、收缩压和低高密度脂蛋白相关。

三、*H. pylori* 根除指征

在 *H. pylori* 感染者中,大多数患者都没有症状,消化性溃疡的发生率是 15%～20%,胃癌及 MALT 淋巴瘤的发生率约为 1%,但慢性胃炎的发生率是超过 90%。*H. pylori* 感染是一种传染性疾病,主要通过消化道传播,因此,不论是否有症状或并发症,*H. pylori* 根除指征可以扩展至所有感染者。

消化性溃疡患者根除 *H. pylori* 后,可促进溃疡的愈合和降低溃疡的复发。MALT 淋巴瘤患者根除 *H. pylori* 后,可使超过 80% 的患者获得临床治疗。以上患者根除 *H. pylori* 的获益明显高于无症状的 *H. pylori* 感染者。有胃癌家族史、胃癌术后、胃镜提示胃黏膜萎缩或肠化的患者是胃癌发生的高风险个体,这类患者根除 *H. pylori* 后预防胃癌的获益高于低风险个体。若多次根除 *H. pylori* 失败,应重新评估获益—风险比,进行个体化治疗。根据《第五次全国幽门螺杆菌感染处理共识报告》,我国根除 *H. pylori* 的指征如表 3-2 所示。

表 3-2 幽门螺杆菌根除指征

幽门螺杆菌阳性	强烈推荐	推荐
消化性溃疡(不论是否活动和有无并发症史)	√	
胃黏膜相关淋巴组织淋巴瘤	√	
慢性胃炎伴消化不良症状		√
慢性胃炎伴胃黏膜萎缩、糜烂		√
早期胃肿瘤已行内镜下切除或胃次全手术切除		√
长期服用质子泵抑制剂		√
胃癌家族史		√
计划长期服用非甾体抗炎药(包括低剂量阿司匹林)		√
不明原因的缺铁性贫血		√
特发性血小板减少性紫癜		√
其他幽门螺杆菌相关性疾病(如淋巴细胞性胃炎、增生性胃息肉、Ménétrier 病)		√
证实有幽门螺杆菌感染		√

值得注意的是,*H. pylori* 的"检测和治疗"是一种用非侵入性方法(尿素呼气试验或粪便抗原试验)检测 *H. pylori*,阳性者即给予根除治疗的策略,对未经调查的消化不良的(uninvestigated dyspepsia)处理是适当的。这一策略的实施应取决于当地上消化道肿瘤发

病率、成本—效益比和患者意愿等因素。然而，它不适用于年龄＞35 岁、有报警症状、有胃癌家族史或胃癌高发区患者。

四、*H. pylori* 的诊断

非侵入性 *H. pylori* 检测试验包括尿素呼气试验、粪便抗原试验和血清学试验。侵入性 *H. pylori* 检测试验包括快速尿素酶试验（RUT）、胃黏膜组织学检测、细菌培养、基因检测方法（如 PCR、寡核苷酸探针杂交、基因芯片）等。

呼气试验是临床上最常用的非侵入性 *H. pylori* 检测试验，包括 13C 尿素呼气试验和 14C 尿素呼气试验。具有准确性高、操作方便、不受胃内细菌分布影响等特点。但是，针对胃全切或部分切除术后的患者，该方法的敏感性显著降低，应推荐使用快速尿素酶试验或胃黏膜组织学检测。

检测 *H. pylori* 抗体 IgG 的血清学试验不能判断是现症感染还是过去感染，多用于人群感染情况的流行病学调查，不能用于根除治疗后的复查。然而，在消化性溃疡出血、萎缩性胃炎、胃 MALT 淋巴瘤患者中存在 *H. pylori* 检测干扰因素或胃黏膜 *H. pylori* 菌量少，其他检测方法易出现假阴性，推荐使用血清学试验确认现症感染。

患者在接受胃镜检查时，可通过活检进行快速尿素酶试验检查 *H. pylori*，应基于胃窦、胃体两个部位取材。此外，还可以对胃黏膜活检标本行组织切片染色，以诊断 *H. pylori* 感染。但上述 2 种方法不推荐作为 *H. pylori* 根除治疗后的评估试验。

近期使用抗生素、质子泵抑制剂（proton pump inhibitors，PPI）、铋剂和某些具有抗菌作用的中药，会使除血清学和分子生物学检测外的其他 *H. pylori* 检测方法出现假阴性，因此，需要停用 PPI 至少 2 wk，停用抗菌药物、铋剂和某些中药至少 4 wk 后进行检查。*H. pylori* 根除治疗后的复查应在根除治疗结束 4 wk 后进行，首先推荐使用尿素呼气试验。

五、*H. pylori* 的治疗

传统的根除 *H. pylori* 的治疗方案分为以 PPI 为基础和以胶体铋剂为基础的方案两大类。具体是 1 种 PPI 或 1 种胶体铋剂加上克拉霉素、阿莫西林、甲硝唑（或替硝唑）3 种抗菌药物中的 2 种，组成三联疗法。然而，随着抗生素的广泛应用，世界范围内 *H. pylori* 抗生素耐药率显著增加。我国 *H. pylori* 对克拉霉素、甲硝唑和左氧氟沙星（氟喹诺酮类）的耐药率呈上升趋势，近些年报道的 *H. pylori* 原发耐药率，克拉霉素为 20％～50％，甲硝唑为 40％～70％，左氧氟沙星为 20％～50％。与上述 3 种抗生素高耐药率相反，目前我国 *H. pylori* 对阿莫西林（0％～5％）、四环素（0％～5％）和呋喃唑酮（0％～1％）的耐药率仍很低。在 *H. pylori* 对克拉霉素和甲硝唑双重耐药率＞15％地区，经验治疗不推荐含克拉霉素和甲硝唑的非铋剂四联疗法。根据《第五次全国幽门螺杆菌感染处理共识报告》，目前推荐铋剂四联（PPI＋铋剂＋2 种抗生素）作为主要的经验性治疗根除 *H. pylori* 方案（推荐 7 种方案），疗程为 10 或 14 d（表 3-3）。

表 3-3　推荐的幽门螺杆菌根除四联方案中抗生素组合、剂量和用法

方案	抗生素 1	抗生素 2
1	阿莫西林 1000 mg，2 次/d	克拉霉素 500 mg，2 次/d
2	阿莫西林 1000 mg，2 次/d	左氧氟沙星 500 mg，1 次/d 或 200 mg，2 次/d
3	阿莫西林 1000 mg，2 次/d	呋喃唑酮 100 mg，2 次/d
4	四环素 500 mg，3 次/d 或 4 次/d	甲硝唑 400 mg，3 次/d 或 4 次/d
5	四环素 500 mg，3 次/d 或 4 次/d	呋喃唑酮 100 mg，2 次/d
6	阿莫西林 1000 mg，2 次/d	甲硝唑 400 mg，3 次/d 或 4 次/d
7	阿莫西林 1000 mg，2 次/d	四环素 500 mg，3 次/d 或 4 次/d

注：标准剂量（质子泵抑制剂＋铋剂）（2 次/d，餐前半小时口服）＋2 种抗生素（餐后口服）。标准剂量质子泵抑制剂为艾司奥美拉唑 20 mg、雷贝拉唑 10 mg（或 20 mg）、奥美拉唑 20 mg、兰索拉唑 30 mg、泮托拉唑 40 mg、艾普拉唑 5 mg，以上选一；标准剂量铋剂为枸橼酸铋钾 220 mg（果胶铋标准剂量待确定）。

根据《第五次全国幽门螺杆菌感染处理共识报告》，除含左氧氟沙星的方案不作为初次治疗方案外，根除方案不分一线、二线，应尽可能将疗效高的方案用于初次治疗。初次治疗失败后，可在其余方案中选择一种方案进行补救治疗。方案的选择需根据当地的 *H. pylori* 抗生素耐药率和个人药物使用史，权衡疗效、药物费用、不良反应和其可获得性。补救方案的选择应参考以前用过的方案，原则上不重复原方案。如方案中已应用克拉霉素或左氧氟沙星，则应避免再次使用。

此外，不论初次治疗或补救治疗，如需选择含克拉霉素、甲硝唑或左氧氟沙星的三联方案，应进行药物敏感试验。

【思考题】

1.幽门螺杆菌感染的检测方法有哪些？
2.根除幽门螺杆菌的指征是什么？

参考文献

［1］ Malfertheiner P，Megraud F，O'Morain CA，et al. Management of Helicobacter pylori infection-the Maastricht V/Florence Consensus Report. Gut，2017，66：6-30.

［2］ Fallone CA，Chiba N，van Zanten SV，et al. The Toronto Consensus for the Treatment of Helicobacter pylori Infection in Adults. Gastroenterology，2016，151：51-69. e14.

［3］ Sugano K，Tack J，Kuipers EJ，et al. Kyoto global consensus report on Helicobacter pylori gastritis. Gut，2015，64：1353-1367.

［4］ Diaconu S，Predescu A，Moldoveanu A，et al. Helicobacter pylori infection：old and new. J Med Life，2017，10：112-117.

［5］ Robinson K，Letley DP，Kaneko K. The human stomach in health and disease：infection strategies by Helicobacter pylori. Curr Top Microbiol Immunol，2017，400：1-26.

（虞朝辉　厉有名）

第四节　非酒精性脂肪性肝病的研究现状

摘要　非酒精性脂肪性肝病是临床常见的慢性肝病，是导致肝硬化甚至是肝癌等终末期肝病的重要

原因,也显著增加结直肠肿瘤、2 型糖尿病、心血管疾病、慢性肾病等发病风险。我国普通成人非酒精性脂肪性肝病患病率已超过 15%,其危险因素包括肥胖、2 型糖尿病、血脂紊乱、高尿酸血症等。非酒精性脂肪性肝病发病机制目前尚未完全明确,其治疗也缺乏特别有效药物,以饮食控制和适度运动为主的生活方式干预是防治非酒精性脂肪性肝病的关键。

Abstract　Nonalcoholic fatty liver disease（NAFLD）is one of the most common chronic liver disease worldwide. NAFLD not only significantly increases liver-related morbidity or mortality,but also significantly increases risks of extrahepatic diseases such as colorectal neoplasm,type 2 diabetes,cardiovascular disease and chronic kidney disease. The prevalence of NAFLD is higher than 15% in general adults in China. The risk factors of NAFLD include obesity,type 2 diabetes,dyslipidemia,hyperuricemia,and other related metabolic disorders. The pathogenesis of NAFLD has not been fully elucidated,nor effective pharmacological intervention has been developed. Lifestyle modifications is fundamental for the treatment and prevention of NAFLD.

非酒精性脂肪性肝病(nonalcoholic fatty liver disease,NAFLD)是指除外酒精和其他明确的损肝因素所致的,以弥漫性肝细胞大泡性脂肪变为主要特征的临床病理综合征。随着肥胖、糖尿病等代谢性疾病的高发,NAFLD 患病率逐渐上升。NAFLD 不仅是导致肝硬化甚至肝癌等终末期肝病的重要原因,还显著增加糖尿病、心血管疾病、慢性肾病等发病风险。由于 NAFLD 患者基数庞大,其肝内和肝外危害逐渐凸显,构成日益严峻的公共健康问题。本节就近年来 NAFLD 研究进展作一概述。

一、流行病学

在世界范围内,由于各国各地区经济水平、生活习惯的差异,NAFLD 患病率存在很大的差别。欧美发达国家普通成人 NAFLD 患病率已经超过 30.0%,成为慢性肝病的首要原因。亚太地区 NAFLD 患病率略低于西方国家,日本、韩国、印度等国家 NAFLD 患病率为15.0%~25.0%。我国不同省市普通成人的 NAFLD 患病率从 6.3% 至 27.3% 不等。2005年上海市的调查显示,NAFLD 患病率为 15.4%;2006 年我国台湾地区报道的 NAFLD 患病率为 11.5%;2012 年我国香港地区报道的磁共振诊断的 NAFLD 患病率为 27.3%。值得指出的是,近年来全球 NAFLD 患病率呈现快速增长趋势。美国最近的一项研究报道,普通成人 NAFLD 患病率高达 46.0%;日本的 NAFLD 患病率在 10 余年间从 13.0% 增长到30.0%;我国上海、武汉、浙江等地普通人群 NAFLD 患病率在最近 5~10 年内增长了近一倍。

儿童 NAFLD 也逐渐受到重视,但已有研究多集中于超重和肥胖儿童,普通儿童NAFLD 患病率尚不清楚。从已有数据来看,儿童 NAFLD 患病率要低于成人。国外儿童NAFLD 患病率为 3%~10%,我国儿童 NAFLD 患病率为 2%~4%。但随着生活水平的提高、饮食结构的改变,儿童高糖高热量食品摄入增多,再加上缺乏锻炼,儿童 NAFLD 患病率也呈现快速上升趋势。

老年人群 NAFLD 近年来也开始受到关注。荷兰的一项对 2811 位老年人的调查结果显示,老年人群 NAFLD 患病率高达 35.1%,其中 70 岁以下、70~75 岁、75~80 岁、80~85岁、85 岁以上老年人群的 NAFLD 患病率分别为 35.8%、36.6%、39.6%、32.1% 和21.1%。与中青年 NAFLD 患者相比,老年 NAFLD 患者更易合并肥胖、高血压病、糖尿病、高脂血症等危险因素,并且肝脏脂变和纤维化程度常更为严重。老年人群是心脑血管疾病的高发人群,伴随 NAFLD 可显著增加心脑血管疾病发病风险,因而加强老年人群 NAFLD 防治,不但可以减轻肝脏本身的危害,还可有效降低心脑血管病的发病风险。

二、危险因素

肥胖是 NAFLD 最常见的危险因素。肥胖人群 NAFLD 患病率可高达 76%。肥胖严重程度与 NAFLD 患者肝脏脂肪含量正相关,而体重减轻则可显著改善 NAFLD 患者肝脏脂肪变性程度。近年来越来越多的研究表明,非肥胖人群 NAFLD 患病率也较高。我国台湾地区、韩国非肥胖成人 NAFLD 患病率分别为 11.5% 和 23.4%。印度的一项研究报道,54.0% 的 NAFLD 患者既不存在超重、也不存在腹型肥胖,75.0% 的 NAFLD 患者体重指数小于 $25\ kg/m^2$。笔者所在课题组对 6905 例非肥胖成人的调查发现,该人群 NAFLD 基线患病率为 7.27%;对基线未患有 NAFLD 人群随访 5 年发现,8.88% 的调查对象在随访过程中被检出 NAFLD。以上研究提示非肥胖人群 NAFLD 不容忽视,同时也提示除外肥胖,NAFLD 的发生还与其他原因有关。

2 型糖尿病是影响 NAFLD 发生发展的另一重要因素,这可能与 2 型糖尿病和 NAFLD 有着共同的病理生理基础——胰岛素抵抗有关。2 型糖尿病患者中,NAFLD 患病率高达70%。肝脏脂肪含量与胰岛素敏感性负相关,伴随 2 型糖尿病或胰岛素抵抗的 NAFLD 患者肝脏脂变和窦周纤维化明显。与普通 NAFLD 患者相比,伴随糖尿病的 NAFLD 患者肝硬化和肝病相关死亡率显著增加。

血脂紊乱也是导致 NAFLD 的重要原因。高甘油三酯血症患者的 NAFLD 患病率高达60%~80%,高胆固醇血症者也易发生 NAFLD。相对于血脂正常的 NAFLD 患者,合并血脂紊乱的 NAFLD 患者更易发生非酒精性脂肪性肝炎(nonalcoholic steatohepatitis,NASH)和肝硬化。脂肪酸摄入增加是导致高脂血症的重要原因,但不同脂肪酸摄入对 NAFLD 的影响存在差别。饱和脂肪酸摄入过多会导致 NAFLD 肝损伤,而 Ω-3 不饱和脂肪酸摄入则可减轻 NAFLD 肝损伤。

高尿酸血症也与 NAFLD 患病风险密切相关。笔者所在课题组的横断面研究发现,NAFLD 患病率与血清尿酸水平正相关。随之开展的前瞻性研究结果显示,NAFLD 发病风险与基线尿酸水平正相关。进一步动物实验还发现,高尿酸能引发小鼠肝脏胰岛素抵抗和脂肪变性,且其上游机制与尿酸合成限速酶——黄嘌呤氧化酶有关。抑制黄嘌呤氧化酶能显著改善高脂饮食诱导的 NAFLD 小鼠肝脏脂变程度。以上研究从不同角度证实高尿酸血症与 NAFLD 存在密切联系。

近年来的研究还发现,甲状腺功能减低也显著增加 NAFLD 患病风险。笔者所在课题组对 878 例甲状腺功能正常的 65 岁以上的老年人群调查发现,NAFLD 患病率与血清游离甲状腺素水平负相关。新近,韩国 Chung 等对 2324 例亚临床甲减患者及年龄、性别配对的2324 例正常对照比较发现,亚临床甲减人群 NAFLD 患病率显著高于对照人群(30.2% 比19.5%,$P<0.001$)。笔者所在课题组对 327 例亚临床甲状腺功能减低症患者及年龄、性别配对的 327 例正常对照 5 年随访结果显示,亚临床甲状腺功能减低症患者 NAFLD 发病率显著高于对照人群。

越来越多的证据显示,生长激素缺乏也与 NAFLD 患病风险相关。小样本研究报道,13

例存在生长激素缺乏症的成年发病的垂体前叶激素缺乏症患者中,有 7 例合并有 NAFLD。队列研究结果显示,生长激素缺乏的垂体功能减退症患者存在中心性肥胖、胰岛素抵抗、血脂紊乱等代谢综合征特征,该组病例 NAFLD 患病率高达 70.6%,且生长激素水平与 NAFLD 严重程度负相关。笔者所在课题组对 7146 例健康体检者分析发现,NAFLD 患者组血清生长激素水平显著低于对照人群,进一步的多因素 logistic 回归分析结果显示,血清生长激素水平与 NAFLD 患病风险显著相关。

三、发病机制

NAFLD 的发病机制目前尚未完全明确,1998 年 Day 提出的"二次打击"学说是解释 NAFLD 发病机制的主要理论。"第一次打击"主要指胰岛素抵抗引起的外周脂肪分解增加和高胰岛素血症,是导致肝细胞脂肪变性的首要因素;"第二次打击"则主要指各种原因所致的氧化应激和脂质过氧化损伤,将引起 NASH、NASH 相关纤维化和肝硬化。尽管"二次打击"学说在整体上适用于 NAFLD 发病过程的解释,但具体机制仍需进一步研究明确。近年来,关于 NAFLD 发病机制的研究取得较多进展,以下就胰岛素抵抗、氧化应激、线粒体损伤等进展作一简要介绍。

（一）胰岛素抵抗

胰岛素抵抗是 NAFLD 最重要的发病机制。多种分子机制参与胰岛素抵抗的形成:①游离脂肪酸破坏胰岛素受体底物 1(IRS 1)酪氨酸磷酸化,促进去磷酸化及丝氨酸残基磷酸化,使胰岛素受体底物失活,导致胰岛素抵抗;②肿瘤坏死因子 α(TNF-α)激活应激相关蛋白激酶,包括 IKKβ、JNK、PKC 亚型等,这些激酶促进 IRS1 分子的丝氨酸磷酸化,抑制了胰岛素的信号传导,产生胰岛素抵抗;③瘦素诱导 IRS1 分子的去磷酸化,破坏脂肪酸 β 氧化,促进甘油三酯合成;④脂联蛋白能抑制肝细胞对脂肪酸的摄取,增加线粒体脂肪酸氧化,促进脂蛋白输出,从而减少肝细胞中脂肪酸的堆积,和胰岛素有协同作用,其减少可加重胰岛素抵抗。

（二）氧化应激

氧化应激是引起单纯性脂肪肝向 NASH 进展的主要原因。氧化应激的发生与细胞内的活性氧自由基(ROS)生成增加或细胞抗氧化防御系统的缺陷有关。线粒体、过氧化酶体和细胞色素 P450 系统是肝细胞中 ROS 生成的主要部位。肝脏脂肪变时,进入肝细胞的游离脂肪酸大大增加,线粒体中脂肪酸 β 氧化产生的 ROS 也增加。肝细胞通过增加线粒体解偶联蛋白的表达,使线粒体内膜去极化而减少超氧阴离子的生成。然而,线粒体内膜电化学梯度的下降也减少了 ATP 的生成,在肝脏对 ATP 的需求增加的情况下,这些肝细胞就发生坏死。还有部分肝细胞不能上调抗氧化防御体系,大量的 ROS 使其线粒体 DNA 发生氧化损伤,这些线粒体 DNA 编码了部分电子传递链的组分;ROS 还使 TNF-α 的生成增加,线粒体膜发生脂质过氧化,后者引起线粒体细胞色素 c 丢失。电子传递链的损伤使氧化磷酸化解偶联,进一步减少 ATP 生成,ROS 生成增加。进行性细胞色素 c 丢失最终引起肝细胞凋亡。死亡的肝细胞释放白介素 8 等炎症趋化因子,使炎症细胞在肝脏中聚集,引起 NASH。

（三）线粒体损伤

NAFLD 存在线粒体结构和功能的异常。线粒体结构异常表现为线粒体体积增大和晶体结构形成。在 NASH 患者中,大约 5%～15% 的肝细胞存在异常的线粒体,而受累及的肝细胞中,约 5%～10% 的线粒体存在晶体结构。线粒体晶体结构的形成被认为是肝细胞对损伤因素的保护性反应。线粒体功能的异常是引起肝细胞 ATP 减少的重要原因,而后者可以直接造成肝细胞的损伤。在脂肪变的肝脏中,进入到线粒体的游离脂肪酸增加,超过了线粒体 β 氧化的负荷,诱导 ROS 和脂质过氧化物生成大量增加;ROS 和脂质过氧化物进一步引起线粒体 DNA 损伤,呼吸链改变,脂肪酸 β 氧化受抑制,产生更多的 ROS,形成恶性循环。

（四）免疫炎症反应失调

免疫炎症反应失调与 NAFLD 发生发展有关。自然杀伤 T 细胞、调节性 T 细胞等多种免疫细胞均与 NAFLD 发病机制有关。NAFLD 患者 Th1/Th2 型细胞因子水平失衡,其中 Th1 型细胞因子比例增加,它们在肝脏炎症反应、肝细胞凋亡和坏死、纤维化形成、肝组织损伤后肝细胞再生等过程中发挥重要作用。近年来研究发现,NLRP3 炎症小体的激活,造成 IL-1β 等炎性因子生成增多,是导致 NAFLD 的重要机制之一。

（五）肠道菌群失调

肠道微生态与 NAFLD 的关系近年来逐渐受到重视。已有研究发现,NAFLD 患者小肠细菌过度生长的比例显著高于对照人群。肠道微生态紊乱通过影响能量物质吸收、促进肥胖发生、加重胰岛素抵抗、干扰胆汁代谢等途径影响 NAFLD 的发生。肠道微生态紊乱所致的肠源性内毒素生成增加、肠黏膜通透性受损,导致内毒素吸收增加,加重肝脏炎症反应,这一环节在 NAFLD 向 NASH 发展中起重要作用。鉴于 NAFLD 患者肠道益生菌比例下降,补充益生菌也可望成为治疗 NAFLD 的新方法。

四、诊断进展

超声是临床诊断 NAFLD 的最常用方法。NAFLD 的肝脏超声表现为肝区近场回声弥漫性增强、远场回声逐渐衰减、肝内管道结构显示不清等。虽然许多研究表明超声在检测脂肪变的敏感性、特异性和阳性预测值准确率可达 80% 以上,但常规超声无法对脂肪变性的程度进行定量分析,并且其敏感性在脂肪变性程度低于 30% 时显著下降。近年来采用图形分析软件,可量化测定超声下肝肾回声比值和肝脏回声衰减系数,并由此较准确的间接计算出肝脏脂肪含量,在临床研究中已有应用。采用控制衰减参数技术的瞬时弹性超声也可较准确地评估肝脏脂变程度。

NAFLD 在 CT 检查中表现为弥漫性肝脏密度降低、肝脏与脾脏的 CT 比值≤1。根据肝脏与脾脏的 CT 比值可将肝脏脂肪变性程度进行分级,其中肝/脾 CT 比值≤1.0 但>0.7 者为轻度;肝/脾 CT 比值≤0.7 但>0.5 者为中度;肝/脾 CT 比值≤0.5 者为重度。磁共振在对肝脏脂肪变性程度的定量上敏感性更高,利用磁共振波谱分析、磁共振成像分析进行质子密度的定量测估,可准确评估整个肝脏脂肪含量。但是磁共振检查费用较高,需要一定的设备和技术支持,且无法准确地判断炎症和纤维化程度,临床的广泛应用受到了一定的限制。

肝脏穿刺活检有助于对疾病预后的判断和治疗策略的选择,但存在出血和感染的风险,且存在一定的取样偏差。因而在肝脏穿刺活检前,需充分权衡患者可能的获益和潜在的风险。单纯性脂肪肝预后良好,患者一般只要合理地寻找并去除脂肪堆积相关因素即可。NASH 则可进一步向肝纤维化和肝硬化等终末期肝病进展,需要早期准确诊断并积极干预治疗。因而,对于较高 NASH 和肝纤维化可能性的 NAFLD 患者,适时接受肝脏穿刺活检以评估疾病严重程度是需要的。中华医学会肝脏病学分会脂肪肝和酒精性肝病学组建议对于以下情况的 NAFLD 患者,可考虑行肝脏穿刺活检:①经常规检查和诊断性治疗仍未能明确诊断的患者;②有进展性肝纤维化的高危人群但缺乏临床或影像学肝硬化证据者;③入选药物临床试验和诊断试验的患者;④由于其他目的而行腹腔镜检查(如胆囊切除术、胃捆扎术)的患者;⑤强烈要求了解肝病的性质及其预后的患者。

五、防治方法

NAFLD 治疗目的在于减低肝脏本身的危害,同时降低 2 型糖尿病、高血压病、心脑血管疾病等相关疾病的发病风险,其治疗方法包括行为干预、药物治疗、手术治疗等。以饮食控制和适度运动为主的生活习惯干预是防治 NAFLD 的关键。NAFLD 的治疗药物包括胰岛素增敏药物、抗氧化损伤药物、调脂药物、肝细胞保护药物等,但目前缺乏大样本随机对照临床试验证实药物治疗的有效性。胃旁路手术适用于严重肥胖的 NAFLD 患者。

(一)行为干预

行为干预的主要目的是控制并减轻体重。理论上,减轻体重将会改善肝脏组织学表现。目前主要通过饮食来控制体重,以限制热量摄入为主,但对特定饮食价值的研究较少。一项研究为 4 例重度肥胖症患者接受详细的饮食评估和肝活体组织学检查,结果显示,高碳水化合物摄入量与肝组织学炎症程度严重呈正相关,而高脂肪摄入与肝组织学炎症轻微程度密切相关;并且未发现膳食总热量或蛋白质摄入量与肝脂肪变、炎症和纤维化之间有相关性。饮食饱和脂肪酸和纤维的含量将影响到胰岛素抵抗,并且高饱和脂肪酸饮食可能是肥胖个体发展成 NASH 的危险因素之一。值得注意的是,应在基本体重基础上以每周 0.5～1.0 kg 的速度减少 10%,体重下降过速可能会加剧 NASH。

(二)药物治疗

二甲双胍是双胍类药物,它可能通过活化 AMP 依赖的蛋白激酶来增加线粒体游离脂肪酸氧化和极低密度脂蛋白合成,减少肝脏和骨骼肌的脂肪沉积,从而改善胰岛素抵抗。多项非对照的临床试验结果显示,二甲双胍可显著降低 NAFLD 患者血清 ALT 水平并改善肝脏组织学;但也有研究得出阴性的结果。最近的一项荟萃分析结果显示,行为干预联合二甲双胍治疗 6～12 mon 对血清肝酶和肝脏组织学的改变与行为干预组相比无显著性差异。

噻唑烷二酮类药物主要通过拮抗过氧化物增殖体活化受体 γ 来改善胰岛素敏感性和抗肝脏与骨骼肌的脂质沉积作用,该药物还具有体外抗感染、体内与体外抗纤维化作用。早期完成的一项包括 22 名 NASH 患者的开放性非对照临床试验中,罗格列酮 48 wk 给药后,ALT 水平和胰岛素敏感性均得到改善,但肝纤维化程度无显著性改善。治疗后 67% 的患者平均体重增加 7.3%。在给予非糖尿病 NASH 患者 6 mon 吡格列酮合并维生素 E 后,也能改善脂质沉积和肝细胞损害。在另一个试验中,18 名非糖尿病 NASH 患者给予吡格列酮 48 wk 后,2/3 患者出现肝脏组织学改善。该类药物的缺点主要为增加体重(治疗 1 年体重可增加 4%)和潜在的增加心血管疾病危险性,以及治疗费用高。为此,在推荐噻唑烷二酮用于 NASH 常规治疗之前,需认真考虑治疗费用、长期治疗的效果以及其他不良事件。

甜菜碱是 S 腺苷甲硫氨酸合成所必需的,同时也是谷胱甘肽的前体。给予 7 名 NASH 患者甜菜碱 1 年后,发现 ALT 水平显著改善,肝脏脂质沉积、炎症和纤维化等组织学参数均有改善。也有报道,通过静脉放血术来使 NASH 患者的铁负荷低于正常值,也可改善肝酶学指标,这可能与减少铁介导的过氧化和改善胰岛素敏感性有关。小样本临床研究报道,维生素 E 可降低 NAFLD 患者血清转氨酶水平,并改善肝脏脂变、炎症程度,但对肝纤维化程度无明显改善作用。

小样本的临床研究报道,他汀类的调脂药物可显著改善 NAFLD 患者血脂、降低血清肝酶并改善肝脏组织学变化,且该类药物可显著降低 NAFLD 患者发生心血管意外的风险。熊去氧胆酸曾被认为是 NAFLD 的有效治疗药物,但后续的研究并未得出阳性的结果。小样本的临床研究报道,Ω-3 不饱和脂肪酸可减轻 NAFLD 肝损伤,扩大样本的随机对照临床研究正在进行中。益生菌通过改变肠道菌群结构,对 NAFLD 也有一定治疗作用。

(三)手术治疗

对于严重肥胖的 NAFLD 患者,胃旁路手术可显著减轻体重,并改善肝脏组织学状况,但是目前缺乏该方面的随机对照临床试验研究报道。对于由于 NAFLD 导致的肝硬化、肝癌等终末期肝病,则可考虑肝移植治疗。

六、转归预后

NAFLD 疾病谱包括单纯性脂肪肝、NASH、肝纤维化和肝硬化等,其中以单纯性脂肪肝最为常见。一般认为单纯性脂肪肝是良性的疾病过程,很少会向肝纤维化进展;而 NASH 却会向肝纤维化、肝硬化等终末期肝病进展。

关于 NASH 进展为肝纤维化之发生率的研究不多,已有的大多为回顾性研究。从已有资料来看,NAFLD 患者发生肝纤维化的概率与其他慢性肝病大致相似,但 NASH 患者发生肝硬化的年龄要大于其他慢性肝病患者。据报道,26%～37% 的 NASH 患者在随访 5.6 年后进展到肝纤维化,其中超过 9% 的 NASH 患者进展为肝硬化。同期随访的 NASH 患者当中,34%～50% 的患者肝脏组织学未发生明显变化,18%～29% 的患者肝脏组织学有所减轻。体重指数和糖尿病是 NASH 向肝纤维化进展的危险因素。一旦 NASH 进展为肝硬化,肝细胞脂变等 NASH 相关病理学改变将明显减轻甚至消失,而只表现为静止期的肝硬化。这一类型的肝硬化是隐源性肝硬化的重要组成部分。并且,这部分患者接受肝移植后,很容易再次出现肝细胞脂变。最近的研究发现,NASH 相关肝硬化患者发生肝功能失代偿的风险要低于丙肝后肝硬化患者。

越来越多的线索表明,NAFLD 会向肝癌进展,并且肝硬化并非是 NAFLD 向肝癌进展的必经环节。近来的研究发现,隐源性肝硬化和肝癌患者的胰岛素抵抗比例较高,这提示 NAFLD 和胰岛素抵抗有可能是肝癌发生的重要原因。最长达 19.5 年的回顾性分析显示,NAFLD 患者肝细胞癌的发生率为 0～0.5%,NASH 患者肝细胞肝癌的发生率为 0～2.8%。在美国,NAFLD 已经成为肝癌肝移植的第二大原因和增长最快的原因。

NAFLD 患者的死亡率高于普通人群,这一方面与 NAFLD 患者肝病相关死亡显著增加有关,更重要的是由于 NAFLD 显著增加 2 型糖尿病、高血压病、心脑血管疾病的发病风险。一项对 420 例 NAFLD 患者平均随访 7.6 年的研究结果显示,随访过程中新发糖尿病 91 例、血脂紊乱 96 例、高血压 94 例、肝硬化 13 例;随访过程中死亡 53 例,其中首要原因是心脑血管病,其次是恶性肿瘤和肝硬化。一项对66例儿童NAFLD患者最长达20年的随访结果显示,NAFLD患者终末期肝病及死亡率也显著增加。总的来说,单纯性脂肪肝或NASH患者5～10年死亡率是不高的,但是一旦进展为重度纤维化或肝硬化,死亡率将明显上升。

七、研究展望

近年来,NAFLD研究取得了长足发展,但仍有较多工作有待完成。比如,需要开展大样本流行病学研究,获取NAFLD患病率与发病率数据,并揭示疾病转归特点及其影响因素;通过基础与临床结合,明确肝脏免疫、炎症等因素在NAFLD发病机制中的作用,揭示肠道微生态如何通过肠—肝对话影响NAFLD发生发展;通过基因组学、转录组学、蛋白质组学、代谢组学等多组学研究,寻找NAFLD无创诊断标记物并建立疾病诊断新技术;开展多中心临床试验,总结适合不同人群的行为干预和药物治疗方法。

【思考题】

1.非酒精性脂肪性肝病的危险因素有哪些?

2.非酒精性脂肪性肝病的诊治策略如何?

参考文献

[1] 中华医学会肝病学分会脂肪肝和酒精性肝病学组,非酒精性脂肪性肝病诊疗指南(2010年修订版)中华肝脏病杂志,2010,18:163-166.

[2] Chalasani N,Younossi Z,Lavine JE,et al. The diagnosis and management of nonalcoholic fatty liver disease:Practice Guidance from the American Association for the Study of Liver Diseases. Hepatology,2017 Jul 17. [Epub ahead of print]

[3] Estes C,Razavi H,Loomba R,et al. Modeling the epidemic of nonalcoholic fatty liver disease demonstrates an exponential increase in burden of disease. Hepatology,2017 Aug 12. [Epub ahead of print]

[4] Fan JG,Kim SU,Wong VW. New trends on obesity and NAFLD in Asia. J Hepatol,2017 Jul 19. [Epub ahead of print]

[5] Younossi ZM,Koenig AB,Abdelatif D,et al. Global epidemiology of nonalcoholic fatty liver disease-meta-analytic assessment of prevalence,incidence,and outcomes. Hepatology,2016,64(1):73-84.

[6] Xu C,Yu C,Ma H,et al. Prevalence and risk factors for the development of nonalcoholic fatty liver disease in a nonobese Chinese population:the Zhejiang Zhenhai Study. Am J Gastroenterol,2013,108(8):1299-1304.

[7] Nobili V,Alkhouri N,Alisi A,et al. Nonalcoholic fatty liver disease:a challenge for pediatricians. JAMA Pediatr,2015,169(2):170-176.

[8] Li Y,Xu C,Yu C,et al. Association of serum uric acid level with non-alcoholic fatty liver disease:a cross-sectional study. J Hepatol,2009,50(5):1029-1034.

[9] Xu CF,Yu CH,Xu L,et al. Hypouricemic therapy:a novel potential therapeutic option for nonalcoholic fatty liver disease. Hepatology,2010,52(5):1865-1866.

[10] Wan X,Xu C,Lin Y,et al. Uric acid regulates hepatic steatosis and insulin resistance through the NLRP3 inflammasome-dependent mechanism. J Hepatol,2016,64(4):925-932.

[11] Xu C,Wan X,Xu L,et al. Xanthine oxidase in non-alcoholic fatty liver disease and hyperuricemia:One stone hits two birds. J Hepatol,2015,62(6):1412-1419.

[12] Dulai PS,Sirlin CB,Loomba R. MRI and MRE for non-invasive quantitative assessment of hepatic steatosis and fibrosis in NAFLD and NASH:Clinical trials to clinical practice. J Hepatol,2016,65(5): 1006-1016.

[13] Rinella ME. Nonalcoholic fatty liver disease:a systematic review. JAMA,2015,313(22):2263-2273.

[14] European Association for the Study of the Liver (EASL),European Association for the Study of Diabetes (EASD),European Association for the Study of Obesity (EASO) EASL-EASD-EASO Clinical Practice Guidelines for the management of non-alcoholic fatty liver disease. J Hepatol,2016,64 (6):1388-1402.

[15] Romero-Gomez M,Zelber-Sagi S,Trenell M. Treatment of NAFLD with diet,physical activity and exercise. J Hepatol,2017,67(4):829-846.

[16] Hagstrom H,Nasr P,Ekstedt M,et al. Fibrosis stage but not NASH predicts mortality and time to development of severe liver disease in biopsy-proven NAFLD. J Hepatol,2017,67(6):1265-1273.

（厉有名　徐承富）

第五节　药物性肝病的研究现状

摘要　药物性肝病是指药物在治疗过程中,肝脏由于药物的毒性损害或对药物的过敏反应所致的疾病,也称为药物性肝损伤。药物性肝病是最常见和最严重的药物不良反应之一,其发病机制包括中毒性肝损伤和变态反应性肝损伤两类。导致药物性肝病的相关因素包括宿主因素、药物因素、环境因素等。药物性肝病按其临床特征可分为急性和慢性两型;按病理类型又分为肝细胞型、胆汁淤积型、混合型等。

Abstract　Drug-induced liver disease (DILD)is defined as a hepatic disease due to the toxicity of or hepatic hypersensitive response to certain drugs. DILD,also termed as drug-induced liver injury (DILI),is one of the most common and the most severe adverse drug reactions,and its pathogenesis can be classified into toxic liver injury and allergic liver injury. Several factors are associated with risk of DLID,including host factors,pharmaceutical factors,and environmental factors. DILD can be classified into acute and chronic according to the clinical characteristics. DILD can also be classified into hepatocellular injury,cholestatic injury,and hepatocellular-cholestatic mixed injury based on the types of injured target cells.

药物性肝病(drug-induced liver disease,DILD)是指在药物治疗过程中,肝脏由于药物的毒性损害或对药物的过敏反应所致的疾病,也被称为药物性肝损伤(drug-induced liver injury,DILI)。药物性肝损伤是引起肝功能异常的常见原因。在美国,药物性肝病约占住院肝病患者的 2%～5%,占成人肝病患者的 10%;大约 25% 的暴发性肝衰竭是由药物引起的。药物性肝损伤占整个药物不良反应的 10%～15%。而且,由于新药的不断上市,世界范围内药物性肝病的发病率仍在不断上升。我国病毒性肝炎的发病率较高,药物性肝病所占的比率低于国外,但发病率近年来呈现上升趋势,占急性肝炎住院患者的 10%～20%,是一个值得重视的医源性疾病。以下就药物性肝病的发病机制、危险因素、临床类型以及诊断方法等研究进展作一概述。

一、药物性肝病的发病机制

肝脏是药物代谢的主要器官。大多数药物需经过肝脏的氧化、还原、水解、羟化、脱巯或脱羧基等化学反应。药物进入人体后,人体通过肝脏的肝细胞摄取药物,在肝内代谢,再由胆道系统排泄。这使肝脏与药物有着十分密切的关系,也决定了肝脏最容易受到药物的损害。药物损伤肝脏的机制包括药物对肝脏的毒性损害、机体对药物的特异质性反应和药物干扰肝脏血流三个方面。根据发病机制不同,临床上把药物性肝病分为中毒性肝损伤和变态反应性肝损伤两大类。

(一)中毒性肝损伤

某些药物在肝内经过细胞色素 P450 的作用,代谢转化为一些毒性产物,如亲电子基、自由基和氧基等,它们与蛋白质、核酸和脂质等分子结合,干扰细胞代谢,破坏膜的完整性和膜的 Ca^{2+}-ATP 酶系,使细胞内外环境 Ca^{2+} 的稳态破坏,最终造成肝细胞死亡。药物对肝脏的直接毒性往往与给药的剂量有关。

(二)变态反应性肝损伤

临床上发生的药物性肝损伤,大多为变态反应性肝损伤,它与药物的剂量无关,主要受机体的致敏状态、个体遗传差异等影响。药物半抗原与肝的特异蛋白质结合成为抗原,肝的特异蛋白质包括:肝细胞的部分膜成分、肝细胞膜的微粒体成分,含有肝特异性抗原的可溶性成分。其中肝的特异性抗原经巨噬细胞加工后,被免疫活性细胞识别,导致变态反应,该反应包括体液免疫和细胞免疫。药物性肝病的免疫机制是近年来的研究热点。

二、药物性肝病的危险因素

(一)宿主相关的危险因素

遗传性特异质体质或遗传因子的变异可使某些个体对一些药物的敏感性增加。例如,与药物代谢有关的酶类(如 P450 同工酶)的基因多态性差异导致药物在某些个体中的代谢特殊,使药物变成有毒物质而引起肝损伤,这种个体差异可能与常染色体隐性基因有关。如异烟肼在肝内经乙酰化后分解为异烟酸和乙酰肼,乙酰肼与肝内大分子共价结合造成肝细胞坏死;由于个体乙酰化酶数量和活性的差别,使得某些个体乙酰肼产生过多过快,而使其肝毒增大。药物或其他代谢物作为半抗原与肝特异蛋白结合成为抗原,引起变态反应性炎症损伤。因此,过敏体质或有药物过敏史的患者,更易发生药物性肝病。近年来,全基因组关联分析技术的发展,为揭示药物性肝病遗传基础提供了新方法。通过该方法发现,HLA-A＊33：01、HLA-DRB1＊16：01-DQB1＊05：02 等位点与药物性肝病遗传易感性有关。

年龄、性别与药物性肝病的发生风险有关。老年人易发生药物性肝病,其原因可能与微粒体酶系统活性降低,肝肾功能减退,以及随着年龄的增长疾病增多、用药的机会增多有关。例如氟氯西林引起的肝炎常出现在老年人中。新生儿肝内药物代谢酶系统发育不全,因此某些婴儿在使用维生素 K、抗疟药和解热镇痛药后可能引起黄疸,甚至诱发核黄疸。药物性肝病较多见于女性,女性对米诺环素、甲基多巴等药物更为敏感。妊娠可加重肝脏的负担,在妊娠期使用某些药物可诱发肝损伤;甲基多巴、肼屈嗪、丙硫氧嘧啶是导致妊娠期肝损伤的常见药物,其中丙硫氧嘧啶可导致爆发性肝炎。

慢性肝病、慢性肾病、营养不良等基础疾病可增加用药个体药物性肝病的发病风险。例如,HBsAg 阳性的乙肝病毒携带者在应用抗结核药物治疗时,发生肝损伤的概率比无 HBV 感染者高 3 倍以上。肥胖是否与药物性肝病的发病风险有关尚无定论,但糖尿病患者药物性肝病的发病风险要高于普通人群,并且糖尿病是药物性肝病严重程度的独立预测因素。恶性肿瘤、心脏疾病等也增加药物性肝病的易感性。系统总结基础疾病与药物性肝病发病风险的关系,将为不同患者个体化精准治疗提供重要信息。

(二)药物相关的危险因素

药物的剂量、疗程、化学性质、药物相互作用等是药物性肝病的重要影响因素。有些药物本身就具有肝脏毒性,可直接或间接引起肝损伤。例如四氯化碳、对乙酰氨基酚等,这些药物作为细胞原浆毒,广泛地损伤包括肝脏在内的多个器官,药物经代谢产生亲电基、自由基和氧基等毒性产物,干扰或破坏肝细胞的正常代谢或正常结构,导致肝细胞变性坏死或胆汁淤滞。这些药物不仅引起肝脏损害,还可使胃、肠、肾等多种脏器受损。还有些药物,如四环素影响肝脏脂肪代谢过程而导致肝脏脂肪变性;甲氨蝶呤、6-巯嘌呤等选择性地干扰肝实质细胞代谢的某些环节,影响肝脏蛋白质合成;西咪替丁和普萘洛尔使肝脏血流减少引起肝脏解毒功能障碍;利福平和新生霉素干扰胆红素向胆小管排泌或由血中摄取,引起淤胆型肝炎;这些药物均可通过不同途径间接地引起肝损害。

对肝细胞有直接毒性的药物一般与应用剂量有关。剂量越大、疗程越长,肝损伤也越重。如四氯化碳、黄药子引起肝损伤的潜伏期及病情的轻重与药物的剂量相关,剂量越大,潜伏期越短,病情越重。多数患者在服黄药子总量达 500～1500 g 后发病。

(三)环境相关的危险因素

过量饮酒会增加度洛西汀、对乙酰氨基酚、甲氨蝶呤、异烟肼等药物引发肝损伤的风险。有研究报道,大量饮酒会增加长期使用甲氨蝶呤患者发生肝纤维化和肝硬化的风险。长期酗酒后,酒精会诱导肝脏 CYP2E1 活性,增强抗结核药物的肝毒性。虽然目前并非所有研究均显示饮酒增加药物性肝病发病风险,但是国际医学科学组织委员会对药物导致肝损伤的医学裁定中,饮酒与否仍是评判标准之一。因而,从预防药物性肝病的角度,应当提倡在用药期间避免饮酒。

吸烟可诱导 CYP1A2、CYP2E1 和 N-乙酰转移酶活性增加,但是目前尚未见吸烟者药物性肝病风险增加的文献报道。一些文献认为,感染和炎症是药物性肝病的诱因。动物实验发现,感染和炎症可使剂量—反应曲线左移,增加肝细胞敏感性,导致肝细胞毒性,从而诱发药物性肝病。在临床上,急性病毒感染儿童使用水杨酸类药物所引发的瑞氏综合征,就是感染诱导药物性肝病的经典例证。

三、药物性肝病的临床类型及诊断方法

药物性肝病按其临床特征可分为急性和慢性两型。国际医学科学组织委员会认为:如果肝功能异常持续时间不超过 3 mon,为"急性肝损伤";如果肝功能异常持续时间超过 3 mon,为"慢性肝损伤"。我国临床上一般以第一次发病,肝功能异常持续半年以内的肝损伤为急性,以两次以上发病或肝功能异常持续半年以上为慢性。在临床上,急性药物性肝病占绝大多数,其中 6%～20% 可发展为慢性。药物性肝病按照损害部位可分为肝细胞型、胆汁淤积型、混合型、血管损伤型等。

1.急性药物性肝损伤

(1)肝细胞型:①急性肝炎型:药物引起肝实质细胞的损害或坏死,其临床表现、实验室检查和病理改变均与急性病毒性肝炎类似。②急性脂肪肝型:主要是药物引起肝细胞的脂肪变性,其临床表现类似于妊娠急性脂肪肝。

(2)胆汁淤积型:药物引起胆汁分泌过程发生障碍,使胆汁不能到达十二指肠而反流入血液,临床上引起明显黄疸。临床表现类似于病毒性肝炎的胆汁淤积型或梗阻性黄疸。

(3)混合型:由许多药物引起的肝损伤不易归类,病理上兼有肝实质损害和胆汁淤积的两种病理改变,因此称之为混合型。世界卫生组织所属国际医学科学组织委员会认为:当ALT 上升至正常上限 2 倍以上时,ALT/ALP≥5,为"肝细胞型";ALT/ALP≤2,为"胆汁淤积型";ALT 和 ALP 均升高,ALT/ALP 在 2～5 之间,为混合型肝损伤。

2.慢性药物性肝损伤

(1)慢性肝炎型:临床表现与病理改变均与肝炎病毒引起的慢性活动性肝炎相似。潜伏期较长,0.5～2 年,起病缓慢,多在长期用药的情况下发生,有乏力、厌食、肝区疼痛、黄疸等症状,可有肝大、肝掌、蜘蛛痣等慢性肝病的体征,及关节痛、皮疹、闭经、多毛、痤疮等肝外系统表现。血清 ALT 升高,胆红素升高,凝血酶原时间延长,γ-球蛋白增高,IgG、IgM 增高,此外尚能检测到自身抗体。多数患者停药后可恢复,再次用药症状迅速出现。

(2)慢性胆汁淤积型:氯丙嗪和磺胺类等还可引起慢性胆汁淤积,临床有长期黄疸的表现,肝脾肿大,肝功能异常,血清 ALP 和胆固醇明显增高,结合胆红素增高。

(3)慢性脂肪肝型:长期应用生长激素、肾上腺皮质激素、门冬酰胺酶等可引起像长期饮酒所致的酒精性脂肪肝一样的病理改变和临床表现。

(4)肝血管病变型:6-巯鸟嘌呤和口服避孕药可引起肝静脉血栓形成和肝静脉阻塞综合征。某些抗肿瘤药物可直接损伤血管壁引起血管周围肝细胞坏死,继而引起肝小静脉阻塞病。

(5)肝硬化:以上任何一型肝损伤,若长期持续发展,均可演变成为坏死后肝硬化、脂肪性肝硬化、胆汁性肝硬化或淤血性肝硬化等。

3.其他

(1)无症状性肝大:临床症状轻,但有肝脏肿大,轻度 ALT 和丙种球蛋白升高。病理组织学改变也很轻,仅有肝细胞肥大。

(2)肿瘤型:有些药物,如睾酮、口服避孕药可诱发肝脏良性和恶性肿瘤。影像学检查肝内有占位性病变。

(3)胆红素代谢障碍型:使胆红素的代谢发生障碍的药物可对胆红素的代谢途径中的生成、转运、结合和分泌等任何一个环节进行干扰,以致引起黄疸,但黄疸是可逆的,停药后能逐渐消退。

要准确诊断药物性肝病,首先应提高对它的认识和警惕性,尤其是对找不到明确病因、不典型的肝病,应想到药物性肝病的可能。仔细询问患者的服药史和服药剂量甚为重要。如果患者有可疑用药史,肝功能损害发生在用药后 1～4 wk,停用药后肝损伤很快恢复,除外其他原因的肝病,则可考虑药物性肝病。如果有典型的临床表现和实验室指标,则诊断更有把握。药物性肝病需要与病毒性肝病、酒精性肝病和自身免疫性肝病相鉴别。但有时鉴别诊断十分困难。有学者根据临床医师诊断药物性肝病的难点,提出一个容易操作的评分标准(表 3-4)。

表 3-4　药物性肝病的评分诊断标准(Maria1997 年)

标　准	评分	标　准	评分
1.用药与临床症状出现的时间关系		**3.肝外症状**	
(1)用药至症状出现或检查异常时间		出疹、发热、关节痛、白细胞减少、嗜酸细胞	
4 d~8 wk(再用药时 4 d 以内)	3分	增多(>6%)	
4 d 以内或 8 wk 以后	1分	4 项以上阳性	3分
(2)从停药至症状出现时间		2~3 项阳性	2分
0~7 d	3分	1 项阳性	1分
8~15 d	0分	无	0分
>16 d	—3分	**4.有意或无意再用药**	
(3)停药至检查正常的时间		出现症状	3分
胆汁淤积<6 mon 或		无症状或未再给药	0分
肝细胞损害<2 mon	3分	**5.所用药有肝损报告**	
肝细胞损害>2 mon	0分	有	2分
2.除外其他病因		无(上市 5 年内)	0分
病毒性肝炎、酒精性肝炎、阻塞性黄疸等		无(上市 5 年以上)	—3分
完全除外	3分	**6.最后判断**	
部分除外	1分	>17	确定
可能有其他原因	—1分	14~17	可能性大
可疑其他原因	—3分	10~13	有可能
		6~9	可能性小
		<6	除外

四、药物性肝病的研究展望

　　近年来,药物性肝病研究取得了很大进展,但在流行病学、发病机制、药物监管等方面,仍有较多工作有待完成。鉴于药物性肝病严峻的防治形势,美国于 2003 年组建了药物性肝损伤研究网络(drug-induced liver injury network,DILIN),并于 2004 年开始药物性肝损伤前瞻性研究,于 2012 年创立了实时更新的、面向公众免费开放的药物性肝病网络平台 LiverTox(http://www.livertox.nih.gov),为推动药物性肝病防治工作发挥了积极作用。

　　我国人口众多,临床用药不规范现象较为普遍,医护人员对药物性肝病的认知和警惕性不足,公众中普遍存在中草药无害及自然植物无毒的观念。笔者曾分析了本单位近年来收治的药物性肝病的药物分布情况,发现中草药所致的肝损伤呈逐年上升趋势。国内外文献也报道,中草药所致的肝损伤病例逐年增多。这可能与近年来大量开发中草药制剂有关。因此,中草药所致的药物性肝病防治不容忽视。

　　近年来,我国药物性肝病领域专家正致力于通过组建相关学术组织、制订疾病诊治指南、搭建专业网络平台 Hepatox(http://www.hepatox.org)等不同途径,提高药物性肝病防治水平。LiverTox 和 Hepatox 等网络互动平台的建立和应用,大大方便了医护人员和公众及时了解关于药物性肝病相关科学知识,充分警觉和规避药物性肝病风险,同时也将对今后药物性肝病的临床和基础研究产生重大影响和推动作用。

【思考题】

1. 药物性肝病的相关危险因素有哪些？
2. 药物性肝病的临床类型及诊断方法为何？

参考文献

[1] Chalasani NP, Hayashi PH, Bonkovsky HL, et al. ACG Clinical Guideline: the diagnosis and management of idiosyncratic drug-induced liver injury. Am J Gastroenterol, 2014, 109(7): 950-966.

[2] Yu YC, Mao YM, Chen CW, et al. CSH guidelines for the diagnosis and treatment of drug-induced liver injury. Hepatol Int, 2017, 11(3): 221-241.

[3] Hamilton LA, Collins-Yoder A, Collins RE. Drug-induced liver injury. AACN Adv Crit Care, 2016, 27(4): 430-440.

[4] Nicoletti P, Aithal GP, Bjornsson ES, et al. Association of liver injury from specific drugs, or groups of drugs, with polymorphisms in HLA and other genes in a genome-wide association study. Gastroenterology, 2017, 152(5): 1078-1089.

[5] Mindikoglu AL, Magder LS, Regev A. Outcome of liver transplantation for drug-induced acute liver failure in the United States: analysis of the United Network for Organ Sharing database. Liver Transpl, 2009, 15(7): 719-729.

[6] Chalasani N, Fontana RJ, Bonkovsky HL, et al. Causes, clinical features, and outcomes from a prospective study of drug-induced liver injury in the United States. Gastroenterology, 2008, 135(6): 1924-1934.

[7] Lammert C1, Bjornsson E, Niklasson A, et al. Oral medications with significant hepatic metabolism at higher risk for hepatic adverse events. Hepatology, 2010, 51(2): 615-620.

[8] Singer JB, Lewitzky S, Leroy E, et al. A genome-wide study identifies HLA alleles associated with lumiracoxib-related liver injury. Nat Genet, 2010, 42(8): 711-714.

[9] Chalasani N, Reddy KRK, Fontana RJ, et al. Idiosyncratic drug induced liver injury in African-Americans is associated with greater morbidity and mortality compared to Caucasians. Am J Gastroenterol, 2017, 112(9): 1382-1388.

[10] Lucena MI, Andrade RJ, Kaplowitz N, et al. Phenotypic characterization of idiosyncratic drug-induced liver injury: the influence of age and sex. Hepatology, 2009, 49(6): 2001-2009.

[11] Chen M, Suzuki A, Borlak J, et al. Drug-induced liver injury: Interactions between drug properties and host factors. J Hepatol, 2015, 63(2): 503-514.

[12] Hou FQ, Zeng Z, Wang GQ. Hospital admissions for drug-induced liver injury: clinical features, therapy, and outcomes. Cell Biochem Biophys, 2012, 64(2): 77-83.

[13] Chalasani N, Bonkovsky HL, Fontana R, et al. Features and outcomes of 899 patients with drug-induced liver injury: The DILIN prospective study. Gastroenterology, 2015, 148(7): 1340-1352.

[14] Navarro VJ, Barnhart H, Bonkovsky HL, et al. Liver injury from herbals and dietary supplements in the U.S. Drug-Induced Liver Injury Network. Hepatology, 2014, 60(4): 1399-1408.

[15] Björnsson ES, Bergmann OM, Björnsson HK, et al. Incidence, presentation, and outcomes in patients with drug-induced liver injury in the general population of Iceland. Gastroenterology, 2013, 144(7): 1419-1425.

（厉有名　徐承富）

第六节　消化道内镜治疗学概论

摘要　消化道内镜主要包括胃镜、十二指肠镜、小肠镜、结肠镜、胆道镜、超声内镜、胶囊内镜等。本节详细介绍消化道疾病的内镜治疗，包括食道疾病的内镜治疗、胃十二指肠疾病的内镜治疗、结直肠疾病的内镜治疗、胆道及胰腺疾病的内镜治疗等。内镜治疗在明确诊断的同时完成治疗，具有简便、快速、高效、安全、对患者损伤小、并发症低、死亡率低和总耗费低等特点。

Abstract　Digestive endoscopy mainly contains gastroscope, duodenoscope, enteroscope, colonoscope, choledochoscope, endoscopic ultrasonography and capsule endoscopy. In this section, therapeutic endoscopy for digestive diseases was introduced, including endoscopic treatment of esophageal diseases, endoscopic treatment of gastroduodenal diseases, endoscopic treatment of colorectal diseases, and endoscopic treatment of biliary and pancreatic diseases. Diagnostic and therapeutic endoscopy can be performed at one time, which is much more convenient, efficient and safe, with minimal injury, less complications, lower mortality and cost.

内镜诊断与治疗是近 40 年来发展起来的一门新兴学科，是现代医学科学和高新科学技术相结合的艺术结晶，是一门新的医学分支。主要研究解决内科不能解决的问题，简化和替代一些外科手术，从而为疾病的诊断和治疗提供一种新的选择和途径。消化道内镜，作为内镜检查的先驱，也是现今内镜治疗最活跃的领域。现今的消化道内镜主要包括胃镜、十二指肠镜、结肠镜、胆道镜、超声内镜、胶囊内镜等。消化道内镜治疗既不同于内科保守治疗也不同于外科手术，是利用插至病灶局部的内镜，术者在直视或在 X 线介导下在患者体外进行各种治疗操作，操作结束后退出内镜即完成全部治疗。内镜治疗对于良性疾病和早期恶性疾病有治愈作用，对于恶性病变可以有效地解除患者的痛苦，延长生存时间，提高其生活质量。随着内镜器械的逐步改进和内镜技术的不断发展，消化道内镜的治疗手段日新月异，并深刻地改变了一些消化道疾病的临床治疗思路。内镜治疗为消化系统疾病患者在治疗上提供了一个新的选择和途径，是医学方法学的又一次进步。内镜治疗在明确诊断的同时完成治疗，具有简便、快速、高效、安全、对患者损伤小、并发症低、死亡率低和总耗费低等特点。

一、食管疾病的内镜治疗

(一)食管狭窄的内镜治疗

消化道狭窄患者中以食管狭窄发病率最高、最常见，因其影响患者的进食，会造成营养摄入障碍、生活质量低下而加重病情，从而失去各种治疗机会。引起狭窄的原因很多，主要包括先天性畸形、炎症、肿瘤、食管腐蚀伤后疤痕狭窄、放化疗后和术后吻合口狭窄、贲门失弛缓、周围器官占位病变压迫等因素。我国以食管癌及术后吻合口狭窄最为多见。

1. 内镜下食管狭窄扩张治疗

(1)技术原理：通过扩张器机械性扩张作用，使狭窄得到缓解或消失。

(2)扩张器类型：目前常用的有两类，第一是气囊扩张器，包括 TTS 气囊、TTW 气囊、内镜外套气囊；第二是非气囊扩张器，包括可塑性塑料扩张器、金属橄榄球扩张器、硅胶圆锥型扩张探条(如 Savary-Giliard 扩张器)。

(3)食管狭窄扩张术适应证:食管贲门失弛缓症、炎性食管狭窄、腐蚀性食管狭窄、放射性食管狭窄、手术后吻合口疤痕狭窄、先天性食管狭窄和癌性食管狭窄等。

(4)食管狭窄扩张术操作过程:内镜检查狭窄口,内镜直视下放入导引钢丝,采用不同的扩张器扩张,再一次内镜检查。

(5)并发症及其预防措施:常见的并发症有狭窄口黏膜出血、食管穿孔、咽喉部损伤等。食管狭窄扩张后,不可马上进食。应密切观察病情,注意有无胸痛、发热、咳嗽等。扩张后2 h,如无不适,可以饮水,进食少量半流质。

2.内镜直视下放置食管支架治疗

(1)技术原理:利用金属支架自膨胀性能使狭窄部位得到持续性扩张,形成人工食管腔道。

(2)适应证:除了胃镜检查的禁忌者、颈段食管癌。凡不能外科手术或不愿手术治疗的各种良、恶性食管狭窄者、食管—支气管瘘等均能施行该术。操作方法简便,患者易耐受,能够显著缓解患者痛苦,提高生存质量,结合其他辅助治疗能明显延长患者的生命。

(3)禁忌证:第一胸椎水平以上的食管狭窄患者,以及食管化学烧伤后不久、疤痕未形成者。

(4)食管支架的种类:目前常用的支架有镍钛记忆合金网状支架和 Z 型带膜食管支架,支架内径为 1.4~1.8 cm,长度为 6~16 cm,可根据食管狭窄的情况定制。

(5)支架放置操作过程:国内外常用的放置食管支架治疗食管狭窄方法包括 X 线监视下、内镜直视下、内镜直视+X 线监视三种。编者所在医院常用的是内镜直视下支架放置:术前准备同胃镜检查。内镜直视下放入导引钢丝,确认通过狭窄部。选用 Savary 探条扩张,将狭窄部扩张至 1.2 cm 左右。胃镜检查狭窄部,测定狭窄部长度和其上缘至门齿的距离。用适当长度和内径的支架。胃镜直视下沿导丝送入支架输送系统,根据输送器外鞘上的刻度标记准备定位后,固定把手管,边观察边缓慢后退管鞘,待支架全部释放。经内镜检查或调整位置后撤出输送系统,最后内镜再次检查支架位置和开放情况。我们采用全程内镜直视下放置食管支架,能够比较直观和精确地了解病变部位和病变周围的性质,通过胃镜能够较准确地测量病变的长度和内径。这有利于正确选择支架的类型和尺寸,直视下送入输送系统、定位、释放支架和调整支架位置,较之 X 线透视下操作更方便、精确,具有直观性、可操作性和安全性等优点;遇到出血、移位、穿孔等局部并发症能及时发现和处理。此外在整个过程中避免了医护人员和患者受到 X 线照射。

(6)并发症:应用本方法的绝大多数患者除扩张后有狭窄局部少量渗血、术后轻度胸痛和异物感外,无并发症。

(二)食管吻合口瘘的内镜治疗

吻合口瘘大多为技术过失所致,也可因为严重营养不良造成吻合口愈合不良所致。治疗方案主要有两类:内镜直视下生物黏合剂进行修补,内镜下放置带膜金属支架。

(三)反流性食管炎的内镜治疗

内镜治疗也因腹腔镜技术的发展重新引起人们的兴趣。许多作者认为对药物治疗无效的 GERD 病例可以内镜治疗。

(1)胃镜下贲门缝合术(Endocinch):运用特殊器械将胃底近贲门处胃壁局部折叠缝合。

可明显延长 LES 长度,从而抵抗反流。

(2)胃镜下胃底全层缝合术(NDO Plicator)。

(3)Stretta 射频治疗:运用射频在贲门部作点状凝固放电,从而形成疤痕收缩,抵抗反流。

(4)胃镜下贲门括约肌注射术:通过注射特殊液体,如 Enteryx,使括约肌局部产生硬化收缩,以提高 LES 压力。

(5)内镜下 Nissen 胃底折叠术或 Nissen-Rossetti 方案:已被世界各地证实高效、具有可靠性,是公认的抗反流术的金标准。该治疗方式损伤小,但可招致一些明显的术后并发症,如食管周围疝、食管裂孔狭窄,特别是早期和后期的吞咽困难。

(四)食管静脉曲张的内镜治疗

1.内镜下硬化治疗

硬化剂注射对食管静脉曲张的疗效确切,但术中拔针后出血的发生率高,术后并发症也较多。对术中拔针后的针孔出血,可采用预先降低压力的方法,如采用生长抑素等,或可先用三腔二囊管压迫胃底再插入胃镜进行治疗。也可在注射后用胃镜压迫穿刺点,有助于压迫止血,也有助于放置硬化剂的迅速流散。对术后食管穿孔的并发症的预防,主要是进针不宜太深,血管旁注射硬化剂剂量宜小。

2.内镜下曲张静脉结扎术(endoscopic variceal ligation,EVL)

该方法已从单个皮圈结扎发展到五环或六环皮圈连续结扎,对 EVL 和硬化剂治疗的比较结果显示,在控制活动出血、预防再出血效果方面两者相仿。但 EVL 并发症少、存活期长,且操作简便,故相当数量的原本可能进行硬化剂注射的患者被 EVL 所取代。而较多报道认为 EVL 对肝功能无不良影响。许多 Child Ⅲ 级患者经 EVL 治疗,亦取得较好的疗效。

EVL 尽管操作相对简便,但仍有几点必须注意:

(1)对轻度食道静脉曲张者不宜实施,因曲张静脉细而吸引不佳,反而引起出血。

(2)结扎不应在同一个平面上,而应螺旋式上升。

(3)每次结扎应从食管下端开始,因被结扎组织常呈团块状突入食管腔内,并伴有食管痉挛,影响其后的胃镜操作。

(4)虽然一般认为对肝功能无影响,但仍有结扎后腹水急骤增多的报道,故对有大量腹水的患者应慎重。

3.组织黏合剂注射治疗

食管静脉曲张患者常伴有胃底静脉曲张,后者出血时硬化剂治疗疗效差,并发症发生率高,组织黏合剂注射已成功地应用于胃底曲张静脉破裂出血。凡出血性胃底静脉曲张、出血性食管静脉曲张同时有胃底静脉曲张,均适合做内镜下组织黏合剂注射治疗。组织黏合剂注入出血的曲张静脉后立即固化,止血极为迅速,一次治疗就可减少再次出血的危险,但为了避免曲张静脉破裂出血,必须设法完全清除曲张静脉。

操作步骤:内镜检查确定采用组织黏合剂注射疗法后,选择合适的静脉,在直视下将用碘化油冲洗过的内镜注射针直接插入曲张静脉,注入组织黏合剂—碘化油混合物,并迅速注入第二管碘化油,以冲掉注射针内残留的组织黏合剂,然后迅速退出注射针及内镜。一般大的食管静脉需注射的量为 1~2 mL,胃底静脉需 3~4 mL,但每次均以 0.5 mL 和 1 mL

的量增加,一次增加的量过大可引起全身其他部位栓塞,故应避免。

(五)早期食管癌的内镜治疗

1. 适应证

根据《中国早期食管鳞状细胞癌及癌前病变筛查与诊治共识》,推荐内镜下治疗前评估为食管高级别上皮内瘤变、M1 期癌、M2 期癌为内镜下治疗的绝对适应证;M3 期癌、累及食管 3/4 环周以上的上述病变为内镜下治疗的相对适应证。

2. 禁忌证

根据《中国早期食管鳞状细胞癌及癌前病变筛查与诊治共识》,早期食管鳞癌及癌前病变内镜下治疗的禁忌证:①患者不同意;②患者不能配合;③有严重出血倾向者;④严重心肺功能异常不能耐受内镜治疗者;⑤生命体征不平稳者;⑥有食管静脉曲张或静脉瘤,无有效的出血预防对策者;⑦病变位于食管憩室内或波及憩室者;⑧术前评估有淋巴结转移的 M3 及 SM1 期癌;⑨低分化食管鳞癌及未分化食管鳞癌。

3. 治疗方法

(1)内镜黏膜下剥离术(endoscopic submucosal dissection,ESD)

食管高级别上皮内瘤变、M1 期癌、M2 期癌以及术前评估无可疑淋巴结转移的 M3 期癌均首选 ESD 治疗。食道 ESD 操作包括以下步骤:标记→黏膜下注射→黏膜切开→黏膜下剥离→创面处理。术后需要进一步病理评估病变是否完整切除以及是否需要进一步治疗。此外,在经典 ESD 基础上改进而出现的隧道式黏膜剥离术,主要是针对环周型病变,具体操作时,在环形切开上下缘后,从上缘向下进行隧道式剥离,即先从黏膜下剥离,使内镜直接从远端环切口穿出,再沿隧道两侧剥离黏膜,直至完全剥离病变。因此环周切除黏膜,术后可能出现食道狭窄等并发症。

(2)内镜黏膜切除术(endoscopic mucosal resection,EMR)

针对食管 HGIN、M1 期癌、M2 期癌以及术前评估无可疑淋巴结转移的 M3 期癌,如果可一次性完全切除,可考虑使用 EMR 治疗。EMR 操作的关键是充分的黏膜下注射,使病变完全抬举,避免穿孔的发生。除了标准的 EMR 术,根据病灶具体情况,可采用透明帽辅助法黏膜切除术(EMR with a cap,EMRC)、结扎式 EMR(EMR with ligation,EMR-L)、分片黏膜切除术(endoscopic piecemeal mucosal resection,EPMR)、多环套扎黏膜切除术(multi-band mucosectomy,MBM)等。但应注意,对于直径较大、无法整块切除的病变,尽量不选择 EMR,因为可能出现切缘阳性,且分片切除可能影响进一步的病理评估。

(六)食管异物的内镜治疗

食管异物包括有意无意吞入的各种物件,包括鱼刺、鸭骨头、枣核、假牙等。因为食管有三处狭窄处,所以异物容易停留在狭窄处。异物的取出方法主要是通过内镜,采用各种辅助器械,包括圈套器、各种抓取钳、网篮以及根据异物形状、质地不同而自制的一些附件,来帮助取出异物。经内镜食管取异物术可分为紧急内镜取异物和择期内镜取异物。前者主要用于各种估计排出有困难的锐器和有毒性的异物;后者则指那些估计能自行排出而对患者不会引起严重后果的异物。可先让其自行排出,待不能自行排出时,再择期内镜取异物。在行内镜取异物前,首先应通过检查明确异物的性质、形状、大小和部位,确定进行紧急内镜取异物或择期内镜取异物,然后决定采用内镜的型号和何种辅助器械。在取异物时应注意方式和方法,这不仅关系到取异物的成败,还与并发症的发生有关,经内镜食管取异物术的并发症有出血、穿孔、窒息和吸入性肺炎等。

二、胃肠道疾病的内镜治疗

（一）胃肠道出血的内镜止血术

消化道出血是一类常见疾病，主要由炎症、溃疡、肿瘤（良恶性）、曲张静脉破裂、血管畸形、憩室和血液系统疾病等引起。通过内镜下治疗不但能够迅速有效地控制急性出血，而且对防止再出血也具有重要意义。临床上主要适用于药物治疗无效，不具备手术条件、不能手术或不愿手术、内镜诊治过程中出血以及具有再次出血危险的患者。常用内镜下止血方法有止血药物病灶喷洒法、凝固止血法、局部注射法、结扎法和止血夹等方法。喷洒止血法是最常见的内镜下止血方法，具有简单、易行、可重复和并发症少等优点，主要适用于内镜诊治过程中出血和以渗血为主的急、慢性出血病灶的止血。常用止血药物包括冰去甲肾上腺素液、孟氏液、凝血酶液和组织黏合胶等。凝固止血法包括高频电凝、微波、激光等。目前临床应用最多的是高频电凝固止血法，主要适用于内镜诊治过程中出血和以渗、涌血为主的急、慢性出血病灶的止血。其主要并发症是穿孔、出血和电凝综合征。止血夹止血治疗主要用于小动脉的破损出血，疗效确切可靠，对喷血病灶的作用明显优于他法。注射止血法主要用于食管胃底曲张静脉破裂出血者和其他原因引起的胃肠道急、慢性出血者，用于注射的药物有高渗盐水、无水酒精、肾上腺素、凝血酶、组织黏合剂和各种硬化剂等，并发症有疼痛、发热、溃疡、菌血症、出血、狭窄、穿孔、栓塞、胸腔和心包积液等。

（二）胃肠道息肉的摘除

消化道息肉分为炎症性息肉、增生性息肉、错构瘤性息肉和腺瘤性息肉。息肉切除治疗的意义在于全瘤活检明确息肉的性质，而且可治疗息肉所致的出血等症状，如癌前期病变切除也可预防癌的发生。

1. 胃息肉切除术

绝大部分胃上皮息肉是胃底腺息肉或增生性息肉。增生性息肉与胃癌发生风险升高相关。大量研究表明，直径大于 1 cm 及蒂状增生性息肉为异型增生的风险因素。建议对直径 0.5～1 cm 的增生性息肉进行切除。腺瘤性息肉也有发展为恶性肿瘤的潜能。情况允许时，应对胃腺瘤性息肉行内镜下切除，但研究发现腺瘤性息肉切除术后存在一定复发率，可达到 2.6％，且有 1.3％的患者出现胃癌，应定期内镜复查。

常用息肉切除方法：

（1）冷活检钳息肉切除术（cold forceps polypectomy，CFP）：应用活检钳将息肉钳除的技术叫冷活检钳息肉切除术，针对微小的息肉完整切除率较高，较大的息肉不建议使用这种方法。

（2）热活检钳息肉切除术（hot forceps polypectomy，HFP）：应用热活检钳将息肉钳除的技术叫热活检钳息肉切除术。HFP 是通电的，用热活检钳夹住息肉头部并将息肉轻轻提起，通电后基底黏膜发白，即行拔取。热活检钳息肉切除术有一些并发症，如出血、穿孔、电凝综合征等，且易导致息肉组织破坏，影响病理学检查，目前的应用已逐渐减少。

（3）冷圈套器息肉切除术（cold snare polypectomy，CSP）：其操作方法如下：打开圈套器套住息肉，同时轻轻吸气以减少肠壁的扩张，逐渐轻轻收紧圈套器，使息肉周围的 2～3 mm 的正常黏膜也套入其中，以保证完整切除息肉。当息肉被切断后，经活检孔道将其吸出。

CSP 是一项安全有效的技术，并发症很少。适用于 10 mm 以内的息肉。

（4）热圈套器息肉切除术（hot snare polypectomy，HSP）：其操作方法如下：对于无蒂息肉，圈套钢丝套入息肉后圈套管抵达息肉基底，然后稍向上，在息肉基底稍上方是切除息肉最佳部位；对于有蒂息肉，则圈套尽量选择蒂的中央或蒂的息肉侧。轻轻关闭圈套器，稍收紧后再轻柔地提拉，使息肉向肠腔内提起后通电，通过电凝、电切交替逐渐割下息肉。

2.结直肠息肉切除术

（1）微小息肉（≤5 mm）的切除建议

建议针对微小息肉采用冷圈套器息肉切除术（CSP），其有切除率高、并发症小的优点，且能提供足够的组织标本。当息肉大小在 1～3 mm 且冷圈套切除术技术难度高时，也可考虑使用冷活检钳息肉切除术。不推荐使用热活检钳息肉切除术，因为该方法切除率低、易出现并发症，且无法提供足够的组织标本。

（2）小息肉（6～9 mm）的切除建议

建议对大小为 6～9 mm 的小息肉采用圈套器息肉切除术，不推荐采用活检钳除术。但目前尚缺乏 CSP 和 HSP 的治疗安全性对比研究。

（3）10～19 mm 大小的无蒂息肉切除术建议

建议对大小为 10～19 mm 的无蒂息肉行 HSP 治疗，因为多数病例均存在深度热损伤的风险，建议圈套切除前行黏膜下注射，即采取 EMR 方法。

（4）侧向生长且直径 ≥ 20 mm 的息肉治疗建议

建议对侧向生长且直径 ≥ 20 mm 的息肉采取 EMR 或 ESD 切除。切除的所有标本必须进行组织病理学评估。

（5）带蒂息肉的切除建议

建议对带蒂息肉行 HSP 治疗。针对长蒂息肉，圈套位置选在蒂的中央，并提起息肉悬在肠腔中；针对短蒂息肉，圈套位置尽可能选在蒂的息肉侧，息肉套入后先不收紧钢丝，提高圈套器放置在蒂与息肉交界颈部后再收紧钢丝，并将息肉悬在肠腔中。最后保证息肉与周围肠壁无接触后再通电切除。

（三）早期胃癌的内镜治疗

1.适应证

根据《中国早期胃癌筛查及内镜诊治共识意见》，早期胃癌内镜切除绝对适应证为：①病灶最大径≤2 cm，无合并溃疡的分化型黏膜内癌；②胃黏膜 HGIN。相对适应证为：①病灶最大径＞2 cm，无溃疡的分化型黏膜内癌；②病灶最大径＞3 cm，有溃疡的分化型黏膜内癌；③病灶最大径≤2 cm，无溃疡的未分化型黏膜内癌；④病灶最大径≤3 cm，无溃疡的分化型浅层黏膜下癌；⑤除以上条件外的早期胃癌，伴有一般情况差、外科手术禁忌证或拒绝外科手术者可视为 ESD 的相对适应证。

2.禁忌证

根据《中国早期胃癌筛查及内镜诊治共识意见》，早期胃癌内镜切除禁忌证为：①明确淋巴结转移的早期胃癌；②癌症侵犯固有肌层；③患者存在凝血功能障碍。

3.治疗方法

目前主要采用 EMR 和 ESD 技术治疗早期胃癌。EMR 指在内镜下将黏膜病灶整块或分块切除，用于胃肠道表浅肿瘤诊断和治疗的方法。ESD 是在 EMR 基础上发展起来的新技术,根据不同部位、大小、浸润深度的病变,选择适用的特殊电切刀,如 IT 刀、Dua 刀、Hook 刀等,内镜下逐渐分离黏膜层与固有肌层之间的组织,最后将病变黏膜及黏膜下层完整剥离。操作步骤:操作大致分为 5 步。①病灶周围标记;②黏膜下注射,使病灶明显抬起;③环形切开黏膜;④黏膜下剥离,使黏膜与固有肌层完全分离开,一次完整切除病灶;⑤创面处理,包括创面血管处理与边缘检查。

4.并发症

主要包括出血、穿孔、狭窄、腹痛、感染等。

（四）早期结直肠癌的内镜治疗

1.适应证

根据《中国早期结直肠癌及癌前病变筛查与诊治共识意见》,推荐结直肠腺瘤、黏膜内癌为内镜下治疗的绝对适应证,向黏膜下层轻度浸润的 SM1 癌为内镜下治疗的相对适应证。黏膜内癌无淋巴结以及血管转移,是内镜治疗的绝对适应证。肿瘤浸润至黏膜下浅层(SM1)者淋巴结转移的比例仅为 3.3%,此可以作为内镜治疗的相对适应证。但是需要对切除的标本进行严格的病理评估,判断是否有淋巴管和脉管的浸润,根据具体情况来判断是否需要追加外科手术。有文献报道显示,对于黏膜内癌以及黏膜下浅层癌行内镜下治疗和外科手术治疗的疗效无明显差别。

2.禁忌证

根据《中国早期结直肠癌及癌前病变筛查与诊治共识意见》,结直肠早期癌及癌前病变内镜治疗的禁忌证:①不能取得患者同意;②患者不能配合;③有出血倾向,正在使用抗凝药;④严重心肺疾病不能耐受内镜治疗;⑤生命体征不平稳;⑥有可靠证据提示肿瘤已浸润至固有肌层;⑦怀疑黏膜下深浸润者为内镜下治疗的绝对禁忌证;⑧肿瘤位置不利于内镜下治疗,如内镜控制不充分,在行内镜治疗时操作较困难,同时对出血、穿孔等并发症的对应处置也困难者为内镜下治疗相对禁忌证。

3.治疗方法

(1)建议对于隆起型病变 Ip 型、Isp 型以及 Is 型病变使用圈套器息肉电切除治疗。操作方法同带蒂结肠息肉的切除。切除的所有标本必须进行组织病理学评估。

(2)建议对可一次性完全切除的 IIa 型、IIc 型,以及部分 Is 型病变使用 EMR 治疗。大小超过 20 mm 的病变可采用内镜下黏膜分割切除术(EPMR)治疗。治疗时使用甘油果糖、玻璃酸钠等物质行黏膜下注射可提供操作的安全性及减少操作时间。为了方便确定切除范围,在黏膜下注射液中加入生物性染料如靛胭脂等。切除的所有标本必须进行组织病理学评估。

(3)建议对于最大直径超过 20 mm 且必须在内镜下一次性切除的病变、抬举征阴性的腺瘤及部分早期癌、大于 10 mm 的 EMR 残留或复发再次行 EMR 治疗困难者及反复活检不能证实为癌的低位直肠病变使用 ESD 治疗。操作时首先标记病变,黏膜下注射使病变明显抬起,使用电刀距病灶外缘 5 mm 处环周切开后再进行黏膜下剥离,最后对创面血管和边缘进行处理。切除的所有标本必须进行组织病理学评估。

（五）晚期胃肠道恶性肿瘤的内镜治疗

对于因各种原因不能手术治疗的进展期癌肿患者和术后复发患者,通过内镜下治疗能够稳定病灶,减少浸润,缓解症状,控制梗阻、出血等症状。治疗方法主要有放置内支架、内镜下激光治疗、微波和冷冻等使病灶凝固坏死法和注射法。

1. 放置内支架

放置在胃肠道肿瘤梗阻部位的内支架能解除梗阻、保证营养供应。有研究报道,支架、化疗、放疗对进食困难的缓解率分别为 81%、63% 和 50%,能使患者存活时间延长平均 14 mon。

2. 内镜下激光治疗

激光治疗的机制是激光辐射点或区域的组织吸收光能,并将光能转化为热能,热能使组织凝固、碳化、气化。激光可用于治疗胃肠道癌肿引起的出血、梗阻和局部病灶,对黏膜下肿瘤效果差,肿瘤外压引起的腔内阻塞禁用激光治疗。目前应用最多的是 ND：YAG 激光治疗,有报道 62 例患者经过 150 次治疗,缓解率达 93%,而且并发症概率低,已成为多种非外科治疗的方法之一。

3. 内镜光动力疗法

内镜下光动力治疗是使用特定波长的激光照射局部病变以激活集聚在肿瘤细胞中的光敏药物,通过光化学反应产生氧自由基等,促使肿瘤细胞坏死。该方法首先是在患者体内注射无毒且能选择性聚集在肿瘤细胞内的光敏药物,48 h 后借助内镜行激光激活光敏剂,产生一系列光化学反应,对肿瘤细胞产生杀伤作用。

三、胆道疾病的内镜治疗

(一)ERCP 在胆道疾病中的应用

经内镜逆行性胰胆管造影术（Endoscopic Retrograde Cholangiopancreatography, ERCP)是指将十二指肠镜插至十二指肠降部,找到十二指肠乳头,由活检管道内插入造影导管至乳头开口部,注入造影剂后 X 线摄片,以显示胰胆管的技术。此是治疗胆道疾病的首要步骤。

(二)胆总管结石的治疗

1. 内镜下十二指肠乳头括约肌切开术

内镜下乳头括约肌切开术(endoscopic sphincterotomy,EST)是在内镜下逆行性胆胰管造影术的诊断性技术基础上进一步发展起来的、于内镜下利用高频电切开刀将十二指肠乳头括约肌及胆总管末端部分切开的一种治疗技术。内镜下括约肌切开取石,成功率超过 90%,并发症的发生率约为 5%,死亡率不到 1%。此外,EST 还可以达到清除蛔虫、引流胆道等目的。

2. 气囊导管扩张取石

主要用于数量较多的小结石,也可用于取石后的胆道清扫,该方法的优点在于比较安全,不会引起结石嵌顿,并保持了乳头括约肌的完整性。缺点是不能取出大于 1 cm 的结石,否则易造成乳头撕裂、气囊导管受损等。

3. 支架治疗

用于难以清除胆管结石、又不适合手术的病例。

(三)胆管良恶性狭窄的治疗

1. 内镜下鼻胆管引流术

内镜下鼻胆管引流术(endoscopic nasobiliary drainage,ENBD)是治疗恶性胆道梗阻的临时性引流措施,主要用于降低胆道内压力、减轻黄疸,还可为开腹手术做准备。研究显示,十二指肠乳头癌的鼻胆管引流术成功率最高,而肝门部胆管癌等高位胆管癌的梗阻部位常过于狭窄畸形,导丝难以通过,因此插管成功率较低。

2. 内镜下胆道支架置入术

(1)塑料支架

目前常用的塑料支架多为聚氨酯、聚乙烯和聚四氟乙烯材料,支架的直径从 7 Fr 到 12 Fr 不等。粗的支架比细的引流效果更好,但直径太大造成其操作难度加大,一些恶性梗阻因胆管狭窄严重,很难置入大直径塑料支架,故临床上以 10 Fr 支架应用最为广泛。塑料支架的优点是价格便宜,易于更换。但缺点也很明显,塑料支架直径较小容易出现阻塞,支架材料的组织相容性差,容易引起胆管炎的发生。

(2)金属胆道支架

金属支架的常用材料为不锈钢丝、钽丝、镍钛合金丝,主要分为气囊充气式扩张和自膨式扩张两大类。自膨式扩张金属支架放入狭窄部位后可自行扩张,在胆道疾病中的应用较多。金属支架不仅可用于中下部胆管梗阻,也适用于肝门部胆管恶性梗阻,较塑料支架有以下几个优点:①置放途径管径较小;②可自膨大似喇叭花状,方便扩充支架内径,充分引流;③具有持久的扩张力,支架埋于组织中不易脱落;④与胆道壁接触面积小,周围淤滞胆汁少,可以覆盖胆道上皮,感染率低。

(3)覆膜支架

覆膜支架因被膜件覆盖表面,理论上可以防止肿瘤向内部生长,提高通畅率,但被膜结构理论上也会导致支架的不稳定性。

四、胰腺疾病的内镜治疗

(一)胆源性胰腺炎的内镜治疗

对可疑的胆源性轻、中型胰腺炎患者,发病后 24～72 h 内实行早期 ERCP 检查不会加重病情、增加并发症、延长患者的住院天数及增加费用。治疗性 ERCP 可清除胆管结石,恢复胆流,减少胆汁胰管反流,从而使重症胆源性胰腺炎患者病情迅速改善并可减少复发。

在没有明确的酗酒史及胆石症病史的急性特发性胰腺炎患者中,行 ERCP 约有 40%～50%患者被发现有潜在病因,如胆道微结石、胆管囊肿、乳头部肿瘤、十二指肠憩室、胰管或乳头狭窄、胰腺分裂症等。ERCP 同时测定胰管及胆管压力,可发现 Oddi 括约肌压力升高及功能障碍。如狭窄可气囊扩张并放置内支架;若胰腺炎的反复发作与括约肌功能障碍有关,可常规行乳头括约肌切开术,以降低胰管压力。

胰管结石常位于壶腹部胰管近端 2～4 cm 处,可在乳头括约肌切开或主胰管括约肌切开后,用气囊导管或网篮将结石取出。如胰管多发性结石需分次内镜处理,治疗间期可放置鼻胰管引流,必要时放置内支架以充分引流。胰管内大的结石或狭窄处的结石可辅用体外震波碎石治疗。

(二)胰腺囊肿的内镜治疗

经超声内镜腔内(胃或十二指肠)穿刺引流紧贴胃或十二指肠壁胰腺假性囊肿已成为重要的临床治疗手段。4～6 cm 的假性囊肿一旦确诊,宜立即行内引流。囊肿与主胰管相通者可鼻胰管引流。如胰腺假性囊肿合并主胰管完全阻塞,经超声内镜腔内穿刺引流囊液是内镜介入唯一的可行途径。经超声内镜证实囊肿与胃壁或十二指肠紧贴的患者可在超声内镜引导下,以针型乳头切开刀作囊肿胃造瘘或囊肿十二指肠造瘘,气囊扩张后放置内支架,为避免因囊液含组织碎屑而阻塞支架致引流失败,放置多支架可显著改善引流效果。

五、内镜下胃造瘘术

内镜下经皮胃造瘘术(percutaneous endoscopic gastrostomy,PEG)是借助于内镜置入胃造瘘管以进行胃肠营养。这一方法已在临床广泛应用,适用于神经疾病(中风、运动神经元疾病、颅脑损伤)、颌面部创伤、头颈肿瘤等各种原因所致的昏迷患者或吞咽困难者,也可以用于化疗或手术前的高营养。PEG 在持续营养支持的质量方面明显优于鼻饲和静脉营养;患者较为舒适,护理负担减轻,明显减少胃食管反流和吸入性肺炎的发生率。与传统胃造瘘手术相比,具有简便、微创、安全、经济和适用范围广等优点,手术并发症和死亡率也明显低于外科手术胃造瘘。

目前常用的牵拉法,又称 Ponsky 法。腹壁手术操作者利用套管针行腹壁穿刺,通过套管将一根丝线放进套圈内。内镜操作者置入一息肉切除术用圈套,并定位在确定的穿刺点下方,用闭套圈以抓住丝线,然后退出胃镜,将丝线经口牵出。胃造瘘管经患者口腔与丝线相连,由腹壁手术操作者牵拉丝线的腹壁外端,将造瘘管固定于胃壁上。重新放入胃镜,查看放置位点是否正确。不要将造瘘管与腹壁贴得太紧,以避免引起腹壁压迫性坏死和造瘘管脱出。

PEG 术后,可出现造瘘口周围蜂窝组织炎,预防性应用抗生素可以降低其发生率。一旦发生,可以用抗生素保守治疗,或行清创引流。如在术后早期发生造瘘管脱落,需改作开腹胃造瘘术。手术 1 周以后,局部将成为一小孔径,如这时造瘘管脱落,可经此另置入一根造瘘管。

【思考题】

1. 消化道早癌内镜治疗的指征是什么?
2. 消化道疾病内镜治疗的并发症及其防范措施是什么?

参考文献

[1] Lo WK,Mashimo H. Critical assessment of endoscopic techniques for gastroesophageal reflux disease. J Clin Gastroenterol,2015,49(9):720-724.

[2] Barnes JA,Willingham FF. Endoscopic management of early esophageal cancer. J Clin Gastroenterol,2015,49(8):638-646.

[3] ASGE Standards of Practice Committee,Evans JA,Chandrasekhara V,et al. The role of endoscopy in the management of premalignant and malignant conditions of the stomach. Gastrointest Endosc,2015,82(1):1-8.

[4] Ono H,Yao K,Fujishiro M,et al. Guidelines for endoscopic submucosal dissection and endoscopic mucosal resection for early gastric cancer. Dig Endosc,2016,28(1):3-15.

[5] Ferlitsch M,Moss A,Hassan C,et al. Colorectal polypectomy and endoscopic mucosal resection (EMR):European Society of Gastrointestinal Endoscopy (ESGE)Clinical Guideline. Endoscopy,2017,

49(3):270-297.

[6] Hu B,Sun B,Cai Q,et al. Asia-Pacific consensus guidelines for endoscopicmanagement of benign biliary strictures. Gastrointest Endosc,2017,86(1):44-58.

（厉有名　虞朝辉）

第七节　炎症性肠病的诊治进展

摘要　炎症性肠病(IBD)是一种慢性非特异性的肠道炎症性疾病。随着我国经济的发展,人们生活环境、生活方式等的改变,IBD 的发病率不断增高,IBD 也逐渐成为消化内科的常见疾病。临床、内镜、组织学和影像学方面的评估,在 IBD 确诊和随访中非常重要。近年来,药物尤其是多种生物制剂的研究进展非常快,尽管这使我们对该病诊治方面的认识逐渐深入,但也对我们提出了更大的挑战。

Abstract　Inflammatory bowel disease(IBD)is a chronic and non-specific inflammatory intestinal disease. For the change of life style and living condition,IBD has become a common disease in gastroenterology and its incidence is increasing. Thorough clinical,endoscopic,histological and radiographic assessments are required for accurate diagnosis and clinical follow-up of IBD. Recently, the research on drugs,especially multiple biological agents,has made rapid progress. While we know gradually the disease more and more,the greater challenges are presented for us.

炎症性肠病(inflammatory bowel disease,IBD)是一种原因尚未明的、慢性非特异性的肠道炎症性疾病,包括溃疡性结肠炎(ulcerative colitisis,UC)、克罗恩病(Crhon's Disease,CD)和未定型结肠炎(indeterminate colitisis,IC)。UC 病变主要累及结肠黏膜和黏膜下层,多从远端结肠开始,逆行向近端发展,可累及全结肠甚至末端回肠,呈连续性分布,临床主要表现有腹泻、黏液血便、腹痛。CD 病变是透壁的全层炎症,多为节段性、非对称性分布,可累及全消化道,临床主要表现为腹痛、腹泻、瘘管和肛门病变。IC 指结肠病变既不能确定为 CD 又不能确定为 UC 的结肠病变,病变主要累及近端结肠,远端结肠一般不受累,即使受累,病变也很轻。IBD 最常发生于青壮年,除伴有消化道症状常见症状外,同时也会伴随关节、黏膜、皮肤、眼和肝胆等的肠外表现,在儿童患者可有明显生长发育迟缓,以及体重减轻等全身症状。

近十年来,我国 IBD 门诊就诊人数明显上升,在我国已成为消化系统的较常见疾病,引起了临床医生的高度重视。IBD 的发病机制尚不明确,目前认为与遗传、环境、免疫、细胞因子、炎症递质、肠道菌群等因素相关。而任何一种疾病的预后总是与早诊断和早治疗密切相关,因 IBD 的患者发病年龄轻、病程长、病情复杂多变(部分患者病情进展快、预后差)等因素,更需早诊断和早治疗。但 IBD 诊断缺乏金标准,同时又需与多种肠道疾病进行鉴别,所以临床上需要采取多种侵入性和非侵入性的检查方法,以期尽早做出诊断,尽早治疗。

一、IBD 的诊断

（一）UC 的诊断

1. UC 的内镜下表现

（1）黏膜血管纹理模糊、紊乱或消失,黏膜充血、水肿、质脆、自发或接触出血和脓性分

泌物附着,亦常见黏膜粗糙、呈细颗粒样状;

(2)病变明显处可见弥漫性、多发糜烂或溃疡;

(3)可见结肠袋变浅、变钝或者消失以及假息肉、桥黏膜等。

2.诊断要点

(1)具有前述的临床特点,可疑诊;

(2)具有肠镜下经典表现或放射影像学改变,可疑诊;

(3)再加黏膜活检和(或)手术切除标本组织病理学特征者,可确诊;

(4)初发病例如临床表现、结肠镜及活检组织学改变不典型者,暂不确诊 UC,应予随访。

(二)CD 的诊断

目前世界卫生组织(WHO)推荐的诊断标准(表3-5)是被众多学者所接受的。

表 3-5　WHO 推荐的 CD 诊断标准

项　　目	临床	放射影像	内镜	活检	手术标本
①非连续性或节段性改变		＋	＋		＋
②卵石样外观和纵行溃疡		＋	＋		＋
③全壁性炎性反应改变	＋(腹块)	＋(狭窄)	＋		＋
④非干酪样肉芽肿				＋	＋
⑤裂沟、瘘管	＋	＋			＋
⑥肛周病变	＋			＋	＋

注:具有①②③者为疑诊,再加上④⑤⑥三者之一可确诊;具备第④项者,只要加上①②③三者之二可确诊。

二、鉴别诊断

IBD 的确诊缺乏金标准,进行诊断的过程也即是排除其他诊断的过程,需要结合病史、相关的实验室检查、影像和内镜等辅助检查、病理相关检查。需鉴别的疾病可分为感染性的和非感染性的疾病。感染性的疾病有:肠结核、阿米巴性结肠炎、细菌性痢疾、血吸虫性肠炎、伪膜性肠炎、HIV 相关性肠炎等;非感染性肠炎有:白塞病、缺血性肠炎、放射性肠炎、NSAID 相关性肠炎、淀粉样变性、淋巴细胞性结肠炎等。

三、疾病活动性的评估

(一)UC 的评估标准

1.临床评分标准

UC 的诊断成立后,必须进行疾病的活动性评估,以进一步决定治疗策略和评估疾病的预后。目前对疾病严重程度的分型标准有改良的 Turelove-Witts 标准和 Mayo 标准,前者在临床上更实用,后者常用于临床和科研疗效的评估(表3-6 和表3-7)。

表 3-6 Turelove-Witts 标准

严重程度分型	排便/(次·d)	便血	脉搏/(次·min)	体温/℃	血红蛋白	ESR/(mm·h)
轻度	<4	轻或无	正常	正常	正常	<20
重度	≥6	重	>90	>37.8	<75%正常值	>30

注:中度介于轻、重度之间。

表 3-7 Mayo 标准

项目	0分	1分	2分	3分
排便次数	排便次数正常	比正常次数增加 1~2次	比正常次数增加 3~4次	比正常次数增加 5次或以上
便血	未见出血	不到一半时间内出现便中带血	大部分时间内为便中混血	一直存在出血
内镜发现	正常或无活动性病变	轻度病变(红斑、纹理减少、轻度易脆)	中度病变(明显红斑、血管纹理缺乏、易脆、糜烂)	重度病变(自发性出血,溃疡形成)
医师总体评价	正常	轻度病情	中度病情	重度病情

注:评分≤2分且无单个分项评分>1分为临床缓解,3~5分为轻度活动,6~10分为中度活动,11~12分为重度活动。

2.内镜评分标准

(1)内镜下的特点

常规的结肠镜检查是诊断和评估病情的主要手段。随着对 UC 的镜下特点认识的加深,我国先后有五次的溃疡性结肠炎的内镜诊断标准。在 2012 年的《炎症性肠病诊断与治疗的共识意见(广州)》中,对 UC 的诊断要点描述为:病变多从直肠开始,呈连续性、弥漫性分布。

(2)病变范围的分类

该分类方法有助于治疗方案的选择,有助于 UC 癌变的监测策略的制定。目前推荐蒙特利尔分类方法(表 3-8)。

表 3-8 蒙特利尔分类方法

分类	分布	结肠镜下所见炎症病变累及的最大范围
E1	直肠	局限于直肠,未达乙状结肠
E2	左半结肠	累及左半结肠(脾曲以远)
E3	广泛结肠	广泛病变累及脾曲以近乃至全结肠

(3)内镜下严重程度的评分

国内外有多个内镜评估标准,如国内的 UC 评分标准把疾病的活动性分为轻、中、重三种程度。国外的还有 Turelove 标准、Baron 标准、修正的 BaroUnd、JerCdd 标准和 Mayo 标准。这些内镜下对疾病活动度的评分或分级通常用于不同的研究中,有研究表明各种内镜分级和评分之间有较好的相关性。近年来,由于 UC 治疗后的内镜下黏膜愈合标准的提出,故人们对内镜下疾病活动的有了新的认识。为了整体评价 UC 患者的内镜下疾病活动的严重性,减少评价不同患者以及不同医师评估之间的差异性,Simon 等学者建立了一个严重程度指数评分体系,具体的定义和描述见表 3-9。

表 3-9　溃疡性结肠炎内镜严重程度指数(ulcerative colitis endoscopic index of severity,UCEIC)

描述(对最严重的肠评分黏膜损害)	Likert 量表界值	定　义
血管形状	正常(1)	正常血管形态,可见树枝状毛细血管,或毛细血管边缘模糊或呈片状
	片状闭塞(2)	血管形态完全消失
	消失(3)	血管形态完全消失
出血	无(1)	未见血迹
	黏膜(2)	内镜视野前端黏膜表面点状或血液凝集,能冲走
	管腔内轻度出血(3)	管腔内可见出血
	管腔内重度出血(4)	冲洗后内镜视野前端黏膜可见腔内血迹或渗血,或者出血黏膜同时可见渗血
糜烂和溃疡	无(1)	正常黏膜,无糜烂或溃疡
	糜烂(2)	≤5 cm 的黏膜小凹陷,黄白相间,边缘平坦
	表浅溃疡(3)	与糜烂相比>5 cm 黏膜凹陷,纤维覆盖的溃疡面,但仍比较表浅
	深溃疡(4)	深凹陷,边缘轻微隆起

(二)CD 的评估标准

1.临床评分标准

疾病活动性严重程度的评估对确诊或临床诊断 CD 均非常需要,除了有助于确定治疗方案,也便于随后治疗的疗效评价。Best 的 CDAI 计算法广泛应用于临床和科研(表 3-10)。

表 3-10　Best CDAI 计算法

变量	权重
稀便次数(1 次)	2
腹痛程度(1 wk 总评,0~3 分)	5
一般情况(1 wk 总评,0~4 分)	7
肠外表现与并发症(1 项 1 分)	20
阿片类止泻药(0、1 分)	30
腹部包块(可疑 2 分,肯定 5 分)	10
红细胞压积降低值(M 0.4,F0.37)	6
100×(1−体重/标准体重)	1

注:CDAI≥150 分为活动期,150~220 分为轻度,221~450 分为中度,>450 分为重度

2.内镜评分标准

(1)内镜下的特点

CD 常常累及到全消化道,镜下的一般表现为节段性、非对称性的各种黏膜炎症,包括阿弗他溃疡、纵行溃疡、鹅卵石样改变等,也可见肠腔狭窄、肠壁僵硬,其中最具特征性的内镜表现是非连续性的病变、纵行溃疡和鹅卵石样改变。

(2)病变范围的分类

推荐蒙特利尔 CD 表型分类法进行分型(表 3-11)。

表 3-11 克罗恩病的蒙特利尔分型

确诊年龄(A)	A1	≤16 岁	
	A2	17~40 岁	
	A3	>40 岁	
病变部位(L)	L1	回肠末端	L1+L4
	L2	结肠	L2+L4
	L3	回结肠	L3+L4
	L4	上消化道	
疾病行为(B)	B1	非狭窄非穿透	B1p
	B2	狭窄	B2p
	B3	穿透	B3p

注:随着时间推移 B1 可发展为 B2 或 B3,L4 可与 L1,L2,L3 同时存在,p 为肛周疾病,可与 B1、B2、B3 同时存在。

(3)内镜下的评估

由于 CD 病变范围广,常需要全消化道的评估,在同一患者肠镜、胶囊内镜或/和小肠镜、胃镜可能均需要检查。少部分 CD 病例累及上消化道,而只累及到胃、十二指肠的 CD 患者非常少见。目前内镜下 CD 疾病活动性评估包括结肠镜下和胶囊内镜下克罗恩病疾病活动性评估。结肠镜下疾病活动性评估:轻度,局部或者多处红斑,脆性增加,无上皮损伤;中度,阿弗他糜烂或表浅小溃疡;重度,深溃疡或者多处溃疡,线形,有长狭窄、瘘管、大出血等并发症。结肠镜下疾病活动性评估建议使用克罗恩病内镜严重程度指数(Crohn's disease endoscopic index of severity,CDEIS)或者克罗恩病简化内镜评分(Simple endoscopic score for Crohn's disease,SES-CD),由于 CDEIS 复杂、烦琐,临床常用后者代替(表 3-12)。

表 3-12 克罗恩病简化内镜评分

变量	0	1	2	3
溃疡大小	无	阿弗他溃疡(直径 0.1~0.3 cm)	大溃疡(直径 0.5~2 cm)	巨大溃疡(直径>2 cm)
溃疡面积	无	<10% 肠腔	10%~30% 肠腔	>30% 肠腔

续表

变量	0	1	2	3
受累肠段表面	无	＜50％肠段	50％～75％肠段	＞75％肠段
狭窄评价	无	单个,能通过	多发,能通过	无法通过
受累肠段数目	无	每个肠段1分		

胶囊内镜主要应用于明确 CD 患者的小肠累及情况,或者临床怀疑 CD,排除明显狭窄后胶囊内镜也可用于辅助诊断,抑或回结肠镜和影像学检查阴性时胶囊内镜可作为进一步检查手段。鉴于胶囊内镜存在消化道滞留的可能和无法活检的缺陷,在 CD 诊断方面的价值有限。胶囊内镜克罗恩病疾病活动性指数(capsule endoscopic Crohn's disease endoscopic index,CECDAI)应用于小肠。小肠镜包括传统推进式小肠镜、单气囊小肠镜、双气囊小肠镜和螺旋小肠镜,主要应用于小肠病变组织活检,也可进行小肠镜下的治疗(包括狭窄扩张、取出滞留胶囊等)。

四、IBD 相关辅助检查

在 IBD 的诊断过程中,肠镜、小肠镜、胃镜等内镜检查占有重要的地位。与另外的消化道疾病相比,一些辅助检查如超声、CT、MR 等在 IBD 的诊断和随访中的价值权重明显增高。

1. 超声

IBD 的辅助检查手段较多,超声检查以其无创、廉价的优势在疾病的诊断、活动性、并发症和治疗后随访等方面占有重要的地位。超声检查可通过测量肠壁结构、肠腔直径、肠壁厚度、肠道的血管生成以及血流灌注情况、肠道周围组织炎症反应轻重、肠道受累范围、肠道淋巴结来评估 IBD 的疾病活动。

传统 B 超对 UC 的诊断价值高于 CD,主要可用于检查肠壁的厚度,检查时可能受结肠的气体干扰。彩色多普勒可观察肠系膜上、下动脉的血流动力学变化,来评估 IBD 患者是否处于活动期,由于轻度活动期和缓解期、部分正常人群可能有重叠,有时不能作出准确的评估。对比增强超声检查,发现肠壁可有三种不同的强化方式,据研究可能与 CDAI 有较好的相关性。另外,超声内镜可清楚地显示各层的层析结构改变以及黏膜下脉管样结构,且可以探查肠道、肛管周围组织、血流情况,有助于 IBD 并发症的诊断。

2. CTE

将肠道充分充盈后进行 CT 检查,目前常用中性等密度造影剂(水或者其他等渗溶液)进行肠道的充盈。可以显示肠壁厚度、肠壁强化、肠壁分层、系膜脂肪强化和梳子征,更能清楚显示腹腔脓肿、肠腔狭窄、狭窄前扩张等。由于 CT 成像快,极少出现类似 MRE 的伪影。

3. MRE

MRE 与 CTE 类似,需要将肠道充分充盈后进行检查,因 MRE 需要保持相对静止,常常需要在检查前肌肉注射 1 mg 胰高血糖素以抑制小肠的蠕动。对浅溃疡、皱襞扭曲等的敏感性偏低。对于深溃疡、鹅卵石样变、狭窄后狭窄前扩张的敏感性较高,对瘘管的诊断尤为敏感。CTE 和 MRE 在诊断 CD 方面有较好的一致性。考虑到辐射的关系,建议对年轻的患者在复查重新评估病情时选择 MRE。

五、IBD 相关的实验室检查

(一)血清学检查

1. 血常规

IBD 患者常伴有小细胞低色素的贫血,多与慢性消化道失血和炎症相关,有些药物(如柳氮磺氨吡啶)也可影响叶酸和 Vit B_{12} 吸收,导致巨幼细胞性贫血。伴有急性炎症时有白细胞升高,以中性粒细胞为主。已经发现 IBD 患者常伴有血小板计数明显增高,且血小板数量与 IBD 的活动指数呈正相关,血小板体积与 C-反应蛋白(CRP)、血沉(ESR)、血小板因子-4 呈负相关,但原因至今不明。30% 的 IBD 患者易形成血栓,考虑与血小板活化密切相关。

2. 生化指标

持续白蛋白的降低常常提示疾病的活动,摄入减少、炎症的消耗和肠道丢失等均可引起白蛋白的下降。

3. ESR

ESR 可以反映部分 IBD 患者的炎症活动,炎症控制后 ESR 多也滞后下降。有研究发现,ESR 与结肠炎症活动的相关性比小肠敏感。但影响 ESR 的因素很多,如红细胞的体积、体温等。

4. CRP

CRP 是目前研究最多的急性期蛋白,常比 ESR 出现得早、消失得快,浓度的高低与疾病的活动度正相关,在疾病恢复过程中,如 CRP 持续呈阳性,预示疾病突然复发。该指标不受其他因素的影响,是观察 IBD 炎症和疗效的良好指标。但也有报道显示,活动期 CD 的 CRP 正常。研究中的急性期蛋白还包括 a1 酸性糖蛋白、纤维蛋白原、细胞因子等,结论有争议。

5. 抗中性粒细胞胞质抗体(ANCA)

ANCA 可分为 cANCA、sANCA 和 pANCA,其中 pANCA 与 IBD 有一定的相关。20%~85% UC 患者可监测到 pANCA,其诊断 UC 敏感性和特异性分别为 56% 和 89%,但其滴度与疾病活动度、严重程度预计治疗情况无相关性。

6. 抗酿酒酵母菌抗体(ASCA)

CD 患者的 ASCA 阳性率为 39%~69%,高滴度的 ASCA 诊断 CD 的特异性是 96%~100%,敏感性只有 50%,手术切除病变肠段后患者的 ASCA 滴度也随着下降。

7. 其他抗体

抗大肠埃希杆菌外膜孔道蛋白抗体(OmpC)、抗荧光假单胞菌抗体、抗鞭毛蛋白抗体(抗 CBirL 抗体)、抗聚糖类抗体均对 CD 的诊断有一定的价值。

8. 基因标记物

全基因组扫描结果提示 IBD 易感位点分布在第 1、3、4、5、6、7、10、12、14、16、19 号和 X 染色体上,提示 IBD 是一个多基因参与的复杂疾病。在 IBD 候选基因研究中,NOD2/CARD15 是第一个被发现的 CD 易感基因。研究认为 Arg702Trp、Gly908Arg 和 Leu1007s

的突变占 NOD2 全部变异的 83%，且这些突变与 CD 的回肠病变有关，与瘘管形成和狭窄存在相关性，而与肛周或结肠病变基本无关，与 UC 无关。

研究证实，与 UC 正相关的基因是 HLA-DR2、DRB1 * 1502、DR9 和 DRB1 * 0103，与 UC 呈负相关的是 DR4。预测可能需要更早手术的相关基因有 HLA-DRB1 * 0103，与周围关节炎相关的 HLA-B * 27、B * 35、B * 44 和 HLA-DRB1 * 0103 等，其他肠外表现如肛周疾病、眼色素层炎与 HLA-DRB1 * 0103 有关。

9. 药物代谢酶

即使是生物制剂时代，免疫抑制剂在治疗 IBD 上仍占有非常重要的地位。免疫抑制剂中应用最多的是硫唑嘌呤和巯嘌呤，而这两者均无活性，需要细胞内代谢，成为 6-巯鸟嘌呤核苷酸(6-TGN)后发挥作用。目前备受关注的是，巯嘌呤甲基转移酶(TPMT)是另一竞争代谢通路的关键酶，通过 TPMT 可将硫唑嘌呤和巯嘌呤代谢为甲基巯嘌呤，所以 TPMT 活性是个体化应用硫唑嘌呤的关键所在。活性低，避免应用；活性中等，半量或 1/3 剂量开始；活性高，推荐高剂量。另有亚洲学者研究认为，NUDT15 R139C 与嘌呤类免疫抑制剂的早期脱发和白细胞下降副作用密切相关。

(二)粪便检查

1. 铟-111 标记白细胞标志物

此是粪便标记物的金标准，诊断 IBD 的敏感性为 97%，对小肠 CD 诊断价值更大，但由于核素、标本费时限制了临床的应用。

2. 中性粒细胞源蛋白的标记物

(1)钙卫蛋白

它是 S100 蛋白家族成员之一，有中性粒细胞分泌的钙和锌结合蛋白，已经证实在肠道发生非特异性的炎症时，肠黏膜和黏膜下层浸润中性粒细胞和单核细胞释放钙卫蛋白。在重症患者中，不宜内镜检查时，钙卫蛋白对肠道炎症的评估有较高的实用价值。在临床上实时监测其浓度，可进一步观察治疗的疗效和调整治疗方案。

(2)粪乳铁蛋白

它是储藏在中性粒细胞特殊颗粒中的铁结合蛋白，而在单核细胞和淋巴细胞中不含乳铁蛋白，所以粪乳铁蛋白特异性反映肠道中性粒细胞活动性，对 IBD 和感染性肠炎较难作出鉴别，更适合于对确诊的 IBD 后疾病活动性的判断。

(3)其他蛋白

粪 S100A12 对监测 IBD 的活动较钙卫蛋白特异性更高，髓过氧化物酶(MPO)含量与内镜下分级相关，而针对溶菌酶的研究结论有一定的争议。

六、治疗药物的进展

IBD 的治疗目标是维持无激素的缓解，包括临床症状缓解和内镜下缓解。药物的选择需要根据患者疾病炎症程度、病变分布、是否为复发情况、对既往药物治疗反应、药物的副作用、肠外表现、发病年龄、患病时间等因素综合考虑，进行个体化治疗。

(一)美沙拉嗪

美沙拉嗪包括栓剂、灌肠剂和口服剂三种剂型。

1.栓剂

适用病变只局限于直肠,不论轻或重度的 E1 型 UC 均首选美沙拉嗪栓剂;如有直肠累及的 CD,也可选用,以便缓解症状。

2.灌肠剂

依据病情和病变部位,可联合口服美沙拉嗪治疗左半结肠溃疡性结肠炎(E2),对个别 E1 型 UC 也适用。

3.口服剂

适用于 E2、E3 型的 UC,个别 E1 型局部治疗欠佳时也可考虑应用;在轻度结肠型、回结肠型以及末端回肠型 CD 也适用。

(二)糖皮质激素

分为局部作用激素和全身作用激素,局部性作用的激素——布地奈德,常应用于对美沙拉嗪反应欠佳的轻中度 UC(E2 或 E3)、少数顽固的 E1 型 UC,以及病变局限于回肠末端、回盲部和升结肠的轻度 CD,剂量 9 mg/d。有报道称针对轻度 CD 患者的布地奈德疗效优于美沙拉嗪。

全身性作用的激素分为针剂和口服二种剂型,口服往往是在针剂控制了病情后可同等剂量转化进行,或者中度活动性的 CD 也可应用。针剂常应用于重症的 UC(E2 或 E3),甲泼尼松龙 60 mg/d 或氢化可的松 100 mg/次,4 次/d,增大剂量不会增加疗效,但减少剂量会使疗效减弱。对于重症 UC 的激素治疗须观察 3~7 d,疗效欠佳者建议立即转换治疗,因延长治疗无额外获益,反而增加手术风险。对于中重度活动性 CD,也可应用全身性激素进行诱导治疗,剂量相当于氢化可的松 0.75~1 mg/(kg·d)。

(三)环孢素(CsA)

环孢素(CsA)是重症 UC 转换治疗中非常重要的药物,2~4 mg/(kg·d),有效率达 60%~80%,减少急诊手术率,需要监测血药浓度和相关的毒副作用,应用 4~7 d 无效者即时转手术治疗。鉴于其毒副作用,建议应用时间小于 6 mon,期间逐步过渡到硫唑嘌呤维持治疗。

(四)他克莫司

他克莫司是一种钙调神经磷酸酶抑制剂类免疫抑制剂,与 CsA 作用机制相似,但比 CsA 有更强的抑制 T 淋巴细胞的能力,且更少药物毒副作用。临床上主要用于抗移植排斥反应,近年应用后,发现重症 UC 的结肠切除率明显下降。

(五)生物制剂

1.拮抗 TNF 的药物

(1)英夫利昔单抗(INF)

INF 是一种直接拮抗 TNF-α 的人鼠嵌合单克隆抗体。近年来研究发现 INF 可作为重症 UC 的拯救治疗,同时也有研究认为在减少急诊手术率方面,INF 和 CsA 无明显统计学差异,所以在重症 UC 权衡拯救治疗和急诊手术的利弊时,需要具体情况具体分析。在治疗 CD 中,目前 INF 是我国唯一批准的生物制剂,已经有指南推荐,对于一些评估为高危的、炎症活动性高的、复发的 CD 患者尽早应用 INF。

(2)阿达木单抗

阿达木单抗是一种完全人源化的单克隆抗体,对于不耐受 INF 或者失效的 CD,应用阿达木抗体的患者临床反应较好。患者的耐受性较 INF 更好,但临床疗效不优于 INF。

(3)赛妥珠单抗

赛妥珠单抗是 CDP571 的 Fab 片段,不能结合补体、诱导 T 细胞凋亡,对于伴有 CRP 增高的 CD 患者疗效明显,而对于 CRP 不高的活动期 CD 仅有一定的疗效。

2. 抗整合素制剂

(1)那他珠单抗

那他珠单抗是抗整合素 a4 的重组人源化鼠单克隆抗体,有研究认为对 INF 或免疫抑制剂耐受的 CD 患者应用均有效。

(2)维多珠单抗

维多珠单抗是抗整合素 a4b7 的人源化单克隆抗体,在 2014 年美国 FDA 批准用于中重度 UC 和 CD 成人患者的治疗。

(六)免疫抑制剂

1. 硫唑嘌呤(AZA)或 6-巯基嘌呤(6-MP)

UC 时常用于激素依赖者、氨基水杨酸制剂不耐受者,CD 时常在激素诱导缓解后加用,AZA 和 6-MP 的疗效相近,至于治疗时是选择 AZA 还是 6-MP,多由用药习惯决定。在患者不能耐受 AZA 时,部分患者仍可以耐受 6-MP。

2. 甲氨蝶呤(MTX)

MTX 常用于不能耐受 AZA 或 AZA 无效时的 CD 患者。可选择。

(七)抗生素

1. 环丙沙星

环丙沙星是氟喹诺酮类的抗生素,主要针对革兰阴性和阳性细菌。已有研究认为,环丙沙星是一种常规治疗活动性 CD 有效的补充治疗药物。

2. 甲硝唑

甲硝唑是硝基咪唑类抗生素,主要针对革兰阳性菌和厌氧菌。已有 meta 分析认为,长期应用硝基咪唑类抗生素可有效治疗 CD。也有研究报道,与环丙沙星联合应用并不优于单用任一种药物的效果。

3. 利福昔明

利福昔明是一种广谱和不易被吸收的口服抗生素,已有研究认为口服该药 12 周可明显缓解 CD 的病情。

(八)沙利度胺

沙利度胺具有复杂的免疫抑制作用,包括抑制 TNF-a 合成,在一项研究中发现临床应答率为 67%,缓解率为 40%,目前将其列为治疗 IBD 的三线药物。同时必需关注它的不良反应,包括外周神经病变、困倦和皮肤干燥。

六、其他治疗手段

1. 营养支持治疗

在成年人的 CD,肠内营养的治疗应仅作为提供营养支持的辅助治疗,而不是基础治疗。仅在患者拒绝其他药物治疗的时候,才考虑采用肠内营养治疗来诱导缓解。即使肠内营养治疗用于 CD 诱导缓解的证据比较有限,也并不能低估其在支持治疗中的地位。在儿童或青少年的治疗中,肠内营养治疗仍然是生物制剂时代的首选治疗措施。

2.粪菌移植

2016 年 ECCO 指南提出,有力的证据已经证实粪菌移植对活动期的 UC 有治疗作用。但有待更多的研究优化粪菌移植治疗的流程,如粪菌移植途径、更有效的供体、粪菌移植频率和时间的等,所以临床上还不能推荐,需要更多的临床验证。

3.白细胞吸附疗法

2000 年该方法首先被应用于 UC 的治疗,每周两次的疗效较显著。在 CD 治疗的研究中,认为白细胞吸附疗法可能有效。有单中心研究发现,在应用白细胞吸附法后,UC、CD 实验组的炎症指数、CRP 明显降低,白蛋白上升。所以需要多临床治疗中心的规模病例对照研究的结果分析,以进一步探讨该方法的治疗价值。

4.干细胞治疗

1993 年 Drakons 等首先发现血液病合并 IBD 的患者接受造血干细胞移植后,IBD 病情显著缓解,引发了干细胞治疗 IBD 的研究。但关于细胞的种类选择、采集量、扩增方法、移植术、移植途径、移植治疗的适应证、禁忌证、并发症、远期疗效等问题,仍需要合理设计大规模、严格对照的临床研究,进行长期的研究。

5.中医中药

在祖国医学中,对 IBD 的辨证论治有湿热内蕴证、肝脾不和证、脾虚湿困证、气血两虚证、血淤肠络证。也有一些单方验方,如肠炎清;还有外治法(保留灌肠法)、针灸疗法等。另有发现,穿心莲对 UC 有一定的治疗作用,它是一种具有类似抑制肿瘤坏死因子、白介素 1B 和 NF-kB 作用的中草药。已有研究发现,治疗 UC 时,临床反应和内镜下黏膜愈合优于安慰剂,但需要大量临床试验的证实。

【思考题】

1.试述 IBD 的诊断。

2.简述 CD 的治疗原则。

参考文献

[1] 中华医学会消化病学分会炎症性肠病协作组.炎症性肠病诊断与治疗的共识意见(广州).胃肠病学,2012,51(12):763-781.

[2] 中华医学会儿童学会消化学组儿童炎症性肠病协作组.儿童炎症性肠病诊断规范共识意见.中国实用儿童杂志,2010,25(4):263-265.

[3] 王红玲,夏冰.炎症性肠病的基因学诊断.医学与哲学(临床决策论坛版),2008,5:19-25.

[4] 冉志华,童锦禄.影像学技术在克罗恩病诊断中的应用.中华消化杂志,2011,31(3):186-190.

[5] 刘思德,姜泊,周殿元.放大内镜结合黏膜染色技术诊断溃疡性结肠炎——附 116 例放大内镜形态分析.现代消化及介入诊疗,2005,10:116-118.

[6] Azzolini F, Pagnini C, Camellini L, et al. Proposal of a new clinical index predictive of endoscopic severity in ulcerative colitis. Dig Dis Sci,2005,50:246-251.

[7] Bouhnik Y. Diagnostic tools in inflammatory bowel diseases. Rev Prat,2005,55:977-983.

[8] Cellier C, Sahmoud T, Froguel E, et al. Correlations between clinical activity, endoscopic severity, biological parameters in colonic or ileocolonic Crohn's disease. A prospective multicentre study of 121 case. The

Group d'Etudes Therpeutiques des Affections Inflammatories Digestives. Gut,1994,35:231-235.

[9] Deperno M,D'Haens G,Van Assche G,et al. Development and validation of a new,simplified endoscopic activity score for Drohn's disease:the SES-CD. Gastrointest Endosc,2004,60:505-512.

[10] Deperno M,Sostegni R,Lavagn A,et al. The role of endoscopy in inflammatory bowel disease. Our Rev Med Pharmacy Sci,2004,8:209-214.

[11] Higgins PD,Schwartz M,Mapili J,et al. Is endoscopy necessary for the measurement of disease activity in ulcerative colitis? Am J Gastroenterol,2005,100:355-361.

[12] Hommes DW, van Deventer SJ. Endoscopy in inflammatory bowel disease. Gastroenterology, 2004, 126:1561-1573.

[13] Travis SP,Schnell D,Krzeski P,et al. Developing an instrument to assess the endoscopic severity of ulcerative of ulcerative colitis:the Ulcerative Colitis Endoscopic Index of Severity (UCEIS). Gut,2012, 61:535-542.

[14] Turelove SC,Richards WC. Biopsy studies in ulcerative colitis. Br Med J,1956,1:1315-1318

[15] Kakuta Y,Naito T,Onodera M,et al. NUDT15 R139C causes thiopurine-induced early severe hair loss and leukopenia in Japanese patient with IBD. Phama J. 2016,16:280-285.

[16] Argan SR,Landers CJ, Yang H,et al. Antibodies to CBirl flagellin define a unique response that is associated independently with complicated Crohn's disease. Gastroenterology, 2005, 128 (7): 2020-2028.

[17] Elsayes KM,Al-Hawary MM,Jagdish J,et al. CT enterography:principles trends and interpretation of findings. Radiographics,2010,30(7):1955-1970.

[18] Sidddiki H,Fidler J. MR imaging of the small bowel in Crohn's disease. Eur J Imaging,2009,34(3): 289-295.

[19] Charron M. Pediatric inflammatory bowel disease imaged with Tc-99m white blood cells. Clin Nucl Med,2000,25(9):708-715.

[20] Rachapalli V,Goyal N,Bartley L,et al. Role of labeled white cell scintigraphy with SPECT/CT in Crohn's disease. Clin Nucl Med,2009,34(12):902-905.

[21] Abdel-Nabi H,Doerr RJ,Lamonica DM,et al. Staging of primary colorectal carcinomas with fluorine-18 fluorodeoxyglucose whole-body PET:correlation with histopathologic and CT findings. Radiology, 1998,206:755-760.

[22] Das CJ, Makharia G, Kumar R, et al. PET-CT enteroclysis: a new technique for evaluation of inflammatory diseases of the intestine. Eur J Nucl Med Mol Imaging,2007,34:2106-2114.

[23] Loffer M,Wechesser M,Franzius C,et al. High diagnosis value of 18F-FDG-PET in pediatric patients with chronic inflammtory bowel disease. Ann N Y Acad Sci,2006,1072:379-385.

[24] Satsangi J,Silverberg MS,Vermeire S,et al. The Montrel classification of inflammatory bowel disease: controversies,consensus,and implications. Gut,2006,55:749-753.

[25] Dotan I. New serologic markers for inflammatory bowel disease diagnosis. Dig Dis, 2010, 28 (5): 418-423.

[26] Foell D. Wittkowski H, Roth J. Monitoring disease activity by stool analyses:from occult blood to molecular markers of intestinal inflammation and damage. Gut,2009,58(6):859-868

[27] Gisbert JP,McNicholl AG,Gomollon F. Questions and answers on the role of fecal lactoferrin as a biological marker in inflammatory bowel disease. Inflamm Bowel Dis,2009,15(11):1746-1754.

[28] Iltanen S, Tervo L, Halttunen T, et al. Elevated serum anti-I2 and anti-OmpW antibody levels in children with IBD. Inflamm Bowel Dis,2006,12(5):389-394.

［29］ Israeli E,Grotto I,Gilburd B,et al. Anti-Saccharomyces cerevisiae and antineutrophil cytoplasmic antibodies as predictors of inflammatory bowel disease. Gut,2005,54(9):1232-1236.

［30］ Joossens S,Reinisch W,Vermeire S,et al. The value of serologic markers in indeterminate colitis:a prospective follow-up study. Gastroenterology,2002,122(5):1242-1247.

［31］ Kane SV,Sandborn WJ,Rufo PA,et al. Fecal lactoferrin is a sensitive and specific marker in identifying intestinal inflammation. Am J Gastroenterol,2003,98(6):1309-1314.

［32］ Lewis JD. The utility of biomarkers in the diagnosis and therapy of inflammatory bowel disease. Gastroenterlogy,2011,140(6):1817-1826.

［33］ Reese GE,Constantinides VA,Simillis C,et al. Diagnostic precision of anti-Saccharomyces cerevisiae antibodies and peri-nuclear antineutrophil cytoplasmic antibodies in inflammatory bowel disease. Am J Gastroenterol,2006,101(10):2410-2422.

［34］ Roseth AG,Aadland E,Grzyb K. Normalization of faecal calprotectin:a predictor of mucosal healing in patients with inflammatory bowel disease. Scand J Gastroenterol,2004,39(10):1017-1020.

［35］ Schoepfer AM,Beglinger C,Straumann A,et al. Fecal calprotectin correlates more closely with the Simply Endoscopic Score for Crohn's disease(SES-CD)than CRP,blood leukocytes,and the CDAI. Am J Gastroenterol,2010,105(1):162-169.

［36］ Solem CA. Loftus EV Jr,Tremaine WJ,et al. Correlation of C-reactive protein with clinical, endoscopic,histologic,and radiographic activity in inflammatory bowel disease. Inflamm Bowel Dis, 2005,11(8):707-712.

［37］ Van Rheenen PF,Van de Vijver E,Filler V. Faecal calprotectin for screening of patients with suspected inflammatory bowel disease:diagnostic meta-analysis. BMJ,2010,341:c3369.

［38］ Von Roon AC,Karanmountzos L,Purkayastha S. et al. Diagnostic precision of feral calprotectin for inflammatory bowel disease and colorectal malignancy. Am J Gastroenterol,2007,102(4):803-813.

［39］ Zholudev A,Zurakowski D,Young W,el al. Serologic testing with ANCA,ASCA,and anti-OmpC in children and young adults with Crohn's disease and ulcerative colitis:diagnostic value and correlation with disease phenotype. Am J Gastroenterol,2004,99(11):2235-2241.

（王小英　陈　焰　王良静）

第四章　血液系统疾病

第一节　骨髓增生异常综合征及诊治新进展

摘要　骨髓增生异常综合征（MDS）是一组具有白血病转化倾向的异质性克隆性干细胞疾病，临床表现为外周血细胞持续减少，骨髓中的造血细胞发育不良、原始细胞的出现，以及克隆性细胞遗传学异常。通过二代测序技术应用发现，参与表观遗传调控（TET2，ASXL1，EZH2，DNMT3A，IDH1/2）、RNA 剪接（SF3B1，SRSF2，U2AF1，ZRSR2）、DNA 损伤反应（TP53）、转录调控（RUNX1，BCOR，ETV6）和信号转导（CBL，NRAS，JAK2）的相关基因突变与 MDS 的发病机制相关。目前主要按照修订的国际预后评分系统（IPSS-R）来评估患者生存预后，ASXL1，RUNX1、EZH2、ETV6 或 TP53 等突变的出现是独立不良预后因素。美国食品和药物管理局（FDA）批准将去甲基化药物阿扎胞苷和地西他滨用于治疗 MDS，用来那度胺治疗 5q-综合征，然而药物还不能治愈 MDS，其对生命的延长也有限的。所以迄今为止，同种异体干细胞移植仍然是唯一可能治愈 MDS 的方法。本节综述 MDS 的病因、发病机制、分型、临床表现、诊断、治疗以及预后评价的进展。

Abstract　Myelodysplastic syndromes（MDS）are a heterogeneous group of clonal stem cell disorders with an inherent tendency for leukemic transformation. The diagnosis of MDS is currently based on the presence of peripheral blood cytopenias，peripheral blood and bone marrow dysplasia/blasts，and clonal cytogenetic abnormalities. With the advent of next generation sequencing，recurrent somatic mutations in genes involved in epigenetic regulation（TET2，ASXL1，EZH2，DNMT3A，IDH1/2），RNA splicing（SF3B1，SRSF2，U2AF1，ZRSR2），DNA damage response（TP53），transcriptional regulation（RUNX1，BCOR，ETV6）and signal transduction（CBL，NRAS，JAK2）have been identified in MDS. Conventional prognostication is by the revised International Prognostic Scoring System（IPSS-R）with additional adverse prognosis conferred by presence of ASXL1，EZH2，or TP53 mutations. Currently Food and Drug administration（FDA）-approved drugs for the treatment of MDS are not curative and their effect on survival is limited，including the hypomethylating agents azacitidine and decitabine and lenalidomide for MDS with isolated del（5q）. To date，allogeneic stem cell transplant remains the only treatment option for possible cure. This section reviews the etiology，pathogenesis，typing，clinical presentation，diagnosis，treatment，and prognosis of MDS.

骨髓增生异常综合征（myelodysplastic syndromes，MDS）是一组造血干细胞克隆性疾病，其特征为血细胞减少、髓系细胞一系或多系发育异常、无效造血及具有高风险向急性髓系白血病演变的倾向，临床表现为贫血、感染和（或）出血。

一、MDS 的病因

MDS 根据有无明确病因分为两类：原发性和继发性，其中继发性 MDS 约占 10％～

15%。原发性 MDS 与随时间累积的基因损伤相关,包括 DNA 复制错误、自发性突变和造血干细胞的编码突变等。在 70 岁以上的人群中,约 10% 携带有髓系肿瘤相关的基因突变,如 DNMT3A、TET2、ASXL1,称之为克隆造血(clonal hematopoiesis of indeterminate potential,CHIP),且每年以 0.5%～1.0% 的概率再获得其他基因突变,经过多次打击后最终出现优势克隆并持续扩张,进展为 MDS 或其他恶性血液病。MDS 诱因包括吸烟、饮酒、使用染发剂、服用某些中草药,环境接触如农药、苯等溶剂,电离辐射等。

继发性 MDS 主要涉及治疗相关 MDS(therapy-related MDS,t-MDS)、再生障碍性贫血继发的 MDS 等。2008 年世界卫生组织(WHO)分类中第一次纳入了 t-MDS,即肿瘤或非肿瘤疾病患者接受放化疗后出现的 MDS。t-MDS 多见于生存期相对长的肿瘤患者,如乳腺癌、霍奇金淋巴瘤、卵巢癌和睾丸癌;与细胞毒性药物的种类、剂量强度、累计剂量有关,目前明确的相关药物主要有烷化剂和拓扑异构酶Ⅱ抑制剂两大类。国外报道,对再生障碍性贫血患者的 10 年随访,提示 9.3% 的患者在病程中转化成 MDS。在我国,对 1003 例再障患者 5 年随访显示,再障转 MDS/AML 的比例为 2.7%。

二、MDS 的发病机制

MDS 的发病机制至今尚未完全明晰。随着近年来研究工作的不断深入,对其发病机制的探讨主要涉及细胞遗传学、微环境和分子学等方面。

(一)细胞遗传学改变

与其他血液恶性肿瘤相比,MDS 中染色体扩增和易位相对罕见。MDS 中最常见的染色体异常是染色体区段的缺失或整个染色体丢失(单体)。这些改变往往是重现性的,并且通常涉及携带一个或多个肿瘤抑制基因共同缺失的区域。从这些缺失区域中识别出个体驱动基因很困难,因为它们包含的基因组区域很大,并且有可能是多个基因丢失共同产生疾病表型的。然而,MDS 相关的染色体异常确实具有重要的临床意义。例如,它们可以确定克隆造血的存在,并且在适当的条件下可以作为 MDS 诊断的推定证据,此外染色体异常也是判断预后的关键因素,如在 del(5q) 的情况下,可以预测对来那度胺治疗的反应。

5 号染色体长臂缺失(5q-),是 MDS 中最常见的核型异常,发生率 15%,其中一半伴其他核型异常。近年研究发现其共同缺失区中几个重要基因的单倍体不足是其特定表型的重要原因:①RPS14;②miR-145 和 miR-146a;③细胞分化循环 25C(cell division cycle 25C,Cde25C)和蛋白磷酸酶 2A(protein phosphatase 2A,PP2A);④CSNK1A1 基因编码的 Ck1α 蛋白。

7 号染色体单体和 Del(7q),发生率约 5%,通常为复杂染色体核型的一部分。研究表明,孤立的单体 7 比孤立的 del(7q) 是更不利的异常,并且在前期接触烷化剂的患者中更容易发生(约 50%)。目前研究已经发现了几个不同的 CDR,包括 7q22、7q32-34 和 7q36.97-99 的区域。这些区域缺失的相应致病作用尚不清楚。

8 号染色体三体(+8),发生率约 5%。三体 8 对细胞选择性生长优势机制尚不清楚。研究发现,具有三体 8 的祖细胞表达高水平的凋亡相关基因并且具有免疫应答基因的调节异常,携带三体 8 祖细胞的患者中,Wilms 肿瘤 1(WT1)过度表达引起针对该基因的特异性 T 细胞增殖。这些发现可能表明,来自疾病克隆的免疫系统具有潜在的对正常造血的免疫抑制作用。其他自身免疫性疾病,如 Behçet 病,也发现与携带三体 8 的 MDS 相关。

Del(20q) 异常发生率约 2%。Del(20q) 在病程的晚期出现,表明克隆进展和不良的预后。目前已经在 20q 上确定了 CDR,但没有鉴定出某单个基因是 MDS 中重现性 del(20q) 克隆的致病因子。其候选病基因包括位于 CDR 中的 MYBL2 和位于 CDR 外部的 ASXL1, 在大部分具有或不具有 del(20q) 的 MDS 患者中发生突变。Del(20q) 患者似乎更易发生血小板减少,并且易于出现 U2AF1 的突变。

孤立性 Y 染色体的缺失(-Y),是一种罕见的重现性遗传学异常,仅发生在 2% 的男性 MDS 患者。-Y 与具有正常核型的患者具有相同的细胞遗传学风险。有研究者认为-Y 不是 MDS 中的致病性病变,而是可以发生在没有血细胞减少症的男性中的,与年龄相关。然而,体细胞-Y 的存在提示寡克隆造血的存在。

17 号染色体异常包括 del(17p),发生率 2%,往往出现在复杂核型。TP53 基因位于 17p13.1 区域,通常会保留 17p 的一个拷贝,表明该区域的全部缺失是不能耐受的。然而, 剩余染色体上的 TP53 基因经常发生突变,不产生野生型蛋白质。具有 17 号染色体异常的患者通常预后不良,特别是 TP53 突变的存在。

复杂核型和单体核型:复杂核型被定义为具有三种或更多种细胞遗传学异常,与不良预后密切相关;单体核型被定义为两条或更多条整个染色体的丢失或单个染色体的缺失, 以及另一种结构性细胞遗传学异常的存在。在单体和复杂染色体核型中最常见的异常涉及染色体 5 和 7。大约 50% 的复杂核型患者伴随的 TP53 突变,占具有该基因突变的患者的大多数。当复杂核型包括 del(5q) 作为相关异常时,TP53 突变的发生率特别高。不良预后意义与复杂核型的相关可能主要是由于它们与 TP53 突变密切相关。

(二)骨髓微环境的改变

并非所有 MDS 患者的异常都是由克隆造血细胞导致的,骨髓微环境的改变也会导致无效造血。研究表明,骨髓基质细胞的 AURKA/B、SPlNT2、SF3Bl、DICER1 等基因异常, WNT、p53/p21 和 Hegdehog 通路改变,以及 TNFα、VEGF 和 PTH 细胞因子的异常分泌, 均通过不同的机制参与了 MDS 克隆的发生和发展。

肿瘤克隆可诱导先天免疫系统的激活。位于 5q 缺失的 CDR 中 miRNA145 和 146a 的缺失引起了 toll-白细胞介素受体衔接蛋白(TIRAP)和肿瘤受体相关因子(TRAF)6 的上调,它们是 Toll 样受体下游的先天免疫信号通路的成员。Toll 样受体也可能是导致核因子 NF-κB 活化的体细胞突变的靶标。与克隆疾病细胞不同,髓系起源的抑制细胞可能导致细胞因子微环境的改变并促进无效造血。

(三)分子突变

通过靶向测序技术可以鉴定出 80% 的 MDS 患者有单基因重现性突变,如果使用全基因组方法,几乎所有病例都存在突变。大多数重现性突变影响单基因的编码序列,鉴定出这些突变以及相关分子途径可能发现 MDS 致病驱动因素。到目前为止,已有超过 50 种基因突变在 MDS 患者中鉴定出来。这些基因中,少数突变发生频率很高(10% 至 35%),有些突变约占 5%~10%。但是大多数突变的基因的突变频率为 1%~5%。

目前研究认为,以下几类基因突变可能与 MDS 发生相关,剪切因子:SF3B1、SRSF2、 U2AF1、ZESR2;表观调控:DNMT3A、TET2、ASXL1、EZH2、IDH1/2;转录调控:RUNX1、 TP53、ETV6、GATA2;信号转导:CBL、NRAS、JAK2;粘连蛋白复合物:STAG2、RAD21。 然而这些突变基因中,哪些是原发性 MDS 的始动因素,哪些是 MDS 发病造成的必然结果, 以及这些突变的基因对 MDS 的预后将造成怎样的影响,还未完全明确。

三、临床表现

MDS 起病缓慢渐进,患者可能无临床症状。如果贫血较严重,可表现为苍白、乏力、劳力性呼吸困难等。少数患者在明确诊断时已有严重粒细胞减少或功能缺陷引起的感染,或者血小板减少、功能缺陷引起的出血。罕见情况下也可出现与感染无关的发热。部分患者最初的主诉是关节痛,个别情况可类似于结缔组织病的表现。肝脾肿大的比例分别为 5%、10%。

四、实验室检查

1. 血细胞和血浆

持续性(≥6 mon)一系或多系血细胞减少:约 85% 以上的患者出现贫血,平均红细胞体积(MCV)一般增加;红细胞的形态可发生一系列的改变,包括卵圆形、椭圆形、球形或破片状红细胞;网织红细胞计数正常或轻度增加。大约 50% 的患者中性粒细胞减少,可出现形态异常,如 Pelger-Huët 畸形、环形核;单核细胞比例增多,甚至出现幼稚细胞;部分患者可见大颗粒淋巴细胞,但辅助 T 细胞减少。25%~50% 的患者有轻度或中度血小板减少。由于贫血、细胞内铁转移至血浆或储存池以及反复输血引起的铁过载,可表现为血清铁、转铁蛋白和铁蛋白升高。因无效造血和骨髓前体细胞在成熟过程中死亡比例高,乳酸脱氢酶、尿酸浓度可升高。

2. 骨髓象和病理检查

骨髓增生多为活跃或极度活跃,少部分呈骨髓增生减低。造血细胞定位紊乱,骨小梁旁区和间区出现 ≥3 个呈簇状分布的原粒和早幼粒细胞,即不成熟前体细胞异常定位(ALIP)。常出现不同程度的网状纤维和胶原纤维增多(约占 15%);血管生成增加是 MDS 的一个特征,多见于进展期 MDS。

红系、粒系、巨核系均见病态造血:红系主要涉及细胞核出芽、核破碎、多核、多分叶、核质发育失衡(巨幼样变);部分患者通过普鲁士染色可见环形铁粒幼细胞(ringed sideroblasts)。粒系则表现为核分叶减少(假 Pelger-Huët 畸形)、幼稚细胞增多及巨幼样变、核浆发育不平衡。巨核细胞数正常或增加或减少,但形态多异常,表现为成熟巨核细胞分叶过多或呈大单个核,有时见小巨核细胞,小巨核细胞>10% 对诊断有帮助,可见巨大血小板。

3. 免疫表型特点

目前尚未发现 MDS 特异性的抗原标志或标志组合,但流式细胞术对于低危 MDS 与非克隆性血细胞减少症的鉴别诊断有应用价值。对于无典型形态、细胞遗传学证据,无法确诊 MDS 的患者,流式细胞术检测如有 ≥3 个异常抗原标志,提示 MDS 的可能。

4. 细胞遗传学

40%~70% 的患者存在染色体异常,随着疾病进展可有 80% 出现染色体异常,其中以 -5/5q-、-7/7q-、+8、20q-和-Y 最为多见。应用单核苷酸多态性微阵列(SNP-array)等基因芯片技术可以在多数 MDS 患者中检测出 DNA 拷贝数异常和单亲二倍体,从而进一步提高 MDS 患者细胞遗传学异常的检出率。

5. 分子生物学检查

随着基因芯片、第二代基因测序等高通量技术的广泛应用,多数 MDS 患者中可检出体细胞性基因突变,常见突变包括 TET2、SF3B1、RUNX1、ASXL1、SRSF2、DNMT3A、

RUNX1、U2AF1、TP53 等。MDS 的常见基因突变及临床意义见表 4-1。

表 4-1   MDS 的常见突变基因

基因	突变频率	临床意义
TET2	20%～25%	20%～25%与正常核型相关；更多见于 CMML(40%～60%)
DNMT3A	12%～18%	不合并 SF3B1 突变的患者预后不良
ASXL1	15%～25%	在 MDS、CMML 中是独立预后不良因素；更多见于 CMML(40%～50%)
EZH2	5%～10%	在 MDS、MDS/MPN 中是独立预后不良因素；更多见于 CMML(12%)
SF3B1	20%～30%	与环形铁粒幼红细胞性难治性贫血有强相关性(80%)；独立预后良好
SRSF2	10%～15%	更多见于 CMML(40%)；预后不良
U2AF1	8%～12%	预后不良
ZRSR2	5%～10%	预后不良
TP53	8%～12%	独立预后不良因素；与复杂核型(50%)、5q-(15%～20%)相关，可能提示对来那度胺耐药或易复发
STAG2	5%～10%	预后不良
NRAS	5%～10%	预后不良，尤其在较低危 MDS 中；更多见于 CMML 和 JMML(15%)
CBL	<5%	更多见于 CMML(10%～20%)和 JMML(15%)
JAK2	<5%	更多见于 MDS/MPN-RS&T(50%)
NF1	<5%	更多见于 CMML(5%～10%)和 JMML(30%)，在 JMML 中常为生殖细胞突变
RUNX1	10%～15%	独立预后不良因素；在部分罕见病例中为家族性
ETV6	<5%	独立预后不良因素；在部分罕见病例中为家族性
IDH1	<5%	更多见于 AML
IDH2	<5%	更多见于 AML；预后不良
SETBP1	<5%	与疾病进展相关；更多见于 CMML(5%～10%)和 JMML(7%)
PHF6	<5%	更多见于原始细胞比例增多(EB)的病例；与生存无相关性
BCOR	<5%	预后不良；更多见于 CMML 和 JMML(5%～10%)

五、诊断及鉴别诊断

1. 维也纳(2007)诊断标准

MDS 诊断需满足 2 个必要条件和 1 个确定标准。

(1)必要条件：①一系或多系血细胞减少：红细胞(HGB<110 g/L)、中性粒细胞[中性粒细胞绝对计数(ANC)<1.5×10⁹/L]、血小板(PLT<100×10⁹/L)，持续时间至少 6 个月，如有典型 MDS 核型异常或两系病态造血，则至少 2 个月；②排除其他可以导致血细胞减少和发育异常的造血及非造血系统疾病。

(2)确定标准：①发育异常：骨髓涂片中红细胞系、粒细胞系、巨核细胞系中发育异常细胞的比例≥10%；②原始细胞：骨髓涂片中达 5%～19%；③MDS 常见染色体异常（如5q-、-7/7q-、+8、20q-）。

（3）辅助标准：流式细胞术、骨髓组织活检、免疫组化、分子标记等检测有无异常 CD34 抗原表达、骨髓纤维化、巨核细胞病态造血、ALIP 现象和髓系克隆证据等。

2.鉴别诊断

目前 MDS 的诊断依赖于骨髓细胞分析中所发现细胞发育异常的形态学表现、原始细胞比例升高和细胞遗传学异常。虽然病态造血是 MDS 的特点，但不是有病态造血就是MDS，MDS 的诊断一定程度上仍然是排除性诊断，应首先排除其他可能导致反应性血细胞减少或细胞发育异常的因素或疾病，常应与以下疾病鉴别：

（1）巨幼细胞性贫血：由于叶酸、维生素 B_{12} 缺乏所致，可见细胞病态造血（巨幼样变）经补充叶酸、维生素 B_{12} 治疗后可纠正贫血。

（2）慢性再生障碍性贫血（CAA）：中性粒细胞减少，淋巴细胞相对增多，巨核细胞减少或缺如，骨髓无粒系、巨核系的形态异常，骨髓小粒中主要为非造血组织。往往要与较低危MDS 鉴别。较低危 MDS 患者也可出现骨髓增生低下，但常见病态造血、ALIP 现象、骨髓网状纤维增多等情况。

（3）阵发性睡眠性血红蛋白症（PNH）：也可出现全血细胞减少和病态造血，但流式细胞术检测可发现 CD55、CD59 表达下降和 FLAER(fluorescent aerolysin)，Ham 试验阳性以及血管内溶血的改变。

（4）原发性骨髓纤维化（PMF）：也可出现全血细胞减少，但肝脾肿大明显，常可检测到JAK2、CALR、MPL 等基因突变。部分 MDS 患者也可伴骨髓纤维组织增生，但大多为网状纤维，很少有胶原纤维增生，脾脏不肿大或轻度肿大。

六、MDS 分型的演变

1982 年 FAB 协作组提出以形态学为基础的 MDS 分型体系，主要根据 MDS 患者外周血和骨髓细胞发育异常的特征，特别是原始细胞比例、环形铁粒幼细胞比例、Auer 小体及外周血单核细胞数量，将 MDS 分为 5 型：难治性贫血（refractory anemia，RA）、环形铁粒幼红细胞性难治性贫血（RA with ringed sideroblasts，RARS）、难治性贫血伴原始细胞增多（RA with excess blasts，RAEB）、难治性贫血伴原始细胞增多转化型（RAEB in transformation，RAEB-t）、慢性粒单核细胞白血病（chronic myelomonocytic leukemia，CMML）。自 2001 年后，FAB 分型被 WHO 分型取代。

2001 年 WHO 提出新的分型标准，认为骨髓原始细胞达 20% 即为急性白血病，将RAEB-t 归为 AML，将 CMML 归为 MDS/MPN(骨髓增生异常综合征/骨髓增殖性肿瘤)。2001 和 2008 版 WHO 标准保留了 FAB 的 RA、RARS、RAEB；增加了难治性血细胞减少伴单系病态造血(RCUD)；将 RA 或 RARS 中伴有 2 系或 3 系增生异常者单独列为难治性血细胞减少伴多系病态造血(RCMD)，将仅有 5 号染色体长臂缺失的 RA 独立为 5q-综合征，还新增加了 MDS-未能分类(MDS-u)。2016 年 WHO 造血和淋巴组织肿瘤新分类提出新的类型和名称(表 4-2)，对 2008 版作如下修改：①亚型术语名称的改变；②以 SF3B1 基因突变为依据对 MDS 伴环形铁粒幼细胞增多诊断标准进行修改；③MDS 伴孤立的 del(5q)扩展为可以伴一个其他细胞遗传学异常表达(单染色体 7 除外)；④以骨髓有核细胞计数重新计算原始细胞比例,把因采用非红系细胞计数而诊断为红白血病的病例纳入 MDS 范畴。

表 4-2　MDS 2016 年 WHO 分型

分　型	外周血	骨　髓
MDS 伴单系病态造血（MDS-SLD）	单系或两系血细胞减少	单系病态造血≥10%,原始细胞<5%
MD 伴多系病态造血（MDS-MLD）	全血细胞减少,单核细胞绝对值<1×10⁹/L	≥2 系病态造血（≥10%）,原始细胞<5%
MDS 伴环形铁粒幼红细胞（MDS-RS,包括两个亚型 SLD、MLD）	贫血,或全血细胞减少,原始细胞<1%,单核细胞绝对值<1×10⁹/L	环形铁粒幼红细胞≥15%,或环形铁粒幼红细胞≥5%伴 SF3B1 突变,单系或≥2 系病态造血（≥10%）,原始细胞<5%,无 Auer 小体
伴原始细胞增多 1 型（MDS-EB-1）	全血细胞减少,原始细胞≤2%～4%,单核细胞绝对值<1×10⁹/L	单系或多系病态造血,原始细胞 5%～9%,无 Auer 小体
MDS 伴原始细胞增多 2 型（MDS-EB-2）	全血细胞减少,原始细胞 5%～19%,单核细胞绝对值<1×10⁹/L	原始细胞 10%～19%,±Auer 小体
MDS 未能分类（MDS-U）	全血细胞减少,±2 次以上的外周血涂片检查见 1%原始细胞。	无或单系病态造血,但有典型的 MDS 细胞遗传学特征,原始细胞<5%
MDS 伴有单纯 5q-	贫血,血小板正常或增多	单纯红系病态造血,单纯 5q-或伴另一细胞遗传学异常(非-7 或 7q-),原始细胞<5%
儿童难治性血细胞减少症（RCC）	全血细胞减少,原始细胞<2%	≥1 系病态造血,原始细胞<5%

注:外周血细胞减少定义为 Hb<100 g/L,PLT<100×10⁹/L,中性粒细胞计数<1.8×10⁹/L。

七、预后评估

1997 年国际预后积分系统（IPSS）:IPSS FAB 分型,可评估患者的自然病程。危险度的分级根据以下 3 个因素确定:骨髓原始细胞百分比、骨髓的细胞遗传学特征和血细胞减少程度（表 4-3）。

表 4-3　骨髓增生异常综合征的国际预后积分系统（IPSS）

预后变量	积　分				
	0	0.5	1	1.5	2
骨髓原始细胞百分比	<5%	5%～10%		11%～20%	21%～30%
染色体核型[a]	好	中等	差		
血细胞减少程度[b]	0～1	2～3			

注:a.预后好核型:正常,-Y,del(5q),del(20q);预后中等核型:其余异常;预后差核型:复杂(≥3 个异常)或 7 号染色体异常。b.中性粒细胞绝对计数<1.8×10⁹/L,HGB<100 g/L,PLT<100×10⁹/L。

IPSS 危险度分层:低危:0 分;中危-1:0.5～1 分;中危-2:1.5～2 分;高危:≥2.5 分。

2012年,MDS预后国际工作组依据5个MDS数据库(N＝7012),对IPSS预后评分系统进行了修订,对染色体核型、骨髓原始细胞数和血细胞减少程度进行了细化分组积分(表4-4)。核型分析结果是IPSS-R分类最重要的参数,共分为5个级别。

表4-4　骨髓增生异常综合征修订国际预后积分系统(IPSS-R)

预后变量	积　　分						
	0	0.5	1	1.5	2	3	4
染色体核型[a]	极好		好		中等	差	极差
骨髓原始细胞数	≤2		＞2～＜5		5～10	＞10	
血红蛋白(g/L)	≥100		80～＜100	＜80			
血小板计数 (×10⁹/L)	≥100	50～＜100	＜50				
中性粒细胞绝对值 (×10⁹/L)	≥0.8	＜0.8					

注:a.极好:-Y,11q-;好:正常核型,5q-,12p-,20q-,5q附加另一种异常;中等:7q-,＋8,＋19,i(17q),其他1个或2个独立克隆的染色体异常;差:-7,inv(3)/t(3q)/del(3q),-7/7q附加另一种异常,复杂异常(3个);极差:复杂异常(＞3个)。

IPSS-R危险度分层:极低危:≤1.5分;低危:＞1.5～3分;中危:＞3～4.5分;高危:＞4.5～6分;极高危:＞6分。

近年来,随着基因检测水平的提高,临床工作者尝试构建了不同的分子预后模型。Bejar R等人在IPSS的基础上加入了年龄、5个基因(TP53、EZH2、ETV6、RUNX1和ASXL1)突变,构建了IPSS-M模型。Nazha A等人在IPSS-R的基础上纳入了年龄、3个基因(TP53、EZH2和SF3B1)突变,构建了一个线性模型,即分值＝年龄×0.04＋IPSS-R分值×0.3＋EZH2突变×0.7＋SF3B1突变×0.5＋TP53突变×1。这些整合分子突变参数的预后模型将提高对患者预后评估的精准性。

八、治疗

1.治疗原则

MDS患者自然病程和预后的差异性很大,治疗宜个体化。应根据MDS患者的预后分组,同时结合患者年龄、体能状况、治疗依从性等进行综合分析,制定治疗策略。按预后分组系统分为两组:较低危组(IPSS-低危组、中危-1组,IPSS-R-极低危组、低危组和中危组,WPSS-极低危组、低危组和中危组)和较高危组(IPSS-中危-2组、高危组,IPSS-R-中危组、高危组和极高危组,WPSS-高危组和极高危组)。较低危可采用观察等待、免疫调节剂、促细胞生成素、免疫抑制剂、祛铁剂等保守治疗,较高危可采用去甲基化药物、化疗、异基因干细胞移植等不同强度治疗,但无论对哪个危险分级都要予以最佳支持治疗。IPSS-R-中危组患者根据其他预后因素如发病年龄、体能状况、血清铁蛋白水平和LDH水平决定采取较低危组或较高危组方案,且对低危方案疗效不佳者亦可采用高危组治疗方案。低危组MDS患者的治疗目标以改善造血、提高生活质量为主,高危组MDS治疗目标是延缓疾病进展、延长生存期和治愈。继发性MDS(如t-MDS)较大比例患者携带有预后不良核型,预后不佳,临床工作中常按较高危 MDS 治疗与管理。

2.支持治疗

支持治疗最主要的目标为提升患者生活质量。包括成分输血、EPO、G-CSF 或 GM-CSF 和祛铁治疗。

(1)成分输血

一般在 HGB<60 g/L 或伴有明显贫血症状时可给予红细胞输注。患者为老年、机体代偿能力受限、需氧量增加时,可放宽输注指征。PLT<10×10⁹/L 或有活动性出血时,应给予血小板输注。

(2)造血生长因子

输血依赖的相对低危组 MDS 患者可采用大剂量重组人促红细胞生成素(EPO)治疗。治疗反应率为 38%~65%,持续时间为 23~36 个月。治疗前低 EPO 浓度(<500 U/L)、红细胞输注依赖较轻(无或每月<2 U)、正常原始细胞比例、正常核型、低 IPSS 积分的 MDS 患者 EPO 治疗反应率更高。G-CSF/GM-CSF 推荐用于中性粒细胞减少伴有反复或持续性细菌感染的患者。

TPO 受体激动剂,重组人血小板生成素(TPO)、罗米司汀(Romiplostim)、艾曲波帕(Eltrombopag)通过刺激 TPO 受体(c-Mpl)改善血小板减少。与 EPO 类似,治疗前低 TPO 浓度、血小板输注依赖较轻的患者对 TPO 受体激动剂治疗反应率相对更高。罗米司汀、艾曲波帕还在临床试验中。

(3)祛铁治疗

接受输血治疗、特别是红细胞输注依赖患者,可出现铁超负荷,并导致输血依赖 MDS 患者的生存期缩短。此外,铁超负荷亦可导致接受异基因造血干细胞移植(allo-HSCT)的 MDS 患者生存率下降。因此,对于红细胞输注依赖的患者应定期监测血清铁蛋白(SF)水平、累计输血量和器官功能(心、肝、胰腺),评价铁超负荷程度。祛铁治疗可有效降低 SF 水平及器官中的铁含量。SF>1000 μg/L 的 MDS 患者可接受祛铁治疗。常用的祛铁药物有去铁胺、地拉罗司(Deferasirox)、第三代口服祛铁药(Deferiprone)等。地拉罗司的常见副作用有肝肾功能损伤、消化道出血等。Deferiprone 尽管已在国外上市,但存在粒缺风险,故尚存争议。

3.免疫调节药物(immunomodulatory agents)

常用的免疫调节药物包括沙利度胺(Thalidomide)和来那度胺(Lenalidomide)等。20%~25%患者接受沙利度胺治疗后可改善红系造血,减轻或脱离输血依赖。长期应用沙利度胺治疗后可出现神经毒性、便秘等不良反应。对于伴有 5q-的 IPSS 低危或中危 1 组 MDS 患者,NCCN 指南推荐来那度胺治疗,摆脱输血依赖的中位时间是 2~2.5 年,50%~70%的患者获得细胞遗传学缓解,生存期延长。来那度胺的常用剂量为 10 mg/d×21 d,28 d 为 1 个疗程。伴有 5q-的较低危 MDS 患者,若检出 p53 基因突变,则提示来那度胺可能疗效欠佳;TP53 抑制剂(Cenersen)可促进 5q-综合征伴携带有 TP53 突变患者的红系造血,从而改善对来那度胺的抵抗。对于非 5q-的较低危 MDS 患者也可使用来那度胺,但仅 25%~27%的患者可改善贫血,治疗反应时间为 32~41 wk。

4.免疫抑制治疗(immunosuppressive therapy,IST)

常用的免疫抑制剂有抗胸腺细胞球蛋白(ATG)、环孢素、钙调神经蛋白抑制剂(如他克莫司,Tacrolimus)。在部分 MDS 患者中,也存在自身免疫性 T 细胞介导的造血抑制,故针对此部分患者可考虑 ATG,各临床试验报道反应率不一,为 15%～60%,以下条件常提示疗效佳:≤60 岁的 IPSS 低危或中危-1,骨髓原始细胞比例<5%,正常核型或单纯＋8,存在输血依赖,HLA-DR15 或存在 PNH 克隆。

5. 去甲基化药物治疗(hypomethylating agents)

常用的药物有阿扎胞苷(5-aza-cytidine,5-Aza)和地西他滨(Decitabine,DAC)。5-Aza 是胞苷的 5-氮杂类似物,既可整合到 RNA 的核糖核苷、抑制蛋白合成,也可通过核糖核苷酸还原酶的作用转化成 5-aza-2'-deoxycytidine 的形式整合到 DNA 上发挥作用。5-Aza 的完全缓解率为 10%～17%,血液学改善率为 23%～36%,一项高危 MDS 患者Ⅲ期随机临床试验($n=358$)提示,5-Aza 与常规治疗(标准化疗、支持治疗)相比有 9 mon 的生存获益(24 mon vs 15 mon)。常见不良反应有骨髓抑制、皮肤潮红、黏膜炎。目前 5-Aza 的口服制剂正在临床试验中。

地西他滨则是通过特异性整合到 DNA 上的脱氧核糖核苷,阻碍 DNA 甲基转移酶而发挥去甲基化作用。一项Ⅲ期临床试验中($n=170$,IPSS 中危-1:31%,中危-2:44%,高危:26%),DAC 的总有效率(CR+PR)为 17%,血液学改善率(HI)为 13%。在老年高危 MDS 患者中($n=233$),DAC 与支持治疗相比,其中位无进展生存明显改善(6 mon vs 3 mon),但两组的总生存时间、无 AML 生存时间无显著性差异,这提示 DAC 能改善生活质量。

6. 化疗

相对高危组尤其是原始细胞比例增高的患者预后较差,化疗是其治疗方式之一,但标准 AML 诱导方案完全缓解率低、缓解时间短,且高龄患者常难以耐受。小剂量阿糖胞苷的缓解率亦仅有 15%左右。故国内尝试在较高危 MDS 患者中采用预激方案,在小剂量阿糖胞苷基础上加用 G-CSF,并联合阿克拉霉素或高三尖杉酯碱或去甲氧柔红霉素。同时国内外也在小样本 MDS/AML 患者中尝试 DAC 联合化疗,化疗方案包括 IA、AA 等。

7. 造血干细胞移植(HSCT)

异基因造血干细胞移植(allo-HSCT)是目前唯一能根治 MDS 的方法,造血干细胞来源包括同胞全相合供者、非血缘供者和单倍型相合血缘供者。亲缘全相合移植的长期生存率显著高于亲缘半相合移植,是 MDS 患者行 allo-HSCT 的首选,而亲缘半相合与无关供者移植疗效相当。患者年龄大、疾病进展、KIR 不相合、铁过载、携带有预后差核型、部分基因突变(如 TP53、RAS、JAK2)等均提示移植后易复发以及生存期短。

MG Della Porta 等人对 1728 例患者采用 Markov 模型评估决策,包括最佳支持治疗、去甲基化药物、移植,结果提示,与 IPSS 相比,采用 IPSS-R 评分系统可改变 29%患者的移植选择。极低危、低危患者推迟骨髓移植至中危阶段可延长期望生存时间,而中危患者推迟骨髓移植至高危、极高危阶段则会缩短期望生存时间。

8. 新药探索

一项 TGF-β 抑制剂(Sotatercept)Ⅱ期临床试验提示可获得 40%(21/53)的红系反应。另一 TGF-β 抑制剂(Luspatercept)的红系反应为 41%(10/26)。新型口服核苷类似物沙帕他滨(Sapacitibine)与低剂量阿糖胞苷相比,在 CR/CRi、2 年总生存率上无明显差异。沙帕他滨耐受性更佳,除 3～4 级腹泻。Rigosertib 涉及多靶点机制,如 PI3-mTOR-AKT、Jak-STAT、Wnt 通路、RAS-RAF、MEK-ERK 等,一项多中心随机对照Ⅲ期去甲基化药物失败患者的临床试验($n=299$)通过意向性分析提示，Rigosertib 与最佳支持治疗的总生存时间无统计学差异；但在 IPSS-R 极高危组，Rigosertib 优于最佳支持治疗。靶向药 IDH-1 抑制剂(AG-120)、IDH-2 抑制剂(AG-221、AG-881)、SF3b 抑制剂(H3B-8800)等均在临床试验中。

【思考题】

简述基因突变在 MDS 中的临床意义。

参考文献

[1] Folkertsa H,Hazenberg CL,Houwerzijl EJ,et al. Erythroid progenitors from patients with low-risk myelodysplastic syndromes are dependent on the surrounding micro environment for their survival. Exp Hematol,2015,43(3):215-222.

[2] Raaijmakers MH,Mukherjee S,Guo S,et al. Bone progenitor dysfunction induces myelodysplasia and secondary leukaemia. Nature,2010,464(7290):852-857.

[3] Warlick ED,Miller JS. Myelodysplastic syndromes:the role of the immune system in pathogenesis. Leuk Lymphoma,2011,52(11):2045-2049.

[4] Kristinsson SY,Bjorkholm M,Hultcrantz M,et al. Chronic immune stimulation might act as a trigger for the development of acute myeloid leukemia or myelodysplastic syndromes. J Clin Oncol,2011 Jul 20,29(21):2897-903

[5] Laranjeira P,Rodrigues R,Carvalheiro T,et al. Expression of CD44 and CD35 during normal and myelodysplastic erythropoiesis. Leuk Res,2015,39(3):361-370.

[6] 赵佑山,杨瑞,顾树程,等.骨髓增生异常综合征患者 p73 基因启动子区域异常甲基化的研究.中华血液学杂志,2012,33(10):847-851.

[7] Oliveira FM,Lucena-Araujo AR,Favarin Mdo C,et al. Diffrerential expression of AURKA and AURKB genes in bone marrow stromal mesenchymal cells of myelodysplastic syndrome:correlation with G-banding analysis and FISH. Exp Hematol,2013,41(2):198-208.

[8] Strupp C,Nachtkamp K,Hildebrandt B,et al. New proposals of the WHO working group (2016) for thediagnosis of myelodysplastic syndromes (MDS):characteristics of refined MDS types. Leuk Res. 2017,57:78-84

[9] Lim ZY,Brand R,Martino R,et al. Allogeneic hematopoietic stem-cell transplantation for patients 50 years or older with myelodysplastic syndromes or secondary acute myeloid leukemia. J Clin Oncol,2010,28(3):405-411.

[10] Garcia-Manero G,Fenaux P,Al-Kali A,et al. Rigosertib versus best supportive care for patients with high-risk myelodysplastic syndromes after failure of hypomethylating drugs (ONTIME):a randomised, controlled phase 3 trial. Lancet Oncol,2016,17(4):496-508.

（任艳玲　罗颖婉　佟红艳）

第二节　急性白血病及治疗新进展

摘要　急性白血病(acute leukemia,AL)是一组异质性的造血干、祖细胞的恶性克隆性疾病,主要表现为白血病细胞在骨髓或其他造血组织中进行性、失控性的异常增生,浸润各组织器官(如肝脾,淋巴结,脑膜,皮肤及睾丸等),使正常血细胞生成减少,产生相应的临床表现(如贫血,感染,出血)。本节主要讲述急性白血病的临床表现、诊断、分型及治疗预后等方面的新进展。

Abstract　Acute leukemia is a group of disorders characterized by the accumulation of malignant white cells in the bone marrow and blood. These abnormal cells cause symptoms because of bone marrow failure (i. e. anemia, infection, and hemorrhage), and infiltration of organs (e. g. liver, spleen, lymph nodes, meninges, brain, skin or testes). Here, we describe the new progression of acute leukemia, including clinical features, diagnosis, classification, treatment and prognosis.

急性白血病(acute leukemia,AL)是一组异质性的造血干、祖细胞的恶性克隆性疾病,主要表现为白血病细胞在骨髓或其他造血组织中进行性、失控性的异常增生,浸润各组织器官,使正常血细胞生成减少,产生相应的临床表现。

急性白血病分为急性淋巴细胞白血病(acute lymphocytic leukemia,ALL,简称急淋)和急性髓细胞白血病(acute myelogenous leukemia,AML,简称急非淋)两大类。急性白血病病程进展迅速,白血病细胞积聚在骨髓内取代了正常的造血细胞,并向肝、脾、淋巴结、中枢神经系统等脏器浸润。由于这些细胞是由血液所携带的,因而可浸润任何器官或部位。急性淋巴细胞性白血病常侵犯中枢神经系统;急性单核细胞性白血病常累及齿龈、皮肤;白血病浸润脑膜可导致颅内压增高。

一、临床表现

各类急性白血病具有共同的临床表现,按发生机制,可由于正常造血细胞生成减少,导致感染发热、出血、贫血;也可由于白血病细胞浸润而导致的浸润表现,如肝、脾、淋巴结肿大及其他器官病变。症状的缓急主要取决于白血病细胞在体内的积蓄增长速率和程度。

1. 发热和感染

约半数以上患者以发热起病,若体温高于 38.5 ℃,常常是由感染引起的。感染是急性白血病最常见的死亡原因之一。急性白血病发生感染的机制:①正常中性粒细胞数量减少和功能缺陷。由于白血病细胞抑制骨髓正常粒系祖细胞的生成,加上化疗药物对骨髓的抑制毒性,常发显著的中性粒细胞缺乏症,极易并发各种细菌或真菌感染。②免疫缺陷。化疗及肾上腺皮质激素等应用可加重免疫紊乱。③皮肤黏膜屏障的破坏更有利于病原体的入侵。感染以咽峡炎、口腔炎最多见,肺部感染、肛周炎、肛周脓肿也很常见。

2. 出血

约半数患者起病时伴出血倾向。并发弥散性血管内凝血(disseminated intravascular coagulation,DIC)的患者,几乎全部有出血,其中死于 DIC 者占 20%～25%。DIC 最常见于急性早幼粒细胞性白血病。出血机制主要是血小板减少,其次为血管壁损伤、凝血障碍和抗凝物质增多等。

3. 贫血

绝大多数确诊患者均有不同程度的贫血。某些 AL 在发病前数月甚至数年可先出现骨髓增生异常综合征(myelodysplastic syndromes,MDS),这种 AL 多为 AML,又称为继发性 AML。贫血发生的机制为:①AL 的白血病细胞克隆抑制正常多能造血干细胞以及红系祖细胞,并使红系祖细胞对促红素的反应性降低;②无效性红细胞生成;③失血。

4.淋巴结和肝脾肿大

初诊时约半数患者有浅表淋巴结肿大,以 ALL 多见,60％～80％T-ALL 有纵隔淋巴结肿大。AML 中以 M4 与 M5 发生淋巴结肿大为多见。肝脾肿大也约占 50％,以 ALL 为著。

5.神经系统

中枢神经系统白血病(central nervous system leukemia,CNSL)以蛛网膜及硬脑膜的浸润最高,其次为脑实质、脉络丛及颅神经,可发生在白血病发病期或缓解期。多见于 ALL 和高白细胞性白血病。临床表现为头疼、呕吐或感觉异常。脑脊液检查可有脑脊液压力增高、蛋白增高、糖降低、白细胞数增多。若涂片检测到白血病细胞,可以确诊为 CNL。

6.口腔及皮肤

白血病细胞浸润口腔黏膜可引起齿龈肿胀,以 M5 和 M4 多见。皮肤浸润的表现有斑丘疹、皮下结节、斑块等,亦多见于 M5 与 M4。

7.骨和关节

胸骨下端压痛常见,是白血病最重要的体征之一。骨关节疼痛可见于儿童或白血病复发、极高白血病数和慢粒急变患者。骨痛可由于:①白血病细胞增生对骨膜的刺激;②不明原因的骨梗死;③高尿酸血症致痛风发作等。

8.性腺

约 2％ALL 初诊时即有睾丸白血病。睾丸白血病是第二常见髓外复发的部位。睾丸白血病的发生机会 ALL 多于 AML,尤以白细胞明显增高病例更易发生。病变睾丸可无症状,常呈双侧或单侧弥漫性肿大,质硬,不透光,可经局部穿刺或活检证实。卵巢白血病少见。阴茎异常勃起偶见于 AL 患者,可能和海绵体内白血病细胞栓塞有关。

9.其他

胸膜浸润表现为胸水,以 T-ALL 多见。约 25％患者在确诊白血病时胃肠道已有白血病细胞浸润,但临床表现少见,即使有症状也与浸润程度不相称,表现为腹痛、腹泻、胃肠道出血、黏膜炎症、肠梗阻等。白血病细胞肾脏浸润率也很高,有报道可达 52％。白血病细胞可浸润肺、甲状腺、胰腺、下丘脑和垂体后叶,且可并发糖尿病、低血糖或尿崩症等。

10.生化代谢紊乱

AL 的生化代谢紊乱常是多因素的,化疗可使之加重,造成症状的复杂化,严重者可致死,故需及时纠正。

(1)高尿酸血症

高尿酸血症是 AL 最常见的代谢紊乱。由于 AL 细胞的高代谢状态,故尿酸可增高,尤其见于初治患者,联合化疗使大量白血病细胞破坏,使血浆尿酸浓度显著增高。大量尿酸经肾小球、肾小管排出,可导致肾小球、肾小管损伤,出现严重的尿酸性肾病,可导致急性肾功能衰竭,是致命的并发症。

(2)电解质紊乱

高钾血症在初治的高白细胞白血病化疗时易出现。由于大量的白血病细胞破坏,细胞内钾释放到血中引起高钾血症,重者可致心搏骤停,应高度重视。低钠血症较常见,可由原发性或化疗药物如环磷酰胺所引发的继发性抗利尿激素分泌过多综合征引起。此外,化疗后引起的恶心、呕吐、食欲降低常可引起低钾。急性白血病化疗后,大量白血病细胞杀伤,细胞内容物大量释放入血,还可引起急性肿瘤溶解综合征,出现高磷、高钾和低钙、高尿酸血症、少尿、急性肾功能衰竭。

二、实验室检查

（一）血象

绝大多数患者存在不同程度的贫血，且呈进行性发展。贫血为正常细胞正常色素性，白细胞计数可增高、减少、正常，分类中可见到某一类原始或幼稚细胞增多。当白细胞数超过 $100 \times 10^9/L$ 时，称为高白细胞性白血病。初诊时均有不同程度血小板减少，半数以上病例血小板低于 $50 \times 10^9/L$。

（二）骨髓象

大多数病例骨髓有核细胞明显增多，主要是白血病的原始或幼稚细胞增生，占 20％以上，而中间阶段的细胞缺如，残留少量成熟细胞，形成"裂孔"现象。正常的幼红细胞和巨核细胞减少。少数病例增生低下，但白血病细胞仍占 20％以上，称为低增生性白血病。急性粒细胞白血病、急性单核细胞白血病和急性粒—单核细胞白血病的细胞胞浆中有时可见到 Auer 小体，而急性淋巴细胞白血病细胞内无 Auer 小体。因此 Auer 小体有助于鉴别急淋和急非淋。

（三）细胞化学染色

细胞化学染色是区别急性淋巴细胞白血病和急性髓系白血病的有效方法，包括过氧化物酶（POX）、苏丹黑（SB）染色、糖原（PAS）染色和酯酶染色。淋巴细胞 POX 阴性，如 POX 阳性率达 3％，可以肯定排除急淋；SB 染色意义类似 POX。急性淋巴细胞白血病 PAS 强阳性，表现为粗颗粒或粗大的块状形式。急性红白血病的异常原红细胞也能见到粗颗粒状的 PAS 阳性表现，如用 Romanovsky 法染色很容易将急性红白血病与急淋区分开来。应用 α-萘酚丁酸非特异性酯酶，急性淋巴细胞白血病阴性，急性单核细胞白血病阳性，且被氟化钠抑制；急性粒细胞白血病可阴性或弱阳性，但不被氟化钠抑制。因此，非特异性酯酶＋氟化钠抑制试验可以鉴别急性粒细胞白血病与急性单核细胞白血病。急粒细胞白血病、急淋巴细胞白血病和急单核细胞白血病细胞化学染色的区别见表 4-5。

表 4-5　各亚型白血病细胞化学染色区别

化学染色	急淋	急粒	急单
过氧化物酶（POX）	（－）	分化差的原始细胞（－）～（＋） 分化好的原始细胞（＋）～（＋＋＋）	
苏丹黑（SB）	（－）	分化好的原始细胞（＋）～（＋＋＋）	（－）～（＋） （－）～（＋）
糖原反应（PAS）	（＋）成块或颗粒状	弥漫性淡红色（－）/（＋）	呈淡红色钟表面状（－）～（＋）
非特异酯酶（NSE）	（－）	NaF 抑制不敏感（－）～（＋）	能被 NaF 抑制（＋）
碱性磷酸酶（AKP/NAP）	增加	减少或（－）	正常或增加

（四）细胞表面免疫标记检查

白血病细胞表面具有特异的抗原表达,可以用单克隆抗体来识别。这些抗原和抗体根据分化群的号码来区别。随着细胞免疫学研究的进展,对白血病相关的免疫表型的认识正在逐步提高,细胞免疫表型不仅有助于白血病亚型的诊断,还有助于判断预后,并可进行疾病的监测。目前,应用单克隆抗体,已能正确识别淋巴细胞、髓细胞、巨核细胞表面抗原。细胞表面免疫学标记对白血病亚型诊断的意义见表4-6。

ALL的免疫分型具有重要价值,按照免疫学标记,85％ALL属B-ALL,15％为T-ALL。B-ALL又可按分化程度分为B祖细胞型、早前B细胞型、前B细胞型和B细胞型。早前B细胞型白血病细胞缺乏Cyμ与SmIg,但表达CD19和CD24,约70％儿童和50％成人ALL属于此型,其中90％儿童早前B细胞型ALL表达CD10,以前称为普通型ALL,伴末端脱氧核苷酸转换酶(TdT)和CD34＋,预后较好。前B细胞型ALL表达Cyμ,但缺乏SmIg,TdT、HLA DR、CD19、CD20和CD24均(＋),CD10(＋/－),20％儿童ALL属于此型,生存期较早前B细胞型为短,易有骨髓和中枢神经系统复发。B细胞型ALL表达SmIg,多为IgM,伴HLA DR、CD19、CD20、CD24＋,CD10和TdT多为(－),此型少见,仅占儿童和成人ALL的1％～2％。该型大多数病例形态学属FAB-L3型,易有中枢神经系统浸润,对ALL标准化疗方案效果不佳。

表 4-6　各类急性白血病的细胞表面免疫标记

AL 类型	亚型	主要蛋白标记亚型 主要蛋白标记	亚型	主要蛋白标记亚型 主要蛋白标记
急淋	B系列 B祖细胞型 早前 B 细胞型 前 B 细胞型 B 细胞型	CD19＋,CD10－CD19＋, CD10＋CD19＋,Cyμ＋ CD19＋,SmIg＋	T 系列 前 T 细胞型 T 细胞型	CD7＋,CD2－CD7＋, CD2＋
非急淋	M0 M1 M2 M3	CD34＋,CD33＋,CD13＋ CD34＋,CD33＋,CD13＋ CD34＋,CD33＋, CD15＋,CD13＋ CD33＋,CD13＋, HLA-DR－	M4 M5 M6 M7	CD34＋,CD33＋,CD15＋, CD14＋,CD13＋ CD34＋,CD15＋,CD14＋, CD13＋CD33＋ 血型糖蛋白＋ CD33＋,CD41＋,CD42＋, CD61＋

T-ALL初诊时常伴高白细胞数,50％～60％病例有纵隔肿块,中枢神经系统累及发生率较高。细胞免疫学检查发现,10％～20％成人和5％～10％儿童ALL有髓系抗原的表达(CD13和CD33),称为表达髓系抗原的ALL(My＋ALL),在成人ALL常提示预后不佳;约20％～30％AML表达淋系抗原,常见TdT、CD7、CD2和CD19,称表达淋系抗原的AML(Ly＋AML)。诊断双表型或双系列型或混合细胞白血病必须有严格的诊断标准(采用积分系统)。

（五）细胞遗传学检查

绝大多数AL具有非随机的染色体畸变。某些特异性染色体异常与某些类型的白血病相关。因此,染色体异常已成为诊断分型、预后判断、检测微小残留病变的有用指标。t(8;21)(q22;q22)见于10％～20％成人AML和17％儿童AML,主要见于FAB-M2,少数见于

FAB-M4,MIC 分型为 M2/t(8;21)。t(15;17)(q22;q21)见于 90%以上的 APL 患者,MIC 分型为 M3/t(15;17),少数 APL 患者为 t(11;17)(q23;q21)及 t(5;17)(q35;q21),后两者对全反式维 A 酸治疗无效。t/del(11)(q23)见于 22%AML-M5,MIC 分型为 M5a/t(11q)。Inv/del(16)(q22)见于 50%AML 伴嗜酸粒细胞增多,MIC 分型为 M4Eo/inv(16)。

t(6;9)(q23;q34)多见于 AML-M2 和 AML-M4,骨髓常有嗜碱粒细胞增多,20%患者有 MDS 病史,MIC 分型为 M2/t(6;9)。成人 ALL 常见的染色体异常是 Ph 染色体,约占 20%,其预后不佳,缓解后多于一年内复发,以 FAB-L2 为主。t(4;11)(q21;q23)多见于小于 1 岁和大于 15 岁的 ALL,常伴高白细胞数,婴儿 ALL 伴 t(4;11)预后不良。见表 4-7。

表 4-7 白血病的染色体与基因改变

白血病类型	染色体改变	基因改变
AML-M2	t(8;21)(q22;q22)	AML1/ETO
AML-M3	t(15;17)(q22;q21)	PML/RARα,RARα/PML
AML-M4E0	Inv/del(16)(q22)	CBFB/MYH11
AML-M5	t/del(11)(q23)	MLL/ENL
ALL-L3	t(8;14)(q24;32)	MYC,IGH 并列
ALL(5%～20%)	t(9;22)(q34;q11)	Bcr/abl;m-bcr/abl

（六）分子生物学检测

急性白血病的染色体异常可累及某些基因,有时染色体检查尚未发现异常,但分子生物学检查已有特征性融合基因出现,因此分子生物学检测对急性白血病分型、预后判断及微小残留病变的检测都具有重要意义。APL 伴 t(15;17)使位于 17 号染色体上的 RARα 基因与 15 号染色体上的 PML 基因相互易位,形成 PML/RARα 或 RARα/PML 融合基因。根据 PML 基因断裂点的不同,有短型(S 型)和长型(L 型)融合基因转录本,S 型的预后较 L 型为差。APL 变异型易位 t(11;17)系 17 号染色体上 RARα 基因与 11 号染色体上早幼粒白血病锌指蛋白(PLZF)基因发生融合,形成 PLZF/RARα 融合基因。APL 伴 PML/RARα 融合基因转录本阳性的患者,对全反式维 A 酸治疗效果甚佳,85%～90%可获得完全缓解,而 PLZF/RARα 融合基因转录本阳性者,对全反式维 A 酸治疗无效。Ph 染色体 t(9;22)(q34;q11)为慢粒(CML)的标志染色体,分子生物学检测有 BCR/ABL 融合基因,由于断裂点不同,形成的 BCR/ABL 融合基因有差异编码的蛋白不同,Ph+-CML 其 BCR/ABL 融合基因转录 8.5kb mRNA 编码蛋白 P210,而 Ph+-AL 其 BCR/ABL 融合基因转录 7.5kb mRNA 编码蛋白 p190。

近些年,除了基础的细胞遗传学分析,新的分子生物学标记的出现预示着急性白血病预后的好坏。其中较为常见的基因突变包括 FLT3-ITD、NPM1、DNMT3A、IDH1/2、CEBPA 和 c-KIT。FLT3 基因编码着一种跨膜生长因子受体,其突变表现为两种形式:插入重复序列(ITD)和单碱基点突变(TKD)。该基因突变见于 20%～30%的初发 AML 患者,合并 FLT3 基因突变的 AML 患者预后不良。NPM1 基因编码一种位于细胞核的穿梭蛋白。正常核型 AML 患者中约 40%的患者合并 NPM1 基因突变,单独存在的 NPM1 突变为预后良好因素。DNMT3A 是近年来发现的 AML 最常见的突变基因之一,可见于 20%～30%的 AML 患者,为预后不良因素。IDH1/2 突变及 CEBPA 突变见于约 10%的 AML 患者。IDH1/2 基因突变与预后的关系尚不明确,不同突变位点预后不同。CEBPA

双位点突变的 AML 患者预后较好。在伴有 t(8;21)或 inv(16)的患者中,伴有 c-KIT 基因突变者易复发。

根据细胞遗传学及分子生物学可将 AML 分为低危、中危、高危,见表 4-8。

表 4-8　AML 的细胞遗传学及分子生物学危险因素

危险状态	细胞遗传学	分子生物学
低危	inv(16)[a] t(8;21)[a] t(16;16)[a] t(15;17)[a]	正常的核型伴 NPM1 突变 正常的核型伴 CEBPA 双位点突变
中危	正常核型 只有 +8 只有 t(9;11) 其他不在低危及高危范围内的	c-KIT[c] 伴有 t(8;21)或 inv(16)
高危	复杂染色体(≥3 种以上染色体异常) —5 —7 5q— 7q— 11q23 异常,除了 t(9;11) inv(3) t(3;3) t(6;9) t(9;22)[b]	正常核型伴有 FLT3-ITD 突变 正常核型伴有 DNMT3A 突变 任何染色体表型伴 TP53 突变

注:a. 这些异常伴有其他染色体异常不影响低危状态;
　　b. Ph+AML t(9;22)可当作 CML 的急变危象处理;
　　c. c-KIT 突变伴有 t(8;21)和 inv(16)有高的复发率,但仍需进行进一步的临床试验。

三、诊断、鉴别诊断及分型

(一)诊断

根据临床表现、实验室检查、骨髓检查,急性白血病不难诊断。有时应与某些疾病进行鉴别。

(1)传染性单核细胞增多症(以下简称传单)有发热,浅表淋巴结肿大,血象中有异常淋巴细胞易与急淋混淆。但传单无进行性贫血,无血小板减少和出血。血清嗜异体凝集试验阳性,病程呈良性自限性。

(2)肿瘤浸润骨髓、少数累及骨髓的实体瘤,可产生类似白血病的临床和血液学表现。如神经母细胞瘤易与急淋相混淆。虽然瘤细胞在骨髓中成簇出现或呈玫瑰花结倾向,但瘤细胞可弥漫性侵犯骨髓。采用电子显微镜观察,很容易区分原淋巴细胞与神经母细胞瘤。此外,神经母细胞瘤患者尿儿茶酚胺含量升高,测定尿儿茶酚胺有助于鉴别诊断。

(3)再障、骨髓增生异常症、粒细胞缺乏症及特发性血小板减少性紫癜有时临床表现与急性白血病相似,应加以区别。但根据骨髓检查鉴别并不困难。急性白血病确诊后还应进行分类、分型。通过细胞化学、遗传学、免疫表型和分子生物学方法（即 MIC-M 分型）可将急性淋巴细胞白血病和急性髓细胞白血病区别开来。

（二）急性淋巴细胞白血病

分三型。ALL 各亚型的形态学特征，见表 4-9。目前认为形态分型意义不大，而应该根据免疫学分型，对预后、治疗均有帮助。

表 4-9　ALL 各亚型形态学特征

细胞学特征	第一型（L1）	第二型（L2）	第三型（L3）
细胞大小	小细胞为主，可大至小淋巴细胞 1 倍	大细胞为主，有时大小不齐，大多大于小淋巴细胞两部	大细胞为主，大小一致
核染质	较粗，每例结构较一致	较疏松，每例结构较不一致	呈均匀细点状
核形	规则，偶有凹陷或折叠	不规则，凹陷和折叠常见	规则，卵圆到圆形
核仁	不见，或小而不清楚	有一个或多个，清楚	明显，一个或多个，小泡状
胞质量	少	不定，常较多	较多
胞质嗜碱性	轻或中度，高度者很少	不定，有些细胞深染	深染
胞质空泡	不定	不定	常明显，呈蜂窝状

（三）急性非淋巴细胞白血病

按 FAB 分型共分成 8 型，诊断标准如下。

（1）M0：急性粒细胞白血病微小分化型（minimally differentiated）

原始细胞在光镜下类似 L2 型细胞。核仁明显，胞质透明、嗜碱性，无嗜天青颗粒及 Auer 小体。髓过氧化酶（MPO）及苏丹黑 B 阳性细胞小于 3%。在电镜下，MPO（＋），CD33 或 CD13 等髓系标志可呈（＋）。通常淋巴系抗原为（－），但有时 CD7＋、TDT＋。

（2）M1：急性粒细胞白血病未分化型（myeloblastic leukemia without maturation）

未分化原粒细胞（Ⅰ型＋Ⅱ型）占骨髓非红系细胞的 90% 以上，至少 3% 细胞为过氧化物酶染色（＋）。

（3）M2：急性粒细胞白血病部分分化型（myeloblastic leukemia with maturation）

原粒细胞（Ⅰ型＋Ⅱ型）占 20%～89%，单核细胞小于 20%，其他粒细胞大于 10%。

（4）M3：急性早幼粒细胞白血病（acute promyelocytic leukemia）

骨髓中以多颗粒的早幼粒细胞为主，此类细胞占≥20%。

（5）M4：急性粒—单核细胞白血病（acute myelomonocytic leukemia）

骨髓中原始细胞占 20% 以上，各阶段粒细胞占 20%～80%，各个阶段单核细胞大于 20%。CD14 阳性。M4Eo 为伴嗜酸细胞增多、变异型、急性粒—单核细胞白血病（acute myelomonocytic leukemia，variant，increase in marrow eosinophils）：除 M4 型各特点外，嗜酸性粒细胞在非红系细胞中≥5%。

（6）M5：急性单核细胞白血病（acute monocytic leukemia）

骨髓中原始单核细胞加幼稚单核细胞≥20%。若原单核细胞≥80%，为 M5a；若小于 80%，为 M5b。

（7）M6：急性红白血病（acute erythroleukemia）

骨髓中原始红细胞＋早幼红细胞≥20％。

（8）M7：急性巨核细胞白血病（acute megakaryoblastic leukemia）

骨髓中原始巨核细胞大于20％。

说明：原始细胞质中无颗粒为Ⅰ型，出现少数颗粒为Ⅱ型。

（四）WHO AML 分类

由于染色体异常与急性白血病的诊断、预后密切相关，世界卫生组织（WHO）将染色体异常作为重要的分类依据，2002 年 WHO 将 AML 重新分类，具体如下。

1. AML 伴常见染色体异位（AML with recurrent cytogenetic translocations）

（1）AML 伴 t(8;21)(q22;q22)异位[AML with t(8;21)(q22;q22)AML1/CBFα/ETO]；

（2）急性早幼粒细胞白血病：AML 伴 t(15;17)(q22;q21)异位[AML with t(15;17)(q22;q21)and variants PML/RARα]；

（3）AML 伴 inv(16)(p13;q22)或 t(16;16)(p13;q22)异位[AML with abnormal bone marrow eosinophils inv(16)(p13;q22)或 t(16;16)(p13;q22)CBFβ/MYH1]；

（4）AML 伴 11q23 MLL 异常（AML with 11q23 MLL abnormalities）。

2. AML 伴多系异常（AML with multilineage dysplasia）

（1）有 MDS 病史（With prior MDS）；

（2）无 MDS 病史（Without prior MDS）。

3. 治疗相关的 AML

（1）与烷化剂相关；

（2）与拓扑异构酶抑制剂相关；

（3）其他药物。

4. 其余 AML 分类

（1）AML 微小分化型（AML minimally differentiated）；

（2）AML 未分化型（AML without maturation）；

（3）AML 部分分化型（AML with maturation）；

（4）急性粒—单核细胞白血病（Acute myelomonocytic leukemia）；

（5）急性单核细胞白血病（Acute monocytic leukemia）；

（6）急性红白血病（Acute erythroid leukemia）；

（7）急性巨核细胞白血病（Acute megakaryocytic leukemia）；

（8）急性嗜碱细胞白血病（Acute basophilic leukemia）；

（9）急性全髓细胞白血病伴骨髓纤维化（Acute panmyelosis with myelofibrosis）。

四、急性白血病的治疗

AL 为一大类疾病的总称，这些疾病有不同的致病性、基因异常、临床特征和对治疗的反应及预后。细胞遗传学和分子生物学在鉴别这些疾病类型时提供了重要的检测手段，同时也指导治疗。AL 的治疗源自精确的诊断，所以在治疗前要进行评估，评估的目的有两个，一是探究骨髓增生情况和细胞遗传学及分子生物学异常等可影响治疗效果及复发可能性的因素；二是评估每个不同患者的具体情况，如其他共存病等可影响其对化疗的耐受性。

这些疾病及患者的特殊性都将影响治疗方案的选择。治疗常常包含诱导缓解治疗(其目的在于达到完全缓解)和缓解后治疗阶段(其目的在于根除"可能存在的"微小残留病)。

治疗的首要目的是达到完全缓解,即临床症状体征消失,血细胞计数恢复正常,骨髓原始细胞不超过5%。细胞遗传学及分子生物学的异常是影响预后的主要因素(见表4-9),所以治疗的有效与否需建立在骨髓形态学、细胞遗传学及分子生物学的反应上。同时支持治疗非常重要,出血主要是血小板减少,因而输血小板悬液通常是有效的。贫血可输注浓缩红细胞。感染发热是急性白血病治疗过程中最常见的并发症,由于正常的粒细胞严重减少,加上化疗对免疫抑制及黏膜屏障的破坏,患者感染往往非常严重,治疗时应给予有效的广谱抗生素,如强有效的广谱抗生素治疗一周无效,应考虑真菌感染可能,给予抗真菌药物。由于开始治疗后白血病细胞迅速破坏,应密切关注体内水分、尿液的碱化和电解质平衡,以防止高尿酸血症、高钾血症的发生。为了将高尿酸血症限制在最低程度,可在开始化疗前使用黄嘌呤氧化酶的抑制剂别嘌呤醇,以抑制黄嘌呤转化成尿酸的过程;如白细胞数高,还应同时予以水化、碱化,有条件者应行白血病去除术,降低白血病细胞数,减少并发症的发生。

(一)一般治疗

1.感染的防治

白血病患者易感染而发热,所以预防感染,尤其在强化疗期间显得尤为重要。病区中应设置层流床,以降低感染率。一旦感染,应行多种培养和药敏试验,同时进行各种的必要检查,并立即给予广谱抗生素。

2.出血的防治

出血是另一个重要的并发症,循环中白细胞数过高,脑部血管白细胞淤积性出血,常是致命并发症,因此高白细胞性白血病可行白细胞分离术,设法降低白细胞。当血小板减少时出血,应予以输注单采血小板。

3.贫血的防治

应予以输少浆全血或红细胞悬液,以改善机体缺氧状态,提高抗病能力。

4.尿酸性肾病的防治

高尿酸血症者应给予别嘌呤醇口服,同时碱化尿液,并静脉补液。

5.DIC的防治

急性早幼粒细胞性白血病和某些其他急性非淋巴(髓)细胞性白血病患者,在诊断时可发生弥散性血管内凝血(DIC),系白血病细胞溶解释放促凝物质所致。对于M3白血病合并DIC者,主要应补充血小板与凝血因子(如纤维蛋白原)。

(二)联合化疗

治疗急性淋巴细胞性白血病和急性髓细胞性白血病的基本原则相同,但化疗方案不同。

1.急性淋巴细胞性白血病

有利的预后因素,包括年龄3~8岁、白细胞数低于$25 \times 10^9/L$、FAB分型为L1型、染色体为高倍体(大于50条染色体)和t(12;21),以及诊断时无中枢神经系统病变。不利的预后因素,包括Ph染色体、白细胞数高于$30 \times 10^9/L$,年龄大于60岁,以及伴有胞膜表面和胞质免疫球蛋白的B细胞免疫表型(表4-10)。无论危险因素如何,儿童和成人患者首次缓解率分别为≥95%和70%~90%。80%以上的儿童持续无病生存5年、并可痊愈。几种治疗方案都强调,早期应该用强烈的多药联合疗法。VDP(长春新碱、泼尼松、柔红霉素)或VLP(长春新碱、泼尼松、左旋冬酰胺酶)可使绝大部分患者病情缓解。可以早期应用的其他药物和联合应用的药物还有:阿糖胞苷和鬼臼乙叉甙;环磷酰胺和阿霉素。在有些治疗方案中,采用静脉给予中等和大剂量的甲氨蝶呤,同时用亚叶酸解毒。各种制剂的联合使用及其剂量大小可根据高危因素情况进行调整。白血病浸润的主要部位是脑膜,因此必须进行中枢神经系统的防治,包括鞘内注射甲氨蝶呤、阿糖胞苷和皮质类固醇;颅神经和全头颅照射,尤其对于有中枢神经系统病变的高危患者(如白细胞数高,血清 LDH 高,B 细胞表型)应该是基本的治疗措施;大剂量阿糖胞苷和大剂量的甲氨蝶呤静脉给药。对伴 Ph 染色体的急淋患者强调诱导化疗方案联合酪氨酸激酶抑制剂伊马替尼靶向治疗,可提高初治缓解率。

表 4-10　ALL 的预后影响因素

	预后好	预后差
白细胞	低	高(如 $0.5 \times 10^9/L$)
性别	女	男
免疫分型	C-ALL(CD10＋)	B-ALL
年龄	儿童	成人或<2 岁
细胞遗传学	正常或高二倍体(>50);TEL 重排	Ph＋;11q23 重排
幼稚细胞消失时间	<1 wk	>1 wk
缓解时间	<4 wk	>4 wk
初发时是否出现 CNS	不存在	存在
微小残留病灶	1～3 mon 后阴性	3～6 mon 后仍阳性

大多数治疗方案中都包含维持疗法,疗程通常持续 2.5～3 年。有些方案在治疗早期阶段使用较强的化疗,总的疗程便可缩短。持续完全缓解达 2.5 年的患者停止治疗后的复发率约为 20％,复发通常出现在 1 年内。

复发通常发生在骨髓,但也可单独在中枢神经系统和睾丸,或与骨髓一并发生。骨髓复发是一个不祥的预兆。虽然 80％～90％的患儿、30％～40％成人患者还可再次缓解,但随后的缓解期趋向于短暂。骨髓复发患者中虽有少数可获第二次缓解后的长期无病生存,甚至痊愈,但若有组织相容性抗原相配的同胞,则应力促大多数第二次缓解的患者进行骨髓移植。B 细胞急淋患者复发可尝试 CAR-T 免疫治疗,部分患者可获得再次缓解,从而桥接干细胞移植。即使是那些积极地进行了中枢神经系统预防治疗的患者,中枢神经系统疾病也可能是复发的首要证据。治疗包括鞘内注射甲氨蝶呤(伴用或不伴用阿糖胞苷),每周 2 次,直至所有体征消失。持续应用鞘内药物疗法或中枢神经系统放射疗法的治疗价值仍然不清楚。睾丸持续性无痛性肿大可能是睾丸白血病复发的证据。临床症状表明,单侧睾丸被累及时,应对看来似被累及的另侧睾丸进行活检。对其治疗可采用受累睾丸放疗以及对单独中枢神经系统复发一样采取的全身再诱导疗法。

（三）急性髓细胞白血病治疗

1. 诱导缓解治疗

急性髓细胞性白血病开始治疗的目的在于诱导缓解，治疗方案不同于急性淋巴细胞性白血病。基本的诱导缓解治疗方案包括阿糖胞苷注射 5～7 d，同时使用柔红霉素或去甲氧柔红霉素静注 3 d。蒽环类药物和阿糖胞苷仍为成人 AML 诱导缓解治疗的一线药物，有时会加用鬼臼乙叉甙。这些方案使年龄低于 60 岁的成人 AML 完全缓解（CR）率达到 60%～80%。最重要的预后因素是高龄、有骨髓增生异常综合征病史、继发性白血病、出现提示预后差的染色体异常（表 4-11）。单凭 FAB 分型不能预示疗效。约 30%～50% 患者可获长期无病生存。获得 CR 是长期无病生存的前提，因此，对于 CR 的评估是检测治疗效果的关键。CR 传统上被定义为骨髓中原始细胞数≤5%，没有髓外白血病的表现，没有白血病的特殊分子生物学表现，中性粒细胞恢复（PMN≥1.5×10^9/L）和血小板恢复（PLT≥100×10^9/L）。由于各国对 CR 的定义有差别，因此目前有人提出将 CR 分为骨髓 CR、血液学 CR（CRi）、细胞遗传学 CR（CRc）和分子生物学 CR（CRm）。

2. 缓解后治疗

（1）巩固强化治疗：在过去的 20 年里，诱导缓解后治疗已由原来的 1～2 年的低剂量维持治疗转变为集中在 4～6 mon 时间内的强化治疗。巩固强化治疗可以使获得 CR 的患者进一步根除微小残留病。这些强化疗往往使用高剂量的细胞周期依赖性药物（如：高剂量的阿糖胞苷）或联合高剂量的细胞毒药物，或进行自体或异基因干细胞移植。

表 4-11 AML 的预后影响因素

	预后好	预后差
细胞遗传学	t(15;17) t(8;21) inv(16)	5 号或 7 号染色体确实 FLT-3 突变 11q23 t(6;9) abn(3q) 复杂重排
骨髓反应	第一个疗程后幼稚细胞<5%	第一个疗程后幼稚细胞>20%
年龄	<60 岁	>60 岁

（2）自体干细胞移植术（Auto-SCT）：目前认为对于预后好的 AML 患者，缓解后进行自体干细胞移植没有获益；对于预后中等的 AML 患者，缓解后治疗可以选择；预后不良者不主张自体干细胞移植。

（3）异基因造血干细胞移植术（Allo-SCT）：在第一次诱导缓解后即行异基因造血干细胞移植术可以明显减少白血病的复发。因此，在摧毁性预处理后进行异基因造血干细胞移植术被认为是目前最强有力的抗白血病治疗措施。但是移植相关死亡率明显削弱了移植的优势。移植相关死亡率与年龄有关，年龄越大，则死亡率越高。目前发展的关键是寻找一种有效而毒性较低的治疗策略。在临床实践中，目前应当采取的治疗策略为：对于预后较好的患者（复发率≤25%），在第一次诱导缓解治疗后无须行异基因干细胞移植术，因为异基因干细胞移植术的移植相关死亡率为 10%～25%；一旦复发则可行异基因干细胞移植治疗来挽救生命。事实上,对于预后较好的患者,异基因干细胞移植术相对于化疗并未显示出优势。对于染色体正常的中危患者,异基因干细胞移植的优势也不明显;而对于高危患者,异基因干细胞移植可显著降低复发率,明显延长患者生存期,因此,对于这类患者,缓解后应尽快进行异基因干细胞移植治疗。异基因干细胞移植治疗效果在成年的年轻患者中好于老年患者。

（四）老年白血病的治疗

老年白血病（>60岁）属于高危组,尤其是75岁以上或是60～75岁之间但伴有其他并存病的,治疗相对较困难。单独用化疗,则2年生存率为20%,4年生存率为10%。这主要是由于老年白血病患者往往有提示预后不良的细胞遗传学异常,并且常有前期的骨髓增生异常综合征病史,又不能耐受高强度的化疗。如果临床症状稳定,明确他们的细胞遗传学异常的危险因素对于治疗方案的选择是有帮助的。对伴有复杂染色体的患者,应用标准化疗方案的缓解率为25%;对伴有正常核型的患者的缓解率为40%～50%。目前有人试图直接用单抗治疗此类患者,如用抗CD33单抗或以分子生物学缓解为目标的免疫治疗和基因治疗,如用酪氨酸激酶抑制剂。一些新的制剂也在研究中,如地西他滨,一种DNA甲基转移酶抑制剂,用于老年AML患者的缓解率为29%;氯法拉滨,一种嘌呤核苷类似物,主要用于儿童复发或难治性ALL,单用或与阿糖胞苷合用在老年AML中也有一定的效果。达到缓解目的后,可使用原来药物或其他药物进行巩固治疗。

（五）急性早幼粒细胞白血病（APL）治疗

1. ATRA治疗APL

临床疗效:ATRA是初诊APL的首选治疗药物。ATRA的常规每天剂量是40 mg/m^2,口服,直到获得缓解。一个疗程通常需要28～32 d,少数病例则需要42 d。更低剂量的ATRA（30 mg/m^2）能获得相同的疗效,对于普通剂量ATRA难以耐受或年龄较大的患者可以使用。

ATRA治疗APL主要的致命的副作用是发生维A酸综合征（RAS）,其发生率为20%～25%,在ATRA治疗开始时加用化疗可使RAS发生率明显下降,为5%～7%。

ATRA诱导分化治疗的作用机制:APL典型的染色体异常是t(15;17)(q22;q21),结果产生了在APL发病机制中起关键作用的PML-RAR融合基因和蛋白。PML-RAR蛋白有以下活性:①和抑制靶基因转录表达的维A酸受体（RXR）、核内辅阻遏物（N-CoR）、Sin3A及组蛋白脱乙酰酶（HDAC）等结合形成复合物;②它是维A酸信号传导通路的主要负性调控因子,可阻止髓系细胞的分化;③它和野生型的PML蛋白形成异源二聚体,从而破坏PML核小体或PML致瘤结构域（PODs）,当和PML-RAR结合时,PML作为生长抑制因子和凋亡调控者的作用受到干扰。ATRA的作用机制可归纳为以下几点:①ATRA和RAR结合,细胞色素—蛋白酶原和caspase系统导致PML-RAR蛋白的退化,使早幼粒细胞终末分化恢复;②ATRA作用于APL细胞后,可诱导APL细胞内PML的重新定位,重建正常的PODs结构域;③在ATRA药理学浓度（$1 \mu\text{m}$）的作用下,CoR和抑制性复合物分离,解除了靶基因的转录激活抑制,重建早幼粒细胞的分化过程。为进一步阐明ATRA诱导分化的分子机制,有学者用补充DNA排序、抑制负性杂交、差异显示PCR的方法对APL细胞株NB4用ATRA治疗前和治疗后的基因表达特点进行了比较,发现ATRA调控的基因有169个,在这些基因中,100个基因上调,69个基因下调。这些基因包括转录因子,

DNA 合成/修复及重组蛋白,细胞因子和化学素,信号传导调控因子和效应因子,干扰素信号、细胞周期调节和凋亡相关蛋白,细胞结构/活动性蛋白,细胞黏附蛋白等。一个很有趣的现象是这些基因的上调和下调时间和白血病细胞的终末分化的过程一致。最近,有研究用含有 12630 个克隆的互补 DNA 微序列平台技术,联合生物信息分析,分析了药理学浓度 ATRA 处理后 6、12、24 和 48 h 后的 NB4 细胞,表现为细胞周期停滞、细胞分化抑制、细胞凋亡受阻、细胞色素—蛋白酶原降解系统激活,按时间先后顺序和 PML-RAR 融合蛋白和 PML 致瘤结构域(PODs)装配的退化有关。随着中性粒细胞的分化和成熟,控制细胞凋亡过程的基因上调。除了蛋白激酶 C(PKC)、蛋白激酶 A/环腺苷酸(PKA-cAMP)、JAK/STAT 途径有关的基因以外,已发现许多基因和其他途径有关,如胰岛素受体信号和钙信号是通过 ATRA 诱导分化进行调控的。此外,研究还发现组蛋白家族的特殊成员显著上调,提示在分化过程中发生了染色体重构的过程。而且,调控基因包括一些参与血液系统肿瘤不同转化过程的潜在的造血调控因子。下一步的研究将进一步阐明参与分化过程的分子途径和血液系统肿瘤的关系。

2.砷化合物治疗 APL

500 多年以前,传统中医就开始用砷(As)治疗疾病。在 20 世纪 70 年代早期,中国哈尔滨医科大学的研究组报道,根据中医以毒攻毒的原则,天然的三氧化二砷(癌灵 1 号)可用于治疗 APL。第一篇相关文献发表于 1992 年。1996 年后,纯化的三氧化二砷开始应用于临床。两个临床研究组报道了用纯化的 1‰ 三氧化二砷治疗 APL 的结果。在一个研究中,30 例初诊 APL 患者中 22 例获 CR(73.3%),42 例复发或难治性 APL 患者中 22 例获 CR(52.4%)。体外和体内的研究都发现三氧化二砷对 APL 细胞有双重作用:凋亡和诱导分化效应。用传统中医中的雄黄(主要成分为四硫化四砷)治疗 60 例 APL 患者,CR 率高达 96%。1999 年,有研究报道,纯化的四硫化四砷可有效地用于 APL 的治疗。重要的问题是三氧化二砷能否获得分子生物学缓解。用很敏感的巢式 RT-PCR 方法对接受一个疗程三氧化二砷治疗获 CR 的患者即刻进行检测,10 例患者中只有 1 例获得分子生物学缓解。Soignet 等发现 2 个疗程治疗后,11 例患者中 8 例 PML/RAR 融合基因转阴,巩固治疗后,31 例(91%)患者持续缓解,t(15;17)染色体检测阴性。用四硫化四砷治疗 APL,16 例患者中 14 例获分子生物学缓解。而且,经砷化合物治疗获 CR 后,无论是用砷化合物、ATRA 还是化疗作为巩固治疗,都可获得分子生物学缓解。

砷化合物的副作用一般比较轻,患者耐受性较好,包括恶心、呕吐、腹痛等。然而,也可发生严重的肝功能损害,特别在初诊的患者中易出现。有研究报道,可在 63% 患者中观察到心脏毒性(EKG QT 间期延长)。伴随白细胞增高的维 A 酸综合征类似表现的发生率为 25%,但其对地塞米松治疗的反应良好。

三氧化二砷的作用机制:三氧化二砷对 APL 细胞有双重作用。体外实验表明,高浓度的三氧化二砷(0.5~1.0 μmmol/L)诱导 NB4 细胞凋亡,表现为典型的形态学改变,琼脂凝胶电泳出现 DNA 阶梯,流式细胞仪显示凋亡峰,细胞表面 annexin V 表达增高。凋亡机制的研究显示,线粒体跨膜电位消失、氧自由基产生增加、细胞色素 C 和凋亡诱导因子(AIF)释放入胞质,激活 caspases,下调 Bcl 2 的表达。三氧化二砷的作用机制是激活 Jun N 末端激酶(JNK)和催化蛋白-1,抑制双重特异性磷酸酶、CD95 非依赖性的 caspase 8 的活化,抑制核因子(NF)-B。而且,三氧化二砷能增强组蛋白 H3 的丝氨酸 10 的磷酸乙酰化和

caspase 10 染色质的磷酸乙酰化。最重要的发现是三氧化二砷在很宽的浓度范围(0.1～1.0 μmmol/L)内都能降解 PML-RAR 肿瘤蛋白。三氧化二砷在更低浓度时能诱导 APL 细胞向中性粒细胞部分分化,其主要依据是 CD11b 和 CD14 表达增加,CD33 表达下降。砷剂诱导分化的机制尚不清楚。在更低浓度的三氧化二砷下,虽然在动力学上 PML-RAR 降解减慢,但有助于 APL 细胞的分化。组蛋白 3 和组蛋白 4 的乙酰化作用可能是促进砷剂诱导分化的机制。对于中低危的 M3,亦采用无化疗的砷剂联合维 A 酸治疗,如治疗过程中白细胞升高超过 $8 \times 10^9/L$ 则加用羟基脲。

（六）致癌基因（或机制）为基础的靶向治疗

ATRA 和砷化合物治疗 APL 十分有效,提供了通过诱导分化和凋亡机制成功治疗 APL 的模型。然而,还存在一些问题:为什么它们对其他类型的急性白血病疗效有限或无效? 上述的发现可能帮助理解其原因。APL 有着唯一的特异性的染色体异常 t(15;17),导致 PML-RAR 融合基因和蛋白的产生,它在 APL 的产生、分化的停滞、凋亡的减少中发挥关键作用。尽管 ATRA 和砷化合物的作用机制尚未完全清楚,上述资料表明这两种药物有着共同的药理学活性:针对融合蛋白,使其降解。ATRA 和砷化合物治疗 APL 的成功为以致癌基因（或机制）为基础的靶向治疗提供了很好的模型。

随着急性髓系白血病分子机制研究的深入,越来越多的分子学异常被发现。而这些异常又成为白血病靶向治疗的研究热点。FLT3 抑制剂已用于治疗合并 FLT3 基因突变的复发/难治 AML 患者。IDH1/2 抑制剂也已进入 3 期临床试验并取得较好的疗效。表 4-12 列出了一些已在应用或仍处于研究中的靶向治疗药物及其机制和应用。

表 4-12　靶向治疗药物及其机制和应用。

药　物	靶　点	应　用
利妥昔单抗(美罗华等)	CD20	化疗;联合放疗
依帕珠单抗	CD22	化疗;联合放疗
抗 CD19 单抗	CD19	化疗;联合免疫治疗
阿仑珠单抗	CD52	化疗
吉妥珠单抗	CD33	化疗
伊马替尼(格列卫)	ABL,KIT,PDGFR	化疗;移植
尼洛替尼	ABL,KIT,PDGFR	化疗
达沙替尼	SRC/ABL	化疗
NK-0457	Aurora 激酶	化疗
米哚妥林	FLT3	化疗
法尼醇蛋白转移酶抑制剂	法呢基转移酶类	伊马替尼
氮胞苷;地西他滨;替莫唑胺	DNA 甲基转移酶	缩酚酸肽、丙戊酸
罗米地辛;丙戊酸;MD-27-275;AN-9	组蛋白脱乙酰基酶	伊马替尼;TRAIL;蒽环类
西罗莫司;依维莫司	mTOR	多柔比星;伊马替尼

续表

药　物	靶　点	应　用
γ-分泌酶抑制剂	NOTCH1	化疗
硼替佐米	NFκB	地塞米松、阿糖胞苷，HDACIs 等
弗拉平度（flavopiridol）	CDK	HDACIs；TRAIL；阿糖胞苷；伊马替尼等
奥利默森纳（oblimersen）	BCL2	化疗；放疗；伊马替尼
17-AAG	HSP90	HDACIs；伊马替尼等
AG-221	IDH2	单用
AG-120	IDH1	单用

（七）髓外白血病的防治

髓外白血病是指骨髓以外部位所发生的白血病，这些部位在常规化疗时药物不能达到有效浓度，即所谓白血病的"庇护所"，这是造成临床复发的主要原因。这些部位包括中枢神经系统、睾丸、卵巢、眼眶等。

中枢神经系统的侵犯在 AML（<3%）比 ALL 少见得多，对于 AML 是否应进行常规鞘内化疗预防没有统一的意见。但是当有神经系统症状，如头痛、意识模糊、神志改变等出现时，应给予 CT/MRI，排除颅内出血后应常规进行 CSF 的细胞学检查，并给予鞘内化疗作为预防或治疗（CSF 结果阳性）。

中枢神经系统白血病的治疗：

（1）鞘内化疗：①鞘内注射 MTX：剂量 10 mg/（m² · 次），2 次/wk，一直到脑脊液正常后改为 4～6 wk 鞘内注射一次，持续用 6～8 次。②鞘内注射 Ara-C：可与 MTX、地塞米松联合用药，Are-C 常用剂量为 30～50 mg/（m² · 次），使用方法与 MTX 同。③Dex：与抗白血病药物联合应用，以减少副作用，提高疗效。每次 5 mg 加入化疗药物中。严重者可三药联用。

（2）放疗：全颅＋全脊髓放疗：全颅照射以头颅侧平行相对两侧野，脊髓采用俯卧位照射，照射野宽 4～6 cm。

（3）全身化疗：由于血脑屏障存在，应使用易透过血脑屏障的药物，并采用大剂量给药，如中大剂量 MTX，中大剂量 Ara-C 静脉给药。

五、急性白血病疗效标准

（一）缓解标准

1.完全缓解（CR）

（1）临床无白血病细胞浸润所致的症状和体征，生活正常或接近正常。

（2）血象：Hb≥100 g/L（男），≥90 g/L（女及儿童），中性粒细胞绝对值≥1.5×10⁹/L，血小板≥100×10⁹/L。外周血白细胞分类中无白血病细胞。

（3）骨髓象：原粒细胞Ⅰ型＋Ⅱ型（原单核细胞＋幼稚单核细胞或原淋巴细胞＋幼稚淋巴细胞）<5%，红细胞及巨核细胞系正常。

M1,M2 型:原粒细胞Ⅰ型＋Ⅱ型<5％,中性中幼粒细胞比例在正常范围。

M3 型:原粒细胞＋早幼粒细胞<5％。

M4 型:原粒细胞Ⅰ、Ⅱ型＋原始及幼稚单核细胞<5％。

M5 型:原单核细胞Ⅰ型＋Ⅱ型及幼稚单核细胞<5％。

M6 型:原粒细胞Ⅰ型＋Ⅱ型<5％,原红细胞及幼红细胞比例基本正常。

M7 型:粒细胞.红细胞二系比例正常,原巨核细胞＋幼稚巨核细胞基本消失。急性淋巴细胞白血病:原淋巴细胞＋幼稚淋巴细胞<5％。

2.部分缓解(PR)

骨髓原粒细胞Ⅰ型＋Ⅱ型(原单核细胞＋幼稚单核细胞或原淋巴细胞＋幼稚淋巴细胞)为 5％～20％;或临床血象项中有一项未达完全缓解标准者。

(二)白血病复发

有下列三者之一者称为复发:

(1)骨髓原粒细胞Ⅰ型＋Ⅱ型(原单核细胞＋幼单核细胞或原淋巴细胞＋幼淋巴细胞)为 5％～20％,经过有效抗白血病治疗一个疗程仍未能达到骨髓象完全缓解标准者;

(2)骨髓原粒细胞Ⅰ型＋Ⅱ型(原单核细胞＋幼单核细胞或原淋巴细胞＋幼淋巴细胞)大于 20％者;

(3)髓外白血病细胞浸润。

2008 NCCN 的急性白血病疗效标准:

1.形态学无白血病状态

(1)骨髓中原粒细胞Ⅰ型＋Ⅱ型(原单核细胞＋幼稚单核细胞或原淋巴细胞＋幼稚淋巴细胞)<5％;

(2)Auer 小体消失或髓外无白血病细胞浸润。

2.完全缓解

患者达到形态学无白血病状态,同时伴有以下情况:

(1)中性粒细胞绝对值≥1.0×10^9/L;

(2)血小板≥100×10^9/L;

(3)髓外无白血病细胞浸润;

(4)形态学上完全缓解——患者不需要输血维持;

(5)细胞遗传学上完全缓解——原有核型异常的转成正常;

(6)分子生物学上完全缓解——融合基因阴性。

3.部分缓解

骨髓中原粒细胞(原单核细胞＋幼稚单核细胞或原淋巴细胞＋幼稚淋巴细胞)下降至 5％～25％,同时外周血正常。

4.治疗失败

患者未达到完全缓解被认为治疗失败。

5.复发

完全缓解后骨髓中原粒细胞Ⅰ型＋Ⅱ型(原单核细胞＋幼稚单核细胞或原淋巴细胞＋幼稚淋巴细胞)再次>5％,排除其他原因,或出现髓外白血病浸润。

【思考题】

1. 试述与急性白血病相关的染色体异常及其融合基因。

2. 试述急性早幼粒细胞白血病的临床表现、实验室检查及治疗。

3. 何为急性白血病完全缓解？

参考文献

[1] 张之南,沈悌. 血液病诊断及疗效标准. 2 版,北京:科学出版社,1998:168-183.

[2] 邓家栋. 临床血液学. 上海:科学技术出版社,2001:975-996.

[3] Wang ZY, Lecture HW. Treatment of acute leukemia by inducing differentiation and apoptosis. Blood, 2003:1-13.

[4] Wenberg BL, Griffin JD, Tallman MS. Acute myeloid leukemia and acute promyelocytic leukemia. Blood, 2003:82-101.

[5] 陈灏珠. 实用内科学. 10 版. 北京:人民卫生出版社,1997:2104-2110.

[6] Pui CH, Jeha S. New therapeutic strategies for the treatment of acute lymphoblastic leukemia. Nat Rev Drug Discov, 2007:149-165.

[7] Margaret R. NCCN Clinical Practice Guildline in AML. 2008.

（金　洁）

第三节　慢性病贫血

摘要　慢性病贫血是临床常见的综合征之一,其基础疾病为慢性感染、炎症和肿瘤等。其发病机制主要涉及细胞因子引起红细胞生成受抑、红细胞寿命缩短及铁代谢异常。治疗包括基础病的治疗,成分输血支持,以及 EPO、铁剂、铁螯合剂、临床试验新药等的应用。

Abstract　Anemia of chronic disease(ACD) is a common clinical syndrome. Underlying diseases are chronic infection, inflammation, and neoplastic disorder. The pathogenesis includes cytokine-related damage of erythropoiesis, shorten life span of red blood cells and abnormal iron metabolism. Therapy of ACD includes the treatment of the underlying diseases, support of component blood transfusion, and applications of EPO, iron, chelating agents, and new drugs of clinical trials.

慢性病贫血(anemia of chronic disease, ACD)是指与慢性炎症状态有关的红细胞生成受抑,包括肿瘤、慢性感染、自身免疫性疾病等。最近也有研究指出上述疾病以外的一些炎症过程也可发生贫血,包括肥胖、老年、肾功能不全等,认为其贫血的发生是由细胞因子介导的,所以目前认为用"炎症性贫血"更为合适。慢性病贫血是临床常见的综合征之一,其发生率仅次于缺铁性贫血(iron deficiency anemia, IDA),其诊断需先排除这些疾病本身造成的失血、溶血、营养缺乏、药物导致的骨髓抑制或肿瘤侵犯骨髓引起的贫血。

一、ACD 的病因

ACD 的常见病因为:①急、慢性感染:病毒、细菌、寄生虫、真菌等引起的感染;②肿瘤:实体瘤、血液系统恶性肿瘤;③自身免疫相关因素:类风湿关节炎、风湿热、血管炎、系统性红斑狼疮、类肉状瘤病、炎症性肠病等；④肾脏相关因素：慢性肾功能衰竭；⑤心脏相关因素：充血性心力衰竭、缺血性心脏病等。2006 年国内有一篇论文综合报道了 264 例 ACD 患者的病因分析，其中慢性炎症 103 例（39％），非感染性炎症 90 例（34％），肿瘤 71 例（27％），在慢性炎症中以结核病、肠道感染居多，在非感染性炎症中以系统性红斑狼疮和类风湿性关节炎居多。

二、ACD 的发病机制

已有研究表明，在慢性病贫血患者中，贫血的产生与细胞因子的增多关系较为密切。细胞因子引起贫血涉及三方面的作用，即红细胞生成受损、红细胞寿命缩短及网状内皮细胞铁动员受阻。

（一）红细胞生成受损

1. 细胞因子直接抑制红系造血

在慢性疾病状态下，由于细胞免疫系统被激活后引起巨噬细胞的活性增强，产生细胞因子增多，这些因子有肿瘤坏死因子（TNF）、白细胞介素（IL）和干扰素（IFN）等。IL-6 增加了铁调素（hepcidin，hepatic bactericidal protein）的表达，其通过结合到铁转运蛋白（ferroportin），阻止从巨噬细胞和肝细胞中将铁转运出来，同时下调十二指肠上皮细胞（duodenal enterocytes）对铁的吸收，导致机体功能铁缺乏（functional iron deficiency）。慢性炎症反应时，活化的巨噬细胞产生 TNF-α，对骨髓红系祖细胞 BFU-E、CFU-E 具有强烈抑制作用，此作用在 TNF-α 0.2U/mL 时即可显示，后来的研究也发现 IL-1 和 IFN-γ 具有相同的作用。临床上也发现在 ACD 患者的血清中有 TNF-α、TGF-β、IL-6 水平的增高，并与红细胞压积和血红蛋白水平呈显著负相关。Hepcidin 在 sepsis、CKD、burns、MM、IBD、RA、CRP 水平＞10 mg/dL 的患者中均有增高，并与疾病严重程度有关。动物或人体研究表明，采用靶向 IL-1 或 IL-6 显示能有效阻断贫血发生，采用 antihepcidin 单克隆抗体治疗慢性病性贫血能减少贫血的严重程度。

2. 骨髓对贫血的代偿不足

（1）细胞因子抑制体内促红细胞生成素（EPO）的产生，使 EPO 生成减少。EPO 主要是由肾脏分泌，其作用为促进造血干细胞定向分化为红系祖细胞，促进幼红细胞增殖与分化，在红系造血中起关键作用。增高的细胞因子 IL-1、TNF-α、TGF-β 及 IFN-γ 等使 EPO 的产生受到抑制，并降低 EPO 生物学活性，在 ACD 发病中起重要作用。正常情况下，EPO 与血红蛋白（Hb）水平呈负相关，随着 Hb 下降，EPO 水平增高，通常在红细胞压积 Hct＜35％时 EPO 呈现代偿性增高。但在 ACD 患者中虽有 EPO 水平的增高，但低于贫血时应有的水平，提示 ACD 患者对贫血反应较迟钝，可见于类风湿性关节炎和肿瘤患者伴贫血的患者中。在体外细胞培养研究中发现，重组 TNF-α 能抑制低氧诱导的促红细胞生成素 EPOmRNA 表达，表明 TNF-α 可能通过抑制 EPO 产生而引起贫血。

（2）骨髓红系祖细胞对 EPO 的反应性降低，CFU-E 的生长受损。在 ACD 患者中 EPO 水平虽然低于相同贫血程度的其他贫血患者，但高于正常人。在 ACD 的形成中骨髓红系祖细胞对 EPO 反应减低，使 BFU-E 和 CFU-E 形成受损，也是引起贫血的原因之一。

（3）其他。也有人认为，ACD 患者处于保护性甲状腺功能减退状态，三碘甲状腺原氨酸 T3 向甲状腺素 T4 转换率降低，组织的氧消耗降低，导致缺氧信号不明显，也是 EPO 生成减少的原因。此外,骨髓对贫血代偿不足的另一原因是铁的供应不足和 ACD 患者幼红细胞上的转铁蛋白受体相对减少,使转铁蛋白进入幼红细胞受到影响,血红蛋白合成减少。

（二）红细胞寿命缩短

ACD 时红细胞寿命缩短的机制可能与下列因素有关。

1. 吞噬细胞活性加强

动物实验显示,小鼠注射 TNF-α 后可诱发小鼠贫血的产生,显示红细胞寿命缩短,贫血呈正细胞正色素性,其机制与单核巨噬细胞活化吞噬红细胞能力增强有关。RA 患者血清中也可见 IL-1 水平的增高,并与红细胞寿命呈负相关,提示 IL-1 水平介导了红细胞寿命的缩短。

2. 红细胞溶解

细胞毒素和肿瘤患者溶血素的作用引起红细胞溶解。

3. 红细胞膜损伤

ACD 在感染、免疫系统疾患时,由于发热、细菌及免疫机制等造成红细胞膜损伤,使红细胞寿命缩短。

4. 微血管病性溶血

慢性感染、肿瘤及抗原抗体复合物引起的 ACD 也可通过血管壁损伤引起,血管壁损伤引起胶原纤维暴露,血管内微血栓形成而使微血管变窄,红细胞通过这些微血管时与纤维蛋白条状物相互作用以及血流的冲击,引起红细胞机械性损伤和变形,造成红细胞破坏、产生血管内溶血。

5. 原位溶血

有研究报道,ACD 时 EPO 水平低下也可诱发原位溶血。

（三）铁代谢异常

1. 铁的吸收减少

机体在慢性疾病状态下常伴有消化道功能的异常,表现为铁摄入减少和吸收减少导致的机体缺铁。也有研究认为,铁吸收减少也是机体在发生肿瘤和感染时机体对细菌和肿瘤细胞的一种防御反应,因为细菌和肿瘤细胞均需要铁的营养,慢性炎症患者通过铁吸收减少,使微生物合成带铁体减少,从而使其生长受限,病原微生物中依铁酶的活性下降,从而减轻对机体的损伤,发挥免疫防御功能。

2. 铁分布异常及利用障碍

在 ACD 患者中存在铁代谢异常,铁代谢紊乱既是 ACD 的特征性表现,也是 ACD 的主要病因,表现为血清铁降低和储存铁增加。铁分布异常可能与慢性疾病时细胞因子激活的巨噬细胞过度摄取铁而释放铁受阻有关。新蝶呤是由激活的单核细胞或巨噬细胞释放的一种活性物质,是反映淋巴细胞、巨噬细胞所介导的细胞免疫活化状态的早期、敏感指标,有报道称肿瘤患者免疫活性标记新蝶呤（neopterin）和血清铁蛋白的增高相关。在鼠的动物实验中发现,注射 TNF 3 h 后小鼠血清铁显著降低,同时伴有铁在脾脏积聚增加,伴随网状内皮系统释放铁和进入红细胞障碍。感染性疾病产生的急性时相反应蛋白 a_1 抗胰蛋白酶通过转铁蛋白结合到转铁蛋白受体后形成复合物也影响铁的利用。在炎症和类风湿关节炎时 IL-1 分泌增加,刺激中性粒细胞释放乳铁蛋白,乳铁蛋白与转铁蛋白竞争性与铁结合,而乳铁蛋白结合后的铁不能再被利用,而是与肝脾内巨噬细胞的特殊受体结合,导致血清铁水平降低和巨噬细胞内贮存铁增加。也有研究显示,感染情况下 hepcidin 在 IL-6 的作用下明显增高,其主要生物学功能为抑制肠道铁吸收和抑制单核巨噬细胞系统铁释放。此外,IFN-γ/LPS 也可诱导自由基如 NO、过氧化氢、超氧化物阴离子生成,通过活化铁调节蛋白(IRP)影响细胞铁蛋白和转铁蛋白受体转录后的调节,自由基还可损伤红细胞膜,导致巨噬细胞对红细胞吞噬而进一步增加其铁的积聚。炎性刺激因子 IL-1α、IL-1β、TNF-α 还可通过诱导二价金属转运蛋白-1(DMT-1)表达,增加单核巨噬细胞对铁离子的摄取,因此,ACD 时显著的低铁血症和储存铁释放障碍直接导致骨髓幼红细胞铁利用受限及血红蛋白合成障碍而产生贫血。

(四)其他因素

HIV 感染患者也常发生贫血,其可能的原因是 HIV 同时感染了骨髓基质细胞,而并非感染造血干细胞本身所致,而骨髓微血管内皮细胞是其主要的成分,在 HIV 感染状况下,受感染的基质细胞产生粒细胞集落刺激因子、白细胞介素 6(IL-6)减少,对贫血的反应性减弱,进而引起红细胞生成不足。

三、ACD 的诊断及鉴别诊断

(一)ACD 的诊断

(1)ACD 常伴有慢性感染、炎症和肿瘤病史;

(2)ACD 的临床表现多系轻、中度贫血,常被原发病所掩盖;

(3)红细胞形态呈正细胞正色素性,30%～50%呈小细胞和低色素性,但平均红细胞体积 MCV 很少<72 fL;

(4)需要排除其他原因引起的贫血,包括营养不良、血红蛋白病、性腺功能减退症、甲状腺功能减退症、骨髓增生异常综合征、药物作用、反复放血等;

(5)血液铁有关指标:血清铁(SI)减低、总铁结合力(TIBC)降低、转铁蛋白饱和度(TS)正常或减低;

(6)骨髓铁染色:骨髓可染铁增高,铁粒幼细胞减少;

(7)血清铁蛋白(SF)高于正常值;

(8)红细胞游离原卟啉(FEP):在 ACD 中虽有升高,但发生缓慢,在贫血严重时才明显;

(9)血清促红细胞生成素(EPO)水平常较正常人升高,但与贫血时应有水平相比是降低的;

(10)血清 TNF、INF-γ、IL-1、IL-6 增高;

(11)血清 hepcidin 增高。

在 2015 年美国血液学年会上,也有研究者提出了较为简单的诊断方法,主要包括血清铁降低(低于 10.74 μM 或 60 μg/dL);无储存铁缺乏证据(转铁蛋白饱和度大于 15%,血清铁蛋白高于 12 μg/mL,红细胞原卟啉高于 1.24 μM);不正常的促红细胞生成素水平(低于贫血相适应的促红细胞生成素水平);C 反应蛋白水平增高等。

(二)ACD 与 IDA 的鉴别

在 ACD 患者中也有一部分患者呈小细胞低色素性贫血,ACD 与 IDA 鉴别具有重要的临床意义,血清可溶性转铁蛋白受体(sTfR)作为新的铁参数,是反映缺铁性红细胞生成的指标,80%以上的转铁蛋白受体存在于骨髓红细胞表面,转铁蛋白受体调控二铁转铁蛋白由胞外向胞内转运铁的速度,细胞表面的受体数受铁的需要量而调节,与缺铁程度呈正相关。sTfR 是转铁蛋白受体的一个片段,与机体总的转铁蛋白受体成比例,sTfR 用于诊断缺铁的优越性在于具有较强的特异性,其测定值较少受炎症及恶性疾病的影响,且无显著的性别差异。研究发现,sTfR 在 IDA 患者中显著增高,而在 ACD 患者中表达量减少,故对鉴别 ACD 与 IDA 极有帮助(见表 4-13)。

表 4-13　IDA 与 ACD 的鉴别要点

指标	贫血类型	
	IDA	ACD
基础疾病	营养不良、慢性失血	慢性感染、炎症、肿瘤
SI(μg/dL)	减低(<50)	减低(60~100)
TIBC(μg/dL)	增高(>360)	减低(<360)
TS(%)(16%~30%)	减低(<15%)	正常或减低
SF(μg/L)	减低(<12)	增加
骨髓铁	减低或阴性	增加(红系细胞内铁粒减少,细胞外铁增多)
FEP	明显增加	增加(出现迟)
sTfR	增加	减低
MCHC、MCV	MCV 下降早于 MCHC	MCHC 下降先于 MCV
血沉	正常	加快
CRP	正常	增高
同等贫血程度的 EPO 水平	增加	相对不足

（三）ACD 伴缺铁

慢性病贫血伴缺铁是一个临床诊断的难题,因为这些疾病本身也可致失血、营养摄入和吸收减少,总铁结合力>360 μg/dL,运铁蛋白饱和度(TS)<15%,以及 MCV<80 fL 者应同时考虑合并缺铁的可能。下列检查指标也对 ACD 伴缺铁(CDID)的诊断具有一定的价值:

1.骨髓铁染色

骨髓铁染色鉴别 IDA 和 ACD 的金标准,CDID 时骨髓可染铁也阴性,而 ACD 时骨髓可染铁增高,但铁粒幼细胞减少。

2.缺铁标准

WHO 将 SF<12 μg/L(国内常用 14 μg/L)作为缺铁标准仅适用于单纯性 IDA 诊断,在 ACD 伴缺铁时 SF 可降低,但常高于实际铁的储存,有研究报道 ACD 患者骨穿显示储存铁(一),但仍有患者测得的 SF 值>100 μg/L,即使有缺铁其 SF 值不会低于 WHO 诊断 IDA 的标准。一组研究显示,SF 值在 IDA 时平均为 8.3 μg/L,CDID 为 79.30 μg/L,ACD 为 208 μg/L。国内将 SF<60 μg/L 作为类风湿关节炎(RA)合并缺铁的诊断标准;国外文献中,有人认为,慢性病贫血患者 SF<90 μg/L 或 140 μg/L 者应考虑合并缺铁的可能。关于肿瘤患者的缺铁 NCCN 指南推荐绝对铁缺乏为血清铁蛋白小于 30 ng/mL(铁蛋白≤300 μg/L),TS 小于 15%;相对铁缺乏为血清铁小于 800 ng/mL,TS 小于 20%。

3.血清可溶性转铁蛋白受体 sTfR

如前所述,sTfR 是组织缺铁的敏感定量指标,虽然 CDID 时 sTfR 的水平比单纯 IDA 低,但仍明显高于 ACD,而 ACD 患者的 sTfR 水平低于正常参考值,因此并不影响 sTfR 在慢性病伴贫血病例中诊断缺铁的价值。陈氏研究提示:sTfR 在 IDA 中为 50±15.3 nmol/L,在

CDID 中为 36.8 ± 18.7 nmol/L，在 ACD 中为 24 ± 12.5 nmol/L，认为应将 sTfR $>$ 26.5 nmol/L作为缺铁诊断的临界值。

4. sTfR-Findex

sTfR-Findex 是 sTfR/log ferritin 的比例，对诊断 ACD 具有重要的价值，当比值<1时提示可诊断 ACD；当比值大于>2 时提示铁储存缺乏 IDA。

5. 网织红细胞血红蛋白（CHr）和低色素红细胞百分比（%HYPO）

有研究报道，采用流式细胞仪检测 CHr 和%HYPO 对 IDA，甚至在 ACD 伴有 IDA 时的诊断、鉴别诊断上具有极高的预测价值，当%HYPO 升高>5（红细胞平均寿命 120 d）时提示有长期铁供应缺乏，如有 CHr 减少<28 pg（网织红细胞平均寿命 48 h）则提示有近期铁缺乏，能正确反映过去 $3\sim4$ d 的铁状态，故 CHr 也可作为对静脉补铁 $2\sim4$ d 后疗效预测的指标。Joana Pinto 等对 56 例缺铁性贫血患者网织红细胞血红蛋白浓度、平均红细胞容积、血清铁蛋白、血清转铁蛋白受体等的比较研究结果表明，网织红细胞血红蛋白浓度对缺铁性贫血的诊断较上述传统的指标更为敏感。

6. 血清 hepcidin 含量测定

IDA 时血清 hepcidin 含量降低，而 ACD 时血清 hepcidin 含量升高。而在混合性贫血患者中，ACD 中升高的 hepcidin 就会变得不太明显。

（四）铁难治性缺铁性贫血

铁难治性缺铁性贫血（iron-refractory iron deficiency anemia，IRIDA），其特征为明显的小细胞低色素性贫血，对口服铁治疗甚至静脉补铁无效或治疗反应低劣；发病机制为编码 TMPRSS6（称为蛋白裂解酶-2）纯合子或杂合子突变，BMP 与 HJV 结合促发 SMAD，使 hepcidin 转录增加，导致缺铁性贫血；与 ACD 鉴别以 Hb 合成减少为主，为明显的小细胞低色素性贫血，而 ACD 合成减少和细胞生成减少均存在，红细胞以正细胞正色素为主；与 IDA 鉴别是在 IRIDA 时血清 hepcidin 含量升高，而 IDA 时降低。

四、治疗

（一）基础病治疗

ACD 的治疗主要是针对基础疾病，基础疾病治愈后，免疫反应恢复正常，细胞因子减少，抑制红细胞生成因素消除，贫血得以纠正。多数患者贫血不甚严重，其临床症状主要由基础疾病引起，因此一般并不需要特殊治疗。贫血严重且有症状者，尤其是 65 岁以上或有其他危险因素（如冠心病，慢性肺或肾疾患）的患者，可在其他治疗无效的基础上予以适当输血。

（二）输血治疗

红细胞输注可快速提高血红蛋白和红细胞压积水平，1 U 红细胞平均增加血红蛋白 1 g/dL 或红细胞压积 3%。由于众所周知的输血的风险，目前慢性病贫血的输血主要用于挽救生命的急性失血。《内科输血指南》表示血红蛋白<60 g/L 或红细胞压积<0.2 时可考虑输注，但对于遗传性血液病患儿在其生长发育期贫血严重而又因其他疾病需要手术者，或待产孕妇，输血指征可放宽；对慢性贫血患者输血的决定需要医生根据患者的具体情况作出，存在严重心肺疾病者输红细胞指标可提高至 $90\sim120$ g/L；心肺代偿功能正常、血红蛋白<70 g/L，在短期内能纠正的可以不输血。

（三）EPO 的应用

EPO 治疗 ACD，最早试用于类风湿性关节炎伴贫血的患者，结果显示这类患者对 EPO 有良好的治疗反应，并随使用剂量的提高和时间的延长有效率增加。目前 EPO 已用于 AIDS 患者、恶性肿瘤患者（包括血液系统恶性肿瘤如多发性骨髓瘤）、克隆氏病、SLE 病伴贫血患者和慢性心力衰竭的患者。EPO 常用剂量和方法为 $100 \sim 150$ U/kg，3 次/wk，也可采用 40000 U，1 次/wk。一般患者在治疗后 $6 \sim 8$ wk 可见 Hb 上升。

EPO 治疗 ACD 的适应证：原发病无法控制的 ACD 又无须紧急输血者，除由于失血、缺铁，维生素 B_{12} 或叶酸缺乏，微血管性、DIC 和自身免疫性贫血引起的外均可应用 EPO 治疗。其对慢性病贫血患者的疗效与原发病活动程度、EPO 水平以及机体获取铁的能力有关，有研究显示，在非髓系恶性血液病患者中治疗前 EPO 水平相对较低、sTfR 水平相对较高者疗效好，原发病活动程度高（CRP 水平增高）和伴有缺铁且未同时补铁者疗效差。EPO 治疗 ACD 的作用机理为促进红系祖细胞的发育、分化和成熟；阻断 r-IFN、IL-6、hepcidin 等细胞因子抑制 CFU-E 的生长的作用。EPO 治疗的优点为：①减少输血量及避免输血带来的副作用；②作为 ACD 患者的术前准备，以提高机体对手术的耐受性，必要时可采用自身血回输，减少异体血输入；③改善肿瘤等慢性病患者的缺氧状态，提高生活质量。也有研究提示，患者血清 IFN-γ 等细胞因子的浓度越高，可能需要 EPO 的量越大，故对于一些常规量 EPO 治疗无效的 ACD 患者可通过加大 EPO 剂量来提高治疗反应率。随着 ESA 安全问题的出现，如肿瘤进展、栓塞风险等，对 EPO 的使用多次更新了治疗推荐，如用药前的评估和不同情况下的 Hb 的目标值，故建议 EPO 仅用于骨髓抑制性化疗后贫血，并对以治愈为目标的骨髓抑制性化疗的患者不予采用。

（四）铁剂的应用

对 ACD 伴缺铁者，应酌情补充铁剂，但对于血清铁蛋白＞100 ng/L 的患者补充铁剂应予慎重，另外也可通过测定转铁蛋白受体的浓度来指导补铁。但在慢性感染性疾病或肿瘤所致贫血中应慎用，避免因铁过量促使肿瘤细胞或微生物增生和生长而减弱细胞介导的免疫反应。对使用 EPO 患者若治疗无反应（Hb 增加小于 1 g/dL），也应补充铁以增加治疗反应。

（五）铁螯合剂的应用

有研究报道，RA 患者 EPO 治疗反应与 RA 患者铁储存呈负相关，即 EPO 治疗疗效在铁储存量多的患者中较差，由此提出铁螯合剂在 ACD 治疗中的应用。一组 RA 伴贫血的患者的治疗结果显示，EPO 联用铁螯合剂后，于治疗 4 wk 后 Hb 升高，患者无不良反应。其机制可能是通过诱导低氧调节因子与 EPO 启动子的结合来刺激 EPO 的产生，也对细胞因子和巨噬细胞介导的对红细胞直接损害的细胞毒作用具有抑制作用。祛铁治疗的指征：已累计输血＞25 U，或血清铁蛋白＞1500 μg/L 者。铁螯合剂：①去铁胺 $20 \sim 60$ mg/(kg·d)，常规皮下注射；②去铁酮（奥贝安可，deferiprone）$25 \sim 75$ mg/(kg·d)，分 3 次口服；③地拉罗司（ideferasirox）$20 \sim 30$ mg/(kg·d)，1 次/d 口服。

（六）临床试验药物

由于输血和 EPO 的副作用，针对 hepcidin 的药物开发显得尤为重要。开发主要针对 IL-6 活性和 hepcidin-ferroportin 轴，早在 1993 年就有研究指出 IL-6 是慢性贫血的潜在药物，当时用鼠源性 IL-6 抗体治疗转移性肾癌，结果发现继发的肿瘤性贫血得到了改善。人源性 IL-6 受体抗体 tocilizumab 可降低 MCD（多中心性 Castleman 病）和类风湿性关节炎患者的血清 hepcidin 水平并改善贫血。针对 hepcidin-ferroportin 轴的药物包括 hepcidin 合成抑制剂、hepcidin 活性抑制剂及 ferroportin 抗体等，目前已进入临床试验，但尚未得出肯定的结果。

【思考题】

慢性病性贫血的原因及其机制是什么？

参考文献

[1] 李蓉生，慢性病贫血的诊断与治疗. 中国实用内科杂志，2006，26(7)：501-503.

[2] Cullis J. Anaemia of chronic disease. Clin Med，2013，13(2)：193-196.

[3] Nemeth E，Ganz T. Anemia inflammation. Hematol Oncol Clin North Am，2014，2894：671-681.

[4] Fung E，et al. Manipulation of the hepcidin pathway for therapeutic purposes. Haematologica，2013，98(11)：1337-1676.

[5] D'Angelo G. Role of hepcidin in the pathophysiology and diagnosis of anemia. Blood Res，2013，48：10-15.

[6] Cancer-and Chemotherapy-Induced Anemia(2013 NCCN).

[7] 肿瘤相关性贫血临床实践指南(2015-2016 CSCO).

[8] Fishbane S. The role of erythropoiesis-stimulating agents in the treatment of anemia. Am J Manag Care，2010，16(Suppl)：S67-73.

[9] Galli L，Ricci C，Egan CG. Epoetin beta for the treatment of chemotherapy-induced anemia：an update. Onco Targets and Therapy 2015(8)：583-591.

[10] Mücke V，Mücke MM，Raine T，et al. Diagnosis and treatment of anemia in patients with inflammatory bowel disease. Ann Gastroenterol 2017，30(1)：15-22.

[11] Fraenkel PG. Understanding anemia of chronic disease. Hematology Am Soc Hematol Edu Program，2015：14-18.

（邱　曦　赵小英）

第四节　造血干细胞移植新进展

摘要　造血干细胞移植是近半个世纪临床医学中重大的技术创新，已广泛应用于血液系统恶性疾病的治疗，同时也是某些免疫缺陷性疾病、遗传性疾病、代谢性疾病及部分实体瘤的有效治疗方法。随着造血干细胞来源的多元化、HLA 配型技术的进步、移植物抗宿主病(GVHD)和移植物抗白血病(GVL)效应的基础和临床研究的深入以及支持治疗的发展，造血干细胞移植用于治疗各种疾病的适应证不断扩大，临床疗效日益提高。在过去几十年的发展中，造血干细胞移植后并发症仍是影响移植疗效的重要原因，有效预防、早期诊断、及时处理移植并发症是移植成功的关键。随着分子生物学和细胞免疫学的研究进展及临床实践的不断探索，越来越多的过继性免疫治疗方法应用于造血干细胞移植领域，突破了传统药物治疗的局限。各种造血干细胞移植新技术的研究和应用旨在减少移植相关并发症的发生，同时让更多的患者得以无病生存，针对不同患者的疾病特征，采用个体化的移植方案，进一步提高的移植疗效，改善移植患者的生活质量。

Abstract　Hematopoietic stem cell transplantation（HSCT）is a potentially curative therapy for many malignant and nonmalignant hematologic diseases，and the number of HSCT has been increasing rapidly in recent years. The development of novel strategies such as，unrelated donor HSCT，cord blood transplantation（CBT），haploidentical HSCT，and non-myeloablative HSCT，have helped expanding the indications for allogeneic HSCT over the last several years. The outcomes of HSCT have improved considerably，while better HLA-matching techniques，improved supportive treatment，and integration of therapy in an overall strategy are responsible for this positive evolution. However，the acute graft-versus-host disease（GVHD），infection and some other severe complications with the toxicity of the treatment remain the sources of significant morbidity and mortality following allogeneic HSCT and limit its wider application. It is really important to reduce the risk of transplant-related mortality for better quality of life. In addition，the role of graft-versus-leukemia（GVL）effect is important in patients with malignant diseases following transplantation，and major advance in adoptive immunotherapy post-transplant have contributed to the success of allogeneic HSCT. HSCT as a curative modality appears more promising in the future.

一、造血干细胞移植概论

造血干细胞移植（hematopoietic stem cell transplantation，HSCT）是近半个世纪临床医学中具有巨大创新的新技术，已被广泛应用于血液系统恶性疾病的治疗，同时也是某些免疫缺陷性疾病、遗传性疾病、代谢性疾病及部分实体瘤的有效治疗方法。随着人们对人类白细胞抗原（human leukocyte antigen，HLA）的认识和 HLA 配型技术的发展、移植物抗宿主病（graft-versus-host disease，GVHD）和移植物抗白血病（graft-versus-leukemia，GVL）效应的深入研究以及临床实践的不断探索，造血干细胞移植技术有了显著的进步，造血干细胞移植用于治疗各种疾病的适应证不断扩大、临床疗效日益提高。

（一）造血干细胞移植的历史与发展

1950 年至 1980 年是造血干细胞移植技术的早期研究阶段。1951 年，Lorenz 等证实输入同基因骨髓可延长经致死剂量照射后小鼠和豚鼠的存活期。1956 年，Barnes 和 Loufit 开始用照射和骨髓移植治疗白血病小鼠。我国于 1959 年起也进行了多批狗的试验，经射线照射的狗给予同种或自体骨髓移植能有效地延长实验动物的存活时间。接着几个研究组开始探索骨髓移植应用于临床白血病和其他骨髓疾病的治疗，Kurnick 研究组和 McGovern 研究组分别报道了自体骨髓移植治疗恶性血液病的研究。1955 年，Thomas 领导的 Seattle 研究组开始进行人的异基因骨髓移植研究。细胞学、免疫学的发展，尤其是 HLA 系统的确定和 HLA 分析方法的完善，使临床开展骨髓移植成为可能。Thomas 领导的 Seattle 研究组成功地治疗再生障碍性贫血和白血病，标志着临床试用骨髓移植治疗血液疾病的开始。Thomas 更是作为现代骨髓移植的奠基人获得 1990 年度诺贝尔医学生理学奖，成为获此殊荣的少数几位临床医生之一。

1980 年至今是造血干细胞移植技术的发展时期，新的移植技术相继出现。1988 年，Gluckman 报道首例脐血移植获得成功，为造血干细胞移植提供了新的移植来源。1989 年，第一例异基因外周血干细胞移植（PBSCT）获得成功，1995 年以后，外周血干细胞移植作为一种新的移植技术被广泛应用。随着 GVL 效应的提出，即供者来源的同种异体反应性 T 细胞和 NK 细胞对患者白血病细胞的杀伤作用，1998 年至 1999 年，Slavin 等在动物及部分患者中使用非清髓性的预处理方案进行异基因骨髓移植取得了成功。非清髓性造血干细胞移植(non-myeloablative HSCT,NST)采用减轻预处理强度的方案,并加入强有效的免疫抑制剂以保证移植物植入,通过供者淋巴细胞输注(DLI)产生 GVL 效应,清除残余病变。非清髓性预处理方案由于其低血液学毒性而降低了移植相关死亡(TRM)风险,扩大了异基因造血干细胞移植的对象,使得一些高龄或有其他并发症的患者获得了移植机会。该移植方案近年来备受关注。

(二)造血干细胞移植的基本概念

1. 造血干细胞移植的定义

造血干细胞移植是经大剂量放化疗或其他免疫抑制预处理,清除受者体内的肿瘤细胞、异常克隆细胞,阻断发病机制,然后把自体或异体造血干细胞移植给受体,使受体重建正常造血和免疫功能,从而达到治疗目的的一种治疗技术手段。目前这种方法广泛应用于恶性血液病、非恶性难治性血液病、遗传性疾病和某些实体瘤治疗,并获得了较好的疗效。

2. 造血干细胞移植的分类

造血干细胞移植按供者来源可分为自体造血干细胞移植(auto-HSCT)、同基因造血干细胞移植和异基因造血干细胞移植(allo-HSCT),其中异基因造血干细胞又分为亲缘 HLA 全相合供者异基因造血干细胞移植(sibling HSCT)、亲缘 HLA 半相合供者异基因造血干细胞移植(haploidentical HSCT)和无关供者异基因造血干细胞移植(unrelated donors HSCT,URD-HSCT)。造血干细胞移植按造血干细胞的来源可分为骨髓移植(BMT)、外周血造血干细胞移植(PBSCT)和脐带血干细胞移植(umbilical cord blood transplantation,UCBT)。造血干细胞移植按照预处理方案的不同可分为清髓性造血干细胞移植(myeloablative HSCT)和非清髓性造血干细胞移植(non-myeloablative HSCT,NST)。

3. 不同来源造血干细胞的特性

(1)骨髓造血干细胞

造血干细胞移植最初是采用骨髓造血干细胞完成的,随着外周血造血干细胞动员和采集技术的发展,骨髓造血干细胞已逐渐被外周血造血干细胞取代。在正常骨髓组织中,造血干细胞的数量大致是恒定的。骨髓细胞中 CD34+细胞含量约 1%~5%,但真正能重建长期造血的长期培养起始细胞(long-term culture initial cell,LTC-IC)含量仅为 1/50000~1/20000。

虽然体外培养证实骨髓造血干细胞增殖能力高于外周血干细胞,可是临床上骨髓移植后造血重建的时间却比外周血干细胞移植更晚。这说明干细胞采集物中除了干细胞外还有不同的细胞组分影响移植效果。有学者认为骨髓干细胞采集物中成熟 T 淋巴细胞含量更低,有助于减少 GVHD,但只有很少的临床证据支持这一点。此外,骨髓移植物中可能混有非造血组织干细胞,如间充质干细胞(mesenchymal stem cell,MSC)。目前认为间充质干细胞可以分化为成骨细胞、脂肪细胞等重建造血微环境,还可以分泌多种造血细胞因子,因此可能有支持造血重建的作用。体外实验也表明间充质干细胞可以支持造血干细胞的扩增和发育,但是目前临床骨髓移植并未观察到这种优越性。

(2)外周血造血干细胞

一般认为,外周血造血干细胞(PBSC)来源于骨髓。正常状态下,外周血中造血干/祖细胞占单个核细胞的 0.01%~0.1%,相当于骨髓的 1%~10%。经过化疗和/或集落刺激因子的动员后,外周血中造血干细胞的水平可接近或达到骨髓造血干细胞。异基因外周血干细胞移植后完全持久的造血重建表明,外周血造血干细胞具有重建持久造血的潜能。但与骨髓和脐带血干细胞相比,其重建持久造血的潜能较低,主要原因是外周血造血干细胞中具有高增殖潜能和自我更新能力的早期干细胞所占的比例较低。经过动员后,尤其是应用集落刺激因子动员后,外周血造血干细胞中的早期干细胞比例可显著增高,但多数研究报道仍低于骨髓。外周血造血干细胞重建免疫功能尤其是细胞免疫的功能较强,可能与移植时输入大量的淋巴细胞尤其是大量的 T 细胞有关。由于外周血采集物中 T 淋巴细胞过多,曾被担忧是否会增加 GVHD 的发病率。但近两年来几项大样本的病例报道认为外周血造血干细胞移植并不增加急性 GVHD 的发病率,但可能增加慢性 GVHD 的发病率,其原因可能与集落刺激因子动员使移植物 T 淋巴细胞亚群和树突状细胞(dendritic cell,DC)亚群改变有关。

(3)脐血造血干细胞

与成人骨髓和外周血相比,脐带血中有较高含量的 CD34＋细胞,具有高增生和长期骨髓重建的能力。流式细胞仪的分析结果显示,脐带血中的 CD34＋CD38－细胞的百分率最高,骨髓中次之,外周血中最低。这一结果提示脐带血中的造血干/祖细胞较外周血和骨髓中的干/祖细胞更原始。体外培养显示,脐带血中的 CFU-GM、BFU-E 和 CFU-mix 集落相同或高于骨髓。

脐带血中的 T 淋巴细胞绝大多数是未与抗原接触的初始型 T 细胞,其表面标志为CD45RAhighCD45ROlow。脐带血中的 NK 细胞活性同样是减弱的,但通过抗原刺激后可被激活,该特征可能与脐带血移植后急性 GVHD 发生率和严重程度较成人造血干细胞移植低有关。

(三)造血干细胞移植技术的发展

随着细胞生物学、免疫学、分子生物学和药理学的飞速发展,对造血干细胞的生物学特性、体外分离技术、GVHD 预防、GVL 效应、全环境保护、预防感染、减少移植相关毒副作用等方面进行了综合深入的研究,使接受造血干细胞移植者的生存率日益提高、死亡率逐渐降低,而缺乏适合的供者成为制约造血干细胞移植技术广泛应用的重要原因。在患者缺乏适合的同胞供者时,HLA 相合的无关供者和脐血干细胞成为造血干细胞的重要来源,单倍体相合造血干细胞移植的成功实施又进一步扩大了供者选择的范围。

1. 无关供者异基因造血干细胞移植

目前全球范围大约有超过 70 个国家成立了造血干细胞捐赠登记中心,巨大的协作网络为寻求适合的供者提供了便利,也推动了造血干细胞移植事业的蓬勃发展。美国国立骨髓捐赠者登记中心(National Marrow Donor Program,NMDP)是全球最大的造血干细胞捐献志愿者登记处,创立于 1986 年,至 2016 年已为全球 80000 余例造血干细胞移植提供了移植物。在华人骨髓库中,我国大陆地区的造血干细胞捐赠事业始于 1993 年,2001 年成立了"中国造血干细胞捐赠者资料库(CMDP)",截至 2017 年 5 月中华骨髓库入库资料已超过 236 万人份,已为患者提供造血干细胞 6000 余份。中国台湾地区的慈济骨髓干细胞中心成立于 1993 年 10 月,至 2017 年 6 月志愿捐赠者已超过 41 万人,为全球提供骨髓和外周血干细胞 4700 余份。全球造血干细胞资料库的建立和完善为寻找适合的供者提供了前提和便利,虽然无关供者异基因造血干细胞移植并发症和死亡率均较同胞间移植要高,但随着分子生物学配型技术及移植相关技术的改进，其结果在不断改善，多家单位的疗效已接近同胞间移植。

2. 脐血干细胞移植（UCBT）

尽管全球范围的造血干细胞登记中心日益扩大，但是骨髓及外周血干细胞 HLA 相合的供者仍不能满足异基因移植的需要。1988 年，Gluckman 和他的同事进行了世界上首例同胞供者脐血干细胞移植，在过去十年的临床观察中发现，合适的脐带造血干细胞也是一种可供选择的造血干细胞移植的来源。相对于成人供者，脐血干细胞的供应几乎是无限的，目前全球 130 多家公共脐血库已冻存约 78 万份可供移植的脐血储备，全球已开展脐血移植超过 30000 例次。

脐血干细胞移植相对于无关供者骨髓移植（BMT）及外周血干细胞移植（PBSCT）有一定的优势：获得脐血的时间较短，患者可耐受相对较高程度的 HLA 配型不一致，移植后急性 GVHD 和慢性 GVHD 的发生率和严重程度较配型相合或是不相合的骨髓移植低。美国 NMDP 一份关于脐血移植 HLA 配型的报告中指出，只要 HLA 6 个位点有 4 个甚至 3 个位点相合就可以用于移植，有 99% 的患者能够配型成功，且没有种族的差别，所以可以认为，只要有一定数量的合适的脐血，就能够解决很大一部分人的移植问题。

脐血干细胞移植在儿童异基因造血干细胞移植中的地位已确立，无论是同胞还是无关供者，脐血干细胞移植临床疗效均与相应的同胞和无关供者骨髓移植疗效相当。对于需要进行异基因造血干细胞移植但无合适 HLA 配型供者的成年患者，脐血干细胞移植是一种可供考虑的有效的治疗手段，但脐血中总有核细胞数（TNC/kg）较低且初始免疫细胞较多，导致其在成人和高体重患者移植后植入率偏低，进而限制了其临床应用。在成人脐血干细胞移植中，达到植入所需的最低有核细胞数仍未确定：最初认为 $1 \times 10^7/kg$，但发现移植后 100 d 死亡率高达 40% 以上，随后又修订的标准为 $3 \times 10^7/kg$。EBMT 报告了 98 例成人进展期恶性血液病接受无关供者脐血干细胞移植与无关供者 HLA 相合骨髓移植的结果，显示脐血干细胞移植组中性粒细胞植入明显延迟，但 GVHD 的发生率低于骨髓移植组，两组术后 TRM、复发率、慢性 GVHD 发生率、无病生存期无明显差异。对脐血干细胞移植中植入失败和造血重建延迟问题，双份脐血移植能为成人患者提供更多的造血干细胞，但部分研究显示，双份脐血移植并未获得更快的造血恢复，且有增加移植物抗宿主病（GVHD）的风险，复发率、TRM 及 OS 也无统计学差异。随着脐血干细胞扩增技术研究的进展及移植策略的改进，相信在未来脐血干细胞移植的临床应用范围会更加广泛。

3. 单倍体异基因造血干细胞移植（haploidentical HSCT）

几乎所有患者均有至少 1 位 HLA 部分相合亲缘供者，包括父母、子女、同胞或表亲，积极开展单倍体异基因造血干细胞移植符合我国的国情。在早期的临床试验中，单倍体异基因造血干细胞移植的效果并不尽如人意，主要问题是移植失败率高和 GVHD 发生率高；其次，免疫功能重建缓慢，致命性感染机会增加和继发淋巴增殖性疾病均影响了移植的疗效。近年来，单倍体异基因造血干细胞移植方案得到了快速的发展，已获得与 HLA 全相合同胞供者相似的总体生存率，我国单倍体移植在异基因造血干细胞移植中的比例已从 2008 年的 29.6% 增长至 2015 年的 48.8%。

单倍体异基因造血干细胞移植有常规移植、体外去除移植物 T 淋巴细胞（TCD）、非体外去除 T 淋巴细胞（TCR）及移植后大剂量环磷酰胺（PTCy）等几种模式。

（1）常规移植模式

体外未去除 T 细胞的单倍体异基因造血干细胞移植资料显示，对于 HLA 1 个位点不合的，未去除 T 细胞移植能形成免疫耐受；但对于 1 个以上位点不合的，常规未去除 T 细胞移植技术尚不能克服 HLA 不合的免疫屏障，也不能达到满意的植入率和存活率。

（2）体外去除 T 淋巴细胞模式

体外去除 T 细胞可以降低单倍体异基因造血干细胞移植后 GVHD 的发生率及严重程度，但同时明显提高了移植排斥的发生，且移植排斥率与 HLA 不合程度成正比。此外，体外去除 T 细胞会导致移植后白血病复发率的上升。许多研究组尝试使用增强预处理方案强度、选择性去除 T 细胞、体外诱导 T 细胞免疫耐受、增加干细胞数量等方法来解决 T 细胞体外去除所引起的移植排斥率上升这一问题。

（3）非体外去除 T 细胞模式

这是近年来发展较快的方案，我国北京大学人民医院建立的"北京模式"在单倍体异基因造血干细胞移植治疗中取得了巨大的成功，是我国各移植中心最常用的方案。此移植体系既通过 G-CSF 体内诱导供者免疫耐受，又联合抗胸腺细胞球蛋白（ATG）实现体内去 T 诱导受者免疫耐受；多中心前瞻性研究显示，这种模式的 Haplo-HSCT 与同胞 HLA 相合 allo-HSCT 治疗 AML 相比，Haplo-HSCT 患者 GVHD 较后者略高，其他包括 cGVHD、非复发死亡率（NRM）、复发率、OS 等各项指标均无明显差异。

（4）移植后大剂量环磷酰胺（PTCy）模式

造血干细胞因高表达乙醛脱氢酶而对高剂量 CTX 耐受，移植后第 3 天和第 4 天分别给予 CTX 50 mg/(kg·d)，不影响造血干细胞植入，但选择性去除同种反应性的供者淋巴细胞从而诱导免疫耐受，也获得了与全相合移植相仿的预后。该模式在美国及欧洲国家应用较多，在我国一些移植中心也开始探索和应用。

随着对造血干细胞植入动力学和 GVHD 发生机制研究的深入，更为有效的提高植活和控制 GVHD 的方法不断出现，相对克服了单倍体异基因造血干细胞移植 HLA 不合的障碍。由于单倍体异基因造血干细胞几乎为每一个需要移植的患者都提供了供体，已成为替代供者的重要来源。

二、造血干细胞移植的适应证

造血干细胞移植对恶性疾病的治疗占临床病例的大部分，异基因造血干细胞移植主要用于白血病的治疗，约占异基因造血干细胞移植的 70% 以上。移植后可以使 50% 的白血病患者无病生存 5 年以上，对治疗早期白血病（首次缓解，CR1）和年龄＜45 岁以下者预后良好。国际骨髓移植登记处（CIBMTR）报道，成人急性髓性白血病（AML）早期、中期和晚期患者同胞相合供者异基因造血干细胞移植后 3 年生存率分别为 59%、51% 和 27%，急性淋巴白血病（ALL）早期、中期和晚期患者同胞相合供者异基因造血干细胞移植后 3 年生存率分别为 59%，38% 和 27%。造血干细胞移植对非恶性疾病的治疗以往仅限于重型再生障碍性贫血及某些先天性疾病，近些年来对一些非恶性疾病（如骨髓纤维化、骨髓增生异常综合征、高嗜酸细胞综合征、肥大细胞增多症、真性红细胞增多症，以及纯红再生障碍性贫血、夜间阵发性血红蛋白尿等）、难治性自体免疫性疾病（如严重的难治性类风湿性关节炎、红斑狼疮等）也尝试开展异基因造血干细胞移植。自体造血干细胞移植主要用于实体瘤的治疗,包括恶性淋巴瘤、多发性骨髓瘤(MM)等。自体造血干细胞移植治疗多发性骨髓瘤患者的 3 年生存率约为 78%,恶性淋巴瘤患者的 3 年存活率约为 45%～82%。对年龄＞45 岁或合并其他脏器功能不全的患者,临床可以采用相对低毒性、小剂量、非清髓性预处理方案,其通过提供足够的免疫抑制以达到异基因造血干细胞的植入,形成供受者混合性嵌合体,由此产生移植物抗白血病(GVL)效应而清除恶性病变,并通过移植后供者淋巴细胞输注(DLI)争取持续缓解,达到完全治愈血液系统恶性疾病的目的。

三、造血干细胞移植供者的选择

（一）HLA 分型技术

造血干细胞移植在血液系统恶性疾病治疗中取得的巨大成功与 HLA 分型技术的进步是分不开的。HLA 分型技术在最近几十年有了突破性的进展,经历了从血清学、细胞学到分子生物学的演变。检测位点也从 HLA-A、-B、-C 与-DRB1 四位点,逐步拓展到包括 HLA-DQB1 与 HLA-DPB1 在内的六位点。由于该六位点最具多态性,因此成为 HLA 配型主要考虑的位点。

从抗原或血清水平进行 HLA 多样性分析,又称为低分辨率分型;利用 PCR 结合测序技术(PCR-SBT,PCR-sequence-based typing)、PCR 结合寡核苷酸探针技术(PCR-SSOP,PCR-sequence-specific oligonucleotide probing) 及限制性片段长度多态性技术(RFLP,restriction fragment length polymorphism)等进行等位基因序列差异分析,又称高分辨率分型。后者灵敏度与特异性均较前者强,已经成为目前 HLA 分型的主要方法。此外,利用 HLA 字典(HLA dictionary)可将高分辨率与低分辨率分型结果相关联,这样就使得仅依靠高分辨率分型法即可找出特定位点抗原水平 HLA 分子的多样性。

（二）HLA 配型与造血干细胞移植结果的关系

在异基因造血干细胞移植中,供受者 HLA 等位基因完全相同则被称为全相合(matching),如果有基因位点不相同则被称为不相合(mismatching)。对于特定位点而言,不相合可分为等位基因水平不相合与抗原水平不相合;等位基因水平不相合又分为单等位基因与双等位基因不相合。

最初,潜在供者的选择主要依靠血清学技术检测供受者 HLA-A、-B、-DRB1 抗原的相合度。随着分子生物学分型技术应用于 HLA 配型,人们发现许多血清学相合的非血缘关系供受者的基因型其实并不相合,相同的抗原可由不同的等位基因编码。同时,越来越多的研究表明,除了经典的 HLA-A、-B、-DRB1 等位基因外,其他 HLA 位点,如 HLA-C、HLA-DPB1 的差异对造血干细胞植入、GVHD 的发生和受者的长期生存也有较大的影响,必须在配型时予以考虑。

1. HLA 等位基因不相合数目与患者结局风险

在无关供者造血干细胞移植中,造血干细胞移植疗效与 HLA 等位基因不相合的数量有显著关系。Meta 分析结果显示,2 个等位基因不相合较 1 个不相合患者的死亡及移植相关死亡的风险显著增加,而在疾病的复发、急慢性 GVHD 和移植物植入等风险比较中无显著差异。在亲缘供者移植中,HLA 半相合移植急性 GVHD 发生率高于 HLA 全相合供者移植,但两者生存率相似;在单倍体异基因造血干细胞移植中,HLA 等位基因及抗原不相合数目则对患者 GVHD 发生率、复发及生存无明显影响。

2. HLA 特定位点不相合与患者结局风险

Meta 分析结果显示，HLA-A、-B、-C、-DRB1 及-DPB1 任一位点不合（包括等位基因及抗原不合），均显著增加患者发生急性 GVHD 的风险，而只有 HLA-DQB1 不相合对该结局未产生显著影响；HLA-A 与-C 位点不相合对患者发生慢性 GVHD 风险显著增加，而其他位点不合则未产生显著影响；HLA-DPB1 等位基因不相合可显著减少疾病复发风险，HLA-C 位点不相合也有减少疾病复发风险的趋势，但无统计学意义，尚需要更多研究证实，其他位点不相合对抵抗疾病复发无显著影响；但 HLA-DPB1 等位基因不相合对死亡与移植相关死亡无显著影响，HLA-DQB1 位点不合对死亡同样无显著影响，其他位点不合均显著增加患者发生该两结局的风险；以上六位点任一位点不合均未对供者造血细胞植入产生显著影响。

分析显示，HLA-DPB1 是六个位点中供受者不相合率最高的位点（不相合率为 77.8%），由于 HLA-DPB1 与其他位点为非连锁平衡遗传模式，因此存在较高的不合率；其次为 HLA-C（不相合率为 18.7%）。近些年来建立的"允许性不合"的概念认为，在其他位点全相合的基础上，与允许性 HLA-DPB1 不合患者相比，非允许性 HLA-DPB1 不合患者发生急性 GVHD 与移植相关死亡的风险显著增加，但复发风险显著下降，不增加移植相关死亡率。探索和寻找允许性 HLA-DPB1 不合供者极大地拓展了造血干细胞的来源。另外有不少研究结合基因表达水平寻找允许性 HLA-C 与-DPB1 不合供者，比如，与输注低表达不合 HLA-C 分子血细胞患者相比，输注高表达不合 HLA-C 分子的血细胞患者更容易发生急性 GVHD 及非复发性死亡，这些低表达不合 HLA-C 分子的供者即可认为是允许性不合供者。

3. 其他因素对 HLA 配型及移植结果的影响

HLA 配型对移植的成功与否至关重要，但患者方面的因素，如年龄、疾病类型、疾病进程、巨细胞病毒（CMV）携带情况、种族等均为影响移植后生存的因素。处于疾病早期的年轻患者生存率较高。慢性粒细胞白血病（CML）和骨髓增生异常综合征（MDS）移植患者的生存率要高于急性淋巴细胞白血病（ALL）和急性髓性白血病（AML）患者。此外，CMV 阴性受者的生存率较阳性患者高。Fürst 等对不同年龄组的 8/10 不相合的 3019 例无关供者造血干细胞移植的研究显示，在 18～35 岁，36～55 岁和＞55 岁的患者，与同年龄的 10/10 全相合供者移植相比，危险系数分别为 1.14，1.40 及 2.27。Shaw 等的研究显示，HLA 12/12 基因位点相合与 10/10 基因位点相合的疾病早期患者 5 年生存率分别为 63% 和 41%，而在晚期患者，12/12 基因位点的优势不再显现。Petersdorf 等的研究显示，在疾病低、中危险组中 HLA 单个位点不相合的移植后死亡风险较高危组明显增加。对疾病高危组患者而言，移植后复发是引起死亡的主要因素，而 GVHD 和移植相关并发症对死亡率无显著影响。在诸多患者因素中，疾病进程是移植医生可通过尽早实施移植而改变的唯一因素。因此，患者应在疾病早期尽早选择进行移植，而对于高危组的患者，在找不到 HLA 全相合供者的情况下，可选择 1～2 个 HLA 等位基因不相合的无关供者。

（三）基于 HLA 配型的供者选择原则

尽管关于 HLA 等位基因不相合对移植结果产生影响的相关机制尚未完全阐明，合适的造血干细胞移植供者的定义也随着 HLA 的研究进展而不断发生变化，供者的选择不仅受到当前已知 HLA 基因分型技术的制约，也受到移植术式和疾病特性的影响，但一些基本的观念已得到较普遍的认同：①高分辨率的基因分型技术是目前无关供者配型和选择的标准技术；②在无关供者造血干细胞移植中，HLA 等位基因不相合的数量是影响移植结果的重要危险因素；③HLA 位点不相合在无关供者造血干细胞移植中与急慢性 GVHD、原疾病复发及移植相关死亡等有关；④HLA 等位基因可允许不相合可能与结合抗原和/或 T 细胞受体的氨基酸残基的性质、数量及位置等有关；⑤非 HLA 因素对造血干细胞移植的临床结果有重要影响，尤其在亲缘供者移植中。

1. 无关供者的选择

HLA 匹配程度是影响无关供者移植预后的首要因素，选择适合的无关供者必须进行 HLA-Ⅰ类和Ⅱ类基因的高分辨率分型检测。目前的分型技术可以识别多种相合水平：12/12相合（A、B、C、DRB1、DQB1、DPB1），10/10 相合（A、B、C、DRB1、DQB1），8/8 相合（A、B、C、DRB1）或 6/6 相合（A、B、DRB1）。不同移植中心的 HLA 配型标准会有所不同，但应尽可能选择等位基因匹配程度最高的供者。HLA 10/10 相合是目前国际公认的标准，由于近年来 HLA-DPB1 在移植中的作用逐渐被人们所认识，在有多个 10/10 匹配的供者的情况下可考虑进行 DPB1 分型的检测。

当等待进行移植的患者找不到 HLA 全相合的无关供者时，必须考虑到疾病进展对预后的影响，可选择能获得的 HLA 匹配最合适的不全相合的供者而尽早进行移植。在未找到适合的无关供者或时间不容许拖延时，也可选择脐血干细胞移植，一般要求有核细胞＞2 $\times 10^7$/kg，且不多于 2 个 HLA 基因位点不相合（4/6）。

2. 亲缘供者的选择

造血干细胞移植往往首先考虑的是 HLA 基因型相合的同胞供者。大多数情况下，HLA-A、-B、-DRB1 的低分辨率分型（血清学分型或 2 位数 DNA 分型）足够用于确定患者和其同胞供者携带的父系和母系的单体型。如果测得同胞供者的 HLA 相合，则无须进一步的 HLA 高分辨率检测即可进行同胞 HLA 相合移植。患者与父母或同胞有相同的单体型，可以进行亲缘 HLA 半相合移植。亲缘 HLA 半相合移植可获得与同胞 HLA 全相合移植相近的预后，影响移植相关死亡率的危险因素主要有供/受者年龄偏大、ABO 血型不合及女性供者—男性受者组合，在选择供者时应充分考虑。

四、造血干细胞移植的预处理

造血干细胞移植的预处理是指在造血干细胞回输前给予患者的化学药物治疗及放射治疗。预处理化疗或放疗对异基因造血干细胞移植、自体造血干细胞移植都是非常重要的。其主要目的在于 3 个方面：①最大限度地杀灭白血病细胞及肿瘤细胞（对白血病及恶性肿瘤而言）；②抑制机体的免疫功能以减轻受者对植入造血干细胞的排斥反应，以利于造血干细胞的顺利植入；③使受者骨髓龛腾空，以利于造血干细胞的"归巢"和植入。自 20 世纪 80 年代以来，全身照射（total body irradiation，TBI）联合环磷酰胺（Cy）和白消安（Busulfan，Bu）联合 Cy 方案被认为是标准的清髓性预处理方案，随着造血干细胞移植技术的发展及广泛应用，预处理方案也逐步个性化，例如对 TRM 高而复发风险低的患者应采取与低 TRM 而高复发的患者风险不同的预处理方案。个性化处理应将预处理方案与移植物处理、GVHD 预防方案、患者及疾病特征等因素综合起来考虑，不同预处理方案的目的在于降低 TRM 的同时提高移植后无病生存。

（一）一般强度的预处理方案

清髓预处理方案（MAC）常用的有经典 Cy/TBI 和 BuCy 方案及其改良方案（表 4-14）。抗胸腺细胞球蛋白（ATG，商品名即复宁）一般用于替代供者的移植，剂量不等，ATG 常用剂量为 6～10 mg/kg；或费森尤斯生产的兔抗淋巴细胞球蛋白（ATG-F），应用剂量为 20～40 mg/kg。

表 4-14　经典 Cy/TBI 和 BuCy 及改良的清髓预处理方案

清髓预处理方案	药物名称	总剂量	应用时间
Cy/TBI	Cy	120 mg/kg	−6，−5
	分次 TBI	12～14Gy	−3～−1
BuCy	Bu	16 mg/kg（口服）或 12.8 mg/kg（静脉）	−7～−4
	Cy	120 mg/kg	−3，−2
mBuCy＋ATG	Ara-C	4～8 g/m²	−10，−9
	Bu	9.6 mg/kg（静脉滴注）	−8～−6
	Cy	3.6 g/m²	−5，−4
	AT 或 ATG-F		−5～−2
mCy/TBI＋ATG	TBI	770 cGy	−6
	Cy	3.6 g/m²	−5，−4
	MeCCNU	250 mg/m²	−3
	AT 或 ATG-F		−5～−2

（二）减剂量预处理（RIC）方案

RIC 方案有多种，主要为包括氟达拉滨的方案和/或减少原有组合中细胞毒药物剂量、增加免疫抑制剂如 ATG 的方案（表 4-15）。

表 4-15　常见的减剂量预处理（RIC）方案

减剂量预处理方案	药物名称	总剂量	应用时间
Flu//Mel	Flu	150 mg/m²	−7～−3
	Mel	140 mg/m²	−2，−1
Flu/Bu	Flu	150 mg/m²	−9～−5
	Bu	8～10 mg/kg（口服）	−6～−4
Flu/Cy	Flu	150 mg/m²	−7～−3
	Cy	140 mg/kg	−2，−1
Flu/Bu/TT	Flu	150 mg/m²	−7～−5
	Bu	8 mg/kg（口服）	−6～−4
	Thiotepa	5 mg/kg	−3

续表

减剂量预处理方案	药物名称	总剂量	应用时间
	TBI	4Gy	−5
TBI/Cy/ATG	Cy	120 mg/kg	4，−3
	ATG		

（三）加强的预处理方案

加强的预处理方案一般是在经典方案基础上增加一些药物，常用 Ara-C、依托泊苷（Vp16）、Mel、TBI 或氟达拉滨、赛替哌等，常用于难治和复发的恶性血液病患者（表 4-16）。

表 4-16　常用的加强预处理方案

加强预处理方案	药物名称	总剂量	应用时间
	Cy	120 mg/kg	−6，−5
Cy/VP/TBI	Vp16	30～60 mg/m²	−4
	fTBI	12.0～13.8 Gy	−3～−1
	fTBI	13.8 Gy	−9～−6
TBI/TT/Cy	Thiotepa	10 mg/kg	−5，−4
	Cy	120 mg/kg	−6，−5
	Bu	16 mg/kg（口服）	−7～−4
Bu/Cy/MEL	Cy	120 mg/kg	−3，−2
	Mel	140 mg/m²	−1

预处理方案的选择受患者疾病种类、疾病状态、身体状况、移植供者来源等因素的影响。55 岁以下的患者一般选择常规剂量的预处理方案，年龄＞55 岁或虽然＜55 岁但重要脏器功能受损或移植指数＞3 的患者，可以考虑选择 RIC 方案，而复发、难治的年轻恶性血液病患者可以接受增加强度的预处理方案。增加强度的预处理在一定程度上降低了复发率，但可能带来移植相关死亡率增加，不一定能带来存活的改善；而 RIC 方案提高了耐受性，需要通过免疫抑制剂和细胞治疗降低移植后疾病的复发率。

五、造血干细胞的采集、处理和输注

（一）异基因骨髓的采集、处理和输注

由于目前骨髓移植已逐渐被外周血造血干细胞移植取代，骨髓采集技术的应用越来越少。

1. 骨髓的采集

在受者预处理结束的 0 d，供者在手术室完成骨髓采集。在全麻或硬膜外麻醉下，以骨穿针在供者髂后上棘抽取骨髓血，一般为 10～20 mL/kg，按受者单位体重有核细胞数为 $2\times10^8\sim3\times10^8$/kg，CD34＋细胞数 2×10^6/kg，CFU-GM 2×10^5/kg。在采髓时输注供者自体备血以策安全。

2.骨髓的输注

再次复检有核细胞数、CD34＋数、CFU-GM,并作细菌学检查、病毒学检测。留取供髓样本。供髓一般在取髓后 24 h 内输入患者体内。输入时监测患者生命体征,并以鱼精蛋白中和肝素、以葡萄糖酸钙拮抗 ACD。

3.供受者血型不相合的处理

(1)供受者间 ABO 血型次要不相合(O→A、B、AB;A、B→AB)骨髓的处理:需测定供髓的凝集素效价,以决定是否需去除供髓中血浆;或直接将供髓离心后去除血浆部分,然后输注给受者。

(2)供受者间 ABO 血型主要不合(A、B、AB→O;AB→A、B)骨髓的处理:①以重力沉降法去除供髓中红细胞,6％羟乙基淀粉与骨髓比例 1：8～1：4,沉降时间 30～90 min;②以血细胞分离机去除供髓中红细胞部分;③或者用血细胞分离机以 AB 型血浆对受者进行等容量血浆置换,以降低体内抗 A、抗 B 滴度。

(3)供受者间主次要均不合(A→B;B→A)的骨髓处理:需同时采用针对主要不合和次要不合的措施。

(二)异基因外周血造血干细胞的动员、分离和采集

供者以粒/单集落刺激因子 G-CSF(或者 GM-CSF)7.5～10 $\mu g/(kg \cdot d)$进行外周血造血干细胞动员。在应用 G-CSF 的第 4～5 天,以血细胞分离机中造血干细胞采集程序收集造血干细胞。采集细胞数要求为:有核细胞数＞6×10^8～8×10^8/kg,CD34＋细胞＞2×10^6/kg,GM-CFU集落数＞2×10^5/kg。

(三)脐血造血干细胞的采集、处理和保存

1.脐血的采集

脐血来自于正常足月分娩胎儿的脐带和胎盘。有以下情况者不予采集脐血:①妊娠不足 32 wk;②胎盘剥离时间与分娩时间相差 12 h 以上;③分娩时发热,体温＞38 ℃;④羊水中有胎粪;⑤产妇有严重贫血;⑥胎儿呼吸窘迫;⑦红细胞致敏;⑧产妇有 HBV、HCV、梅毒、HIV 等感染。脐血采集可用以下方法:①胎儿娩出后立即断脐,在胎盘侧作脐静脉穿刺抽血;②胎盘娩出后,将胎盘托高,在胎盘侧血管穿刺抽血;③胎盘娩出后,在脐动脉侧注入适当液体冲洗,从静脉侧收集脐血。

2.脐血的处理与保存

用脐血全血或者适当方法分离出脐血单个核细胞,加适量冻存保护剂后以计算机程控速率(1 ℃/min)降至－80 ℃,然后置于－196 ℃液氮中长期保存。

(四)移植后血液制品输注

血小板和红细胞需去除白细胞,以防止诱发 GVHD。异基因骨髓移植后输血:①对 ABO 次要不合的造血干细胞移植后输血,改输供者型红细胞,血小板和血浆继续用受者型,直至患者血型转变为供者型再改输供者型血小板和血浆。②ABO 主要不合骨髓移植后输血,如移植时为去除供髓红细胞者,则在移植后输受者红细胞至患者原凝集素消失后改输供者型红细胞,对于血小板和血浆输注,则移植后即可输供者型。对移植时为去除受者体内凝集素方法进行骨髓移植者,在移植早期就可开始输供者型成分血,如遇凝集素反跳,则可暂时改输受者型或 O 型红细胞和供者型或 AB 型血小板、血浆。③ABO 主次要均不合骨髓移植后输血,如为去除供髓红细胞的移植,拟输 O 型红细胞和 AB 型血小板、血浆至患者

原凝集素消失后改输供者型。如为去除患者体内凝集素方法进行的骨髓移植,开始可输 AB 型成分血或全血;如有凝集素反跳,可暂时改输受者型或 O 型红细胞和供者型或 AB 型血小板、血浆。

六、造血干细胞移植的临床应用

(一)急性髓系白血病(AML)

1. 急性早幼粒细胞白血病(APL)

APL 一般不需要 allo-HSCT,只在下列情况下有移植指征:

(1)APL 初始诱导失败;

(2)首次复发的 APL 患者,包括分子生物学复发(巩固治疗结束后 PML/RARα 连续两次阳性按复发处理)、细胞遗传学复发和血液学复发,经再诱导治疗后无论是否达到第 2 次血液学完全缓解,只要 PML/RARα 仍阳性,具有 allo-HSCT 指征。

2. AML(非 APL)

(1)在 CR1 期具有异基因造血干细胞移植指征

①按照 WHO 分层标准处于低危组的,一般无须在 CR1 期进行异基因造血干细胞移植。但需监测 MRD 水平,若强治疗后 MRD 由阴转阳,或者 MRD 持续较高,则具有移植指征;

②按照 WHO 分层标准处于中、高危组;

③经过 2 个以上疗程达到 CR1;

④由骨髓增生异常综合征(MDS)转化的 AML 或治疗相关的 AML。

(2)≥CR2 患者均具有异基因造血干细胞移植指征。

(3)未获得 CR 的 AML:可在有经验的单位尝试进行挽救性异基因造血干细胞移植。

(二)急性淋巴细胞白血病(ALL)

1. 在 CR1 期具有异基因造血干细胞移植指征:原则上推荐 14～60 岁所有 ALL 患者在 CR1 期进行异基因造血干细胞移植,尤其是缓解后 MRD 水平较高或具有预后不良预后特征的患者应尽早移植。

2. ≥CR2 患者均具有异基因造血干细胞移植指征。

3. 未获得 CR 的 ALL:可在有经验的单位尝试进行挽救性异基因造血干细胞移植。

(三)骨髓增生异常综合征(MDS)

异基因造血干细胞移植是治疗骨髓增生异常综合征(MDS)的有效方法,尤其适用于国际预后积分系统(IPSS)界定的中危 Ⅱ 及高危患者。IPSS 低危或中危 Ⅰ 伴有严重中性粒细胞或血小板减少或输血依赖的患者,也具有异基因造血干细胞移植指征。其中 MDS 类型、患者年龄、病程长短、CMV 血清学状态、原始细胞比例、中性粒细胞数量、铁负荷、IPSS 分值、细胞遗传学改变等被认为是影响异基因造血干细胞移植结果的相关因素。

(四)慢性粒细胞白血病(CML)

异基因造血干细胞移植是可治愈 CML 的方法,但由于酪氨酸激酶抑制剂(TKI)药物对 CML 的良好疗效,异基因造血干细胞移植不是 CML 慢性期患者的一线治疗方案。目前异基因造血干细胞移植在 CML 中的指征主要如下:①在伊马替尼治疗中或任何时候出现 BCR-ABL 基因 T315I 突变,或其他 TKI 耐药的 BCR-ABL 基因突变,首选异基因造血干细胞移植;②对第二代 TKI 治疗反应欠佳、失败或不耐受的所有患者,可进行异基因造血干细胞移植;③对加速期或急变期患者建议进行异基因造血干细胞移植,移植前首选 TKI 治疗。疾病分期、HLA 配型、供受者的年龄性别、移植前病程长短被认为是移植的预后相关因素,移植后加用 TKI 药物可显著降低移植后复发风险,提高长期生存概率。

（五）非霍奇金氏淋巴瘤（NHL）

滤泡淋巴瘤、弥漫大 B 细胞淋巴瘤（DLBCL）、套细胞淋巴瘤、淋巴母细胞淋巴瘤和 Burkitt 淋巴瘤、外周 T 细胞淋巴瘤、NK/T 细胞淋巴瘤患者,在复发、难治或≥CR2 时具有异基因造血干细胞移植指征。成年套细胞淋巴瘤、淋巴母细胞淋巴瘤、外周 T 细胞淋巴瘤、NK/T 细胞淋巴瘤患者,当配型相合的供者存在时,CR1 期患者也可以考虑异基因造血干细胞移植。

慢性淋巴细胞白血病/小淋巴细胞淋巴瘤（CLL/SLL）的年轻患者在下列情况下具有自体造血干细胞移植指征:①嘌呤类似物无效或获得疗效后 12 个月之内复发;②以嘌呤类似物为基础的联合方案或自体造血干细胞移植后获得疗效,但 24 个月内复发;③具有高危细胞核型或分子学特征,在获得疗效或复发时;④发生 Richter 转化。

（六）再生障碍性贫血（AA）

新诊断的重型再生障碍性贫血（SAA）:患者年龄<50 岁（包括儿童患者）,病情为 SAA 或极重型 SAA（vSAA）,具有 HLA 相合的同胞供者;儿童 SAA 和 vSAA 患者,非血缘供者多 9/10 相合,HSCT 也可以作为一线选择;有经验的移植者可以在患者及家属充分知情条件下尝试其他替代供者的移植。

1.复发、难治 SAA

（1）经免疫抑制治疗（immunosuppressive therapy,IST）失败或复发,<50 岁的 SAA 或 vSAA,有非血缘供者、单倍体相合供者具有移植指征,在有经验的单位,也可以尝试脐血移植;

（2）经 IST 治疗失败或复发,年龄 50~60 岁,体能评分<2,病情为 SAA 或 vSAA,有同胞相合供者或非血缘供者也可进行移植。

2.输血依赖的非 SAA 患者,移植时机和适应证同 SAA。

（七）其他非肿瘤疾病

目前异基因造血干细胞移植治疗的其他非肿瘤疾病有 Fanconi 贫血、地中海贫血、严重联合免疫缺陷及代谢性疾病等。很多再生障碍性贫血（AA）患者通过异基因造血干细胞移植治疗获得了可喜的疗效,约 60%~70%接受移植的患者获得无病生存,这给那些免疫抑制治疗无效的患者提供了一个可供选择的机会,通过改良移植预处理方案可减少化疗药物的毒性,同时提高了治疗的成功率。近些年临床医生在治疗骨髓纤维化、高嗜酸细胞综合征、肥大细胞增多症、真性红细胞增多症、夜间阵发性血红蛋白尿等疾病中也开始尝试进行异基因造血干细胞移植,并取得了一定的疗效。

七、造血干细胞移植并发症的诊断和治疗

随着异基因造血干细胞移植的广泛开展以及移植技术不断成熟,移植成功率及患者的生活质量有了明显提高,但移植相关并发症仍是导致患者死亡的重要原因,有效预防、早期诊断、及时处理移植并发症是移植成功的关键所在。

（一）急性移植物抗宿主病

移植物抗宿主病（graft-versus-host disease,GVHD）仍是目前移植后最严重和最难处

理的并发症之一。传统 GVHD 的分类按照移植后 GVHD 发生时间分为急性 GVHD 和慢性 GVHD 两种;但是临床发现接受减剂量预处理方案的移植患者在移植 100 d 后出现急性 GVHD 的临床症状,同时也发现慢性 GVHD 可发生在移植后 100 d 以内。美国国立卫生研究院(NIH)制定的新标准不再依据时间划分急性和慢性 GVHD,而是将根据 GVHD 发生特异的症状和体征定义急性和慢性 GVHD。急性 GVHD 是指没有慢性 GVHD 表现,包括:①经典型急性 GVHD(多发生于移植后 100 d 以内);②持续性、复发性或迟发性的急性 GVHD(经常发生于移植后 100 d 后免疫抑制剂撤减时)。供者成熟 T 淋巴细胞是参与急性 GVHD 发生、发展的主要细胞,其识别宿主细胞引起免疫反应,导致宿主多脏器或组织的损伤。急性 GVHD 发生的"三阶段模式学说",或称"细胞因子瀑布学说",其主要内容包括:①既往的治疗及预处理所致的组织细胞损伤;②抗原提呈、供者 T 细胞的活化与增殖、细胞因子的分泌;③细胞及细胞因子介导的靶组织损伤。

1. 危险因素

目前研究者一致认为,组织相容性抗原的差异是引起急性 GVHD 的根本原因,其他因素包括异体反应性 T 细胞(移植物未去除 T 细胞)、性别不合(女性供者—男性受者)、供受者年龄、供者的异体致敏(妊娠或输血所致)、预处理强度、干细胞来源(G-CSF 动员的外周血>骨髓>脐带血)、供者淋巴细胞输注等。供受者细胞因子基因多态性、CD34+细胞数量、巨细胞病毒免疫等因素目前也有文献报道,但仍需大样本量分析证实。

2. 诊断

急性 GVHD 在非血缘供者移植的发生率高达 60%～80%,在采用减低剂量预处理的 HLA 相合同胞移植约为 40%。亲缘供者移植中,同胞 HLA 全相合移植急性 GVHD 的发生率低于 HLA 半相合移植,但在半相合移植中,HLA 位点及抗原错配并不增加急性 GVHD 的发生率。急性 GVHD 主要累及皮肤、肝脏、胃肠道,一般结合病史及临床表现,就能很快明确诊断。皮肤活检等组织病理一直作为急性 GVHD 诊断的"金标准",但其为有创性检查,且需 2～3 d 以上。

对急性 GVHD 的分级,常用的是 1994 年 Keystone 会议总结的分级标准,它对急性 GVHD 累及三个主要器官的严重程度进行分度,以此为依据对急性 GVHD 的严重程度进行总体分级,分为 Ⅰ 至 Ⅳ 级(表 4-17,表 4-18)。重度急性 GVHD 预后较差,Ⅲ 度急性 GVHD 患者的 5 年存活率约 25%,Ⅳ 度患者 5 年存活率仅 5%。

表 4-17　急性 GVHD 累及器官严重程度分级

分级	皮肤	胆红素(mg/dL)	肠道
—	无皮疹	<2	腹泻,<500 mL/d
+	斑丘疹占体表面积<25%	2～3	腹泻,500～1000 mL/d
++	斑丘疹占体表面积 25%～50%	3～6	腹泻,1000～1500 mL/d
+++	全身广泛红斑丘疹占体表面积>50%	6～15	腹泻,>1500 mL/d
++++	全身广泛红斑丘疹伴水疱或皮肤剥脱	>15	腹泻,>2000 mL/d 或腹痛伴(不伴)肠梗阻

表 4-18　aGVHD 临床分级

分级	皮肤	肠道	肝脏	生活能力
Ⅰ（轻度）	＋－＋＋	－	－	正常
Ⅱ（中度）	＋－＋＋＋	＋	＋	轻度降低
Ⅲ（重度）	＋＋－＋＋＋	＋＋－＋＋＋	＋＋－＋＋＋	明显降低
Ⅳ（极重度）	＋－＋＋＋＋	＋＋－＋＋＋＋	＋＋－＋＋＋＋	极度降低

注：如果患者器官受损较轻，但活动能力极度低下，也应包括在Ⅳ。

另一种常用的分级标准为国际血液与骨髓移植组织（IBMTR）的诊断共识，分为 A 至 D 度（表 4-19）。IBMTR 严重性指数是基于任一器官的最大受累水平而评定（修订自 Rowlings）。

表 4-19　IBMTR 严重指数 aGVHD 分级标准

指数	皮疹面积（占体表面积）	胆红素（mg/dL）	肠道
A	＜25％	＜3.4	腹泻＜500 mL/d
B	25％～50％	3.5～7.9	腹泻 500～1500 mL/d
C	＞50％	8.0～15	腹泻＞1500 mL/d
D	水疱	＞15	严重腹痛，肠梗阻

急性 GVHD 的诊断应注意排除其他各种因素引起的类似临床表现：①急性 GVHD 出现的皮疹应与抗生素或其他药物、血清类引起的过敏反应、疱疹病毒感染相鉴别，一旦怀疑急性 GVHD，应尽早进行皮肤活检；②肠道 GVHD 应与病毒、细菌感染性腹泻及药物引起的腹泻相鉴别，为明确原因，肠镜检查和肠黏膜活检对确立诊断有重要帮助，对疑为 CMV 肠炎的患者可通过检测 CMV 的 pp65 抗原以确诊；③在造血干细胞移植过程中，约 70％的患者会出现一过性的胆红素增高，但仅有 15％是由肝脏 GVHD 所致，因此应与肝窦状隙阻塞综合征（sinusoidal obstruction syndrome，SOS）、病毒性肝炎及药物或溶血引起的肝功能异常相鉴别。

3.预防和治疗

（1）预防

急性 GVHD 的发生率与 HLA 不相合程度直接相关，因此选择 HLA 全相合的无关或亲缘供者可降低急性 GVHD 的发生。另外 CMV 阴性、年轻、男性的供者为理想供者。抗生素及无菌环境：预防性地应用抗生素可减少急性 GVHD 的发生。无菌环境包括层流病房、皮肤消毒、无菌饮食及口服抗生素等。强烈的预处理方案，尤其是高剂量的 TBI，会导致内皮损伤和相应的组织损伤。采用低毒性预处理方案时，急性 GVHD 发生率降低。

移植过程中预防 GVHD 的常用药物和方法包括：

1）钙调蛋白抑制剂和甲氨蝶呤（MTX）：钙调蛋白抑制剂是最早用于防治 aGVHD 的药物，常用的药物有环孢素 A（CsA）、他克莫司（FK506）。它们通过抑制钙调神经磷酸酶（calcineurin，CaN）的活性，使活化的 T 细胞核因子不能进入细胞核，抑制了 IL-2 和多种细胞因子的表达，最终抑制 T 淋巴细胞的增殖。钙调蛋白抑制剂副作用较多，可能引起肾功能损害、高血压、胃肠道反应、中枢神经系统毒性等。MTX 具有引起造血恢复延迟及口腔黏膜炎等毒性作用。

2)霉酚酸酯(MMF):口服后在体内迅速降解为活性产物麦考酚酸(MPA),MPA 是高效选择性、非竞争性的次黄嘌呤单核苷酸脱氢酶抑制剂,可抑制鸟嘌呤合成的经典途径,从而阻断 T 淋巴细胞 DNA 的合成。MPA 对淋巴细胞的作用具有选择性,且毒副作用较小。

3)西罗莫司:是一种靶向哺乳动物西罗莫司靶蛋白(mTOR)的大环内酯类免疫抑制剂,结构类似于 FK506,进入细胞内与 FK506 结合蛋白相结合,抑制 T、B 淋巴细胞的增殖和活化。西罗莫司联合 FK506 或 FK506＋MTX 在临床试验中显示出优越的疗效,且无肾毒性及神经毒性,但在应用时应注意血栓性微血管病、高血脂、血细胞减少等风险。

4)抗胸腺细胞球蛋白(ATG):ATG 产生的免疫抑制主要通过减少 T 淋巴细胞来发挥作用。近年来,采用 ATG 进行体内去 T 的策略得到了广泛应用。ATG 是经人类胸腺细胞或淋巴细胞免疫兔或马后产生的多克隆抗体。一些临床试验已明确,ATG 用于预防非亲缘移植及亲缘 HLA 不全相合的造血干细胞移植后 aGVHD 的发生可取得明显疗效。

5)体外 T 细胞去除:体外去除 T 细胞可使 aGVHD 的发生率明显降低,且严重程度减轻。但它易引起植入失败、白血病复发、感染及 EB 病毒感染相关的淋巴增殖性疾病,最终并不能改善患者的无病生存问题。为避免因清空全部 T 细胞带来的问题,一些试验采用选择性去除 T 细胞的某些亚群(如 CD8＋或 CD4＋),或部分清除 CD4＋、CD8＋细胞的方法,显示了一定的疗效。另有采用细胞毒 T 淋巴细胞抗原-4 免疫球蛋白(CTLA4-Ig)与供者 APC 共孵育,竞争性地与 CD80/CD86 结合,阻断 APC 与 T 细胞 CD28 的结合,使 T 细胞处于无反应状态,从而起到预防 aGVHD 的作用。

(2)治疗

急性 GVHD 的治疗反应决定了患者生存率的高低。Ⅰ度急性 GVHD 不需即刻开始治疗,可局部应用抗组胺药物或糖皮质激素;Ⅱ度以上需即刻开始治疗。

1)一线治疗:糖皮质激素因其抗淋巴细胞及抗炎活性,是当前 aGVHD 治疗的一线药物。常用甲泼尼松龙 MP 2 mg/(kg·d),治疗有效率为 50%,重度 aGVHD 对激素反应往往较差。一项前瞻性随机临床试验比较了 2 mg/(kg·d)和 10 mg/(kg·d)两种剂量的疗效,未发现高剂量 MP 的优势。有效者 1～2 wk 后开始减量,以每 5 d 减量 10% 的速度缓慢减量,以免病情出现反复。若标准剂量 MP 治疗 3 d 病情仍进展,或治疗 5～7 d 症状未改善,则被认为是激素难治性 GVHD。

当急性 GVHD 发生时,如果患者正在预防性应用 CsA 或 FK506,需将血药浓度调整到理想的有效浓度内;若患者已停用,考虑恢复并保持有效浓度。

2)二线治疗:激素难治性 GVHD 是当前治疗上的难点,目前没有统一的治疗标准。研究者们尝试联合 ATG、霉酚酸酯、喷司他丁、西罗莫司等药物治疗。其他还有使用单克隆抗体,如 OKT3、抗 IL-2R 抗体(daclizumab)、抗 TNF-α 抗体(infliximab)、抗 TNF 受体抗体(etanercept)、体外光化学治疗(ECP)等。来自中国 6 个中心的 65 例激素耐药的重度急性 GVHD 患者接受了巴利昔单抗和依那西普联合方案治疗,总体反应率达 90%,完全缓解率达 75%,并获得了 46.7% 的 2 年生存率。

某些具有免疫调节作用的细胞亚群及其分泌的细胞因子,对急性 GVHD 的防治作用在实验及临床中得到证实,显示出良好的前景,如间充质干细胞(MSC)、CD4＋CD25＋调节性 T 细胞(Treg)、NK 细胞、NKT 细胞。细胞水平调控防治急性 GVHD 的机制有待更深入的研究,并须在临床实践中得到进一步证实。另外,通过阻断细胞因子介导的信号传导通路上的关键步骤来阻断急性 GVHD 的发生,有望提供新的治疗选择。如蛋白激酶 C 抑制剂 AEB071、JAK2 抑制剂芦可替尼、酪氨酸激酶抑制剂伊马替尼、蛋白酶体抑制剂硼替唑米等。

(二)慢性移植物抗宿主病

1.危险因素

慢性 GVHD 在移植患者中发生率约为 30%~70%,与造血干细胞来源、供者类型等因素有关。目前公认的慢性 GVHD 发生的危险因素包括先前发生急性 GVHD、HLA 不匹配、无关供者移植(全相合或不全相合)、外周血造血干细胞移植、女性供者—男性受者、供者及受者年龄、病毒感染及 DLI 治疗等。降低慢性 GVHD 发生率的方法包括抗胸腺球蛋白(ATG)的使用、移植物体外去除 T 细胞,以及脐带血造血干细胞移植等。

发生慢性 GVHD 的患者预后则与 GVHD 的严重程度有关,危险因素包括血小板减少症、发病形式(渐进性或叠加综合征)、广泛的皮肤累及、胆红素升高、肺部累积、胃肠道累及(腹泻),以及体能受限等。

2.诊断

慢性 GVHD 可以累及身体的任何器官,其临床表现与自身免疫性胶原蛋白脉管性疾病相似,如口腔溃疡(扁平苔藓)、干燥性角结膜炎(keratoconjunctivitis sicca)、口干燥症(xerostomia)、多浆膜炎(polyserositis)、食管炎(esophagitis)、肝内阻塞性肝脏疾病、肌炎(myositis)、阻塞性肺病、阴道溃疡、硬皮病(scleroderma)、筋膜炎(fasciitis)等。由于其临床表现的多样性,临床医生对慢性 GVHD 的诊断、分级以及决定何时治疗很难取得一致,传统的按照移植后发病时间定义的诊断方法已经不能满足临床的需要。2005 年美国国立卫生研究院(NIH)对慢性 GVHD 的诊断提出了新的标准,并在 2014 年进行了更新。新标准以特异性的疾病表现为基础,慢性 GVHD 的诊断至少需要 1 个具有诊断意义的临床表现(如口腔黏膜苔藓样表现、阻塞性肺疾病、皮肤异色病等);或者至少包括 1 个特征性的临床表现(如甲营养不良、秃发、白癜风样色素缺失等),但同时需要实验室检查或病理学检查证实(表 4-20)。严重程度评价则根据受累器官及部位的数量和受累器官的严重程度分为轻、中、重度,反映慢性 GVHD 对受累器官的结构及功能影响的程度。

表 4-20 慢性 GVHD 的症状和体征

器官或部位	诊断性临床表现(足以诊断慢性 GVHD)	特异性临床表现(见于慢性 GVHD 但单独不足以诊断慢性 GVHD)	其他特征或未分类的临床表现	共同症状(急性 GVHD 与慢性 GVHD 均存在的症状)
皮肤	皮肤异色症 扁平苔藓样征 硬化征 硬皮病样征 萎缩性硬化性苔藓样征	色素减退 丘疹鳞屑性病灶	出汗减退 鱼鳞癣 毛囊角化病 色素减退 色素沉着	红斑 斑丘疹 瘙痒

续表

器官或部位	诊断性临床表现（足以诊断慢性GVHD）	特异性临床表现（见于慢性GVHD但单独不足以诊断慢性GVHD）	其他特征或未分类的临床表现	共同症状（急性GVHD与慢性GVHD均存在的症状）
指（趾）甲		营养不良 纵向垅起,开裂或易折断 甲剥离 甲胬肉 甲缺失[a]（常呈对称性,累及大部分指甲）		
头皮及毛发		新出现的疤痕性或非瘢痕性脱发（化疗反应恢复后） 鱼鳞样变	头发变稀,通常呈片状分布,粗糙或干枯（不能用内分泌或其他原因解释） 头发早白	
口腔	扁平苔藓样变	口腔干燥 黏液囊肿 黏膜萎缩 溃疡和伪膜[a]		牙龈炎 黏膜炎 红斑 疼痛
眼		新出现的眼干、砂眼或眼痛 瘢痕性结膜炎 干燥性角结膜炎 点状角膜病变	畏光 眼眶周围色素沉着 眼睑炎（眼睑红斑伴水肿）	
生殖器	扁平苔藓样征 硬化苔藓样征	糜烂[a] 皲裂[a] 溃疡[a]		
女性	阴道瘢痕或阴蒂/阴唇粘连			
男性	包茎或尿道口瘢痕			
胃肠道	食管蹼 食管中上三分之一狭窄[a]		胰腺外分泌功能不全	厌食 恶心 呕吐 腹泻 体重减轻 发育迟缓（婴幼儿）

器官或部位	诊断性临床表现（足以诊断慢性GVHD）	特异性临床表现（见于慢性GVHD但单独不足以诊断慢性GVHD）	其他特征或未分类的临床表现	共同症状（急性GVHD与慢性GVHD均存在的症状）
肝脏				总胆红素、碱性磷酸酶高于正常上限2倍以上ALT高于正常上限2倍以上[b]
肺	肺活检确诊的闭塞性细支气管炎闭塞性细支气管炎综合征	胸部CT显示空气滞留或支气管扩张	隐源性机化性肺炎（COP）[b]限制性肺病[b]	
肌肉筋膜关节	筋膜炎继发于硬化的关节僵直或挛缩	肌炎或多肌炎[c]	水肿肌痉挛关节痛或关节炎	
造血及免疫			血小板减少症嗜酸性粒细胞增多症淋巴细胞减少症高或低γ-球蛋白血症自身抗体（AIHA，ITP）雷诺氏现象	
其他			心包或胸腔积液腹水周围神经病变肾病综合征重症肌无力心脏传导异常或心肌病	

注：a.必须排除感染、药物反应、肿瘤活其他可能原因；

b.肺部在查或疾病未分类；

c.诊断慢性GVHD需要活组织检查。

缩写：ALT（丙氨酸转氨酶）；AIHA（自身免疫性溶血性贫血）；ITP（特发性血小板减少性紫癜）。

3. 预防和治疗

慢性GVHD尚无特异性的预防方法，由于急性GVHD是发展为慢性GVHD的高危因素，故预防慢性GVHD的主要方法是减少急性GVHD的发生和降低急性GVHD程度。药物预防方面选用CsA等神经钙蛋白抑制剂以及抗胸腺球蛋白（ATG），能减少慢性GVHD的发生及严重程度。

慢性GVHD治疗的目标是减轻症状、控制疾病活动及预防受累器官结构和功能损伤。治疗方案的选择根据GVHD的范围和严重程度，局限于单个器官的轻度慢性GVHD通常仅进行局部治疗(如皮肤损害局部应用糖皮质激素),当慢性 GVHD 累及 3 个及以上器官或单个受累器官评分 2 分及以上时,则需要考虑系统性的免疫抑制治疗。治疗时需严密监测其他器官的隐匿损害以及感染等可能并发的疾病,及时调整治疗方案。及时、有效的免疫抑制治疗可以防止慢性 GVHD 进展为严重 GVHD,提高患者生存率。新诊断的慢性 GVHD 患者如果曾使用免疫抑制剂,则剂量需加大或加用其他药物。由于慢性 GVHD 本身和免疫抑制剂都会影响机体免疫功能,增加感染的风险,治疗时需密切监视感染的发生。

(1)一线治疗

泼尼松及钙调磷酸酶抑制剂是标准的慢性 GVHD 一线治疗药物。泼尼松通过抑制活化巨噬细胞、抑制细胞因子效应等发挥抗炎作用。环孢素 A(CsA)及他克莫司(FK506)通过抑制活化的 T 细胞核因子的产生而抑制 T 细胞活化,从而抑制免疫反应。临床试验显示,CsA 与泼尼松联用与单用泼尼松相比,移植相关死亡及复发等无明显差别,但可降低股骨头坏死等并发症的发生率。对于有高危因素的患者(血小板 $<100\times10^9$/L 或诊断慢性 GVHD 时正在接受糖皮质激素治疗),单用糖皮质激素治疗的完全反应率(CR)仅 16%,糖皮质激素联合 CsA 或 FK506 治疗 4~5 mon 后逐渐减量至 0.5 mg/kg qod,用至第 9 mon,高危 GVHD 患者获得了 51% 的 5 年生存率。

(2)二线治疗

部分患者表现为难治性慢性 GVHD,即经过 2 mon 的系统免疫抑制治疗,包括使用糖皮质激素和 CsA,疾病维持于原状态或治疗 1 mon 后疾病进展。西雅图移植中心建议:慢性 GVHD 累及的器官损害加重、治疗中出现新的器官受累、激素或 CsA 治疗 1 mon 改善、泼尼松 1 mg/(kg·d)治疗 2 mon 不能减量,应考虑二线治疗。二线治疗尚无标准方案,沙利度胺、吗替麦考酚酯(MMF)、西罗莫司、羟氯喹、利妥昔单抗(TNF-α 单抗)、喷司他丁、体外光分离置换法、补骨脂素紫外线疗法、调节性 T 细胞(Treg)、间充质干细胞(MSC)、IL-2 等被尝试于慢性 GVHD 的二线治疗,但疗效仍需更多临床数据验证。

(三)肝静脉窦阻塞综合征(SOS)

1.诊断

肝静脉窦阻塞综合征(sinusoidal obstruction syndrome,SOS)又称肝静脉阻塞病(veno-occlusive syndrome,VOD),是造血干细胞移植后出现的一种严重早期并发症,其发生率为 6%~54%,死亡率为 3%~67%,居移植相关死亡的第 3 位。临床诊断标准为移植后 21 d 内胆红素超过 34 μmol/L,且至少有以下 3 条中的 2 条:①肝大(通常疼痛);②腹水;③体重增加超过原有的 5%。实验室辅助检查有肝组织活检和肝静脉压测定,但易引起出血。其他非侵袭性检查包括影像学检查,如超声、彩色多普勒、磁共振;血液学检查,如 TNF-α、IL-2、透明质酸(HA)、CA-125、纤溶酶原活化物抑制剂-1(PAI-1)等升高,AT-Ⅲ、蛋白 C、vwF 切割蛋白酶 ADAMTS13 活性降低。

2.预防和治疗

避免主要的危险因子仍然是预防 SOS 的最成功的方法,如患有急性肝炎的患者推迟移植期,降低细胞毒药物的剂量及分次 TBI,还可选择 CD34 阳性干细胞移植等。其他可能有效的预防方法有低剂量肝素、前列腺素 E1、己酮可可碱(一种 TNF-α 阻滞剂)、熊去氧胆酸等。也可用新鲜冰冻血浆预防 SOS,有报道使用新鲜冰冻血浆加肝素预防,SOS 的发生率为 5.9%,而未预防及单用肝素的分别为 15.7% 与 20%。

去纤苷(defibrotide)是一种单链多聚脱氧核糖核苷的钠盐,近年来的研究证实其对SOS的治疗有效,且毒性小,不影响全身凝血活性。来自美国的治疗性临床试验中期报告显示,去纤苷每6小时6.25 mg/kg[25 mg/(kg·d)]静脉注射≥21 d治疗造血干细胞移植后SOS患者,结果入组的573名患者中50.3%移植后100 d仍存活。36%患者获得完全缓解,69.6%的患者出现不良反应,最常见的不良反应为低血压(13.8%)。有研究报道,应用血浆置换可以消除炎症因子及一些促凝成分,从而缓解肝衰竭。经颈静脉肝内门脉系统分流术也可用于SOS的治疗,但临床经验有限。

(四)植入综合征(ES)

1. 诊断

植入综合征(engraftment syndrome,ES)是发生于造血干细胞移植后中性粒细胞恢复过程中,以发热、皮疹和非心源性肺水肿为主要表现的临床综合征,又称毛细血管渗漏综合征(capillary leak syndrome,CLS)。最常见于自体造血干细胞移植后,在异基因造血干细胞移植患者中,尤其是采用非清髓性预处理方案的患者中也经常发生。Spitzer推荐下列诊断标准:主要诊断标准为:①体温≥38.3 ℃,无确定的感染源;②非药物所致的红斑性皮疹,累及全身皮肤25%以上;③表现为弥漫性肺浸润的非心源性肺水肿及缺氧症状。次要诊断标准为:①肝功能异常,总胆红素≥34 μmol/L或转氨酶水平≥基值2倍以上;②肾功能不全,肌酐≥基值2倍以上;③体重增加≥基础体重的2.5%;④不能用其他原因解释的一过性脑病。确诊ES需要3条主要诊断标准,或2条主要标准加1条或1条以上次要标准。

2. 预防和治疗

目前还没有治疗ES的标准方案。自体造血干细胞移植后轻度ES(如一过性低热、局限性皮疹)可以不处理,在造血完全恢复和停用细胞因子、抗生素后能自行缓解。皮质激素对进展性或全身性ES效果显著,能够降低持续时间及减轻疾病程度。也有学者应用C1酯酶抑制剂阻断补体激活途径,获得了较好的疗效。另外降低血容量、改善血管通透性的药物可能增加CsA及FK506的肾毒性,应慎用,尤其是祥利尿剂;多巴胺常用于改善肾血流灌注;ES患者一旦发生呼吸衰竭,往往需要机械通气支持。

(五)出血性膀胱炎(HC)

出血性膀胱炎(hemorrhagic cystitis,HC)是造血干细胞移植后常见并发症。其发病率在有效的抗病毒预防后可降至25%以下,中位发病时间为移植后22 d。早期HC发生在预处理后28~72 h,与预处理药物CTX代谢产物对尿道黏膜损伤有关。迟发型HC发生在预处理72 h后,与病毒感染及GVHD有关。

1. 诊断

①不同程度的肉眼血尿;②伴尿频、尿急、尿痛、排尿不畅等症状;③尿细菌及真菌培养均为阴性;④排除细菌性膀胱炎、血管内溶血及败血症等疾病。HC根据血尿严重程度分为4度:Ⅰ度:镜下血尿;Ⅱ度:肉眼血尿;Ⅲ度:肉眼血尿伴血凝块;Ⅳ度:血凝块需要器械操作去除,或血凝块导致尿潴留或需要手术治疗等。

2. 预防和治疗

HC以预防为主。对于大剂量环磷酰胺预处理,给予水化强迫利尿,如水化充分,美司钠不能提供额外保护作用。治疗:①抗病毒治疗:自从采用水化碱化及美司钠等预防措施后,早期HC发病率已得到明显控制。大部分迟发型HC与病毒感染有关,早期多使用抗病毒药进行干预。西多福韦是一种胞嘧啶核苷酸类似物,可有效对抗多种 DNA 病毒,对多瘤病毒效果明显。利巴韦林是广谱抗病毒药物,对由 ADV 感染引起的 HC 治疗效果较好。更昔洛韦可降低 CMV 复制,对 CMV 感染相关的 HC 有较好的治疗效果。②高压氧治疗:对于许多由缺氧引起组织损伤的疾病,高压氧可作为其主要或辅助治疗。而对于 HC,高压氧可刺激成纤维细胞增殖、血管生成和创面愈合。③局部治疗:包括膀胱冲洗和膀胱内用药,目的是清除血块、刺激细胞生长、促进黏膜修复。④外科治疗:对于经以上措施仍控制欠佳的重症 HC,尤其是致死性 HC,需考虑外科手术治疗,包括经皮穿刺肾造瘘术、回肠膀胱成形术、膀胱上尿道改流术及全膀胱切除术等。

(六)移植相关血栓性微血管病(TA-TMA)

1. 诊断

移植相关血栓性微血管病(TA-TMA)是指发生于移植后,以微血管病性溶血性贫血、消耗性血小板减少以及脏器功能不全为临床特征,包括血栓性血小板减少性紫癜(TTP)和溶血尿毒症综合征(HUS)在内的一组疾病的总称。TA-TMA 于 1980 年被首次报道。TA-TMA 的发生率,各文献报道很不一致,自体造血干细胞移植约 0%～27%,异基因造血干细胞移植约为 6%～76%。国际工作组定义的 TA-TMA 诊断标准为:①外周血破碎红细胞(schistocyte)>4%;②新发生的或持续的血小板减少症;③突发性乳酸脱氢酶(LDH)持续升高;④血红蛋白降低,或需要输血;⑤血清结合球蛋白降低。临床可以观察到两种类型的 TA-TMA:①钙调神经磷酸酶抑制剂(CNI)肾毒性(或神经毒性)相关的微血管溶血性贫血(MHA);②与 CNI 毒性无关的 TMA,包括 HUS 和多因素暴发性 TMA。

2. 治疗

TA-TMA 患者死亡率较高,约为 50%～75%。目前,TA-TMA 尚无肯定的治疗措施。对于在应用 CsA 和/或 FK506 过程中出现的 TA-TMA,应停用上述药物,换用硫唑嘌呤、抗 T 细胞抗体等其他免疫抑制剂,同时应监测血浆蛋白酶 ADAMTS13 活性及补体活性,并及时处理 GVHD、感染等并发症。许多中心采用血浆置换治疗 TMA,但疗效仍有争议。其他如内皮抗凋亡因子、TNF-α 拮抗剂、一氧化氮(NO)治疗可能对阻断 TA-TMA 的发病机制有一定作用,利妥昔单抗、去纤苷、达克珠单抗等免疫抑制性抗体治疗难治性 TA-TMA 也有部分有效报道,但疗效尚不肯定。

(七)肺部非感染性并发症

1. 特发性肺炎综合征(IPS)

(1)诊断

特发性肺炎综合征(idiopathic pneumonia syndrome,IPS)的发病率占清髓性移植后并发症的 3%～15%,但死亡率高达 60%,多伴发于年龄大于 40 岁、采用清髓性预处理,尤其是应用大剂量 TBI、并发 GVHD 的患者。临床表现类似于 CMV-间质性肺炎,但血 CMV 多为阴性,抗 CMV 治疗无效,而免疫抑制剂治疗有效;多伴有慢性 GVHD 的临床表现;肺功能主要表现为一氧化碳弥散(DLCO)下降,但也可伴有阻塞性通气功能受损及残气量增加。

(2)治疗

IPS 的治疗包括支持治疗和免疫抑制治疗。加强支持治疗,包括机械辅助通气、广谱抗生素的应用。IPS 的免疫抑制治疗主要采用泼尼松,其他免疫抑制剂(如 CsA、6-巯基嘌呤)

也有一定的疗效。早期治疗对 IPS 的预后有明显的影响,患者早期使用皮质激素,肺功能可在短期内恢复正常;而病程较长的患者,激素治疗后症状虽有明显改善,但生活质量下降。此外,也可选用 TNF-α 拮抗剂依那西普(etanercept)。

2.弥漫性肺泡出血(DAH)

(1)诊断

弥漫性肺泡出血(diffuse alveolar hemorrhage,DAH)在自体造血干细胞移植中发病率为 1%~5%,在异基因造血干细胞移植中为 3%~7%。DAH 诊断标准包括:①咯血,从极少量到大咯血,且需要排除已知病因的咯血,如感染、结核等;②胸部 CT 提示间质性病变或广泛的肺泡弥漫浸润影,亦可有不对称的局限浸润,一般无胸水和肺不张;③无明显原因的气憋、呼吸困难、血氧分压下降、阻塞性通气障碍、甚至呼吸衰竭;④超过一个肺段的进行性增多的血性支气管肺泡灌洗液。DAH 的早期表现(移植后 2 周以内)为呼吸困难、缺氧、咳嗽,但通常没有明显的咯血。该综合征病情十分严重,据报道,死亡率为 70%~100%。

(2)治疗

DAH 的患者需对症纠正凝血异常和呼吸机机械通气支持治疗。由于炎症反应在DAH 的发病中起到了关键的作用,一般给予患者大剂量糖皮质激素治疗。但也有许多临床试验显示激素对 DAH 的预后并无显著改善。一项对 96 例 DAH 患者进行大剂量甲泼尼龙治疗的临床研究显示,激素治疗组患者 60 d 的生存率为 26%,而未使用组为 25%,两组无明显差异。重组凝血因子 VIIa 在一些临床试验中取得了一定的疗效,而细胞因子拮抗剂和抗炎药物在 DAH 治疗中的作用仍有待评估。

3.慢性阻塞性肺病

(1)诊断

慢性阻塞性肺病又称梗阻性细支气管炎(bronchiolitis obliterans,BO)。BO 患者一般于移植后 80~700 d 出现气道梗阻,患者常有进行性呼吸困难、干咳及哮喘等。与梗阻性细支气管炎伴机化性肺炎(BOOP)不同,BO 患者无发热。由于缺乏特异的症状,诊断时应特别注意详询病史,有目的地进行有关慢性 GVHD 表现的体格检查,怀疑有 BO 的移植患者应检测肺活量、肺 DLCO 及血气分析等。气道梗阻是 BO 的特征性表现,其依据为:1 s 用力呼气量(FEV$_1$)下降预计值的 80% 和 1 s 用力呼气量与用力肺活量比值(FEV$_1$/FVC)小于70%。实验室检查应侧重于排除感染和 GVHD 的其他并发症。BO 患者胸片检查常无特殊发现或仅表现为肺过度通气,胸部高分辨率 CT 的主要表现为弥漫性肺泡实变、支气管和细支气管扩张、呼出气体滞留。支气管肺泡灌洗(BAL)液检查提示中性粒细胞和/或淋巴细胞炎症。由于 BO 累及呼吸性及膜性细支气管,经支气管肺活检通常无助于诊断,电视胸腔镜下肺活检可获得确定性组织学诊断。组织病理学主要表现为细支气管炎症和大量纤维结缔组织造成的管腔闭塞,也可表现为坏死性支气管、细支气管炎,细支气管周围中性粒细胞、淋巴细胞等炎症细胞浸润。

(2)治疗

目前对 BO 没有很好的治疗手段,基本参照慢性 GVHD 的治疗方法,主要应用泼尼松进行治疗,若激素治疗 1 mon 无效,可改用 CsA 或硫唑嘌呤。在使用免疫抑制剂的同时,需预防卡氏肺囊虫及肺炎链球菌的感染。有报道显示,应用阿奇霉素治疗 BO 取得了一定的疗效,甚至有应用肺移植成功治疗 BO 的报道。BO 预后很差,5 年生存率仅为 10%。

4.慢性阻塞性肺病伴机化

（1）诊断

慢性阻塞性肺病伴机化又称梗阻性细支气管炎伴机化性肺炎（bronchiolitis obliterans with organising pneumonia，BOOP），移植后并发 BOOP，也多由于放化疗所致的肺损伤，易误诊为 GVHD。最早在 1992 年被报道。BOOP 相对于 BO 来说较为少见，其特征性病理表现为肺泡管和肺泡内形成肉芽组织。相对于其他气道疾病来说，其表现更像肺炎。大多数接受移植的 BOOP 患者中都伴发有 GVHD，其临床表现包括干咳、呼吸困难、发热和体重减轻，此类症状主要出于移植后 1～13 mon。由于 BOOP 无特异性临床症状，故鉴别诊断相当重要。肺功能检测主要表现为限制性通气功能障碍，DLCO 降低，正常呼吸流速。血气分析表现为低氧血症。胸片和胸部 CT 检查常表现为双肺多发性浸润影、毛玻璃样改变和结节状阴影、中隔肥厚，小部分患者可见晕轮征，但没有特异性。本病确诊需经外科手术或经支气管肺活检取得病理学证据。因需长期激素治疗，所以本病经组织病理学确诊十分重要。诊断的"金标准"为经外科手术肺组织活检，经病理学证实。其特征性组织学表现为远端气道、肺泡管及支气管周围肺泡腔内形成结缔组织肉芽肿。

（2）治疗

造血干细胞移植后有 BOOP 的患者 80％对激素治疗反应良好，但激素的使用疗程及剂量尚无定论。使用激素 1～3 mon，患者肺部影像学异常通常恢复正常。结合非造血干细胞移植后 BOOP 患者的资料经验，BOOP 的激素治疗初始剂量可为泼尼松 0.75～1.5 mg/(kg·d)，最大剂量为 100 mg/d，使用 1～3 mon 后逐渐减量并维持 6～12 mon。

（八）肺部感染性并发症

随着造血干细胞移植的深入进行，移植后感染性并发症的问题日益突出，其中肺脏是较常见受累部位。感染的病原主要为细菌、真菌、病毒。

1.细菌感染

（1）诊断

一旦患者发生下列情况，首先考虑细菌感染：口温超过 38 ℃，持续 24 h 以上，或体温不升甚至低体温，血、尿、痰、骨髓培养阳性或查出明确的感染病灶，除外输血、药物等原因所致的发热。进一步需行胸片、CT 支气管镜甚至脑脊液等检查；并需与其他疾病或感染相鉴别，如肺出血、白血病肺部浸润、真菌或病毒感染。

（2）预防和治疗

主要策略在于隔离环境与无菌护理。中性粒细胞缺乏期间，应用抗生素预防内源性细菌感染，患者常规口服非吸收性抗生素，如多黏菌素、SMZco 等。近年来，喹诺酮类作为预防药物，起到了很好的作用，能减少革兰阳性菌的感染。造血干细胞移植后感染多较为凶险，发展快、病死率高，所以一开始即应给予积极有效的经验性治疗。选用的抗生素须参照当地的流行病学及药敏情况。根据美国 IDSA 指南，重症感染患者选择抗生素应覆盖移植后细菌感染的常见菌种，并采用降阶梯治疗方案，如选用单药治疗、三代或四代头孢菌素、碳青霉烯类抗生素（亚胺培南、美罗培南等），或选用氨基糖类与上述任一种抗生素联用。如果上述治疗 3～5 d 无效，可加用针对革兰氏阳性菌的糖肽类抗生素，如万古霉素或他格适。一旦明确病原菌，则给予相应的敏感抗生素。

2.真菌感染

(1)诊断

近年来,真菌感染有明显上升趋势,异基因造血干细胞移植后真菌发病率为 10％～25％,死亡率为 70％～90％。参照中国侵袭性肺部真菌感染工作组的诊断标准,在下述情况需考虑侵袭性真菌感染:

1)宿主因素。①外周血中性粒细胞减少,中性粒细胞计数＜0.15×10^9/L,且持续＞10 d。②体温＞38 ℃或＜36 ℃,并伴有以下情况之一:之前 60 d 内出现过持续的中性粒细胞减少(＞10 d);之前 30 d 内曾接受或正在接受免疫抑制剂治疗;有侵袭性真菌感染病史;存在 GVHD 症状和体征;持续应用类固醇激素 3 wk 以上;有慢性基础疾病或外伤、手术后长期住 ICU、长期使用机械通气、体内留置导管、全胃肠外营养和长期使用广谱抗生素治疗等。

2)肺部感染临床特征。主要特征:①侵袭性肺曲霉感染的胸部 X 线和 CT 影像学特征,早期出现胸膜下密度增高的结节实变影,数天后病灶周围可出现晕轮征,10～15 d 后肺实变区液化、坏死,出现空腔阴影或新月征;②肺孢子菌肺炎的胸部 CT 影像学特征,两肺出现毛玻璃样肺间质病变征象,伴有低氧血症。次要特征:①肺部感染的症状和体征;②影像学出现新的肺部浸润影;③持续发热 96 h 经积极的抗菌治疗无效。

3)微生物学检查。①合格痰液经直接镜检发现菌丝,真菌培养 2 次阳性(包括曲霉属、镰刀霉属、接合菌);②支气管肺泡灌洗液经直接镜检发现菌丝,真菌培养阳性;③合格痰液或支气管肺泡灌洗液直接镜检或培养新生隐球菌阳性;④支气管肺泡灌洗液或痰液中发现肺孢子菌包囊、滋养体或囊内小体;⑤血液标本曲霉菌半乳甘露聚糖抗原(GM)检测(ELISA 法)连续 2 次阳性;⑥血液标本真菌细胞壁成分 1,3-β-D 葡聚糖抗原(G 试验)连续 2 次阳性;⑦血液、胸液标本隐球菌抗原阳性。临床诊断真菌感染至少符合 1 项宿主因素,肺部感染的 1 项主要或 2 项次要临床特征及 1 项微生物学检查依据。

(2)预防和治疗

接受高强度免疫抑制治疗的造血干细胞移植患者是侵袭性真菌感染预防治疗的高危人群。预防阶段应选择毒性小、安全性好、性价比高的药物,可选用广谱的唑类抗真菌药,预防治疗的疗程以 2～4 wk 为宜,两性霉素 B 因其毒性较大而不适合在预防阶段使用。另外,异基因或自体造血干细胞移植患者,于移植后常规推荐口服 SMZ-TMP,以预防肺孢子菌肺炎。预防性抗真菌治疗一般于移植前 2～3 wk 开始服药,服至植入后 6 mon;若是持续接受免疫抑制剂患者或慢性 GVHD 患者,预防用药应予继续。

真菌感染治疗包括经验性治疗、临床诊断治疗和确诊治疗。经验性治疗可选用的药物有:唑类抗菌药如氟康唑、伏立康唑、伊曲康唑等;多烯类如两性霉素 B、两性霉素 B 脂质体;棘白菌素类如卡泊芬净等。治疗持续的时间因患者而异。如果患者经治疗后好转并确诊真菌感染,应进行全程治疗;如果患者好转,但未确诊病原,当中性粒细胞数＞1.0×10^9/L、发热和其他症状及体征消退、有关放射性检查恢复正常后,可停用抗真菌药物。确诊治疗的药物选择应参考所检测到的真菌种类而定:①白念珠菌感染应用氟康唑,参考病情严重程度确定剂量。亦可选择伊曲康唑、两性霉素 B(或含脂制剂)、卡泊芬净、伏立康唑。②侵袭性肺曲霉病,传统治疗为两性霉素 B(或含脂制剂),目前常选用广谱的抗真菌药物,如伊曲康唑、伏立康唑、卡泊芬净等,必要时可联合 2 种不同类型的抗真菌物治疗。③肺隐球菌病、播散型肺隐球菌病或病变虽然局限,但宿主存在免疫损害时,推荐两性霉素 B 联合氟胞嘧啶或氟康唑治疗,疗程 8 wk 至 6 mon。④肺孢子菌肺炎,一般选用 SMZ-TMP 治疗,较重者可加用糖皮质激素,另选方案为"泼尼松＋克林霉素＋伯氨喹"连用。

3.病毒感染

移植后病毒感染主要有巨细胞病毒(CMV)、单纯疱疹病毒、水痘—带状疱疹病毒、腺病毒、肝炎病毒等,其中 CMV 感染与间质性肺炎(IP)密切相关而引起广泛重视。

(1)CMV 肺炎诊断

在未使用预防性抗病毒治疗的条件下,CMV 肺炎多发生在移植后的 100 d 内,其在异基因造血干细胞移植中的发生率约 20％～35％,自体造血干细胞移植中的发生率约 1％～6％。CMV 感染的临床症状缺乏特异性,诊断主要依靠实验室检查:①抗体水平的检测,可用荧光免疫法和 ELISA 检测人血清 IgG 和 IgM,以 CMV-IgG 滴度增高 4 倍以上及 IgM 阳性为病毒激活指标。但因移植后机体免疫功能差,甚至缺陷,故有 CMV 活动性感染时,抗体不一定阳性,缺乏敏感性。②抗原血症检测,其为诊断急性 CMV 感染的直接有效的方法,可用 ELISA 或流式细胞仪检测血中的 PP65 抗原。抗原阳性出现在感染的早期,通常在 CMV 病发作前出现,且在 CMV 病发作期间持续存在,治疗后随病毒消失而转阴,检测抗原的量可指导治疗。③CMV 核酸检测,其优点在于可检出未与细胞结合的病毒,并可用于不同来源的标本的检测。移植患者 CMV-DNA 检测阳性是 CMV 活动的最早指标,且在抗病毒治疗后比抗原血症持续阳性时间长。

(2)CMV 肺炎防治

CMV 在人群中的检出率很高,故需选择 CMV 血清学阴性献血员,或采用输血滤器有效去除白细胞以预防移植后 CMV 感染。更主要的措施是监测潜伏的 CMV 激活,早期诊断,早期治疗。更昔洛韦和膦甲酸钠是目前临床预防和治疗 CMV 感染的主要药物。预防性使用更昔洛韦可以降低 CMV 感染的发生,并提高生存率。在移植后定期检测 CMV 抗原血症、CMV 抗体或 CMV-DNA,如有 CMV 激活依据,即应进行抢先治疗,并定期检测病毒指标,直至血清学指标转为阴性。若发生 CMV-IP,应加强针对 CMV 的治疗,如更昔洛韦联合膦甲酸钠,及大剂量静脉丙种球蛋白,并可加用大剂量糖皮质激素以减少渗出、改善通气功能,必要时可加以人工辅助通气。

八、移植物抗白血病效应与细胞免疫治疗的应用

造血干细胞移植治疗恶性血液病存在的一个重要问题是移植后的复发,异基因造血干细胞移植治疗白血病的复发率大约为 30％,而自体造血干细胞移植后复发率高达 50％,如何有效地预防和治疗移植后复发是临床上一个亟待解决的问题。动物实验和临床研究均证实在异基因干细胞移植中存在移植物抗白血病(GVL)效应,利用过继性免疫治疗增强 GVL 效应而达到清除白血病残留病变的目的,成为移植免疫学家和移植医生的一个重要研究方向。1989 年,日本 Komori 等报道了第一个采用经 IL-2 激活的供者淋巴细胞输注(donor lymphocyte infusion,DLI)治疗 ALL 异基因造血干细胞移植后复发的成功病例。自此,过继性免疫治疗在治疗恶性血液病领域取得了极大的进展。

(一)GVL 效应

1950 年,Barnes 和 Loutit 第一次用经典的动物实验证明了 GVL 效应的存在,在该实验中白血病小鼠经全身照射后分别给予异基因和同基因骨髓移植,结果接受异基因骨髓移

植的小鼠复发率明显低于接受同基因骨髓移植的小鼠。1970—1980 年,一系列临床研究表明人类造血干细胞移植中也存在 GVL 效应:①异基因移植的复发率明显低于同基因移植;②在异基因移植的患者中,发生 GVHD 的患者的复发率明显降低;③去 T 细胞造血干细胞移植在降低 GVHD 发病率的同时,白血病的复发率也明显升高。

（二）GVL 效应的靶细胞抗原

1.次要组织相容性抗原(minor histocompatibility antigens,mHags)

mHags 参与机体的免疫反应,与异基因造血干细胞移植中 GVHD 和 GVL 效应密切相关,其可分为局限性表达和广泛表达的 mHags。

目前已发现多个只存在于造血组织的 mHags:HA-1、HA-2、HB-1 和 BCL2A1,研究表明这些抗原与异基因造血干细胞移植中的 GVL 效应密切相关。只表达在造血细胞的mHags,其在异基因移植中诱导产生的特异性 CTL 只杀伤造血细胞,而对其他正常组织无杀伤作用,所以在产生 GVL 效应的同时并不导致 GVHD 的发生,因此确定选择性表达于造血组织的 mHags 对异基因造血干细胞移植非常重要。较为合适的 mHags 不仅要选择性地表达于造血细胞(包括白血病细胞),而且这种抗原要在维持细胞功能方面起重要作用,从而使得白血病细胞通过下调该抗原表达而逃避免疫细胞攻击的可能性大大降低。目前基因芯片技术可有助于 mHags 的确定,运用该技术可确定选择性表达于造血组织和白血病干细胞的 mHags 的编码基因,然后进一步分析其序列核苷酸的多态性。

并非所有的移植患者都能找到选择性表达于造血细胞的 mHags,以广泛表达的 mHags作为增强 GVL 效应的靶点在临床应用中也有一定的作用。初步的临床研究表明,mHags 在上皮组织中表达水平的高低与 GVHD 的发生密切相关。以 HA-8、UGT2B17 和 SMCY 为例,如这三种 mHags 在上皮组织中高表达,其 GVHD 的发病率就大大增加。而在上皮组织低表达的 mHags 引发 GVHD 的风险相对降低,以这类 mHags 为靶点诱导 GVL 效应在临床应用中也是可行的。此外,研究较多的是 Y 染色体上 UTY 基因编码的 mHags,该抗原在大部分非造血组织中低表达,体外实验表明 UTY 特异性 CTL 不能溶解皮肤成纤维细胞或基质细胞,该现象提示低表达于非造血组织的 UTY 抗原不足以诱导 GVHD 的发生;同时,有研究发现UTY 抗原高表达于白血病细胞,UTY 抗原特异性 CTL 可以清除 NOD/SCID 小鼠体内的白血病细胞。此外,UTY 基因和其相对应的 X 染色体位点之间有丰富的多态性,可提供其他 HLA 分子递呈的抗原表位。因此,UTY 可成为男性供者接受女性移植物的一个普遍的靶点。值得一提的是,临床上也发现男性受者接受女性移植物与其他性别搭配的患者相比复发率低,该现象与 Y 染色体编码的 mHags 产生的选择性 GVL 效应相符合。随着更多的mHags 被发现,确定 mHags 的表达水平也成为预测 GVHD 发生的指标之一。

2.白血病相关蛋白

肿瘤特异性抗原(TSA)和肿瘤相关抗原(TAA)均可成为 GVL 效应的靶点,而 TSA 是优先考虑的治疗靶点。在恶性血液病中已经发现了一些特异性抗原,如 CML 和 APL 特殊的染色体易位所形成融合基因的表达蛋白,但这类抗原很少可以被有效地提呈,这就限制了 TSA 相关的 GVL 效应。TAA 往往在白血病细胞中过量表达,而在正常组织表达较低,故 TAA 也是可用于增强 GVL 效应的靶点。目前临床应用中涉及较多的 TAA 是 WT1 和PR3,可以 WT1 为例简要说明其作用。WT1 是在泌尿生殖系统发育过程中起重要作用的一个锌指结构转录因子,它在白血病细胞中高表达,而在一些正常组织包括CD34＋造血细胞低表达。尽管在正常供者体内特异识别 WT1 的 T 细胞比例很低,在异基因移植后的患者体内也未发现 WT1 特异性 T 细胞的克隆性增生,但是在经 WT1 孵育的树突状细胞(DC)刺激后,可在体外扩增分离得到 WT1 特异性 T 细胞克隆;该细胞可杀伤白血病细胞,抑制人白血病细胞在 NOD/SCID 小鼠体内的克隆形成和植入,且对正常的 CD34＋造血前体细胞植入不产生影响。上述研究提示 WT1 特异性 T 细胞可以根据 WT1 的表达水平区分正常细胞和肿瘤细胞,从而产生特异性的 GVL 效应。

(三)GVL 与 GVHD 的关系

1. GVHD 中存在 GVL 效应:大量的实验研究及临床实践证实,不论是急性或慢性 GVHD 患者均伴有白血病复发率的降低,说明在 GVHD 中存在 GVL 效应。国际骨髓移植登记处(IBMTR)对 1680 例早期白血病患者的造血干细胞移植结果的分析显示,有急、慢性 GVHD 的 ALL、AML、CML 移植患者的复发率均有显著减低。

2. GVL 效应的产生可不依赖于 GVHD:在临床上应用 DLI 治疗白血病移植后复发时发现,在无 GVHD 发生的情况下也可使白血病获得治愈,该现象提示 GVL 效应的产生可不依赖于 GVHD,GVHD 和 GVL 效应两者是可分离的。GVHD 过重会使患者死于难以控制的腹泻、便血、肝功能衰竭、感染等并发症,长期生存率和生活质量大为下降。因此,积极研究 GVHD 与 GVL 效应分离的策略,在减弱 GVHD 的同时增强 GVL 效应,具有重大的临床意义。供者淋巴细胞输注(DLI)、活化 γδT 细胞、调节性 T 细胞(Treg)、树突状细胞(NK)、树突状细胞(DC)等被尝试用于 GVL 与 GVHD 的分离,但大多局限于动物模型阶段,临床效果仍需大样本研究证实。

(四)过继性免疫治疗

1. 供者淋巴细胞输注(donor lymphocyte infusion,DLI)

DLI 是第一种成功应用于治疗白血病复发的过继性免疫治疗方法,DLI 的成功应用更证实了 GVL 效应的存在。

(1)DLI 治疗移植后复发的疗效

DLI 治疗异基因造血干细胞移植后复发最先在 ALL 患者中获得成功应用。疾病的种类和病程与 DLI 的疗效有密切的关系。在恶性血液病中,CML 的治疗效果最好,大量的回顾性临床研究证实了 DLI 对移植后 CML 复发的治疗作用:DLI 可诱导 76%～79%的慢性期 CML 患者达到遗传学和分子学完全缓解,但对处于加速期或急变期的 CML 复发患者的完全缓解率仅为 12%～28%。而对其他疾病的治疗效果相对较差:多发性骨髓瘤(MM)治疗的完全缓解率在 25%～30%;其次为 AML,完全缓解率为 15%～29%;而在 ALL 中的疗效相对最差。DLI 对同一疾病不同阶段,其 DLI 疗效也存在较大的差异,对处于分子与细胞遗传学复发阶段的患者其疗效明显优于血液学复发者,疾病的慢性期的疗效优于疾病的进展期和急变期。DLI 的疗效与肿瘤的生物学特性密切相关,DLI 治疗时机、DLI 中 T 细胞量与治疗方案、移植后复发的时间、是否去 T 细胞移植、移植后是否发生 GVHD、DLI 与其他方案合用等均为影响 DLI 疗效的因素,如何优化 DLI 的方案以达到最佳的治疗效果也是临床实践中亟待解决的问题。

(2)DLI 调整方案

调整淋巴细胞输注的时机、剂量和组成有利于 GVL 效应的发生。①输注的时机。动物实验和临床研究证实,移植后过早输入供体淋巴细胞容易导致 GVHD,而对 GVL 效应造成不利;移植后延迟数周输注供者淋巴细胞能有效地促进完全嵌合体的形成和预防肿瘤的复发,且不增加 GVHD 发生的风险。在临床实践中为预防移植后白血病复发,于移植后 30 d 开始应用 DLI 治疗,其严重 GVHD 发生率无明显增加。②输注剂量。确定输注剂量的原则是在不引起严重 GVHD 的前提下最大限度地诱导 GVL 效应,其决定因素有 HLA 相合程度(不相合时输注量低于相合时)、供者来源(无关供者输注量低于同胞供者)、原发病的种类、肿瘤细胞负荷及 DLI 治疗目的(以预防复发和促进完全嵌合形成为目的的 DLI 所需剂量低于以治疗白血病复发为目的)。DLI 一般从低细胞数量开始使用,分次逐渐提高单次剂量方案(escalating dose regimen,EDR)比高剂量单次方案(bulk dose regimen,BDR)能明显降低 DLI 后 GVHD 的发生,且不影响 GVL 效应的作用。③调整 DLI 输注细胞的组成。目前研究的方向有:针对肿瘤表面特异抗原的 CTL;去除 CD8＋T 细胞的淋巴细胞输注;输入基因修饰的 T 细胞,如给输注的 T 细胞预先转入一段"自杀基因"片段,当发生 GVHD 时,自杀基因被激活,使诱发 GVHD 的 T 细胞发生凋亡。

(3)DLI 并发症

1)GVHD:GVHD 是 DLI 后最主要的并发症。北美移植登记中心的报告显示,60％接受 DLI 的患者发生了急性 GVHD,距淋巴细胞输注的中位时间为 32 d,其中 Ⅱ 至 Ⅳ 度急性 GVHD 的发生率为 46％,Ⅲ 至 Ⅳ 度急性 GVHD 的发生率为 22％;慢性 GVHD 的发生率为 61％,其中广泛性慢性 GVHD 占 32％,局限性慢性 GVHD 占 29％。欧洲骨髓移植协作组(EBMT)的报告表明,DLI 后发生 GVHD 的风险与使用干扰素和去 T 细胞移植有关,但是北美移植中心的报告认为去 T 细胞移植并非是发生 GVHD 的危险因素。

2)全血细胞减少症:DLI 后全血细胞减少症的发病率在 20％左右,其发生与疾病所处的阶段密切相关。CML 血液学复发的患者在接受 DLI 后全血细胞减少症的发生率约为 50％,但是其在遗传学和分子学复发患者中的发病率则大大降低。全血细胞减少症的发生还与移植后供者移植物的低嵌合状态有关,由此推测全血细胞减少症的发生可能是因为 DLI 清除了受者的造血细胞,而供者造血功能尚未重建。发生全血细胞减少症的患者部分可自行恢复,也可使用 G-CSF 治疗或输注造血干细胞促进造血恢复。

2.嵌合抗原受体 T 细胞(chimeric antigen receptor T cell,CAR-T)

CAR-T 是指利用基因编辑技术,将嵌合抗原受体分子导入 T 细胞而制成的一类可以特异性识别某种肿瘤抗原从而靶向杀伤肿瘤细胞的 T 细胞。CAR 分子主要由胞外抗原结合区、跨膜区和胞内信号区构成,其中胞外抗原结合区为鼠源或人源化可与特异性抗原结合的单链可变区(single chain fragment variable,scFv);跨膜区由 CD3、CD4、CD8 或 CD28 等分子的跨膜区构成;胞内信号区则由 T 细胞受体(T cell receptor,TCR)复合物的 CD3ζ 链或 FcεRIγ 链等共刺激分子构成。目前 CAR-T 细胞疗法最成功的范例是靶向 CD19 的 CAR-T 细胞,其治疗难治性复发急性淋巴细胞白血病的缓解率可达 90％。目前认为 CAR-T 细胞取得疗效的关键与 CAR-T 细胞在体内的维持时间,CAR-T 细胞对癌灶的浸润及肿瘤局部的免疫微环境有关,因此对 CAR-T 疗法的改进也主要着眼在上述三方面。CAR-T 疗法的并发症包括细胞因子释放综合征(cytokine release syndrome,CRS)、神经毒性、脱靶效应等。寻找特异性新靶点及控制并发症是 CAR-T 疗法进一步推广应用的关键。

3.淋巴因子激活的杀伤细胞(LAK 细胞)

1980 年,美国 NIH 癌症研究所 Rosenberg 实验室首次发现淋巴细胞在 IL-2 刺激下可产生一种对新鲜肿瘤细胞具有强烈杀伤活性作用的杀伤 T 细胞。这种杀伤细胞与传统的 CTL 和 NK 细胞不同,对肿瘤细胞的杀伤不受 MHC 抗原限制,对 NK 敏感和不敏感的肿瘤细胞均有杀伤作用。后来 Grimm 将这种细胞命名为淋巴因子激活的杀伤细胞(lymphokine-activated killer cells,LAK),简称 LAK 细胞。LAK 细胞在体外表现强大的杀伤肿瘤细胞的活性,但其临床疗效并不十分理想。同时,为获得有效的疗效,患者需输注大量的 IL-2,但大剂量 IL-2 可引起较严重的不良反应,限制了 LAK 细胞的临床应用。随着一些抗瘤活性更强和特异性更高的效应细胞如 CIK 细胞的相继发现,LAK 细胞有被逐渐替代的趋势。

4. CIK 细胞

在 20 世纪 80 年代,Ritz 和 Phillips 两个实验室分别从正常人外周血中分离出一类 CD3+CD56+淋巴细胞,占外周血淋巴细胞的 2%,该类细胞具有与 NK 细胞类似的功能,对 K562 细胞有自发性杀伤作用,同时对靶细胞的杀伤不受抗 CD3 单抗的影响,是一类有别于 NK 和 CTL 细胞的非 MHC 限制性细胞毒性 T 细胞。该类细胞在体外经细胞因子(IL-2、IFN-γ)和抗 CD3 单抗作用后,可获得高度扩增和肿瘤杀伤的活性,被命名为细胞因子诱导的杀伤细胞(cytokine-induced killer cells,CIK),简称 CIK 细胞。由于 CIK 细胞表达 CD3 和 CD56,也被称为 NK 细胞样 T 细胞。Ⅰ 至 Ⅱ 期临床试验显示,CIK 细胞对各种血液肿瘤均有一定的疗效,尽管对 CIK 细胞与放化疗联合能否提高早期恶性血液病完全缓解率尚未得出肯定的结论,但 CIK 细胞单用或联合放化疗可使部分应用化疗药物无效的患者获得部分或完全缓解。目前 CIK 细胞对机体免疫监视和造血调控的影响尚不清楚,CIK 细胞对肿瘤细胞识别和杀伤机制尚需进一步研究。

5. 树突状细胞(DC)

DC 是体内提呈肿瘤抗原能力最强的抗原提呈细胞,DC 将经过自身处理的 MHC 限制性肿瘤抗原多肽提呈给 T 细胞,激活 T 细胞免疫应答,从而激发机体抗肿瘤免疫的功能。用肿瘤表面抗原致敏 DC 或者诱导生成白血病细胞来源的 DC,然后回输体内,能激活体内针对肿瘤抗原的细胞毒作用,杀伤肿瘤细胞;也可以通过上述 DC 激活细胞毒性 T 细胞,通过回输效应性 T 细胞达到杀伤体内肿瘤细胞的作用。目前 DC 的体内外实验均取得了可喜的结果,但在临床上用于治疗恶性血液病的效果还不明确,需要进一步的研究探索。随着基因工程技术的发展,可将与免疫相关的基因转染到 DC,通过基因修饰,增强 DC 的抗原提呈功能和抗肿瘤活性,同时增强 DC 的免疫调节功能,抑制移植后 GVHD 的发生。基因修饰的 DC 是过继性免疫治疗的一个重要研究方向。

6. 肿瘤浸润性淋巴细胞(tumor-infiltrating lymphocytes,TIL)

TIL 是指从实体瘤组织、转移的淋巴结及癌性胸腹水中分离的淋巴细胞,经 IL-2 刺激后形成的具有高效杀瘤活性的淋巴细胞。在霍奇金淋巴瘤和非霍奇金淋巴瘤患者的淋巴结、淋巴组织以及外周血中均可分离获得 TIL。对弥漫性大 B 细胞淋巴瘤组织中的 TIL 分析发现,TIL 含量≥20% 及 CD4/CD8 比例≥2 的患者,预后良好。从惰性淋巴瘤中分离单个核细胞与自身照射的淋巴瘤细胞联合 IL-1β、IL-2 和 IL-12 共同培养,能诱导出具有肿瘤特异性杀伤活性的 TIL 细胞。应用 IL-2 激活白血病患者骨髓来源的前体细胞,称为激活骨髓细胞,其具有很强的杀瘤活性和体内抗瘤活性。目前在白血病患者的细胞免疫治疗中,采用化疗和(或)细胞因子动员后分离获得单个核细胞,再经 IL-2 激活后输注治疗,该方法已取得了一定的临床疗效,并克服了 LAK 细胞低杀伤活性和对 IL-2 高剂量依赖性的缺陷。

【思考题】

1.试述造血干细胞移植供者的类型及供者选择的原则。

2.试述急性移植物抗宿主病的预防和治疗策略。

参考文献

[1] Xu LP,Wu DP,Han MZ,et al. A review of hematopoietic cell transplantation in China:data and trends during 2008-2016. Bone Marrow Transplant,2017.[Epub ahead of print]

[2] Savani BN,Labopin M,Blaise D,et al. Peripheral blood stem cell graft compared to bone marrow after reduced intensity conditioning regimens for acute leukemia:a report from the ALWP of the EBMT. Haematologica,2016,101(2):256-262.

[3] Milano F,Gooley T,Wood B,et al. Cord-blood transplantation in patients with minimal residual disease. N Engl J Med,2016,375(10):944-953.

[4] Wagner JE Jr,Eapen M,Carter S,et al. Blood and Marrow Transplant Clinical Trials Network. One-unit versus two-unit cord-blood transplantation for hematologic cancers. N Engl J Med,2014,371(18):1685-1694.

[5] Butler MG,Menitove JE. Umbilical cord blood banking:an update. J Assist Reprod Genet,2011,28:669-676.

[6] Scaradavou A,Brunstein CG,Eapen M,et al. Double unit grafts successfully extend the application of umbilical cord blood transplantation in adults with acute leukemia. Blood,2013,121:752-758.

[7] Baron F,Ruggeri A,Beohou E,et al. Single-or double-unit UCBT following RIC in adults with AL:a report from Eurocord,the ALWP and the CTIWP of the EBMT. J Hematol Oncol,2017,10(1):128.

[8] Sauter C,Barker JN. Unrelated donor umbilical cord blood transplantation for the treatment of hematologic malignancies. Curr Opin Hematol,2008,15(6):568-575.

[9] Ruggeri A,de Latour RP,Rocha V,et al. Double cord blood transplantation in patients with high risk bone marrow failure syndromes. Br J Haematol,2008,143(3):404-408.

[10] Wang Y,Liu QF,Xu LP,et al. Haploidentical vs identical-sibling transplant for AML in remission:a multicenter,prospective study. Blood,2015,125(25):3956-3962.

[11] Huang XJ,Liu DH,Liu KY,et al. Haploidentical hematopoietic stem cell transplantation without in vitro T-cell depletion for the treatment of hematological malignances. Bone Marrow Transplant,2006,38(4):291-297.

[12] Gorin NC,Labopin M,Piemontese S,et al. T-cell-replete haploidentical transplantation versus autologous stem cell transplantation in adult acute leukemia:a matched pair analysis. Haematologica,2015,100(4):558-564.

[13] Ruggeri A,Labopin M,Sanz G,et al. Comparison of outcomes after unrelated cord blood and unmanipulated haploidentical stem cell transplantation in adults with acute leukemia. Leukemia,2015,29(9):1891-1900.

[14] Piemontese S,Ciceri F,Labopin M,et al. A survey on unmanipulated haploidentical hematopoietic stem cell transplantation in adults with acute leukemia. Leukemia,2015,29(5):1069-1075.

[15] Luo Y,Xiao H,Lai X,et al. T-cell-replete haploidentical HSCT with low-dose anti-T-lymphocyte globulin compared with matched sibling HSCT and unrelated HSCT. Blood,2014,124(17):2735-2743.

[16] Kanakry CG,O'Donnell PV,Furlong T,et al. Multi-institutional study of post-transplantation cyclophosphamide as single-agent graft-versus-host disease prophylaxis after allogeneic bone marrow transplantation using

myeloablative busulfan and fludarabine conditioning. J Clin Oncol,2014,32(31):3497-505.

[17] Gaballa S,Ge I,El Fakih R,et al. Results of a 2-arm,phase 2 clinical trial using post-transplantation cyclophosphamide for the prevention of graft-versus-host disease in haploidentical donor and mismatched unrelated donor hematopoietic stem cell transplantation. Cancer, 2016, 122 (21): 3316-3326.

[18] Dehn J, Arora M, Spellman S, et al. Unrelated donor hematopoietic cell transplantation:Factors associated with a better HLA match. Biol Blood Marrow Transplant,2008,14(12):1334-1340.

[19] Wang T,Huang H,Tzeng CH,et al. Impact of donor characteristics and HLA matching on survival of Chinese patients with hematologic malignancies undergoing unrelated hematopoietic stem cell transplantation. Biol Blood Marrow Transplant ,2012,18:1939-1944.

[20] Fürst D, Müller C, Vucinic V, et al. High-resolution HLA matching in hematopoietic stem cell transplantation:a retrospective collaborative analysis. Blood,2013,122:3220-3229.

[21] Hurley CK,Woolfrey A,Wang T,et al. The impact of HLA unidirectional mismatches on the outcome of myeloablative hematopoietic stem cell transplantation with unrelated donors. Blood,2013,121:4800-4806.

[22] Fernandez-Viña MA, Wang T, Lee SJ, et al. Identification of a permissible HLA mismatch in hematopoietic stem cell transplantation. Blood,2014,123:1270-1278.

[23] Pidala J, Lee SJ, Ahn KW, et al. Nonpermissive HLA-DPB1 mismatch increases mortality after myeloablative unrelated allogeneic hematopoietic cell transplantation. Blood,2014,124:2596-2606.

[24] Morishima Y,Kashiwase K,Matsuo K,et al. Biological signifcance of HLA locus matching in unrelated donor bone marrow transplantation. Blood,2015,125:1189-1197.

[25] Petersdorf EW,Gooley TA,Malkki M,et al. HLA-C expression levels define permissible mismatches in hematopoietic cell transplantation. Blood,2014,124:3996-4003.

[26] Petersdorf EW,Malkki M,O'HUigin C,et al. High HLA-DP expression and graft-versus-host disease. N Engl J Med,2015,373:599-609.

[27] Tie R, Zhang T, Yang B, et al. Clinical implications of HLA locus mismatching in unrelated donor hematopoietic cell transplantation:a meta-analysis. Oncotarget,2017,8:27645-27660.

[28] Fürst D,Niederwieser D,Bunjes D,et al. Increased age-associated mortality risk in HLA-mismatched hematopoietic stem cell transplantation. Haematologica,2017,102(4):796-803.

[29] Shaw BE,Mayor NP,Russell NH,et al. Diverging effects of HLA-DPB1 matching status on outcome following unrelated donor transplantation depending on disease stage and the degree of matching for other HLA alleles. Leukemia,2010,24(1):58-65.

[30] Lee SJ,Klein,Haagenson M,et al. High-resolution donor-recipient HLA matching contributes to the success of unrelated donor marrow transplantation. Blood,2007,110(13):4576-4583.

[31] Loiseau P,Busson M,Balere ML,et al. ,HLA association with hematopoietic stem cell transplantation outcome:the number of mismatches at HLA-A,-B,-C,-DRB1, or-DQB1 is strongly associated with overall survival. Biol Blood Marrow Transplant,2007,13(8):965-974.

[32] Shaw BE,Gooley TA,Malkki M,et al. The importance of HLA-DPB1 in unrelated donor hematopoietic cell transplantation. Blood,2007,110(13):4560-4566.

[33] Wang Y,Wu DP,Liu QF,et al. Donor and recipient age,gender and ABO incompatibility regardless of donor source:validated criteria for donor selection for haematopoietic transplants. Leukemia, 2017. [Epub ahead of print]

[34] 中华医学会血液学分会干细胞应用学组.中国异基因造血干细胞移植治疗血液系统疾病专家共识

（Ⅰ）—适应证、预处理方案及供者选择(2014 年版. 中华血液学杂志,2014,35(8):775-780.

[35] Liu L,Hu K,Wang B,et al. Mobilization of endogenous stem cells:A new strategy for bone healing. Bone,2012,51 (3):633-634.

[36] Shimoni A,Labopin M,Savani B,et al. Long-term survival and late events after allogeneic stem cell transplantation from HLA-matched siblings for acute myeloid leukemia with myeloablative compared to reduced-intensity conditioning:a report on behalf of the acute leukemia working party of European group for blood and marrow transplantation. J Hematol Oncol,2016,9(1):118.

[37] Baron F,Labopin M,Peniket A,et al. Reduced-intensity conditioning with fludarabine and busulfan versus fludarabine and melphalan for patients with acute myeloid leukemia:a report from the Acute Leukemia Working Party of the European Group for Blood and Marrow Transplantation. Cancer,2015, 121(7):1048-1055.

[38] Sorror ML,Storer BE,Maloney DG,et al. Outcomes after allogeneic hematopoietic cell transplantation with non-myeloablative or myeloablative conditioning regimens for treatment of lymphoma and chronic lymphocytic leukemia. Blood,2008,111(1):446-452.

[39] Ljungman P,Bregni M,Brune M,et al. Allogeneic and autologous transplantation for haematological diseases,solid tumours and immune disorders:current practice in Europe 2009. Bone Marrow Transplant,2010,45(2):219-234.

[40] Kumar P,Defor TE,Brunstein C,et al. Allogeneic hematopoietic stem cell transplantation in adult acute lymphocytic leukemia:impact of donor source on survival. Biol Blood Marrow Transplant,2008, 14(12):1394-1400.

[41] Gratwohl A,Brand R,Apperley J,et al. Allogeneic hematopoietic stem cell transplantation for chronic myeloid leukemia in Europe 2006:transplant activity,long-term data and current results. An analysis by the Chronic Leukemia Working Party of the European Group for Blood and Marrow Transplantation (EBMT). Haematologica,2006,91(4):513-521.

[42] Zhao Y,Luo Y,Shi J,et al. Second-generation tyrosine kinase inhibitors combined with stem cell transplantation in patients with imatinib-refractory chronic myeloid leukemia. Am J Med Sci,2014,347 (6):439-445.

[43] Luo Y,Zhao Y,Tan Y,et al. Imatinib combined with myeloablative allogeneic hematopoietic stem cell transplantation for advanced phases of chronic myeloid leukemia. Leu Res,2011,35:1307-1311.

[44] Luo Y, Lai X, Tan Y, et al. Reduced-intensity allogeneic transplantation combined with imatinib mesylate for chronic myeloid leukemia in first chronic phase. Leukemia,2009,23(6):1171-1174.

[45] Wang Y,Chang YJ,Xu LP,et al. Who is the best donor for a related HLA haplotype-mismatched transplant? Blood,2014,124:843-850.

[46] Kasamon YL,Luznik L,Leffell MS,et al. Non-myeloablative HLA-haploidentical bone marrow transplantation with high-dose post-transplantation cyclophosphamide:effect of HLA disparity on outcome. Biol Blood Marrow Transplant,2010,16:482-489.

[47] Tan Y,Xiao H,Wu D,et al. Combining therapeutic antibodies using basiliximab and etanercept for severe steroid-refractory acute graft-versus-host disease:A multi-center prospective study. Oncoimmunology, 2017,6(3):e1277307.

[48] Jagasia MH,Greinix HT,Arora M,et al. National Institutes of Health Consensus Development Project on Criteria for Clinical Trials in Chronic Graft-versus-Host Disease:I. The 2014 Diagnosis and Staging Working Group report. Biol Blood Marrow Transplant,2015,21(3):389-401. e1.

[49] Ye Y,Zheng W,Wang J,et al. Risk and prognostic factors of transplantation-associated thrombotic

microangiopathy in allogeneic haematopoietic stem cell transplantation: a nested case control study. Hematol Oncol,2016. [Epub ahead of print]

[50] Xiao H,Luo Y,Lai X,et al. Donor TLR9 gene tagSNPs influence susceptibility to aGVHD and CMV reactivation in the allo-HSCT setting without polymorphisms in the TLR4 and NOD2 genes. Bone Marrow Transplant,2014,49(2):241-247.

[51] Zhu X,Lai X,Luo Y,et al. Combination of low-dose mycophenolate mofetil with cyclosporine and methotrexate as GVHD prophylaxis in unrelated donor allogeneic stem cell transplantation. Leuk Res, 2013,37(9):1046-1051.

[52] Xiao H,Luo Y,Lai X,et al. Genetic variations in T-cell activation and effector pathways modulate alloimmune responses after allogeneic hematopoietic stem cell transplantation in patients with hematologic malignancies. Haematologica,2012,97 (12):1804-1812.

[53] Xiao H,Cao W,Lai X,et al. Immunosuppressive cytokine gene polymorphisms and outcome after related and unrelated hematopoietic cell transplantation in Chinese population. Biol Blood Marrow Transplant,2011,17:542-549.

[54] Xiao H,Lai X,LuoY,et al. Relationship between TNFA,TNFB and TNFR II gene polymorphisms and outcome after unrelated hematopoietic cell transplantation in Chinese population. Bone Marrow Transplant,2011,46:400-407.

[55] Wu G,Zhao Y,Lai X,et al. The beneficial impact of missing KIR ligands and absence of donor KIR2DS3 gene on outcome following unrelated hematopoietic SCT for myeloid leukemia in the Chinese population. Bone Marrow Transplant,2010,45:1514-1521.

[56] Cao W,Xiao H,Lai X,et al. Genetic variations in the mycophenolate mofetil target enzyme are associated with acute GVHD risk after related and unrelated hematopoietic cell transplantation. Biol Blood Marrow Transplant,2012,18(2):273-279.

[57] Hu Y,Cui Q,Ye Y,et al. Reduction of Foxp3＋T-cell subsets involved in incidence of chronic graft-versus-host disease after allogeneic hematopoietic stem cell transplantation. Hematol Oncol,2017,35 (1):118-124.

[58] Wang B,Hu Y,Liu L,et al. Phenotypical and functional characterization of bone marrow mesenchymal stem cells in patients with chronic graft-versus-host disease. Biol Blood Marrow Transplant,2015,21 (6):1020-1028.

[59] Le Blanc K,Frassoni F,Ball L,et al. Mesenchymal stem cells for treatment of steroid-resistant,severe, acute graft-versus-host disease:a phase II study. Lancet,2008,371(9624):1579-1586.

[60] Kotloff RM,Ahya VN,Crawford SW. Pulmonary complications of solid organ and hematopoietic stem cell transplantation. Am J Respir Crit Care Med,2004,70(1):22-48.

[61] Tan Y,Xiao H,Wu D,et al. Combining therapeutic antibodies using basiliximab and etanercept for severe steroid-refractory acute graft-versus-host disease:A multi-center prospective study. Oncoimmunology, 2017,6(3):e1277307.

[62] Richardson PG,Smith AR,Triplett BM,et al. Defibrotide for patients with hepatic veno-occlusive disease/sinusoidal obstruction syndrome: Interim results from a treatment IND study. Biol Blood Marrow Transplant,2017,23(6):997-1004.

[63] Zhang L,Wang Y,Huang H. Defibrotide for the prevention of hepatic veno-occlusive disease after hematopoietic stem cell transplantation:a systematic review. Clin Transplant,2012,26 (4):511-519.

[64] 胡亮钉,造血干细胞移植后出血性膀胱炎诊断和治疗. 中国实用内科杂志,2014,34(2):150-151.

[65] Gavriilaki E,Sakellari I,Anagnostopoulos A,et al. Transplant-associated thrombotic microangiopathy:

opening Pandora's box. Bone Marrow Transplant,2017.[Epub ahead of print]

[66] Nadir Y,Brenner B. Thrombotic complications associated with stem cell transplantation. Blood Rev, 2012,26(5):183-187.

[67] Chi AK,Soubani AO,White AC,et al. An update on pulmonary complications of hematopoietic stem cell transplantation. Chest,2013,144(6):1913-1922.

[68] Huang X,Chen H,Han M,et al. Multicenter,randomized,open-label study comparing the efficacy and safety of micafungin versus itraconazole for prophylaxis of invasive fungal infections in patients undergoing hematopoietic stem cell transplant. Biol Blood Marrow Transplant,2012,18:1509-1516.

[69] 中华内科杂志编辑委员会. 血液病/恶性肿瘤患者侵袭性真菌感染的诊断标准与治疗原则(修订版) 中华内科杂志,2007,46(7):607-610.

[70] Gentile G,Picardi A,Capobianchi A,et al. A prospective study comparing quantitative Cytomegalovirus (CMV)polymerase chain reaction in plasma and pp65 antigenemia assay in monitoring patients after allogeneic stem cell transplantation. BMC Infect Dis,2006,6:167.

[71] Stewart S. Pulmonary infections in transplantation pathology. Arch Pathol Lab Med,2007,131(8): 1219-1231.

[72] Porter D,Levine JE. Graft-versus-host disease and graft-versus-leukemia after donor leukocyte infusion. Semin Hematol,2006,43(1):53-61.

[73] Tan Y,Du K,Luo Y,et al. Superiority of preemptive donor lymphocyte infusion based on minimal residual disease in acute leukemia patients after allogeneic hematopoietic stem cell transplantation. Transfusion,2014,54(6):1493-1500.

[74] Schmid C,Labopin M,Nagler A,et al. Donor lymphocyte infusion in the treatment of first hematological relapse after allogeneic stem-cell transplantation in adults with acute myeloid leukemia:a retrospective risk factors analysis and comparison with other strategies by the EBMT Acute Leukemia Working Party. J Clin Oncol,2007,25(31):4938-4945.

[75] Fowler DH. Shared biology of GVHD and GVT effects:potential methods of separation. Crit Rev Oncol Hematol,2006,57(3):225-244.

[76] RezvaniAR,Storb RF. Separation of graft-vs.-tumor effects from graft-vs.-host disease in allogeneic hematopoietic cell transplantation. J Autoimmun,2008,30(3):172-179.

[77] Hu Y,Cui Q,Luo C,et al. A promising sword of tomorrow:Human γδ T cell strategies reconcile allo-HSCT complications. Blood Rev,2016,30(3):179-188.

[78] Geyer MB,Brentjens RJ. Review:Current clinical applications of chimeric antigen receptor (CAR) modified T cells. Cytotherapy,2016,18(11):1393-1409.

[79] Yu J,Hu Y,Pu C,et al. Successful chimeric Ag receptor modified T cell therapy for isolated testicular relapse after hematopoietic cell transplantation in an acute lymphoblastic leukemia patient. Bone Marrow Transplant,2017.[Epub ahead of print]

[80] Hu Y,Wu Z,Luo Y,et al. Potent anti-leukemia activities of chimeric antigen receptor modified T cells against CD19 in Chinese patients with relapsed/refractory acute lymphocytic leukemia. Clin Cancer Res,2016.[Epub ahead of print]

[81] Hu Y,Sun J,Wu Z,et al. Predominant cerebral cytokine release syndrome in CD19-directed chimeric antigen receptor-modified T cell therapy. J Hematol Oncol,2016,9(1):70.

（黄　河）

第五节　多发性骨髓瘤研究现状

摘要　多发性骨髓瘤（MM）是常见的血液系统恶性疾病之一，约占所有血液系统恶性肿瘤的10％，其特征是单克隆的浆细胞异常增生并分泌大量单克隆免疫球蛋白，浸润骨髓和软组织，引起骨病或病理性骨折、肾功能衰竭、贫血和感染等一系列的临床症状和器官功能障碍，严重影响人类健康。近年来，MM 在诊断、预后评估和治疗等方面均取得了巨大进展：国际 ISS 分期系统广泛应用于临床并正取代 Durie-Salmon 分期；新的修订版 ISS 分期（Revised ISS，R-ISS）及 S-Mart 分期用于预后判断；国际统一的疗效标准出现；血清游离轻链的检测和细胞遗传学异常对于患者诊断、分型和预后判断的意义；影像学检查在 MM 骨病评估作用的地位；微小残留病灶检测技术的不断更新；蛋白酶体抑制剂和免疫调节剂在 MM 诱导、巩固和维持治疗的应用；造血干细胞移植尤其是自体造血干细胞移植在 MM 巩固治疗中的地位；免疫治疗如单克隆抗体、免疫检查点抑制剂和嵌合抗原受体 T 细胞免疫疗法治疗的不断涌现。这些进展使得 MM 的治疗选择越来越具有多样性，患者总体生存时间越来越长，生活质量越来越高。本章综述 MM 的研究现状，主要概述多发性骨髓瘤的发病机制、分型、分期、临床表现、诊断标准、预后分层等，并讨论 MM 在治疗方面的新进展。

Abstract　Multiple myeloma（MM）is one of the common hematologic malignancies that accounts for more than 10％ of all hematologic malignancies. MM is characterized by abnormal proliferation of monoclonal plasma cells which secret a large amount of monoclonal immunoglobulins and infiltrate bone marrow and soft tissue, causing a constellation of symptoms and visceral organ damages, such as osteolytic lesions or pathological fractures, renal failure, anemia, and infection. It seriously affects human health. Significant advancement has been made in diagnosis, prognosis assessment, and treatment of MM in recent years. This include International Staging System（ISS）now widely used in clinical practice in replacing the Durie-Salmon system; the revised ISS（R-ISS）and S-Mart staging system for prognosis assessment; an updated international response criteria; the development of serum free light chain detection; the recognition of specific cytogenetic abnormalities and their role in classification and prognosis; imaging studies in the assessment of MM bone lesions; the development of minimal residual lesion detection technology; proteasome inhibitors and immunomodulators for MM induction, consolidation and maintenance therapy; autologous hematopoietic stem cell transplantation for consolidation treatment; emerging of immunotherapy such as monoclonal antibodies, immunological checkpoint inhibitors and chimeric antigen receptor T cell immunotherapy（CAR-T cell）. These advances have resulted in expanded treatment options, improved quality of life and prolonged survival for MM patients. In this chapter, we present a focused review of MM, such as the etiology and pathogenesis, the typing and staging, the clinical manifestation, the diagnosis criteria, the prognosis and treatment. The evolution of drug therapy and stem-cell transplantation, as well as the development of novel agents is discussed.

多发性骨髓瘤（multiple myeloma，MM）是最常见的恶性浆细胞病，骨髓内单克隆浆细胞恶性增生并分泌大量单克隆免疫球蛋白，血清出现单克隆免疫球蛋白，正常多克隆浆细胞增生和多克隆免疫球蛋白分泌受到抑制，尿内出现本周氏蛋白，引起广泛溶骨性破坏、反复感染、贫血、高钙血症、高黏滞综合征、肾功能不全等临床表现。

一、病因学

MM 的病因目前尚未完全明确。电离辐射、慢性抗原刺激、遗传因素、病毒感染等可能与 MM 发病有关。研究发现,接触放射线职业的人群 MM 发病率显著高于正常人群,发病率高低与接受的放射线剂量成正相关,提示电离辐射可诱发此病。少数文献报告,长期接触某些化学物质如石棉、砷、杀虫剂、石油、塑料、橡胶类可诱发此病。长期慢性抗原刺激者亦较易发生 MM。

二、发病机制

MM 细胞是一种终末分化的浆细胞,针对发病机制的研究认为 MM 是一种由复杂的基因组改变和表观遗传学异常所驱动的恶性肿瘤,而 MM 细胞与骨髓微环境的相互作用进一步促进了细胞增殖和疾病克隆演变,并导致疾病发展。

1. 遗传因素

MM 细胞的初始遗传学异常主要包括涉及 14 号染色体免疫球蛋白重链(IgH)位点的易位及染色体多倍体的产生,而 MM 的前体病变意义未明的单克隆免疫球蛋白增多症(monoclonal gammaopathy of undetermined significance,MGUS)及冒烟型多发性骨髓瘤(smoldering multiple myeloma,SMM)中亦存在这些起始异常,提示遗传学异常对 MM 的发生是必要而不充分条件,而晚期的致瘤事件及"二次打击"(包括基因突变、基因二次易位等)则在 MM 的发生发展中发挥重要作用。

2. 表观遗传学异常

关于表观遗传学异常在 MM 发病中的作用尚在研究中。MM 细胞中存在某些抑癌基因的高度甲基化从而使其表达沉默,提示甲基化可能在促进 MM 的发生发展中具有重要作用。同时组蛋白去乙酰化酶在 MM 细胞中通常高度活化,导致癌基因转录增加。通过 miRNA 微阵列分析亦发现,在 MM 细胞中存在 miR-21、miR-32、miR-17-92、miR-106b、miR-181a 和 b、miR-221、miR-382 等的过表达,而 miR-15a、miR-16 表达下降。

3. 骨髓微环境

MM 细胞并不是独立生长,而是与其所在骨髓微环境紧密相关。研究证实,骨髓微环境中的基质细胞能够通过细胞间相互作用、分泌多种生长因子、细胞因子等方式诱导 MM 细胞增殖、抗凋亡及归巢,但其在 MGUS 及 SMM 进展为 MM 过程中的明确致病原理仍待研究。

三、临床表现

MM 起病缓慢,可数月至 10 余年无症状,早期易被误诊。MM 的临床表现繁多,主要有"CRAB"临床表现,表现为高钙血症(calcium elevation,C)、肾功能不全(renal insufficiency,R)、贫血(anemia,A)和骨质病变(bone disease,B),除此之外还可以有感染、出血、神经症状、淀粉样变等。

1. 骨痛、骨骼变形和病理性骨折

骨髓瘤细胞分泌破骨细胞活性因子而激活破骨细胞,使骨质溶解、破坏,骨骼疼痛是最常见的早期症状,约占 70%,疼痛程度轻重不一,早期常是轻度的、暂时的,随病程进展会变得持续而严重,多为腰骶、胸骨、肋骨疼痛。初起时疼痛可为间发性或游走性,后渐加重而呈持续性,局部有压痛、隆起或波动感,可伴发病理性骨折,经常在负重部位,常有几处骨折同时发生。除骨痛、病理性骨折外,还可出现骨骼肿物,常为多发性,常见部位是胸肋骨、锁骨、头颅骨、鼻骨、下颌骨等。

2.贫血

贫血较常见,部分患者以贫血为首发症状,贫血程度不一,一般早期贫血程度轻,后期贫血严重。造成贫血的主要原因是骨髓中瘤细胞恶性增殖浸润,影响造血功能;异常浆细胞导致红系前体细胞凋亡增加,铁利用障碍等。

3.肾功能损害

50%～70%的患者可出现蛋白尿、管型尿,或急、慢性肾衰竭。肾衰竭发病机制主要是由于血液中过多的轻链产生,分子量很小的轻链从肾小球滤过后被近曲小管重吸收后沉积在上皮细胞胞质内,使肾小管变性,功能受损;未被重吸收的轻链蛋白可形成管型,阻塞肾小管。此外高钙血症、尿酸过多也可能引起肾功能损害。

4.高钙血症

高钙血症系由骨质破坏引起血钙逸出、肾小管分泌钙减少及单克隆免疫球蛋白与钙结合所致。可引起头痛、呕吐、多尿、便秘,重者可引起心律失常、急性肾衰、昏迷甚至死亡,故需紧急处理。

5.继发感染

感染多见于细菌,最常见为细菌性肺炎、泌尿系感染、败血症,亦可见真菌、病毒。正常多克隆B细胞—浆细胞的增生、分化、成熟受阻,正常多克隆免疫球蛋白生成减少,异常单克隆免疫球蛋白缺乏免疫活性,机体免疫力下降,导致感染反复发生。

6.高黏滞综合征

血清中M蛋白增多,尤其是IgA和IgM,易聚合成多聚体,使血液黏滞度过高,引起血流缓慢、组织瘀血和缺氧。常见症状有头晕、眼花、手指麻木、视力障碍,并可突发晕厥、意识障碍甚至昏迷,在视网膜、中枢神经和心血管系统尤为显著。眼底检查可见视网膜静脉扩张呈结袋状扩张,伴有渗血、出血。

7.出血倾向

鼻出血、牙龈出血和皮肤紫癜多见,严重者可见内脏及颅内出血。出血的发生机制主要有:血小板减少,且M蛋白黏附在血小板表面影响血小板功能;M蛋白与纤维蛋白单体结合影响纤维蛋白多聚化及Ⅷ活性,导致凝血障碍;高免疫球蛋白血症和淀粉样变性损伤血管壁。

8.淀粉样变性

由免疫球蛋白的轻链与多糖的复合物沉淀于组织器官引起,受累组织器官较广泛,常发生于舌、皮肤、心脏、胃肠道周围神经、肝、肾、脾、肺等部位。

9.髓外浸润

可表现为肝、脾、淋巴结、肾等器官肿大和髓外浆细胞瘤。MM细胞浸润至外周血,浆细胞超过$2×10^9/L$,可诊断为浆细胞白血病。

10.神经系统损害

症状多种多样,既可表现为周围神经病和神经根综合征,也可表现为中枢神经系统症状。胸腰椎的压缩性骨折可导致截瘫。

11.高尿酸血症

由骨髓瘤细胞分解产生尿酸增多、肾脏排泄尿酸减少引起,可造成肾脏损害,应及时预防和处理。

四、实验室检查

（一）血液检查

（1）血常规：贫血可为首发征象，多属正常细胞、正常色素性，可伴有少数幼粒、幼红细胞，也可因失血表现为小细胞低色素性贫血。白细胞、血小板计数正常或减低。晚期有全血细胞减少，骨髓瘤细胞在血中大量出现。

（2）生化检查：球蛋白升高、人血白蛋白降低、血清尿素氮和肌酐可增高。因骨质广泛破坏，出现高钙血症，血磷也增高，血清碱性磷酸酶一般正常或轻度增加，高尿酸血症较常见。

（3）血清免疫球蛋白定量：可见单克隆免疫球蛋白或轻链增高，其他 Ig 则减少。

（4）单克隆免疫球蛋白血症的检查：

1）血清蛋白电泳：可见一浓而密集的染色带，扫描呈现基底较窄单峰突起的 M 蛋白；

2）免疫固定电泳：可确定 M 蛋白的类别并对骨髓瘤进行分型；

3）血清游离轻链（serum free light chain，sFLC）：结合蛋白电泳和免疫固定电泳能提高各种浆细胞疾病检测的敏感性。

（5）β_2 微球蛋白、C 反应蛋白（C-reactive protein，CRP）：β_2 微球蛋白是由浆细胞分泌的，与全身骨髓瘤细胞总数有显著相关性，但易受肾功能影响。CRP 血清浓度与疾病分期有关，随病情变化而升高或降低，反映 MM 病情和预后，但易受感染等其他因素影响，不具有特异性。

（6）乳酸脱氢酶（lactic dehydrogenase，LDH）：可反映肿瘤负荷，用于提示预后和预测治疗效果。

（7）外周血涂片：红细胞常呈缗钱状排列。

（8）红细胞沉降率（erythrocyte sedimentation rate，ESR）：显著增快。

（9）肌钙蛋白、脑钠肽（brain natriuretic peptide，BNP）、前体脑钠肽（NT-proBNP）：心功能不全及怀疑合并心脏淀粉样变性或者轻链沉积病患者可增高。

（二）尿液检查

（1）尿常规和尿蛋白定量：90％患者有蛋白尿。

（2）尿免疫固定电泳：证实单克隆免疫球蛋白和轻链。

（3）尿轻链：多数患者伴有尿轻链增高，出现本周氏蛋白（Bence-Jones protein）。本周氏蛋白由游离 κ 轻链或 λ 轻链构成，分子量小，可在尿中大量排出，当尿液逐渐加温至 $45\sim60\ ℃$ 时，本周氏蛋白开始凝固，继续加热至沸点时重新溶解，再冷却至 $60\ ℃$ 以下又出现沉淀。

（三）骨髓检查

1.骨髓涂片

主要为骨髓瘤细胞的出现，一般占有核细胞数的 5％ 以上，并伴有质的改变，常为增生性骨髓象。异型浆细胞形态大小不一，成熟程度不同，核偏位，核浆比例大，核仁 1～2 个，核染色质较疏松，有时可见核畸形，胞质丰富，可见空泡与少量嗜苯胺蓝颗粒。骨髓瘤细胞可呈弥漫性或灶性分布，因而有时需多部位穿刺。

2.骨髓活检

骨髓活检可提高检出率,常用的免疫组化标记有 CD5、CD19、CD23、CD25、CD20、CD38、CD56、CD138、κ 轻链、λ 轻链等。

3.多参数流式细胞术

通过快速测定液流中单个细胞的荧光、电阻、光吸收、散射等性质测定细胞的大小、表面抗原、受体等生物学特点的技术。该方法通过检测 MM 患者细胞表面分子标志物来区分正常和异常浆细胞。检测常采用 4 色以上标记抗体,而 6 色或 8 色能提高对检测的敏感度。多数 MM 患者 CD138 表达量增多,其他相关分子包括 CD19、CD38、CD45、CD20、CD56、κ 轻链、λ 轻链、cD27、CD28、CD81、CD117、CD200 等,异常浆细胞的特点大多是 CD38、CD19、CD45、CD27、CD81 下调,而 CD28、CD56 上调。

4.细胞遗传学检查

目前临床应用中 MM 细胞遗传学检测手段主要包括传统的染色体核型分析、常规间期免疫荧光原位杂交(interphase immune fluorescent original hybridization,i-FISH)及 CD138 磁珠分选结合间期 FISH(MACS-FISH)技术。其中 MACS-FISH 检测技术的应用不断被推广,已被国际骨髓瘤工作组(international myeloma workgroup,IMWG)推荐作为 MM 危险分层的重要工具。MM 细胞染色体异常主要包括数量异常(超二倍体)和结构异常(染色体易位、缺失)两大类。超二倍体在 MM 疾病早期较为常见,检出率约为 50%~60%,包括 3、5、7、9、11、15、19 及 21 号染色体三体等。最常见的染色体缺失包括 13、14、16、20、22、X 和 Y 等染色体缺失。涉及 14 号染色体免疫球蛋白重链(IgH)位点的染色体易位是 MM 细胞中最常见的染色体易位,被认为是 MM 的原发染色体异常,在 MM 患者中检出率约 50%~60%,其中最常见的是 t(11;14),检出率为 18%~31%,能够导致细胞周期蛋白 CCND1 高表达;其次是 t(4;14),检出率为 10%~15%,导致 MMSET/FGFR3 异常表达;t(14;16)的检出率约为 4%~5%,导致转录因子 c-MAF 过度激活;而(14;20)与 t(6;14)的检出率极低,分别约占 1.5% 与 1.2%。MM 疾病进展、复发、耐药时常发生多种染色体缺失及扩增等继发遗传学异常(二次打击),主要包括 del(17p)、1 号及 13 号染色体异常和 MYC 基因扩增/易位等。del(17p)为 MM 患者的高危因素,导致抑癌基因 TP53 失活,初诊 MM 患者中检出率约占 10% 左右;MM 患者常见 1 号染色体异常 1p32 缺失及 1q21 扩增,两者常同时出现,随着疾病进展至复发难治或浆细胞白血病时,1q 异常的检出率更高且结构更复杂;13 号染色体异常主要表现为 13q14 缺失,检出率约 37%,主要影响视网膜母细胞瘤(retinoblastoma,RB)1 基因。此外,MM 细胞遗传学异常还涉及包括 NRAS、KRAS、TP53、FAM46C 和 DIS3 等的多种基因突变。部分研究中利用单核苷酸多态性(single nucleotide polymorphism,SNP)测序分析发现,MM 细胞中存在涉及 16q、1q、1p、12p、14q、16q 和 22q 等的多种染色体重组,且与预后相关。

(四)影像学检查

MM 患者因骨质破坏导致的骨痛、高钙血症、骨质疏松、溶骨性破坏及病理性骨折通称为骨髓瘤骨病。MM 常用的影像学检查方法主要有 X 线、CT、MRI、PET/CT 等。

1.X 线

X 线主要表现为无硬化边缘的穿凿样溶骨性病变,在长骨可为骨内膜破坏,但在骨小梁的溶骨性病变达 30% 以上时才能显示,即使在治疗有效后 X 线片上仍可表现为溶骨性病变,这是其最主要的限制,且 X 线有一定的假阳性率。另外,X 线往往需要摄片 10～20 张才能反映较完整的骨骼系统,而且胸骨、肋骨、肩胛骨、脊柱显影不良。但由于 X 线检查过程简单,价格便宜,且对颅骨和四肢骨病变的检出率比 CT 更高,目前仍被广泛用于 MM 的筛查中。

2. CT

MM 的 CT 表现与 X 线相似,主要为溶骨性病变。CT 能够更好地评估骨折风险和脊柱压缩性骨折的稳定性,对骨皮质和骨小梁有较高的敏感性和分辨率,对脊柱、胸廓、骨盆的溶骨性病变的敏感性高于 X 线,还可以看出有无脊髓和神经根受压。与 X 线相似,在疾病完全缓解之后,骨病变在 CT 片上依然存在。CT 检查最主要的缺点是辐射较大,且含碘对比剂有损肾功能,因此提出了全身低剂量 CT(WB-LDCT)。全身低剂量 CT 的优点在于能够减少 X 线对人的危害,且更低剂量放射线对组织的穿透性减弱,提高了 X 线诊断的敏感性,使一些轻度损伤的骨病能更清楚地显现。2015 年 IMWG 会议将 CT(包括全身低剂量 CT)或 PET/CT 检查提示 1 处或多处溶骨性病变(直径≥5 mm)作为 MM 骨病的诊断标准。对于压缩性骨折,需用 X 线或 MRI 检查骨折部位是否存在溶骨性病变。

3. MRI

MM 骨病变在 MRI 的 T1 加权像上表现为低信号,在 T2 加权像上表现为中高信号。MRI 对软组织和骨髓的分辨率很高,是检测弥漫性骨髓浸润和压缩性骨折的最敏感的手段。MRI 有较高的预后评估价值,2015 年 IMWG 会议将 MRI 检查发现局灶性病变(focal lesion,FL)＞1 处视为预后差的生物学标志之一,且 MRI 中病变直径需≥5 mm。如病灶直径＜5 mm,还需行 CT 或 PET/CT 检查加以证实。

4. PET/CT

以[18]F 标记的脱氧葡萄糖为显像剂的 PET/CT(^{18}F-FDG PET/CT)被认为是 MM 分期和疗效评价的金标准,能够直观地显示出肿瘤负荷,与 MRI 相比有较高的敏感性和特异性,但是其对脊柱的敏感性比 MRI 低,对弥漫性病变的漏诊率约 30%,所以对于 PET/CT 检查表现为阴性者应加做脊柱 MRI。PET/CT 是检出髓外病变(EMD)最敏感的手段,可以区分活动性和非活动性病变。PET/CT 检测出的 EMD、最大标准摄取值(SUVmax)、FL 的数量是重要的预后指标。随着 PET/CT 检查在 MM 诊治中的作用越来越多地被发掘,专家们正致力于将影像学指标标准化,以为评价病情提供最准确的标准。

(五)其他检查

怀疑淀粉样变性者,需行腹部皮下脂肪、骨髓、直肠黏膜或受累器官、部位活检,并行刚果红染色。怀疑心功能不全及怀疑合并心脏淀粉样变性者,需行超声心动图检查。

五、临床分期

MM 的临床分期主要有 Durie-Salmon(DS)分期体系(表 4-21)和国际分期体系(ISS)(表 4-22)。其中,DS 分期主要反映肿瘤负荷,ISS 和新的修订版 ISS 分期(Revised ISS,R-ISS)分期主要用于判断预后。

表 4-21　Durie-Salmon 分期体系

分期	分期标准
Ⅰ期	满足以下所有条件： (1)血红蛋白>100 g/L； (2)血清钙≤2.65 mmol/L(11.5 mg/dL)； (3)骨骼 X 线片:骨骼结构正常或骨型孤立性浆细胞瘤； (4)血清骨髓瘤蛋白产生率低:①IgG<50 g/L；②IgA<30 g/L；③本周蛋白<4 g/24 h。
Ⅱ期	不符合Ⅰ和Ⅲ期的所有患者
Ⅲ期	满足以下 1 个或多个条件： (1)血红蛋白<85 g/L； (2)血清钙>2.65 mmol/L(11.5 mg/dL)； (3)骨骼检查中溶骨病大于 3 处； (4)血清或尿骨髓瘤蛋白产生率高:①IgG>70 g/L；②IgA>50 g/L；③本周蛋白>12 g/24 h。
亚型	A 亚型肾功能正常[肌酐清除率>40 mL/min 或血清肌酐水平<177 μmol/L(2.0 mg/dL)] B 亚型肾功能不全[肌酐清除率≤40 mL/min 或血清肌酐水平≥177 μmol/L(2.0 mg/dL)]

表 4-22　国际分期体系(ISS)及修订的国际分期体系(R-ISS)

分期	ISS 的标准	R-ISS 的标准
Ⅰ期	β_2 微球蛋白<3.5 mg/L 和白蛋白≥35 g/L	ISSⅠ期和细胞遗传学标危患者同时 LDH 正常水平
Ⅱ期	不符合Ⅰ和Ⅲ期的所有患者	不符合Ⅰ和Ⅲ期的所有患者
Ⅲ期	β_2 微球蛋白≥5.5 mg/L	ISSⅢ期同时细胞遗传学高危患者[a] 或 LDH 高于正常水平

注:a.细胞遗传学高危指间期荧光原位杂交检出 del(17p)、t(4;14)、t(14;16)，标危即未出现此类异常。

六、分型

(一)根据免疫球蛋白分型

(1)IgG 型:最多见,约占 50%～60%,易感染,但高钙血症和淀粉样变较少见。

(2)IgA 型:约占 25%,高钙血症明显,合并淀粉样变、出现凝血异常及出血倾向机会较多,易造成肾功能损害,骨髓中有火焰状瘤细胞,预后较差。

(3)IgD 型:很少见,仅占 1.5%,近年来病例报告例数增加,瘤细胞分化较差,肾衰竭、贫血、淀粉样变和高钙血症多见,易并发浆细胞性白血病和髓外浆细胞瘤,生存期短。

(4)轻链型:约占 20%,M 成分为免疫球蛋白的轻链而没有重链。多有本周氏蛋白尿,易合并肾功能衰竭和淀粉样变性,诊断须有多发性溶骨病变。此型瘤细胞分化较差,细胞增殖迅速,预后很差。

(5)IgE 型:极罕见。至今国际上仅有少数病例报告。溶骨性病变少见,外周血浆细胞增多,可表现为浆细胞白血病血象。

(6)非分泌型:占 1% 以下,具有骨髓浆细胞恶性增生、骨质破坏、贫血、骨痛、正常免疫球蛋白减少、反复感染等临床表现,但血与尿中无 M 蛋白,M 蛋白仅存在浆细胞内。极少数为不合成型,即浆细胞内亦不能测得 M 蛋白。

(7)IgM 型:国内少见,易引起高黏滞血症。

(8)双克隆型或多克隆型:少见,双克隆常为 IgM 与 IgG、IgA 联合,轻链多属于同一种类型,偶为两种轻链。多克隆型罕见。

(二)特殊类型多发性骨髓瘤

1. SMM(smoldering myeloma)

指符合 MM 诊断标准,但缺乏贫血、高钙血症、溶骨性病变和肾功能损害等表现,一般不急于治疗,可等待观察,疾病进展至症状性骨髓瘤后开始治疗。

2. 骨孤立性浆细胞瘤

组织学证实骨内孤立的瘤体内含单克隆浆细胞,而放射学检查无 MM 依据。骨髓穿刺显示浆细胞小于 5%。患者可发展为 MM 或出现新病灶,也可无症状生存数年。

3. 骨硬化骨髓瘤(POEMS 综合征)

临床常以多发性神经病变、器官肿大、内分泌病变、M 蛋白和皮肤改变为表现特征。常无贫血而血小板增多,骨髓内浆细胞小于 5%,诊断须骨硬化病灶活检发现单克隆浆细胞。

4. 髓外浆细胞瘤

浆细胞瘤原发于骨髓以外的部位,常见于头颈部,血尿检查、骨髓象、放射学检查均无 MM 证据。

七、诊断

在过去 10 年中,随着对 MM 生物学特性了解的不断深入以及实验室和影像学新技术应用的普及,国内外对 MM 的诊断标准进行了多次修订和更新。在 2011 版《中国多发性骨髓瘤诊治指南》中,删除了 2008 版中关于主要标准、次要标准的描述,强调在发现血清和(或)尿液 M 蛋白的基础上,若能证实克隆性浆细胞的存在,即可诊断为 MM。如果同时伴有相关的器官或组织的损害,即 CRAB 等症状表现,则诊断为症状性 MM,需立即治疗。2014 年 IMWG 会议在原有的 CRAB 临床表现基础上加入了 3 个生物学标记(见表 4-23),即 SLiM,从而组成了新的 SLiM-CRAB 诊断标准。2017 年我国学者也在《中国多发性骨髓瘤诊治指南》中更新了 MM 的诊断标准,纳入了 SLiM 的 3 个生物学指标,出现这些生物学标记的高危 SMM 患者就等同于活动性 MM,是需要开始治疗的指征(见表 4-24)。

表 4-23　活动性(有症状)多发性骨髓瘤诊断标准

(需满足第 1 条及第 2 条,加上第 3 条中任何 1 项)

1.骨髓克隆性浆细胞比例≥10%和/或组织活检证明有浆细胞瘤

2.血清和/或尿出现单克隆 M 蛋白[a]

3.骨髓瘤引起的相关表现

(1)靶器官损伤表现(CRAB)[b]

- [C]校正血清钙>2.75 mmol/L[c]
- [R]肾功能损害(肌酐清除率<40 mL/min 或肌酸>177 μmol/L)
- [A]贫血(血红蛋白或血红蛋白低于正常值下限 20 g/L 或<100 g/L)
- [B] 溶骨性破坏,通过影像学检查(X 线片、CT 或 PET-CT)显示 1 处或多处溶骨性病变

(2)无靶器官损害表现,但出现以下 1 项或多项指标异常(SLiM)

- [S]骨髓克隆性浆细胞≥60%[d]
- [Li]受累/非受累血清游离轻链比≥100[e]
- [M] MRI 检查出现>1 处 5 mm 以上局灶性骨质破坏

注:a. 无血、尿 M 蛋白量的限制,如未检出 M 蛋白(诊断不分泌型 MM),则需骨髓瘤单克隆浆细胞≥30%或活检为浆细胞瘤,并需要行免疫组化等证实 κ 或 λ 轻链限制性表达;b. 其他类型的终末器官损害也偶有发生,且需要治疗,若证实这些脏器的损害与骨髓瘤相关,可进一步支持诊断和分类;c. 校正血清钙(mmol/L)=血清总钙(mmol/L)-0.025×人血白蛋白浓度(g/L)+1.0(mmol/L),或校正血清钙(mg/dL)=血清总钙(mg/dL)-人血白蛋白浓度(g/L)+4.0(mg/dL);d. 浆细胞单克隆性可通过流式细胞学、免疫组化、免疫荧光的方法鉴定其轻链 κ、λ 限制性表达,骨髓浆细胞比例优先于骨髓细胞涂片和骨髓活检方法,在穿刺和活检比例不一致时,选用浆细胞比例高的数值;e. 建议使用英国 The Binding Site Group (Birmingham,UK)的检测技术,需要受累轻链数值至少≥100 mg/L。

表 4-24　冒烟型骨髓瘤(SMM)诊断标准

(需满足第 3 条,加上第 1 条和/或第 2 条)

1.血清单克隆 M 蛋白≥30 g/L 或 24 h 尿轻链≥1 g

2.骨髓克隆性浆细胞比例 10%～60%

3.无相关器官及组织的损害(无 SLiM、CRAB 等终末器官损害表现,包括溶骨改变)

注:SLiM、CRAB 表现的具体内容参见表 4-23。

八、鉴别诊断

1.反应性浆细胞增多症

常与细菌感染、病毒感染、自身免疫性疾病、肝脏疾病等伴发,骨髓中浆细胞增多,均为正常成熟浆细胞,血清免疫球蛋白无 M 蛋白,呈正常多克隆性增多,且水平升高有限,IgH 克隆性重排阴性、浆细胞 CD56 阴性,临床上常有原发性疾病的表现,无 MM 相关的临床表现。

2.意义未明的单克隆丙种球蛋白血症(MGUS)

MM 早期易与 MGUS 混淆。MGUS 具有以下特点:骨髓浆细胞<10%,形态正常,且浆细胞标记指数(plasma cell labeling index,PCL)<0.8%;M 蛋白 IgG<30 g/L,IgA<20 g/L,正常免疫球蛋白不减少;无溶骨性骨损和 MM 相关症状和体征。另外,目前又提出单克隆免疫球蛋白相关肾损害(MGRS),这是由于单克隆免疫球蛋白或其片段导致的肾脏

损害,其血液学改变更接近 MGUS,但出现肾功能损害,需要肾脏活检证明是 M 蛋白沉积等病变所致。

3. 原发性巨球蛋白血症

又名 Waldenstrom 巨球蛋白血症(Waldenstrom macroglobulinemia,WM),属浆细胞病范畴。血清中虽有大量单克隆免疫球蛋白 IgM,但骨髓中有淋巴样浆细胞增生、浸润而非骨髓瘤细胞,一般无溶骨性病变,高钙血症、肾功能不全少见。需与 IgM 型 MM 鉴别。

4. 原发性系统性淀粉样变性

由淀粉样物(即免疫球蛋白的轻链)沉淀于组织器官中而引起。可有血清 M 蛋白和本周氏蛋白尿,但骨髓中无骨髓瘤细胞,也无溶骨病变,无高钙血症、高黏滞综合征。

5. 重链病

血清中仅有单克隆免疫球蛋白重链存在,轻链缺如。无本周氏蛋白尿,多无骨骼破坏等临床表现。

6. 浆母细胞性淋巴瘤

浆母细胞型 MM 的髓外浸润和髓外间变性浆细胞瘤与浆母细胞性淋巴瘤的鉴别具有争议。由于免疫表型有重叠,因此从临床表现进行区别尤为重要,骨髓活检/涂片中浆细胞比例及形态、骨髓流式细胞学结果、血清免疫球蛋白电泳有无单克隆的免疫球蛋白出现、全身放射性核素骨扫描结果、有无血尿 M 蛋白、CRAB 症状等临床情况对排除浆母细胞性淋巴瘤有帮助。

7. 骨转移癌

常有原发肿瘤,骨痛多在静息时,尤其在夜里严重。一般血中无 M 蛋白成分,即使伴发单克隆免疫球蛋白增多,其增高水平也有限。多伴有成骨表现,溶骨缺损周围骨密度增加,血清碱性磷酸酶升高。骨髓穿刺或活检可见成堆转移癌细胞,该细胞形态及分布与骨髓瘤细胞显著不同。

8. 骨结核病

骨结核骨痛多轻微,钝痛,休息时减轻,劳动后加重,不影响夜间睡眠。X 线片显示受累椎体变窄,边缘不整齐,密度不均匀,常见死骨形成。

九、治疗

随着新的细胞遗传学、分子和蛋白组学技术的进步,人们增进了对骨髓瘤疾病发病机制的认识,多发性骨髓瘤的治疗手段发展迅速。目前 MM 的治疗目的、目标已发生变化,MM 的治疗目的是使患者迅速改善症状,提高生活质量,获得长期生存。治疗目标是在可耐受的情况下尽早获得 CR,接受后续的新药治疗,最大限度降低肿瘤负荷,减少重要脏器功能受损,以利于后续治疗缓解症状,提高生活质量,获得长期生存。通过必要的疗程和必要的巩固与维持治疗,提高疗效持续时间。

(一)治疗原则

对有症状的 MM 应采用系统治疗,包括诱导、巩固治疗(含干细胞移植)及维持治疗,达到疾病稳定(stable disease,SD)及以上疗效时可用原方案继续治疗,直到获得最大限度的缓解。不建议在治疗有效的患者中变更治疗方案,而未获得分子学缓解(molecular remission,MR)的患者应变更治疗方案;对适合自体移植的患者,应尽量采用含新药的诱导治疗＋干细胞移植;诱导治疗中应避免使用干细胞毒性药物(避免使用烷化剂以及亚硝脲类药物,来那度胺的使用不超过 4 个周期)。

（二）传统化疗

自 20 世纪 60 年代以来,MP(美法仑＋泼尼松)方案被认为是老年多发性骨髓瘤患者的标准治疗方案。从 80 年代开始,多药联合化疗方案的出现,如 VAD(长春新碱,多柔比星,地塞米松)方案、M2 方案(长春新碱,卡莫司汀,美法仑,环磷酰胺,泼尼松),使治疗有效率有所提高,但中位存活期并无显著延长。MP 方案应用方便,适用于门诊和家庭用药,一般用于肿瘤负荷较小的患者,但治疗效果不令人满意,有效率在 30％～60％,中位生存期为 21～30 mon,完全缓解率(complete remission,CR)＜5％。由于烷化剂对造血干细胞会造成伤害,故适合自体干细胞移植的患者,不建议用美法仑等药作诱导治疗。

（三）新药治疗

近 15 年来,以第一代和第二代免疫调节及抗血管新生作用为主的药物沙利度胺、来那度胺和第一代蛋白酶体抑制剂硼替佐米为代表,联合传统化疗药物的广泛应用显著提高了 MM 治疗的疗效。MM 患者的缓解率及缓解质量明显提高,大幅度改善了患者的预后及生活质量。

1. 硼替佐米

硼替佐米是人工合成的二硼酸盐类似物,是以肿瘤内蛋白酶体为靶点的全新药物。蛋白酶体途径是细胞内各种调节蛋白降解的最主要方式。二肽硼酸盐万珂(velcade)是最早进入临床的蛋白酶体抑制剂,它特异性地作用于蛋白酶体 26S 亚基,减少 I-κB 的降解,抑制 NF-κB 的活性,减少 IL-6 分泌,促进 MM 细胞凋亡。硼替佐米的常用剂量和疗程是 1.3 mg/m^2,在 28 d 的治疗周期中的第 1、4、8 及 11 d 应用。主要的副作用包括乏力、胃肠道反应、周围神经病变、血小板减少等。硼替佐米引起周围神经病变的机制尚不清楚,目前尚无有效的治疗药物,主要是对症处理,减少剂量、每周一次或改为皮下注射的给药方式可减少其发生率和严重程度。

2. 沙利度胺

沙利度胺治疗 MM 的作用机制主要有抗血管新生、免疫调节剂、抗肿瘤细胞增殖等。用法为 100～200 mg 每天口服,主要的副作用包括便秘、疲乏、嗜睡、深部静脉血栓形成和周围神经病变。本药可致畸胎,妊娠妇女禁用本药。沙利度胺联合其他新药或传统药物在初治及复发和难治性 MM 均有一定疗效,目前不建议作为高危患者的维持治疗用药。

3. 来那度胺

来那度胺是沙利度胺的衍生物,在体外显示出了对 MM 细胞系更强的有效活性。与地塞米松联用,无论作为二线治疗难治性 MM,还是一线初治 MM,均有较好的疗效。用法为 25 mg/d 口服,连续 3 wk 治疗后停 1 wk,28 d 为 1 个疗程。主要不良反应有白细胞和血小板减少、过敏性皮炎等。

（四）中国尚未上市的新型药物治疗

近年来,新型蛋白酶体抑制剂和免疫调节剂、组蛋白去乙酰化酶抑制剂、抗 CD38 单抗等新药及 CAR-T 等免疫治疗在 MM 治疗的基础研究和临床试验中显示出较好的疗效,为 MM 患者带来新的希望。

1.新型蛋白酶体抑制剂

卡非佐米是选择性、不可逆结合的新一代蛋白酶体抑制剂,与硼替佐米相比,其不良反应少,尤其是神经毒性较低,长期应用耐药率低,并对硼替佐米治疗后复发的患者具有疗效。对于难治复发 MM 的患者,卡非佐米能改善中位缓解持续时间及总体生存。

伊莎佐米是第一个进入临床试验的可口服的可逆性蛋白酶体抑制剂,起始口服剂量为 4 mg,1 次/wk,给药方便、神经毒性较低,对改善患者的生活质量具有重要意义。伊沙佐米联合来那度胺和地塞米松的治疗方案,可以持续有效地控制复发/难治性 MM 的疾病进展,并且对于细胞遗传学高危患者疗效更佳。主要不良反应有乏力和血小板减少。

2.新型免疫调节剂

泊马度胺是第 3 代免疫调节剂,在对复发/难治性 MM 及对硼替佐米、来那度胺耐药患者的治疗中显现出良好的效果。泊马度胺联合低剂量地塞米松的治疗方案副作用小、疗效好。不良反应有骨髓抑制等。

3.组蛋白去乙酰化酶抑制剂(histone deacetylase inhibitor,HDACi)

HDACi 能够通过细胞内途径诱导骨髓瘤细胞凋亡和分化,阻滞细胞周期,但对于正常细胞几乎无影响。多种 HDACi 如帕比司他(panobinostat)、伏立诺他(vorinostat)等已进入 MM 治疗的临床试验。单药治疗效果不佳,但与其他药物尤其是蛋白酶体抑制剂联合,效果明显改善。不良反应主要有骨髓抑制、胃肠道反应。

4.单克隆抗体

Elotuzumab 是抗 CS1(SLAMF7)单克隆抗体,CS1 是一种高表达于 MM 细胞表面的糖蛋白,可促进瘤细胞生长及与骨髓基质细胞的黏附。抗 CS1 单抗可通过抗体依赖细胞介导的细胞毒性作用诱导耐药瘤细胞溶解。其单用无明显抗 MM 效应,但与来那度胺、硼替佐米联用可有良好的效果。其主要不良反应有中性粒细胞减少、贫血和乏力。

Daratumumab 是新型的鼠抗人 CD38 单抗,CD38 分子是单链跨膜糖蛋白,所有 MM 细胞均高表达,参与受体介导的黏附作用、信号转导及钙动员。其可通过 ADCC 或补体介导细胞毒作用(complement dependent cytotoxicity,CDC)诱导细胞凋亡。与 Elotuzumab 不同,Daratumumab 除与来那度胺联用有活性外,其还具有单药活性。不良反应少,最常见的是骨髓抑制。

Pembrolizumab 是抗 PD-1 单抗,PD-1/PD-L1 途径是免疫激活的负调节物,是免疫抑制性肿瘤微环境的关键组成部分,在晚期多发性骨髓瘤中表达上调。一些临床试验结果显示单药治疗的效果不尽如人意,因此 PD-1/PD-L1 与其他疗法联合应用的研究正在广泛开展中,包括与其他免疫调节剂、刺激 T 细胞群的疗法、放疗等多种方法联合应用,并表现出一定效果。不良反应少见,主要有自身免疫相关结肠炎、皮疹和骨髓抑制。

Bevacizumab 是抗血管内皮生长因子(VEGF)单抗,VEGF 在骨髓瘤中高表达,并作为预后判断因素。Bevacizumab 可抑制骨髓瘤细胞信号级联反应的激活,抑制骨髓瘤细胞及基质细胞的增殖。用于 RRMM 的 Ⅱ 期临床研究显示,Bevacizumab+硼替佐米组与硼替佐米+安慰剂组相比,中位 PFS 及 ORR 均改善。不良反应主要有高血压、乏力、血栓栓塞、蛋白尿。

5.其他新型药物

法尼基转移酶抑制剂、蛋白激酶 B 抑制剂、纺锤体驱动蛋白抑制剂、热休克蛋白

90(Hsp90)抑制剂、苯达莫司汀等新型药物不断涌现,为 MM 患者带来新的希望。

（五）细胞免疫治疗

嵌合抗原受体修饰的 T 细胞(chimeric antigen receptor,CAR-T 细胞)、疫苗及过继性免疫治疗在基础研究或临床试验中均能够引起特异性抗 MM 免疫反应,是目前的研究热点。其中靶向 MM 细胞表面抗原(CD19、BCMA、CS1 等)的 CAR-T 细胞治疗的相关研究正在不断开展并获得了初步成效,有望成为治疗 MM 的有效手段之一,但仍需要获得更多的临床数据,以提高 CAR-T 细胞治疗的有效性及安全性(细胞因子风暴、肿瘤溶解反应、脱靶效应等弊端)。

（六）造血干细胞移植治疗

1. 自体干细胞移植（autologous stem cell transplantation,ASCT)

对年龄≤65 岁、体能状况良好且无重大共存疾病的患者,应在诱导治疗后序贯自体干细胞移植巩固治疗,移植候选患者诱导治疗不宜长于 4～6 个疗程,并避免使用影响干细胞毒性药物,以免损伤造血干细胞并影响其动员采集。自体外周血造血干细胞采集的动员方案多采用粒细胞集落刺激因子(granulocyte colony-stimulating factor,G-CSF)联合环磷酰胺(CTX,3～4 g/m^2),CD34 阳性细胞最低要求大于 2×10^6/kg。建议采集足够 2 次移植所需的干细胞量,若首次移植后获得完全缓解(complete remission,CR)或非常好的部分缓解(very good partial remission,VGPR),则暂不考虑第 2 次移植;若首次移植后未达 VGPR,可在 6 个月内序贯行第 2 次移植。移植的预处理方案为美法仑 200 mg/m^2。相比于晚期移植,早期移植者无事件生存期更长。对于原发耐药患者,ASCT 可作为挽救治疗措施。ASCT 不仅在传统化疗时代显著改善了骨髓瘤患者的生存,大量的临床研究均一致证实,即使在新药时代,它仍然具有不可替代的作用。由于我国的经济发展相对落后,特别是地区间的不平衡,我国 MM 的治疗仍处于传统化疗和新药治疗时代,自体造血干细胞移植的地位更加重要。

2. 异基因造血干细胞移植（allogeneic hematopoietic stem cell transplantation,allo-HSCT)

以往的研究表明,高移植相关死亡率(transplantation related mortality,TRM)限制了allo-HSCT 在 MM 中的应用,近年来随着支持治疗的改善,allo-HSCT 的广泛开展,以及对预处理方案的调整降低了 TRM,从而使者 OS 和无病生存得以改善,使 allo-HSCT 治疗MM 的广泛应用成为可能。尤其是 ASCT 后进行非清髓性 allo-HSCT,移植后联合应用供者淋巴细胞回输,既减少了肿瘤负荷又保持了移植物抗骨髓瘤效应,具有低 TRM 和高 CR率,具有良好的应用前景。非清髓或者低强度的异基因移植是一种较新的方法。非清髓性allo-HSCT 提供了一种非肿瘤干细胞源,在产生移植物抗骨髓瘤效应的同时也会导致移植相关的死亡率。

（七）骨髓瘤骨病治疗

双膦酸盐类（bisphophonates）包括伊班二膦酸盐（ibandronate）、唑仑二膦酸盐(zolendronate),与骨有高度亲和力,能够抑制破骨细胞成熟和减少破骨细胞对骨小梁的溶解和破坏,因此能治疗 MM 引起的溶骨性病变,减轻骨痛,阻止骨骼病变的进展及由骨转移所致的高钙血症及其并发症。进行化疗的所有 MM 患者,无论有无明显的溶骨性病变,都需要长期使用双膦酸盐,并根据肾功能调整用药剂量,以提高患者的生活质量。用法:常用帕米膦酸二钠每月 60～90 mg；唑来膦酸 4 mg，每 3～4 wk 1 次，静脉点滴。双膦酸盐有肾毒性，年龄≥65 岁或血清肌酐清除率＞2.0 mg/L 的患者应特别引起注意。

（八）孤立性浆细胞瘤治疗：

对于骨型孤立性浆细胞瘤可对受累野进行放疗（45 Gy 或更大剂量）。而对于骨外型浆细胞瘤可先对受累野进行放疗（45 Gy 或更大剂量），如有必要则行手术治疗。疾病进展为 MM 者，按 MM 治疗。

（九）其他治疗

对无法控制骨痛的患者可以行病变部位的局部放疗，并可给予镇痛药辅助对症治疗。对脊柱压缩性骨折、脊髓压迫或脊柱不稳定患者，可注射骨水泥行脊柱后凸成形术。对于贫血、血钙异常，包括高钙血症、低钙血症、高尿酸血症、肾功能不全、高黏滞综合征、感染等，须加强对症治疗措施。

十、疗效标准

IMWG 疗效标准分为完全缓解（complete remission，CR）、严格意义的缓解（strictly complete remission，sCR）、免疫表型完全缓解（immunophenotyping，ICR）、分子学完全缓解（molecular complete remission，MCR）、部分缓解（PR）、非常好的部分缓解（VGPR）、微小缓解（minimal remission，MR）、疾病稳定（SD）、疾病进展（progression disease，PD）。在治疗期间需每隔 30～60 d 进行疗效评估。

（1）CR：血清和尿免疫固定电泳阴性，软组织浆细胞瘤消失，骨髓中浆细胞＜5%；对仅将血清游离轻链（FLC）水平作为可测量病变的患者，除满足以上 CR 的标准外，还要求 FLC 的比率恢复正常（0.26～1.65）。以上指标均需连续两次评估。

（2）sCR：在满足 CR 标准的基础上，要求 FLC 比率正常，以及经免疫组化或 2～4 色的流式细胞术检测证实骨髓中无克隆性浆细胞。以上指标均需连续两次评估。

（3）ICR：在满足 sCR 标准的基础上，要求经多参数流式细胞术（至少 4 色）检测 10^6 个骨髓细胞，证实无表型异常的浆细胞（克隆性）。

（4）MCR：在满足 CR 标准基础上，要求等位基因特异性寡核苷酸杂交 CR（ASO-PCR）检测阴性（敏感度为 10^{15}）。

（5）PR：①血清 M 蛋白减少≥50%，24 h 尿 M 蛋白减少＞90% 或降至＜200 mg/24 h；②若血清和尿中 M 蛋白无法检测，则要求受累与非受累 FLC 之间的差值缩小≥50%；③若血清和尿中 M 蛋白以及血清 FLC 都不可测定，并且基线骨髓浆细胞比例＞30% 时，则要求骨髓内浆细胞数目减少＞50%；④除上述标准外，若基线存在软组织浆细胞瘤，则要求浆细胞瘤缩小≥50%。以上指标均需连续两次评估。如做影像学检查，则应无新的骨质病变或原有骨质病变进展的证据。

（6）VGPR：蛋白电泳检测不到 M 蛋白，但血清和尿免疫固定电泳阳性；或血清 M 蛋白降低＞90% 且尿 M 蛋白＜100 mg/24 h；在仅依靠血清 FLC 水平作为可测量病变的患者，除满足以上 VGPR 的标准外，还要求受累和未受累 FLC 之间的差值缩小＞90%。以上指标均需连续两次评估。

（7）MR：血清 M 蛋白减少 25%～49%，24 h 尿轻链减少 50%～89%；若基线存在软组织浆细胞瘤，则要求浆细胞瘤缩小 25%～49%；溶骨性病变数量和大小没有增加（可允许压缩性骨折的发生）。

（8）SD：不符合 CR、VGPR、PR 及 PD 标准。如做影像学检查，则应无新的骨质病变或原有骨质病变进展的证据。

（9）PD：诊断至少应符合以下 1 项（以下数据均为与获得的最低数值相比）：(1)血清 M 蛋白升高 95%（升高绝对值须＞5 g/L），若基线血清 M 蛋白≥50 g/L，M 蛋白增加≥10 g/L 即可；(2)尿 M 蛋白升高≥25%（升高绝对值须≥200 mg/24 h）；(3)若血清和尿 M 蛋白无法检出，则要求血清受累与非受累 FLC 之间的差值增加≥25%（增加绝对值须＞100 mg/L）；(4)骨髓浆细胞比例升高≥25%（增加绝对值≥10%）；(5)原有骨病变或软组织浆细胞瘤增大＞25%，或出现新溶骨性病变或软组织浆细胞瘤；(6)出现与浆细胞异常增殖相关的高钙血症（校正后血钙＞2.8 mmol/L 或 11.5 mg/dL）。在开始新治疗前必须进行连续两次疗效评估。除以上外，有条件的单位还可开展 PET-CT、新一代流式细胞术等新技术的检测。

十一、微小残留病灶检测

近年来，随着临床上对 MM 治疗效果的提高，患者的无进展生存（progression-free survival，PFS）和 OS 都获得延长，大部分患者可接近或达到 CR，但多数患者仍面临 MM 复发的难题。目前认为导致 MM 复发的主要原因是体内微小残留病灶（minimal residual desease，MRD）的存在。MRD 是指经治疗获得 CR 后体内残留少量血液肿瘤细胞的状态，通过高敏感度的技术检测 MM 患者 MRD 的状态，可为 MM 的诊断、治疗及预后提供依据。MRD 是 MM 患者的预后因素之一，通过监测 MRD 可以进一步明确 MM 患者的细胞生物学特性，从而决定进一步的治疗方案，改善临床疗效，延长患者生存期。因此，寻找对 MM 细胞具有高度敏感性的 MRD 检测方法迫在眉睫。

1. sFLC 与单克隆免疫球蛋白重/轻链（HLC）

sFLC 和 HLC 被广泛用于免疫球蛋白病的检测。相对于血清总轻链而言，sFLC 比值是一项更敏感的检测手段。治疗后 sFLC 比值达正常水平的 MM 患者的预后相对较好。HLC 是一种新型检测指标，在达到 CR 的 MM 患者中，未受累 HLC 比例相对较高，预示该患者的 PFS 和 OS 期更长。同时 HLC 也是造血干细胞移植后免疫系统恢复的标志物，然而此项技术对于轻链型 MM 患者无效。因此 HLC 对于 MM 的监测作用有待更深入的研究结果证实。

2. 多参数流式细胞术（multi-parameter flow cytometry，MFC）

MFC 检测 MRD 的敏感度依赖于标本质量、所获得的细胞数及用以区分正常和异常浆细胞的抗体组合，保证标本质量对于 MRD 检测的准确性十分关键，若标本中细胞数量未达上述要求，MFC 检测 MRD 的敏感度将会显著降低。MFC 以其检测周期短、花费低、敏感度好等优势，在 MRD 的检测中应用较为广泛。目前 MFC 作为 MRD 检测技术的主要限制是该技术的国际标准技术要素缺乏，以及 MRD 阴性/阳性状态的界定标准尚未统一。

3. 等位基因特异性寡核苷酸分析法（allele specific oligonucleotide polymerase chain reaction，ASO-PCR）

ASO-PCR 技术是通过 PCR 的方法对免疫球蛋白重链可变区基因重排进行鉴定，能从 10^5 个正常浆细胞中检出 1 个异常浆细胞，较 MFC 更为敏感，而且该技术不再局限于新鲜骨髓标本。但是这项技术也有缺陷：①ASO-PCR 对 MRD 的检测只能定性,不能定量;②ASO-PCR需要针对每位患者的 Ig 重排和体细胞突变设计结合于 IGHV 高度可变区的特异性引物,因此耗时长、花费高,难以在临床推广;③虽然 ASO-PCR 比 MFC 敏感度高,但该技术要求检测样本具有较高的肿瘤负荷,因此只适用于 80％MM 患者,约 20％MM 患者因为缺乏特异性 IgH 的扩增位点而不适用于此项技术。

4.二代测序技术(next generation sequencing,NGS)

NGS 利用一系列高通量测序技术进行大规模的基因组 DNA 或 RNA 测序,能快速、准确地获得基因组编码序列。NGS 能检测 B 细胞 Ig 重链基因重排,与传统测序技术相比,NGS 具有高敏感度、高通量等优势,应用范围广泛。但 NGS 是一项花费高的技术,目前难以在临床推广。

5.正电子发射型计算机断层显像(Position emission computed tomography,PET)

PET/CT 将功能代谢图像与解剖图像融合,可以同时评价病灶代谢速度和骨密度变化,为 MM 提供了新的辅助诊断方法。虽然 PET/CT 的空间分辨率只有 6～8 mm,但在检测骨损害方面,PET/CT 能提供比 X 射线摄片分辨率更高的图像。该技术除了能检测高代谢的肿瘤组织外,在 MM 患者治疗过程中若发现氟代脱氧葡萄糖(fluorodeoxyglucose,FDG)抑制,常表明 MM 预后会更好。

6.磁共振成像(magnetic resonance imaging,MRI)

MRI 的优点在于不仅可以显示骨损害,还可以检测 MM 细胞的骨髓浸润和髓外蔓延。Lecouvet 等研究结果显示,中轴骨 MRI 与全身 X 射线摄片(whole-body X-ray,WBXR)相比,MRI 在检测骨损害方面的应用更多,但 WBXR 的检测效果却更好,究其原因,是因为 WBXR 能显示更多的四肢骨损害病灶,对其病灶的检出率更高。此外,约 10％MM 患者合并中轴骨以外的骨损害,而 WBXR 能检出更多的肋骨骨损害病灶。

十二、MM 的预后判断

MM 在生物学及临床上都具有明显的异质性,这使得其在疗效及预后方面差异极大。预后因素主要可以归为宿主因素和肿瘤特征两个大类,单一因素通常并不足以决定预后,需要多因素联合应用对患者进行分期和危险分层。尚有许多在探索中的其他预后因素。在 MM 预后分期各体系中,DS 分期主要反映肿瘤负荷,ISS 主要用于判断预后,R-ISS 是新修订的用于预后判断的分期系统,其中细胞遗传学以及 LDH 水平是独立于 ISS 之外的预后因素,因此 R-ISS 具有更好的预后判断能力,对 MM 患者的预后区分更加清晰有效。此外,梅奥骨髓瘤分层及风险调适治疗(Mayo Stratification of Myeloma And Risk—adapted Therapy,mSMART)分层系统的使用也较为广泛(表 4-25)。2014 年国际骨髓瘤工作组(IMWG)共识中联合应用 ISS 和 FISH 结果对患者进行了危险分层(表 4-26)。除某些特殊情况外,目前仍无确切证据显示可以根据危险分层调整治疗。随着治疗选择的增多,未来的情况将更加复杂,在临床实践及研究中需应用标准化、统一的分期分层体系,并使之进一步优化,才能最终达到个体化治疗。

表 4-25　mSMART 的危险分层系统

危险分层	分层标准
高危	FISH：del(17p)，t(14；16)，t(14；20)
	GEP：高危标志
中危	FISH：t(4；14)
	常规细胞遗传学 del(13)
	亚二倍体
	浆细胞≥3%
低危	包括所有其他及 FISH：t(11；14)，t(6；14)

注：mSMART：Mayo 骨髓瘤分层及风险调适治疗；FISH：荧光原位杂交；GEP：基因表达谱

表 4-26　MWG 的多发性骨髓瘤危险分层

危险分层	分层标准	患者比例(%)	中位生存期(年)
低危	ISS　Ⅰ/Ⅱ期，无 t(4；14)、17p13 缺失和 1q21 扩增，年龄<55 岁	20	>10
中危	所有不符合低危和高危者	60	7
高危	ISS　Ⅱ/Ⅲ期和 t(4；14)/17p13 缺失	20	2

注：ISS：国际分期体系

【思考题】

1. 试述多发性骨髓瘤的诊断标准。
2. 如何对多发性骨髓瘤进行鉴别诊断？
3. 多发性骨髓瘤的治疗进展如何？
4. 如何评价多发性骨髓瘤治疗疗效？

参考文献

[1] Kumar SK. New treatment options for the management of multiple myeloma. J Natl Compr Canc Netw，2017，15(5S)：709-712.

[2] Kumar SK，Callander NS，Alsina M，et al. Multiple myeloma，Version 3. 2017，NCCN Clinical Practice Guidelines in Oncology. J Natl Compr Canc Netw，2017，15(2)：230-269.

[3] Kumar SK，Rajkumar V，Kyle RA，et al. Multiple myeloma. Nat Rev Dis Primers，2017，3：17046.

[4] Rajkumar SV，Dimopoulos MA，Palumbo A，et al. International Myeloma Working Group updated criteria for the diagnosis of multiple myeloma. Lancet Oncol，2014，15(12)：e538-548.

[5] Neri P，Bahlis NJ. Genomic instability in multiple myeloma：mechanisms and therapeutic implications. Expert Opin Biol Ther，2013，13(Suppl 1)：S69-82.

[6] Bianchi G，Munshi NC. Pathogenesis beyond the cancer clone(s)in multiple myeloma. Blood，2015，125(20)：3049-3058.

[7] Chari A,Suvannasankha A,Fay JW,et al. Daratumumab plus pomalidomide and dexamethasone in relapsed and/or refractory multiple myeloma. Blood,2017,130(8):974-981.

[8] Martin T,Baz R,Benson DM,et al. A phase 1b study of isatuximab plus lenalidomide and dexamethasone for relapsed/refractory multiple myeloma. Blood,2017,129(25):3294-3303.

[9] Delforge M,Ludwig H. How I manage the toxicities of myeloma drugs. Blood,2017,129(17):2359-2367.

[10] Manier S,Liu CJ,Avet-Loiseau H,et al. Prognostic role of circulating exosomal miRNAs in multiple myeloma. Blood,2017,129(17):2429-2436.

[11] Harousseau JL,Attal M. How I treat first relapse of myeloma. Blood,2017,130(8):963-973.

[12] Munshi NC,Avet-Loiseau H,Rawstron AC,et al. Association of minimal residual disease with superior survival outcomes in patients with multiple myeloma:A meta-analysis. JAMA Oncol,2017,3(1): 28-35.

[13] Anderson KC,Auclair D,Kelloff GJ,et al. The role of minimal residual disease testing in myeloma treatment selection and drug development:Current value and future applications. Clin Cancer Res, 2017,23(15):3980-3993.

[14] Correia SO,Santos S,Malheiro J,et al. Monoclonal gammopathy of renal significance:Diagnostic workup. World J Nephrol,2017,6(2):72-78.

[15] Radhakrishnan SV,Bhardwaj N,Steinbach M,et al. Elotuzumab as a novel anti-myeloma immunotherapy. Hum Vaccin Immunother,2017,13(8):1751-1757.

[16] Luetkens T,Yousef S,Radhakrishnan SV,et al. Current strategies for the immunotherapy of multiple myeloma. Oncology (Williston Park),2017,31(1):55-63.

[17] Fouquet G,Snell KI,Guidez S,et al. Heavy + light chain analysis to assign myeloma response is analogous to the IMWG response criteria. Leuk Lymphoma,2017:1-7.

[18] Tacchetti P,Pezzi A,Zamagni E,et al. Role of serum free light chain assay in the detection of early relapse and prediction of prognosis after relapse in multiple myeloma patients treated upfront with novel agents. Haematologica,2017,102(3):e104-e107.

[19] Cavo M,Terpos E,Nanni C,et al. Role of 18F-FDG PET/CT in the diagnosis and management of multiple myeloma and other plasma cell disorders:a consensus statement by the International Myeloma Working Group. Lancet Oncol,2017,18(4):e206-e217.

[20] Chatterjee G,Gujral S,Subramanian PG,et al. Clinical relevance of multicolour flow cytometry in plasma cell disorders. Indian J Hematol Blood Transfus,2017,33(3):303-315.

[21] Gay F,D'Agostino M,Giaccone L,et al. Immuno-oncologic approaches:CAR-T cells and checkpoint inhibitors. Clin Lymphoma Myeloma Leuk,2017,17(8):471-478.

[22] 杜辰星,李增军,邱录贵. 多发性骨髓瘤的预后与分层策略. 国际输血及血液学杂志,2017,40(2): 113-119.

[23] 马李洁,李莉娟,张连生. 多发性骨髓瘤治疗现状及前景. 临床荟萃,2015,30(4):476-480.

[24] 中国多发性骨髓瘤诊治指南(2015 年修订). 中华内科杂志,2015,54(12):1066-1070.

[25] 张冰云,李振宇. 多发性骨髓瘤微小残留病检测研究进展. 国际输血及血液学杂志,2016,39(3): 225-228.

(何冬花　郭　杏　蔡　真)

第六节　B 细胞非霍奇金淋巴瘤及其诊治新进展

摘要　恶性淋巴瘤是一种最常见的血液肿瘤。2016 年美国公布资料显示,淋巴瘤发病率居第 7 位,男性和女性分别占所有肿瘤的 5％和 4％，已成为常见的十大肿瘤之一。我国恶性淋巴瘤的发病率也明显增加。近年来，随着免疫学、细胞遗传学、RNA 测序和 DNA 测序等技术的发展，人们对恶性淋巴瘤的发病机制有了更深入的了解，从而使得淋巴瘤的诊治包括靶向治疗等有了飞速的进步。本节就临床常见的慢性淋巴细胞白血病(CLL)、滤泡淋巴瘤(FL)和弥漫性大 B 细胞淋巴瘤(DLBCL)等 B 细胞非霍奇金淋巴瘤(NHL)的发病机理和诊治新进展进行综述。

Abstract　Malignant lymphoma is a common blood cancer, which accounts for about 4％ to 5％ of all cancers. The incidence of this disease has increased in the recent few years in China. Now, biological advances such as immunology, cytogenetic, RNA sequencing and DNA sequencing have led to improved insight into the underlying pathogenic mechanisms. This understanding has led to the discovery of a series of potential therapeutic targets and the development of a plethora of novel drugs for the lymphoma treatment. Here, we review some progresses in pathogenesis and treatment of CLL, FL and DLBCL.

一、慢性淋巴细胞白血病(CLL)/小细胞淋巴瘤(SLL)研究进展

（一）CLL/SLL 的肿瘤细胞起源和分子特点

CLL/SLL 是主要发生在中老年的一种成熟小 B 淋巴细胞克隆增殖性疾病，其免疫表型特征是共表达 CD19、CD5、CD23 和低水平的表面免疫球蛋白。CLL 的细胞起源尚在研究中，有 60％～65％的 CLL 携带免疫球蛋白重链可变区(IGHV)基因突变，提示这部分 CLL 来源于生发中心(GC)，称之为 M-CLL；另有 35％～40％没有 IGHV 基因突变，提示来源于一群 B 细胞，其分化不依赖于 GC，称之为 U-CLL。IGHV 基因突变有预后意义，U-CLL 患者预后差。

CLL 的基因异常在诊断、化疗耐药和向侵袭性转化(Richter syndrome, RS)的不同阶段，其特点不同。按发生频率，初诊时 CLL 常有 del13q14、+12、ATM、TP53、NOTCH1、SF3B1、BIRC3 和 MYD88 基因突变；化疗耐药时和 RS 时，患者基因异常发生频率明显与初诊时不同，见表 4-27。这种基因改变模式对患者预后判断和靶向治疗应用有重要的指导意义。

表 4-27　CLL 不同阶段基因异常特点

初诊 CLL	化疗耐药	RS
Del13q14(50％)	TP53(40％)	TP53(60％)
+12(15％)	BIRC3(25％)	NOTCH1(30％)
ATM(15％)	SF3B1(25％)	MYC(28％)
TP53(5％～10％)	ATM(25％)	Del13q14(20％)
NOTCH1(10％)	NOTCH1(25％)	+12(15％)
SF3B1(5％～10％)	Del13q14(50％)	ATM(12％)
BIRC3(4％)		SF3B1(5％)
MYD88(3％～5％)		BIRC3(0％)

注：斜体表示该基因异常在初诊时出现，但在疾病发展过程中发生频率没有增加。

在细胞遗传和分子水平，美国国立综合癌症网络(NCCN)指南定义 del11q、del17p 和 IGHV 突变是 CLL 预后不良的指标。del17p 在初诊 CLL 的发生率约为 5％～10％，会导致 TP53 失活，是预后差和化疗耐药的重要指标；研究表明，超过 10％肿瘤细胞有 del17p 是患者预后极差的指标。另外，一些没有 del17p 异常的患者也有 TP53 突变。NOTCH1

突变很少出现在单克隆 B 淋巴细胞增多症(MBL),常见于 U-CLL 患者;与 TP53 突变患者相比,NOTCH1 突变患者预后和生存均差。SF3B1 突变主要发生在骨髓增生异常综合征,在初诊 CLL 患者 SF3B1 突变是独立于其他临床和生物学危险因素的预后因子。BIRC1 突变主要发生在 CLL 和脾边缘区淋巴瘤,其可导致 NFκB 活化,也是 CLL 独立预后因子。MYD88 突变主要发生在 DLBCL 和边缘区淋巴瘤,是淋巴瘤靶向治疗的重要靶点。

(二)疾病分期和预后因素

疾病分期是 CLL 危险度分层的重要因素,Ann Arbor 分期系统 Lugano 修改方案主要用于 SLL,Rai 和 Binet 分期主要用于 CLL。低危患者(Rai 分期 0)平均生存 150 mon,中危患者(Rai 分期 I 至 II)平均生存 71~101 mon,高危患者(Rai 分期 III 至 IV)平均生存 19 mon。除上述细胞遗传学和基因影响预后外,血清标记物如胸苷激酶和 β_2-微球蛋白,以及免疫标记如 CD38、CD49 d 和 ZAP-70 也是预后影响因素。其中 CD49 d 是独立于细胞遗传学和 IGHV 的预后因子。7% 及以上 B 淋巴细胞表达 CD38 和/或 20% 及以上 B 淋巴细胞表达 ZAP-70 的患者无进展生存(PFS)和总生存(OS)短。CD38 和 ZAP-70 阳性与 U-CLL 有关,这些患者往往没有 IGHV 突变。将来预后分析的发展方向,是如何将疾病分期和细胞遗传学、分子生物学标记结合起来。

(三)治疗指征和治疗选择

CLL 是一种惰性淋巴瘤,是否能够治疗取决于有没有治疗指征。中国 CLL 诊断与治疗指南建议的治疗指征是:

(1)进行性骨髓衰竭,表现为血红蛋白(Hb)和血小板(Plt)进行性减少;

(2)巨脾或进行性或有症状的脾肿大;

(3)巨块型淋巴结肿大(如最长直径>10 cm)或进行性或有症状的淋巴结肿大;

(4)进行性淋巴细胞增多,或淋巴细胞倍增时间<6 mon;

(5)淋巴细胞数>200×10^9/L,或存在白细胞淤滞症状;

(6)伴自身免疫性溶血性贫血和/或免疫性血小板减少症对激素或其他标准治疗反应不佳;

(7)至少有以下症状之一:此前 6 mon 内无明显原因的体重下降≥10%;严重疲乏;无感染证据的发热(>38 ℃),时间≥2 wk;无感染证据时出现夜间盗汗>1 mon。

新近,国际工作组提出一个 CLL 国际预后指数(CLL-IPI),通过大样本研究提出 5 个独立预后因素:TP53 功能异常、IGHV 突变、血清 β_2-微球蛋白、临床分期和年龄,并提出通过 CLL-IPI 分层指导治疗,见表 4-28。

表 4-28 通过 CLL-IPI 分层的治疗原则

CLL-IPI 分层	5 年 OS(%)	治疗选择
低危	93.2	观察
中危	79.3	观察(除非有症状)
高危	63.3	治疗(除非没有症状)
极高危	23.3	治疗,建议选用靶向药物,不选择化疗

(四)CLL 的新疗法

治疗 CLL 的新药主要包括:①单克隆抗体如抗 CD20 的人源化单抗 Ofatumumab 和 Obinutuzumab,抗 CD52 人源化单抗 Alemtuzumab;②靶向 B 细胞受体信号通路的小分子抑制剂;③BCL-2 抑制剂;④免疫调节剂等。靶向治疗已经显示了其对难治复发 CLL/SLL 的良好疗效,以及克服其不良预后因素,将来发展的方向是联合治疗。

Idelalisib 是 PI3K 亚基 p110δ 的抑制剂,Ⅰ期临床研究治疗难治复发 CLL,包括 U-CLL (70%)、del17p 和/或 TP53 突变(24%)患者,总反应率 72%,平均 PFS 达到 15.8 mon。

Ibrutinib 是 BTK 抑制剂,治疗难治复发 CLL/SLL(多数是高危患者)的总反应率是 71%,其疗效独立于临床和基因学高危因素,26 mon 时的 PFS 和 OS 分别是 75% 和 83%。

Venetoclax 是 BCL-2 抑制剂,治疗难治 CLL(89% 是临床和基因学高危患者)总反应率是 79%,CR 率 20%。其中对预后不良、氟达拉滨耐药、del17p 和无 IGHV 突变患者的总反应率为 71%~79%,表明其也能克服不良预后因素。

雷那度胺是免疫调节剂,单药治疗总反应率是 32%~54%。一项单中心研究随访 4 年,OS 为 82%,其中 58% 患者反应持续时间大于 36 mon。雷那度胺联合抗 CD20 单抗能增加包括 del17p 和无 IGHV 突变患者的反应率,且不增加毒性反应。

二、滤泡性淋巴瘤(FL)研究进展

(一)FL 肿瘤细胞的分子特点

滤泡性淋巴瘤(follicular lymphoma,FL)是西方国家中最常见的惰性淋巴瘤,我国 FL 发病率较西方国家低,约占 NHL 的 5.9%~7.0%。FL 是来源于滤泡生发中心的含滤泡中心细胞及滤泡中心母细胞的 B 淋巴细胞恶性肿瘤。染色体异常 t(14;18)是 FL 的特征性改变,但动物研究表明仅仅 BCL-2 过表达不足以导致淋巴瘤发生。FL 诊断时常有的基因异常见表 4-29。但复发或向侵袭性淋巴瘤转化时的基因改变主要是 MYC 高表达、TP53 失活、CDKN2A 基因缺失和 BCL-6 重排。除了基因改变外,肿瘤微环境在 FL 发病中起重要作用。

表 4-29　FL 诊断时常见的基因改变

基因	发生频率	功能
BCL-2	85%(基因重排)	BCL-2 过表达
	96%(旁观者突变)	
MLL2	89%	组蛋白修饰
IGHV、IGLV	79%~100%	N-糖基化基序
EPHA7	70%	ERK 和 SRC 信号通路
BCL-6	47%(旁观者突变)	
	6%~14%(基因重排)	BCL-6 过表达

续表

基因	发生频率	功能
TNFRSF14	18%～46%	未知
CRFEBBP	33%	组蛋白修饰
MEF2B	15%	组蛋白修饰
EP300	9%	组蛋白修饰
EZH2	7%	甲基化异常
TNFA/P3/A20	2%～26%	肿瘤抑制减弱
FAS	6%	抑制凋亡
TP53	<5%	肿瘤抑制减弱

（二）FL 的预后判断和治疗选择

判断 FL 预后最好的方法是 FL 国际预后指数（FLIPI）和病理分级。2009 年提出的国际预后指数 2（FLIPI2）是基于利妥昔单抗治疗的患者数据分析。FLIPI2 指标包括：年龄＞60 岁、骨髓受累、血红蛋白＜120 g/L、β_2-微球蛋白高于正常上限以及受累淋巴结最大的长径＞6 cm。低、中、高危患者的 5 年无进展生存（PFS）分别为 79.5%、51.2% 和 18.8%。

病理 3 级 FL 和转化的患者按高侵袭性淋巴瘤治疗。Ⅰ期和Ⅱ期 FL 的一线治疗，国内外指南一致推荐进行侵犯野放疗（IFRT），其 10 年 OS 达 60%～80%，中位生存期约 19 年；其中有些患者可能被治愈。NCCN 指南还推荐利妥昔单抗±化疗、利妥昔单抗±化疗＋IFRT 治疗Ⅰ、Ⅱ期患者。目前研究表明，与单用放疗相比，上述治疗虽然改善了患者的 PFS，但并不能改善 OS。因此，建议采用中国指南的推荐：对于高肿瘤负荷或 FLIPI 评分＞1 的患者，可选择联合免疫化疗。Ⅱ期伴大包块、Ⅲ期和Ⅳ期 FL 的治疗：Ⅲ期和Ⅳ期患者是不能治愈的。对无症状或无治疗指征的患者须进行观察随访，待疾病进展或转化时治疗；有症状或治疗指征者需要治疗。NCCN 指南采用治疗指征的标准是 GELF 标准，包括：①B 症状；②≥3 处淋巴结累及，每个淋巴结的直径均≥3 cm；③任何淋巴结或结外淋巴瘤病灶的直径≥7 cm；④脾大；⑤胸腔或腹腔积液；⑥血细胞减少［白细胞计数＜$1.0×10^9$/L 和（或）血小板计数＜$100×10^9$/L］；⑦淋巴瘤细胞＞$5.0×10^9$/L。符合以上任一项指征即需进行治疗。利妥昔单抗联合化疗是推荐的一线治疗方案，总体反应率大于 90%，CR 率可达 20%～60%，PFS 超过 4～5 年。近年来一些研究比较了这些方案的优劣。与 R-CHOP 或 R-FM（利妥昔单抗、氟达拉滨、米托蒽醌）相比，R-CVP（利妥昔单抗、环磷酰胺、长春新碱、泼尼松）的反应率较低；而 R-FM 比 R-CHOP 毒性更大。Rummel 等人进行了 R-CHOP 和 RB（利妥昔单抗、苯达莫司汀）的前瞻性随机对照研究，结果表明 RB 方案反应率更高、毒性低、PFS 更长，但是 OS 无差异。总体上，对老年患者、体能评分差的患者选择 RB、R-CVP 可能更合适，或选用烷化剂单药联合利妥昔单抗。中国指南也强调应根据年龄、体能状态、并发症和治疗目标个体化选择治疗方案。

（三）FL 的治疗进展

治疗 FL 的新药主要包括：①新型单克隆抗体如 Obinutuzumab；②免疫调节剂；③BCL-2 抑制剂；④PI3K 抑制剂 Idelalisib 等。

Obinutuzumab 是糖基化Ⅱ型抗 CD20 单克隆抗体，与利妥昔单抗相比具有更强的直接诱导细胞死亡与抗体依赖的细胞毒作用和抗体依赖的细胞吞噬作用活性。国际多中心临床研究比较 Obinutuzumab 联合化疗＋维持和利妥昔单抗联合化疗＋维持治疗初治 FL,中期评估 PFS 有临床意义的改善,风险降低 34%。

雷那度胺治疗利妥昔单抗敏感的 FL,单药治疗组与联合利妥昔单抗组总反应率分别为 53% 和 76%,评价疾病进展时间为 13.2 mon 和 24.0 mon。对利妥昔单抗耐药的 FL,联合地塞米松总反应率为 29%,评价 PFS 为 23.7 个月。

Ibrutinib 联合利妥昔单抗治疗未经治疗的 FL,总反应率 82%,其中 CR27%。

Venetoclax 是高选择性 BCL-2 抑制剂。Ⅲ期临床研究治疗复发难治 FL,总反应率为 34%,其中 10%CR。

PD-1 抑制剂 Pidilizumab 联合 CD20 单抗治疗复发的 FL 临床研究(Ⅱ期)结果:29 例患者总反应率 66%,完全缓解率 52%;而 CD20 单抗单药治疗(历史对照)完全缓解率仅为 11%。

三、弥漫性大 B 细胞淋巴瘤(DLBCL)研究进展

(一)DLBCL 的肿瘤细胞起源和分子特点

DLBCL 是侵袭性淋巴瘤,也是最常见的淋巴瘤。基因芯片研究显示,生发中心亚型(GCB)具有生发中心 B 细胞的特点。活化 B 细胞亚型(ABC)具有浆细胞的基因表达谱特点,被认为来源于向浆细胞分化的生发中心后 B 细胞。另外一种亚型是原发纵隔 B 细胞淋巴瘤。DLBCL 的亚型对临床有指导意义。应用抗 CD20 单抗联合环磷酰胺、阿霉素、长春新碱和泼尼松(R-CHOP)治疗 GCB 亚型,5 年 OS 达到 80% 以上;而治疗 ABC 患者 5 年 OS 仅为 50% 左右。目前,应用免疫组化区分亚型仍然是临床的主要手段。免疫组化分型有多种算法,常用的 Hans 法则以 CD10、BCL-6 和 MUM-1 蛋白表达将 DLBCL 区分为两种亚型,即 GCB 和非 GCB(nonGCB)。值得注意的是,这些标记阳性率的 cut off 值为 30%。大样本二代测序分析表明,$NF\kappa B$ 激活是 ABC 亚型特点,占 45.0%;另一个特点是表观遗传学调控异常占 20.2%。GCB 亚型则表观遗传学异常突出,占 32.3%;而凋亡信号通路异常为 26.3%。

GCB 亚型的特点之一是 t(14;18)(q32;q21),导致 BCL-2 高表达,有 34% 左右患者有此染色体易位,而 ABC 亚型罕见。BCL-2 重排联合 Myc 重排或 BCL-6 重排称为双打击淋巴瘤,发生率为 5%~10%。近年来发现,BCL-2 重排联合 CXCR4 高表达患者的预后与双打击相似。CXCR4 高表达者预后差发生在 GCB 亚型,而不是 ABC 亚型。GCB 亚型有 55% 患者由于 PTEN 突变导致 PI3K 活化,而 ABC 亚型发生 PTEN 突变者仅为 14%。EZH2 基因也是 GCB 常见的异常,占 22%~24%,而 ABC 亚型不到 4%。

ABC 亚型的分子生物学特点是 $NF\kappa B$ 信号通路的突变,从而抑制淋巴瘤细胞凋亡。B 细胞受体信号通路异常是 ABC 亚型另一特点,部分原因是 $NF\kappa B$ 活化。

GCB 和 ABC 亚型具有不同的分子生物学特点,对靶向治疗的选择具有指导意义,见表 4-30。

表 4-30 DLBCL 不同亚型主要分子特点及靶向治疗

DLBCL 亚型	GCB	ABC
分子特点	BCL-2	CD79B
	CREBBP	PIM1
	EZH2	PRDM1
	B2M	IRF4
	TNFRSF14	KMT2D
	MEF2B	EP300
	KMT2D	MYD88
	MYC	
靶向治疗	EZH2 抑制剂	BTK 抑制剂
	HDAC 抑制剂	PIM 抑制剂
	BCL-2 抑制剂	NFκB 抑制剂

(二)高危 DLBCL 的治疗进展

国际预后指数(IPI)仍然是患者分层的主要依据,影响预后的因素包括年龄(>60)、体能状态评分>1、乳酸脱氢酶(LDH)>正常值、大于 1 个结外病灶、疾病分期Ⅲ-Ⅳ期。应用 R-CHOP 方案治疗,低危患者 5 年 OS 为 96%,而高危患者仅为 33%。近年来的研究表明,双打击、双表达(Myc 和 BCL-2 高表达)、Ki67 高表达和 nonGCB 亚型均是高危 DLBCL。

强化疗是治疗高危患者的策略之一。LNH03-2B 研究表明,应用 R-CHOP 联合博来霉素(R-ACVBP)方案治疗年轻高危患者,死亡风险降低 56%,疾病进展风险降低 52%。亚组分析表明,该方案显著提高 nonGCB 患者的生存率,与 R-CHOP 方案相比,3 年 PFS 分别为 93% 和 74%,3 年 OS 分别为 97% 和 83%。应用剂量调整的 EPOCH(DA-EPOCH)联合 CD20 单抗治疗 GCB 双打击、双表达和 GCB 非双表达患者,CR 率分别为 72.7%、73.3% 和 89.1%,1 年 PFS 分别为 72%、65% 和 87%,无明显差异,提示 DA-EPOCH-R 等克服双打击和双表达的不良预后。

自体造血干细胞移植(ASCT)治疗初治年轻高危患者(年龄调整的 IPI=2~3 分),2 年 PFS 移植组为 69%,对照组为 55%;但 OS 没有明显差异。亚组分析显示,ASCT 显著延长 IPI=3 患者的 OS。不同造血干细胞移植治疗难治复发 DLBCL 的结果显示,ASCT、减低剂量异基因造血干细胞移植(alloSCT)和清髓 alloSCT 的 4 年 OS 分别为 60%、52% 和 38%,而 4 年非复发死亡率分别为 7%、20% 和 27%。上述研究提示 ASCT 是治疗高危患者和难治复发患者的有效方法之一。

(三)DLBCL 的靶向治疗

目前,靶向药物主要用于难治复发的 DLBCL,如雷那度胺、Ibrutinib、硼替佐米等,见表 4-31。靶向药物主要是单药或联合抗 CD20 单抗为基础的免疫化疗。雷那度胺联合 R-CHOP(R2-CHOP)方案治疗初治 DLBCL 能显著改善 nonGCB 亚型患者的预后,24 mon PFS 和 OS 分别为 60% 和 83%;而 R-CHOP 组仅为 28% 和 48%。在 ABC 亚型也获得同样的疗效。表明雷那度胺能克服 nonGCB 和 ABC 亚型不良预后。

表 4-31　Ⅲ期临床研究治疗 DLBCL 的靶向药物

靶向药物	靶点	作用的信号通路
Enzastaurin	PKCβ 抑制剂	BCR/NFκB ↓
Ofatumumab	CD20 第二代单抗	CD20 ↓
硼替佐米	蛋白酶体抑制剂	NFκB ↓
雷那度胺	IRF4 免疫调节剂	BCR/NFκB ↓ STAT2-IFNα/β ↑
Ibrutinib	BTK 抑制剂	BCR/NFκB ↓
Everolimus	mTORC1 抑制剂	PI3K/AKT/mTORC1 ↓
Obinutuzumab	CD20 第三代单抗	CD20 ↓

（四）免疫检查点抑制剂和 CD19 CAR-T 细胞治疗

免疫检查点是预防免疫系统过度激活的抑制性通路。在被激活的免疫细胞表面有一些蛋白如细胞毒 T 细胞相关蛋白 4（CTLA-4）、程序性细胞死亡蛋白 1（PD-1）等，它们能够在过度免疫反应时起到"刹车"作用。然而在发生肿瘤时，这些蛋白因过度表达而持久地为免疫系统发出抑制信号，从而促进肿瘤的免疫逃逸。大样本研究发现，1253 例患者中 132 例 PD-L1（PD-1 配体）阳性，其中 non-GCB 亚型和 EBV 阳性 DLBCL 的 PD-L1 表达明显增高。国际Ⅱ期临床研究结果显示，DLBCL 患者在 ASCT 后应用 PD-1 单抗 Pidilizumab 治疗后 16 mon，患者 PFS 为 72%；ASCT 后 PET-CT 评估仍有阳性病灶的 24 例高危患者，Pidilizumab 治疗后 16 mon 的 PFS 为 70%；表明 PD-1 阻断疗法是治疗 DLBCL 有良好前景的新方法。

嵌合抗原受体 T 细胞（CAR-T）是通过基因工程技术将识别某抗原分子的抗体可变区基因序列与 T 淋巴细胞免疫受体的胞内区序列拼接后，通过逆转录病毒或慢病毒载体、转座子或转座酶系统或直接 mRNA 转导到淋巴细胞内，并表达融合蛋白于细胞表面，使 T 淋巴细胞能通过非 MHC 限制性的方式识别特定抗原，增强其识别和杀伤肿瘤的能力。以 CD19 为靶点的 CAR-T 在治疗急性 B 淋巴细胞白血病中获得巨大成功。CD19 CAR-T 治疗 29 例难治复发 CD19＋的 NHL 总反应率 67%，其中 DLBCL 为 50%。ZUMA-1 临床研究治疗 51 例难治性 DLBCL，CR 率达到 47%，3 mon PFS 为 56%。3 级以上细胞因子释放综合征（CRS）仅为 14%，白细胞介素-6 拮抗剂托珠单抗治疗使 16% 的患者的 CRS 得到了控制，同时也没有发生 CRS 相关死亡。

【思考题】

1. 试述 CLL 不同病期的基因异常。
2. 试述 FL 的治疗原则。
3. 试述 DLBCL 的免疫治疗和细胞治疗。

参考文献

[1] Hallek M. Chronic lymphocytic leukemia：2017 update on diagnosis，risk stratification，and treatment．Am J Hematol，2017，92(9)：946-965.

[2] Gaidano G，Foà R，Dalla-Favera R．Molecular pathogenesis of chronic lymphocytic leukemia．J Clin

Invest,2012,122(10):3432-3438.

[3] Nowakowski GS,Czuczman MS. ABC,GCB,and double-hit diffuse large B-cell lymphoma:does subtype make a difference in therapy selection? Am Soc Clin Oncol Educ Book,2015,e449-457.

[4] Pon JR,Marra MA. Clinical impact of molecular features in diffuse large B-cell lymphoma and follicular lymphoma. Blood,2016,127(2):181-186.

[5] Dubois S,Viailly PJ,Mareschal S,et al. Next-generation sequencing in diffuse large B-cell lymphoma highlights molecular divergence and therapeutic opportunities:a LYSA study. Clin Cancer Res,2016,22(12):2919-2928.

[6] Stiff PJ,Unger JM,Cook JR,et al. Autologous transplantation as consolidation for aggressive non-Hodgkin's lymphoma. N Engl J Med,2013,369(18):1681-1690.

[7] Robinson SP,Boumendil A,Finel H,et al. Autologous stem cell transplantation for relapsed/refractory diffuse large B-cell lymphoma: efficacy in the rituximab era and comparison to first allogeneic transplants. A report from the EBMT Lymphoma Working Party. Bone Marrow Transplant,2016,51(3):365-71.

[8] Kridel R,Sehn LH,Gascoyne RD. Pathogenesis of follicular lymphoma. J Clin Invest,2012,122(10):3424-31.

[9] Sehn LH. Novel agents in follicular lymphoma:choosing the best target. Hematology Am Soc Hematol Educ Program,2016,2016(1):284-292.

（钱文斌）

第五章　内分泌疾病

第一节　Graves 病及 Graves 眼病研究新进展

摘要　Graves 病(GD)是一种器官特异性自身免疫性疾病,由 T 淋巴细胞介导,以促甲状腺素受体抗体(TRAb)作为特征性的抗体。T 淋巴细胞的激活需接受双重信号,除 T 细胞抗原受体与 MHC 抗原复合物结合外,还需协同刺激信号参与,其中主要为 B7-CD28/CTLA-4。GD 药物治疗后复发率较高,如何降低 GD 的复发率目前仍是 GD 治疗中的难题。Graves 眼病(GO)的发病机理主要为自身免疫,促甲状腺素受体(TSH-R)是最重要的自身抗原。正确仔细地判断 GO 的活动度和严重度对治疗方案的选择非常重要。2016 年欧洲甲状腺眼病组织(EUGOGO)公布了最新 GO 诊治共识,认为大剂量静脉使用激素治疗活动性和严重的突眼比口服激素效果更佳;[131]I 治疗后 1~3 d 开始加服泼尼松治疗,可将同位素治疗后 15% 左右的突眼加重比例降至几乎为零。

Abstract　Graves' disease is an organ-specific autoimmune thyroid disease mediated by T cells and characterized by the presence of anti-thyrotropin receptor antibody (TRAb). In addition to the recognition of antigen (the first immune cell signal), immune cells (both T and B) also depend on secondary signals to enter an active proliferative and secretory state. Important second signals for the T cells include the B7-CD28/CTLA-4 family of cell surface molecules found on antigen presenting cells. Because of the high recurrence rate in the treatment of Graves' disease, it remains a problem to manage the disease effectively with drugs and avoid the recurrence. Graves' Orbitopathy (GO) is also an autoimmune disorder, and thyrotropin receptor (TSHR) is the most important autoantigen. Grading the activity and the severity of GO is fraught with difficulties; however, classifying patients into active/inactive GO categories is frequently possible and greatly facilitates decision-making. In 2016, the European Group on Graves' Orbitopathy (EUGOGO) published the consensus statement on the management of GO. Patients with severe or active GO should be treated with large dose of glucocorticosteroids intravenously as the first-line drug. Patients with active GO given radioiodine should be offered prophylactic steroid cover. The risk that about 15% patients may develop new eye disease or experience progressions of pre-existing GO is almost eliminated by receiving a short course of oral glucocorticoids after radioiodine.

一、Graves 病免疫异常的研究进展

(一)体液免疫

Graves 病(GD)是一种器官特异性自身免疫性疾病,可存在促甲状腺素受体抗体(TRAb)、甲状腺球蛋白抗体(TGAb)、甲状腺过氧化物酶抗体(TPOAb)、三碘甲腺原氨酸抗体(T3-Ab)、甲状腺素抗体(T4-Ab)、钾/碘同向转运体(symport)抗体、第二胶质成分(second colloid component)抗体、甲状腺生长刺激或抑制抗体等。其中以 TRAb 作为特征

性的抗体,可作为 GD 的诊断、病情程度、预后的估计和停药的指标之一,以及治疗方式选择的参考。

（二）细胞免疫

人类 CD4＋T 淋巴细胞识别甲状腺自身抗原并与其受体相结合而被激活,从而产生各种黏附分子和细胞因子,并激活 CD8＋T 淋巴细胞或 B 细胞,最终产生自身抗体。研究表明,Th1/Th2 细胞比例失衡、紊乱的细胞因子作为细胞间的信号传递分子,通过多种途径导致 GD 的发生发展。李红林等研究细胞因子活性对 GD 致病的影响,结果表明 IFN-Y、IL-6、IL-17、TGF-β_1 在初发 GD 患者血清中水平显著高于对照组,且与 FT3、FT4 呈正相关,与 TSH 呈负相关,提示它们协同作用参与机体的免疫应答,导致甲状腺功能改变,引起 GD 的发生。新近研究发现,GD 免疫病理中 CD4＋细胞的新亚群 Th17 和 Treg 细胞在 GD 的发病过程中发挥着重要的调节作用。Th17 细胞数量及分泌的细胞因子影响 GD 的发病,与疾病严重程度相关;Treg 细胞数量或功能改变,减弱对 Th 细胞的抑制,促使 B 淋巴细胞产生异质性 TRAb。有报道称在 GD 患者的甲状腺组织及外周血中发现 Treg 细胞增多,其功能缺陷是免疫失衡的主要原因,Bossowski 等观察 GD 患者外周血中 Thl7/Treg 细胞比例,发现患者体内 CD4＋ILl7＋/CD4＋CD25＋CD127－ 和 CD4＋ILl7＋/CD4＋CD25＋CD127-FoxP3＋细胞与对照组相比明显降低,且与 TRAb 正相关。上述研究表明,外周血中 Th17/Treg 细胞比例变化与抗甲状腺抗体水平明显相关,提示两者比例失衡参与 GD 的发病机制。因此,对 T 淋巴细胞在 GD 发病机制中的作用的研究,可以为 GD 的免疫学治疗提供理论基础。

（三）其他免疫细胞

树突状细胞(dendritic cells,DCs)作为抗原提呈细胞(APC)能直接活化初始型 T 细胞,在 T 细胞免疫应答或免疫耐受中发挥重要作用。在 GD 免疫应答中 DC 为主要的 APC,而免疫应答改变或 Treg 缺陷均可导致 GD 的发生。OX40/OX40L 通路在抗原启动 T 细胞和效应 T 细胞中发挥重要的作用。研究发现,GD 患者外周血 CD4＋T 细胞表达 OX40/OX40L 水平与 TRAb 相关,通过激活 T 细胞活化来促进 CD4＋T 细胞的增殖和存活,OX40 和 OX40L 形成一个功能性复合体促进 OX40L 向 OX40 的信号转导,导致 GD 的发病。滤泡辅助性 T 细胞(follicular helper T-cells,Tfh)是一类新的效应性 CD4＋细胞亚群,主要分泌 IL-21,对维持机体免疫平衡起重要作用。Tfh 细胞表型 OX40/OX40L 是免疫应答过程中一对重要的共刺激分子,属 TNF 超家族成员。研究表明,GD 甲状腺组织内 Tfhs 和相关因子(IL-21、IL-21R、CXCR5 和 CXCL13)表达增加,GD 患者甲状腺组织 CD4(＋)T 细胞/CD19(＋)B 细胞内存在 Tfh 和 IL-21R,IL-21mRNA 的表达与血清中甲状腺自身抗体和甲状腺激素水平相关,且在 TRAb 刺激下 IL-21 促进 cAMP 释放。黄小庆等关于 IL-21调节外周血 Treg 细胞的表达在 GD 发病机制中的研究,表明了 IL-21 通过抑制 Treg 细胞的分化及效应分子 IL-10 的分泌,降低对效应 T 细胞的抑制能力,从而参与了 GD 的发病过程。调节性 B 细胞(regulatory B-cells,Bregs)主要通过分泌 IL-10、TGF-β 介导机体免疫耐受及抑制过度活化的免疫应答,其功能失调可导致自身免疫性疾病的发生。目前国内外已有研究显示 Bregs 参与 GD 的免疫调节过程与 GD 的严重程度密切相关,提示对 Bregs 的研究可进一步明确 GD 的发病机制,为寻找新的免疫干预手段提供理论依据。

（四）协同刺激因子

自 20 世纪 80 年代以来，人们认识到 T 淋巴细胞的激活需接受双重信号，除 T-细胞抗原受体（T-cell receptor，TCR）与 MHC 抗原复合物结合外，还需协同刺激信号参与，其中主要为 B7-CD28/CTLA-4。CD28 是一种存在于 T 细胞表面的跨膜糖蛋白，几乎表达于所有 CD4＋T 细胞和大多数 CD8＋T 细胞。CD28 分子的传递信号启动了 APC 上的 B7 分子与 T 细胞上的 CD28 分子，可互为配体—受体相结合而相互作用，这是 APC 提呈特异性抗原最大程度活化 T 细胞所不可缺少的。由 CD28 介导的辅助刺激途径具有如下功能：分泌细胞因子 B7 分子或抗 CD28 单克隆抗体与 CD28 的相互作用，使 Th1 细胞分泌高水平的 IL-2、IL-6、IFN-γ、GGM-CSF 及 TNF-α，使 Th2 细胞分泌较多的 IL-4、IL-5 和 IL-10 等，并可使细胞表面细胞因子受体的表达增多。CTLA-4 只表达于激活的 CD4＋、CD8＋T 淋巴细胞表面，并且表达量只有 CD28 的 2％～3％，但与 B7 的亲和力较 CD28 与 B7 的亲和力高出 20～150 倍。研究发现，CTLA-4 通过其抗体与第二抗体交联或固定成串珠状来抑制 T 细胞的活化，提高抗原特异性的凋亡，并抑制 Th1 和 Th2 细胞因子的产生，因此在正常 T 淋巴细胞增殖、活化中起着重要的抑制作用，即下调 T 细胞活化状态。目前认为，CD28 和 CTLA4 是一对具有正负调节功能的重要共刺激分子，在激活的 B 细胞等 APC 表达高水平 B7 分子时，B7/CD28 信号传递途径占优势，B 细胞被激活后，分泌 IL-2 等细胞因子并增殖、分化为效应细胞，大量激活 T 细胞，激活的 T 细胞大量表达 CTLA4 和 CD28，而 CTLA4 与 CD28 竞争性结合 B7 分子，抑制 T 细胞从 G1 期进入 S 期，抑制 IL-2 转录因子的活性，继而下调或终止 T 细胞的反应。CD28 分子的信号转导可导致 T 细胞扩大增殖和 IL-2 的产生，活化的 T 细胞及其分泌的细胞因子可诱导甲状腺上皮细胞表达 HLA-Ⅱ类抗原，变成抗原提呈细胞，进一步增强自身免疫性反应，且引起抗凋亡因子 Bcl 的表达，而 Bcl 过量表达能抑制 T 细胞的正常凋亡。CTLA-4 被认为是 T 细胞活化的负性调节剂，抑制 TCR 和 CD28 介导的 IL-2 等细胞因子的产生。

二、Graves 发病机制的环境因素

大量研究表明，遗传和环境因素共同参与 GD 的发病，但是其机制尚不清楚。目前已确定与 GD 易感性有关的基因包括免疫调节基因人类白细胞抗原（human leukocyte antigen-DR，HLA-DR）、趋化因子基因（IL-8、RANTES、MIG、IP10、MCP1 和 IL-16）、CD40、CTLA-4、蛋白酪氨酸非受体型 22（PTPN22）、CD25、FOXP3、甲状腺特定基因 TSHR 和 TG。环境因素主要是指食物中碘（过量或缺乏）、维生素 D、硒元素、药物（IFN-OL、胺碘酮）、感染（如丙型肝炎病毒）、吸烟、压力、污染（如芳香烃）、辐射暴露等。近年来全基因组关联分析认为 GD 是基因—环境交互作用的复杂疾病，GD 易感基因可能提升环境暴露因素在发病中的作用。

（一）GD 和感染——卫生假说（hygiene hypothesis）

卫生假说认为，多次接触不同感染使免疫系统能够更好地控制自身免疫反应。因此，当生活条件改善时，感染机会就减少，可使自身免疫性疾病的发病风险增高。在经过免疫的 GD 小鼠模型中，卡介苗感染可使甲状腺功能亢进的发生机会减少，这与多项研究的结果相一致。Kondrashova 等于近期发表了一项流行病学研究结果，对象为两组遗传背景相似、生活地域相近的儿童，芬兰组生活富裕，俄罗斯组经济状况较差。他们发现，在经济状况较

差的群体中,甲状腺自身抗体的发生率要低很多,而该抗体是未来发生 GD 的标记。这些资料与假设相符,即多次感染使儿童接触多种外部抗原,可防止甲状腺自身免疫的发生。当然他们的结论也存在若干问题,如两组研究对象的碘摄入状态未经核实。但这些分析的结果确实与卫生假说一致,说明感染次数减少可能会降低免疫系统防止发生自身免疫反应的能力。在这方面,Toll 样受体(TLR)的作用对于深入研究可能是一个重要的领域。TLR 能识别与病原体相关的分子结构,它们的参与可激活天然免疫系统。这可为免疫训练提供一条共同的途径。缺乏这种训练可能导致自身免疫细胞的异常激活。感染究竟是 GD 的中介因子还是抑制因子仍无定论,还需要进一步研究探讨。

（二）微量元素

微量元素摄入与 GD 的发生显著相关,微量元素摄入与基因遗传背景具有交互作用。甲状腺内含硒最高,与甲状腺密切相关的硒蛋白包括谷胱甘肽过氧化物酶(glutathione peroxidase,GPX)和硫氧还蛋白还原酶(thioredoxin reductase,TxnRd)等,在甲状腺抗氧化系统和甲状腺激素合成、活化及代谢中发挥重要作用,参与免疫调节而影响甲状腺功能和机体免疫状态。硒缺乏状态下,体内堆积的 H_2O_2 可致甲状腺组织破坏,使大量 TG 和 TPO 释放入血,引起自身免疫反应,而摄入足够的硒对甲状腺功能至关重要。一项硒治疗自身免疫性甲状腺疾病(autoimmune thyroid disease,AITD)的荟萃分析显示,硒治疗后 GD 患者 TRAb 水平明显下降,且可能通过影响 GPX1 活性及 TRAb 作用来防治 GD 的复发。碘化钠转运体(sodium iodidsymporter,NIS)对甲状腺细胞摄取碘合成甲状腺激素起重要作用。研究发现,硒可通过 TxnRd 活性增加而增加大鼠甲状腺细胞内 NIS 蛋白活性,进而促进碘吸收和甲状腺激素合成,从而在 GD 发病机制中起着重要作用。维生素 D(vitamin D,VD)是重要的免疫系统调节因子,VD 水平及受体(VDR)表达异常与包括 GD 在内的多种自身免疫性疾病相关。近年来的研究显示,VDR 基因多态性与 GD 发病相关,VD 通过与靶细胞结合调控结构基因表达。另有研究探讨维生素 D 结合蛋白(vitamin D binding protein,DBP)基因多态性与肥胖遗传易感性的关系,阐释了 DBP 基因位点与吸烟状态和体力活动等因素存在着交互作用。

（三）吸烟

吸烟是 GD 致病的危险因素之一,全基因组分析证实,吸烟与成人常染色体 DNA 甲基化特定 CpG 区域相关,揭示 GD 是基因与环境交互作用的结果,遗传易感性对环境危险因素表现各异。

三、TRAb 的临床意义

（一）TRAb 的命名

TRAb 是一类多克隆抗体,按照测定方法的不同而有不同的命名(表 5-1)。

表 5-1　TSH 受体抗体的命名

缩写	名称	测定方法	意义
LATS	长效甲状腺刺激物	体内刺激小鼠甲状腺方法	不再使用
TSHR-Ab,TRAb	TSH 受体抗体	任何方法	所有能与 TSH 受体结合的抗体

续表

缩写	名称	测定方法	意义
TBⅡ	TSH 结合抑制免疫球蛋白	（TSH）竞争性结合分析法	任何能与 TSH 竞争结合 TSH 受体的抗体（不管生物学效应）
TSAb	竞争性刺激性抗体	生物分析法，激活 TSH 受体的抗体	TSH 受体刺激性抗体
TSI	竞争性刺激性免疫球蛋白	同 TSAb	同 TSAb
TSBAb，TSHBAb	TSH 刺激阻断抗体	与 TSH 竞争，阻断激活 TSH 受体（生物分析法）	能阻断 TSH 激活 TSH 受体的抗体

（二）TRAb 在 GD 诊断中的价值

在初诊 GD，75%～100%的患者中存在 TRAb，其中 TSAb 的阳性率较高（85%～100%），TBⅡ的阳性率略低（75%～96%）。未经治疗的 GD 患者 TRAb 的阳性检出率可达 90%以上。由于 TRAb 是 GD 的特异性抗体，因此，在单结节或多结节性毒性甲状腺肿的患者中，TRAb 阳性提示合并有 GD（这种情况在轻度缺碘地区较常见。）。但也有报道，15%～33%的无痛性甲状腺炎 TSAb 或 TBⅡ阳性。

（三）TRAb 可作为病情轻重的指标

一般认为，TRAb 的水平与以血清甲状腺激素估计的甲亢病情程度平行，反映了甲状腺内自身免疫的程度。而且有研究发现，在未治疗的 GD 患者，TRAb 水平与甲状腺大小是一致的。

（四）TRAb 有助于预测预后

TRAb 的水平是否能预测预后？已报道的研究结果有争议，认为需要将多种因素如年龄、甲状腺大小、甲亢的严重程度、尿碘的排泄率等结合，加以综合考虑。Vitti 等的研究发现：甲状腺<40 mL 及 TBⅡ≤30U/L 的患者在抗甲状腺药物（ATD）治疗 12～24 mon 后有 45%的患者可获得 5 年的缓解，而甲状腺>70 mL 及 TBI>30 U/L 者 5 年缓解率仅 10%。

1. TRAb 与抗甲状腺药物（antithyroid drug，ATD）治疗后复发

TRAb 阳性是易于复发的指标。有研究发现，ATD 治疗后 12 mon 调查，TBⅡ阳性者 62%复发，而 TBⅡ阴性者仅 27%复发。18 mon 后前者的复发率升至 83%，而后者为 30%。另有报道显示，治疗后 TSAb 转阴较快者复发率相对较低。一组患者每 3 月检测 TSAb，至阴性后停 ATD，该组患者的平均用药时间为 9 mon（3～18 mon），复发率为 41%。而治疗 18 mon 后 TSAb 仍阳性者的复发率为 92%。疗程结束后 TRAb 转阴可使复发的危险性减少 65%（与 TRAb 阳性者对照）。以上提示 TRAb 可作为预后估计及停药的指标之一。也有不同的研究指出，疗程结束时 TRAb 阴性与预后关联差，25%～40%的患者仍有复发。

2. TRAb 与同位素治疗

治疗前的 TRAb 水平与同位素治疗的预后有关。同位素治疗后的甲状腺缩小与治疗前 TRAb 水平呈负相关，而且治疗后的甲亢持续或复发与治疗前较高的 TRAb 滴度有关。治疗前的高 TRAb 水平似与患者对同位素治疗的抵抗有关。这可能是因为[131]I 代谢加快或

是因凋亡减少和甲状腺组织再生增强有关。

四、抗甲状腺药物治疗

抗甲状腺药物治疗的若干问题：

（一）ATD 与甲状腺素联合应用的价值——减少复发率？

既往的研究认为，长程应用甲巯咪唑或 PTU 与甲状腺激素联合治疗 GD 可以增加其长期缓解率，并减少 TSH 受体抗体。

然而，随后几个随机研究比较了长程甲巯咪唑/卡比马唑单一治疗和大剂量甲巯咪唑/卡比马唑加 L-T4 联合治疗，未能证实早期的结果。加拿大的一个研究发现，149 位患者甲巯咪唑单一治疗或甲巯咪唑＋L-T4 治疗 18 mon，停用甲巯咪唑，在联合治疗组的患者继续服用 L-T4，之后平均随访 27 mon（6～47 mon），结果发现：两组的复发率都在 59％左右。欧洲的一个研究显示，149 例患者用甲巯咪唑 10 mg，3 次/d 治疗，至 T3 正常分三组：甲巯咪唑单一治疗，甲巯咪唑唑＋T4 使 TSH 在正常中、高限（2.0～5.4 mIU/L），甲巯咪唑＋T4 使 TSH 接近正常低限（<0.6 mIU/L）。三组患者平均随访 27 mon（6～47 mon），单一治疗组和联合治疗组的复发率均在 59％左右，三组的 TSH 受体抗体滴度也无明显差异。

目前的结论：抗甲状腺药物＋L-T4 联合治疗并不能增加 GD 的长期缓解率。

（二）GD 放射性碘治疗前应用 ATD 的价值——增加治愈率？

GD ^{131}I 治疗前常用 ATD 治疗至甲状腺功能正常，以防止放射性甲状腺炎引起的甲亢加重，这对伴有心脏疾患的患者尤为重要。但 GD ^{131}I 治疗前应用 ATD 是否可增加治愈率？一项 GD ^{131}I 单剂治愈率回顾性研究，93 例^{131}I 治疗的甲亢患者中，33 例治疗前接受 PTU 治疗，22 例接受甲巯咪唑治疗，38 例未用抗甲状腺药物，结果显示，单剂治愈率在甲巯咪唑治疗组（61％）与未用抗甲状腺药物组（66％）相近，但 PTU 治疗组明显降低（24％）。值得注意的是，即使在^{131}I 治疗前停用 PTU 长达 55 d 者，其单剂治愈率仍低。另一回顾性研究也发现，甲巯咪唑和未用药物治疗组的治愈率分别为 72％和 75％，而 PTU 组治愈率仅 35％（治疗后 3 mon 及 6 mon 随访），提示^{131}I 治疗前 ATD 治疗用甲巯咪唑优于 PTU。用 PTU 者^{131}I 治疗的单剂治愈率明显低于一般的治愈率这一现象应引起重视。

五、降低 GD 复发的危险性

GD 患者抗甲状腺药物治疗停药后复发率高，有文献报道，停药后 50％（30％～70％）的患者在数年内复发。如何降低 GD 的复发率目前仍是 GD 治疗中的难题。有许多前瞻性的研究发现，低龄、男性、较大的甲状腺（40 mL 以上）、甲状腺血流丰富、高滴度的 TRAb、重度甲亢、伴甲亢性眼病、抗甲状腺药物治疗疗程过短、吸烟等是甲亢复发的危险因素。

1. TRAb 与甲亢复发

TRAb 与甲亢复发的关系上文已有阐述。高滴度的 TRAb 尤其是治疗过程中 TRAb 持续阳性、停药时 TRAb 仍为阳性是 GD 易复发的标志之一。

2. 抗甲状腺药物治疗疗程

抗甲状腺药物治疗疗程过短亦是停药后 GD 复发的危险因素。有文献报道，短疗程的抗甲状腺药物治疗仅能获得 25％～30％的长期缓解率，而 18～24 mon 的抗甲状腺药物治疗可获得约 50％的长期缓解率，因此甲亢药物治疗的疗程应在 1.5～2.0 年。

3.吸烟

Glinoer 等的前瞻性研究发现,抗甲状腺药物治疗后停药时 TRAb 为阴性,吸烟者和非吸烟者 GD 复发率分别为 57% 和 18%,如 TRAb 阳性,则吸烟者 GD 复发率达 100%,非吸烟者为 86%。因此,吸烟是甲亢复发的独立危险因素,GD 患者应劝导其戒烟。

4.过量碘摄入

苏格兰的前瞻性研究提示,过量碘摄入增加 GD 的复发率。因此,GD 患者即使在停用抗甲状腺药物后仍应忌食含碘丰富的食物和含碘药物。有学者建议,对某些容易复发的患者,可较长期服用 2.5 mg(或更小剂量)的甲巯咪唑,以防止甲状腺内过量的碘积聚,降低甲亢复发率。

单一的危险因素预测甲亢复发的危险性意义不大,应考虑各种影响因素,综合评估抗甲状腺药物治疗停药后甲亢复发的危险。

六、Graves 眼病(Graves' Orbitopathy,GO)

(一)GO 的发病机理

最近研究发现,HLA-DPB1 * 201 及 CTLA-A 基因多态性与 GO 的发生有关。

GO 的发病机理主要为自身免疫,TSH-R 是最重要的自身抗原。已发现眶部的脂肪细胞、结缔组织细胞均可表达 TSH-R 而成为 TRAb 的靶点,IL-6 可促进上述细胞 TSH-R 的表达。除 TSH-R 外,其他与 GO 发病机制有关的自身抗原可能有肌肉蛋白 G2 和 D1,64Kda 的眼肌膜抗原,肌集钙蛋白(也称封钙素、聚钙素,calsequestrin),63 K 蛋白,sarcalumenin,ID-蛋白等。目前比较一致肯定的 GO 致病交叉抗原是 TSH-R。众多针对眼肌蛋白的抗体可能是自身免疫反应损害的继发性结果,而不是致病因子。GO 早期以细胞介导的免疫反应为主,而后期以体液免疫更重要。活动性及严重的 GO 球后组织有免疫细胞尤其是巨噬细胞和 T 淋巴细胞聚集,以及明显的葡糖胺聚糖(glycosaminoglycans,GAGs)沉积。GAGs 沉积导致眼外肌肥厚,并活化 T 淋巴细胞产生各种细胞因子,如 INF-γ、THF-α、IL-12、IL-16、IL-6、IL-8、IL-10 等。这些细胞因子刺激眼内成纤维细胞增殖,产生更多的 GAGs。此外,脂肪细胞的分化和增殖在致突眼机制中的作用为目前研究热点。许多研究表明,GO 患者的眶内脂肪组织具有与 TSH 结合的高亲和力。研究证实,在 GO 的幼/成鼠脂肪中的 TSH-R 表达增加,并在脂肪生成过程中 TSH-R 表达上调。最近研究表明,噻唑烷二酮类可通过过氧化物酶体增殖物激活受体(PPAR)-γ 影响脂肪细胞的分化,加剧突眼的发生和发展,因此 PPAR-γ 拮抗剂可能具有改善 GO 的作用,有望成为控制和治疗突眼的有效药物。

(二)GO 的危险因素

1.不可预防的危险因素

GO 不可预防的危险因素有遗传因素(目前尚不能确定)、年龄(女性 40~44 岁、60~64 岁,男性在此基础上增加 5 岁是浸润性突眼的好发年龄)、性别(男性浸润性突眼的相对危险高于女性,可能与男性吸烟者多有关)等。

2.可预防的危险因素

吸烟、甲状腺功能异常(甲亢和治疗后的甲减均可使突眼加重)、甲亢放射治疗。吸烟是 GO 的高危险因子,吸烟可诱发、加重 GO,降低糖皮质激素和眶部放射治疗的疗效,机理不十分明确。香烟烟雾提取物及香烟中主要毒性成分尼古丁可能通过 Akt/FRAP/mTOR/P70s6k 通路以及 NF-κB 通路促氧化应激,诱导炎症因子表达,趋化诱导趋化因子,上调透明质酸的表达,引起眼眶炎症及组织水肿。吸烟者患 GO 的相对风险为 7.7(95%CI:4.3～13.7),65% 的 GO 患者为吸烟者,而 GD 无 GO 者中吸烟者仅占 43%,正常对照吸烟者为 34%。另外,吸烟的 GO 患者应用免疫抑制剂的疗效也差,其可能的机制为尼古丁或焦油可刺激成纤维细胞中 HLA-DR 抗原的表达,并增加 GAG 的产生。

（三）GO 的治疗

有研究认为,GO 患者中 2/3 者可自发缓解,仅 15% 的患者眼病进展。因此,涉及治疗有两个问题需要考虑:哪些患者需要积极治疗? 怎样治疗? GO 患者是否需要积极治疗取决于疾病的严重程度和活动性。严重和活动性的眼病需要积极的药物或手术治疗。

1. GO 活动度和严重度的判断

正确仔细地判断 GO 的活动度和严重度对治疗方案的选择非常重要,但目前尚没有十分有效的评判标准。2016 年欧洲甲状腺眼病组织(EUGOGO)公布的最新 GO 诊治共识中提出了 GO 严重度和活动性的评判标准,见表 5-2 及表 5-3。

表 5-2　Graves 眼病严重度和活动性的判断指标

A. GO 活动性的 CAS 评分标准(每项各计 1 分)

- 自发性的眼球后疼痛
- 眼球运动时疼痛
- 眼睑水肿
- 眼睑充血
- 结膜水肿
- 结膜充血
- 炎性假瘤

CAS≥3 分提示活动性 GO

B. GO 严重度的评判标准

- 眼睑挛缩(放松体位时,双眼在原位相如疲劳或睡醒时上眼睑与巩膜上缘之间的距离,以毫米表示)
- 眼睑水肿
- 眼睑充血
- 结膜水肿
- 结膜充血
- 炎性假瘤
- 眼球突出
- 复视(0=无复视,1=间歇性复视,即原位相时出现;2=非持续性复视,即凝视时出现;3=持续性复视,即原位相或阅读眼位时均出现)
- 眼外肌受累
- 角膜受累(无/浅层点状角膜炎/角膜溃疡)
- 视神经受累(视敏度,色觉,视神经乳头,视野,瞳孔的直接对光反射迟钝或消失)

表 5-3　Graves 眼病严重程度分级

- 极重度:视神经受累和/或角膜穿孔
- 中重度:未累及视神经和角膜,但影响日常生活,包含下列一项以上情况,如眼睑挛缩≥2 mm,中重度软组织受累,突眼度超过正常上限≥3 mm,非持续性或持续性复视。
- 轻度:对日常生活影响轻微,包含以下情况:如眼睑挛缩<2 mm,轻度软组织受累,突眼度超过正常上限<3 mm,间歇性复视或无复视等。

此外,近年来随着对 GO 发病机制研究的深入,研究者开始更多地关注用来评价活动度和预测药物治疗效果的辅助手段,有学者利用核医学、MRI 影像学技术来预测 GO 恶化的风险,将隐钙素抗体检测作为 GD 病患者发生眼病和眼肌受累的标志物,或者对 GO 患者眼泪蛋白质组学进行分析、对细胞因子改变进行研究。但这些标志物或预测结果不稳定,或需要增加更多的检查和花费,因此其应用还需要更进一步的考虑;同时在应用这些指标时要注意种族差异。GO 具有遗传易感性,很多基因如人类白细胞抗原 HLA-DR3、CTLA-4、IL-1、TSHR、IL-23R 等的多态性均与其有关,但是尚未有公认的与 GO 发生高度相关并且适合作为临床治疗依据和预测指标的基因。

2.GO 的治疗方法

如 GO 不严重,一般不需要积极治疗。如 GO 严重,则对于活动性的判断非常重要。活动性 GO 常用药物治疗(如糖皮质激素)或眶部放疗;非活动性 GO 的激素治疗效果差,需要施行眶部减压术或其他眼部手术。

(1)减少危险因素

非严重和非活动性的 GO 仅需一般治疗,如戒烟,夜间抬高头部以减少充血水肿、外出用墨镜、外用眼膏以减少干涩、眼罩,以及棱镜矫正复视等,以减轻相关症状。

吸烟影响 GO 的发病和治疗效果,这可能与激活了脂肪形成和炎性反应相关的路径有关,因此 GD 患者和 GO 患者均应戒烟。良好的甲状腺功能有益于 GO 治疗,然而放射性碘治疗甲状腺功能亢进症可能加重 GO 进展,激素的预防性使用能极大地减少这种风险。

(2)糖皮质激素治疗

评估为活动性眼病后,最常用的治疗药物是糖皮质激素,剂量取决于病情的严重程度。大量开放性研究结果显示静脉使用激素的疗效更佳。一项随机双盲对照临床试验比较了 3 种不同累积剂量(2.25、4.98、7.74 g)甲泼尼龙(静脉注射)治疗 GO 的疗效和安全性,在 12 周治疗结束时,高累积剂量 7.74 g 组在生活质量改善、眼球活动度和 CAS 改善方面更有优势,但同时主要不良反应事件发生率也增加,故其推荐中间累积剂量 4.98 g 作为大多数 GO 患者的治疗剂量,而对严重的 GO 患者才推荐更高的剂量。国内瑞金医院开展的随机对照试验使用不同给药方案:以每周方案(1 次/wk,0.5 g/次,持续 6 wk;1 次/wk,0.25 g/次,持续 6 wk)、每日方案(0.5 g/次,连续使用 3 d;1 次/wk,持续 2 wk;0.25 g/d,连续使用 3 d;1 次/wk,持续 2 wk;逐渐口服减量)相同剂量(4.5 g)甲基泼尼松龙静脉注射治疗 GO 患者,发现每周方案效果更好,不良反应更少。对于视神经和角膜严重受损的极重度 GO 者,EUGOGO 推荐大剂量静脉糖皮质激素治疗(例如:甲泼尼龙 500 mg/d 静脉滴注,连用 3 d,必要时第 2 周重复使用 3 d,然后改为口服剂量,40 mg/d 连续 2 wk,30 mg/d 连续 1 wk,20 mg/d 连续 1 wk,然后减量至 10 mg/d 维持),视神经的损害有望在用药后 1～2 wk 内就得到明显改善,过快的减量或撤药易引起复发。若视神经盘水肿或者第 1 次激素冲击治疗后第 2 周仍显示疾病活动,可能预示着大剂量激素治疗效果不佳,因此开始使用激素后,如果 2 wk 内没有好转,要马上进行减压手术。

糖皮质激素治疗对于存在眼部急性炎症改变并且病程<6 mon 的患者疗效较好,而对于炎症不明显且病程较长者因球后纤维组织沉积而疗效差。治疗失败的原因大多数归结为药物剂量过小或患者选择不当。进入非活动期后,只有 10% 患者在 12~16 wk 才对治疗有反应,并且这种反应和糖皮质激素受体的多态性无关。

(3)其他药物进展

近年来随着对 GO 发病机制研究的推进,新的靶点药物也逐渐应用于临床。环孢霉素作为免疫抑制剂被用来抑制免疫反应。单用环孢霉素治疗 GO 效果可能不如激素治疗,然而 RCT 试验证明,激素联合环孢霉素虽然可能面临更多的不良反应,但其效果优于单用激素,特别是在减少复发上效果显著。生长激素抑制素类似物(奥曲肽、兰瑞肽)的使用尚缺乏大样本的临床试验,基于其不确切的效果和更昂贵的价格,暂不推荐。其他还有 TNF-α 抑制剂(依那西普)、托珠单抗、阿达木单抗、利妥昔单抗、硫唑嘌呤、甲氨蝶呤、静脉注射免疫球蛋白等应用的报道,但是也还未得到临床认可。此外,硒在改善 GO 患者生活质量和减缓 GO 进展上的作用也越来越被重视。研究显示,应用 6 mon 亚硒酸钠(200 μg/d)对轻度 GO 患者可能有效。

(4)血浆置换

此法可能通过去除抗体和免疫循环复合物而起效。在其他药物治疗无效时可试行血浆置换疗法。

(5)眶部放疗和手术

对重度进行性的 GO,可施行眶部放疗、眶内减压等手术。

(6)同位素治疗与 GO

几个早期的前瞻性研究发现,甲亢患者经[131]I 治疗使甲状腺眼病加重较甲状腺次全切除或抗甲状腺药物治疗更常见。最近的随机研究比较了甲巯咪唑与[131]I 治疗、3 个月糖皮质激素治疗或不治疗对轻度甲状腺眼病的影响。结果发现,[131]I 治疗组有 32% 的患者眼病恶化或发生眼病,甲巯咪唑治疗组 5.3% 眼病恶化或发生眼病。[131]I 治疗同时加服泼尼松治疗组[0.4~0.5 mg/(kg·d),在放疗后 2~3 d 开始,持续 1 mon,然后在 2 个月内停止]则无 1 例眼病恶化或发生眼病。但也有[131]I 治疗后眼病减轻的报道。EUGOGO 推荐[131]I 治疗后 1~3 d 开始加服泼尼松治疗[prophylactic steroid cover,0.3~0.5 mg/(kg·d)],然后在 3 mon 内停用,1~2 mon 的治疗也可能同样有效,认为该方案可将[131]I 治疗后 15% 左右的突眼加重比例降至几乎为零。

【思考题】

1.简述 TRAb 的临床意义。

2.简述甲状腺相关性眼病的诊治进展。

参考文献

[1] Prabhakar BS, Bahn RS, Smith TJ. Current perspective on the pathogenesis of Graves disease and ophthalmopathy. Endocrine Review,2003,24(6):802-835.

［2］ Vaidya B, Pearce S. The emerging role of the CTLA4 gene in autoimmune endocrinopathies. Eur J Endocrinol, 2004, 15(5): 619-626.

［3］ Davies TF. Infection and autoimmune thyroid disease. J Clin Endocrinol Metab, 2008; 93(3): 674-676.

［4］ Kondrashova A, Viskari H, Haapala AM, et al. Serological evidence of thyroid autoimmunity among schoolchildren in two different socioeconomic environments. J Clin Endocrinol Metab, 2008, 93(3): 729-734.

［5］ Ginsberg J. Diagnosis and management of Graves disease. CMAJ, 2003, 168(2): 575-585.

［6］ Bartalena L, Krassas GE, Wiersinga W. Efficacy and safety of three different cumulative doses of intravenous methylprednisolone for moderate to severe and active Graves' Orbitopathy. J Clin Endocrinol Metab, 2012, 97(12): 4454-4463.

［7］ Chang TC, Liao SL. Slow-release lanreotide in Graves' ophthalmopathy: A double-blind randomized, placebo-controlled clinical trial. J Endocrinol Invest, 2006, 29(5): 413-422.

［8］ Stan MN, Garrity JA, Bradley EA, et al. Randomized, double-blind, placebo-controlled trial of long-acting release octreotide for treatment of Graves' ophthalmopathy. J Clin Endocrin Metab, 2006, 91(12): 4817-4824.

［9］ Zhu W, Ye L, Shen L, et al. A prospective, randomized trial of intravenous glucocorticoids therapy with different protocols for patients with graves' ophthalmopathy. J Clin Endocrinol Metab, 2014, 99(6): 1999-2007.

［10］ Bartalena L, Baldeschi L, Boboridis K, et al. The 2016 European Thyroid Association/European Group on Graves' Orbitopathy Guidelines for the Management of Graves' Orbitopathy. Eur Thyroid J, 2016, 5: 9-26.

［11］ Verity DH, Rose GE. Acute thyroid eye disease (TED): Principles of medical and surgical management. Eye, 2013, 27: 30.

［12］ Salvi M. Immunotherapy for Graves' ophthalmopathy. Curr Opin Endocrinol Diabetes Obes, 2014, 21: 409-414.

［13］ Wang L, Wang B, Chen S, et al. Effect of selenium supplementation on recurrent hyperthyroidism caused by graves disease: a prospective pilot study. Horm Metab Res, 2016, 48(9): 559-564.

［14］ Leoni SG, Sastre-Perona A, De La Vieja A, et al. Selenium increases thyroid-stimulating hormone-induced sodium/iodide symporter expression through thioredoxin/apurinic/apyrimidinic endonuclease 1-dependent regulation of paired Box 8 binding activity. Antioxid Redox Signal, 2016, 24(15): 855-866.

［15］ Zhang H, Liang L, Xie Z. Low Vitamin D status is associated with increased thyrotropin-receptor antibody titer in graves disease. Endocr Pract, 2015, 21(3): 258-263.

［16］ Klebaner D, Huang Y, Qin H, et al. X chromosome-wide analysis identifies DNA methylation sites influenced by cigarette smoking. Clinical Epigeneties, 2016, 8(1): 561-567.

［17］ González-Amaro R, Marazuela M. T regulatory (Treg) and T helper 17 (Th17) lymphocytes in thyroid autoimmunity. Endocrine, 2016, 52(1): 30-38.

［18］ Bossowski A, Moniuszko M, Idzkowska E, et al. Decreased proportions of CD4＋IL17＋/CD4＋CD25＋CD127-and CD4＋IL17＋/CD4＋CD25＋CD127-FoxP3＋T cells in children with autoimmune thyroid diseases. Autoimmunity, 2016 Aug, 49(5): 320-328.

［19］ Kristensen B, Hegedtis L, Lundy SK, et al. Characterization of regulatory B cells in graves disease and hashimoto s thyroiditis. PLoS One, 2015, 10(5): eO127949.

［20］ Wang Q, Shi BM, Xie F. Enhancement of CD4(＋)T-cell response and survival via coexpressed OX40/OX40L in Graves disease[J]. Mol Cell Endocrinol, 2016, 430: 115-124.

[21] Higashiyama T,Nishida Y,Morino K,et al. Use of MRI signal intensity of extraocular muscles to evaluate methylprednisolone pulse therapy in thyroid-associated ophthalmopathy. Jpn J Ophthalmol, 2015,59(2):124-130.

[22] Marcocci C,Kahaly GJ,Krassas GE,et al. Selenium and the Course of Mild Graves' Orbitopathy. N Engl J Med,2011,364:1920-1931.

（李　红　董雪红）

第二节　骨质疏松症防治进展

摘要　骨质疏松症(osteoporosis,OP)是一种以低骨量和骨组织结构破坏为特征,导致骨骼脆性增加和易发生骨折的代谢性疾病。OP 分为两大类:原发性骨质疏松(又分为Ⅰ型绝经后骨质疏松、Ⅱ型老年性骨质疏松和特发性骨质疏松症)和继发性骨质疏松。预防 OP 包括危险因素评估与筛查、预防骨折等。药物治疗方面包括补充钙和活性维生素 D、二膦酸盐、雌激素受体调节剂、降钙素、甲状旁腺素(PTH)等。

Abstract　Osteoporosis is a systemic skeletal disease characterized by low bone mass and microarchitectural deterioration of bone tissue with a consequent increase in bone fragility and susceptibility to fracture. It includes two types: primary osteoporosis (including type 1 postmenopausal osteoporosis, PMO, and type 2 senile osteoporosis) and secondary osteoporosis. The preventive ways consist of evaluating risk factors and screening high-risk group, avoiding fracture and so on. Medication contains that bisphosphonates, supple-selective estrogen receptor modulators (SERMs),calcitionin,parathyroid hormone(PTH).

骨质疏松症是一种常见的骨骼疾病。随着世界人口的增加和平均寿命的提高,这种疾病的威胁也越来越大。我国 50 岁以上人群骨质疏松症患病率,女性为 20.7%,男性为 14.4%。据估算,2006 年我国骨质疏松症患者近 7000 万人,骨量减少者已超过 2 亿人。而骨质疏松患者一旦出现骨折,只有不到 1/3 女性骨折患者能恢复她们先前的活动能力,而超过 1/3 患者会因终生残疾而需要持续的护理。随着人口的老龄化,骨质疏松症已成为常见病、多发病,严重危害广大中老年人的健康和生活质量。

一、定义与分类

骨质疏松症(osteoporosis,OP)是一种以低骨量和骨组织微结构破坏为特征,导致骨骼脆性增加和易发生骨折的代谢性疾病。OP 分为两大类:①原发性骨质疏松症:又分为Ⅰ型(绝经后骨质疏松,postmenopuasal osteoporosis,PMOP)、Ⅱ型(老年性骨质疏松)和特发性骨质疏松;②继发性骨质疏松症包括内分泌疾病、骨髓增生性疾病、药物性骨量减少、营养缺乏性疾病、慢性疾病(实质脏器疾病,结缔组织疾病)、先天性疾病、废用性骨丢失及其他疾病引起的骨质疏松。骨质疏松症的诊断标准目前仍为 1994 年 WHO 推荐的骨质疏松症诊断标准,以测得骨密度值(BMD)与健康成人骨峰值的比较标准差(T 值)为判断依据(见表 5-4)。

表 5-4　WHO 骨质疏松症诊断标准

分　类	T 值
正　常	$\geqslant -1$
骨量减少	$-2.5 \sim -1$
骨质疏松症	$\leqslant -2.5$
严重骨质疏松症	$\leqslant -2.5$，合并一处或多处骨折

注：T 值 $= \dfrac{\text{实测值} - \text{同种族同性别正常青年人峰值骨密度}}{\text{同种族同性别正常青年人峰值骨密度的标准差}}$

二、骨质疏松症的预防

(一)危险因素评估与筛查

导致骨质疏松症发生的危险因素很多，主要包括遗传因素，不良生活方式，体力活动较少，过度吸烟、酗酒、饮用咖啡，过早绝经，长期摄入低钙饮食和(或)过多蛋白质饮食等。若怀疑有骨质疏松，应早期接受骨矿物质含量(bone mineral content，BMC)检查，所得到值为骨密度(BMD)，并可得到 T 值。如 T 低于骨峰均值 1 SD 以上，即可认为是骨量减少，为骨质疏松症高危人群。对于这一人群应定期监测 BMD，记录其变化情况，并及时进行干预，尽可能降低骨矿物质丢失的速度。

(二)骨质疏松性骨折的预防

骨质疏松性骨折是中老年最常见的骨骼疾病，也是骨质疏松症的严重阶段，具有发病率高、致残致死率高、医疗花费高的特点。2013 年国际骨质疏松基金会(International Osteoporosis Foundation，IOF)报告：全球每 3 秒钟有 1 例骨质疏松性骨折发生，约 50% 的女性和 20% 的男性在 50 岁之后会遭遇初次骨质疏松性骨折；50% 初次骨质疏松性骨折患者可能会发生再次骨质疏松性骨折；女性骨质疏松性椎体骨折再骨折风险是未发生椎体骨折的 4 倍。

评价骨质疏松症患者发生骨折的可能性，并对高危患者及时进行预防性治疗，是预防骨质疏松性骨折的关键所在。具体地说，预防骨质疏松性骨折就是预防骨质疏松症的发生和消除跌倒危险因素，包括以下几点：

1.改善营养、补充钙质膳食

根据长期临床经验和营养学研究结果，我国居民的钙摄入量仍相对较低，大多数低于 800 mg/d 元素钙。因此，注意膳食合理搭配，增加钙尤其是易吸收钙的摄入，对防治骨质疏松症有重要意义。建议摄入富含钙、低盐和适量蛋白质的均衡膳食，推荐每日蛋白质摄入量为 0.8~1.0 g/kg 体质量，乳制品含钙高并且易吸收，建议每天摄入牛奶 300 mL 或相当量的奶制品。有学者认为，在睡前喝一杯牛奶对预防骨质疏松有一定作用。

2.运动

适当运动可增加和保持骨量，并能使老年人的应变能力增强，减少跌倒风险，从而减少骨折的发生。运动的类型、方式、运动量应根据患者具体情况决定。运动还有助于增加骨密度。适合于骨质疏松症患者的运动包括负重运动及抗阻运动，推荐规律的负重及肌肉力量练习，以减少跌倒和骨折风险。根据 Notelovitz 关于骨质形成的运动程序设计，适当的运动须具备以下几点：①运动必须如同支撑体重式样的活动方式；②运动形式要多种多样，不要做过多的重复动作；③为了能长期坚持，运动设计必须能够产生乐趣；④通过运动同时能给心血管系统带来有益的影响。根据以上要求，更年期妇女可用多功能健身器进行锻炼，以增加骨骼的力学负荷，这对维持骨量具有重要作用。

3.定期检测骨密度

有学者建议，女性应在 30～36 岁做第一次骨密度测定，以了解自身的峰值骨密度情况，随后每 1～3 年测定 1 次。超过 48 岁则不论男女都应该接受骨组织密度检查测试，并至少 2 年复查 1 次。我国已经将骨密度检测项目纳入 40 岁以上人群常规体检内容。骨质疏松症的诊断主要基于 DXA 骨密度测量结果。

三、骨质疏松症的药物治疗

目前批准用于防治 OP 的药物有抑制骨吸收类药物，包括阿仑膦酸盐、利塞膦酸盐、唑来膦酸(5 mg)、伊班膦酸盐四种二膦酸盐，雌激素及其受体调节剂，降钙素等；增加骨合成代谢的药物——甲状旁腺素(parathyroid hormone，PTH)。骨质疏松症患者在应用以上药物治疗的同时应予以钙剂和维生素 D 的补充治疗。OP 的高危人群也需要进行钙剂和维生素 D 的补充治疗。

(一)补充钙和维生素 D

钙和维生素 D 是防治原发性 OP 的基本药物，众多的临床研究都证明它们能有效降低骨折的发生率。有一项研究给 3270 例维生素 D 缺乏的老年女性每天补充磷酸钙(含 1.2 g 元素钙)和维生素 D 20 μg(800 U)，不合用其他抗 OP 药物，治疗 18 mon 后非椎体骨折的发生率较对照组降低 32%($P=0.015$)，髋骨骨折的发生率较对照组降低 43%($P=0.043$)。另一项研究给 2686 例 65 岁以上男性和女性每 4 mon 口服维生素 D 100000 U，观察 5 年之后的骨折发生率，发现初次骨折发生率较对照组降低 22%(RR，0.78；$P=0.04$)，髋骨、腕关节和前臂或椎体骨折的发生率降低 33%(RR，0.67；$P=0.02$)。

但是也有部分研究发现，补充维生素 D 治疗没有降低骨折的发生率，RECORD 研究给 5292 例>70 岁既往有轻度外伤性骨折患者每日补充 1000 mg 碳酸钙和 800 U 维生素 D，发现不能阻止再次骨折的发生；Porthouse 等对 3314 例>70岁女性具有 1 个以上骨折危险因素的研究，发现每日补充 1000 mg 碳酸钙和 800 U 维生素 D 没有降低髋骨骨折发生的危险性；Jackson 等用钙和维生素 D 联合补充治疗，也没有降低骨折发生的危险性；同样单用维生素 D 治疗的一些研究也未能降低骨折发生的危险性。对于不同的研究结论，可能的解释为：①RECORD、Porthouse 等和 Jackson 等的研究对象为社区人群，他们并不缺乏钙和维生素 D；②维生素 D 的剂量需要达到 800 U/d 才能取得最佳疗效，而是否加用钙剂是影响疗效的重要因素。

所以 Boonen 等指出，钙和维生素 D 的补充治疗主要用于应用抑制骨吸收或增加骨合成药的 OP 患者、应用糖皮质激素治疗者，以及缺乏维生素 D 和钙剂的老年高危人群，剂量以联合应用维生素 D 800 U/d、1000～1200 mg/d 元素钙疗效最佳。

(二)二膦酸盐

二膦酸盐治疗骨质疏松症的机制主要是通过抑制破骨细胞。实验观察显示，其对骨代谢主要有两种作用：①改变骨基质特性，抑制破骨细胞生成和骨吸收；②破骨细胞胞饮二膦酸盐其活性受抑制,包括阿伦膦酸盐(alendronate)、利塞膦酸盐(risedronate)、伊班膦酸盐(ibandronate)、唑来膦酸(5 mg 规格,zoledronic acid)。阿伦膦酸盐和利塞膦酸盐有每日/每周 1 次口服两种疗法;伊班膦酸盐可以每日/每月 1 次口服以及静脉用药;唑来膦酸可每年 1 次,静脉用药。充分的临床研究证明,它们可有效增加 BMD、抑制骨吸收,减少骨折发生。

1. 阿伦膦酸盐

阿伦膦酸盐是美国最早批准用于防治 PMOP 的含氮二膦酸盐。Liberman 等的Ⅲ期临床研究表明,994 例 PMOP 患者随机分组,分别给予阿伦膦酸盐 5 mg/d、10 mg/d 3 年或者 20 mg/d 2 年加 5 mg/d 1 年后发现,治疗组较对照组总的椎体骨折发生率减少 48%($P=0.03$)。大型临床研究 FIT 研究包括两部分,2027 例已有椎体骨折的患者随机分组,分别给予阿伦膦酸盐 5 mg/d、10 mg/d 和安慰剂对照,3 年后发现阿伦膦酸盐治疗组新的椎体骨折发生率较安慰剂组减少 47%($P<0.001$),2 个以上椎体骨折的发生率减少 90%($P<0.001$),有症状的骨折减少 55%($P<0.001$);另外 1631 例既往无椎体骨折的 PMOP 女性根据股骨颈 T 值分为 $-2.0\sim-1.6$,$-2.5\sim-2.0$ 和 <-2.5 组,每日予以阿伦膦酸盐治疗 4 年后,T 值 <-2.5 组髋骨折发生的危险性下降 56%,其余两组则没有明显的统计学差异。11 项研究荟萃分析表明,阿伦膦酸盐提高椎骨 BMD 7%~8%,提高髋骨 BMD 5%。

由于阿伦膦酸盐治疗的主要不良反应为上消化道不适,因此提出了 1 次/wk 用药以减少胃肠道不良事件的发生。Schnitzer 等进行的多中心、随机对照实验表明,35 mg/wk 预防 OP 和 70 mg/wk 治疗 OP 在提高 BMD 和抑制骨转换方面的疗效与 1 次/d 相同,1258 例 OP 患者随机分组给予阿伦膦酸盐 10 mg/d、35 mg BIW、70 mg QW 口服 1 年后观察各组骨吸收生化标志尿 N-末端肽(尿 NT_X),都较对照组减少 60%~70%($P<0.001$),骨形成标志骨特异性碱性磷酸酶(alkaline phosphatase,ALP)则减少 40%~50%($P<0.001$)。应用每周 1 次的服药方法,患者的依从性和耐受性都有了明显的提高。目前大多采用 70 mg、1 次/wk 的治疗方法。

有关阿伦膦酸盐长期治疗有效性和耐受性的研究,Bone 等将前面的Ⅲ期临床实验中 247 例患者延长到 10 年,结果显示阿伦膦酸盐使患者腰椎、股骨大转子、股骨颈等部位 BMD 慢持续增加,口服 10 mg/d 患者 10 年时腰椎 BMD 较基线值平均增加 13.7%,股骨大转子 BMD 增加 10.3%。延长 FIT 研究长达 10 年的结果显示,与停止阿伦膦酸盐治疗组相比,继续接受阿伦膦酸盐治疗组的髋部 BMD 和脊柱 BMD 都较高,骨转换生化标志 ALP 和尿 NT_X 保持稳定,持续在正常水平,而停止治疗组 ALP 和尿 NT_X 升高。两项长期研究均没有引起纤维性骨炎、骨矿化异常等不良事件。阿伦膦酸盐还能改善骨结构,在 FIT 长期延长的研究中,部分患者在阿伦膦酸盐治疗 10 年后接受了骨活检,结果显示骨骼形态保持正常。

2. 利塞膦酸盐

有关利塞膦酸盐减少骨折最著名的两项研究为 VERT 研究和 HIP 研究。VERT 研究包括美国、澳大利亚和欧洲三个大的随机对照试验点,纳入标准为严重 OP 的绝经后妇女(包括 2 个及以上椎体骨折,或 T-值≤2.0 伴 1 个椎体骨折)。共有 3684 例患者随机分组给予利塞膦酸盐 2.5 mg/d、5 mg/d 和安慰剂对照,同时补充钙和维生素 D,1 年后因发现 2.5 mg/d 组 BMD 增加较 5 mg/d 明显少而改为 5 mg/d 继续治疗。3 年后在美国进行的试验表明,利塞膦酸盐 5 mg/d 组椎体骨折较对照组减少 41%($P=0.003$),非椎体骨折减少

39%（$P=0.002$）；在澳大利亚和欧洲进行的试验表明，新的椎体骨折发生减少 49%（$P<0.001$），非椎体骨折的减少无统计学意义。两个试验都没有明显减少髋骨骨折的发生。

HIP 研究观察利塞膦酸盐治疗老年绝经后女性 OP 患者髋骨骨折的疗效（分为 70～79 岁、≥80 岁两个年龄组），每个年龄组都随机分组给予利塞膦酸盐 2.5 mg/d、5 mg/d 和安慰剂对照，3 年后 70～79 岁年龄组髋骨骨折减少 40%（$P=0.009$），≥80 岁年龄组髋骨骨折无明显减少。

同样，利塞膦酸盐的主要不良反应为上消化道事件，Brown 等比较 1 次/wk 和 1 次/d 治疗 OP 的疗效，发现 35 mg/wk、70 mg/wk 与 5 mg/d 在增加腰椎 BMD 和减少骨转换生化标志方面相同。所以 1 次/wk 口服利塞膦酸盐 35 mg 同样被美国 FDA 批准用于防治 OP。

3. 伊班膦酸盐

伊班膦酸盐有每日、每月口服以及每季静脉给药三种方法，它是目前防治 OP 效力最高的二膦酸盐，分别是利塞膦酸盐的 2 倍、阿伦膦酸盐的 10 倍。关于二膦酸盐类药物的用药间隔可以每周 1 次或每月 1 次甚至每季 1 次的原因尚不完全清楚，动物实验表明二膦酸盐疗效与药物累积量的关系比与用药频率之间的关系更为密切，而在鼠类实验中发现伊班膦酸盐的半衰期可以长达 440～500 d，所以伊班膦酸盐可以每月或每季给药。

BONE 研究纳入 2946 例任一椎骨 T 值≤−2.0 的 PMOP 患者，随机分组给予伊班膦酸盐 2.5 mg/d、每 3 个月服药 20 mg、隔天 1 次×12 次（即每 3 个月前 24 d 服药，共服 12 次）及安慰剂对照，同时补充钙和维生素 D。3 年后发现 2.5 mg/d 组和周期用药组的骨折发生率分别减少了 52% 和 50%（$P<0.0011$ vs 对照组），两组发生椎体骨折的危险性下降分别为 −49%（$P=0.012$）和 −48%（$P=0.014$），每日服药、周期服药以及对照组腰椎 BMD 增加分别为 6.5%、5.7%、1.3%（$P<0.001$ vs 对照组），髋骨 BMD 增加分别为 3.4%、2.9%、−0.7%（$P<0.001$）。

MOBILE 研究纳入 1609 例 PMOP 患者，随机分组给予伊班膦酸盐 2.5 mg/d，每月 50/50 mg（连续两天，50 mg/d），每月 100 mg 1 次服用以及 150 mg 1 次服用，治疗 1 年后每月 1 次服用 150 mg 组腰椎 BMD 增加水平较伊班膦酸盐 2.5 mg/d 治疗组高，分别为 4.9% 和 3.9%（$P=0.002$），两组药物相关性副作用相同，分别为 22.5% 和 22.8%。

Recker 等最初进行的静脉伊班膦酸盐用药研究，每 3 个月 15～30 s 内静脉快速注射伊班膦酸盐 0.5 mg 或 1 mg，3 年后发现没有明显减少骨折发生（0.5 mg，1 mg，安慰剂组分别为 8.7%，9.2%，10.7%），腰椎 BMD 较对照组略有增加，但是没有统计学意义。Adami 等进行的研究则每 3 个月静脉注射伊班膦酸盐 1 mg 或 2 mg，1 年后发现疗效具有明显的剂量依赖关系，2 mg 组腰椎 BMD 增加水平比 1 mg 组明显（分别为 5.0% 和 2.8%，$P<0.001$），降低骨吸收生化标志血 C-端肽（CT_X）也更明显（−62.5% 和 −61.0%，$P<0.002$），该结果说明 Recker 等的研究中 0.5 mg、1 mg 的伊班膦酸盐未达到最佳治疗剂量。所以 2006 年 1 月美国 FDA 批准每 3 个月一次静脉快速注射（15～30 s）伊班膦酸盐 3 mg 用于治疗 PMOP。

4. 唑来膦酸盐

唑来膦酸可每年 1 次，静脉用药。

有关四种二膦酸盐之间疗效的比较，观察终点应为减少骨折发生率，但是因为以骨折事件为终点需要的样本量大、观察时间长，所以很多研究都是以 BMD、骨转换生化标志作为反映骨折的观察指标。Rosen 等最近报道,比较阿伦膦酸盐 70 mg/wk 和利塞膦酸盐 35 mg/wk 治疗 PMOP 的疗效,1 年后发现阿伦膦酸盐提高股骨大转子 BMD 明显高于利塞膦酸盐(分别为 3.4% 和 2.1%,$P<0.001$)。但是现有研究结果中关于 BMD 增加量和骨折发生率减少之间的相关性存在争论,有部分研究表明,BMD 增加越多,减少骨折越明显;Guyatt 等 8 项荟萃分析结论为,腰椎 BMD 增加与椎骨骨折之间存在明显的相关性,与非椎体骨折之间则没有此相关性;Lindsay 在美国骨骼和矿物质研究年会上提出,在利塞膦酸盐治疗期间,有/无发生脆性骨折患者之间腰椎和股骨颈 BMD 的变化没有差异。所以,BMD 作为评估治疗 OP 疗效的指标有待进一步确认,而其他的生化指标也没能证明其能够准确反映骨折的发生率。

为减少消化道反应以及增加药物吸收率,二膦酸盐需要清晨空腹以 200 mL 清水送服,服后保持直立位 30~60 min 以上;服用阿伦膦酸盐和利塞膦酸盐 30 min 内、伊班膦酸盐 60 min 内,不能进食其他食物、药物和饮料(清水除外)。二膦酸引起骨坏死(主要是下颌骨)的报道在近几年逐渐增多,主要为肿瘤骨转移患者静脉应用二膦酸所引起,这需要引起关注。

双膦酸盐类药物疗程一般为 3~5 年,而后再根据治疗后骨代谢指标改变、再骨折风险程度改变决定"继续用药"或"停药观察(药物假期)"。

(三)雌激素及其受体调节剂

目前大部分研究证明,绝经激素治疗(menopausal hormone therapy,MHT)类药物能抑制骨转换,减少骨丢失。临床研究已证明,MHT 包括雌激素补充疗法和雌、孕激素补充疗法,能减少骨丢失,降低骨质疏松性椎体、非椎体及髋部骨折的风险,是防治绝经后骨质疏松症的有效措施。绝经妇女正确使用绝经激素治疗,总体是安全的。雌激素替代治疗有可能增加乳腺癌、子宫内膜癌、肺动脉栓塞、深静脉血栓、中风等危险,虽然以往大家都认为雌激素具有保护心血管的作用,但 HERS 和 HERS Ⅱ 两项大的研究没有证明其心血管益处,相反却增加了心血管事件。鉴于对上述问题的考虑,中华医学会骨质疏松和骨矿盐疾病分会《原发性骨质疏松症诊疗指南》建议激素补充治疗遵循以下原则:①明确治疗的利与弊;②绝经早期开始用(<60 岁或绝经 10 年之内),收益更大,风险更小;③应用最低有效剂量;④治疗方案个体化;⑤局部问题局部治疗;⑥坚持定期随访和安全性监测(尤其是乳腺和子宫);⑦是否继续用药,应根据每位妇女的特点,每年进行利弊评估。目前雌激素替代治疗大多用于更年期症状明显,低骨量以及有骨质疏松症的高危因素者,建议短期使用激素替代治疗,待症状消失后可换用其他药物。

选择性雌激素受体调节剂(selective estrogen receptor modulators,SERMs)为人工合成的非激素类药物,可以与雌激素受体结合,选择性地作用于不同组织的雌激素受体,在不同的靶组织分别产生类雌激素或抗雌激素作用。雷洛昔芬(raloxifene)是第一个被批准用于预防和治疗 PMOP 的 SERMs 制剂,它对骨、脂肪代谢具有雌激素激活作用,而对乳腺和子宫内膜则具有雌激素拮抗作用。MORE 研究是一项大规模多中心双盲安慰剂对照研究,有 25 个国家 180 个中心 7705 例 PMOP 患者参加,分成两个亚组,第一个亚组为腰椎或股骨颈的 T 值<-2.5。第二个亚组包括:BMD 降低合并≥1 个中重度或≥2 个轻度椎体骨折;≥2 个椎体骨折(不论 BMD 是否降低)。随机分组给予雷洛昔芬 60 mg/d、120 mg/d 以及安慰剂对照,研究进行了 3 年,并延长了 1 年(CORE 研究)。3 年研究结果显示,雷洛昔

芬治疗组椎体骨折的危险性都有明显降低（60 mg/d：RR，0.7；120 mg/d：RR，0.5）。第二个亚组即 120 mg/d 组的椎体骨折发生率较 60 mg/d 组低（分别为 10.7% 和 14.7%，$P=0.02$）。延长 1 年的 CORE 研究发现，椎体骨折的危险性继续降低，第 4 年 60 mg/d 组降低新的椎体骨折发生率为 39%，4 年累积 RR 为 0.64，120 mg/d 组的累积 RR 为 0.57。以上两个研究中都没有明显降低非椎体骨折的发生率，对此提出的解释为，雷洛昔芬可能选择作用于松质骨而对皮质骨的作用较弱。

雷洛昔芬同时也降低了乳腺癌的发生率，5213 例继续服用雷洛昔芬的 CORE 研究结果显示，乳腺癌的危险性降低了 69%（RR，0.31）。最新的 STAR 比较研究显示，雷洛昔芬与他莫昔芬（tamoxifen，另一 SERMs 制剂，用于治疗早期和晚期乳腺癌）在降低乳腺癌的危险性方面相同。雷洛昔芬在治疗 OP 的同时降低了乳腺癌风险，但是静脉血栓性疾病如深静脉血栓、肺动脉栓塞、视网膜静脉血栓形成等的风险增加了 3 倍（RR，0.31），潮红等绝经期等症状也有所增加。

组织选择性雌激素活性调节剂（selective tissue estrogen activity regulators，STEARs）——替勃龙（tibolone）对不同组织产生不同的作用，有预防绝经后妇女骨质丢失和减轻绝经期症状的作用，但对乳腺和子宫内膜无刺激作用。Gompel 等报道替勃龙可以减少乳腺癌发生的风险，但是 Beral 等的研究又发现其增加了乳腺癌发生的风险，所以替勃龙的安全性以及疗效还需要进一步临床验证。

（四）降钙素

降钙素是由甲状腺 C 细胞分泌的一种多肽类激素，作用于破骨细胞受体之后抑制其活性，并抑制大单核细胞转变为破骨细胞，从而抑制骨吸收。因降钙素口服后迅速在消化道内降解，所以目前用于治疗 OP 的降钙素为鲑降钙素鼻内喷雾。Overgaard 等进行的随机对照双盲试验将 208 例 PMOP 分组给予 50 U/d、100 U/d、200 U/d 以及安慰剂对照，2 年后观察结果为降钙素治疗组总椎体骨折和非椎体骨折的发生数减少 70%（$P<0.05$）。Chesnut 等进行了更大样本的研究，有 1255 例 PMOP 参加、历时 5 年，分为鲑降钙素 100 U/d、200 U/d、400 U/d 以及安慰剂对照 4 组，结果显示 200 U/d 组椎体骨折较安慰剂组减少了 33%（RR，0.67；$P=0.03$），非椎体骨折则没有明显差别，但是因为该项研究没有完全做到双盲，只有 30% 的研究对象完成了整个研究，所以产生了较大的偏倚。美国 FDA 批准降钙素主要用于治疗绝经 5 年以上的 OP 患者，通常剂量为每日鼻内喷雾 200 U，降钙素长效口服制剂尚在研究之中。

（五）甲状旁腺素（PTH）

Selye 等 70 多年前第一次报道了 PTH 可以诱导骨合成代谢。临床观察也发现，原发性甲旁亢患者有放射学上可见的骨质损害不到 2%，而且损害主要表现为皮质骨的丢失，骨小梁 BMD 值与同性别年龄正常对照者接近。Rubin 等的研究也表明，原发性甲旁亢患者长期高 PTH 水平同时激活成骨细胞加强骨合成和破骨细胞增加骨吸收，总的结果对骨的某些部位（如骨小梁）有益。以上临床经验提示，如果能够控制皮质骨丢失而保留合成代谢作用，那么 PTH 就可以用于治疗 OP 患者、增加骨的合成。已有大量动物和临床研究证实，PTH 以及 PTH 的活性肽片段，包括 PTH（1～84）、PTH（1～34）——特立帕肽，1 次/d 注射能增加骨合成代谢、防治 OP。

细胞水平研究表明，成骨细胞表达 PTH/PTHrP（PTH 相关肽）受体，当 PTH 与该受体结合后可以通过以下途径增加活化的成骨细胞数量:刺激骨原细胞转化为成骨细胞,促进成骨细胞 DNA 合成,促进骨衬细胞转化为成骨细胞并抑制成骨细胞凋亡。Bellido 等的研究提示,PTH 抑制成骨细胞凋亡可能通过转录因子 RuNx2(成骨细胞分化所必需)实现,PTH 每天注射 1 次将增加 RuNx2 水平,促进成骨细胞分化并抑制凋亡。此外,每天 1 次 PTH 注射还能刺激局部 IGF-I(胰岛素样生长因子 I)表达,促进成骨细胞增殖和分化。PTH 同时增加骨的合成和吸收,只有骨合成超过骨吸收,PTH 的净效应才表现为促进骨合成。研究表明,这是通过调整 RANK-L 及其受体途径与护骨素之间的平衡而实现。RANK-L 为破骨细胞生成的主要调节剂,护骨素则为 RANK-L 天然抑制剂,长期持续的 PTH 注射将刺激 RANK-L 表达并抑制护骨素表达,而每天 1 次周期给药则该效应是短暂的,骨吸收被控制,所以骨合成超过骨吸收。

临床研究也证明,PTH 提高骨 BMD,增加骨合成和吸收代谢的生化标志。一项多中心 II 期临床试验表明,217 例 PMOP 患者 PTH(1~84)100 $\mu g/d$ 治疗 1 年后,腰椎 BMD 增加 7%。另一项大样本 III 期临床试验有 1637 例 PMOP 参加,随机分组,每天注射特立帕肽 20 $\mu g/d$、40 $\mu g/d$ 和安慰剂对照,19 mon 后发现腰椎 BMD 增加 10%~14%,同时 PTH 加强骨骼质量、减少骨折发生。临床试验表明,骨合成生化标志 ALP、PINP(I 型胶原 N 端肽)等在给药短期(3 mon)内即快速增加,而骨吸收生化标志要到 6 mon 后才增加,以后两者持续在一个高水平,但是平衡有利于骨合成方面,结果表现为 BMD 持续线性升高。McClung 等比较了特立帕肽 20 $\mu g/d$ 和阿伦膦酸盐 10 mg/d 治疗 PMOP 患者的不同疗效,发现两者骨合成和吸收的生化标志正好相反,特立帕肽组明显升高,阿伦膦酸盐组则明显降低;特立帕肽组椎骨 BMD 增加较阿伦膦酸盐组明显($P<0.01$),股骨颈皮质 BMD 值则有所降低,其余部位两者 BMD 增加值相当。

(六)其他药物

1. 氟化物

氟化物的作用机制尚不清楚,其可能可以促进新骨形成,并增加 BMC。对于 PMOP 应用氟化物后,可明显提高 BMC 值。目前应用于临床的有氟化钠和一氟膦酸盐(特乐定),后者每片相当于含氟元素 5 mg 和钙元素 150 mg。长期应用氟化物虽然可使 BMC 增加,但骨的强度和其他生物质量却下降,这可能与氟化物结合到羟磷石灰结晶有关。

2. 依普拉芬(ipriflavone)

依普拉芬是一种人工合成的异黄酮类衍化物,可增强雌激素的作用,刺激骨形成,调节骨吸收过程,抑制破骨细胞活性。有研究报道,依普拉芬用于 PMOP 治疗有较明显的效果。

3. 维生素 K

维生素 K 是一类脂溶性维生素。骨钙素在形成过程中需要维生素 K 的参与。同时维生素 K 还可以促进成骨细胞的矿化反应,抑制骨吸收因子的合成和骨吸收过程,同时刺激骨胶原合成,有利于骨形成。Yonemura 等报道应用维生素 K_2 15 mg、3 次/d,对于慢性肾炎应用糖皮质激素引起的骨丢失有预防作用。目前临床上对于维生素 K_1 注射液和维生素 K_3 片剂治疗骨质疏松的用量和疗效仍有待于进一步确定。

(七)药物的联合治疗

关于两种抑制骨吸收药物联合应用的基本一致意见是,它们虽然进一步增加 BMD,骨转换的生物学标志也进一步下降,但是没有减少骨折的发生率,而且患者的耐受性和依从性下降,长期骨转化的过渡抑制也降低了骨强度。所以,除了 PMOP 高危人群可应用小剂量雌激素减轻绝经期症状或 SERMs 防治乳腺癌联合二膦酸盐提高 BMD 之外,不推荐其他两种抑制骨吸收药物的联合应用。

另一联合应用方案为 PTH 与抑制骨吸收药物联合,理论上既增加骨合成又抑制骨吸收,但是目前还存在许多问题,比如 PTH 该与哪种抑制骨吸收药物合用,它们之间该以怎样的顺序给药,等等。Black 等和 Finkelstein 等同时联合应用 PTH 和阿伦膦酸盐,发现阿伦膦酸盐减弱了 PTH 增加骨合成代谢的效应。更有学者提出,PTH 增加骨合成必需同时激活骨吸收。Ettinger 等则先给予阿伦膦酸盐或雷洛昔芬治疗 18 mon,停用后即予特立帕肽治疗,生化标志显示 PTH 的合成效应没有被阿伦膦酸盐或雷洛昔芬减弱,但是没有证明能进一步减少骨折。

四、总结

OP 的预防可通过筛查高危人群、改善饮食结构、适当运动等方式实现。在 OP 临床治疗中,补充钙和维生素 D 是基本措施,在用其他药物治疗的同时更需要注意钙和维生素 D 的补充。二膦酸盐、SERMs、降钙素都被临床资料证明能够降低 OP 骨折发生率(各种防治 OP 药物的适应证、常规推荐剂量具体见表 5-5)。二膦酸盐是防止 OP 的一线药物,每周 1 次、每月 1 次或静脉给药的方法可以减少上消化道反应、增加其依从性和耐受性,但用二膦酸盐治疗 OP 需要注意下颌骨坏死问题;SERMs 在减少 PMOP 骨折的同时降低了乳腺癌风险,却提高了静脉栓塞的风险,所以近期有血栓栓塞病史者禁用。PTH 是目前唯一能够增加骨合成代谢的药物,每天皮下注射一次 PTH 能够增加 BMD、减少骨折,所以也有人设想是否可以用钙离子受体抑制剂促进内源性 PTH 合成以增加骨合成,或者发现一种 PTH 的类似物,可以增加骨合成却不增加骨吸收。总的来说,关于 PTH 与各种药物的联合治疗,还有待进一步的研究。

表 5-5 各种防治 OP 药物的用法及常规推荐剂量

药 物	用 法	剂 量
阿伦膦酸盐	口服	5 mg/d 或 10 mg/d、35 mg/d 或 70 mg/wk
利塞膦酸盐	口服	5 mg/d、35 mg/wk
伊班膦酸盐	口服或静注	2.5 mg/d、150 mg/月口服、3 mg/季静推
雷洛昔芬	口服	60 mg/d
鲑降钙素	鼻内喷雾	200 U/d
PTH (1~34)	静注	20 mg/d

【思考题】

1.骨质疏松症有哪些防范措施?

2.试述骨质疏松症的药物治疗。

(李成江 冯 烨 冯云飞)

参考文献

[1] 徐永清,陆声.骨质疏松性骨折的预防和治疗.创伤外科杂志,2006,8(6).

[2] McLellan AR,Gallacher SJ. The fracture liaison service:success of a program for the evaluation and management of patients with osteoporotic fracture. Osteoporos Int,2003,14:10258-1034.

[3] 李洲,马宝通.骨质疏松性骨折的预防研究进展.中华临床医学杂志,2007,8(11):31-34.

[4] Trivedi DP,Doll R,Khaw KT. Effeet of four monthly oral vitamin D3 (cholecalciferol)supplementation on fractures and mortality in men and women living in the community:Randomised double blind controlled trial. BMJ,2003,326,469-472.

[5] GrantAM,Avenell,Campbell MK,et al. Oral vitamin D3 and calcium for secondary prevention of low-trauma fractures in elderly people(Randomised Evaluation of Calcium or Vitamin D,RECORD):A randomised placebo-controlled trial. Lancet,2005,365:1621-1628.

[6] PorthouseJ,Cockayne S,King C,et al. Randomised controlled trial of calcium and supplementation with cholecalciferol (vitamin D3) for prevention of fractures in primary care. BMJ,2005,33:1003-1006.

[7] Jackson RD,LaCroix AZ,Gass M,et al. Calcium plus vitamin D supplementation and the risk of fractures. N Engl J Med,2006,354:669-683.

[8] Boonen S,Rizzoli R,Meunier PJ,et al. The need for clinical guidance in the use of calcium and vitamin D in the management of osteoporosis:a consensus report. Osteoporos Int,2004,15:511-519.

[9] Greenblatt D. Treatment of postmenopausal osteoporosis. Pharmacotherapy,2005,25:574-584.

[10] Cranney A,Wells G,Willan A,et al. For the Osteoporosis Methodology Group and the Osteoporosis Research Advisory Group. Meta-analyses of therapies for postmenopausal osteoporosis. Ⅱ. Meta-analysis of alendronate for the treatment of postmenopausal women. Endocr Rev,2002,23:508-516.

[11] Schnitzer T,Bone HG,Crepaldi G,et al. For the Alendronate Once-Weekly Study Group. Therapeutic equivalence of alendronate 70 mg once-weekly and alendronate 10 mg daily in the treatment of osteoporosis. Aging,(Milano),2000,12:1-12.

[12] Bone HG, Hosking D,Devogelaer JP,et al. For the Alendronate Phase Ⅲ Osteoporosis Treatment Study Group. Ten years' experience with alendronate for osteoporosis in postmenopausal women. N Engl J Med,2004,350:1189-1199.

[13] Recker R,Ensrud K,Diem S,et al. Normal bone histomorphometry and 3D microarchitecture after 10 years alendronate treatment of postmenopausal women. J Bone Res,2004,19:45.

[14] Harris ST,Watts NB,Genant HK,et al. For the Vertebral Efficacy with Risedronate Therpy(VERT) Study Group. Effects of risedronate treatment on vertebral and non-vertebral fractures in women with postmenopausal osteoporosis:A randomized controlled trial. JAMA,1999,282:1344-1352.

[15] Reginster J,Minne HW,Sorensen OH,et al. For the Vertebral Efficacy with Risedronate Therapy (VERT)Study Group. Randomized trial of the effects of risedronate on vertebral fractures in women with established postmenopausal osteoporosis. Osteoporos Int,2000,11:83-91.

[16] Brown JP,Kendler DL,McClung MR,et al. The efficacy and tolerability of risedronate once a week for the treatment of postmenopausal osteoporosis. Calcif Tissue Int,2002,71:103-111.

[17] Greenblatt D. Treatment of postmenopausal osteoporosis. Pharmacotherapy,2005,25:574-584.

[18] Miller PD. Optimizing the management of postmenopausal osteoporosis with bisphosphonates:The emerging role of intermittent therapy. Clin Ther,2005,27:361-376.

[19] Barrett J,Worth E,Bauss F,et al. Ibandronate:A clinical pharmacological and pharmacokinetic update. J Clin Pharmacol,2004,44:951-965.

[20] Chestnut CH Ⅲ,Skag A,Christiansen C,et al. For the Oral Ibandronate Osteoporosis Vertebral Fracture Trial in North America and Europe(BONE),Effects of oral ibandronate daily or intermittently on Fracture risk in postmenopausal osteoporosis. J Bone Miner Res,2004,19:1241-1249.

[21] Miller PD,McClung MR,Macovei L,et al. Monthly oral ibandronate therapy in postmenopausal osteoporosis:1-Year results from the MOBILE study. J Bone Miner Res,2005,20:1315-1322.

[22] Recker R,Stakkestad JA,Chesnut CH Ⅲ,et al. Insufficiently dosed intravenous ibandronate injections are associated with suboptimal antifracture efficacy in postmenopausal postmenopausal osteoporosis. Bone,2004,34:890-899.

[23] Adami S,Felsenberg D,Christiansen C,et al. Efficacy and safety of ibandronate given by intravenous injection once every 3 months. Bone,2004,34:881-899.

[24] Epstein S. Update of current therapeutic options for the treatment of postmenopausal osteoporosis. Solomon Epstein. Clinical therapeutics,2006,28:151-173.

[25] Rosen CJ,Hochberg MC,Bonnick SL,et al. For the Fosamax Actonel comparison trial investigators. Treatment with once-weekly Mendronate 70 mg compared with once-weekly risedronate 35 mg in women with postmenopausal osteoporosis:A randomized double-blind study. J Bone Res,2005,20:141-151.

[26] Eastell R,Delmas PD. How to interpret surrogate markers of efficacy in osteoporosis. J Bone Miner Res,2005,20:1261-1262.

[27] Guyatt GH,Cranney A,Griffith L,et al. Summary of meta-analyses of therapies for postmenopausal osteoporosis and the relationship between bone density and fractures. Endocrinol Metab Clin Nortk Am,2002,31:659-679.

[28] Lindsay R,Magowan S,Miller P,et al. Treatment-related changes in BMD are not associated with the occurrence of a fragility fracture while on risedronate therap. Poster presented at:27th Annual Meeting of American Society for Bone and Mineral Research,2005,9:23-27.

[29] Cauley JA,Black DM,Barrett-Conner E,et al. For the HERS Research Group. Effects of hormone replacement therapy on clinical fractures and height loss:The heart and estrogen/progestin replacement study. Am J Med,2001,110:442-450.

[30] Hulley S,Furberg C,Barrett-Connor E,et al. For the HERS Research Group. Noncardiovascular disease outcomes during 6.8 years of hormone therapy:heart and estrogen/progestin replacement study follow-up(HERS Ⅱ). JAMA,2002,288:58-66.

[31] Heinemann DF. Osteoporosis. An overview of the national osteoporosis foundation clinical practice guide. Geriatrics,2000,55:31-36.

[32] Bryant HU. Mechanism of action and preclinical of raloxifene:A selective estrogen receptor modulator. Rev Endocr Metab Disord. 2001,2:129-138.

[33] Ettinger B,Black DM,Mitlak BH,et al. For the multiple outcomes of raloxifene evaluation(MORE) Investigators. Reduction of vertebral fracture risk in postmenopausal women with osteoporosis treated with raloxifene:Results from a 3-year randomized clinical trial. JAMA,1999,282:637-645.

[34] Delmas PD,Ensrud KE,Adachi JD,et al. For the multiple outcomes of raloxifene investigators. Efficacy of raloxifene on vertebral fracture risk reduction in postmenopausal women with osteoporosis: Four-year results from a randomized clinical trial. J Clin Endocrinol Metab,2002,87:3609-3617.

[35] Kelminski A. The study of tamoxifen and raloxifen (STAR trial)for the prevention of breast cancer. Hawaii Med J,2002,61:209-210.

[36] Brown JP,Josse RG. For the Scientific Advisory Council of the Osteoporosis Society of Canada. 2002

Clinical practice guidelines for the diagnosis and management of osteoporosis in Canada. Published corrections appear in CMAJ,2003,168:400.

[37] Gompel A,Jacob D,de Chambine S,et al. Action of SERM and SAS(tibolone)on breast tissue. Contracept Fertil Sex,1999,27:368-375.

[38] Beral V. Breast cancer and hormone-replacement therapy in the million women study. Lancet,2003, 362:419-427.

[39] Overgaard K,Hansen MA,Jensen SB,et al. Effect of salcatonine given intranasally on bone mass and fracture rates in established osteoporosis:A dose-response study. BMJ,1992,305:556-561.

[40] Chesnut CH Ⅲ,Silverman S,Andriano K,et al. for the PROOF study Group. A randomized trial of nasal spray salmon calcitionin in postmenopausal women with established osteoporosis:The prevent recurrence of osteoporotic fracture study. Am J Med,2000,109:267-276.

[41] Update of current therapeutic options for the treatment of postmenopausal osteoporosis. Solomon Epstein Clinical Therapeutics,2006,28:151-173.

[42] Selye H. On the stimulation of new bone formation with parathyroid extract and irradiated ergosterol. Endocrinology,1932,16:547-558.

[43] Silverberg SJ,Shane E,de la Cruz,et al. Skeletal disease in primary hyperparathyroidism. J Bone Miner Res,1989,4:283-291.

[44] Rubin MR,Cosman F,Lindsay R,et al. The anabolic effects of parathyroid hormone. Osteoporos Int, 2002,13:267-277.

[45] Juppner H,Abou-Samara AB,Freeman M,et al. A G protein-linked receptor parathyroid hormone and parathyroid hormone-related peptide. Science,1991,254:1024-1026.

[46] Canalis E,Centrella M,Burch W,et al. Insulin-like growth factor I mediates selective anabolic effects of parathyroid hormone in bone cultures. J Clin Invest,1989,836065.

[47] Hock JM. Anabolic PTH targets proliferating cells of the primary spongiosa in young rats and increases the number differentiating into osteoblasts. J Bone Miner Res,1994,9:5421.

[48] Dobnig H,Turner RT. Evidence that intermittent treatment with parathyroid hormone increases bone formation in adult rats by activation of bone linning cells. Endocringology,1995,136:3632-3638.

[49] Jilka RL,Weinstein RS,Bellido T,et al. Increased bone formation by prevention of osteoblast apoptosis with parathyroid hormone. J Clin Invest,1999,104:439-446.

[50] Bellido T,Ali AA,Plotkin LI,et al. Proteasomal degradation of Runx 2 shortens parathyroid hormone-induced anti-apoptotic signaling in osteoblasts. A putative explanation for why intermittent administration is needed for bone anabolism. J Biol Chem,2003,278:50259-50272.

[51] Locklin RM,Khosla S,Turner RT,at al. Mediators of the biphasic responses of bone to intermittent and continuously administered parathyroid hormone. J Cell Biochem,2003,89:180-190.

[52] Hofbauer LC,Heufelder AE. The role of receptor activator of nuclear factor-kappa B ligand and osteoprotegerin in the pathogenesis and treatment of metabolic bone diseases. J Clin Endocrinol Metab, 2000,85:2355-2363.

[53] Ma YL,Cain RL,Halladay DL,et al. Catabolic effects of continuous human PTH[1-38] in vivo is associated with sustained stimulation of RANKL and inhibition of osteoprotegerin and gene-associated bone formation. Endocrinology,2001,142:4047-4054.

[54] Lindsay R,Nieves J,Formica C,et al. Randomised controlled study of effect of parathyroid hormone on vertebral-bone mass and fracture incidence among postmenopausal women on oestrogen with osteoporosis. Lancet,1997,350:550-555.

[55] Neer Rm,Arnaud CD,Zanchetta JR,et al. Effect of parathyroid hormone[1-34] on fractures and bone mineral density in postmenopausal women with osteoporosis. N Engl J Med,2001,344:1434-1441.

[56] Hodsman AB, Fraher LJ, Ostbye T, et al. An evaluation of several biochemical markers for bone formation and resorption in a protocol utilizing cyclical parathyroid hormone and calcitonin therapy for osteoporosis. J Clin Invest,1993,91:1138-1148.

[57] McClung MR,San Martin J,Miller PD,et al. Opposite bone remodeling effects of teriparatide and alendronate in increasing bone mass. Arch Intern Med,2006,165:1762-1768.

[58] Yonemura K,Kimura M,Miyaji T,et al. Short-term effects of vitamin K administration on prednisone-induced loss of bone mineral density in patients with chronic glomerulonephritis. Calcif Tissue Int, 2000,66:123-128.

[59] 廖二元,超楚生.内分泌学.2版,北京:人民卫生出版社,2004,1816-1817.

[60] Maalouf N, Wehbe J, Nehme A, et al. Osteoporosis:combination therapy for better or worse. J Musculoskel Neuron Interact,2003,3:141-147.

[61] Simon JA,Mack CJ. Treatment of osteoporosis:combination therapies. Int J Fertil,2003,48,:127-131.

[62] Compston JE,Watts NB. Combination therapy for postmenopausal osteoporosis. Clin Ednocrinol,2002, 56:565-569.

[63] Ettinger B,Bilezikian JP. Editorial:For osteoporosis,are two antiresorptive drugs better than one. J Clin Endocrinol Metab,2002,87:983-984.

[64] Black DM, Greenspan SL, Ensrud KE, et al. For the PaTH study investigators. The effects of parathyroid hormone and alendronate alone or in combination in postmenopausal osteoporosis. N Eng J Med,2003,349:12047-1215.

[65] Finkelstein JS,Hayes A,Hunzelman JL,et al. The effects of parathyroid hormone,alendronate,or both in men with osteoporosis. N Eng J Med,2003,349:1216-1226.

[66] Ettinger B,San Martin J,Grans G,et al. Differential effects of teriparatide on BMD after treatment with raloxifene or alendronate. J Bone Miner,2004,19:745-751.

[67] Melsen F,Mosekilde L,Brixen K,et al. ADFR-the concept and its performance. In:Marcus R,Feldman D,Kelsey J. Osteoporosis. San Diago:Acedemic Press,1996,1145-1158.

[68] Patel S. Current and potential future drug treatment for osteoporosis. Ann Rheum Dis,1996,55: 700-714.

第三节　糖尿病的若干研究进展

摘要　由于生活方式改变和人口老龄化,糖尿病患者日益增多,糖尿病已成为严重威胁人类健康的慢性非传染性疾病。国际糖尿病联盟(IDF)数据显示,目前约有 4.15 亿糖尿病患者,预计到 2040 年患者人数将达 6.42 亿。有关糖尿病的基础研究和临床进展更新很快。本节就糖尿病的流行病学、诊断与分型、病因及发病机制、治疗等方面的进展作一概述。

Abstract　As a result of lifestyle changes and aging of population,the number of people with diabetes grows sharply,which has become a chronic noncommunicable disease threaten human health. The international diabetes federation (IDF) data show that there are currently about 415 million people with diabetes,and that number is expected to reach 642 million by 2040. Basic research and clinical progress on diabetes are updated rapidly. The epidemiology,diagnosis and classification,etiology and pathogenesis,and treatments of diabetes are briefly depicted.

糖尿病是一组由环境因素和遗传因素共同作用,使胰岛素分泌不足和/或胰岛素作用缺陷而导致的以慢性高血糖为特征的代谢性疾病。长期持续的高血糖与代谢紊乱可导致眼、肾、神经、心脏和血管等脏器损害及功能障碍,是致残致死的主要疾病之一。

一、糖尿病的流行病学

据国际糖尿病联盟(IDF)2015 年统计,全球约 4.15 亿成年人患有糖尿病,占 20~79 岁成年人群的 8.8%;大约 75% 的糖尿病患者生活在中低等收入国家。预计到 2040 年,将会有 6.42 亿糖尿病患者。糖尿病患者人数增幅最大的将是那些正从低等经济收入向中等收入水平过渡的国家。

近 30 年来,我国糖尿病患病率显著增加,尤其是最近 10 年糖尿病流行情况更为严重。1980 年全国 14 省市 30 万人的流行病学资料显示,糖尿病的患病率为 0.7%。1994 至 1995 年全国 19 省市 21 万人的糖尿病流行病学调查发现,25~64 岁年龄段的糖尿病患病率为 2.5%。2002 年在全国营养调查的同时进行了糖尿病的流行情况调查,在 18 岁以上的人群中,城市人口的糖尿病患病率为 4.5%,农村为 1.8%。2007 至 2008 年,在中华医学会糖尿病学分会组织下,全国 14 个省市进行了糖尿病的流行病学调查,发现我国 20 岁以上成年人糖尿病患病率为 9.7%,成人糖尿病总数达 9240 万人,其中农村约 4310 万人,城市约 4930 万人。2010 年国家疾病控制中心和内分泌学会调查了 18 岁以上人群糖尿病的患病情况,采用世界卫生组织(WHO)1999 年的诊断标准,显示糖尿病患病率仍为 9.7%;而采用美国糖尿病协会(ADA)2010 年的诊断标准,则糖尿病患病率为 11.6%。2013 年中国慢性病及其危险因素监测研究对 170287 名 18 岁以上成人数据进行分析,显示糖尿病患病率已达 10.9%,糖尿病前期患病率为 35.7%,再次证实我国已经成为世界上糖尿病患病人数最多的国家。

目前全球约有 54.2 万儿童 1 型糖尿病患者,1 型糖尿病的发病率也在逐年增加,每年新诊断患者约 8.6 万人。不同国家的发病率各不相同,在斯堪的纳维亚国家中发病率最高,其次是欧洲国家(如英国)、北美和澳大利亚。在亚洲国家,如中国、韩国和日本,1 型糖尿病的发病率很低。

二、糖尿病的诊断与分型

1. 糖尿病的诊断

糖尿病的临床诊断应采用静脉血浆血糖,毛细血管血糖只能作为参考。我国目前仍采用 WHO 1999 年糖尿病诊断标准。对于有典型糖尿病症状(多饮、多尿、多食和体重下降)的患者,若随机静脉血糖≥11.1 mmol/L,或空腹血糖≥7.0 mmol/L,或葡萄糖负荷后2 h 血糖≥11.1 mmol/L,即可诊断为糖尿病。对于无明显症状者,需改日重复检测。ADA 从 2010 年起将 HbA1C≥6.5% 也作为糖尿病的诊断标准之一。

2. 糖尿病的分型

我国目前采用 WHO 1999 年的糖尿病病因学分型体系,将糖尿病分为 4 大类型,即 1 型糖尿病、2 型糖尿病、妊娠期糖尿病和特殊类型糖尿病。1 型糖尿病、2 型糖尿病和妊娠期糖尿病是临床常见类型。

(1)1型糖尿病,原来又叫胰岛素依赖型糖尿病,其病因和发病机制尚不清楚,主要的病理生理学特征是胰岛 β 细胞数量显著减少或消失,导致胰岛素分泌显著下降或缺失;好发于儿童和青少年,起病急骤,"三多一少"症状明显,胰岛功能差,容易发生酮症酸中毒,必须依赖胰岛素治疗。

(2)2型糖尿病,原来又叫非胰岛素依赖型糖尿病,其病因和发病机制目前亦不明确,主要的病理生理学特征为胰岛素调控葡萄糖代谢能力下降(胰岛素抵抗)伴随 β 细胞功能缺陷,导致胰岛素分泌相对不足;属最常见的糖尿病类型,占糖尿病患者总数的 90% 以上;多为中老年起病,起病方式相对缓慢,症状不明显,不易发生酮症酸中毒。近年来随着儿童青少年肥胖人数增多,儿童青少年 2 型糖尿病的发病率显著增加。

(3)妊娠期糖尿病,是指妊娠期发生的不同程度的糖耐量异常,不包括妊娠前已存在的糖尿病。2013 年 WHO 发布了《妊娠期新诊断的高血糖诊断标准和分类》,将妊娠期间发现的高血糖分为两类:妊娠期间的糖尿病(diabetes mellitus in pregnancy)和妊娠期糖尿病(gestational diabetes mellitus)。妊娠期间的糖尿病诊断标准与 1999 年 WHO 的非妊娠人群糖尿病诊断标准一致,即空腹血糖 ≥ 7.0 mmol/L,或 OGTT 2 h PG ≥ 11.1 mmol/L,或有明显糖尿病症状者随机血糖 ≥ 11.1 mmol/L。妊娠期糖尿病的诊断标准为符合下列一个以上条件:空腹血糖 5.1～6.9 mmol/L,或 OGTT 1 h PG ≥ 10.0 mmol/L,或 OGTT 2 h PG 8.5～11.0 mmol/L。

(4)特殊类型糖尿病,是病因学相对明确的高血糖状态,包括胰岛 β 细胞功能的基因缺陷、外分泌胰腺疾病、内分泌疾病、药物引起的糖尿病等。随着对糖尿病发病机制研究的深入,特殊类型糖尿病的种类会越来越多。

三、糖尿病的病因及发病机制

1.1 型糖尿病

1 型糖尿病发病常常与自身免疫有关,遗传因素和环境因素共同参与其发病过程。患者体内存在抗胰岛素自身抗体(IAA)、抗胰岛细胞抗体(ICA)、抗谷氨酸脱羧酶抗体(GAD65)、酪氨酸磷酸酶抗体(IA2)(胰岛抗原 2 抗体)等。1 型糖尿病存在家族聚集现象,同卵双胎中一致性 20%～50%,好发于白种人,与 HLA-DQA 和 DQB 密切相关。环境因素在 1 型糖尿病发病中起着重要作用。病毒感染(包括流行性腮腺炎病毒、风疹病毒、巨细胞病毒、柯萨奇病毒等)可以直接损伤胰岛 β 细胞,致使 β 细胞数量减少。病毒感染还可以损伤胰岛 β 细胞而暴露其抗原成分,启动自身免疫反应。化学毒性物质和婴儿过早接触牛乳制品可能参与 β 细胞破坏过程。

1 型糖尿病的自然病程可分为 3 期:1 期为自身免疫、血糖正常前驱期,有多个自身免疫抗体阳性,但无 IGT 或 IFG;2 期为自身免疫、血糖异常前驱期,有多个自身免疫抗体阳性,血糖表现为 IFG 和(或)IGT;3 期为新发高血糖症状期,具有糖尿病的临床症状和体征,血糖升高、达糖尿病诊断标准。

2.2 型糖尿病

2 型糖尿病是由多个基因及环境因素共同作用引起的异质性疾病,2 型糖尿病的家族聚集现象更明显,同卵双胎一致率可达 90% 以上。参与发病的基因很多,但大多数为次效基因,多基因遗传的总效应形成遗传易感性。目前发现 TCF7L2、FTO、KCNQ1、KCNJ11、PPARG 等基因与 2 型糖尿病密切相关。环境因素包括人口老龄化、生活方式西方化、营养过剩、体力活动减少、子宫内环境以及应激、化学毒物等。遗传和环境因素共同作用导致胰岛素抵抗和分泌不足。胰岛素抵抗主要涉及肝脏、肌肉、脂肪组织和中枢神经系统。2 型糖尿病是一种进展性疾病,在 2 型糖尿病的自然病程中,胰岛 β 细胞功能随着病程的延长而逐渐下降,胰岛素抵抗的程度变化不大。

2 型糖尿病早期存在胰岛素抵抗而胰岛 β 细胞可代偿性分泌胰岛素时,血糖可维持正常;当 β 细胞功能有缺陷,对胰岛素抵抗失代偿时,往往先出现糖耐量异常,随后空腹血糖水平升高,表现为糖尿病。

四、糖尿病的治疗

糖尿病是一种慢性进展性疾病,目前的医疗条件仍无法做到根治,需要终身治疗。糖尿病的最大危害在于慢性并发症,尤其是心血管慢性并发症。因此,糖尿病治疗的目标是纠正代谢紊乱,消除症状,预防或延缓并发症的发生和发展,降低致残率和病死率,提高患者的生活质量,延长寿命;对于儿童青少年糖尿病患者需要保障其正常生长发育。IDF 提出的糖尿病治疗的 5 个要点分别为:医学营养治疗、运动疗法、血糖监测、药物治疗和糖尿病教育。糖尿病的医学营养治疗和运动治疗是控制高血糖的基本措施,而教育糖尿病患者,使其充分认识糖尿病并掌握糖尿病的自我管理能力,是成功控制糖尿病的关键。

越来越多的循证医学证据表明,糖尿病的治疗应该包括降糖、降压、调脂、抗血小板、控制体重和改善生活方式等综合治疗措施。2 型糖尿病的综合控制目标见表 5-6。针对具体患者制定糖尿病的综合控制目标需要个体化,应根据患者的年龄、病程、预期寿命、并发症或合并症的严重程度等因素进行综合考虑。就 HbA1c 而言,对于年龄小、病程短、预期寿命长、无明显并发症及低血糖风险、无心血管疾病的患者,目标值可以降至 6.5% 以下或接近正常;对于病程长、预期寿命不长、有严重并发症或合并症、有严重低血糖或反复低血糖倾向的患者,建议目标值放宽到 8% 或更高。

目前国内上市的降糖药按作用机制可分为以下几类:双胍类、磺脲类促泌剂、格列奈类、糖苷酶抑制剂、噻唑烷二酮类、DPP-4 抑制剂、SGLT2 抑制剂、GLP-1 受体激动剂、胰岛素及其类似物等。国内外糖尿病指南均明确指出,在选择药物时应以患者为中心,遵循个体化原则,在控制高血糖的同时尽量减少不良反应的发生。美国 AACE/ACE 指南建议根据患者的 HbA1c 水平选择单药、双药或三药联合治疗。对于有明显高血糖症状或血糖、HbA1c 水平明显升高(HbA1c>9%)的患者,可以直接起始即予胰岛素治疗。2013 版《中国 2 型糖尿病防治指南》根据药物卫生经济学、药物疗效及安全性等方面的临床证据推荐了药物选择的先后顺序,将使用时间长、经过大型临床试验和其他循证医学研究证实有良好疗效及安全性的药物放在优先选用的位置上。

表 5-6 中国 2 型糖尿病综合控制目标

指 标	控制目标值
血糖空腹	4.4~7.0 mmol/L
非空腹	10.0 mmol/L

续表

指标	控制目标值
HbAlc	$<7.0\%$
血压	$<140/80$ mmHg
总胆固醇	<4.5 mmol/L
HDL-C　　男性	>1.0 mmol/L
女性	>1.3 mmol/L
甘油三酯	<1.7 mmol/L
LDL-C　未合并冠心病	<2.6 mmol/L
合并冠心病	<1.8 mmol/L
BMI	<24.0 kg/m^2
主动有氧活动	150 min/wk

（一）口服降糖药物

1. 二甲双胍

目前临床上使用的双胍类药物主要是盐酸二甲双胍。二甲双胍的作用机制至今尚不十分清楚，主要是通过减少肝脏葡萄糖的输出和改善外周胰岛素抵抗而降低血糖。二甲双胍是国内外各大指南推荐的首选药物，如果没有药物禁忌或者药物不耐受，都可以作为一线选择，尤其是对于超重或肥胖的患者。对临床试验的系统评价显示，二甲双胍可以降低 $1\%\sim1.5\%$ HbAlc，并可减轻体重。二甲双胍的疗效与患者体重无关。单独使用二甲双胍不会发生低血糖，但二甲双胍与胰岛素或促泌剂联合使用时可增加低血糖发生的危险性。UKPDS 研究结果证明，二甲双胍还可减少肥胖的 2 型糖尿病患者心血管事件和死亡风险。二甲双胍的主要副作用为胃肠道反应，如腹泻、恶心、呕吐、腹胀等不适，从小剂量开始并逐渐增加剂量可以减少不良反应的发生。其严重副作用为乳酸性酸中毒，但罕见。长期使用者需注意维生素 B$_{12}$ 吸收缺乏。二甲双胍禁用于肾功能不全（血肌酐水平男性 >1.5 mg/dL，女性 >1.4 mg/dL 或肾小球滤过率 <45 mL/min）、肝功能不全、严重感染、缺氧或接受大手术的患者。在造影检查使用碘化造影剂时，应在检查前后 48 h 内暂停二甲双胍。

2. 磺脲类药物

磺脲类药物属于促胰岛素分泌剂，主要药理作用是通过与 β 细胞膜上 ATP 敏感的钾离子通道上的磺脲类药物受体结合，阻断钾通道，使电压依赖的钙离子通道开放，钙离子内流，通过胞吐方式分泌胰岛素，增加体内的胰岛素水平，从而降低血糖。临床试验显示，磺脲类药物可以降低 $1\%\sim1.5\%$ HbAlc 水平，是目前许多国家和组织制定的糖尿病指南中推荐的控制 2 型糖尿病患者高血糖的主要用药。前瞻性、随机分组的临床研究结果显示，磺脲类药物的使用与糖尿病微血管病变和大血管病变发生风险的下降相关。目前在我国上市的磺脲类药物主要有格列本脲、格列苯脲、格列齐特及其缓释剂型、格列吡嗪及其控释剂型和格列喹酮。磺脲类药物的主要副作用是低血糖，尤其是对于老年患者和肝、肾功能不全者；磺脲类药物还可以导致体重增加。有轻度肾功能不全的患者宜选择格列喹酮，老年患者宜选用作用温和的降糖药，患者依从性差时建议每天只需服用 1 次的磺脲类药物。

3. 格列奈类药物

为非磺脲类胰岛素促泌剂,作用机制与磺脲类相似,但与 β 细胞上磺脲类受体的结合位点不同。本类药物主要通过刺激胰岛素的早时相分泌而降低餐后血糖,具有吸收快、起效快、作用时间短的特点,可降低 HbAlc 0.5%～1.5%。我国上市的有瑞格列奈、那格列奈和米格列奈。此类药物需在餐前即刻服用,可单独使用或与其他降糖药联合应用(磺脲类除外)。格列奈类药物的常见副作用是低血糖和体重增加,但低血糖的风险和程度较磺脲类药物轻。瑞格列奈可以在肾功能不全的患者中应用。

4. α-糖苷酶抑制剂

α-糖苷酶抑制剂通过抑制碳水化合物在小肠上部的吸收而降低餐后血糖,适用于以碳水化合物为主要食物成分和餐后血糖升高的患者。α-糖苷酶抑制剂可以使 HbAlc 下降0.5%～1.4%,在东方饮食的患者中 HbA1c 下降得更明显,同时伴随体重下降。可与双胍类、磺脲类、TZDs 或胰岛素联合使用。国内上市的 α-糖苷酶抑制剂有阿卡波糖、伏格列波糖和米格列醇。α-糖苷酶抑制剂的常见不良反应为胃肠道反应,如腹胀、排气等。服药时从小剂量开始,逐渐加量是减少不良反应的有效方法。单独服用本类药物通常不会发生低血糖。合用 α-糖苷酶抑制剂的患者如果出现低血糖,治疗时需使用葡萄糖或蜂蜜,而食用蔗糖或淀粉类食物纠正低血糖则效果差。

5. 噻唑烷二酮类

噻唑烷二酮类药物(TZDs)主要通过增加靶细胞对胰岛素作用的敏感性而降低血糖,可减少外周组织和肝脏的胰岛素抵抗。临床试验显示,TZDs 可以使 HbAlc 下降 1.0%～1.5%。目前在我国上市的 TZDs 主要有罗格列酮和吡格列酮。TZDs 单独使用时不导致低血糖,但与胰岛素或促胰岛素分泌剂联合使用时可增加低血糖发生的风险。TZDs 的常见副作用是体重增加和水肿,这种副作用在与胰岛素联合使用时表现得更加明显。TZDs的使用与骨折和心力衰竭风险增加相关。有心力衰竭[纽约心脏学会(NYHA)心功能分级Ⅱ级以上]、活动性肝病或转氨酶升高超过正常上限 2.5 倍以及有严重骨质疏松和骨折病史的患者应禁用本类药物。

6. DPP-4 抑制剂

二肽基肽酶-4 抑制剂(DPP-4 抑制剂)通过抑制 DPP-4 酶而减少 GLP-1 在体内的失活,使内源性 GLP-1 水平在生理浓度范围内有一定程度的升高。GLP-1 以葡萄糖浓度依赖的方式增强胰岛素分泌,抑制胰高血糖素分泌,从而降低血糖。此类药物降低 HbAlc 幅度约为 0.4%～1.0%,其降低 HbAlc 程度与基线 HbAlc 水平密切相关。目前在国内上市的DPP-4 抑制剂有西格列汀、沙格列汀、维格列汀、利格列汀和阿格列汀。单独使用 DPP-4 抑制剂不增加低血糖发生的风险。DPP-4 抑制剂对体重的作用为中性。在有肝、肾功能不全的患者中使用时,应注意按照说明书来减少药物剂量。各个 DPP-4 抑制剂的耐受性均良好,与安慰剂及其他降糖药相比副作用的发生率并没有增加,不良反应较少见,主要有头痛、上呼吸道感染等,罕见有超敏反应、血管神经性水肿。

7. SGLT-2 抑制剂

肾脏在机体糖代谢方面发挥着重要作用,葡萄糖在肾小球滤过,并在肾脏近端小管被重吸收。葡萄糖重吸收主要由钠—葡萄糖协同转运蛋白(SGLT)-1 和 SGLT-2 介导,其中SGLT-2 起主导作用。SGLT-2 主要分布在肾脏近曲小管 S1 和 S2 段,是一种低亲和力、高转运能力的转运体,主要生理功能是在肾脏近曲小管完成肾小球滤过液中 90% 葡萄糖的重吸收,其余 10% 葡萄糖重吸收由位于远端小管 S3 段的 SGLT-1 完成。

SGLT-2 抑制剂选择性地抑制特异性分布于肾脏的 SGLT-2,抑制肾脏对葡萄糖的重吸收,使过量的葡萄糖从尿液中排出,从而降低血糖,其降糖作用不依赖于胰岛功能。SGLT-2 抑制剂作为一类新型降糖药物,为糖尿病的治疗提供了一条新的途径。目前国内上市的 SGLT-2 抑制剂有达格列净。在降糖方面,SGLT-2 抑制剂降 HbA1c 可达 1%。单独应用不易发生低血糖风险,在降糖的同时还可以带来一定程度的体重下降,并可能具有潜在的心血管获益。

（二）GLP-1 受体激动剂

胃肠道是机体重要的内分泌器官,肠道内分泌细胞在代谢调节中的作用日益受到重视。Elfick 等发现,在血糖变化水平相同的情况下,与静脉注射葡萄糖相比,口服葡萄糖可引起更多的胰岛素分泌,这种现象被称为"肠促胰素效应"。肠促胰素引起的胰岛素分泌能力约占全部胰岛素分泌量的 50%～70%。人体内主要有两种肠促胰素:葡萄糖依赖性促胰岛素分泌多肽(GIP)和胰高血糖素样肽 1(GLP-1)。GIP 在碳水化合物和脂类刺激下,主要由十二指肠和空肠近端的 K 细胞分泌。GIP 与胰腺 β 细胞上的特异性受体结合,促进胰岛素分泌。但 2 型糖尿病患者的循环 GIP 水平正常或升高,同时 GIP 对 β 细胞的促胰岛素分泌作用显著降低,对 α 细胞也没有作用。GLP-1 在食物的刺激下由回肠和结肠的 L 细胞分泌释放入血,与 β 细胞膜上的特异性受体结合,发挥葡萄糖依赖性而促进胰岛素的合成和分泌、抑制 β 细胞凋亡、抑制胰高糖素分泌等生理作用。此外,还有延缓胃排空、通过中枢性的食欲抑制来减少进食量的作用。

目前国内上市的 GLP-1 受体激动剂为艾塞那肽和利拉鲁肽,均需皮下注射。GLP-1 受体激动剂不仅能够有效控制血糖,还有显著降低体重和减少心血管危险因素的作用,且单独使用不明显增加低血糖发生的风险。包括我国 2 型糖尿病患者在内的临床试验显示,利拉鲁肽降低 HbA1c 的作用与格列苯脲相似,体重下降 1.8～2.4 kg,收缩压下降约 3 mmHg;艾塞那肽可以使 HbA1c 降低 0.8%,体重下降 1.6～3.6 kg。GLP-1 受体激动剂可以单独使用或与其他口服降糖药联合使用。GLP-1 受体激动剂的常见胃肠道不良反应(如恶心,呕吐等)多为轻到中度,主要见于初始治疗时,副作用可随治疗时间延长逐渐减轻。有胰腺炎病史的患者禁用此类药物。

（三）胰岛素及其类似物

胰岛素治疗是控制高血糖的重要手段之一。1 型糖尿病患者依赖胰岛素治疗维持生命,部分 2 型糖尿病患者需要使用胰岛素控制高血糖。2 型糖尿病患者中,口服降糖药血糖控制不佳者、初发血糖明显升高者、出现急性并发症或严重慢性并发症、合并严重感染、严重精神应激或围手术期等应激状态、合并妊娠或妊娠期糖尿病患者均需要胰岛素治疗。根据来源和化学结构的不同,胰岛素可分为动物胰岛素、人胰岛素和胰岛素类似物三大类。根据作用特点的差异,胰岛素又可分为超短效胰岛素类似物、短效(常规)胰岛素、中效胰岛素、长效胰岛素、长效胰岛素类似物、预混胰岛素、预混胰岛素类似物等(表 5-7)。1 型糖尿病患者大多采用基础—餐时胰岛素多次注射或持续皮下胰岛素输注模式,2 型糖尿病患者的胰岛素治疗方案有起始治疗方案、强化治疗方案和新诊断 2 型糖尿病的短期强化治疗方案,根据患者情况作个体化选择。接受胰岛素治疗的患者更应加强教育,要坚持生活方式干预,自我血糖监测,熟悉低血糖危险因素、症状及自救措施。

表 5-7 各种胰岛素制剂的作用特点

胰岛素剂型	起效时间(h)	达峰时间(h)	有效作用时间(h)	药效持续时间(h)
速效				
赖脯胰岛素	0.25	0.5~1.5	3~4	4~6
门冬胰岛素	0.25	0.5~1	3~4	4~6
短效				
普通胰岛素 RI	0.5~1	2~3	3~6	6~8
中效				
中效胰岛素 NPH	2~4	6~10	10~16	14~18
长效				
鱼精蛋白锌胰岛素 PZI	4~6	10~16	18~20	20~24
甘精胰岛素	2~3	无	24	30
地特胰岛素	3~4	3~14	16~24	24
预混胰岛素(％NPH/％短效)				
70/30	0.5~1	双峰	10~16	14~18
50/50	0.5~1	双峰	10~16	14~18

(四)胰腺和胰岛移植

通过全胰腺或胰岛移植恢复内源性胰岛素分泌,可以作为胰岛素注射治疗 1 型糖尿病患者的替代疗法。研究表明,胰腺和胰岛移植可达致胰岛素的自主分泌和血糖的稳定性,尤其是在血糖不稳定、频繁发生严重低血糖的患者中。然而,由于缺乏前瞻性随机对照试验,与外源性胰岛素治疗相比,对这些治疗方法的整体疗效和安全性很难得出明确的判断。另外,有限数量的专门胰岛和胰腺移植中心和相对较少的供体胰脏限制了这些治疗的临床应用。

1.胰腺移植

大多数接受胰腺移植的病例可以完全不依赖于外源性胰岛素,血糖控制和糖化血红蛋白在成功的胰腺移植后显著改善,甚至能达到正常的葡萄糖耐受性。移植后第 1 年可见到蛋白尿减少,第 5 到第 10 年与糖尿病肾病有关的组织学变化得到改善。但是,长期的胰腺移植存活率随着时间的推移而下降,平均移植物存活率为 9 年,存活 21 年者小于 10％。胰腺移植对患者整体生存的影响也不确定。有报道胰腺移植可以改善心血管功能、颈动脉内膜中层厚度、血压和血脂水平,糖尿病相关的生活质量(QOL)评估也有所改善。

2.胰岛移植

(1)胰岛异体移植

胰岛异体移植是将供体胰腺分离出来的胰岛通过门静脉输入肝脏。成功的胰岛移植可以导致稳定的、接近正常的血糖控制,降低或消除低血糖,优于外源胰岛素注射,或胰岛素泵治疗。移植受者实现和维持胰岛素自主分泌的能力因移植中心不同而不同,并受供体和受者因素的影响。胰岛素自主分泌可以在大多数接受者中实现,但通常需要 2 个或更多的移植程序。胰岛素的自主分泌能力随着时间的推移而下降,从 1 年的大约

70％下降到 5 年后的大约 10％。然而,不能维持胰岛素自主分泌的患者仍然可以从持续的移植物功能中获得相对稳定的血糖控制,表现为持续的 C 肽分泌和对外源性胰岛素的需求减少。短期研究还显示,视网膜病变和神经病变的稳定与胰岛同种异体移植有关。成功的胰岛移植可以通过减少低血糖的恐惧来改善 QOL,但是又会对免疫抑制剂的副作用产生负面影响。

（2）胰岛自体移植

在胰岛自体移植手术中,胰岛是从患者自身被切除的胰腺中分离出来的(患者常因良性胰腺疾病行胰腺切除术)。这种来源的胰岛明显少于尸体捐献者,但好处是不需要免疫抑制治疗。即使没有达到胰岛素的自主分泌,胰岛的自体移植也可以减少外源性胰岛素的需求,降低低血糖的风险。胰岛自体移植的收益与风险比可能超过胰岛异体移植。

（五）代谢手术治疗

越来越多的证据表明,代谢手术能够显著改善 2 型糖尿病的预后。为使医务人员更好地了解代谢手术的获益和局限性,并将代谢手术作为一种治疗手段结合到糖尿病综合管理中,2016 年 5 月 ADA、IDF、CDS 等 45 个国际糖尿病组织参与制定了全球首部关于代谢手术治疗 2 型糖尿病的指南——“代谢手术作为 2 型糖尿病治疗方案:国际糖尿病组织联合声明”。手术方式包括:胃肠吻合术、袖状胃切除术、可调节胃束带术和胰十二指肠转流术。代谢手术通过对胃肠道解剖结构的修饰或重建,从多种途径减轻体重、恢复正常体脂分布、改善胰岛素抵抗、提高胰岛素分泌功能,使肥胖、糖尿病及其慢性并发症得到不同程度的逆转。此外,代谢手术还可明显改善高血压、血脂紊乱、非酒精性脂肪肝、睡眠呼吸暂停综合征、骨关节疾病等肥胖相关合并症,大大提高患者的生存质量,产生良好的社会效益。

新指南推荐,Ⅲ级肥胖(BMI≥40 kg/m²)或虽予以生活方式和最佳药物治疗后血糖仍控制不佳的Ⅱ级肥胖(BMI 35.0～39.9 kg/m²)患者可考虑采用代谢手术治疗 2 型糖尿病。血糖控制不佳的Ⅰ级肥胖(BMI 30.0～34.9 kg/m²)的 2 型糖尿病患者也可考虑代谢手术治疗。另外,指南特别指出,亚裔 2 型糖尿病患者的 BMI 相对较低,因此,上述 BMI 阈值应相应减少 2.5 kg/m²。

【思考题】

1. 简述糖尿病的分型诊断及其特征。
2. 简述口服降糖药的分类及其作用机制。

参考文献

[1] 中华医学会糖尿病学分会. 中国 2 型糖尿病防治指南(2013 版). 中华糖尿病杂志,2014,6(7):447-498.

[2] American Diabetes Association. Standards of Medical Care in Diabetes-2017. Diabetes Care,2017,40 (Suppl 1):S1-S127.

[3] Ogurtsova K,da Rocha Fernandes JD,Huang Y,et al. IDF diabetes atlas:global estimates for the prevalence of diabetes for 2015 and 2040. Diabetes Res Clin Pract,2017,128:40-50.

[4] Yang W,Lu J,Weng J,et al. Prevalence of diabetes among men and women in China. N Engl J Med, 2010,362(12):1090-1101.

[5] Wang L,Gao P,Zhang M,et al. Prevalence and ethnic pattern of diabetes and prediabetes in China in

2013. JAMA,2017,317(24):2515-2523.

[6] 陈家伦.临床内分泌学.上海科学技术出版社,内分泌胰腺及糖尿病,2011,894-1213.

[7] Yang W,Liu J,Shan Z,et al. Acarbose compared with metformin as initial therapy in patients with newly diagnosed type 2 diabetes:an open-label, non-inferiority randomised trial. Lancet Diabetes Endocrinol,2014,2(1):46-55.

[8] 中华医学会糖尿病学分会。基于胰高血糖素样肽1降糖药物的临床应用共识。中华糖尿病杂志,2014,6(1):14-20.

[9] 纪立农,郭立新,郭晓蕙,等.钠—葡萄糖共转运蛋白2(SGLT2)抑制剂临床合理应用中国专家建议.中国糖尿病杂志,2016,24(10):865-870.

[10] Clemmensen C,Muller TD,Finan B,et al. Current and emerging treatment options in diabetes care. Handb Exp Pharmacol,2016,233:437-459.

[11] Canadian Diabetes Association Clinical Practice Guidelines Expert Committee. Canadian diabetes association 2013 clinical practice guidelines for the prevention and management of diabetes in Canada. Can J Diabetes,2013,37(Suppl 1):S1-S212.

[12] Poggioli R,Faradji RN,Ponte G,et al. Quality of life after islet transplantation. Am J Transplant,2006,6(2):371-378.

[13] Bellin MD,Sutherland DE. Pediatric islet autotransplantation:indication,technique,and outcome. Curr Diab Rep,2010,10(5):326-331.

[14] White SA,Shaw JA,Sutherland DE. Pancreas transplantation. Lancet,2009,373:1808-1817.

[15] Giannarelli R,Coppelli A,Sartini MS,et al. Pancreas transplant alone has beneficial effects on retinopathy in type 1 diabetic patients. Diabetologia,2006,49(12):2977-2982.

[16] Speight J,Reaney MD,Woodcock AJ,et al. Patient-reported outcomes following islet cell or pancreas transplantation (alone or after kidney)in Type 1 diabetes:a systematic review. Diabet Med,2010,27(7):812-822.

[17] Rubino F,Nathan DM,Eckel RH,et al. Metabolic surgery in the treatment algorithm for type 2 diabetes:A Joint Statement by International Diabetes Organizations. Diabetes Care,2016,39(6):861-877.

（周嘉强）

第六章 肾脏疾病

第一节 慢性肾脏病进展理论与实践

摘要 慢性肾脏病(CKD)进展机理甚为复杂,迄今尚未完全明了。历年来,医学界先后提出"尿毒症毒素学说""完整肾单位学说""矫枉失衡学说""肾小球高滤过学说""脂质代谢紊乱学说",等等,但没有一种学说能完整解释其全部的进展过程。近年来,分子生物学的飞速发展及其在肾脏病领域的应用,加深了人们对慢性肾脏病发病机理的认识,已有的学说不断得到补充和修正,新的学说不断涌现,特别是人们逐渐认识了各种生长因子和血管活性物质在慢性肾脏病进展中的作用,对慢性肾脏病发展过程中的多种变化有了更深入细致的认识。随着慢性肾脏病发病机理的逐渐阐明,延缓慢性肾脏病进展的治疗方法不断得到补充和完善。

Abstract The pathogenesis of chronic kidney disease (CKD) is very complicated, and has not yet been fully understood. Over the years the "uremic toxics hypothesis", "integrity nephron hypothesis", "trade off hypothesis", "glomerular homo filtration hypothesis", "lipid metabolism disorder hypothesis", and so on have been put forward, but none of them can completely explain the whole pathogenesis. In recent years, with the rapid development of molecular biology and its applications in the field of kidney disease, we have understood the pathogenesis of chronic kidney disease more deeply. The existent hypothesis has been constantly added and corrected and new theories are emerging. Particularly, with the growing recognition of the various growth factors and vasoactive substances which affect the progress of chronic kidney disease, people have got a more in-depth and detailed understanding of the various changes in the development of chronic kidney disease. With the pathogenesis of chronic kidney disease being gradually clarified, the treatment that delay the progress of chronic kidney disease has been continuously improved.

一、慢性肾脏病发病机理进展

(一)肾小球血流动力学改变

20世纪80年代初,Brenner等在5/6肾切除大鼠应用微穿刺技术进行研究,证实残余肾单位肾小球滤过率增高(高滤过)、血浆流量增高(高灌注)和毛细血管跨膜压增高(高压力),提出了著名的"三高学说"或"肾小球高滤过学说"。

近年来的研究认为,其产生机制主要是,残余肾单位入球小动脉较出球小动脉扩张更加显著。一般认为,入球小动脉扩张与该动脉处扩血管物质前列腺素分泌过多,局部内皮细胞来源血管舒张因子(现认为主要是NO)分泌增多,以及该动脉对血管紧张素Ⅱ不敏感有关;而出球小动脉扩张相对较少则与该动脉对血管紧张素Ⅱ敏感性增加有关。

这种肾小球内血流动力学变化,可进一步损伤、活化肾小球固有细胞(内皮细胞、系膜细胞和足细胞等）。在高滤过、高灌注、高压力的血流动力学状态下，肾小球可显著扩张，进而牵拉系膜细胞。周期性机械性牵拉系膜细胞，可以使胶原Ⅳ、Ⅴ、Ⅰ、Ⅲ、纤维连接蛋白和层粘连蛋白的合成增多，细胞外基质增加，肾小球肥大在某种程度上得到缓冲并减轻了肾小球压力。然而，大量细胞外基质积聚，加以高血流动力学引起肾小球细胞形态和功能异常，又会使肾小球受到进行性损伤，最终发展为不可逆的病理改变即肾小球硬化。

（二）矫枉失衡

20世纪60年代末、70年代初，Bricker等根据一系列临床和基础实验研究提出了矫枉失衡学说。这一学说认为，慢性肾脏病（CKD）进展到后期时体内某些物质积聚，并非全部由于肾脏清除减少所致，而是机体为了纠正代谢失调的一种平衡适应，其结果又导致新的不平衡，如此周而复始，造成进行性损害，成为CKD患者病情进展的重要原因之一。

典型的例子是患有CKD时，甲状旁腺激素（PTH）升高造成的危害。随着肾功能的下降，尿磷排泄减少，引起高磷血症，血清钙磷乘积升高，一方面使无机盐在各器官沉积，出现软组织钙化，另一方面低钙血症又刺激了甲状旁腺激素的合成和分泌，以促进尿磷排泄，升高血钙。但对甲状旁腺的持续性刺激可导致甲状旁腺增生和继发性甲状旁腺功能亢进，从而累及骨髓、心血管及造血系统。

近年来对矫枉失衡学说有了新的认识。首先，磷的潴留并非产生继发性甲状旁腺功能亢进的始动因素。大量研究报告表明，在CKD早期，患者血清甲状旁腺激素升高之前，并未出现高磷血症，血磷水平反而降低，只有当CKD进入晚期（GFR<20 mL/min）时才出现磷的潴留。新近的研究认为，FGF23-KLOTHO轴的异常及其导致的FGF23抵抗是引起CKD钙、磷代谢紊乱和血管钙化的主要因素。Klotho基因是一种与人类衰老密切相关的基因，广泛表达于人类肾脏，主要参与钙磷代谢调节、调节离子通道活性、抑制氧化应激、增加一氧化氮合成等多种生物学过程。成纤维细胞生长因子23（fibroblast growth factor-23，FGF23）是一种参与血磷代谢的细胞因子，能减少肠道对磷的吸收以及肾小管对磷的重吸收。CKD进展过程中，Klotho表达减少，尽管FGF23表达上调，但出现"抵抗"，血磷水平仍持续升高，促进CKD动脉粥样硬化及血管钙化的发生。

（三）肾小管高代谢

近年来，肾小管间质病变造成的进行性肾损害引起了人们的广泛重视。研究认为，CKD进展过程中，肾小管并不是处于被动的代偿适应或单纯受损状态，而是直接参与肾功能持续减低的发展过程，肾小管高代谢已为动物实验所证实。残余肾单位高代谢的损伤过程包括：

1.当大鼠切除5/6肾后，其残余肾单位氧耗量相当于正常大鼠的三倍。残余肾单位氧耗量增加，从而产生过多反应性氧代谢产物，后者可以氧化细胞膜以及与生命活动有密切关系的成分，从而造成代谢异常、细胞损害，进而炎症细胞浸润、吞噬等，甚致死亡。

2.氧化受损。通过Ca^{2+}在细胞内聚积，使细胞内某些酶的活性发生变化，如磷脂酶被激活，促进细胞内的氧化反应，产生活性氧自由基，对肾小管上皮细胞直接造成损害，干扰球管反馈，使肾小球滤过率下降。

3.残余肾单位细胞因子增加。多种细胞因子、生长因子或细胞合成、分泌的某些活性物质与肾小管间质损伤有关，包括内皮素-1（ET 1）、肾上腺素、血管紧张素Ⅱ（AT Ⅱ）、一氧化氮/内皮舒张因子（NO/EDRF）、血小板来源生长因子（PDGF）、转化生长因子（TGF-β）、胰岛素样生长因子(IGF-1)、神经生长因子(NGF)、肿瘤坏死因子(TNF-α)、白介素-1(IL-1)、白介素-6(IL-6)、白介素-8(IL-8)、补体 C3、C4 及主要组织相容性抗原Ⅱ(MHCⅡ)、肝细胞生长因子(HGF)、结缔组织生长因子(CTGF)等。这些因子能通过自分泌、旁分泌等途径来影响自身细胞、周围细胞或更远的靶细胞的功能,参与细胞的分化与增殖,调节细胞间相互作用,并能直接介导炎症反应。如在肾组织培养中,IGF-1 可刺激肾间质成纤维细胞增殖,并促进胶原和糖蛋白合成,基质产生过多,是造成组织缺氧受损和小管萎缩的重要原因之一。又如,PDGF 能直接促进间质细胞有丝分裂与增殖,使细胞外基质生成增加,而 IL-1 能诱导 PDGF 在靶细胞上的表达,能增强 PDGF 的作用。再如,在肾活检标本中,慢性肾小管间质损害常伴随着 CTGF 的高表达,并与损害程度正相关,表达 CTGF 的间质细胞同时表达平滑肌细胞肌动蛋白-α(α-SMA),α-SMA 被认为是肌成纤维细胞的标记性抗体,故可认为这些间质细胞发生了转分化(transdifferentiation),说明 CTGF 在肾小管间质损害中亦起重要作用。

4. 在多种病因所致慢性肾间质纤维化发病过程中,肾素血管紧张素系统(renin angiotensin system,RAS)激活,血管紧张素Ⅱ(ATⅡ)增加,促进转化生长因子 β(TGF-β)分泌很可能是其中的关键环节。

(1)肾脏间质细胞外基质(ECM)合成。在生理情况下,肾间质 ECM 的合成与降解处于动态平衡。在慢性肾间质纤维化的过程中,这种平衡被打破,肾间质 ECM 的合成增加,导致 ECM 在肾间质增多。Morrissey 等发现,在单侧输尿管梗阻(UUO)模型中大鼠肾脏间质可见Ⅰ、Ⅲ、Ⅳ型胶原沉积及其 mRNA 表达增加,而血管紧张素转化酶抑制剂(ACEI)及血管紧张素受体阻滞剂(ARB)可以减少间质胶原的累积及 mRNA 表达。同样,在环孢霉素肾病及肾大部切除的模型中,ACEI 及 ARB 可以减少 ECM 在间质的累积及 mRNA 表达。

(2)肾间质 ECM 的降解。在慢性肾间质纤维化时,ECM 降解酶活性受到抑制,其降解减少。金属蛋白酶几乎可以降解所有的基质蛋白,金属蛋白酶组织抑制因子-1(tissue inhibitor metalloproteinase-1,TIMP-1)是其最重要的抑制因子,它通过抑制金属蛋白酶原生成金属蛋白酶,减少 ECM 的降解,在间质纤维化中起重要作用。ACEI 可减少肾皮质 TIMP-1mRNA 的表达,同时改善肾间质纤维化。此外,纤溶酶在 ECM 的降解中也起着重要的作用。纤溶酶不仅可以使前胶原酶分解为胶原酶,它本身还可以降解多种胶原。纤溶酶原激活因子的抑制因子(plasminogen activator inhibitor,PAI)可以抑制纤溶酶的产生,从而减少胶原的降解。在对放射性肾病的动物模型的研究中发现,ACEI 和 ARB 可以抑制 PAI-1mRNA 的表达,改善肾间质纤维化。

(3)肾间质炎性细胞浸润。当给大鼠静脉输入 ATⅡ后,肾间质有明显的单核/巨噬胞浸润。在肾大部分切除的动物模型中发现,大鼠肾间质出现单核/巨噬细胞浸润,而给予 ACEI 可以减少肾间质的单核/巨噬细胞浸润。ATⅡ导致炎症细胞浸润的机制可能是通过促进 TGF-β 自分泌进一步激活核因子-κB(nuclear factor-kappaB,NF-κB),NF-κB 具有调控炎症因子表达的作用,炎症趋化因子的表达促使了炎症细胞的浸润,而 ACEI 可阻断上述过程。

(4)间质细胞的转化。在某些病理情况下,肾间质成纤维细胞激活,成为肌成纤维细胞(myofibroblasts,MF)。有研究认为,在慢性肾间质纤维化时,MF 是肾间质细胞外基质

(ECM)的主要来源。当给大鼠静脉输入 ATⅡ后,肾间质平滑肌细胞肌动蛋白-α(α-SMA)表达增加,而 ACEI 及 ARB 可以减少单侧输尿管梗阻(UUO)模型中肾间质 α-SMA 表达。

(5)ATⅡ与 TGF-β 的关系。在众多与慢性肾间质纤维化有密切关系的细胞因子中,以 TGF-β 最为重要,它可以增加肾间质 ECM 的合成,减少 ECM 的降解,并对单核/巨噬细胞具有趋化作用。由于 TGF-β 的升高早于 ECM 的增加,并且 TGF-β 的中和抗体可以消除 ATⅡ刺激胶原合成增加的作用,因此,可认为 ATⅡ促进 ECM 合成的作用很可能是通过 TGF-β 介导的。

5.淋巴细胞的作用。在 CKD 的肾组织尤其是肾间质中,多有不同程度的细胞浸润,包括淋巴细胞、单核巨噬细胞等。肾间质浸润的淋巴细胞可通过多种途径造成肾间质的进一步损害,主要有:①T 细胞分泌 TGF-β、IL-4、TNF-α,直接刺激成纤维细胞增殖,并使细胞外基质产生增多。T 细胞也可通过分泌 IL-2、γ-干扰素(IFN-γ)作用于巨噬细胞,后者产生 IL-1、TNF-α、PDGF、TGF-β,再作用于成纤维细胞使基质增多,进而促进肾间质纤维化。②辅助 T 细胞通过分泌 T 细胞辅助因子(ThF),直接作用于肾小管上皮细胞,使肾小管基底膜中Ⅳ型胶原的产生减少。由于Ⅳ型胶原是小管基底膜的主要组成成分,故其产生减少可直接导致小管萎缩。③T 细胞可直接或间接地调节小管上皮细胞免疫应答反应,增强炎症反应。T 细胞通过其分泌的 IFN-β 或 IFN-γ,促进 MHCⅡ类抗原在肾近端小管上皮细胞的表达,从而使小管上皮细胞在起抗原提呈细胞作用时,促进 CD4＋细胞对小管上皮所的抗原识别和结合,进而促进免疫应答反应。

(四)蛋白尿的肾毒性作用

蛋白尿的产生既是 CKD 的主要临床表现,同时也是肾小管间质损伤和促进 CKD 进展的关键因素之一。蛋白尿加重肾功能损害的机制尚未真正阐明,但大致可归纳为以下几个方面:

1.蛋白尿对肾小球系膜细胞的毒性作用

大多数进行性肾功能衰竭动物模型都可观察到大量蛋白在系膜区积聚,促进系膜细胞增生,增加细胞外基质蛋白产生,加重肾小球硬化。特别是,脂蛋白在此过程中起重要作用。动物实验表明,在蛋白尿状态下,肾小球内有大量脂蛋白如 ApoB、LDL、VLDL 及 ApoA 积聚,脂蛋白可引起一系列变化:①LDL 同其系膜细胞上受体结合,刺激原癌基因如 c-fos 和 c-jun 表达,导致系膜细胞增生;②LDL 可以增加细胞外基质蛋白中糖蛋白产生,诱导血小板来源生长因子(PDGF)基因表达增加;③LDL 可以在巨噬细胞和系膜细胞中形成氧化型 LDL,氧化型 LDL 比 LDL 更具有毒性,可以刺激巨噬细胞产生多种生长因子、细胞因子和其他能刺激胶原合成和系膜细胞增殖的介质,进一步促进肾小球硬化。给予抗氧化剂(如维生素 E)能明显降低氧化型 LDL 的毒性作用。

2.蛋白尿对足细胞的毒性作用

从肾小球基底膜滤过的蛋白,尤其是大分子量的蛋白质分子在进入 Baumann 囊腔后,可对肾小球脏层上皮细胞,即足细胞产生直接的损害。目前认为足细胞的损害也是导致肾小球硬化发生的关键因素之一。

3.尿蛋白对近端肾小管细胞的直接毒性作用

正常情况下,肾小球滤过的蛋白质可以出现在肾小管液中,再通过入胞作用在近端肾小管重吸收入血,但当大量蛋白尿超过肾小管重吸收能力时,可以引起肾小管的损害。例如,存在大量蛋白尿时,尿中可出现反映肾小管损害的物质,如溶菌酶和 N 乙酰-β-葡萄糖氨基酶(NAG)增加,其水平与蛋白尿成正相关。关于大量蛋白尿引起近端肾小管损害的机制,一般认为是过度的尿蛋白会增加溶酶体的负荷,引起溶酶体肿胀、破裂,大量溶酶体中的蛋白酶释放出来,引起近端肾小管损伤。低蛋白饮食和 ACEI 不仅能降低蛋白尿,而且能降低这些物质水平。

4.尿蛋白可以改变肾小管细胞生物活性

在组织胚胎来源上,近端肾小管细胞来源于间充质细胞,与成纤维细胞和免疫系统的细胞接近。最近的研究表明,尿蛋白可以调节肾小管细胞功能,改变它们的生长特性和细胞因子及基质蛋白的表型。例如,在肾病综合征动物和人类中,尿液中胰岛素样生长因子(IGF-1)排泄增加。当近端肾小管细胞暴露在高白蛋白浓度环境中时,可引起剂量依赖性的 IGF-1 合成和释放。IGF-1 可以使其受体 β 亚单位自动磷酸化,刺激细胞增生,促进Ⅰ、Ⅳ型胶原合成,还能增加 TGF-βⅡ型受体表达。又如,存在大量蛋白尿时,内皮素-1(ET-1)产生增加,而 ET-1 是一种强力的缩血管物质,当它在间质积聚时,可以增加肾小球入球小动脉和出球小动脉张力,降低肾小管周围毛细血管的血流量,导致肾间质缺血和纤维化。另外,ET-1 还是一种有丝分裂原,刺激各种细胞特别是系膜细胞增生。蛋白尿介导的肾小管损害亦与整合素表达有关。整合素是一种介导细胞与细胞、细胞与细胞外基质(ECM)黏附的异二聚体糖蛋白,在细胞外基质蛋白合成、降解及再分布方面起重要作用。

5.一些特殊蛋白质引起的肾损害

(1)有研究表明,白蛋白携带脂质分子时对肾小管损伤作用增强,目前认为这种损伤的发生是由于脂质分子在肾小管中产生的脂肪酸引起的,只有白蛋白携带脂肪酸时才有这种作用。在微小病变型肾病综合征中,尽管有大量白蛋白尿的存在,发生肾功能衰竭却罕见,因为微小病变型肾病综合征时尿中脂肪酸含量极低。

(2)转铁蛋白是一种分子量稍大于白蛋白的物质,肾小球损害时可以滤过,当肾小球滤过液流过肾小管时,其酸性环境可以使转铁蛋白释放出 Fe^{2+} 离子,Fe^{2+} 离子可引起肾小管细胞释放乳酸脱氢酶(LDH)和脂质过氧化物丙二醛,通过氧自由基损害肾小管。

(3)补体滤出到肾小管中,含有大量膜攻击复合物 C_{5b-9}。另一方面,尿中氨的水平同尿蛋白水平呈正相关,大量尿蛋白重吸收使氨的产生增加,氨可以通过旁路途径激活补体,产生 C_{5a} 和 C_{5b-9}。C_{5b-9} 可以促进肾小球上皮细胞产生细胞介质,刺激胶原合成,导致肾小球进行性硬化。

(五)脂质代谢紊乱

进行性肾功能损害常表现出脂质代谢紊乱,如血浆甘油三酯、极低密度脂蛋白、低密度脂蛋白、饱和脂肪酸增多,特别是富含载脂蛋白(ApoB)的脂蛋白增多,而高密度脂蛋白和不饱和脂肪酸降低。在硬化的肾小球和纤维化的肾间质区域常可见巨噬细胞吞噬脂蛋白后形成的泡沫细胞。近些年的研究发现,巨噬细胞、系膜细胞和肾小管上皮细胞可以产生反应性氧自由基,从而氧化脂蛋白。氧化型低密度脂蛋白则可刺激炎性因子和致纤维化细胞因子的表达,导致细胞凋亡,且氧化修饰的脂蛋白又可以进一步产生反应性氧自由基,最终引起巨噬细胞大量浸入、细胞凋亡及细胞外基质积聚,加重肾组织损害。

(六)酸中毒

肾脏是机体调节酸碱平衡最重要的器官之一,慢性肾脏疾病的发生,是由于多种途径异常,导致肾脏对酸负荷调节能力下降。部分健存肾单位通过多种机制代偿,如诱使氨新生作用加剧,在一定时间内可以维持相对正常的酸碱平衡,但是这要付出一定的代价,甚至会促进肾脏病进展。

氨产生过多及酸中毒可以通过多种机制促进 CKD 进展:

(1)氨的促生长作用:氨能够增加 AngⅡ 促进二酰甘油(DAG)生成的效应;氨亦能与各种生长因子协同刺激三磷酸肌醇通路,促进蛋白质合成;氨还能够抑制蛋白质降解。

(2)补体机制:氨可以通过激活补体旁路途径,引起肾小间质损害。例如,氨能直接裂解途径中 C_3 分子中的硫脂键,形成酰胺化 C_3,后者再通过 C_3/C_5 转化酶,进而裂解 C_3。激活的 C_3 可直接与系膜表面氨基起反应引起损害;亦能产生 C_{5a} 和 C_{5b-9},C_{5a} 作为趋化因子吸引各种炎症细胞在肾小管间质积聚,C_{5b-9} 则作为膜攻击复合物直接溶解细胞膜。Nath 等通过对大鼠双肾次全切除 CKD 模型的观察,证实肾小管周围 C_3、C_{5b-9} 的沉积量与肾皮质中氨的浓度及肾损害程度密切相关。

(七)高蛋白质饮食

高蛋白饮食引起或加重 CKD 进展的机制主要有以下几方面:

1. 血流动力学机制

以往认为高蛋白饮食引起的跨肾小球毛细血管压升高,主要是由于扩血管前列腺素如 PGE_2 和 PGI_2 增加所致。人们在实验中发现,高蛋白饮食引起的血流动力学紊乱主要集中在尿液浓缩区,如外髓质内层(IS)和近髓质肾单位。一次高蛋白饮食后 2~3 h,血浆抗利尿激素(ADH)水平上升约 2 倍,同时尿渗透压亦明显增加。长期高蛋白饮食,则血浆 ADH 水平增加约 2.6 倍。因此,高蛋白饮食所致血流动力学损害同尿液浓缩过程相近似,一方面血浆 ADH 升高引起髓祥升支粗段(TAL)氯化钠重吸收增加,导致 TAL 和 IS 段肥大,同时增加髓质间质溶质梯度,增加尿液浓缩能力,自由水清除率下降;另一方面 TAL 段氯化钠重吸收增加,流向致密斑的氯化钠浓度下降,抑制局部 RAS 系统,进而抑制管球反馈(TGF),肾小球入球小动脉扩张,GFR 增加,长期肾小球高滤过可致肾脏肥大。

2. 非血流动力学机制

高蛋白饮食能增加近端肾小管 Na^+/H^+ 逆向转运蛋白活性和氨的产生,进一步促进肾脏肥大。

3. 高蛋白饮食与 RAS 系统激活

高蛋白饮食不仅能激活全身 RAS 系统,亦能激活肾局部 RAS 系统,众多临床和实验证实,一次高蛋白饮食后血浆肾素活性、血浆 AngⅡ 浓度以及肾脏肾素 mRNA 表达明显增加。高蛋白饮食后肾皮质、肾小管刷状缘 ACE 活性明显增加。AngⅡ 不仅是一个血管活性物质,能促进肾小球高滤过,更是一种促生长因子,可以通过多种途径促进肾脏病进展。

4. 色氨酸代谢产物的作用

色氨酸代谢产物硫酸吲哚酚(indoxyl sulfate)能引起或加重肾小球硬化。正常情况下,色氨酸在肠道中大肠杆菌的作用下代谢为吲哚,在大肠中吸收入血,在肝脏中转化为硫酸吲哚酚,由肾脏排泄。肾功能不全时,硫酸吲哚酚在体内积蓄,不仅作为一种尿毒症毒素引起一系列尿毒症症状,还能刺激肾组织产生转化生长因子(TGF-β)、金属蛋白酶组织抑制因子(TIMP)和 $1α(Ⅳ)$ 型胶原,促进肾脏纤维化。

5.精氨酸及其代谢产物的作用

L 精氨酸在内皮细胞型 NO 合成酶作用下产生的 NO,产生量相对较少,可扩张血管,有一定肾脏保护作用。L 精氨酸在组织诱生型 NO 合成酶作用下产生的 NO,在某些肾脏病如膜增生性肾小球肾炎中则有明显的损害作用。然而,在其他肾脏病如糖尿病肾病晚期,NO 则起明显的保护作用。

(八)肾内低氧

由肾小球损害引起的肾内低氧主要继发于肾小球损害导致的肾内血流动力学紊乱。一方面,残存的肾小球处于高滤过状态,入球小动脉和出球小动脉常代偿性扩张,加上原来的系统性高血压,使肾小球毛细血管网向肾小管间质毛细血管发生压力性传递,引起球后毛细血管内皮细胞损伤;另一方面,增生性肾小球疾病会引起肾小球毛细血管网阻塞,也会间接地影响肾小管间质毛细血管网。

此外,由于继发于肾小球损害引起的蛋白尿,肾小管细胞重吸收尿蛋白增加,会相应地增加肾小管间质耗氧量,加重肾内低氧血症。

低氧可以诱导多种损伤介质,如血管内皮细胞生长因子(VEGF)、血小板来源生长因子(PDGF)、胎盘生长因子(PGF)、转化生长因子 1(TGF-β_1)、白介素-1,6,8(IL-1,6,8)等,损伤肾组织。

(九)尿毒症毒素

尿毒症毒素分为以下三类:

1.小分子物质

分子量<0.5kD,包括无机磷、氢离子、某些酸根、尿素、肌酐、尿酸、胍类、酚类和胺类等。

尿素具有神经毒性,其神经毒性与其代谢产生氰酸盐有关。氰酸盐可以引起神经蛋白的氨甲酰化,干扰高级神经中枢的整合功能。

低浓度的肌酐毒性不大,达到一定浓度时,肌酐能引起红细胞寿命缩短,进而溶血,还可引起嗜睡、乏力等神经肌肉系统的功能异常。

尿酸主要是引起痛风。最近有研究认为,尿酸能干扰 $1,25(OH)_2D_3$ 的产生和代谢,CKD 患者给予别嘌呤醇后不仅能降低血尿酸水平,而且能提高 $1,25(OH)_2D_3$ 水平。尿酸与 CKD 患者 $1,25(OH)_2D_3$ 抵抗亦有一定的关系。

胍类在达到一定浓度时才会产生毒性作用。甲基胍带正电荷,易与细胞膜系统的磷脂等结合,引起各器官系统损害,出现厌食、恶心、呕吐、腹泻、消化性溃疡和出血、皮肤瘙痒、贫血、抽搐、肺水肿、心脏传导阻滞、心功能不全等。

酚类代谢生成假性神经递质,引起中枢神经系统的抑制作用;高浓度的酚类还可引起体内酶如 Na^+-K^+-ATP 酶、Mg^{2+}-ATP 酶、Ca^{2+}-ATP 酶的活性抑制。

胺类包括脂肪族胺、芳香族胺和多胺。脂肪族胺可引起肌阵挛、扑翼样震颤及溶血作用,还可抑制某些酶的活性。芳香族胺主要引起脑组织抑制作用。高浓度的多胺类物质可引起厌食、恶心、呕吐、蛋白尿,对促红细胞生成素有抑制作用,对 Na^+-K^+-ATP 酶、Mg^{2+}-ATP 酶有抑制作用。多胺物质还能增加微循环的通透性,与尿毒症肺水肿、腹水、脑水肿的形成有关。

2.中分子物质

分子量 0.5～5kD。主要是一些多肽类物质,可引起周围神经病变、尿毒症脑病、糖耐量异常,还对细胞生成、白细胞吞噬、淋巴细胞与纤维细胞增生有明显的抑制作用。

3.大分子物质

分子量>5kD。正常人的肾(主要是近曲小管)具有降解和清除多种肽和小分子蛋白(分子量<50kD)的作用。尿毒症时,肾脏清除这些物质的能力降低,体液中浓度增加。这些物质主要是一些内分泌激素,如生长激素、甲状旁腺激素、促肾上腺皮质激素、胰高血糖素、胃泌素、胰岛素等。

甲状旁腺激素过高可引起肾性骨营养不良、无菌性骨坏死、转移性钙化、皮肤瘙痒、透析痴呆、周围神经病变、肾小管损害,抑制促红细胞生成素产生并降低其活性,还能抑制脂蛋白脂酶的活性,加重尿毒症脂质代谢异常。

高胰岛素血症可引起红细胞膜 Na^+-K^+-ATP 酶、Mg^{2+}-ATP 酶活性下降,抑制肾小管 Na^+-H^+ 交换,同尿毒症水钠潴留有一定关系。还可引起脂肪和肝细胞胰岛素受体信号传导途径异常,加重尿毒症糖代谢紊乱。

若干种低分子量蛋白质,如核糖核酸酶、β_2 微球蛋白、溶菌酶、β_2 糖蛋白等,若在体内浓度升高,均可能有毒性作用。其中 β_2 微球蛋白可引起全身性淀粉样病变,已为人们所熟知。CKD 后期时,循环和组织中的晚期糖基化产物(AGE)含量明显增加。AGE 参与许多尿毒症并发症的发生,是一种新发现的"尿毒症毒素"。AGE 潴留主要引起 CKD 的远期并发症,如血管壁胶原增加,引起血管硬化;AGE 能修饰 LDL,损害 LDL 受体介导的清除机制,参与 AGE 脂质代谢紊乱的发生。AGE 能修饰 β_2-MG(β_2-MG-AGE),与 AGE 淀粉样病变密切相关。AGE 修饰的 β_2-MG 能促进肾性骨营养不良的发生,β_2-MG-AGE 则能增加单核细胞趋化性,刺激单核巨噬细胞分泌 IL-1β、TNF-α 和 IL-6 等促进骨吸收的细胞因子,刺激关节滑膜细胞分泌胶原酶,增加结缔组织降解,促进破骨细胞的骨吸收作用,抑制成纤维细胞胶原蛋白的合成。

(十)各种细胞介质、生长因子与肾脏病进展

1.促炎症分子

促炎症分子增加局部炎症反应,可通过激活补体,亦可通过刺激增加局部淋巴细胞和血小板聚集。例如许多肾小球疾病由于局部免疫复合物沉积或形成,可激活补体,激活的补体成分如 C_{5b-9} 功能上可看作一种"细胞介质",刺激肾小球细胞增生、生长因子释放、氧自由基产生、类花生四烯酸形成。其他细胞介质如 IL-1、TNF-α 与 IFN-γ 等则通过增加淋巴细胞趋化、黏附和释放氧自由基上调炎症反应,损害肾小球。

2.血管活性物质

缩血管物质有 Ang II、ET-1、血栓素。Ang II 优先收缩肾小球出球小动脉,增加肾小球跨毛细血管压而损害肾小球、促进肾小球硬化。Ang II 亦能收缩球后毛细血管床,导致局部缺血,促进肾小管间质损害。Ang II 还可作为一种生长和基质促进因子加重肾小球损害,此不依赖于血流动力学效应。ET-1 引起肾脏血液灌注不全,降低 GFR。扩血管物质有前列腺素、NO、PGE_2,可改善肾功能,减轻局部细胞介质和基质产生。在环孢素肾病模型中证实,肾组织 NO 能明显减轻肾小管间质损害。然而,NO 亦可不依赖血流动力学效应而损害肾小球,如 NO 能刺激肾小管系膜细胞释放多种损伤性细胞介质。

3.生长因子/基质促进物质

生长因子/基质促进物质主要介导肾组织损伤后的过度修复,其中较重要的是 TGF-β 介导的效应。TGF-β 是一种多功能的细胞介质,广泛存在于成纤维细胞、单核细胞、血小板、血管内皮细胞、肾小球系膜细胞、肾小管上皮细胞,主要参与细胞外基质(ECM)形成过程。AngⅡ和 ET-1 不仅能作为一种血管活性因子促进肾小球损伤,亦能作为一种基质促进物质加重肾组织纤维化。

4.细胞外基质(ECM)与蛋白酶

正常情况下,肾组织细胞内蛋白和 ECM 处在合成和降解的动态平衡状态下。在肾小球和肾小管间质纤维化的过程中,这种平衡被打破,即蛋白合成增加,各种蛋白酶活性下调,其抑制物水平增加。增加的 ECM 过去被认为仅仅是一种组织支撑物,现在被认为是一种"细胞介质",可结合和潴留多种生长因子,亦可能对细胞直接作用而改变它们的表型。

二、延缓 CKD 进展的新策略及新概念

积极处理原发病因,阻断促使肾脏病变进展的各种因素(包括纠正异常血流动力学,干预炎症介质,阻断参与纤维化以及凝血纤溶的异常机制),促进抗炎症机制的发展,治疗可能参与肾脏病变及全身合并症发生发展的机制等为延缓 CKD 进展的主要治疗策略。

(一)肾素—血管紧张素系统(RAS)阻断

RAS 阻断可以延缓 CKD 的进展,不仅在各种实验肾病模型中得到确认,而且已在众多的大型临床随机对照研究中得到证实,其在糖尿病肾病的慢性进展中证据更加充分。RAS 阻断所取得的效果,除了通过降低血压外,还通过舒张肾小球出球小动脉,降低肾小球内跨毛细血管压,改善残存肾单位高灌注、高滤过,从而延缓肾功能发展外,还在一定程度上是通过对抗 AngⅡ的非压力依赖作用所致。AngⅡ的这些作用包括促生长、促炎症,促代谢效应胰岛素、氧自由基、氨,促进大分子物质从肾小球滤过屏障通过,促进细胞外基质生成,抑制纤溶过程,等等。新近由于基因工程技术的发展,已经有明确证据证明:①在由过多表达 RAS 所致的小鼠中,肾小球硬化及小管间质纤维化病变仅能通过阻断 RAS 而获减轻,而非特异性降压措施所取得的效果甚差;ACEI 抑制 ECM 的合成,促进其降解,减少肾间质的单核/巨噬细胞浸润,抑制间质细胞的转化分化,从而减轻了肾小管间质的损伤,改善了肾功能。②TGF-β 为 AngⅡ所导致的心、肾损害的主要介质;有不少学者提出应将 TGF-β 视为重要的治疗靶点,这一观点正逐渐为人们所接受。如何使 TGF-β 恢复正常呢? 单用 ACEI 能否使 TGF-β 降至正常? Border 等回顾了 11 篇有关文献,发现在大多数研究中,使用了 ACEI 后,TGF-β 虽有所降低,但仍高于正常。在这些研究中,由于 ACEI 的剂量以血压下降为准,故可能存在剂量不足的问题。为此,Border 等专门设计了一个实验对此进行研究,发现再增大剂量也不能使 TGF-β 进一步下降,故认为 ACEI 虽可延缓肾功能进展,但并不能完全阻止病变发展。要彻底控制疾病,必须同时使用其他的 TGF-β 抑制剂。③AngⅡ通过促进 P27kip1 表达,直接促进血管平滑肌增生。④AngⅡ影响正常血管内皮功能,可能机制有:促进氧反应代谢产物生成,促进血管黏附因子及化学趋化因子生成,促进血管平滑肌细胞游移,促进动脉粥样硬化斑块形成等。⑤AngⅡ直接参与免疫反应,钙调蛋白(calcineurin)可能为重要的中间调节因子。

使用 ACEI 与 ARB 的差异研究证实:①两者均可降低蛋白尿,但应用 ACEI 所致的蛋白尿减少的作用在缓激肽阻断后并无改变,证明主要是通过减少 AngⅡ作用的影响;②Ang Ⅱ二型受体(AT2R)在出生以后确实仍存在;③AT2R 刺激后许多作用是通过增加缓激肽、促使 NO 及 PG 产生所致;④AT1R 与成纤维细胞增殖、肌成纤维细胞(MF)的转化及 TGF-β 合成有关。ATⅡ与 AT2R 结合后可能有下列作用:①降低血压;②抗增生;③促进成纤维细胞转化为 MF;④促进细胞凋亡。ACEI 抑制 ATⅡ合成,使 ATⅡ对 AT1R 和 AT2R 的作用均降低。而 ARB 不同,由于拮抗 ATⅡ对 AT1R 的作用,通过负反馈机制使肾素的分泌增加,ATⅡ升高,对 AT2R 作用增强。不少试验观察到,在达到最大降压作用后继续加量,在一定范围内可进一步减少蛋白尿。ACEI 可以同时抑制激肽酶Ⅱ,使缓激肽升高。而 ARB 不影响激肽系统。缓激肽对肾脏的保护作用主要是由于缓激肽对出球小动脉具有较强的扩张作用。因此,使用 ACEI 时,往往伴有肾小球滤过率(GFR)的短暂下降,而 ARB 对 GFR 的影响较小。缓激肽升高后还可以间接促进 NO 的合成。有研究发现,NO 可以改善单侧输尿管梗阻模型(UUO)的肾间质纤维化,而抑制 NO 的合成将消除 ACEI 对肾间质纤维化的有效作用。ACEI 可以减少 UUO 模型中单核/巨噬细胞在肾间质的浸润,而 ARB 则没有这样的作用,这可能也与 NO 有关。在 RAS 系统中,从血管紧张素原到 ATⅡ,除了有传统的肾素和血管紧张素转换酶的参与外,还存在许多旁路途径。

(二)纠正异常脂血症

虽然慢性肾脏疾病可以表现为不同类型的异常脂血症,但以饱含 ApoB 脂质颗粒的脂蛋白为主,后者为高度致动脉硬化性,纠正脂代谢异常对肾病进展虽不如 RAS 阻断明显,但已成为研究的热点。

诸多实验性研究证明,低密度脂蛋白(LDL),特别是氧化性 LDL 可直接促进系膜细胞及肾小管上皮细胞增生。在典型的遗传性高脂血症(LCAT 缺陷)伴蛋白尿的动物、高脂饮食饲大的小白鼠可观察到肾小球内压力升高等,提示高脂血症对肾脏的直接作用。氧化性 LDL(oxLDL)在体外细胞培养中证实有许多毒性作用,包括引导细胞凋亡,促进炎症反应,减少 NO 的作用,削弱抗炎作用等,从而导致发病;持续 oxLDL 的存在可以在体内形成 oxLDL 抗体,后者在部分肾病如狼疮性肾炎中可能有促进病变进展的作用。少数临床研究也提示,脂质异常可能与肾脏病的进展有关系,除直接影响肾脏病进展外,更多的认识是在肾脏疾病中异常脂质血症对合并动脉粥样硬化的影响,以及对移植肾存活的不良影响等。

他汀类药物在阻断肾病进展中的作用十分引人注目。他汀类药物能降低血胆固醇,抑制平滑肌细胞增殖和迁移,诱导血管平滑肌细胞凋亡,抑制巨噬细胞内胆固醇的酯化,最终减少动脉粥样斑块中泡沫细胞的形成,抑制单核巨噬细胞对 LDL 的氧化修饰,抑制循环血单核巨噬细胞对血管内皮的黏附聚集,稳定内皮细胞功能。另外,他汀类药物不依赖于降血脂的肾保护作用表现在:①抑制系膜细胞增殖;②诱导系膜细胞凋亡;③抑制系膜细胞外基质的聚集和 TGF-β_1 表达;④抑制肾小管上皮细胞的增生。上述作用可发生在血胆固醇下降之前,因此,对血脂正常的肾病患者也同样可通过使用他汀类药物来改善患者的肾脏病理变化并相应地减少尿蛋白,从而延缓肾功能不全的进展。

(二)环加氧酶 2(COX-2)抑制剂

环加氧酶可将花生四烯酸代谢成一系列具有活性的脂肪酸,即前列腺素。其中,COX-1 为原生型加氧酶,在全身多处存在,对肾脏、胃肠道的固有功能起着重要作用。而 COX-2 则为诱生型,主要在肾脏的致密斑、髓袢升支及髓质间质部分,参与水钠代谢、肾素调节等。

当肾脏组织损伤时,COX-2 表达明显上升,后者可能参与了生长因子、细胞因子等的释放。针对 COX-2 的选择性抑制可以主要抑制由炎症引起的结果,对肾脏、胃肠道等由 COX-1 所诱导的固有功能影响较少。应用 COX-2 抑制剂可以减少尿蛋白。近年来有实验证实,在 5/6 肾大部分切除的动物模型中,使用 COX-2 抑制剂可以明显减轻肾小球硬化、小管间质纤维化,对 TGF-β 表达也明显减轻。也有实验证实,COX-2 抑制剂对糖尿病肾病、阿霉素肾病、单侧输尿管结扎所致的梗阻性肾病等病变有好处。上述模型中 COX-2 抑制所致的效应,其可能机制包括改善肾脏血流动力学、减少 TGF-β 的生成、改善胰岛素代谢等。COX-2 抑制剂在各型临床肾病中应用尚缺乏足够证据。

(四)PPAR-γ 激动剂

PPAR 为核激素受体超家族转录因子,能调节许多细胞代谢过程,包括脂肪代谢、糖代谢、细胞周期、细胞分化、炎症和细胞外基质重塑等。肾脏组织中可检测出多种 PPAR 异构体。肾小球系膜细胞、髓质集合小管等都存在 PPAR-γ。实验证实,应用 PPAR-γ 激动剂如罗格列酮、曲格列酮等,不仅可以改善异常代谢,还可以减轻某些肾脏病的病变程度。糖尿病肾病、单侧输尿管结扎所致的梗阻性肾病等,应用罗格列酮可以减轻小管间质纤维化程度,降低 TGF-β、MCP-1 等的表达。还观察到在由内皮素阻滞剂所致糖尿病肾病进展的保护机制中,PPAR-γ 下游的抑制因子脂肪酸转运蛋白参与作用。

【思考题】

1. 试述 ACEI 肾功能保护作用的非降压、非血流动力学机制。
2. 根据目前研究状况,在 CKD 进展理论方面还可以进行哪些研究?

参考文献

[1] 王海燕主编. 肾脏病学. 第 3 版. 北京:人民卫生出版社,2008,1866-1934.
[2] Tsuchiya K,Nagano N,Nitta K. Klotho/FGF23 Axis in CKD. Contrib Nephrol,2015,185:56-65.
[3] Couser WG,Nangku M. Cellular and molecular biology of membranous nephropathy. J Nephrol,2006,19(6):699-705.
[4] Nagase M,Yoshida S,Shibata S,et al. Enhanced aldosterone signaling in the early nephropathy of rats with metabolic syndrome:possible contribution of fat derived factors. J Am Soc Nephrol,2006,17(12):3438-3446.
[5] Kaschina E,Namsolleck P,Unger T. AT2 receptors in cardiovascular and renal diseases. Pharmacol Res,2017,17:30541-30548.
[6] Kuma A,Tamura M,Otsuji Y. Mechanism of and therapy for kidney fibrosis. J UOEH,2016,38(1):25-34.
[7] Rahman M,Yang W,Akkina S,et al. Relation of serum lipids and lipoproteins with progression of CKD:The CRIC study. Clin J Am Soc Nephrol,2014,9(7):1190-1198.
[8] Kuro-O M,Moe OW. FGF23-αKlotho as a paradigm for a kidney-bone network. Bone,2017,100:4-18.
[9] Liu ZZ,Bullen A,Li Y,et al. Renal oxygenation in the pathophysiology of chronic kidney disease. Front Physiol,2017,8:385.
[10] Fathallah-Shaykh SA. Proteinuria and progression of pediatric chronic kidney disease:lessons from recent clinical studies. Pediatr Nephrol,2017,32(5):743-751.
[11] Kok HM,Falke LL,Goldschmeding R,et al. Targeting CTGF,EGF and PDGF pathways to prevent

progression of kidney disease. Nat Rev Nephrol,2014,10(12):700-711.

[12] López-Hernández FJ, López-Novoa JM. Role of TGF-β in chronic kidney disease:an integration of tubular,glomerular and vascular effects. Cell Tissue Res,2012,347(1):141-154.

[13] Oh Y. The insulin-like growth factor system in chronic kidney disease:Pathophysiology and therapeutic opportunities. Kidney Res Clin Pract,2012,31(1):26-37.

[14] Feldt-Rasmussen B,El Nahas M. Potential role of growth factors with particular focus on growth hormone and insulin-like growth factor-1 in the management of chronic kidney disease. Semin Nephrol, 2009,29(1):50-58.

[15] Lepenies J,Hewison M,Stewart PM,et al. Renal PPARγ mRNA expression increases with impairment of renal function in patients with chronic kidney disease. Nephrology (Carlton),2010,15(7):683-691.

[16] Kolesnyk I,Struijk DG,Dekker FW,et al. Effects of angiotensin-converting enzyme inhibitors and angiotensin Ⅱ receptor blockers in patients with chronic kidney disease. Neth J Med,2010,68(1): 15-23.

（陈江华　田　炯）

第二节　慢性肾衰竭的肾脏替代治疗

摘　要　肾脏替代治疗是慢性肾功能衰竭患者维持生命最重要的治疗手段,包括血液净化(血液透析和腹膜透析)和肾脏移植两大类。经过多年发展,血液净化技术在生理性、充分性方面有了长足的进步,透析并发症大大减少,长期透析患者的生存率得到进一步的提高。肾脏移植方面得益于新型免疫抑制剂的出现和合理应用,术后长期随访患者个体化免疫抑制剂的实施显著提高了移植肾的存活率,然而无论是血液净化技术和肾脏移植仍有很多技术问题和内科并发症,严重影响尿毒症患者的长期生存,如何寻找更接近生理状态的肾脏替代治疗方法,提高尿毒症患者的生活质量,是今后发展的方向。

Abstract　Renal replacement therapy is the most important treatment for the maintenance of life in patients with chronic renal failure,including blood purification (hemodialysis and peritoneal dialysis) and renal transplantation in two broad categories. After many years of development, the technology of blood purification has made great progress in physiology and sufficiency. The complication of dialysis has been greatly reduced,and the survival rate of long-term dialysis patients has been further improved. The short-term and long-term survival rates of renal transplant recipients have been significantly improved due to rational use of novel immunosuppressive agents,including the implementation of individual immunosuppressive agents for renal transplant recipients after renal transplantation. However, there are still many technical problems and medical complications in blood purification and renal transplantation,which seriously affect the long-term survival of patients with uremia. To find more close to the physiological state of renal replacement therapy and improve the quality of life of patients are the aims of future development.

肾脏替代治疗包括血液净化和肾脏移植。作为慢性肾功能衰竭患者不可或缺的治疗手段,肾脏替代技术挽救了众多终末期肾病患者及其他伴有急性肾损害危重患者的生命。但在目前的技术水平下,血液净化技术尚不能完全替代肾脏功能,终末期肾病患者由于需要终身血液净化治疗来维持生命,长期生存率和生活质量仍不理想。而肾脏移植是目前终末期肾病患者最佳的治疗方法,患者的长期生存率和生活质量明显得到提高,但是由于供肾短缺,只有少部分患者有机会接受肾脏移植手术;且由于术后需要终身免疫抑制剂维持治疗,抗排异药物所带来的毒副作用和内科并发症也影响患者的长期存活。近年来,随着肾脏替代治疗领域基础和临床科研工作的深入,包括免疫耐受和异种移植研究不断取得突破,慢性肾衰竭患者的长期存活率和生存质量有望得到进一步提高。

一、血液净化技术在治疗慢性肾衰竭中的应用及发展

血液净化是指应用物理、化学或免疫等方法清除体内过多水分及血液中代谢废物、毒物、自身抗体、免疫复合物等致病物质,同时补充人体所需的电解质和碱基,以维持机体水、电解质、酸碱平衡。血液净化技术主要包括血液透析和腹膜透析两大方面。

(一)血液透析的历史与发展方向

1913 年,Abel、Rowntree 和 Furner 首先建成并命名了"人工肾脏"(artificial kidney)装置,对兔子进行体外循环治疗,开创了血液透析的先河。20 世纪中期,血液透析逐步在临床推广,主要用于急性肾功能衰竭的抢救。1960 年,动静脉外瘘技术的出现,使得长期透析成为可能。1966 年,美国的 Brescia 及其同事建成的动静脉内瘘解决了外瘘易出血、感染、凝血的问题,成为慢性透析患者首选的血管通路。透析设备和血管通路的飞速发展促进了血液透析的推广,其作为一种常规治疗手段已非常普及和成熟,目前全球估计有 300 万慢性肾衰竭患者依赖其维持生命。单纯依赖血液透析治疗的患者最长存活时间已超过 40 年。

生理性透析是血液透析治疗过程中所追求的目标,与提高长期存活率有重要的关系,不仅要考虑到血液透析材料、透析用水的生物相容性,也要考虑到血液透析过程中毒素和水分清除的生理性。长期维持血液透析的患者,往往只进行每周 2~3 次、每次 4~5 h 的普通透析,其非生理性是显而易见的。而一些新技术的发展,如连续血容量监测(BVM)、血温度监测(BTM)、实时 Kt/V 测量(OCM)、可调钠透析等,都为预见性的调整透析方案,为"无症状透析"概念的提出,提供了可能,但要达到生理透析还任重道远。

(二)血液透析设备的改进

早期使用的透析膜多为纤维素膜,如铜仿膜、醋酸纤维膜等。如今高分子合成材料膜,如聚砜膜、聚丙烯腈膜的应用已普及。合成膜的通透性好,生物相容性高,有较强的吸附功能,已显示出明显的优越性。对 β_2 微球蛋白的吸附量,铜仿膜为零,聚砜膜为 16 mg/m²,聚丙烯腈膜在 50 mg/m²。研究表明,长期用聚丙烯腈膜的透析患者"腕管综合征"的发生率较用铜仿膜的要低。

透析液水质是影响维持血透患者营养状态和长期并发症的独立危险因素。要改善透析液水质就必须严格净化透析水,做好定期的水质检测。此外非常重要的是对管路进行严格的消毒,并去除微生物和热原。消毒方法除原有的化学消毒法外,近来又出现热消毒法,从而可进一步减少水质污染。超纯透析液是透析用水的发展方向,研究发现,应用超纯透析液可以明显改善血液透析患者的微炎症状态,但透析水质与血透患者长期存活的确切关系尚需前瞻性对照研究来阐明。

(三)血液透析剂量、透析方式的发展

充分透析是肾脏病医生想无限接近的目标,有了高分子合成膜和超纯水以后,就可以进行高通量透析和滤过,从而较充分地除去中分子尿毒症毒素,减轻透析过程中的急性反应,并改善慢性透析并发症。但目前究竟采用怎样的透析剂量,高通量透析是否真有优势,仍缺乏足够的循证医学证据。

　　尽管大的透析剂量和高通量透析可能提高患者的长期生存率,但透析剂量的增加有一个限度,透析频率也是一个重要的可控因素。临床研究显示,和传统透析方式相比,每日透析可使大部分物质的清除量增加,生活质量提高,并发症减少,生存率提高。这特别适用于心血管系统不稳定,不能耐受常规每周三次透析治疗的慢性终末期肾病患者。

（四）临床操作的循证医学依据和实践指南

　　为了提高血液透析的质量,改善慢性肾衰竭患者的长期生存,很多国家和地区都制定了血液透析临床操作指导意见,其中以美国国家肾脏基金会（National Kidney Foundation,NKF)制定的肾脏病生存质量指导（K-DOQI)和改善全球肾脏病预后组织（K-DIGO)的指南影响最大。国内医学界也根据具体国情制定了不少诊治指导意见,如《2013 慢性肾脏病矿物质与骨异常诊治指导》等,为临床治疗提供了越来越多可靠和客观的指导。

（五）并发症的预防和处理

　　血液透析患者存在着许多短期和远期并发症。对于长期血透患者,心血管疾病（CVD)是最常见和最严重的并发症,其危险因素很多,除了传统的老年高血压、高血脂、糖尿病、吸烟、绝经、CVD 家族史外,血液透析患者特异性的危险因素有容量负荷过重、贫血、钙磷代谢紊乱、尿毒症毒素的积累、氧化应激、慢性炎症过程、营养不良、同型半胱氨酸血症等。提高透析效率,积极处理危险因素,有助于降低心血管事件的发生。心血管转移性钙化也是维持性血液透析患者独立的危险因素,异位钙化中钙磷的过负荷是主要原因,降磷治疗仍是目前的难点,增加透析频率和延长透析时间可能是有效清除血磷的方法。新型磷结合剂、新型活性维生素 D 类似制剂和低钙透析液的应用也越来越广泛。

　　蛋白能量营养不良和微炎症是维持性透析患者中非常普遍存在的问题,其发生率在20%～70%。临床研究发现,营养不良、微炎症反应与心血管并发症三者互为因果,密切相关,被称为 MIA 综合征（营养不良、慢性炎症、动脉粥样硬化综合征)。MIA 综合征的预防与治疗在于定期营养管理,保持充分的透析剂量,足够的蛋白与能量摄入,避免酸中毒,积极处理慢性炎症,应用促进食欲和营养代谢的药物,应用氨基酸透析液和 L-肉碱等。

（六）生物人工肾及新型人工肾装置

　　血液透析或血液滤过并不是一种完整的肾脏替代治疗,因为它们仅仅提供了肾脏对小分子溶质的清除和滤过功能,不能替代肾小管的重吸收、平衡代谢和内分泌等重要功能。生物人工肾小管辅助装置（bioartificial renal tubule aid-device,RAD)模拟肾单位的解剖结构,将有用的代谢物质重吸收回患者体内,是组织工程学技术和细胞治疗技术的结合,对长期维持性血透患者可改善其动脉粥样硬化、肾性骨营养不良、透析相关性淀粉样变等慢性并发症。实验研究已证实其对患尿毒症动物的治疗有显著效果。此外,便携式人工肾、植入式人工肾等装置也进入了临床试用阶段,若正式投入临床应用,将对肾功能衰竭的治疗有革命性的意义。

　　随着医疗科技的进步,必将产生出更接近人类生理状态的肾脏替代治疗方法,使尿毒症患者的预期寿命接近正常人,且具有较好的生活质量。

二、腹膜透析

（一）腹膜透析的历史和现状

早在 19 世纪人们就发现了腹膜具有半透膜的特性。1923 年，Ganter 首次将腹膜透析技术用于治疗一名因子宫癌所致梗阻性肾病的尿毒症患者，使患者症状暂时得到了改善。从此腹膜透析开始进入临床应用阶段。之后腹膜透析导管的不断改进、腹透袋和连接管路的发展，对腹膜透析的推广应用起到了很大的促进作用。同时，腹膜透析方式也在相应地发展。1975 年，Popovich 和 Moncrief 提出了持续性非卧床腹膜透析（continuous ambulatory peritoneal dialysis，CAPD）的概念，使维持性腹透的效果得到明显改善，并且提高了患者的生活质量。1981 年，Diaz-Buxo 提出了持续循环腹膜透析（continuous cycling peritoneal dialysis，CCPD），其疗效和 CAPD 相当，成为目前最常用治疗方法，使患者能在夜间进行自动、连续性的腹膜透析，进一步减少了导管连接次数，从而降低腹膜炎发生率；也使患者白天能够自由工作，提高了患者的生活质量。在过去的 20 多年中，腹膜透析技术日益完善，腹膜透析患者的预后明显改善，腹膜透析人数也在逐年稳步增长。统计资料显示，目前全球接受腹膜透析的患者人数已超过 16 万人，占全球透析总人数的 15% 左右。选择腹膜透析作为初始的肾脏替代治疗方式有着许多独特的优势，包括延缓残余肾功能的减退，提高患者的早期生存率，有较高的生活质量，延长血管通路的使用寿命，减少血行感染的机会，而且有可能获得更好的肾移植疗效。

（二）腹膜透析液的改进与临床应用

传统葡萄糖腹膜透析液中的高糖、乳酸盐等成分以及低 pH 值能引起严重的葡萄糖与脂质代谢紊乱、腹膜功能减退甚至衰竭。新型透析液是当前研究的热点。

理想的腹透液应以碳酸氢盐为缓冲液，而且其 pH 为中性，符合人体的生理状态。双袋腹透液的发明以及热消毒方法的改进为碳酸氢盐腹透液的应用提供了可能。临床上已有碳酸氢盐或乳酸盐与碳酸氢盐混合的腹透液应用，对于改善因 pH 值低或乳酸盐引起的腹痛效果显著。

多聚糖腹透液是目前国外应用最广泛的透析液，它能显著改善患者腹膜的超滤功能，有效控制血压以及高脂血症，在高转运以及超滤功能衰竭的患者中常用。多聚糖腹透液不仅能增加超滤量，而且能显著增加肌酐、尿素氮、β_2 微球蛋白等溶质的清除率。氨基酸腹透液对改善腹透患者的营养状况效果明显，但也存在着血尿素氮水平增高以及有轻度的代谢性酸中毒等问题，临床上建议每天最多应用 1～2 次。

低钙透析液（PD4）的应用减少了腹透患者因过量的钙导致的转移性钙化和心血管并发症。低钙透析液中钙离子的浓度为 1.25 mmol/L，它在临床应用中被证明是安全的，能提高对含钙磷结合剂的耐受性。其他新型腹透液如丙酮酸腹透液等也正在开发和深入研究中。

（三）腹膜透析充分性的新认识

在临床上主要用透析对小分子清除的 Kt/V 和 CrCl 来评估透析的充分性。美国国家肾脏病基金会建议 CAPD 患者的 Kt/V 须达到 2.0 以上，CrCl 为 60 L 以上（低和低平均转运的患者为 50 L）。但是近几年来，一些大规模的随机研究发现，增加腹膜透析的清除率并不能提高患者的生存率，从而对现有的指南提出了质疑。最近出版的"欧洲最佳实践指南"

(腹膜透析治疗指南)指出,透析充分性的目标值不应仅包括小分子溶质尿素氮的清除,还应包括液体的清除。此外,我们需要将更多的注意力放在如何改善腹膜透析患者的营养状态、纠正钙磷代谢紊乱、控制炎症状态、减少各种尿毒症并发症的发生等方面。

(四)腹透相关性腹膜炎的防治

随着自动化腹膜透析的开展及导管连接系统的改进和成熟,腹膜炎的发生率已显著下降,但是反复发作的腹膜炎仍然是患者放弃腹膜透析的主要原因之一。腹膜炎的种类有细菌性腹膜炎、真菌性腹膜炎、化学性腹膜炎和硬化性腹膜炎等,其中以细菌性腹膜炎最为常见。细菌性腹膜炎通常来源于换液过程中的操作污染以及胃肠道功能紊乱导致的肠道细菌移位。充分的腹透宣教、操作培训、持续的出口处护理以及外用预防性药物莫匹罗星(mupirocin)等是预防腹膜炎发生的有效措施。在治疗方面,应依据最新的国际腹膜透析协会指南和当地的致病菌特点给予及时、有效、足疗程的治疗。

三、肾脏移植

肾脏移植已成为终末期肾病患者的最佳治疗方法,与常规透析治疗比较,肾移植接受者有更高的生活质量和更长的生存时间。随着对移植免疫学认识的不断深入、组织配型技术与移植肾保存方法的不断提高、新型免疫抑制剂的临床应用经验的积累,肾脏移植短期存活率明显提高,长期存活率也取得了一定的进步。但是急性和慢性排斥反应,尤其是抗体介导的排斥反应、肾炎复发、慢性移植肾肾病、多瘤病毒相关肾病、肾移植受体发生严重感染或肿瘤导致带功死亡等问题,仍然是影响移植肾长期存活的主要因素,在免疫耐受没有成功建立前,肾移植术后个体化治疗方案依然是需要临床移植医师不断探索的科学问题。此外,如何进一步扩展供肾来源,更需要引起移植医师甚至整个社会的关注和思考。

(一)免疫抑制治疗

免疫抑制是指采用物理、化学或者生物方法或手段来降低机体对抗原物质的反应性,是预防和治疗术后排斥反应的主要措施,也是移植肾能否长期存活的关键。肾移植的免疫抑制治疗可分为诱导治疗、维持治疗和挽救治疗。诱导治疗指围手术期应用较大剂量的免疫抑制剂联合或不联合单克隆或多克隆抗体来有效预防急性排斥反应的发生。随后逐渐减量,最终达到一定的维持剂量以预防急性和慢性排斥反应的发生,即维持治疗。在维持治疗中,有时为减少免疫抑制剂本身的毒副作用,临床医师也会主动地切换药物。可当急性排斥反应发生或其他并发症或合并症出现时,必须加大免疫抑制剂的用量或者调整原有免疫抑制方案,以逆转急性排斥反应或及时治疗相关的并发症和合并症,此即为挽救治疗。

常用免疫抑制剂的种类包括:①皮质类固醇:常用药物包括泼尼松、甲基泼尼松龙、地塞米松等;②烷化剂:如环磷酰胺、苯丁酸氮芥、左旋溶血瘤素,但目前临床应用较少;③抗代谢药:包括硫唑嘌呤、霉酚酸酯类、咪唑立宾等;④生物制剂:常用的有抗淋巴细胞球蛋白(ALG)、抗胸腺细胞球蛋白(ATG)、单克隆抗体(OKT3,IL-2R 单抗等);⑤真菌产物:环孢霉素、他克莫司、西罗莫司等;⑥中药制剂:雷公藤多甙、百令胶囊等。

肾移植术后免疫抑制剂常用的组合:目前临床围手术期诱导治疗常用生物制剂有单克隆或多克隆抗体;维持治疗最常用的组合为他克莫司或环孢霉素＋霉酚酸酯类药物＋激素。

（二）供肾短缺

供肾短缺已成为肾移植术未来发展的主要障碍。终末期肾病患者等待肾移植的时间越来越长，增加供肾来源是当前普遍关注的热点。

1.应尽量增加有血缘关系的亲属和夫妇间的活体供肾。活体肾移植有较好的长期存活预期，临床医师需要特别关注活体供体的安全性，尽可能减少对供体的伤害，包括采取腹腔镜下活体供肾切取等微创手术，而对供体术后的长期随访工作也需要进一步完善。此外活体供肾标准放宽应用结果显示，高血压供者若肾小球滤过率（GFR）好、无蛋白尿，并不影响移植物的功能。肾交换计划允许活体供受者间交换肾，这一计划扩大了获得配合更好的非亲属活体肾的机会。

2.可增加放宽标准供肾（ECD）的应用。供体标准放宽界定如下：①年龄≥60岁；②年龄50～59岁而具有以下3条中的2条：血清肌酐>1.5 mg/dL；死亡原因为脑血管意外；有高血压史。需要注意的是，适用ECD的受者一般为等待移植时间长并经严格选择者，如受者年龄≥60岁，糖尿病受者年龄≥40岁，透析效果不佳或受限，以及非致敏者。资料显示，ECD肾移植移植物丢失的危险性较非ECD肾移植高70%，长期存活并不理想，但与继续透析患者相比存活时间长5年，且费用低于透析，这是ECD能够实施的主要原因。

3.心脏死亡供体（DCD）的应用在中国实施后，明显增加了肾移植的数量，在2013年1月至10月已占肾移植总数的24%，部分缓解了供肾不足。DCD的一年移植物存活率与标准供肾（SCD）相仿，长期效果也与SCD组相似，但DGF的发生率较高（20%～40%），如何在取肾前期、取肾和植肾过程、围手术处理过程中减少DGF的发生至关重要。

另外，边缘供肾的应用（包括移植二个边缘肾）、血型不合肾移植也成为增加供肾来源的途径。尽管如此，供肾短缺问题仍未获解决，扩大应用仍有争议。

（三）展望

1.免疫低反应性或免疫耐受的建立

对移植抗原识别、提呈以及免疫系统的激活、应答等免疫学本质的认识，明确了免疫耐受诱导策略的建立是器官移植的最高追求目标。移植免疫耐受是指在无免疫抑制剂维持治疗的前提下，免疫功能正常的个体对异基因移植物不发生病理学可见的免疫反应的状态，即将供者器官、组织移植给受者后，在不使用或短时间使用免疫抑制剂的情况下，移植物能够健康、有功能地长期存活，无排斥反应发生，但对其他抗原的免疫应答仍保持正常。尽管移植学者在小鼠移植模型中已经比较容易诱导出移植耐受，但在人体中，成功诱导出免疫耐受仍面临很大困难。临床上通过获得稳定而长期的嵌合现象，清除预致敏免疫细胞，利用共刺激分子或细胞活化因子的阻断药物诱导T、B细胞无能，以及过继输注抗原特异性的免疫抑制性细胞包括干细胞等，可以从不同角度促进移植耐受的产生。

目前国外已有麻省总医院和斯坦福大学通过肾移植联合非清髓的供体干细胞输注治疗方法成功诱导免疫耐受长期停用免疫抑制剂的病例报道，国内浙大一院采用相类似的治疗方法对3例肾移植受者进行预处理，其中2例成功停用免疫抑制剂7年和6年6个月，但能否在临床推广应用，仍需要扩大样本，才能得出可靠的结论。

2.异种移植或克隆器官研究

虽然异种移植在实际应用方面仍面临很多问题，如生理功能不相容及各种排斥反应等，但仍可能依靠分子生物学和免疫学的技术手段加以克服。利用人体胚胎干细胞克隆出与受者相同的肾脏是最理想的解决方案,目前学者们正在探索如何在体外模拟肾脏胚胎发育过程,期望探明人类胚胎干细胞体外诱导分化的内外干预因素及其作用机制,从而为肾脏体外克隆提供理论依据。

3.其他

在成功诱导免疫耐受之前,免疫抑制剂的合理应用和个体化治疗依然是移植医师研究的重点和难点。通过建立或发现客观的评估体系或特异性的免疫学指标,可对肾移植受者的免疫状态进行动态监测,及时指导个体化用药。

晚期移植物失功的防止依然是今后工作的重点。对于造成晚期移植物失功的免疫因素和非免疫因素须进行综合评估,分析免疫和非免疫因素在慢性移植物失功过程中的作用及相互影响,探索有针对性的治疗方法。同时应以预防为基础,术前就需要减少缺血再灌注和手术损伤,术后及时处理高血压、高血脂、糖尿病、药物对肾脏的毒性作用和肾小球超滤等非免疫因素。防止移植肾慢性功能障碍的发生发展,应贯穿于移植的全过程。

【思考题】

1.目前有哪些血液净化治疗方法应用于临床,各自临床应用现状和进展如何?

2.如何解决供肾来源短缺?

3.如何延长移植肾长期存活?

参考文献

[1] Alpdogan O, van den Brink MR. Immune tolerance and transplantation. Semin Oncol. 2012;39(6):629-642.

[2] Robert BC,Smith RN. Antibody-mediated organ-allograft rejection. Nature Reviews Immunology,2005,5:807-817.

[3] Meier-Kriesche HU,Ojo AO,Hanson JA,et al. Increased impact of acute rejection on chronic allograft failure in recent era. Transplantation,2000,70(7):1098-1100.

[4] Schuurman HJ,Cheng J,Lam T. Pathology of xenograft of rejection:a commentary. Xenotransplantation,2003,10:293-299.

[5] Leventhal JR,Mathew JM,Salomon DR,et al. Non-chimeric HLA-identical renal transplant tolerance:Regulatory immunophenotypic/genomic biomarkers. Am J Transplant,2016,16(1):221-234.

[6] Cruzado JM. Nonimmunosuppressive effects of mammalian target of rapamycin inhibitors. Transplant Rev,2008,22(1):73-81.

[7] van den Hoogen MW,Hoitsma AJ,Hilbrands LB,et al. Anti-T-cell antibodies for the treatment of acute rejection after renal transplantation. Expert Opin Biol Ther,2012,12(8):1031-1042.

[8] Chen J,Qu L,Wu J,et al. Twenty-nine years experience of kidney transplantation from Zhejiang University. Clin Transpl,2005:209-215.

[9] Peng W,Chen J,Jiang Y,et al. Acute renal allograft rejection is associated with increased levels of vascular endothelial growth factor in the urine. Kidney Int,2008,74(11):1454-1460.

[10] Acute Kidney Injury Work Group. KDIGO(Kidney Disease Improving Global Outcomes) clinical practice guideline for acute kidney injury. Kidney Int Suppl,2012;2:1-138.

[11] Ronco C. The Charta of Vicenza. Blood Purif,2015,40(1):I-V.

[12] Kaplan AA. Therapeutic plasma exchange：a technical and operational review. J Clin Apher，2013，28
(1)：3-10.

[13] Joannes-Boyau O，Honore PM，Perez P，et al. High-volume versus standard-volume haemofiltration for
septic shock patients with acute kidney injury (IVOIRE study)：a multicentre randomized controlled
trial. Intensive Care Med，2013，39(9)：1535-1546.

[14] Bellomo R，Cass A，Cole L，et al. Intensity of continuous renal-replacement therapy in critically ill
patients. N Engl J Med，2009，361(17)：1627-1638.

[15] Neri M，Cerdà J，Garzotto F，et al. Nomenclature for renal replacement therapy in acute kidney injury.
In：Continuous renal replacement therapy. Kellum J，Bellomo R，Ronco C，editors. 2nd ed. Oxford
University Press，2016：21-34.

[16] Jha V，Garcia-Garcia G，Iseki K，et al. Chronic kidney disease：global dimension and perspectives.
Lancet，2013，382(9888)：260-272.

[17] Liyanage T，Ninomiya T，Jha V，et al. Worldwide access to treatment for end-stage kidney disease：a
systematicreview. Lancet，2015，385(9981)：1975-1982.

[18] Lukowsky LR，Mehrotra R，Kheifets L，et al. Comparing mortality of peritoneal and hemodialysis
patients in the first 2 years of dialysis therapy：a marginal structural model analysis. Clin J Am Soc
Nephrol，2013，8(4)：619-628.

[19] Jain AK，Blake P，Cordy P，et al. Global trends in rates of peritoneal dialysis. J Am Soc Nephrol，2012，
23(3)：533-544.

[20] USRDS. 2014 annual data report：an overview of the epidemiology of kidney disease in the United
States. National Institutes of Health，National Institute of Diabetes and Digestive and Kidney Diseases；
Available from：https：//www. usrds. org-view/.

（陈江华　黄洪锋）

第三节　延缓 CKD 进展策略

摘要　任何病因引起的 CKD 如不能得到及时有效的治疗，都会导致肾单位丢失，并产生蛋白尿、高血
压、肾功能不全的临床综合征。RAS 阻断可作为延缓慢性肾脏病(CKD)进展的基础治疗。目标血压＜
130/80 mmHg、蛋白尿＜0.5 g/d 应作为一个独立的治疗目标；低蛋白饮食[0.6-0.8 g/(kg·d)]对于 CKD
患者是有益的。高脂血症会加重 CKD 进展，治疗高脂血症可改善肾功能；戒烟与血糖控制有助于延缓
CKD 的进展。这些干预措施简单有效，将有效延缓 CKD 进展，并减少终末期肾病的发生率。

Abstract　Kidney disease of any cause without effective treatment will result in substantial loss of
nephrons，characterized by proteinuria，hypertension，and a progressive decline in renal function. Therefore，
the use of renin angiotensin system (RAS) antagonists should be regarded as fundamental therapy for
slowing the progression of chronic kidney disease (CKD). Hypertension should be treated aggressively to
achieve a blood pressure target of＜130/80 mmHg. Reduction of proteinuria to＜0.5 g/day should be
regarded as an independent therapeutic goal. There has been plenty of evidence that low dietary protein
intake [0.6-0.8 g/(kg·d)] is protective in CKD patients. Hyperlipidaemia may contribute to CKD
progression and should be treated to reduce cardiovascular risk and potentially improve renal function.
Smoking cessation should be encouraged and，when necessary，assisted. Among diabetic patients tight
glycaemic control should be achieved (glycosylated haemoglobin＜7%). These interventions are simple and

relatively inexpensive. If applied to all patients with CKD, they will result in substantial slowing of renal function deteriorations in many patients and thereby reduce the incidence of end stage renal disease that require renal replacement therapy.

慢性肾脏病(chronic kidney disease,CKD)一词最早由美国国家肾脏病基金会(National Kidney Foundation,NKF)于 2001 年制订的《慢性肾脏病贫血治疗指南》中提出,继而在 2002 年制订的《慢性肾脏病临床实践指南》中正式提出,确立了 CKD 的概念、分期及评估方法,并于 2004 年、2006 年经由"改善全球肾脏病预后国际组织"(Kidney Disease:Improving Global Outcomes,KDIGO)再次修改及确认,于 2012 年进一步更新和定义为:①肾脏损伤(肾脏结构或功能异常)≥3 mon,具体包括:白蛋白尿[AER≥30 mg/24 h 或 ACR≥30 mg/g(≥3 mg/mmol)],尿沉渣异常,肾小管功能紊乱导致的电解质及其他异常,组织学检测异常,影像学检查结构异常,肾移植病史,伴或不伴有肾小球滤过率(glomerular filtration rate,GFR)下降;②GFR<60 mL/min · 1.73 m² ≥3 mon,伴或不伴有肾损伤证据。

慢性肾脏病一旦形成,常常以不同的速度发展、进行,直到终末期肾病(end stage renal disease,ESRD)状态。长期血液透析患者的快速增长给全世界各国卫生保健系统带来了巨大的负担,也占用了巨大的医疗资源。即使在完善的社会保健体系中,目前对于 ESRD 防治的认识和治疗都还是远远不够的,ESRD 的发病率在过去 15 年中成倍增长。虽然透析技术进步明显,但长期透析患者的年死亡率仍高达 20% 以上。而且由于 CKD 持续进展的性质,以及平均年龄的延长,糖尿病、动脉粥样硬化、心脑血管事件等与慢性肾脏病密切相关的疾病发病率上升,在原发病因治疗的基础上应尽可能采用行之有效的综合治疗措施以延缓进展到 ESRD。近年来,随着对 CKD 发生与进展机制研究的不断深入,在延缓肾功能进行性恶化的措施方面已取得了长足的进展。

一、CKD 进展的机制

肾单位不断遭受破坏而丧失其功能,从而导致一系列病理改变,仍然被认为是 CKD 进展的主要机理(图 6-1)。

(一)肾小球毛细血管血流动力学改变

在慢性肾脏疾病时,肾单位不断遭受破坏而丧失其功能,残存的部分肾单位轻度受损或仍属正常,称之为健存肾单位。在代偿期,健存肾单位发生代偿性肥大,其肾小球毛细血管血压和血流量增加,从而导致单个健存肾单位的肾小球滤过率增加。长期负荷过重会导致肾小球纤维化和硬化,从而促进肾功能不全的发生。

(二)大量蛋白尿

病变小球大量异常超滤出蛋白,导致小管间质损伤。大量蛋白尿成为小球损伤到继发肾小管间质纤维化的中间桥梁。同时大量蛋白尿容易导致足突细胞损伤,受伤的足突细胞是纤维化因子 TGF-β 的重要产生来源。

(三)血管紧张素 Ⅱ 升高

血管紧张素 Ⅱ 是导致肾损伤相关血液血流动力学改变的关键因子。研究发现,血管紧张素 Ⅱ 还具有其他一些促进慢性肾病加重进展的因素,能促进系膜细胞的增殖和 TGF-β 的

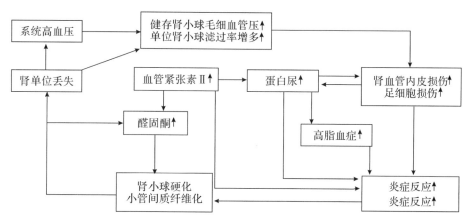

图 6-1　慢性肾脏病进展机制

产生;刺激纤溶酶原激活物抑制剂-1 的产生;激活巨噬细胞活化并增强吞噬功能,刺激肾上腺产生醛固酮。

二、CKD 进展的治疗策略

(一)抗高血压治疗

高血压是慢性肾脏疾病最为重要的并发症之一,在血液透析和腹膜透析的患者中,高血压的发生率约为 80% 和 50%;在肾脏疾病的早期,高血压的发生率也很高。多个流行病学研究证实,高血压是肾病进展的高危和独立因素。高血压与肾脏进行性损害具有密切关系,高血压能加速肾脏疾病恶化。在 CKD 患者中,如能监测血压水平,并将其控制在正常范围,则 CKD 的自然恶化趋势将会得到延缓或控制,从而减少心血管疾病的发生、发展。降低高血压实际上是延缓各种肾脏病进展最简单、最有效的方法之一。降压要求的主要关键点有:①降压的目标。大量的随机对照研究已经充分证实降低血压和改善肾脏预后之间的关系,然而关于 CKD 血压控制的靶目标目前仍存在一定争议。由于蛋白尿是影响慢性肾脏病进展的一个重要协同因素,临床上往往更重视对伴有蛋白尿的慢性肾脏病患者的血压控制。已有多个大型的临床随机对照试验发现,对于伴有蛋白尿(尿白蛋白排泄率>30 mg/d)的患者采取强化降压(血压<130/80 mmHg),有助于减少肾衰竭发生的风险;而对于不伴有蛋白尿的患者强化降压目标并不一定有进一步的肾脏保护效应,因此推荐常规降压目标为140/90 mmHg 以下。②使用合理的降压药物。传统的观点认为,对于肾脏病不宜降压过低,这一概念产生的历史原因,主要是降压药物不够理想,一方面难以将血压降到更低,另一方面认为血压降得过低可能造成肾脏灌注不良。而现在应用的许多降压药物对肾脏血流自我调节的影响也很小,因此降压到更低的目标,一般不会出现肾脏灌注不良的情况。让所有医师以及肾病患者充分了解肾脏病时应该达到降压目标的道理是一件非常简单的事,虽然充分的实施必然十分困难,但可以为延缓肾病进展带来重要的实际好处,应该加以坚持。有证据显示,CKD 进展与系统高血压有关,血压增高,肾功能恶化加快。系统高血压传递到肾小球毛细血管床使球内压增高,这可能是肾小球硬化的始动因素。舒张压超过90 mmHg 的患者,其肾脏病进展速度是血压正常者的两倍。GFR 的下降速度与血压有关,控制血压低于 130/80 mmHg,GFR 的下降大约为每年 2 mL/min。有蛋白尿的

非糖尿病肾病和糖尿病肾病患者,若用 ACEI 或 ARB 控制平均动脉压(MAP)在 92 mmHg (125/75 mmHg),其 GFR 的下降速率几乎接近正常人。MDRD 研究提示,对于有蛋白尿的 CKD 患者,控制血压尤为重要。为了取得同样的肾脏保护作用,蛋白尿>3 g/24 h 的患者需控制血压在更低的水平即 MAP92 mmHg,而蛋白尿 1~3 g/24 h 的患者可将血压控制在 145/85 mmHg 以下(MAP 98 mmHg)。

1.合理使用肾素—血管紧张素系统(RAS)阻断药物

在选择肾病高血压治疗药物时,应尽量将 RAS 阻断药物包括在内。RAS 阻断药物除了可以很好地起到降压作用外,还对许多脏器有保护作用,主要为心、脑、肾等脏器。阻断 RAS 治疗所获得的好处主要是来自降压效果,但近年来一些大型临床实验证实,RAS 阻断剂除降压以外还有其他作用。这是因为:血管紧张素 II 除升高血压外,还有以下多种作用:①促进心肌增生、肥大;②促进炎症趋化因子产生;③刺激 NAD(P)H/NADP 氧化酶产生超氧化合物;④加剧胰岛素耐受;⑤促进血浆凝血活化抑制因子(PAI2I)生成;⑥促进动脉粥样硬化等而使心、肾、脑(血管)过度重塑等。另外,除循环 RAS 外,还有组织 RAS 的存在,后者在应用降压剂量的 RAS 阻断药物时往往未被充分抑制,此类的研究发现在糖尿病肾病中最为明确。因此,选用血管紧张素转化酶抑制剂(ACEI)或血管紧张素 II 受体拮抗剂(ARB)已成为本病治疗的常规。

随着 ACEI 在临床上广泛运用,其副作用也越来越受到人们的重视。美国心脏学会(AHA)杂志 *Circulation* 刊登了一篇题为"血管紧张素转换酶抑制剂治疗肾病的反思"的文章,该文指出 ACEI 治疗心衰和高血压过程中可能会出现肾功能恶化,届时应中止给药,并检查肾功能。AHA 的报告总结了 ACEI 使用原则和药理机制:①ACEI 可改善充血性心衰患者的肾血流量,稳定肾小球滤过率;②ACEI 适用于糖尿病肾病患者,以及尿蛋白排泄超过 1 g/d 的非糖尿病肾病患者;③ACEI 可使充血性心衰患者的血肌酐快速上升,其中有 10%~20%的患者呈非进行性改变,这是 ACEI 造肾血流动力学改变的结果,在血流动力学改善后,血肌酐常常较稳定,并会有所下降;④尽管没有标志 ACEI 禁忌的血肌酐值,但慢性肾衰患者使用 ACEI 过程中常出现血肌酐增高;⑤在纠正急性肾损伤前应慎用,应尽可能排除是否有全身性低血压、细胞外体液量减少以及是否使用肾毒性药物等,还要排除肾动脉狭窄的可能;⑥高钾血症是糖尿病肾病和慢性肾衰患者使用 ACEI 过程中常出现的并发症,在使用 ACEI 初期就应该根据血肌酐水平减少饮食中的钾摄取,并避免使用促发高钾血症的药物。一般认为,当 RAS 阻断剂使肾功能损害的患者血肌酐上升不到基础值 30%时,可减半量使用;若血肌酐上升超过 30%,则须停药。

血管紧张素转换酶抑制剂具有降蛋白尿、保护肾脏、延缓肾功能衰竭的作用,目前已广泛应用于降蛋白尿、延缓肾功能衰竭的治疗。但是应当注意,ACEI 使用不当也可导致慢性肾衰加重,甚至不可逆转,而进入肾脏替代治疗。

2.钙通道阻滞剂(CCB)

对于慢性肾病,CCB 是安全的,并能帮助患者达到降压目标。然而二氢吡啶类 CCB 不能延缓 CKD 的进展,并有可能增加蛋白尿并促进 CKD 进展。因此二氢吡啶类 CCB 是应用于非蛋白尿患者降压的一线用药,对于蛋白尿患者应联合应用 ACEI 或 ARB;相反,非二氢吡啶类 CCB 具有抗蛋白尿作用,因此均有肾保护作用。

3.β受体阻滞剂

CKD 患者经常处于交感神经过度兴奋状态。因此抗肾上腺药具有一定的针对作用，β受体阻滞剂通过阻断突触后的β受体降低 CKD 患者血压，并伴随心率下降，心输出量减少，肾素释放减少。美托洛尔与阿替洛尔已经被证明具有降低蛋白尿和延缓 CKD 进展的作用。

4.联合治疗

因为 CKD 中，高血压往往是多种因素所致，因此单一的治疗难以达到血压良好控制和减轻蛋白尿的目的。几乎一半以上的患者需要联合治疗方能使血压控制达标。JNC7 指南指出，血压高于正常范围＞20/10 mmHg（成人＞160/100 mmHg）的，需要联合治疗。在 CKD 患者治疗过程中，RAS 阻断剂与 CCB 和利尿剂联合是最常见的组合，RAS 阻断剂与β阻滞剂的联合常不足以良好控制血压。ACEI 与 ARB 的联合对血压的控制影响小，大约降低 3~4 mmHg，但是其联合治疗对于降低蛋白尿的功效却能提高 30%~40%。但目前研究显示，对于单用 ACEI、ARB 或两者联用，在肾功能保护方面，药物用量上尚未有肯定的结论。

5.恢复日夜血压的节律性

流行病学研究显示，非勺型高血压的夜间高血压是 CKD 的独立危险因素。因此推荐应用长半衰期药物，1 次/d 的用法以及夜间服药均有可能降低夜间高血压，并部分恢复 CKD 患者日夜血压的节律性。夜间服用 ACEI 和 CCB 对恢复日夜血压的节律性有一定的作用，但β阻滞剂对日夜血压的节律性却没有明显的影响。然而我们也应注意，通过药理作用恢复患者血压的节律性对 CKD 患者心血管系统和肾脏的保护是否具有长期的益处，还有待进一步的研究。但目前研究显示，应用 ARB 缬沙坦恢复患者的血压的节律性对减少患者蛋白尿有明显的作用。

（二）减少蛋白尿

损伤的肾小球过度滤出的尿蛋白以及继发的肾小管重吸收将影响 CKD 进展。临床研究也发现，严重的蛋白尿与 CKD 的进展密切相关。REIN 研究显示，患者高水平的基线蛋白尿与 GFR 快速下降密切相关。每天尿蛋白＞3 g 的患者，ACEI 减少蛋白尿的水平与 GFR 下降呈负相关。蛋白尿减少与肾功能保护密切相关，临床研究显示，在延缓 CKD 进展中，最大限度减少蛋白尿应该被作为一个独立的治疗目标，多个研究者建议蛋白尿治疗目标应设定在＜0.5 g/d。

（三）控制血糖

糖尿病肾病或 CKD 合并糖尿病患者应给予积极的控制血糖策略。早期研究证实，积极控制血糖有助于减少微血管并发症，包括降低蛋白尿的发生率以及延缓肾功能的进展。而新近的几个大型随机对照研究，发现虽然强化降糖（HbAlc＜7%）可以明显降低蛋白尿的水平，但并不能延缓 GFR 下降的速度。因此，对于普通慢性肾脏病患者 HbAlc 控制于 7%或以下较为合适，但是应当注意低血糖的发生。而对于存在较多并发症、预期寿命短或存在低血糖高风险的人群，其 HbAlc 不宜控制到 7%以下。另外，需要注意的是，对于 CKD 患者尤其是晚期肾病患者，其红细胞寿命缩短（＜3 mon），因此在应用 HbAlc 作为监测血糖控制水平指标时需要注意。

(四)低蛋白饮食以及维生素 D 的补充

蛋白质代谢产生的尿素、肌酐等毒性产物必须经过肾脏随尿液排出,因此限制饮食蛋白有助于减轻肾脏负担,减少毒素堆积,延缓肾脏疾病恶化。限制蛋白摄入除可以明显减轻尿毒症症状以外,还可减轻肾脏病时的异常血流动力学指标,明显延缓肾脏病进展。低蛋白饮食对肾脏保护作用的机制有:①减少肾小球高灌注、高滤过。在糖尿病患者中这种高灌注、高滤过发生得更早,更为重要。过高的压力在肾小球内,除可以促使蛋白尿的形成外,也使肾小球毛细血管受到损害,最终导致肾脏病变的发生与发展。②减轻局部 RAS 兴奋以及氧化应激代谢产物(ROS)的产生,包括肾脏和心血管等方面。近年来已在培养的系膜细胞中证实,压力升高可促使 RAS 中许多成分(包括血管紧张素转化酶、前肾素等)过多表达。低蛋白饮食可使肾小球内跨毛细血管压力下降,从而避免了这一后果。在减轻局部 RAS 兴奋的同时,低蛋白饮食还可明显减少反应性 ROS,同时还减少许多炎症趋化因子的产生等。③减少蛋白尿。同时加用 ACEI 或 ARB 可使降蛋白尿作用明显加强。④可以改善胰岛素抵抗,减轻继发性甲状旁腺功能亢进。⑤低蛋白饮食对改善患者肾小管酸中毒、肾小管高代谢以及肾间质纤维化均有一定作用。

低蛋白饮食一般为 0.8 g/(kg・d),在 GFR 下降到 60 mL/min 以下时宜更少,最好能减少到 0.6 g/(kg・d)。低蛋白饮食时必须保证足量的热卡摄入,应达到 30 kcal/(kg・d)。为了保证患者的营养和蛋白代谢的正常,应补充 α-酮酸。多个随机对照研究显示,α-酮酸联合低蛋白饮食对延缓肾功能衰竭有明显的作用。研究表明,低蛋白饮食加复方 α-酮酸制剂治疗有如下益处:①减轻氮质血症,改善代谢性酸中毒;②补充机体所缺必需氨基酸,改善蛋白质代谢;③减轻胰岛素抵抗,改善糖代谢;④提高脂酶活性,改善脂代谢;⑤降低高血磷,改善低血钙,减轻继发性甲状旁腺功能亢进;⑥减少蛋白尿排泄,延缓 CKD 进展。

CKD 患者钙磷代谢的异常可以影响肾血管以及小管间质的钙化,小管间质的钙化将刺激其炎症以及纤维化加重,因此 CKD 患者钙磷代谢的异常对残肾功能有一定的毒害作用。无钙的磷结合剂对延缓 CKD 的进展具有一定的作用。而活性维生素 D 还具有免疫调节和调节 RAS 系统的作用,其抗纤维化、抗蛋白尿的作用也曾被报道。

(五)治疗血脂障碍—应用他汀类降脂

CKD 患者血浆蛋白的异常超滤常常导致患者出现血脂代谢紊乱。高脂血症是 CKD 患者的一个特征。预防脂质紊乱代谢的主要措施,包括对营养不良、代谢性酸中毒的纠正,以及对甲状旁腺功能亢进症和贫血的干预。评价慢性肾脏病患者脂质代谢紊乱状态主要是为了证实能否通过降脂治疗降低患者的心血管疾病发生率。他汀类药物能减少尚未进入 ESRD 的中度到重度 CKD 成年患者心血管事件的死亡率。目前,尚缺乏足够的证据来明确降脂治疗是否可以延缓肾功能衰竭进展的结论。近年来的研究证实,他汀类药物除可降低胆固醇以外,还具有降脂以外的肾保护作用,包括改善内皮细胞功能、抑制多个炎症通路的信号传导分子,抑制微炎症状态,减少氧化应激等,均可以减少 CKD 相关 CVD 事件的发生。最近也有证据显示,他汀类药物与 RAS 阻断剂以及降尿蛋白措施在延缓 CKD 进展中具有协同作用。目前国际上已有几个大型临床研究观察本类药物在肾病领域中的应用,值得认真追踪和参与。

(六)治疗肾性贫血

肾小管缺氧是肾间质纤维化和肾小管细胞损坏的主要原因,应用 EPO 治疗纠正贫血,可以增加肾小管细胞氧的供给,减轻肾小管损伤,保护由于肾小管损伤导致的肾单位的丢失。此外,由于减少了低氧导致的肾间质细胞外基质的增生和促纤维化因子的释放,氧化应激的减轻,以及抗细胞凋亡的作用,均为延缓慢性肾脏病带来益处。

(七)戒烟

吸烟是 1 型、2 型糖尿病发展到微量蛋白尿、显性蛋白尿、肾功能损伤进展的危险因素。同样,对于非糖尿病患者,吸烟也是 CKD 进展的危险因素。对于严重肾实质性高血压患者,吸烟是最有力的血清肌酐上升的预测因子。对于原发性肾炎,相对于血肌酐水平正常的患者,血清肌酐>1.7 mg/dL 的患者更多是长期烟民。对于多囊肾以及 IgA 肾病,长期吸烟的患者发展到 ESRD 的危险 10 倍于非吸烟患者。吸烟加重肾损伤可能与其加重肾小球的高滤过、内皮损伤和增加蛋白尿有关。尽管目前关于戒烟对肾脏有益的前瞻性研究未有发表,但戒烟能减少 CKD 患者肺部感染以及 CVD 的发生,因此也要求CKD 患者戒烟。

三、恶化因素的控制

很多因素可能加重 CKD 的病情,引起 GFR 迅速下降,因此必须去除这些诱发因素:①血容量不足;②肾脏毒性药物的使用,如具有肾毒性的抗生素、造影剂、前列腺素合成抑制剂;③肾内外的梗阻,如肾内尿酸盐结晶、尿路结石、前列腺增生肥大、严重肾病综合征引起的水肿压迫肾小管、糖尿病肾乳头坏死;④非甾体消炎药;⑤ACEI 或 ARB 不恰当应用;⑥环孢素 A 和 FK506 不恰当应用。上述因素如能及时发现并得到控制,往往可以使肾功能逆转,临床上应加以重视。

四、结论和建议

在临床上,为了达到最佳的肾脏保护,需要有清楚的治疗目标以及持续不断的努力。基于目前可以获得的研究结果,我们提出了 7 点治疗目标(表 6-1)。RAS 阻断应作为基本的、首选的肾保护药物,如单用不能达到血压以及蛋白尿的控制目标,应考虑联合用药。应经常定期监测蛋白尿水平,并给予充分治疗,以达到最低程度的蛋白尿,目前认为蛋白尿控制<0.5 g/d 是有益的。在临床实践中,还应该积极避免可能恶化肾功能的各种因素。目前正在进行的各种研究有助于进一步明确 CKD 进展的复杂机制,将有助于进一步寻找延缓 CKD 进展的防治手段。

表 6-1　干预措施以及治疗目标

(1)ACEI 与 ARB 作为一线治疗药物,如单用不能达到治疗目标,应考虑联用。抗高血压治疗,治疗目标<130/80 mmHg。

(2)保持尽可能低的尿蛋白,治疗目标<0.5 g/d。

(3)低蛋白饮食,0.6～0.8 g/(kg·d)。

(4)治疗高脂血症,并应用 EPO 改善贫血。

(5)戒烟。

(6)对于糖尿病患者,严格控制血糖,糖基化血红蛋白<7%。

(7)尽量避免各种恶化因素。

【思考题】

1. 试述慢性肾脏病进展的机制。
2. 延缓慢性肾脏病进展的治疗策略有哪些?

参考文献

[1] Stevens PE, Levin A; Kidney Disease; Improving Global Outcomes Chronic Kidney Disease Guideline Development Work Group Members. Evaluation and management of chronic kidney disease; synopsis of the kidney disease; improving global outcomes 2012 clinical practice guideline. Ann Intern Med, 2013, 158(11); 825-830.

[2] Fröhlich H, Nelges C, Täger T, et al. Long-term changes of renal function in relation to ace inhibitor/angiotensin receptor blocker dosing in patients with heart failure and chronic kidney disease. Am Heart J, 2016, 178; 28-36.

[3] Taler SJ, Agarwal R, Bakris GL, et al. KDOQI US commentary on the 2012 KDIGO clinical practice guideline for management of blood pressure in CKD. Am J Kidney Dis, 2013, 62(2); 201-213.

[4] Slagman MC, Navis G, Laverman GD. Dual blockade of the renin-angiotensin-aldosterone system in cardiac and renal disease. Curr Opin Nephrol Hypertens, 2010, 19(2); 140-152.

[5] Toto RD. Treatment of hypertension in chronic kidney disease. Semin Nephrol, 2005, 25(6); 435-439.

[6] Kliger AS, Foley RN, Goldfarb DS, et al. KDOQI US commentary on the 2012 KDIGO Clinical Practice Guideline for Anemia in CKD. Am J Kidney Dis, 2013, 62(5); 849-859.

[7] Santoro D, Caccamo D, Lucisano S, et al. Interplay of vitamin D, erythropoiesis, and the renin-angiotensin system. Biomed Res Int, 2015, 2015; 145828.

[8] Cozzolino M, Brunini F, Capone V, et al. Role of vitamin D in the pathogenesis of chronic kidney disease. Recenti Prog Med, 2013, 104(1); 33-40.

[9] Gentile G, Remuzzi G, Ruggenenti P. Dual renin-angiotensin system blockade for nephroprotection; still under scrutiny. Nephron, 2015, 129(1); 39-41.

[10] Silaratana S, Sumransurp S, Duangchana S, et al. Effect of direct renin inhibitor monotherapy on proteinuria in overt diabetic nephropathy. J Med Assoc Thai, 2012, Suppl 1; S18-23.

[11] Chen ME, Hwang SJ, Chen HC, et al. Correlations of dietary energy and protein intakes with renal function impairment in chronic kidney disease patients with or without diabetes. Kaohsiung J Med Sci, 2017, 33(5); 252-259.

[12] Rizzetto F, Leal VO, Bastos LS, et al. Chronic kidney disease progression; a retrospective analysis of 3-year adherence to a low protein diet. Ren Fail, 2017, 39(1); 357-362.

[13] Sidorenkov G, Navis G. Safety of ACE inhibitor therapies in patients with chronic kidney disease. Expert Opin Drug Saf, 2014, 13(10); 1383-1395.

[14] Black HR, Bailey J, Zappe D, et al. Valsartan; more than a decade of experience. Drugs, 2009, 69(17); 2393-2414.

[15] Grams ME, Yang W, Rebholz CM, et al. Risks of adverse events in advanced CKD; The chronic renal insufficiency cohort (CRIC) study. Am J Kidney Dis, 2017, S0272-6386(17); 30543-30547.

[16] Lan X, Lederman R, Eng JM, et al. Nicotine induces podocyte apoptosis through increasing oxidative stress. PLoS One, 2016, 11(12); e0167071.

[17] Zhang Z, Li Z, Cao K, et al. Adjunctive therapy with statins reduces residual albuminuria/proteinuria

and provides further renoprotection by downregulating the angiotensin Ⅱ-AT1 pathway in hypertensive nephropathy. J Hypertens,2017,35(7):1442-1456.

（陈江华　田　炯）

第四节　原发性肾病综合征的免疫抑制治疗进展

摘要　肾病综合征是指以大量蛋白尿、低白蛋白血症、水肿和高脂血症为特征的临床综合征,多种病因可引起肾病综合征。原发性肾病综合征为免疫介导性炎症疾病,近来被认定为足细胞病。由于病理类型多样,发病机制不同,需要根据不同病理类型优化免疫抑制治疗方案。以下就原发性肾病综合征免疫抑制治疗的指南及进展作介绍。

Abstract　Nephrotic syndrome is a clinical syndrome characterized by presence of massive proteinuria, hypoalbuminemia,edema and hypercholesterolemia. Nephrotic syndrome can be caused by multiple causes. Primary nephrotic syndrome (PNS),an immune-mediated inflammatory disease,has recently been identified as podocyte disease. Due to the various pathologic types, different pathogenesis, it is necessary to adopt optimized immunosuppressive therapy according to different pathological types. The following guidelines and developments on immunosuppressive therapy for PNS were introduced.

一、肾病综合征相关定义

肾病综合征(nephrotic syndrome,NS)是指以大量蛋白尿[成人>3.5 g/d,儿童>40 mg/(m² · h)或>1.0 g/(m² · d)]、低白蛋白血症(血浆白蛋白成人<30 g/L,儿童<25 g/L)、水肿和高脂血症为特征的临床综合征,其中大量蛋白尿和低白蛋白血症为诊断 NS 的必要条件。多种病因可引起 NS,包括继发性、遗传性及原发性肾病综合征,本节讨论的仅限于原发性肾病综合征(primary nephrotic syndrome,PNS)。

在 PNS 的治疗过程中需要掌握以下几个重要定义:

(1)缓解:成人尿蛋白≤0.2 g/d 且血白蛋白>35 g/L;儿童 1 周内至少 3 次尿蛋白<4 mg/m² · h且血白蛋白>35 g/L 被视为完全缓解。成人尿蛋白在 0.21~3.4 g/d 之间伴/不伴尿蛋白水平较基线下降≥50%;儿童水肿消失,血白蛋白>35 g/L,尿蛋白量维持>4 mg/(m² · h)或>100 mg/(m² · d)被视为部分缓解。

(2)激素抵抗:成人泼尼松 1 mg/(kg · d)治疗 16 wk[儿童泼尼松 60 mg/(m² · d)治疗 8 wk]后 NS 仍然持续存在。

(3)复发:成人完全缓解>1 mon 后出现尿蛋白>3.5 g/d;儿童治疗缓解之后 1 wk 内有3 d尿蛋白定性>3+或尿蛋白>40 mg/(m² · h)。

(4)频繁复发:初发 6 mon 内复发次数≥2,或者 1 年内复发次数≥4。

(5)激素依赖(激素减量或者停药时复发):成人治疗撤药期间连续 2 次复发或激素停药后 2 wk 内连续 2 次复发;儿童在激素隔日使用或停药 2 wk 内连续 2 次复发。

二、原发性肾病综合征不同病理类型的免疫抑制治疗

PNS 为免疫介导性炎症疾病,肾脏病理表现多样,常分为微小病变肾病、系膜增生性肾

小球肾炎、局灶节段性肾小球硬化、膜性肾病及膜增生性肾小球肾炎等,不同病理分型临床表现不同,免疫发病机制也有差异,治疗反应也差异较大,治疗上需要采用不同的免疫抑制治疗方案。2012 年 Kidney Disease Improving Global Outcomes(KDIGO)发布的肾小球肾炎临床实践指南为 PNS 的免疫抑制治疗提供了重要依据。本节就 PNS 免疫抑制治疗指南及研究进展进行阐述。

1. 微小病变肾病

微小病变肾病(minimal change disease,MCD)是 PNS 常见的一种病理类型。在儿童肾病综合征中约占 70%～90%,成人中占 10%～25%。MCD 病因及发病机制尚不清楚,有研究已发现与 Th1/Th2 的失衡、Th17/Treg 免疫失衡等免疫异常有关,近来发现 MCD 存在肾小球足细胞异常分泌 Angiopoietin-like-4 及 CD80 等重要的足细胞损伤机制。MCD病理学特征为光镜下肾小球基本正常,免疫荧光阴性,电镜下脏层上皮细胞足突融合。MCD 患者激素治疗缓解率高,但容易复发。

KDIGO 指南推荐糖皮质激素为 MCD 的初始治疗方案,常用剂量为泼尼松 1 mg/(kg·d)[儿童 2 mg/(kg·d)]。儿童足量激素治疗 4～6 wk 后,改为隔日 1.5 mg/(kg·d)持续 2～5 mon,随后逐渐减量至停用。成人完全缓解后维持至少 4 wk,6 mon 内缓慢减量至停用,对于未达到完全缓解的患者,建议起始足量激素不超过 16 wk。对于使用糖皮质激素有相对禁忌或不能耐受大剂量激素副作用的患者,建议使用环磷酰胺(cyclophosphamide,CPM)或钙调神经磷酸酶抑制剂(calcineurin inhibitor,CNI)。目前糖皮质激素治疗 MCD 存在的主要问题是复发率高及激素广泛的毒副作用。有临床研究发现,儿童 MCD 患者约 75% 出现复发,约 50% 患者发生频繁复发或激素依赖,需要接受多疗程激素方案。此外,许多儿童及成人患者不能耐受激素的众多副作用(如骨质疏松症、感染、心理异常、生长发育迟缓、糖尿病、肥胖、消化道出血等)。为减少激素副作用,有研究提出初始治疗采用环孢素 A(cyclosporine,CsA)联合泼尼松 0.5 mg/(kg·d)。我们完成的中国多中心随机对照研究,创新性地采用短期糖皮质激素(使用 10 d)后他克莫司(tacrolimus,TAC)单药方案治疗初始的成人 MCD,临床缓解率及复发率与传统激素方案相似,药物副作用显著减少,TAC 有望替代激素成为 MCD 的初始方案。

2. 局灶节段性肾小球硬化

局灶节段性肾小球硬化(focal segmental glomerulosclerosis,FSGS)也是 PNS 的主要病理类型,多发于中青年,黑人患病率远高于白人。FSGS 病因及发病机制尚不清楚,有研究认为足细胞蛋白编码基因的突变、循环因子异常表达等都可能是 FSGS 发生的重要机制。FSGS 的病理学特征为肾小球局灶(部分肾小球)节段(部分毛细血管襻)发生硬化性病变,电镜可见广泛的足突消失,足突与肾小球基底膜可呈分离现象。既往系列研究显示,约有50% 患者应用激素治疗有效,但起效相比 MCD 患者延迟,部分患者出现激素抵抗,疗效不佳的患者易出现肾功能慢性进展。

KDIGO 指南推荐表现为 NS 的 FSGS 初始方案为足量糖皮质激素[泼尼松1 mg/(kg·d)],激素的疗效与剂量、疗程有密切相关,大部分对激素敏感的患者在 6 mon内得到缓解。尽管随激素疗程延长可提高 FSGS 临床缓解率,但文献报道 30%～50% 患者出现激素治疗抵抗。为减少激素副作用,提高疗效,可考虑初始治疗使用 CNI 类药物联合激素的方案,对于肥胖、糖尿病等不适合使用激素的患者,可以首选以 CNI 为主的治疗方案。

3. 膜性肾病

特发性膜性肾病(idiopathic membranous nephropathy,IMN)是 PNS 的常见类型之一,多发于中老年人,近年来我国的发病率呈升高趋势。IMN 的病理学特征为光镜下见肾小球基底膜弥漫性增厚,免疫复合物沿毛细血管壁或基底膜弥漫颗粒样沉积,电镜可见沿上皮下免疫复合物沉积。近年研究发现,血清或肾组织磷脂酶 A2 抗体阳性更有助于 IMN 的确诊。IMN 的病因及发病机制尚未完全阐明,中国学者研究发现,长期空气污染暴露将增加IMN 风险的相关证据。近年研究发现,磷脂酶 A2 抗体能识别足细胞相关抗原,进一步激活补体,导致足细胞损伤。IMN 存在肾功能逐渐恶化和自然缓解两种不同趋势,但仍有约30%~40%患者在 5~15 年内发展为终末期肾病。

KDIGO 指南不建议对所有的 IMN 患者起病时即给予免疫抑制剂治疗,也不推荐单用糖皮质激素治疗,而建议根据发病年龄、尿蛋白水平、肾功能、病理改变严重程度以及并发症等临床危险分层决定是否需要采用免疫抑制治疗。KDIGO 指南建议免疫抑制的初始治疗为激素联合烷化剂(包括 CPM 或苯丁酸氮芥),推荐经典的 Ponticelli 的意大利方案:6 mon甲基泼尼松龙和苯丁酸氮芥周期性治疗[1、3、5 mon 甲强龙 1 g 静脉冲击 3 d,接着口服泼尼松龙 0.4 mg/(kg•d)27 d,2、4、6 mon 口服苯丁酸氮芥 0.2 mg/(kg•d)]。后续研究认为,CPM 与苯丁酸氮芥相比治疗 IMN 更有优势。KDIGO 指南同时建议 CNI 作为IMN 治疗的替代方案,用于未选择烷化剂方案或对烷化剂有禁忌证的患者。CNI 方案可选择 CsA 3.5~5.0 mg/(kg•d),联合泼尼松 0.15 mg/(kg•d)治疗共 6 mon。近年已有众多的研究发现 TAC 联合激素或 TAC 单药方案治疗 IMN 有疗效优势,具体方案采用 TAC[0.05~0.1 mg/(kg•d)]联合激素,也可以选择 TAC 单药治疗 6~12 mon。此外,KDIGO指南建议,吗替麦考酚酯(mycophenolate mofetil,MMF)、促肾上腺皮质激素及利妥昔单抗(rituximab,RTX)可作为难治性 IMN 的补救方案。近年越来越多的研究证实,RTX 方案治疗难治性 IMN 有较好的前景。

4. 系膜增生性肾小球肾炎

系膜增生性肾小球肾炎(mesangial proliferative glomerulonephritis,MsPGN)约占PNS 的 5%~10%,多发于中青年。MsPGN 的病理学特征为肾小球系膜细胞增生,系膜基质增多,根据系膜细胞增生、系膜基质增生的程度可分为轻、中及重度系膜增生性肾小球肾炎,由于患者病理轻重的差异,治疗反应和预后差异较大。

表现为 NS 的 MsPGN 的免疫抑制治疗暂无相关大规模的循证医学研究证据及指南。对于病理表现为轻度系膜增生性肾小球肾炎的患者,治疗方案参照 MCD 患者,常规激素治疗方案[泼尼松 1 mg/(kg•d)]可以获效。对于病理表现为中、重度系膜增生性肾小球肾炎的 NS 患者,一般主张采用糖皮质激素联合其他免疫抑制剂的方案。目前已有激素联合CPM、MMF、TAC 治疗的相关报道,尚缺少大样本临床研究结果。

5. 膜增生性肾小球肾炎

膜增生性肾小球肾炎(membranoproliferative glomerulonephritis,MPGN),又名系膜毛细血管性肾小球肾炎(mesangiocapillary glomerulonephritis),是 PNS 少见的病理类型。多发于青少年,常伴高血压、血清补体 C_3 降低、进行性肾功能损害。MPGN 病因及发病机制尚不清楚,根据 MPGN 免疫病理表现,推测可能为免疫复合物沉积、激活补体,使细胞因子、趋化因子等活化,导致炎症反应。MPGN 的病理学特征为光镜下系膜细胞和系膜基质弥漫重度增生,可插入到肾小球基底膜和内皮细胞之间,使毛细血管襻呈"双轨征",肾小球可呈分叶状改变。根据免疫病理表现,MPGN 传统上被分为三种类型,但目前已被新的免疫病理学分类方法所取代。大多数 MPGN 患者预后很差,10 年内约半数患者发展为终末期肾病。

MPGN 尚无明确有效的免疫抑制治疗方案,也缺乏大规模的循证医学研究的证据。KDIGO 指南建议,对于成人或儿童特发性 MPGN 患者,伴有 NS 或进行性肾功能减退者,可尝试接受口服 CPM 或 MMF 联合小剂量激素治疗 6 mon。有研究认为,长期隔日泼尼松联合 CPM 治疗有一定疗效。另有 TAC 联合激素及 RTX 成功治疗 MPGN 的个案报道。一项中国的研究发现,MMF 联合激素能有效诱导激素抵抗的 MPGN 部分缓解,并部分改善肾功能。综合有限的文献资料,对于表现为 NS 或肾功能减退的 MPGN,可尝试应用MMF、CNI 或 RTX 联合低剂量激素方案。

三、难治性肾病综合征的免疫抑制优化方案

难治性肾病综合征(refractory nephrotic syndrome,RNS)目前尚无统一的定义,大多数肾脏病学者认为 RNS 主要包括激素抵抗、激素依赖(或频发复发)、多种免疫抑制药物抵抗或依赖的 PNS。既往国内外的临床实践表明,糖皮质激素、烷化剂、CsA 等传统免疫抑制药物尚不能理想地解决所有这些难治问题。

RNS 的治疗目标:①优化免疫抑制治疗方案、提高激素抵抗或多种免疫抑制药物治疗抵抗的 PNS 的临床缓解率,长期保护肾功能;②减少糖皮质激素用量及疗程,有效解决激素及免疫抑制药物治疗的复发问题;③避免或减少免疫抑制治疗的副作用,避免致残、致死事件,提高生活质量。

1. 反复复发及药物依赖

儿童或成人激素依赖(steroid-dependent nephrotic syndrome,SDNS)或反复复发的MCD 重复糖皮质激素疗程后仍很难避免反复复发及激素依赖,大部分患者不能耐受重复疗程或长期糖皮质激素治疗带来的众多副作用。为减少复发及激素剂量,KDIGO 指南建议,CPM、CNI、MMF、左旋咪唑等均可作为糖皮质激素的增敏药物以减少 SDNS 的复发,但细胞毒药物的毒副作用和 CNI 的肾毒性仍令人担忧,且停药后的复发率仍较高,有时会出现多种药物依赖的现象。反复复发的 FSGS 患者目前尚无明确的最佳治疗方案,KDIGO 临床实践指南建议复发的 FSGS 参照 MCD 的处理方案。越来越多的资料表明,RTX 用于多种药物依赖或反复复发的难治性病例疗效显著。因此,KDIGO 指南指出,RTX 的适应证为最佳激素和免疫抑制方案治疗后仍频繁复发的患儿和/或对其他免疫抑制剂治疗有明显不良反应的患儿。对于初次复发的 IMN 建议使用与初始诱导相同的治疗方案;反复复发的IMN 可考虑尝试 RTX 方案。

2. 激素或免疫抑制药物抵抗

儿童或成人激素抵抗的 PNS(steroid-resistant nephrotic syndrome,SSNS)应用细胞毒药物治疗的疗效不确切,既往被多项研究证明及 KDIGO 指南推荐的有效药物是 CNI。近年研究发现,CNI(CsA 及 TAC)降低尿蛋白的作用除通过免疫抑制机制外,还依赖于 CNI稳定肾小球足细胞骨架结构的特殊机制。CsA 能显著提高激素抵抗的 NS 患者的临床缓解

率,但 CsA 停药后复发率高,同时 CsA 长期使用的慢性肾毒性值得关注。TAC 已被证明比 CsA 有更强的免疫抑制作用,从肾移植及肝移植的初步经验看,TAC 较 CsA 具有更小肾毒性的优势。现有文献及我们的临床应用发现,TAC 突出的临床优势在于能显著提高激素或多种免疫抑制药物治疗抵抗 MCD 或 FSGS 的临床缓解率,并能快速起效、升高人血白蛋白水平。印度的一项多中心、开放、平行的 RCT 研究比较了 TAC 与 CsA 治疗 SSNS 的疗效及安全性,TAC 方案缓解率为 85.7%,且 TAC 方案在复发率及副作用发生率方面均优于 CsA 方案。我们也观察了 TAC 治疗激素及 CPM 抵抗的 NS 患者,缓解率为 82.3%。其他与免疫抑制剂治疗 SSNS 相关的研究不多。西罗莫司在激素抵抗 FSGS 中的治疗仅有个案报道,MMF 治疗 SSNS 目前尚缺少有效性相关的有力证据。RTX 目前可作为救援疗法用于治疗激素或多种免疫抑制药物抵抗的 NS。对于部分多种药物抵抗的 NS 也有研究尝试多靶点治疗方案,以提高临床缓解率。对糖皮质激素联合烷化剂初始治疗抵抗的 IMN 患者建议使用 CNI 类方案,对 CNI 类药物初始治疗抵抗者则建议使用糖皮质激素联合烷化剂。

四、肾病综合征免疫抑制治疗的展望

当前 PNS 治疗上仍存在许多困惑:发病机制及治疗靶点并不十分明确,传统的激素及免疫抑制治疗方案治疗 PNS 复发率高,并出现治疗抵抗及药物相关的副作用。未来肾脏病学者将深入研究 PNS 的发病机制。随着分子生物学研究水平的提高,围绕足细胞损伤这一 PNS 的关键机制,进一步探索足细胞损伤的分子机制及准确治疗靶点。同时通过发现不同病理类型相关的特异性生物标志物及不同免疫抑制药物的作用靶点,指导对 PNS 的精准治疗,减少免疫抑制药物的浪费。而临床医生则需要致力于更多的高质量的临床研究。一方面,在重视传统免疫抑制药物优化组合的基础上,重点探索新型免疫抑制药物的优化组合,尤其需要拓展生物制剂(如 RTX、依库丽单抗、硼替佐米等)的临床应用,不断积累循证医学证据。另一方面,由于 PNS 免疫抑制治疗疗程长,潜在副作用大,需要严格权衡免疫抑制治疗的利弊,根据 PNS 患者的不同病情个体化地选择药物,强调个体化治疗将是未来 PNS 免疫抑制治疗的方向。

【思考题】

1. 试述原发性肾病综合征不同病理类型的免疫抑制治疗效果。
2. 试述难治性肾病综合征的优化免疫抑制治疗方案。

参考文献

[1] 王海燕. 原发性肾小球疾病,肾脏病学,人民卫生出版社,第 3 版,940-1053 页.

[2] Kidney Disease:Improving Global Outcomes (KDIGO) Glomerulonephrits Work Group. KDIGO clinical practice guideline for glomerulonephrits. Kidney Int Suppl,2012,2:177-414.

[3] Hogan,Radhakrishnan J. The treatment of minimal change disease in adults. J Am Soc Nephrol,2013,24:702-711.

[4] Li X,Liu ZS,Wang L,et al. Tacrolimus monotherapy after intravenous methylprednisolone in adults with minimal change nephrotic syndrome. J Am Soc Nephrol,2017,28:1286-1295.

[5] Changli Wei and Jochen Reiser. Minimal change disease as a modifiable podocyte paracrine disorder.

Nephrol Dial Transplant,2011,26:1776-1777.

[6] Brown EJ,Schlondorff JS,Becker DJ,et al. Mutations in the formin gene INF2 cause focal segmental glomerulosclerosis. Nat Genet,2010,42:72-76.

[7] Wei H,Trachtman H,Li J,et al. Circulating suPAR in two cohorts of primary FSGS. J Am Soc Nephrol,2012,23:2051-2059.

[8] Laurin LP,Gasim AM,Poulton CJ,et al. Treatment with glucocorticoids or calcineurin inhibitors in primary FSGS. Clin J Am Soc Nephrol,2016,11:386-394.

[9] Korbet SM. Treatment of primary FSGS in adults. J Am Soc Nephrol,2012,23:1769-1776.

[10] Bose B,Cattran D. Glomerular Diseases:FSGS. Clin J Am Soc Nephrol,2014,9:626-632.

[11] Fervenza FC,Sethi S,Specks U,et al. Idiopathic membranous nephropathy:diagnosis and treatment. Clin J Am Soc Nephrol,2008,3:905-919.

[12] Beck LH Jr,Bonegio RG,Lambeau G,et al. M-type phospholipase A2 receptor as target antigen in idiopathic membranous nephropathy. N Engl J Med,2009,361:11-21.

[13] Howman A, Chapman TL, Langdon MM, et al. Immunosuppressionfor progressive membranous nephropathy:a UK randomised controlled trial. Lancet,2013,381:744-751.

[14] Ponticelli C,Altieri P,Scolari F. A randomized study comparing methylprednisolone plus chlorambucil versus methylprednisolone plus cyclophosphamide in idiopathic membranous nephropathy. J Am Soc Nephrol,1998,9:444-450.

[15] Xie G, Xu J, Ye C, et al. Immunosuppressive treatment for nephrotic idiopathic membranous nephropathy:a meta-analysis based on Chinese adults. PLoS One,2012,7:e44330.

[16] Praga M, Barrio V, Juárez GF, et al. Tacrolimus monotherapy in membranous nephropathy: a randomized controlled trial. Kidney Int,2007,71:924-930.

[17] Chen M, Li H, Li XY, et al. Tacrolimus combined with corticosteroids in treatment of nephrotic idiopathic membranous nephropathy:a multicenter randomized controlled trial. Am J Med Sci,2010, 339:233-238.

[18] Fervenza FC, Abraham RS, Erickson SB, et al, for the Mayo Nephrology Collaborative Group. Rituximab therapy in idiopathic membranous nephropathy:a 2-year study. Clin J Am Soc Nephrol, 2010,5:2188-2198.

[19] Miao L,Sun J,Yuan H,et al. Combined therapy of low-dose tacrolimus and prednisone in nephrotic syndrome with slight mesangial proliferation. Nephrology,2006,11:449-454.

[20] Alchi B,Jayne D. Membranoproliferative glomerulonephritis. Pediatr Nephrol,2010,25:1409-1418.

[21] Sethi S, Fervenza FC. Membranoproliferative glomerulonephritis: pathogenetic heterogeneity and proposal for a new classification. Semin Nephrol,2011,31:341-348.

[22] Yuan M,Zou J,Zhang X,et al. Combination therapy with mycophenolate mofetil and prednisone in steroid-resistant idiopathic membranoproliferative glomerulonephritis. Clin Nephrol,2010,73:354-359.

[23] Haddad M,Lau K,Butani L. Remission of membranoproliferative glomerulonephritis type I with the use of tacrolimus. Pediatr Nephrol,2007,22:1787-1791.

[24] Rudnicki M. Rituximab for Treatment of Membranoproliferative Glomerulonephritis and C3 Glomerulopathies. Biomed Res Int,2017,2017:2180508.

[25] Fujinaga S,Ohtomo Y,Hirano D,et al. Mycophenolate mofetil therapy for childhood-onset steroid dependent nephrotic syndrome after long-term cyclosporine:extended experience in a single center. Clin Nephrol,2009,72:268-273.

[26] Li X,Li H,Chen J,et al. Tacrolimus as a steroid-sparing agent for adults with steroid-dependent

minimal change nephrotic syndrome. Nephrol Dial Transplant,2008,23:1919-1925.

[27] Ravani P,Rossi R,Bonanni A,et al. Rituximab in children with steroid-dependent nephrotic syndrome: a multicenter, open-Label, noninferiority, randomized controlled trial. J Am Soc Nephrol,2015,26: 2259-2266.

[28] Segarra A,Praga M,Ramos N,et al. Successful treatment of membranous glomerulonephritis with rituximab in calcineurin inhibitor-dependent patients. Clin J Am Soc Nephrol,2009,4:1083-1088.

[29] Choudhry S,Bagga A,Hari P,et al. Efficacy and safety of tacrolimus versus cyclosporine in children with steroid-resistant nephrotic syndrome:a randomized controlled trial. Am J Kidney Dis,2009,53: 760-769.

[30] Li X,Li H,Ye H,et al. Tacrolimus therapy in adults with steroid-and cyclophosphamide-resistant nephrotic syndrome and normal or mildly reduced GFR. Am J Kidney Dis,2009,54:51-58.

[31] Li X,Xu N,Li H,et al. Tacrolimus as rescue therapy for adult-onset refractory minimal change nephrotic syndrome with reversible acute renal failure. Nephrol Dial Transplant,2013,28:2306-2312.

[32] Colucci M,Carsetti R,Cascioli S,et al. B cell reconstitution after rituximab treatment in idiopathic nephrotic syndrome. J Am Soc Nephrol,2016,27:1811-1822.

[33] Fernandez-Fresnedo G,Segarra A,González E,et al. Rituximab treatment of adult patients with steroid-resistant focal segmental glomerulosclerosis. Clin J Am Soc Nephrol,2009,4:1317-1323.

[34] Kronbichler A,Kerschbaum J,Fernandez-Fresnedo G,et al. Rituximab treatment for relapsing minimal change disease and focal segmental glomerulosclerosis:a systematic review. Clin J Am Soc Nephrol, 2014,39:322-330.

（李夏玉）

第七章　急性肾损伤

摘要　急性肾损伤(acute kidney injury,AKI)是一组以肾功能急剧下降为特点的临床疾病谱,它以血清肌酐迅速上升和尿量减少为主要临床表现。既往对于 AKI 的诊断及认识存在较大争议,RIFLE 标准的提出首次统一了 AKI 的诊断及分级标准,极大地促进了 AKI 的基础及临床研究,并在后续相继提出了 RIFLE 标准的改进标准,包括 AKIN 标准及新近的 KIDGO 标准。AKI 的病理生理机制比较复杂,为一个多因素共同作用的网络,传统观点将其分为肾前性因素、肾性因素及肾后性因素,新近的研究提示其实质是一个包含炎症因子、能量代谢、细胞自噬修复、细胞凋亡等多途径参与的复杂体系。目前临床对于 AKI 的预防处理主要包含非肾替代治疗策略及肾替代治疗。非肾替代治疗是 AKI 治疗的基础,包含病因治疗及危险因素去除、维持血流动力学稳定、血糖控制及营养支持、药物治疗以及细胞生物治疗等。目前临床上尚无 AKI 防治的特异性药物,但基于 AKI 病理生理靶点的药物研究正广泛开展,有望取得突破。肾替代治疗是 AKI 治疗的重要措施,特别是在危重症患者中,大量的循证医学研究为肾替代治疗的关键技术指标,如治疗模式、治疗强度、治疗时机等提供了共识性的依据,并制定了相应指南,但总体而言仍需要开展均质化研究来进一步提高循证医学依据的证据级别。

Abstract　Acute kidney injury (AKI) is the clinical setting featured with fast loss of kidney function and characterized by serum creatinine increasing as well as oliguria. The diagnosis of AKI was controversial until the establishment of RIFLE criteria, offering uniform standard for the definition and grading of AKI. The uniform diagnosis criteria paved the way for the fundamental and clinical research about AKI, meanwhile, the updated criteria were also established including the AKIN criteria and the KDIGO criteria. The pathophysiological mechanism of AKI is very complex, including a network of multiple factors. In the traditional viewpoint, the risk factors of AKI were divided into pre-renal, renal and post-renal setting. Recentl data indicated that lots of biological pathways participated in the pathophysiological network of AKI, including inflammatory cytokines, metabolic mechanisms, cell autophagy and repair, apoptosis, and so on. So far, in clinical practice, non-renal replacement therapy and renal replacement therapies are mainly adopted for the prevention and treatment of AKI. Non-renal replacement therapy is the cornerstone for the AKI treatment, including risk factors removal, hemodynamic stability maintain, blood glucose level control, nutritional support, drug therapy, biotherapy, and so on. There is no specific drug for the AKI treatment, however, lots of promising studies are ongoing to develop new drugs based on AKI pathophysiological mechanism target. Renal replacement therapy is the important strategy for the treatment of AKI, especially for the critically ill patients. Nowadays, guidelines have been established to standardize the clinical performance of renal replacement therapy, including the recommendation of the optimal initiation time, modality and intensity of the therapy. However, additional evidence-based medicine data should be afforded to update the clinical practice of renal replacement therapy.

第一节　急性肾损伤定义、流行病学、病理生理

急性肾损伤(acute kidney injury,AKI)从广义上来讲是一组肾功能急剧下降的临床疾

病谱,它以血清肌酐迅速上升和尿量减少为主要临床表现。不同于过去的"急性肾衰竭"一词,它涵盖了从轻微肌酐升高到肾功能衰竭依赖替代治疗的一系列情况,并认识到了急性肾功能下降是肾脏结构和功能变化过程的体现。

一、定义及诊断标准

早在 18 世纪之前,Galen 就鉴别了膀胱中充盈和空虚的"无尿"情况。对于 AKI 最早的相关描述应该是 1796 年,Batista Morgagni 第一次提出了"Ischuriarenalis"。1951 年,Smith 在他的著作中提到了"急性肾功能衰竭"(ARF),这也是之后至 21 世纪初最为广泛应用的名称。但是这个命名缺乏足够准确的定义和诊断标准,至 2004 年,这一疾病有过将近 25 种不同名称和 30 多种定义。因此,在长达数十年时间里,各个中心对于急性肾功能衰竭的相关调查研究数据差异较大,而且绝大部分研究都是针对 ICU 患者的,其发病率在 1%～25%,其死亡率在 15%～60%。标准的不统一,给疾病的认识和研究造成了很多困难,所以一个合理、公认的标准的提出,成为迫切的需要。

2004 年,急性透析质量倡议组(Acute Dialysis Quality Initiative,ADQI)制定了急性肾损伤(AKI)的 RIFLE 诊断标准,即 3 个严重程度级别:危险(risk)、损伤(injury)、衰竭(failure),和 2 个预后级别:肾功能丧失(loss)、终末期肾病(end stage renal disease,ESRD)。2007 年,来自全球多个国家和地区的 ISN、ASN、NKF 及急诊医学专业专家,组成急性肾损伤网络(acute kidney injury network,AKIN)专家组,在阿姆斯特丹召开会议,制定了新的 AKI 诊断标准:48 h 内血肌酐上升 26.5 μmol/L(0.3 mg/dL),或上升超过原有肌酐水平的 50% 以上;或者尿量低于 0.5 mL/(kg·h),持续 6 h 以上(排除梗阻性肾病或脱水状态)。2012 年,肾脏病改善全球预后工作组(KDIGO)为了早期诊断 AKI 以及减少漏诊率,将 AKIN 标准与 RIFLE 标准联合在一起提出了 KDIGO 定义,目前 KDIGO 指南定义急性肾损伤为以下任一情况:血肌酐值 48 h 内升高 0.3 mg/dL(26.5 μmol/L)及以上;或血肌酐值在 7 d 内升高达基础值的 1.5 倍及以上;或尿量值持续 6 h 少于 0.5 mL/(kg·h)。KIDIGO 指南将 AKI 分为 3 期(见表 7-1),当肌酐和尿量分期不同时,建议采纳更高的分期。

表 7-1　AKI 分期标准

分期	SCr 标准	尿量标准
1	SCr 达基础值的 1.5～1.9 倍或上升≥0.3 mg/dL(≥26.5 μmol/L)	<0.5 mL/(kg·h),6～12 h
2	SCr 达基础值的 2.0～2.9 倍	<0.5 mL/(kg·h),≥12 h
3	SCr 达基础值的 3 倍,或升至≥4.0 mg/dL(≥353.6 μmol/L) (或)开始肾脏替代治疗 (或)年龄<18 岁者,eGFR 降至<35 mL/(min·1.73m^2)	<0.3 mL/(kg·h),≥24 h;(或)无尿≥12 h

注:AKI:急性肾损伤;SCr:血清肌酐;eGFR:估计的肾小球滤过率

二、流行病学进展

2005 年之前,由于 AKI 定义及诊断标准尚未统一,无论是社区还是院内获得的关于 AKI 的发病率资料都非常缺乏,而且各中心之间差异较大。在美国,报道的 AKI 发病率从 1.0%(社区获得)到 7.1%(医院内获得)不等;在英国,发病率波动在 172 pmp/a,甚至早年的数据高达 486~630 pmp/a;AKI 需要肾脏替代治疗的发生率在 22~203 pmp/a;ICU 中危重症患者在病重时发生 AKI 的概率在 5%~20%,其中需要肾脏替代治疗的病例为 49%。

随着 AKI 命名及诊断标准的规范化,AKI 流行病学调查的开展有了更为广阔和严谨的空间。然而不同的研究结果之间仍然存在差异,造成这些差异的原因主要有:选取的患者群体不同(ICU 住院患者、非 ICU 住院患者、普通人群),选取的标准不同(单用血肌酐、肌酐结合尿量标准),患者基础血清肌酐水平以及研究的观察点选择不同(住院期间、30 d 内、60 d 内等)。

其中,研究的热点主要集中在 ICU 的人群当中。2006 年,来自 Hoste EA 等人的一项单中心 ICU 中研究提示,AKI 在该中心的发病率为 67.2%,其死亡率因分级的不同有明显的差异,其院内死亡率,R 期的为 8.8%,I 期的为 11.4%,F 期的为 26.3%,其采用的是 RIFLE 分级标准,肌酐及尿量为观察指标。

AKI 在人群中发病率的流行病学调查数据相对较少,2007 年 Ali 等专家对苏格兰北部地区的约 523390 名群众作了 AKI 的流行病学调查,以肌酐及 GFR 为标准,数据显示其发病率约为每 100 万人中 1811 名患者,R 期、I 期、F 期的死亡率分别为 46%、48% 及 56%。

院内 AKI 的流行病学调查中,数据相对不足。Uchino 等人以血肌酐为标准,对 20126 名住院超过 24 h 的患者进行 3 年的观察,得出 I 期、R 期、F 期死亡率分别为 10.0%、5.0%、3.5%,且发生 AKI 的患者的死亡率大大超过非 AKI 患者。而在中国,最近一项全国横断面研究纳入 2013 年中国主要的 22 个省市、44 家医院,共 2223230 名患者中,根据 KDIGO 中关于 AKI 的诊断标准/扩展标准,AKI 的检出率为 0.99%(3687/374,286)/2.03%(7604/374,286),且具有较大的地域差别(北方地区为 0.82%/1.76%,西南地区为 1.20%/2.72%),急性肾损伤的院内病死率为 12.40%。

三、病理生理

急性肾损伤是一种临床综合征,按照不同的病因和作用部位,可分为肾前性、肾性和肾后性。肾前性 AKI 主要是由于血容量不足、有效动脉压减少或者肾内血流动力学改变导致的肾脏灌注不足;肾性 AKI 主要包括急性肾小球肾炎、急性肾小管堵塞、急性肾小管坏死、急性肾间质肾炎,其中 ATN 最常见,占全部 AKI 患者的 88%,常见的类型有缺血性 AKI,脓毒性 AKI,造影剂相关 AKI;肾后性 AKI 一般是由于梗阻引起的。

1.肾前性 AKI

各种原因引起的肾脏灌注不足,主要是通过肾脏自我调节机制,影响入球小动脉和出球小动脉的收缩,从而调节肾小球滤过率和肾血流量,维持肾功能。然而,这一调节机制存在一定局限,若血压降低超过自我调节能力,则会出现 GFR 降低,但短期无明显肾实质损害。若未从源头上纠正低灌注,持续低血压,则血流动力学损害难以逆转,进而使肾小管上皮细胞受损,发展为 ATN。

2. 肾性 AKI

不同病因、不同程度的 ATN 可以有不同的始动因素和持续发展因素。各因素之间互相影响,故其发病机制仍未完全阐明,目前认为主要涉及以下几个方面。

(1)血管因素

传统观念认为,肾缺血通过化学刺激、自主神经刺激等影响入球小动脉收缩,进一步导致血流动力学异常,从而影响 GFR。而近来研究发现,肾脏微血管在 AKI 发病过程中也起着重要作用。肾脏是高能量需求同时又是相对低氧(O_2)摄取的器官。充足的氧供是线粒体产生三磷腺苷(ATP)、一氧化氮(NO)和活性氧(ROS)的必要条件,而这些物质则是维持肾功能所不可缺少的。而微循环受损会导致 NO、ROS、O_2 失衡,进而导致缺氧和氧化应激,微血管内皮细胞损伤,白细胞和血小板黏附,灌注和氧供减少,内皮进一步损伤,炎症反应增多,内皮通透性增加,间质水肿,血流进一步减少。同时,微血管损伤,肾小管毛细血管密度减少,血管内皮生长因子(VEGF)降低和转化生长因子 β(TGF-β)增加,导致缺氧和肾间质纤维化。

(2)内质网应激

体内和体外实验均发现,在急性缺血或肾毒性药物使用时,肾脏上皮细胞会介导内质网应激。在急性应激情况下,内质网未折叠或错误折叠的蛋白增多,应激信号通过内质网膜传递到细胞核中,继而引起一系列特定的靶基因转录和蛋白质翻译水平下调,称为未折叠蛋白反应(unfolded protein response,UPR)。UPR 激活 PERK、IRE1 和 ATF6 通路,维持细胞和组织稳态,通过 ①磷酸化 eIF2α 来抑制总蛋白的转录;②上调伴侣蛋白的表达以促进未折叠蛋白折叠;③增加内质网相关降解作用来应对急性应激,从而保护细胞。过表达内质网伴侣蛋白 BiP/GRP78 和 ORP150,或者使用 PBA 和 TUDCA 这类增加 UPR 的化学物,可以通过提高蛋白折叠能力和促进未折叠/错误折叠蛋白转运,抑制内质网应激,从而保护细胞和组织,使其免受损伤。

(3)线粒体功能障碍

在 AKI 的发病机制中,近端小管特别依赖于有氧代谢,且线粒体比远端小管细胞更易氧化,所以对线粒体功能障碍更为敏感。

线粒体生物合成变化是线粒体受损后的自我平衡机制,在细胞损伤情况下,增加线粒体生物合成,可以促进受损的肾脏组织修复,因此,增加线粒体生物合成可以作为 AKI 治疗的潜在靶点。PGC-1α 是调节线粒体生物合成的因子,可以激活转录因子 Nrf1,Nrf2,ERRα 和 PPARα,从而调节线粒体 DNA,抗氧化剂和生物合成基因转录。激活 PGC-1α 可以减少氧化损伤和细胞死亡,加速肾脏线粒体功能恢复,促进小管稳定。在脓毒性 AKI 中,PCG-1α 通过改善线粒体呼吸和恢复线粒体电子传递基因的表达,促进肾功能恢复。

由于线粒体的融合和分裂控制着线粒体的形态和形状,而线粒体形态是决定线粒体功能的关键因素,调节线粒体动力学成为预防或治疗 AKI 的另一种治疗选择。在近端小管线粒体融合蛋白 2 基因敲除,在线粒体外膜基本 GTP 酶线粒体融合,并改善肾缺血,肾恢复加速后通过激活 Ras-ERK1/2 信号通路促进细胞增殖。线粒体分裂导致 bax 敏感性升高,凋亡调节因子表达增多,细胞死亡。最近研究发现,SIRT3 可以减少 Drp1 依赖的裂变,改善线粒体动力学、线粒体膜电位损失和线粒体自噬。因此,调节线粒体动力学可能为 AKI

提供新的治疗靶点。

（4）自噬

自噬对于维持细胞存活及细胞稳态至关重要，并参与多种肾脏疾病的发生发展。大量研究都发现，AKI 激活肾脏细胞自噬，在缺血性、药物性和脓毒性急性肾损伤中起到重要作用，可能与氧化应激、内质网应激、缺氧诱导因子-1α、抑癌基因 p53 和 Bcl-2 家族等有关，然而具体机制尚不明确。研究认为，在 AKI 恢复期间，自噬促进增生，有助于肾小管组织再生和修复。也有研究发现，管腔凋亡碎片可由近端小管通过肾损伤分子-1（KIM-1）介导吞噬，随后通过自噬，将抗原提呈到主要组织相容性复合体（MHC），进而下调炎症反应。

（5）炎症因子参与

蛋白折叠和线粒体功能改变影响固有免疫，促进炎症反应。在 UPR 期间，IRE-1 刺激 JNK 信号途径，调节细胞凋亡以及下游的促炎细胞因子，促进 AKI 的炎性环境。同时，细胞和组织的损伤会引起树突状细胞和巨噬细胞参与炎症反应，白细胞浸润对趋化信号的反应进一步增强。中性粒细胞和单核细胞介导的急性反应一般在损伤的第一个 24 h 内发生，而对一些动物模型的研究认为 T 细胞和 B 细胞也参与了损伤过程。白细胞趋化因子受体拮抗剂可以抑制肾脏白细胞浸润，改善肾功能丧失，减少肾脏损伤、细胞死亡以及长期的纤维化。脾脏 CD4＋的 T 细胞上 α7 烟碱型乙酰胆碱受体介导的胆碱能激活抗炎通路，具有肾脏保护作用，表现为肾脏组织学和功能的改善，肾脏炎症反应和纤维化减少。

（6）不良修复

肾脏遭受损伤时，适应性反应被激活，以恢复正常细胞和组织的稳态，这一过程涉及上皮细胞的增殖（来替代受损的细胞）。然而，当肾脏持续损伤或者损伤过重时，适应反应不良，会导致细胞和组织功能紊乱。AKI 会造成血管内皮细胞损伤、微血管床减少，造成持续性的组织缺血缺氧，最终导致纤维组织增生和肾纤维化，从而增加发生慢性肾脏病（CKD）和终末期肾病的风险。

3. 肾后性 AKI

双侧尿路梗阻或孤立肾梗阻可导致肾后性 AKI 发生。梗阻时，尿路内反向压力首先传导至肾小球囊腔，早期由于入球小动脉代偿性扩增，GFR 正常；如梗阻持续，则肾皮质出现大区域低灌注或无灌注状态，GFR 降低。

参考文献

［1］Thomas ME，Blaine C，Dawnay A，et al. The definition of acute kidney injury and its use in practice. Kidney International，2015 Jan，87(1)：62-73.

［2］Bellomo R，Ronco C，Kellum JA，et al. Acute renal failure-definition，outcome measures，animal models，fluid therapy and information technology needs：the Second International Consensus Conference of the Acute Dialysis Quality Initiative (ADQI)Group. Critical Care，2004，8(4)：R204-212.

［3］Mehta RL，Kellum JA，Shah SV，et al. Acute Kidney Injury Network：report of an initiative to improve outcomes in acute kidney injury. Critical Care，2007，11(2)：R31.

［4］Uchino S，Bellomo R，Goldsmith D，et al. An assessment of the RIFLE criteria for acute renal failure in hospitalized patients. Critical Care Medicine，2006，34(7)：1913-1917.

［5］Chertow GM，Burdick E，Honour M，et al. Acute kidney injury，mortality，length of stay，and costs in hospitalized patients. Journal of the American Society of Nephrology(JASN)，2005，16(11)：3365-3370.

［6］ Lafrance JP，Miller DR. Defining acute kidney injury in database studies：the effects of varying the baseline kidney function assessment period and considering CKD status. American Journal of Kidney Diseases (by the National Kidney Foundation)，2010，56(4)：651-660.

［7］ Lewington A，Kanagasundaram S. Renal Association Clinical Practice Guidelines on acute kidney injury. Nephron Clinical Practice，2011，118(Suppl 1)：c349-390.

［8］ Yang L，Xing G，Wang L，et al. Acute kidney injury in China：a cross-sectional survey. Lancet，2015，386 (10002)：1465-1471.

［9］ Hoste EA，Bagshaw SM，Bellomo R，et al. Epidemiology of acute kidney injury in critically ill patients：the multinational AKI-EPI study. Intensive Care Medicine，2015，41(8)：1411-1423.

（陈江华　杨　毅）

第二节　急性肾损伤的非肾替代处理策略

临床上，AKI 往往不是孤立的，多数情况下为合并有多种危险因素的综合征，因此 AKI 的治疗也需要根据特定的临床情况，制定不同的策略。总体而言，其防治策略包含以下四方面内容：①针对病因或 AKI 危险因素的治疗；②促进受损的肾功能恢复的措施；③对症支持治疗，即针对 AKI 病理状态导致的机体失衡的纠正，以获得肾功能恢复的机会，其中最重要的措施之一为肾替代治疗，替代受损的肾功能维持机体内环境的稳定（此部分内容将在本章第三节展开论述）；④合并疾病的治疗。

鉴于 AKI 病理生理的特点，治疗的难度及其对患者总体预后的影响，临床上特别强调对于 AKI 的预防，如尽早识别及避免危险因素，针对特定危险因素的药物干预等。绝大部分 AKI 的预防措施，在已经存在 AKI 的患者中仍需继续进行，以治疗病因，在处理 AKI 相关并发症的同时防止肾功能的进一步恶化，并促进肾功能的恢复。因此在很大程度上，AKI 的预防及治疗处理并不是孤立的，而是一个连续的整体处理策略。

一、病因治疗及危险因素去除

病因治疗是从根本上治疗 AKI 的关键环节，需要根据不同的原发疾病实施相应措施，例如新月体肾炎相关肾性 AKI，一般需要进行免疫抑制治疗；感染性休克相关脓毒性 AKI，需针对感染因素及休克进行相应病因治疗；对于管型肾损害，需进行水化治疗，并针对产生特定管型的因素进行治疗；对于各种因素导致的有效容量不足，需进行血流动力学纠正，等等。总之，应尽早识别可纠正的 AKI 病因因素，进行相应干预，其中要特别注意多种危险因素并存的情况，例如在有效容量相对不足的情况下，使用肾毒性药物、造影剂、非甾体类药物以及 ARB 类降压药物等，其 AKI 的发生率就会大大增加，也可以导致已存在 AKI 的病情进展。病因治疗的相关内容可参见相应原发病的相关论述，此处不再赘述。

二、维持血流动力学稳定

基于 AKI 的病理生理特点，保持血流动力学稳定，包括维持血压及心输出量等，对于保证有效的肾灌注以及 AKI 肾功能的恢复至关重要。在 AKI 状态下，临床维持血流动力学稳定的措施需要非常谨慎地实施，例如在液体复苏不充分的情况下使用血管活性药物，在维持血压的同时也会导致外周血管的收缩,甚至可能加重 AKI 的进展;由于肾功能受损,AKI 患者的液体复苏非常容易导致液体过负荷,从而引起一系列严重的临床后果。维持血流动力学稳定主要包括以下三方面措施:①液体复苏,②血管活性药物应用,③血流动力学监测。

1. 液体复苏

对于有效容量绝对或相对不足的 AKI 患者,需要尽早进行有效的液体复苏。对于复苏液体的选择,荟萃分析的结果提示,使用白蛋白进行液体复苏虽然未发现额外的副作用,但仅能获得与晶体液类似的效果;而使用羟乙基淀粉进行液体复苏,会增加 AKI 的发生率,加重 AKI 的分级,增加肾替代治疗需求比例及整体死亡率;而在晶体液的选择上,一般认为等张液体优于生理盐水,但新近也有 RCT 研究提示等张液体并不能取得比生理盐水更佳的液体复苏效果。综上所述,目前认为,对于非失血性休克的 AKI 患者应采用等张晶体液进行早期液体复苏,以保障有效的肾灌注,促进肾功能的恢复。

2. 血管活性药物的应用

血管活性药物在 AKI 患者中的应用须慎重,因为此类药物有降低肾有效灌注的可能。但对于存在血管张力性休克的 AKI 患者,如脓毒性 AKI 患者,需要使用血管活性药物来保障血流动力学稳定,但必须在充分的液体复苏的前提下使用。

3. 血流动力学监测

由于存在肾功能损伤,AKI 的早期液体复苏极易导致液体过负荷,特别是在合并有脓毒性休克、心功能障碍、血管活性功能障碍的患者,因此在进行液体复苏等治疗的同时必须进行严密的血流动力学监测,包括动态血压、中心静脉压、组织氧饱和度、心输出量以及心指数等的监测,以指导 AKI 早期液体复苏策略以及血管活性药物的使用。目前大量的研究聚焦于血流动力学监测指标的筛选,以期找到可以客观、精确、动态反映患者血流动力学状态的无创指标,以知道相应的治疗策略。例如新近发现,以左心室舒张末压的变化为标准进行液体复苏治疗,可以有效预防心血管介入术后 AKI 的发生,并有效防止液体过负荷的发生。

三、血糖控制及营养支持

严格的血糖控制及充分的营养支持,同 AKI 患者尤其是危重症 AKI 患者的总体预后密切相关。早期研究提示,危重症患者的血糖与其总体预后呈现接近线性的相关关系,即使在非糖尿病患者中,高血糖患者的总体预后也明显恶化。后续大量数据比较了严格胰岛素治疗与传统胰岛素治疗对危重症患者预后的影响,却并未能证实严格胰岛素治疗的优势,这可能与治疗相关的低血糖的发生存在关联。因此目前认为,对于合并 AKI 的危重症患者,应使用胰岛素将其血糖严格控制在合理的范围,参考的血糖控制目标值为 $6.11 \sim 8.27$ mmol/L。

危重患者由于病理应激等因素,分解代谢增加,往往存在能量消耗、负氮平衡以及电解质紊乱等情况,由于 AKI 的存在,使得临床上在应用营养支持的时候存在矛盾,而对于已经使用肾替代治疗的患者,治疗本身又可能进一步导致营养物质丢失,例如使用 CVVH 治疗的患者,每 1000 mL 超滤液中可以丢失约 0.2 g 的氨基酸,24 h 累积氨基酸丢失量可以达到 $10 \sim 15$ g 左右。此外,超滤膜的吸附作用也可以导致蛋白质的丢失,其总量可也达到 5~

10 g/d。电解质以及微量元素的丢失在肾替代治疗时也非常普遍,医源性的低钾血症、低磷血症在危重症 AKI 患者中的发生率较高。综上,危重症 AKI 患者必须保障充足的营养支持,且不能因为希望延缓肾替代治疗的应用而牺牲充分的营养支持治疗。一般认为,对于任何 AKI 分级的危重症患者,要保证 20~30 kcal/(kg·d)的热量摄入;对于非肾替代治疗的 AKI 患者,保证 0.8~1.0 g/(kg·d)的蛋白质摄入量;对于间断肾替代治疗的患者,保证 1.0~1.5 g/(kg·d)的蛋白质摄入量;而对于持续肾替代治疗的患者,则要保证 1.7 g/(kg·d)的蛋白质摄入量。对于营养支持治疗的途径,目前认为在患者条件允许的情况下,应尽可能地采用肠内营养的方式进行。

四、利尿剂应用

利尿剂在 AKI 患者中的使用非常普遍,据统计,在进行肾替代治疗前,59%~70% 的 AKI 患者接受了利尿剂治疗。临床医生使用利尿剂一般基于以下几点认识:①AKI 患者往往合并有液体过负荷的情况;②由于多尿型 AKI 的预后多优于少尿型 AKI,使得临床医生主观愿意使用利尿剂来增加患者尿量;③使用利尿剂来优化液体平衡治疗;④使用利尿剂来保障营养支持治疗、药物治疗的进行;⑤某些类型的利尿剂存在潜在的治疗某些特定类型 AKI 的可能,例如醛固酮拮抗剂在高 RAAS 活性高血压性肾损害中的应用。然而利尿剂的应用也不可避免的会导致有效容量的进一步减少,加重肾前性 AKI 打击。此外某些特定类型的利尿剂也可造成额外的肾损伤,如肾小管功能的损害。基于以上认识,大量研究针对利尿剂在 AKI 患者中的应用价值进行了评价,荟萃分析的结果提示:利尿剂使用不能预防 AKI 的发生,反而增加院内 AKI 的发生率,其作用甚至强于 ACEI/ARB 类药物以及 NSAID 类药物。利尿剂同样为加速 AKI 进展的独立危险因素,尤其是在危重症患者当中。因此,目前不推荐使用利尿剂来预防 AKI,也不主张使用利尿剂来治疗 AKI,除非是在出现威胁生命的液体过负荷情况而又无法及时使用肾替代治疗的患者中。

五、促进肾功能恢复相关药物治疗

到目前为止,尚没有明确的直接促进肾功能恢复的药物应用于临床 AKI 的治疗,但这一领域是目前研究的热点。随着对 AKI 病理生理机制认识的深入,针对不同病理靶点的化学类似物不断被开发,并被用于临床前期研究,目前进行的在 Clinical. Trial. Gov 上注册的相关药物研究就有接近 10 项,有望筛选出 AKI 特异性治疗药物。目前临床上应用于 AKI 相关治疗的药物包括以下几大类:

1. 血管舒张剂,包括小剂量多巴胺、非诺多泮以及心房利钠肽等,现有循证医学依据均不能肯定上述药物对于 AKI 的治疗作用,因此目前不推荐临床使用此类药物治疗 AKI。对于一些特定的临床情况,某些血管舒张剂似乎具有治疗效果,例如对于围产期重度缺氧的新生儿,使用单剂量的茶碱可减少 AKI 的发生率。

2. 抗氧化剂,鉴于氧自由基在 AKI 病理生理机制中的重要作用,抗氧化剂理论上具备治疗肾损害的作用,此类药物包括 2-巯基乙磺酸钠(MESNA)、N-乙酰半胱氨酸(NAC)等,现有数据表明其对于某些特定类型的 AKI,主要是心血管术后 AKI 和造影剂相关 AKI,具有促进肾功能恢复的作用,而对于其他类型的 AKI 目前尚无循证医学依据。

3. 前列腺素代谢途径产物,此类药物相关研究也多集中于造影剂相关 AKI。研究表明,前列腺素 E1(PGE1)和前列腺素 I2(PGI2)可预防和治疗造影剂相关 AKI,但目前的循证医学依据尚不充足,也缺乏在其他类型 AKI 中应用的报道。

综上所述,促进肾功能恢复的药物研究多处于临床前期阶段,而 AKI 特异性药物治疗又是一个亟待解决的临床问题。随着对 AKI 病理生理机制认识的深入,基于精准医学的理念,该领域有望成为继肾替代治疗之后 AKI 治疗的一大突破方向。

六、细胞生物治疗

细胞生物治疗是近年来兴起的 AKI 治疗的新方向,具备很大的潜在临床应用前景,目前多处于起步阶段,例如在动物研究中发现细胞因子 IL-25 以及调节性 T 细胞(Treg)均可通过免疫途径明显降低 AKI 肾损伤。目前已进入人体研究阶段的间充质干细胞(MSC)研究,其 Ⅰ 期研究已经证明在接受心脏手术的患者中 hMSCs 输注是安全的,并发现 MSC 具有免疫调节、抗炎和组织修复的特性,可以减轻缺血性损伤,并加速肾脏缺血再灌注状态下的再生过程;此外,MSCs 具有迁移到肾损伤部位并通过旁分泌机制刺激修复的能力。MSC 治疗 AKI 的 Ⅱ 期研究仍在进行中,并进行了 Ⅰ 期/Ⅱ 期脓毒性休克 AKI 患者的招募工作。而在关于胰岛素样生长因子(IGF-1)的研究中,则未发现人 IGF-1 对于 AKI 的防治效应。

七、其他及进展

除上述 AKI 的防治措施之外,目前认为远程缺血处理,包括缺血前处理和后处理,是一种无创非药物防治 AKI 的有效措施,其原理是通过肾外非致死性的缺血处理,产生缺血再灌注预防因子,荟萃分析提示其在心血管术后 AKI、造影剂相关 AKI 以及肾移植后 AKI 中具有明确的肾保护作用,在脓毒性 AKI 中的作用则尚未证实。其他如超声治疗、基因干预等也被认为是具备潜在治疗价值的 AKI 防治措施,目前的研究还相对较少。

参考文献

[1] Section Ⅶ. Acute renal failure. In:Schrier RW（ed）Diseases of the Kidney and Urinary Tract,8th Edn,vol. 2. Lippincott Williams & Wilkins;Philadelphia,PA,2007,930-1207.

[2] Part Ⅵ. Diagnosis and management of specific disorders. In:Jorres A,Ronco C,Kellum JA（eds）Management of Acute Kidney Problems,1st Edn. Springer:New York,NY,2010,269-467.

[3] Murugan R,Kellum JA. Acute kidney injury:what's the prognosis? Nat Rev Nephrol,2011,（7）:209-217.

[4] Siew ED,Himmelfarb J. Metabolic and nutritional complications of acute kidney injury. In:Himmelfarb J,Sayegh MH（eds）. Chronic Kidney Disease,Dialysis,and Transplantation. A Companion to Brenner and Rector's The Kidney,3rd Edn:London,UK,2011:654-667.

[5] Prowle JR,Bellomo R. Continuous renal replacement therapy:recent advances and future research. Nat Rev Nephrol,2010,（6）:521-529.

[6] Wajanaponsan N,Pinsky MR. Monitoring and management of systemic hemodynamics. In:Jorres A,Ronco C,Kellum JA（eds）Management of Acute Kidney Problems,1st Edn. Springer:New York,NY,2010,147-154.

[7] Myburgh JA,Finfer S,Bellomo R,et al. Hydroxyethyl starch or saline for fluid resuscitation in intensive care. N Engl J Med,2012 Nov 15,367(20):1901-1911.

[8] Young P,Bailey M,Beasley R,et al. Effect of a buffered crystalloid solution vs saline on acute kidney injury among patients in the intensive care unit:The SPLIT randomized clinical trial. JAMA,2015,314 (16):1701-1710.

[9] Brar SS,Aharonian V,Mansukhani P,et al. Haemodynamic-guided fluid administration for the prevention of contrast-induced acute kidney injury:the POSEIDON randomised controlled trial. Lancet, 2014,383(9931):1814-1823.

[10] KDIGO Clinical Practice Guideline for Acute Kidney Injury. Kidney Int Suppl (2011),2012:2(1): 19-36.

[11] Camin RM,Cols M,Chevarria JL,et al. Acute kidney injury secondary to a combination of renin-angiotensin system inhibitors,diuretics and NSAIDS:*The Triple Whammy*. Nefrologia,2015,35(2): 197-206.

[12] Ali-Hassan-Sayegh S,Mirhosseini SJ,Tahernejad M,et al. Impact of antioxidant supplementations on cardio-renal protection in cardiac surgery:an updated and comprehensive meta-analysis and systematic review. Cardiovasc Ther,2016,34(5):360-370.

[13] Ludwig U,Riedel MK,Backes M,et al. MESNA (sodium 2-mercaptoethanesulfonate) for prevention of contrast medium-induced nephrotoxicity-controlled trial. Clin Nephrol,2011,75(4):302-308.

[14] Li WH,Li DY,Qian WH,et al. Prevention of contrast-induced nephropathy with prostaglandin E1 in high-risk patients undergoing percutaneous coronary intervention. Int Urol Nephrol,2014,46(4): 781-786.

[15] Kassis HM,Minsinger KD,McCullough PA,et al. A Review of the use of Iloprost,A synthetic prostacyclin,in the prevention of radiocontrast nephropathy in patients undergoing coronary angiography and intervention. Clin Cardiol,2015,38(8):492-498.

[16] Huang Q,Niu Z,Tan J,et al. IL-25 elicits innate lymphoid cells and multipotent progenitor type 2 cells that reduce renal ischemic/reperfusion injury. J Am Soc Nephrol,2015,26(9):2199-2211.

[17] Toyohara T,Mae S,Sueta S,et al. Cell therapy using human induced pluripotent stem cell-derived renal progenitors ameliorates acute kidney injury in mice. Stem Cells Transl Med,2015,4(9):980-992.

[18] Yang Y,Lang XB,Zhang P,et al. Remote ischemic preconditioning for prevention of acute kidney injury:a meta-analysis of randomized controlled trials. Am J Kidney Dis,2014,64(4):574-583.

（陈江华　杨　毅）

第三节　急性肾损伤肾脏替代治疗

AKI 是危重患者常见的疾病,具有高发生率和高死亡率。对于重症 AKI 患者,肾脏替代治疗(RRT)是治疗的基石。AKI 替代治疗的目的在于清除体内过多的水分和毒素、纠正高钾血症和代谢性酸中毒,有助于液体、热量、蛋白质及其他营养物质的补充。替代治疗包括腹膜透析(PD)、间歇性血液透析(IHD)或者连续性血液透析(CRRT)。尽管在这一领域已取得了许多进展,但问题依旧很多,关于透析时机、剂量及方式的选择仍是目前临床研究的重点。

一、肾脏替代治疗时机

（一）AKI 肾脏替代治疗开始时机

RRT 的开始时机目前仍存在争议。当出现威胁生命的容量、电解质、酸碱平衡紊乱时紧急开始 RRT 治疗，这一"常规标准"值得商榷。早期 RRT 可能有利于控制患者体液、电解质平衡，但 AKI 患者具有肾功能自行恢复的可能性，RRT 有可能影响肾功能恢复，增加进展为慢性肾功能不全的风险。接受 RRT 治疗的患者也存在相关临床风险，如低血压、心律失常、透析膜生物相容性、血管通路的并发症和抗凝治疗。然而，这些风险是否大于早期开始 RRT 治疗带来的益处，目前仍然不清楚。

部分研究指出，对 ICU 患者在 AKI 早期积极行 RRT 治疗并不能获益。Min Jun 等人对 RENAL 研究（Randomized Evaluation of Normal Versus Augmented Level of Replacement Therapy）进行亚组分析发现，根据 RIFLE 分期在早期对 AKI 患者进行 CRRT 治疗与生存率无明显相关。Seabra 及 Karvellas 通过 META 分析发现，对 AKI 患者早期 RRT 治疗不能提高生存率；Chou 等人 2011 年通过 RIFLE 分期比较早期及晚期应用 RRT 的 AKI 患者，也指出早期应用并无获益。Lim CC 团队在 2015 年发表的一项单中心前瞻性队列研究纳入 140 例 ICU 中 AKI 患者，分为具有传统透析指征、无透析指征并且 AKIN3 期以上、AKIN 1-2 期无透析指征三组，发现具有传统透析指征与死亡率升高相关，而 AKIN 分期基础上早期或晚期进行 RRT 对生存率无影响。

但更多研究结果倾向于提倡在 AKI 早期积极采用 RRT 干预。Oh HJ、Boussekey N 等人的回顾性研究发现了早期 RRT 对死亡率及生存率的改善。BEST 研究通过对 23 个国家共计 54 个 ICU 1238 名 AKI 患者的分析发现，依据住院至开始透析时间进行划分，早期 RRT 在 RRT 疗程、住院率、透析依赖方面都有获益。同样，纳入 24 个欧洲国家 198 家 ICU 共计 3147 例 ICU 患者的 SOAP 研究也得到了相似的结论。Vaara 等人对 FINNAKI 研究进行亚组分析发现，确诊 AKI 后 12 h 内在出现并发症前开始 RRT 治疗对 90 d 死亡率有最大的改善。同时，滞后的 RRT 治疗与死亡率升高及住院时间延长相关。

关于该问题众说纷纭的一大原因是尚缺乏严谨的针对性 RCT 研究结果。目前有两项针对 ICU 中 AKI 患者何时开始行 RRT 治疗的 RCT 研究正在进行，其中 STARRT 研究已结束，结果尚未公布，而 IDEAL-ICU 研究尚在进行中。解决该问题甚至需要进一步确定"早期"及"晚期"透析治疗的概念，目前所应用的各种 AKI 分期标准，以及尿量、肌酐变化等指标，均未能得到统一。

（二）AKI 肾脏替代治疗结束时机

大多数接受 RRT 的患者最终都可以摆脱 RRT。最近的两个大样本 RCT 研究显示，接受 RRT 的平均时间是 12~13 d。因此需要每天评估肾功能的恢复程度，及评估 RRT 是否和治疗的目标一致。对于肾功能的评估，临床实践建议对 CRRT 患者进行尿量、血肌酐水平的检测，以及通过尿液血液肌酐比值计算内生肌酐清除率。而对于间歇性透析患者而言，延迟或中断透析更为容易。观察性研究提示，CRRT 能顺利终止的关键预测指标是尿量，尿量＞400 mL/d 是一个合理的参考值。但尿量容易受到利尿剂的影响，与是否进行透析密切相关。目前尚无确切的内生肌酐清除率参考值来判断是否可终止 RRT。在 ATN 研究中，当 CRRT 中尿量达到 30 mL/h 或肌酐水平下降时，用 6 h 尿液测量内生肌酐清除率；当其达到 20 mL/min 时即中止 CRRT；而当其在 12～20 mL/min 范围时，则由临床医生根据病情作出判断。NGAL 因其在心脏手术后 SCr 升高时降低，以及它仅以 5 mL/min 的速度在 CRRT 中被清除的特性，可能成为 CRRT 中判断肾功能的新型生物标记物。但以上仍需其他研究予以证实，而其他生物学标记物也亟待发现。

二、肾脏替代模式

目前肾脏替代治疗模式包括腹膜透析（PD）、间歇性血液透析（IHD）、缓慢低效血液透析和（SLED）连续性肾脏替代治疗（CRRT）。

目前还没有证据表明腹膜透析和体外血液净化在 AKI 的死亡率上存在显著差异，虽然纳入的 RCT 研究总体病例数不多，但目前认为腹膜透析在抗凝和血流动力学稳定性上有更大的技术优势。腹膜透析无须抗凝，很少发生心血管并发症，对于血流动力学不稳定的患者较为适合，然而其透析效率低，且有潜在的发生腹膜炎的风险，在危重症 AKI 患者中很少使用。

在瑞典一项 ARF 的多中心回顾性队列研究中，采用 CVVH 治疗的 ARF 患者同 IHD 组相比，尽管死亡率没有差异，但是肾功能恢复率前者显著增高，而且 CVVH 更适合热卡需求高、血流动力学不稳定的患者，而 IHD 的优点主要是快速清除电解质和代谢产物。Augustine 等在一项 80 例并发 ARF 重症患者的 RCT 研究中发现，CVVHD 同样较 IHD 在稳定血流动力学和清除体液方面更加有效，只是总体住院病死率和肾功能恢复率无差异。上述 3 个研究比较了单一清除溶质机制对预后的影响，结果发现，模式对死亡率无影响，CRRT 在肾功能恢复率、稳定血流动力学和清除过多的体液方面更加有优势。Mehta 则比较了 CVVHDF 和 IHD 的疗效，结果发现肾功能恢复率无差异，然而接受了足够治疗剂量的存活患者，其 CVVHDF 的肾脏功能完全恢复率（92.3%）显著高于 IHD（59.4%）；进一步交叉试验显示，先接受 CVVHDF、再接受 IHD 治疗的患者肾脏完全恢复率（44.7%）显著高于先接受 IHD、再接受 CVVHDF 的患者（6.7%）。另外一项研究显示，尽管两个模式的 28、60 和 90 d 生存率、肾脏支持时间、ICU 留置时间和住院天数无差异，但是 CVVHDF 低血压的发生率低于 IHD。

2002 年 Kellum 的研究是唯一认为 CRRT 可以降低 ARF 患者死亡率的荟萃分析：在对疾病的严重度和研究质量进行调整后，显示 CRRT 的死亡率显著低于 IRRT；其中 6 个疾病严重度相似的研究中，CRRT 死亡率也显著降低。同一年 Tonelli 的荟萃分析却得出不同的结论：CRRT 与 IRRT 的存活率无差异。其后随着新的研究出现，2007 年后的 3 个荟萃分析都显示 CRRT 与 IRRT 不影响 ARF 患者预后。

上述循证医学证据显示，虽然 CRRT 和 IRRT 在对 ARF 重症患者死亡率影响方面无显著差异，但 CRRT 在肾功能恢复率、稳定血流动力学和清除过多体液方面的疗效优于 IRRT。因为 ICU 的患者往往伴有血流动力学紊乱和毛细血管渗漏导致的体液潴留，所以 ARF 重症患者的治疗推荐 CRRT。

三、肾脏替代剂量

既往研究认为，脓毒症肾脏替代治疗具有时机—剂量效应。CVVH 被认为可以去除许多炎症介质，研究表明，脓毒症患者透析时选择高滤过（4～6 L/h）相比于正常滤过率

（1～2 L/h）能够显著提高血流动力学稳定性，降低去甲肾上腺素的使用量，降低血浆细胞因子水平。同时也有一些研究发现，剂量为 40～85 mL/（kg·h）的肾脏替代治疗有心血管获益，并且能降低 10 d、12 d 和 28 d 住院死亡率。高剂量透析也在其他治疗无效的情况下显示出令人满意的结果。

然而，近年来的一些大型 RCT 研究，如 RENAL、ATN、IVORIER 研究，以及荟萃分析的结果，均未发现脓毒症 RRT 的剂量效应。2008 年的 ATN 研究纳入 1124 例 AKI 危重患者，其中强化治疗组 561 例，6 次/wk，35 mL/（kg·h）；治疗组 563 例，3 次/wk，20 mL/（kg·h），比较 60 d 全因死亡率。结果显示，在重症的 AKI 患者中，增加肾脏替代治疗的剂量与常规剂量相比，并未提高疗效，两组的院内死亡率、肾功能恢复率、肾脏替代治疗的持续时间以及非肾器官衰竭的发生率均无明显差异。而 2009 年 RENAL 研究纳入 1508 例 AKI 危重患者，高强度治疗组 747 例，40 mL/（kg·h）；低强度治疗组 761 例，25 mL/（kg·h），90 d 全因死亡率结果与 ATN 研究相似，显示 20～35 mL/（kg·h）的治疗剂量已可以充分清除溶质。2013 年发表的 IVOIRE 研究也认为高剂量治疗不能降低 28 d 的死亡率，在促进器官功能恢复和改善血流动力学上也没有明显优势。一项前瞻性随机对照研究比较了高剂量治疗组[50 mL/（kg·h）]和超高剂量治疗组[85 mL/（kg·h）]，也未发现有生存率优势。

四、抗凝选择

KDIGO 指南建议：对于没有高出血风险，或凝血功能受损，并且还未使用有效的全身抗凝的间断 RRT 患者，建议使用普通肝素或低分子肝素；CRRT 使用局部枸橼酸盐抗凝，有枸橼酸盐抗凝禁忌证时则仍使用普通肝素或低分子肝素。

普通肝素虽然仍是最常用的抗凝剂，但是枸橼酸抗凝剂的重要性越来越受到关注。在危重症患者尤其是脓毒症患者中，使用普通肝素抗凝需注意抗凝血酶活性的降低。非特异性结合肝素会进一步影响炎症途径，以及微循环和死细胞的吞噬清除，从而对脓毒症和系统性炎症反应患者产生不利后果。有研究比较了枸橼酸和低分子肝素在危重症患者中的应用，发现 3 mon 死亡率低分子肝素抗凝明显高于枸橼酸抗凝组（63% vs 48%）。目前认为枸橼酸局部抗凝在手术、年轻、脓毒症以及器官衰竭患者中特别有益，但是仍需更多 RCT 研究的支持。2014 年一项多中心研究纳入 139 例患者，其中 66 例接受枸橼酸盐、73 例接受肝素抗凝，观察 28 d 和 90 d 的死亡率，两组间没有差异；肾脏结局，即存活患者 CVVH 开始 28 d 后肾脏替代治疗的数据，两组间比较无差异，然而枸橼酸盐在安全性、有效性和成本方面有明显优势。随着技术的进步，枸橼酸的应用预期会进一步增加。

五、总　结

危重症患者往往会进展至多器官功能衰竭，目前 RRT 的适应证已远远超出传统意义上的肾适应证。在不久的将来，随着技术的不断革新以及新的治疗策略的研发，必将出现多器官功能支持治疗，同时替代或支持多个衰竭脏器的功能。总之，技术的进步、专业人员培训的加强、临床医生对于危重肾脏症认识的提高，以及学科整体水平的提升，将大大优化现有的 RRT 治疗，使其具备更强的安全性和有效性，以适应其在多脏器支持中的应用。

参考文献

[1] Ronco C. Renal replacement therapy in acute kidney injury：controversy and consensus. Crit Care. 2015

Apr 6,19:146.

[2] Jun M,Bellomo R,Cass A,et al. Timing of renal replacement therapy and patient outcomes in the randomized evaluation of normal versus augmented level of replacement therapy study. Crit Care Med, 2014,42(8):1756-1765.

[3] Chishiki M,Kawasaki Y,Kaneko M,et al. A 10-year-old girl with IgA nephropathy who 5 years later developed the characteristic features of Henoch-Schonleinpurpura nephritis. Fukushima J Med Sci, 2010,56(2):157-161.

[4] Bagshaw SM. Timing of renal replacement therapy and clinical outcomes in critically ill patients with severe acute kidney injury. J Crit Care,2009,24(1):129-140.

[5] Vaara ST. Timing of RRT based on the presence of conventional indications. Clin J Am Soc Nephrol, 2014,9(9):1577-1585.

[6] Zarbock A,Kellum JA. Effect of early vs delayed initiation of renal replacement therapy on mortality in critically ill patients with acute kidney injury:The ELAIN randomized clinical trial. JAMA,2016,315 (20):2190-2199.

[7] Schwenger V. Sustained low efficiency dialysis using a single-pass batch system in acute kidney injury-a randomized interventional trial:the renal replacement therapy study in intensive care unit patients. Crit Care,2012,16(4):R140.

[8] Chionh CY. Use of peritoneal dialysis in AKI:a systematic review. Clin J Am Soc Nephrol,2013,8(10): 1649-1660.

[9] Schneider AG,Bellomo R. Choice of renal replacement therapy modality and dialysis dependence after acute kidney injury:a systematic review and meta-analysis. Intensive Care Med,2013,39(6):987-997.

[10] Joannes-Boyau OL,Honoré PM. High-volume versus standard-volume hemofiltration for septic shock patients with acute kidney injury (IVOIRE study):a multicentre randomized controlled trial. Intensive Care Med,2013,39(9):1535-1546.

[11] Clark E,Bagshaw SM. High-volume hemofiltration for septic acute kidney injury:a systematic review and meta-analysis. Crit Care,2014,18(1):R7.

[12] Lewington A, Kanagasundaram S. Renal Association Clinical Practice Guidelines on acute kidney injury. Nephron Clinical Practice,2011,118 Suppl 1:c349-390.

[13] Dellinger RP,Levy MM. Surviving sepsis campaign:international guidelines for management of severe sepsis and septic shock,2012. Intensive Care Med,2013,39(2):165-228.

（陈江华　杨　毅）

第八章 心肺复苏新进展

摘要 心肺复苏(CPR)是对心脏、呼吸骤停患者采取的使其恢复自主循环、自主呼吸功能的急救措施。实施高质量的 CPR 是抢救成功的关键。基础生命支持包括立即识别突发心脏骤停和启动应急反应系统,尽早实施 CPR,迅速用自动体外除颤器(automated external defibrillation,AED)除颤。高级心血管生命支持(advanced cardiovascular life support,ACLS)是心肺复苏的第二个重要阶段,在基础生命支持的基础上应用药物、辅助设备和特殊设备对呼吸和循环进一步提供支持。有效的复苏后支持包括鉴别和治疗心脏骤停的诱因,以及对多器官系统缺血再灌注损伤的评估和缓解。必须针对影响不同患者的特定的疾病和功能障碍采取相应措施。

Abstract Cardiopulmonary resuscitation (CPR) is an emergency procedure for the person who is in cardiac arrest to bring a return of spontaneous circulation and breathing. High quality CPR is the key point for a successful resuscitation. Basic life support (BLS) consists of immediate initiation of CPR after early recognition and defibrillation using automated external defibrillation (AED). Advanced cardiovascular life support is the second important stage in CPR which provides further support on breathing and circulation using medication, ancillary devices and techniques. Effective support after resuscitation should be provided. Different treatment is based on the differential diagnosis of the cause of cardiac arrest and evaluation of the ischemia reperfusion degree in multiple organs, especially in those patients with certain diseases and organ dysfunction.

人类这一具有生命的机体,自从存在的那一天起,就拉开了与死亡进行抗争的帷幕。而作为抢救心脏骤停(cardiac arrest,CA)这一直接威胁人们生命急症的主要手段——心肺复苏术(cardiopulmonary resuscitation,CPR),就成了能使临危患者"起死回生"的主角。2015 年美国心脏病学会"心肺复苏和心血管急症救治指南"的出版,标志着现代 CPR 走过了 50 多年。过去的 50 年间,以早期识别和呼叫、早期 CPR、早期除颤和早期开展急诊医疗救治为基础的方法已成功挽救了全世界成千上万条生命,这些被成功抢救的生命证明心肺复苏研究和临床验证的重要性。

在我国,心血管疾病患者已接近 3 亿,心血管疾病已成为我国居民死亡的首要原因,并仍然呈逐年增长的趋势。近年来,我国 CA 的发生率也明显增加,并成为青壮年人群的主要杀手,目前每年约有 54.4 万人发生 CA,发病率已渐近发达国家水平,但整体抢救水平远低于发达国家和地区,CA 患者神经功能良好的出院生存率仅为 1% 左右。CA 是指心脏泵血功能机械活动的突然停止,造成全身血液循环中断、呼吸停止和意识丧失。引发 CA 常见的心律失常类型包括心室纤颤(ventricular fibrillation,VF)、无脉性室性心动过速(ventricular tachycardia,VT)、心室停顿以及无脉性电活动(pulseless electrical activity,PEA),后两者并称为电—机械分离。CA 本质上是一种临床综合征,是多种疾病或疾病状态的终末表现,也可以是某些疾病的首发症状,常常是心源性猝死的直接首要因素。CA 发作突然,约 10 s 左右即可出现意识丧失,如在 4~6 min 黄金时段内及时救治可获存活,贻误者将出现生物学死亡,且自发逆转者罕见。CPR 就是用于应对 CA,能形成暂时的人工循环与人工呼吸,以期达到心脏自主循环恢复(return of spontaneous circulation,ROSC)、自主呼吸和自主意识的挽救生命技术。因此,大力提升临床急救的施救能力,切实实施高质量的 CPR,也就成了 CA 抢救成功的关键和根本保证。

第一节　基础生命支持

基础生命支持(basic life support,BLS)是抢救心脏骤停患者的基础。成人 BLS 的基本方面包括:立即识别突发心脏骤停和启动应急反应系统,尽早 CPR,迅速用自动体外除颤器(AED)除颤。初步识别和应对心脏病发作和脑卒中也视为 BLS 的一部分。基础生命支持的核心技术是徒手进行人工循环(胸外按压)和人工呼吸,保证脑、心等重要脏器的血液和氧气供应,并及时进行电除颤以恢复正常心脏节律。BLS 基本步骤即为 C(circulation):胸外按压;A(Airway):开放气道;B(Breathing):人工呼吸。BLS 主要用于发病和(或)致伤现场,包括对病情判断评估和采用其他抢救措施,目的是使患者自主循环恢复。处置流程的目的是以合理、简明方式展示 BLS 步骤,使所有类型救护者容易学习、记忆和实施。

2015 年美国心脏病协会(American Heart Association,AHA)发布了最新心肺复苏指南。指南建议对心脏骤停患者生存链进行划分,把在院内和院外出现心脏骤停的患者区分开来,确认患者获得救治的不同途径,并强调以团队形式实施心肺复苏,如:早期预警系统、快速反应小组和紧急医疗团队系统,尤其是在普通病房,对于成年患者,快速反应小组(RRT)或紧急医疗团队 (MET)系统能够有效减少心脏骤停的发生。如果机构中有患有高危疾病的儿童在普通住院病房接受治疗护理,可以考虑建立儿童快速反应小组/紧急医疗团队系统。成人与儿童均可考虑使用早期预警系统。

一、成人基础生命支持

1.判断患者意识

只要发病地点不存在危险,应就地抢救。急救人员在患者身旁快速判断有无损伤和意识,可轻拍或摇动患者,并大声呼叫“您怎么了”。如果患者有头颈部创伤或怀疑有颈部损伤,要避免造成脊髓损伤,对患者不适当的搬动可能造成截瘫。

2.判断患者呼吸和脉搏(非医务人员只判断呼吸即可)

患者心脏停搏后会出现呼吸减慢、停止,甚至出现濒死叹气样呼吸(或称为喘息),而部分 CA 的原因正是呼吸停止或窒息。因此,一旦患者呼吸异常(停止、过缓或喘息),即可认定出现 CA,应该立即予以 CPR。通常,我们通过直接观察胸廓的起伏来确定患者的呼吸状况;也可以通过患者鼻、口部有无气流或在光滑表面是否产生雾气等方法来参考判断。对于经过培训的医务人员,在判断呼吸的同时还应该判断患者的循环征象。循环征象包括颈动脉搏动和患者任何发声、肢体活动等。检查颈动脉搏动时,患者头后仰,急救人员找到甲状软骨,沿甲状软骨外侧 0.5~1.0 cm处,气管与胸锁乳突肌间沟内即可触及颈动脉。同时判断呼吸、脉搏的时间限定在 5~10 s。

院内心脏骤停

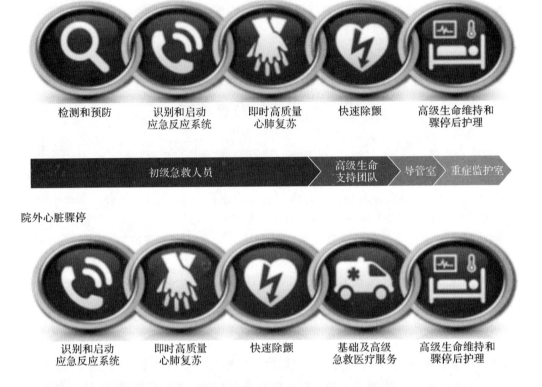

检测和预防　　识别和启动　　即时高质量　　快速除颤　　高级生命维持和
　　　　　　　应急反应系统　心肺复苏　　　　　　　　　　骤停后护理

初级急救人员　　　　　　　高级生命　导管室　重症监护室
　　　　　　　　　　　　　支持团队

院外心脏骤停

识别和启动　　即时高质量　　快速除颤　　基础及高级　　高级生命维持和
应急反应系统　心肺复苏　　　　　　　　急救医疗服务　骤停后护理

非专业施救者　　　　EMS急救团队　　急诊室　导管室　重症监护室

图 8-1　院内心脏骤停(IHCA)与院外心脏骤停(OHCA)生存链

3. 启动应急反应系统(EMS)

对于 IHCA(院内心脏骤停)患者,应启动院内应急反应体系,包括呼救、组织现场医务人员 CPR,同时启动院内专有的应急体系代码,呼叫负责院内 CPR 的复苏小组或团队。对于 OHCA(院外心脏骤停)患者,如发现患者无反应、无意识及无呼吸,只有 1 人在现场,要先拨打当地急救电话(120),启动 EMS,目的是求救于专业急救人员,并快速携带除颤器到现场(参见图 8-1)。现场有其他人在场时,第一反应者应该指定现场某人拨打急救电话,获取 AED,自己马上开始实施 CPR。对于 OHCA 患者,高效、完善的 EMS 应该包括专业的调度系统,快速反应的院前急救队伍和优秀的转运、抢救体系。专业的调度系统能够在快速派遣专业的院前急救队伍的同时,通过辅助呼救者正确、及时识别 CA,鼓励并指导报警者实施 CPR。需要特别注意的是,有时短暂的、全身性的抽搐可能是 CA 的首发表现。

4. 实施高质量的 CPR

为保证组织器官的血流灌注,CPR 时必须实施有效的胸外按压。有效的胸外按压必须快速、有力。按压频率 100~120 次/min,按压深度成人不少于 5 cm,但不超过 6 cm,每次按压后胸廓完全回复,按压与放松比大致相等。尽量避免胸外按压中断,按压分数(即胸外按压时间占整个 CPR 时间的比例)应≥60%。在建立人工气道前,成人单人 CPR 或双人 CPR,应先进行 30 次胸外按压后做 2 次人工呼吸,按压/通气比都为 30∶2。

胸外按压标准:患者应仰卧平躺于硬质平面,术者位于其旁侧。若胸外按压在床上进行,应在患者背部垫以硬板。按压部位在胸骨下半段,按压点位于双乳头连线中点。用一只手掌根部置于按压部位,另一手掌根部叠放其上,双手指紧扣,以手掌根部为着力点进行按压。身体稍前倾,使肩、肘、腕位于同一轴线上,与患者身体平面垂直。用上身重力按压,按压与放松时间相同。每次按压后胸廓完全回复,但放松时手掌不离开胸壁。在按压暂停间隙,施救者不可双手倚靠患者。仅胸外按压的 CPR 是指如果旁观者未经过 CPR 培训,则应进行单纯胸外按压 CPR,即为突然倒下的成人患者仅进行胸外按压并强调在胸部中央用力快速按压,或者按照急救调度的指示操作。施救者应继续实施单纯胸外按压 CPR,直至 AED 到达且可供使用,急救人员或其他相关施救者已接管患者。所有经过培训的非专业施救者应至少为 CA 患者进行胸外按压。另外,如果经过培训的非专业施救者有能力进行人工呼吸,应按照按压:人工呼吸为 30∶2 进行。单纯胸外按压(仅按压)CPR 对于未经培训的施救者更容易实施,而且更便于调度员通过电话进行指导。另外,对于心脏病因导致的 CA,单纯胸外按压 CPR 或同时进行按压和人工呼吸 CPR 的存活率相近。

5.人工通气

(1)开放气道

如果患者无反应,急救人员应判断患者有无呼吸或是否异常呼吸,先使患者取复苏体位(仰卧位),先行 30 次心脏按压,再开放气道。如无颈部创伤,可以采用仰头抬颏或托颌法开放气道,专业急救人员对怀疑有颈椎脊髓损伤的患者,应避免头颈部的延伸,可使用托颌法。

(2)仰头抬颏法

进行仰头动作时应把一只手放在患者前额,用手掌把额头用力向后推,使头部向后仰,另一只手的手指放在下颏骨处,向上抬颏,使牙关紧闭,下颏向上抬动,勿用力压迫下颌部软组织,以免可能造成气道梗阻,也不要用拇指抬下颏。气道开放后有利于患者自主呼吸,也便于 CPR 时进行口对口人工呼吸。如果患者假牙松动,应取下,以防其脱落阻塞气道。

(3)托颌法

把手放置于患者头部两侧,肘部支撑在患者躺的平面上,托紧下颌角,用力向上托下颌,如患者紧闭双唇,可用拇指把口唇分开。如果需要行口对口人工呼吸,则将下颌持续上托,用面颊贴紧患者的鼻孔。此法效果肯定,但费力,有一定技术难度。对于怀疑有头、颈部创伤的患者,此法更安全,不会因颈部活动而加重损伤。

(4)人工通气

采用人工呼吸时,每次通气必须使患者的肺脏膨胀充分,可见胸廓上抬即可,切忌过度通气。在建立高级气道后,实施连续通气的频率统一为 1 次/6 s(10 次/min)。但应该强调,在人工通气时应该使用个人保护装置(如面膜、带单向阀的通气面罩、球囊面罩等)对施救者实施保护。

(5)口对口呼吸

口对口呼吸是一种快捷有效的通气方法,呼出气体中的氧气足以满足患者需求。人工呼吸时,要确保气道通畅,捏住患者的鼻孔,防止漏气,急救者用口把患者的口完全罩住,呈密封状,缓慢吹气,每次吹气应持续 1 s 以上,确保通气时可见胸廓起伏。口对口呼吸常会导致患者胃胀气,并可能出现严重合并症,如胃内容物反流导致误吸或吸入性肺炎、胃内压升高后膈肌上抬而限制肺的运动。所以应缓慢吹气,不可过快或过度用力,减少吹气量及气道压峰值水平,有助于减低食道内压,减少胃胀气的发生。对大多数未建立人工气道的成人,推荐约 $500\sim600$ mL 潮气量,既可降低胃胀气危险,又可提供足够的氧合。

(6)球囊—面罩通气

使用球囊—面罩可提供正压通气,但未建立人工气道、容易导致胃膨胀,需要送气时间长,潮气量控制在可见胸廓起伏。但急救中挤压气囊难保不漏气,因此,单人复苏时易出现通气不足,双人复苏时效果较好。双人操作时,一人压紧面罩,一人挤压皮囊通气。如果气道开放且不漏气,挤压 1L 成人球囊 $1/2\sim2/3$ 量或 2L 成人球囊 1/3 量可获得满意的潮气量。如果仅单人提供呼吸支持,急救者应位于患者头顶。如果没有颈部损伤,可使患者头后仰或枕部垫毛巾或枕头,便于打开气道,一手压住面罩,一手挤压球囊,并观察通气是否充分。双人球囊—面罩通气效果更好。

6.电除颤

大多数成人突发非创伤性 CA 的原因是 VF,电除颤是救治 VF 最为有效的方法。研究证实,对于 VF 患者每延迟 1 min 除颤,抢救成功率降低 $7\%\sim10\%$,因此早期电除颤是 CA 患者复苏成功的关键之一。经心律分析证实为 VF/无脉性 VT 的应立即行电除颤,之后做 5 组 CPR,再检查心律,必要时再次除颤。单相波除颤器首次电击能量选择 360 J,双相波除颤器首次电击能量选择应根据除颤仪的品牌或型号推荐,一般为 120 J 或 150 J。对心室静止(心电图示呈直线)患者不可电除颤,而应立即实施 CPR。

AED 能够自动识别可除颤心律,适用于各种类型的施救者。如果施救者目睹发生 OHCA 且现场有 AED,施救者应从胸外按压开始 CPR,并尽快使用 AED。在能够使用现场 AED 或除颤器治疗 CA 的医院和其他机构,医务人员应立即先进行 CPR,并且尽快使用准备好的 AED/除颤器。如果 OHCA 的反应者不是院前急救人员,则急救人员可以先开始 CPR,同时使用 AED 或通过心电图检查节律,准备进行除颤。在上述情况下,可以考虑进行 2 min 的 CPR,然后再尝试除颤。如果有 2 名或 3 名施救者在现场,应进行 CPR,同时拿到除颤器。对于 IHCA,没有足够的证据支持或反对在除颤之前进行 CPR。但对于有心电监护的患者,从 VF 到给予电击的时间不应超过 3 min,并且应在等待除颤器就绪时进行 CPR。电除颤的作用是终止 VF 而非起搏心脏,因此,在完成除颤后应该马上恢复实施胸外按压直至 2 min 后确定 ROSC 或患者有明显的循环恢复征象(如咳嗽、讲话、肢体明显的自主运动等)。

7.CPR 质量的监测与评估

院内和院外心脏骤停事件中,CPR 的质量变化都很大。CPR 质量包括传统的指标胸外按压速度、深度和胸壁回弹,还包括胸外按压分数等参数和避免过度通气。其他重要的 CPR 质量方面包括复苏团队动力、系统表现和质量监测(参见表 8-1)。

目前,尽管有明确的证据表明高质量 CPR 可以显著改善心脏复苏结果,但只有少数医疗卫生组织一直采用全系统监测 CPR 质量的策略。因此,就复苏救护质量和结果而言,面对挽救更多生命的要求,还存在很大的差距。

与其他紧急医疗卫生情况一样,对 CPR 使用相对简单、反复持续的质量改进方法,可显著改善 CPR 质量和优化结果。

表 8-1　基础生命支持顺序

步骤	未受过培训的非专业施救者	受过培训的非专业施救者	医护人员
1	确认现场安全性	确认现场安全性	确认现场安全性
2	检查反应	检查反应	检查反应
3	呼喊附近的人帮助。打电话或让其他人打"120"电话(打电话或有电话的呼叫者仍留在患者旁边,打开电话免提)	呼喊附近的人帮助并启动应急系统("120"或应急电话)。如果有人应答,尽可能确保电话处于患者身旁	呼喊附近的人帮助/启动复苏团队;可在这时检查呼吸和脉搏后启动复苏团队
4	跟随调度员的指导	检查是否没有呼吸或只有濒死喘息;如果没有,从按压开始 CPR	检查是否没有呼吸或只有濒死喘息,同时检查脉搏,没有正常呼吸和没有脉搏、确定为心脏骤停后,单独的医护人员或施救人员让第二人必须立即启动和取来 AED/急救设备
5	在调度员的指挥下,观察是否没有呼吸或只有濒死喘息	回答调度员的问题,并遵循调度员的指导	立即开始 CPR,有 AED/除颤器时立即使用
6	跟随调度员的指导	让第二人去取来 AED(如果有)	第二施救者抵达时,进行双人 CPR 和使用 AED/除颤器

二、儿童与婴儿心肺复苏

儿童的年龄在 1 周岁至青春期之间,婴儿则是指出生后至年满 1 周岁。过去十多年来,儿童院内心脏骤停的治疗结局改善明显,但是儿童院外心脏骤停救治的存活率仍然很低,并且存活率与患儿年龄相关。成人心脏骤停多数由心脏原因引起,因而最关键的复苏步骤是及早胸外按压和尽快除颤复律(图 8-2)。而儿童心脏骤停的原因与成人不同,多由呼吸问题引起,临床资料和研究均证实了同时进行人工呼吸和胸外按压的重要性。因此相对于成年人,对儿童和婴儿的复苏应该更加重视人工通气的重要性,不建议对儿童实施单纯胸外按压的复苏策略。此外,对年轻患者,包括儿童和婴儿,应该延长 CPR 的时间,不轻易终止 CPR。

儿童和婴儿和 CPR 操作顺序为 C→A→B,与成人一致。若单人进行复苏,首先给予 30 次胸外按压;若双人进行复苏,首先给予 15 次胸外按压,其后再打开呼吸道,给予 2 次人工呼吸(新生儿例外)。每次按压后使胸壁完全回弹,尽量减少按压中断。所有年龄的儿童按压频率与成年人一致,为 100～120 次/min。婴儿胸廓压缩应达 4 cm,儿童应达 5 cm(但不超过 6 cm),才能使胸外按压时心脏产生足够的排出量来保证最低的有效灌注。对于进入青春期的患者,按压深度同成人。婴儿可采用双指垂直按压法,即用 2 个手指垂直按压胸骨,位置在乳间线稍下方。也可用双手环抱按压法,将双手放在猝倒婴儿胸骨的下半部分进行按压。两者相比,后者可产生更高的主动脉收缩压和舒张压,提高冠状动脉灌注,有利于 ROSC。

一般对 1 岁以上的患儿采用口对口的人工呼吸法。患儿仰卧,将其头部后仰,尽量吸出患儿口腔、咽喉部分泌物,从而保持患儿呼吸道通畅。救护者蹲于患儿一侧,一手托起患儿

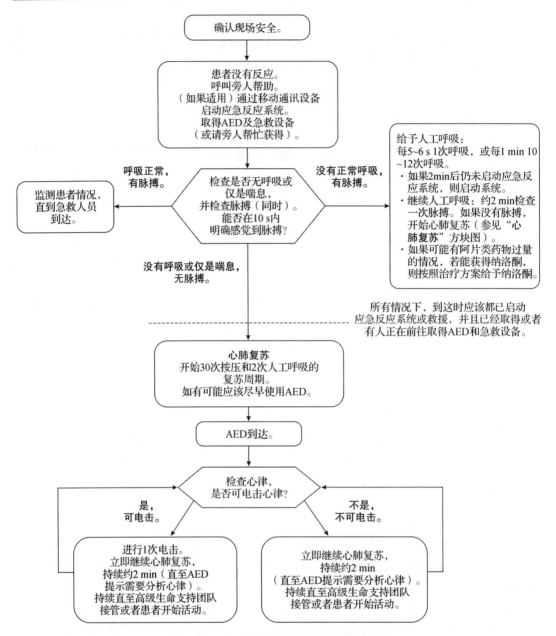

图 8-2　BLS医务人员成人心脏骤停流程图

下颌,而另一只手则紧紧地捏住患儿的鼻孔,同时将患儿口腔张开,并敷盖纱布,救护者先深吸一口气,其口则应覆盖患儿的口鼻以形成封闭状况,这样不至于漏气;再对患儿的口腔用力吹入气后,迅速地抬头,同时松开双手,仔细地听有无回声,如有则表示气道通畅。呼吸频率 12~20 次/min(参见图 8-3)。

　　对 1 岁内婴儿最好使用手动除颤仪,对 1~8 岁的儿童优先选用有能量调节功能的AED,若无此类型除颤器,也可选用不能调节能量的 AED。除颤仪有单相波形和双相波形,研究表明双相电流的电击效果可能优于单相电流。目前尚不清楚婴儿和儿童除颤的最小有效能量和最大安全能量,2010 年 AHA 指南推荐:初次除颤时剂量为 2~4 J/kg,第 2 次及以后除颤应至少达 4 J/kg,但最高不超过 10 J/kg 或成人剂量。尽量缩短除颤和按压之间的时间停顿可以最大限度地改善除颤预后,除颤 2 min 后再评估心律是否恢复。

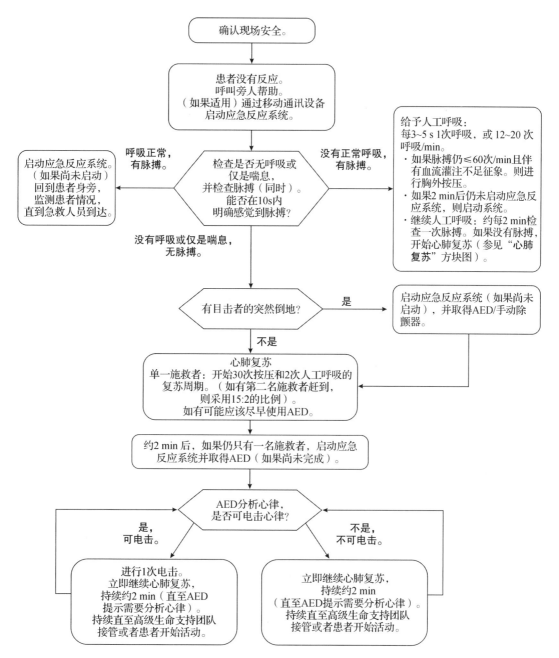

图 8-3 BLS 医务人员单人施救者的儿童心脏骤停流程图

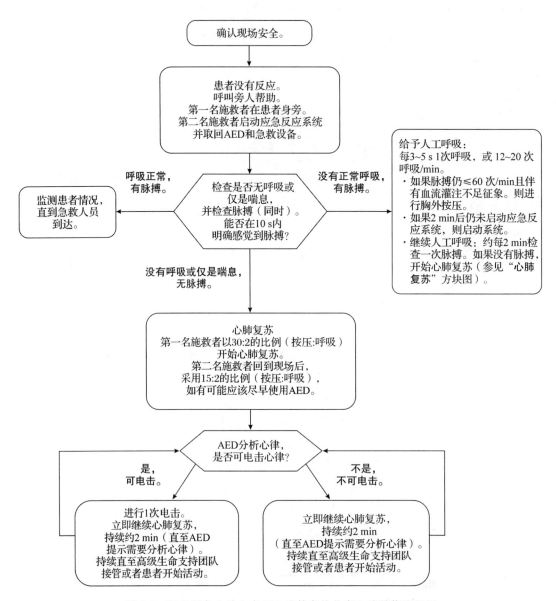

图 8-4　BLS 医务人员 2 名以上施救者的儿童心脏骤停流程图

表 8-2　BLS 人员进行高质量 CPR 的要点总结

内容	成人和青少年	儿童 （1 岁至青春期）	婴儿 （不足 1 岁，除新生儿以外）
现场安全	确保现场对施救者和患者均是安全的		
识别心脏骤停	检查患者有无反应 无呼吸或仅是喘息（即呼吸不正常） 不能在 10 s 内明确感觉到脉搏 （10 s 内可同时检查呼吸和脉搏）		
启动应急反应系统	如果您是独自一人且没有手机，则离开患者	有人目击的猝倒： 对于成人和青少年，遵照左侧的步骤	
	启动应急反应系统并取得 AED，然后开始心肺复苏	无人目击的猝倒给予 2 min 的心肺复苏	
	或者请其他人去，自己则即开始心肺复苏	离开患者去启动应急反应系统并获取 AED	
	在 AED 可用后尽快使用	回到该儿童身边并继续心肺复苏；在 AED 可用后尽快使用	
没有高级气道的按压—通气比	1 或 2 名施救者 30：2	1 名施救者 30：2 2 名以上施救者 15：2	
有高级气道的按压—通气比	以 100～120 次/min 的速率持续按压 每 6 s 给予 1 次呼吸（每分钟 10 次呼吸）		
按压速率	100～120 次/min		
按压深度	至少 2 inch（5 cm）	至少为胸部前后径的 1/3 大约 2 inch（5 cm）	至少为胸部前后径的 1/3 大约 1.5 inch（4 cm）
手的位置	将双手放在胸骨的下半部	将双手或一只手（对于很小的儿童可用）放在胸骨的下半部	1 名施救者将 2 根手指放在婴儿胸部中央，双乳头连线正下方，2 名以上施救者将双手拇指环绕放在婴儿胸部中央，双乳头连线正下方
胸廓回弹	每次按压后使胸廓充分回弹；不可在每次按压后倚靠在患者胸上		
尽量减少中断	中断时间限制在 10 s 以内		

第二节　高级心血管生命支持

高级心血管生命支持(advanced cardiovascular life support,ACLS)是心肺复苏的第二个重要阶段,在基础生命支持的基础上应用药物、辅助设备和特殊设备对呼吸和循环进一步提供支持。ACLS 和 BLS 之间彼此有重叠,但一般来说,ACLS 是介于 BLS 和心脏骤停复苏后支持之间的救护级别。高级心血管生命支持的主要内容包括供氧、建立高级气道支持呼吸、早期除颤转复心律以及开放静脉通路应用药物,同时对生命体征和血流动力学指标进行监测,从而指导复苏。

一、成人高级心血管生命支持

(一)CPR 辅助措施

1.CPR 期间吸氧浓度

心肺复苏即刻目的是恢复心脏能量状态,以使其重新作机械功与维持大脑能量状态,减少缺血性损伤,故适当给氧是必要的。据相关证据总结,2015 年 AHA 指南就 CPR 期间吸氧浓度提出更新推荐意见:如供氧方便,CPR 期间给最大可行吸入氧浓度是合理的。虽然存在高氧血症可能有害的证据,但是在心脏骤停后即刻存在低血流状态,组织不能获取充分氧供。故在无进一步资料前,支持给予最大吸入氧浓度。

2.CPR 期间监护生理参数

根据证据总结 2015 年 AHA 指南推荐意见:尽管尚无临床研究检验 CPR 期间逐渐改进复苏工作,改善生理参数而改善预后,不过,如有条件,可使用生理参数(二氧化碳定量波形图、动脉松弛舒张压、动脉压与中心静脉氧饱和度)与最佳 CPR 质量、指导升压药治疗与检查自主循环恢复(ROSC)是合理的。但至今未能确定 CPR 期间这些参数的精确目标数值。

3.CPR 期间超声检查

CPR 患者应用超声有助于评估心肌收缩与确认可能治疗的心脏骤停病因。目前证据总结未发现超声检查与 ROSC 成功率之间有何关联,2015 年 AHA 指南推荐意见:尽管超声检查有效性尚未确定,但在处理心脏骤停期间行超声检查(心脏或非心脏)是可考虑的。如有合格人员,在超声检查不干扰心脏骤停抢救的情况下,可考虑使用超声检查作为患者评估辅助工具。

(二)高级气道的建立与呼吸支持

与基础生命支持相比,高级生命支持通过建立高级气道提供更高效的氧气支持,进一步改善患者的预后。

1.气管插管

气管插管是开放气道最有效的方法,不仅可以建立稳定的气道,而且可以通过气管插管进行分泌物的清除、避免胃内容物的反流、误吸。依据气管插管的途径分为经口气管插管和经鼻气管插管。经口气管插管与经鼻气管插管相比,具有操作方便、导管口径大等优点,适用于抢救中患者的气道建立。

经口气管插管时,操作者应位于患者头部正中,轻微垫高患者头部。选择合适的气管插管型号,可大致判断,男性 7.5～8.5 mm,女性 6.5～7.5 mm。用右手拇指与示指打开患者口腔,左手持喉镜由患者右侧口角放入,同时将患者舌头推向对侧,充分暴露会厌和声门,右手持气管插管从右侧口角入口腔,气管导管口对准声门裂置入。推入声门时由助手拔出管芯,并持续向前推进。退出喉镜前要及时塞入牙垫以防止患者咬闭气管插管,同时套囊充气进行固定。在确认气管插管位置合适后进行充分固定。

气管插管置入后需要确认位置及通畅情况,通过听诊双肺呼吸音是否对称可以判断插管位置是否适当。除了听诊,一些检查也被推荐作为评价手段,如二氧化碳波形图、食管探查装置以及超声检查。呼出气体中 CO_2 浓度的监测可以用于判断气管插管是否在气管中,而通过超声检查两侧膈肌运动幅度是否一致,临床医生可间接判断是否存在单侧肺通气。目前上述方法中,CO_2 波形图被推荐为确定气管插管位置最合适的方法。经过 20 min 心肺复苏后,呼气末 CO_2(ETCO$_2$)仍然较低(<10 mmHg)的插管患者复苏的可能性很低。尽管不能单凭此项指标进行决策,但医护人员可以把 20 min 心肺复苏后低 ETCO$_2$ 与其他因素综合考虑,帮助确定终止心肺复苏的时间。

气管插管的操作过程要求尽可能减少心脏按压的中断时间,最好不超过 10 s,同时气管插管操作会有喉头损伤等并发症风险,因此需要专业、熟练的专业人员进行操作。

2.声门上气道

声门上气道(supraglottic airways SGAs),如喉罩、食管—气管联合通气管,与气管插管相比较,操作较为容易,而且置入过程不需要中断心脏按压,适用于没有气管插管经验的急救人员在抢救时应用。SGAs 与气管插管各有优势,在心肺复苏的过程中均可以作为初始高级气道装置进行使用,但在远期应用中,气管插管仍然更为可靠和安全。

3.呼吸支持

当高级气道成功建立后,则不再需要在胸外按压的过程中暂停以进行通气。心搏骤停过程中心排量明显降低,所需的通气量也随之减少。在 2010 年 AHA 心肺复苏指南中,建议 8～10 次/min 的通气频率设定。为进一步统一标准,2015 年 AHA 修订指南,建议每 6 s 给予一次通气,即 10 次/min 的通气频率。

(三)早期除颤转复心律

心室颤动是心脏骤停患者常见的病因,并且随时间延长除颤成功率逐渐下降。胸外按压仅能够维持部分心排血量而不能终止恶性心律失常,早期除颤终止心室颤动可提高心肺复苏的成功率。因此,在有 AED 的场所或医院内发生的心脏骤停,救援人员应尽早进行除颤。本身处于心室静止的患者,除颤是无效的,而除颤的结果也有可能是心室静止。

除颤仪有两个电极板,分别标注有胸骨和心尖。胸骨电极板的位置位于右胸上部锁骨下区域,心尖电极板位于左乳头外侧胸壁。除颤仪的波形包括单向波和双向波,目前认为双向波的除颤效果较单向波更佳。首次除颤时,由于不同除颤仪之间在波形方面存在差异,目前没有统一的能量设定,建议根据除颤仪的型号推荐进行选择,双向波除颤仪一般选用 120 J 或 150 J,单向波除颤仪一般选用 360 J。在除颤仪充电的过程中,救援人员应持续进行胸外按压,直到充电完成,电极板到位,确认所有人与患者无任何接触后进行放电。为将电能量更好地传递,在电极板和患者皮肤间可以涂抹电极膏或垫以生理盐水浸透的纱布。如果首次除颤成功后的短时间内再次出现室颤,电击能量应选择之前成功除颤的能量值。而首次除颤未成功时，应立即恢复心肺复苏，同时在下一次除颤时选择更高的能量进行除颤。

（四）建立静脉通路应用药物

1. 血管活性药

（1）肾上腺素

肾上腺素是 α 受体和 β 受体的激动剂。由于 α 受体的激动作用，肾上腺素可以提高冠脉和脑血管的灌注压，但是由于 β 受体的激动作用，肾上腺素可能造成心肌耗氧量的增加或者加重心内膜下的缺血。目前仍然推荐以肾上腺素 1 mg 作为标准计量，在复苏过程中每 3～5 min 应用一次。在现有的研究中，高剂量肾上腺素（0.1～0.2 mg/kg）并没有显示出优于标准计量的作用，因此不推荐高剂量肾上腺素的常规应用。发生不可电击初始心律所致心脏骤停后，可以尽快给予肾上腺素。对于可电击心律所致心脏骤停，根据患者因素和复苏情况，最佳时机可能多种多样，尚没有足够的证据推荐给予肾上腺素的最佳时机。

（2）血管加压素

血管加压素可以引起皮肤、骨骼肌以及内脏空腔器官血管的收缩。与肾上腺素相比，血管加压素的半衰期更长，作用时间也更长，过去有人尝试将血管加压素和肾上腺素联合与肾上腺素单用相比较，预后并未显示出差异。在 2015 年的 AHA 心肺复苏指南上，血管加压素被移出心肺复苏流程表，仅推荐应用肾上腺素。

2. 类固醇

没有数据推荐或反对在 IHCA 患者中常规单独使用类固醇。对于 IHCA，可以考虑停搏中联合使用加压素、肾上腺素和甲泼尼龙，复苏后氢化可的松；但是，在推荐常规使用这个治疗方案前，需要进行进一步研究。对于 OHCA 患者，CPR 期间使用类固醇的益处不确定。

3. 抗心律失常药物

（1）胺碘酮

胺碘酮属于Ⅲ类抗心律失常药物，但是同时兼顾了Ⅰ、Ⅱ、Ⅳ类抗心律失常药物的特性。在心室颤动、无脉性室性心动过速的患者中应用胺碘酮可以提高转复心律的成功率，尤其是在电除颤之后仍不能转复的患者中应该给予胺碘酮。胺碘酮的药物特性要求仅能溶解于葡萄糖溶液中，首剂给予 300 mg 稀释后快速静推，继之以 1 mg/min 维持 6 h。胺碘酮具有扩张血管的作用，因此使用时需要监测血压变化。胺碘酮可以导致 QT 间期延长，因此如果怀疑患者的心律失常与长 QT 间期相关，应该注意避免使用。

（2）利多卡因

有关 ROSC 后使用利多卡因的研究存在矛盾，不建议常规使用利多卡因。但是若室颤/无脉性室性心动过速导致心脏骤停，在出现 ROSC 后，可以考虑立即开始或继续使用利多卡因。

（3）普鲁卡因胺

普鲁卡因胺是Ⅰc类抗心律失常药物，仅在利多卡因及胺碘酮无效的室颤或无脉性室速的患者中尝试应用，并不作为常规药物进行使用。

（4）镁剂

镁作为 Na-K-ATP 酶的辅酶，调节着 Na^+、K^+、Ca^{2+} 进出细胞。在尖端扭转型室速中，可以尝试应用镁剂,但是现有研究并未显示镁剂对于任何心律所致心脏骤停增加 ROSC 率,改善出院生存率或神经功能转归,因此并不推荐在心肺复苏中常规应用。

(5)β-受体阻滞剂

一项观察性研究表明,心脏骤停后使用 β-受体阻滞剂可能会比不用 β-受体阻滞剂效果更好。尽管这项观察性研究还不足以成为将其建议为常规疗法的有力证据,但因室颤/无脉性室性心动过速导致心脏骤停而入院后,可以考虑尽早开始或继续口服或静脉注射 β-受体阻滞剂。

(五)心肺复苏的辅助设备

1.胸外按压装置

萨勃心肺复苏机是替代人工的机械装置,可以达到按压的准确和持久度,能够确保高质量的胸外按压。目前并无研究结果表明胸外按压装置较人工按压有更大的优势,因此仍然需要人工进行心肺复苏。但是在一些特殊情况下,如长时间心肺复苏、冠心病患者导管室内需要心肺复苏时,胸外按压装置可以替代人工心肺复苏。

2.体外心肺复苏(ECPR)

体外膜氧合(extracorporeal membrane oxygenation,ECMO)通过体外肺氧合替代重症心肺衰竭患者的呼吸与循环。对于心脏骤停患者,若进行传统的心肺复苏无效,而 ECPR 可以快速实施,可以考虑 ECPR。ECPR 需要一个精密合作的团队共同完成,尽管目前尚未有高质量的关于 ECMO 对预后作用的研究,随着技术的改革和发展,ECMO 在未来的作用不可估量。

二、儿童高级心血管生命支持

2015 年 AHA 指南在很多问题上提供了新的信息或更新,包括发热病症时的液体复苏,气管插管前给予阿托品,对电击难以纠正的室颤/无脉性室性心动过速使用胺碘酮和利多卡因,婴儿和儿童心脏骤停复苏后的目标温度管理,心脏骤停后的血压管理。

(1)在特定条件下,治疗有发热病症的儿童患者时,使用限制量的等渗晶体液可以增加存活率。这与常规的大量液体复苏有益的传统想法相反。

(2)对非新生儿急诊气管插管时常规给予阿托品作为术前用药,专门预防心律失常的做法存在争议。而且,有证据显示,就此目的给予阿托品不存在最小用量的要求。

(3)如果有创动脉血压监控已经就位,则可以用其调整心肺复苏,以使心脏骤停的儿童达到特定的血压目标。

(4)对于儿童患者,电击难以纠正的室颤和无脉性室性心动过速,可用胺碘酮或利多卡因作为抗心律失常药物。

(5)肾上腺素仍被建议为儿童心脏骤停时的血管加压药。

(6)对于在实行现有的体外膜肺氧合操作规范的机构中发生院内心脏骤停,诊断有心脏病症的儿童患者,可以考虑 ECPR。

(7)救治 OHCA 后恢复自主循环的昏迷的儿童时,应避免发热。一项针对 OHCA 儿童低温治疗的大型随机试验表明,无论是一段时间的中度低温治疗(温度维持在 32~34 ℃),还是严格维持正常体温(温度维持在 36~37.5 ℃),结果没有区别。

(8)预后的意义需检测几项骤停中和骤停后的临床变量。没有发现有哪一项单一的变量足以可靠地预测结果。因此,救治者在心脏骤停中和恢复自主循环后预测结果时应该考虑多种因素。

(9)自主循环恢复以后,应该使用液体和血管活性药物输注,使收缩压维持在患者年龄段的第5百分位以上。

(10)自主循环恢复以后,应以正常血氧水平为目标。应逐步减低氧的供应,使氧合血红蛋白饱和度达到94%~99%。但也要严格避免低氧血症。理想情况下,应准确调整氧供到一个合适的值,以适合患者的具体情况。同样,自主循环恢复后,儿童的$PaCO_2$也应根据每个患者的情况,确定一个合适的目标水平。应避免出现严重的高碳酸血症或低碳酸血症。

第三节 特殊人群心肺复苏

一、孕妇

妇女怀孕时,生理上会有显著的改变,孕妇平卧时,增大的子宫会压迫下腔静脉,阻碍静脉回流,从而导致心脏每搏量及心输出量的下降。一般而言,单胎妊娠时,主动脉与下腔静脉受压发生在大约发生在孕龄的20周,此时宫底大约平脐或处于脐上水平。治疗孕期妇女心脏骤停的首要任务是提供高质量CPR和减轻主动脉、下腔静脉压力。如果宫底高度超过脐水平,应徒手将子宫向左侧移位,这有助于在胸部按压时减轻主动脉下腔静脉压力。虽然左侧倾斜体位的胸外按压在人体模型研究中是可行的,但由于左侧倾斜体位的胸外按压较仰卧位CPR质量下降,2015年AHA《心肺复苏及心血管急救指南》将2011年AHA《心肺复苏及心血管急救指南》中左侧倾斜体位的胸外按压的建议删除,并加强了侧边子宫移位的建议。当孕妇发生不可存活的创伤或长时间无脉搏,即复苏抢救徒劳时,必须马上实施濒死剖宫产(PMCD)。如果孕妇自主循环未恢复,则可在孕妇心脏骤停出现,或复苏抢救(对于没有目击者的骤停)开始后4min时考虑进行PMCD。有病例报告显示:20例孕妇在心肺复苏过程中接受了PMCD,其中12例在产后迅速恢复自主循环,而无一例因生产导致母体病情恶化的报道。

二、新生儿

新生儿的心跳骤停绝大部分是窒息性的,因此开始通气仍然是最初心肺复苏的重点。判断新生儿出生时是否需要心肺复苏,需要回答3个问题:①足月吗?②肌张力好吗?③有呼吸或啼哭吗?如果上述3个问题任何一个回答为"否",就需要尽快将新生儿移至辐射保暖台,在黄金60s内尽快完成初始稳定措施(包括:保暖并维持正常体温,摆正体位,分泌物多或呼吸道阻塞时清理分泌物,擦干、刺激),再评估,以及必要时开始机械通气。限定黄金60s的原因是,对于接受初始稳定措施无反应的新生儿来说,建立有效的机械通气是复苏成功的关键。完成初始措施后需要同时评估呼吸和心率这两项生命体征,以判断新生儿是否需要进一步的复苏措施。而一旦开始正压通气或给氧,应评估心率、呼吸、血氧饱和度这3项生命体征。心率上升是对复苏有反应的最敏感的指标。

如有效通气持续 30 s，心率仍小于 60 次/min 时，应开始胸外按压。在胸外按压开始之前，务必确保通气是有效的。胸外按压的部位为胸骨的下 1/3，深度约为胸廓前后径的 1/3。与双指法相比，环抱法可产生更高的血压和冠状动脉灌注压，施救者不易疲劳，且可以在头侧进行，与放置脐静脉导管不冲突，因此建议以环抱法行胸外按压，按压间隙要求胸廓完全回弹，且拇指不可离开胸壁。胸外按压和正压通气的比例为 3：1，90 次/min 次按压，30 次通气，共 120 个动作，每个动作用时 0.5 s。呼气相与每周期第一次胸外按压下压相应同时进行。只有高度怀疑心脏原因导致而需要复苏时，方可使用 15：2 的按压、通气比例。一旦开始胸外按压，应提高氧浓度至 100%；一旦自主循环恢复，应尽快下调氧浓度。

当给予气管插管纯氧正压通气和胸外按压，心率仍小于 60 次/min 时，需应用肾上腺素和（或）扩容。扩容可以给予等张晶体液或血液，推荐剂量为 10 mL/kg，必要时可以重复。早产儿复苏时扩容速度不宜过快，否则增加脑室内出血的风险。肾上腺素的推荐剂量是 1：10000溶液，静脉剂量 0.01～0.03 mg/kg，当静脉通路尚未建立时，可气管内给药 0.05～0.1 mg/kg。

三、淹溺

根据世界卫生组织（WHO）的统计，全球每年约有 37.2 万人死于淹溺，意味着每天每小时有 40 人因淹溺而丧失性命。当患者被水淹没时之后，淹溺者起初会屏住呼吸，在这一过程中，淹溺者会反复吞水。随着屏气的进行，淹溺者会出现缺氧和高碳酸血症。喉痉挛反射可能会暂时地防止水进入到肺内。然而最终这些反射会逐渐减弱，水被吸入肺内。在很多成年人肺中发现大约有 150 mL 的液体，这个液体量（2.2 mL/kg）已足够引起机体出现严重的缺氧症状。因此，通过有效的人工通气迅速纠正缺氧是淹溺现场急救的关键。无论是现场第一目击者还是专业人员，初始复苏时都应该首先从开放气道和人工通气开始。

欧洲复苏协会提出了淹溺生存链的概念，它包括五个关键的环节：预防、识别、提供漂浮物、脱离水面和现场急救。本节主要讲述脱离水面后的现场急救。目前的指南均不建议非专业救生人员在水中为淹溺者进行人工呼吸。专业救生人员可在漂浮救援设施的支持下实施水中通气。

基础生命支持应遵循 A-B-C-D 顺序，即开放气道、人工通气、胸外按压、早期除颤。上岸后立即清理患者口鼻中的泥沙和水草，用常规手法开放气道。大多数淹溺患者吸入的水分并不多，而且很快会进入到血液循环，没有必要清除气道中的水。有些患者由于发生了喉痉挛或呼吸暂停，气道内并没有吸入水分。开放气道后应尽快进行人工呼吸和胸外按压。对于人工通气，欧洲复苏协会推荐首次给予 5 次人工呼吸，美国心脏协会和国际复苏指南仍为 2 次人工呼吸。对于胸外按压，不建议实施不做通气的单纯胸外按压。在 CPR 开始后，一旦出现可电击心律，半自动体外除颤器（AED）尽快使用，仍然可以迅速逆转病情。

四、中毒

急性中毒的诊断主要根据毒物接触史、临床表现、实验室及辅助检查结果，目前临床上尚无法做到利用实验室毒物分析来快速明确诊断所有的毒物。对于中毒者的救治原则包括:①迅速脱离中毒环境并清除未被吸收毒物;②迅速判断患者的生命体征,及时处理威胁生命的情况;③促进吸收入血毒物的清除;④解毒药物应用;⑤对症治疗与并发症处理;⑥器官功能支持与重症管理。

迅速脱离中毒环境并清除未被吸收毒物后,迅速判断患者的生命体征,对于心跳停止患者,立即进行现场心肺复苏术。对于存在呼吸道梗阻的患者,立即清理呼吸道,开放气道,必要时建立人工气道通气。现场救治有条件时,应根据中毒的类型,尽早给予相应的特效解毒剂。

经过必要的现场处理后,将患者转运至相应医院。转运过程中,医护人员必须密切观察患者病情变化,随时给予相应治疗。院内救治包括:继续积极的呼吸循环支持和器官功能维护。同时积极做到:清除未被吸收的毒物(催吐、洗胃、导泻灌肠等),毒物吸收入血液后促进毒物排泄(大量补液、强化利尿、血液净化等)。

对所有发生可能和阿片类药物相关的危及生命的紧急情况的无反应患者,可以在标准急救和非医护人员 BLS 协议的基础上,辅以纳洛酮肌肉注射或鼻内给药。对于已知或疑似阿片类药物过量的患者,如果有明显脉搏而无正常呼吸,或仅是喘息(即呼吸停止),那么除提供标准救治外,还可由经过适当培训的施救者,向发生阿片类药物导致呼吸紧急情况的患者肌肉注射(IM)或鼻内给予(IN)纳洛酮。目击者应在等待患者对纳洛酮或其他干预措施的反应的同时,尽快联系更加高级的医疗服务。对所有无反应的、阿片类药物相关的需要复苏的急救患者,可以在标准急救和非医护人员 BLS 协议的基础上,辅以纳洛酮肌肉注射或鼻内给药。不可因纳洛酮给药而延误启动 EMS 等标准复苏程序。已知或疑似阿片类药物过量患者发生心脏骤停的,标准复苏程序应优先于纳洛酮给药,重在高质量 CPR(按压和通气)。由于患者可能是呼吸停止而非心脏骤停,故应考虑肌肉注射或鼻内给予纳洛酮。目击者应在等待患者对纳洛酮或其他干预措施的反应的同时,尽快联系更加高级的医疗服务。

对于因局部麻醉剂中毒而发生先兆神经性中毒或心脏骤停的患者,可以在标准复苏治疗的基础上,同时给予静脉脂肪乳剂(ILE)。对于因其他形式的药物中毒导致标准复苏措施失败的患者,可以给予 ILE。

第四节　复苏后支持

既往指南强调心脏骤停可由多种不同疾病导致。无论什么原因,心脏骤停及复苏期间发生的低氧血症、缺血、再灌注等均可导致多器官系统的损害,损害的严重程度在不同患者及同一患者不同器官系统间可以有很大的不同。因此,有效的复苏后支持包括鉴别和治疗心搏骤停的诱因,以及对多器官系统缺血再灌注损伤的评估和缓解。必须针对影响不同患者的特定的疾病和功能障碍采取相应措施。本部分内容将讨论特定患者所需的具体干预措施。

一、心血管支持

（一）急诊心血管介入

急性冠状动脉综合征是无明显心外骤停因素的成人院外心脏骤停（OHCA）的常见原因，亦导致部分院内心脏骤停。在对一系列疑似心源性心脏骤停后患者行冠状动脉造影后发现，有96％的ST段抬高的患者及58％的非ST段抬高的患者存在需急诊处理的冠状动脉病变。既往多项观察性研究发现，紧急冠状动脉血运重建与存活率及良好的预后都存在正相关，且纠正心电不稳定可改善心脏骤停后的神经功能预后，因此建议在自主循环恢复（ROSC）后尽快行12导联心电图（ECG），以鉴别有无急性ST段抬高型心肌梗死存在。对ST段抬高型心肌梗死存在的心脏骤停患者，应行紧急冠状动脉造影术，以迅速恢复梗死相关动脉。而对于特定的（如心电或血流动力学不稳定的）疑似心源性心脏骤停的成人患者，心电图无ST段抬高的情况下行急诊冠状动脉造影亦是合理的。此外，如确需行冠状动脉造影，无论患者是否昏迷，均应实施。

（二）血流动力学目标

心肺复苏术后患者常伴有血流动力学不稳定，其发生存在多种原因，包括导致心脏骤停的潜在病因及心脏骤停所致缺血再灌注损伤等。其血流动力学管理是复杂的，故目前主要以血压为管理目标。既往对心肺复苏后患者的研究发现，收缩压低于90 mmHg，或平均动脉压低于65 mmHg，会造成死亡率升高及功能恢复减少，而收缩压大于100 mmHg时恢复效果更好。虽然较高的血压似乎更好，但目前还没有单独针对血压的干预性研究，也没有试验来评估提高血压的具体策略，且由于患者的基础血压各不相同，不同患者维持最佳脏器灌注的要求亦不尽相同。因此应避免并立即纠正低血压（收缩压低于90 mmHg，平均动脉压低于65 mmHg）。

至于心肺复苏术后患者其他血流动力学或灌注措施（如心排血量、混合/中心静脉血氧饱和度和尿量）的目标，目前无明确指标，个体目标需结合患者特有的合并症及潜在生理因素因人而异。

二、目标温度管理

对于复苏后患者，在没有任何具体干预措施的情况下，神经系统的受损率和死亡率很高，既往大量数据支持温度是神经康复的一个重要因素，因此，复苏后患者需要进行目标温度管理（targeted temperature management，TTM）。

诱导性低体温：既往针对TTM的研究表明，无论降温到32 ℃、34 ℃或没有具体温度的TTM，采取了诱导性低温治疗的患者神经功能预后均有所改善，且有研究对比了36 ℃及33 ℃两种温度管理，发现两者的结果相近。总体而言，TTM对患者有益，而对于特定患者，应选择不同TTM温度，当患者在较低的温度下面临风险时（如出血）可选择较高温度，而当患者临床症状（如癫痫、脑水肿）在较高的温度下恶化时可选择较低温度。同时，患者的初始温度可能会影响TTM温度的选择，例如，当前体温处于TTM范围下限的患者可继续维持在较低的温度（而不是升温到一个更高的目标），而被动升温至最高36 ℃也可以接受，既往的随机试验没有主动升温至36 ℃的分组，因此认为32 ℃～36 ℃是可以接受的温度范围，不建议对患者采取积极、迅速的升温。相反的，当前体温位于TTM范围上限的患者无需采取过多额外措施以维持体温至 36 ℃。

只要有脑功能障碍(即昏迷)存在,心脏骤停后大脑的温度敏感性就可能继续存在,这使得体温控制的持续时间上限未知。尽管没有对比试验,既往两项最大型的试验采取了至少 24 h 的 TTM 时间,因此,临床医生仍应在复苏后至少 24 h 采取 TTM。

总而言之,所有在心脏骤停后恢复自主循环的昏迷(即对语言指令缺乏有意义的反应)的成年患者都应采取 TTM,目标温度选定在 32 ℃~36 ℃之间,并至少维持 24 h。建议临床医师选定一个单一的目标温度,具体可根据临床因素来决定选择何种温度。

院前降温:2010 年以前,没有广泛评估过入院前给患者降温的做法,当时认为,早期提供有效的干预将对患者更有益,且入院前降温可能有助于促成或鼓励入院后继续降温,因而在院前措施中启动降温干预得到推广。然而试验表明,无论是院前或复苏过程中采取静脉输注低温液体诱导低体温,其生存及神经功能恢复未见明显差异,且有试验发现,院前静脉输注低温液体 2 L 时增加了肺水肿的风险。而是否存在不同的方法或装置对院外的温度控制获益目前仍是未知的。因此,不建议把入院前在患者恢复自主循环后对其快速输注冷静脉注射液降温作为常规做法。

预防发热:既往研究提示,在未接受 TTM 管理的心脏骤停复苏后患者中,发热与不良预后相关,且一些观察性研究发现,TTM 结束后恢复体温时发热会加重神经损伤,不过不同研究间存在一定矛盾。因此,在 TTM 后应积极预防昏迷患者的发热,其最简单的方式是TTM 的管理到位。

三、神经系统支持

在复苏后昏迷的患者中,非惊厥性癫痫持续状态、癫痫样活动的发生率在 12%~22% 之间。非惊厥性癫痫持续状态可能是患者无法从昏迷中苏醒的原因之一,且既往针对心脏骤停复苏后出现癫痫发作或癫痫持续状态的病例研究提示预后不良。但既往研究表明,在 ROSC 后应用硫喷妥钠、安定以预防癫痫,其效果与安慰剂组无显著差异,且应用硫喷妥钠与苯巴比妥间效果无明显差异。目前没有任何证据表明特定的药物或药物组合在心脏骤停后的癫痫样活动处理中更具优越性。因此对恢复自主循环但存在脑损伤(昏迷)的心脏骤停患者,应及时(必要时多次或持续)监测脑电图,及早判断是否存在癫痫发作,而对于心脏骤停后其他疾病导致的癫痫持续状态,可以考虑采取相应的抗惊厥治疗方案。

四、呼吸治疗

通气:既往研究表明,低碳酸血症与神经系统不良预后有关,而高碳酸血症与预后无明确联系。除外患者个体因素导致需要个体化治疗时,呼气末 CO_2 分压 30~40 mmHg 或 $PaCO_2$ 35~45 mmHg 可能是一个合理的目标。在避免过度通气诱发脑血管收缩与通过换气纠正代谢性酸中毒之间,需要平衡或权衡。当患者体温低于正常值时,实验室报告 $PaCO_2$ 数值可能高于患者实际值。因此,考虑到温度修正,应维持 $PaCO_2$ 在正常生理范围内。

氧合:既往系统研究表明,过高的动脉氧浓度(高氧血症)可能会损伤不同器官并导致不良预后,但其他研究未证实这一观点,且有实验表明,在 ROSC 后 1 h 内 30% 或 100% 氧浓度吸氧对住院期间生存率及神经系统预后无明显影响。对于成人心脏骤停的 ROSC 患者,最佳的氧合目标是避免长时间的高氧血症,同时避免低氧发生以防加重器官损伤。可采取尽可能高的吸氧浓度,直至动脉氧合血红蛋白或动脉氧分压饱和,当监测 FiO_2 和血氧饱和度时,如血氧饱和度达到 100%,可适度降低 FiO_2,维持氧饱和度在 94% 以上。

五、其他重症治疗

血糖控制:近年来有研究发现,心脏骤停复苏后患者的血糖水平控制在 72~108 mg/dL 与 108~144 mg/dL 间的 30 d 预后无显著差异,同时有研究认为,目标血糖范围在 90~144 mg/dL 时存在更好的生存与功能恢复,但其血糖控制的效果不能与试验中其他措施效果相区分。因此在心脏骤停后 ROSC 的成年人中,具体的血糖管理无明确的获益,但过度严格的葡糖糖摄入控制可能与对预后有害的低血糖发生有关,应尽量避免。

六、预后的评估

近年来随着检查、检验手段的多样化,众多指标被用来预测心肺复苏后昏迷患者的神经功能预后,但不同患者自我恢复情况、相应检查手段预测效力亦不相同,临床医生应选择适当的手段判断预后。

预后评估的时机:既往研究表明,心肺复苏后患者在 TTM 期间接受的镇静剂或神经肌肉阻滞剂可能代谢较慢,并且受伤的大脑可能对各种药物的抑制作用更敏感。残留的镇静或麻痹效果可使临床检查的准确性受到影响。而判断预后的最佳时间是各种预后预测手段的 FPRs(假阳性率)接近零时。多项调查表明,有必要在 ROSC 后等待至少 72 h 进行预后评估,以尽量减少没有接受 TTM 的患者的假阳性结果率,而对接受了 TTM 的患者,应在正常体温恢复后等待一段时间。

此外,在某些情况下,由于潜在的终末疾病如脑疝或不可预见的情况,在 72 h 之前可能会撤除生命支持。因此,而对于未采取 TTM 的患者,利用临床检查预测神经系统不良预后的最早时间建议在心脏骤停后 72 h 后,若怀疑存在镇静的残留效果或瘫痪干扰临床检查时,还可进一步延长时间。

可评估预后的指标:回顾近年来的研究,临床数据、电生理学结果、影响结果及血液标志物均可用于预测昏迷患者的神经功能预后,但每项数据、检查和标志物都会受到镇静和神经肌肉阻断的不同影响,此外,大脑昏迷时对药物更加敏感,且心脏骤停后需要更长的时间代谢药物。因此,目前没有一项单一的集体数据或检查可以百分之百准确地预测心脏骤停后的神经功能恢复。在低体温和用药效果消退后,综合使用多项检查结果,最有可能提供准确的结果预测。

七、器官捐献

随着观念的改变,器官移植与捐献越来越普遍,且心脏停搏后的患者在器官供体中的比例越来越大。回顾近年来的多项研究,与其他原因导致脑死亡的供体相比,心脏骤停后脑死亡的捐赠者的器官即刻或长期功能没有差异,此外,心脏骤停后行复苏支持亦未能恢复自主循环而撤除生命支持的患者来源的肝脏或肾脏与其他来源的捐赠器官无显著差异。同时,如果心脏骤停患者死亡,组织捐赠(角膜、皮肤和骨骼)亦是可行的。

因此,所有心脏骤停患者接受复苏治疗但继而死亡或脑死亡的患者,都应被评估为可能的器官捐献者。未能恢复自主循环而终止复苏的患者,当存在快速器官恢复项目时,可以考虑为潜在的肝肾捐献者。

第五节　培　训

　　尽管有关心脏骤停患者的救治有了显著发展,但存活率上仍然存在很大差异。为了提高心脏骤停患者接受高质量循证救治的可能性,复苏培训必须是有实证培训研究支持的可靠培训,将科学知识转化为实际操作。2015 年 AHA 指南指出,能对复苏表现提供纠正性反馈的设备,优于仅能提供提示信息的设备(例如节拍器),建议使用心肺复苏反馈装置帮助学习心肺复苏的实践技能。鼓励在具备基础设施、受训人员和所需资源来维持培训项目的机构中使用高仿真模型。如机构不具备这种能力,则选择普通模型。有新的证据说明,特定的形式,例如通过录像或电脑模块自学 CPR,可以达到和教师主导课程类似的效果。在资源有限的环境中,教师主导课程成本高昂,能够有效使用备选的课程形式尤其重要。由于需要培训的潜在施救者的数量庞大,自学课程让我们能在培训更多人进行心肺复苏的同时降低培训所需的成本和资源。因此通过录像和/或电脑模块自学 CPR 并动手练习,可以替代教师主导课程。为尽量缩短为心脏骤停患者除颤的时间,AED 不能只限于让经过培训的人员获取(虽然仍然建议进行培训)。复苏是一个复杂的过程,经常需要多人协作。团队协作和领导能力是有效复苏的重要组成部分。因此,在高级生命支持培训中加入团队和领导能力培训是合理的。两年的复训周期并不理想,更多频次的基础和高级生命支持技能的培训,会对可能碰到心脏骤停事件的救护者更有帮助。

【思考题】

1 高质量的 CPR 要点是什么?

2 如何提高心肺复苏成功率?

3 如何进行复苏后支持?

参考文献

[1] 陈伟伟,高润霖,刘力生,等.《中国心血管病报告 2015》概要.中国循环杂志,2016,31(6):617-622.

[2] 王立祥,孟庆义,余涛.2016 中国心肺复苏专家共识.中华危重病急救医学,2016,28(12):1059-1079.

[3] 中国心胸血管麻醉学会急救与复苏分会,中国心胸血管麻醉学会心肺复苏全国委员会,中国医院协会急救中心(站)管理分会等.淹溺急救专家共识.中华急诊医学杂志,2016,25(12):1230-1236.

[4] 中国医师协会急诊医师分会,中国毒理学会中毒与救治专业委员会.急性中毒诊断与治疗中国专家共识.中国急救医学,2016,36(11):961-974.

[5] Neumar RW,Shuster M,Callaway CW,et al. Part 1:Executive Summary:2015 American Heart Association Guidelines Update for Cardiopulmonary Resuscitation and Emergency Cardiovascular Care. Circulation,2015,132(18 Suppl 2):S315-367.

[6] Kleinman ME,Brennan EE,Goldberger ZD,et al. Part 5:Adult Basic Life Support and Cardiopulmonary Resuscitation Quality:2015 American Heart Association Guidelines Update for Cardiopulmonary Resuscitation and Emergency Cardiovascular Care. Circulation,2015,132(18 Suppl 2):S414-435.

［7］ Brooks SC, Anderson ML, Bruder E, et al. Part 6：Alternative Techniques and Ancillary Devices for Cardiopulmonary Resuscitation：2015 American Heart Association Guidelines Update for Cardiopulmonary Resuscitation and Emergency Cardiovascular Care. Circulation,2015,132(18 Suppl 2)：S436-443.

［8］ Link MS, Berkow LC, Kudenchuk PJ, et al. Part 7：Adult Advanced Cardiovascular Life Support：2015 American Heart Association Guidelines Update for Cardiopulmonary Resuscitation and Emergency Cardiovascular Care. Circulation,2015,132(18 Suppl 2)：S444-464.

［9］ Callaway CW, Donnino MW, Fink EL, et al. Part 8：Post-Cardiac Arrest Care：2015 American Heart Association Guidelines Update for Cardiopulmonary Resuscitation and Emergency Cardiovascular Care. Circulation,2015,132(18 Suppl 2)：S465-482.

［10］ Lavonas EJ, Drennan IR, Gabrielli A, et al. Part 10：Special Circumstances of Resuscitation：2015 American Heart Association Guidelines Update for Cardiopulmonary Resuscitation and Emergency Cardiovascular Care. Circulation,2015,132(18 Suppl 2)：S501-518.

［11］ Atkins DL, Berger S, Duff JP, et al. Part 11：Pediatric Basic Life Support and Cardiopulmonary Resuscitation Quality：2015 American Heart Association Guidelines Update for Cardiopulmonary Resuscitation and Emergency Cardiovascular Care. Circulation,2015,132(18 Suppl 2)：S519-525.

［12］ De Caen AR, Berg MD, Chameides L, et al. Part 12：Pediatric Advanced Life Support：2015 American Heart Association Guidelines Update for Cardiopulmonary Resuscitation and Emergency Cardiovascular Care. Circulation,2015,132(18 Suppl 2)：S526-542.

［13］ Wyckoff MH, Aziz K, Escobedo MB, et al. Part 13：Neonatal Resuscitation：2015 American Heart Association Guidelines Update for Cardiopulmonary Resuscitation and Emergency Cardiovascular Care. Circulation,2015,132(18 Suppl 2)：S543-560.

［14］ Bhanji F, Donoghue AJ, Wolff MS, et al. Part 14：Education：2015 American Heart Association Guidelines Update for Cardiopulmonary Resuscitation and Emergency Cardiovascular Care. Circulation,2015,132(18 Suppl 2)：S561-573.

［15］ 王增武,董颖.2015 年《AHA 心肺复苏与心血管急救指南》解读.中国循环杂志,2015,30(s2):8-22.

［16］ 楼滨城,朱继红.2015 美国心脏协会心肺复苏与心血管急救更新指南解读之一:概述及基础心肺复苏.临床误诊误治,2016,29(01):69-74.

［17］ 程晔,刘小娥,陆国平.2015 美国心脏协会心肺复苏指南更新解读——儿童基础生命支持部分.中国小儿急救医学,2015,22(11):747-757.

［18］ 楼滨城,朱继红.2015 美国心脏协会(AHA)心肺复苏与心血管急救更新指南解读之二:高级心肺复苏.临床误诊误治,2016(02):71-74.

（方　强）

第九章　感染性疾病

第一节　内毒素与肝病

摘　要　内毒素血症(endotoxemia,ETM)分外源性及内源性两大类,前者多因革兰阴性菌感染引起,后者则因肝病肠道微生态失衡、肠道细菌过度生长、肠道屏障受损、肠道细菌及内毒素过量易位,而肝脏单核巨噬细胞系统功能低,不能有效清除来自肠道内毒素等因素引起。肝病发生内毒素血症可加重肝脏损害,并引起各种并发症。肠道选择性脱污染、应用微生态调节剂、合理应用抗生素及人工肝治疗是预防治疗肝病内毒素血症的有效方法。

Abstract　Endotoxemia(ETM)includes extraneous and endogenous ETM. The main causes of extraneous ETM are Gram-negative bacteria infections. Endogenous ETM are the common complication in liver diseases,especially in severe liver diseases. On one hand,patients with liver diseases always have gut microbiological imbalance,bacterial overgrowth,damaged barrier of intestinal wall,which could lead to the intestinal bacteria translocation (including endotoxin). On the other hand,the dysfunction of Kupffer cells weaken the liver function in effectively clearing the overfull translocated endotoxin from intestine. ETM of liver diseases is connected with the above factors. As the complication of liver diseases,ETM can aggravate liver injury and cause other extra-hepatic complications such as hemorrhage of digestive tract,hepatorenal syndrome,and so on. Intestinal selected decontamination,administration of prebiotics,probiotics,synbiotics, rational administration of antibiotics and artificial liver support system are the effective prevention and treatment for ETM in liver diseases.

病毒、酒精、代谢异常、药物、自身免疫性因素等是肝病的主要原因。肝病容易并发内毒素血症(endotoxemia,ETM),内毒素血症可促进和加重肝脏损伤。早在 1936 年,有人推测某种细菌因子在肝病的发病过程中具有致病作用,自 20 世纪 70 年代开始用鲎试验检测内毒素血症以来,国内外对肝病内毒素血症的发生率及其作用等问题进行了广泛的研究和有价值的探讨,使内毒素血症与肝病关系的研究日趋深入。许多研究资料证明,肝病尤其是重型肝病易发生内毒素血症,后者又可加重肝脏损害,并引起各种肝外并发症,如急性胃黏膜糜烂、弥漫性血管内凝血、肾功能衰竭、肝性脑病等,往往成为致死的原因。

一、各种肝病时内毒素血症发生率

各种肝病内毒素血症发生率国内外报道不一,严重肝病时,门静脉血内毒素水平高于外周血,其发生率见表 9-1。

表 9-1　各种肝病的内毒素血症/内毒素结合蛋白(％或 P 值)

作者	慢性肝炎(％)	慢性肝炎急性发作(％)	NAFLD-LBP	NAFLD(％)	ALD(％)	肝硬化(外周血)(％)	肝硬化(门静脉血)	ACLF(％)
Pang	—	—	$P＝0.005$	—	—	—	—	—
Bigatello	—	—	—	—	—	92.3	—	—
Fukui	—	—	—	100	100	—	—	—
李兰娟	$P＜0.05$	—	—	—	—	—	—	88.0
Lin RS	27	85	—	—	—	41	—	—
Trebicka	—	—	—	—	—	—	$P＜0.001$	—

注：NAFLD：non-alcoholic fatty liver disease；ALD：alcoholic liver disease；ACLF：acute on chronic liver failure. LBP：lipopolysaccharide-binding protein

非酒精性脂肪肝(NAFLD)是目前国际社会的公共卫生问题,是发达国家儿童及成人慢性肝病的主要原因,30％～40％的男性及 15％～20％ 的女性存在 NAFLD。NAFLD 包括肝脂肪变性及非酒精性脂肪性肝炎,可以进展到肝纤维化、肝硬化。NAFLD 患者存在不同程度的内毒素血症(endotoxemia,ETM),并与其发病机制相关。酒精性肝病存在更高水平的内毒素血症。李兰娟及我国台湾学者 Lin 等发现,慢性肝炎及慢性肝炎急性发作的患者存在 27％到 85％不等的内毒素血症发生率。

肝硬化患者也有较高的内毒素血症发生率,且多不伴感染。Bigatello 等采用基质 LAL(chromogenic LAL test)方法发现肝硬化内毒素血症阳性率为 92.3％(36/39),而健康人均呈阴性。进一步分析,食道胃出血后肝昏迷的肝硬化患者内毒素血症比代偿性肝硬化高,深昏迷比浅昏迷高,死亡的比存活的高。他们认为,不伴有脓毒症的内毒素血症是肝硬化常见现象,内毒素血症升高与肝衰竭肝性脑病及死亡有关联。Fukui 等改良内毒素检测方法,检测 90 例肝硬化患者及 11 例慢性肝炎患者发现：①随着慢性肝病发展,血浆内毒素增加；②肝硬化患者于食道曲张静脉出血 3 d 内升高,而后下降；③内毒素水平随 Child-Pugh 分级而升高。在排除 SBP(腹水多形核细胞小于 250 只/μL)、全身感染及活动性消化道出血后,Benten 等对顽固性腹水或反复消化道出血的患者进行经颈静脉肝内门体静脉分流(transjugular intrahepatic portosystemic shunt,TIPS)治疗,分析中心静脉、肝静脉及门静脉血内毒素变化(LAL 方法),发现 TIPS 前门静脉内毒素异常升高达 1743±819 pg/mL,中心静脉内毒素 931±551 pg/mL,梯度差为 438±287 pg/mL。表明只有 25％门静脉内毒素被硬化肝脏清除。

内毒素半衰期短,不是检测内毒素血症的稳定指标。有较长半衰期的内毒素结合蛋白(lipopolysaccharide binding protein,LBP)是肝细胞产生的可溶性急性期蛋白,可以结合内毒素并与 CD14 细胞膜分子 TLR4 结合,激活系列免疫级联反应,导致 CKs 产生与炎症反应。LBP 水平反映了细菌和内毒素暴露后的免疫反应,被认为是细菌易位(bacterial translocation,BT)的替代指标。LBP 升高可以鉴定肝硬化亚临床内毒素暴露,因此,LBP 可以作为 ETM 程度的间接指标。伴有高水平 LBP 患者,通常可以观察到 CD14 升高,细胞因子 TNF-α、IL-6 升高及高动力循环状态。用诺氟沙星后 LBP 下降。LBP 水平随肝硬化严重程度和门高压增加而增加。Agiasotelli 的肝硬化队列研究发现,伴腹水或有腹水史的血 LBP 更高,有出血的或有出血史的比没有的高,此说明 LBP 与门高压有关。研究还发现,无临床感染依据但血 LBP 升高的肝硬化患者随访 90 d,其病死率 8 倍于低 LBP 者,认为在缺乏感染依据但 LnLBP>13.49 的患者有更高的病死率。

肝硬化患者内毒素血症的发生除与肝脏清除内毒素能力下降有关外,肠道微生态失衡、肠壁屏障功能下降、肠壁透性增加致过量的肠道内毒移位是其主要原因之一。

二、肝病发生内毒素血症的机理

内毒素来源自革兰阴性杆菌细胞壁。肠道是人体最大的贮菌库,含大量革兰阴性杆菌,故肠道也是人体最大的内毒素池。在正常人,门静脉血可因肠道微量内毒素易位(endotoxin translocation)而存在门静脉内毒素血症,门静脉血中存在的微量内毒素是一种生理现象,起免疫调节剂(immunomodulator)作用。肝脏清除内毒素能力很强,进入肝脏的内毒素几乎全被肝脏单核巨噬细胞系统吞噬清除,故不引起内毒素血症。

(一)肝病肠道微生态变化与内毒素易位

肝病尤其是重型肝炎及肝硬化内毒素血症不但与革兰阴性菌感染有关,而且还与肠源性内毒素过量易位而肝脏灭活功能下降有关。肠道作为人体最大的贮菌库、内毒素池,在肝病内毒素血症形成中所起的作用应当受到重视。

NAFLD 患者存在小肠细菌过度生长(SIBO),肠道类杆菌门(Bacteroidetes)细菌比例降低,硬壁菌门(Firmicutes)细菌比例增加及放线菌门(Actinobacteria)细菌增加。酒精性肝病患者也存在类似的现象。

陈燕飞等应用 16 s RNA V3 区焦磷酸 454 测序方法研究肝硬化患者肠道菌群,发现肝硬化在门水平上类杆菌比例降低,在科水平上普氏菌、梭杆菌、韦荣球菌、肠杆菌科细菌、链球菌占优势,而毛螺菌显著减少,而目前认为肠杆菌科细菌及链球菌属于潜在致病菌。秦楠等对 98 例肝硬化患者及 83 个健康志愿者的肠道菌群宏基因进行深度测序,构建了包括 269 万个基因肝硬化参照基因集,患者富集的大多数(54%)的基因来源于口腔物种的韦荣氏球菌属或者链球菌属,表明了肝硬化患者肠道细菌是由口腔易位所致。肝硬化胆汁减少使得肠道定植抗力下降,容易使外来细菌易位到肠道。在属水平上,肝硬化组类杆菌及梭菌明显减少,韦荣球菌、普氏菌、梭杆菌、链球菌富集。健康人富集的有柔嫩梭菌、毛螺菌、*Ruminococcaceae* 等,这些菌会产生促进肠道健康的丁酸或类似丁酸的物质。

双歧杆菌是人体有益菌。徐敏等从双歧杆菌种水平分析(qPCR)研究发现,相比慢性乙肝患者,肝硬化患者长双歧杆菌、链状及假链状双歧杆菌的检查率与数量减少,而齿双歧杆菌却明显增加了。齿双歧杆菌主要在口腔,与龋齿有关,很少在肠道出现,是机会性致病菌。此也说明了肝硬化出现细菌易位。

分析肝硬化患者(child A-27 例,child B-2 例)十二指肠黏膜菌群,发现肝硬化韦荣氏菌、巨球菌属(*Megasphaera*),小杆菌属(*Dialister*),奇异菌属(*Atopobium*),普氏菌属(*Prevotella*)等在属水平上显著增加,而健康人群主要为奈瑟菌属、嗜血杆菌属(*Haemophilus*)与 SR1 属。其中韦荣氏菌属、普氏菌属(主要在肝硬化十二指肠)、奈瑟菌属及嗜血杆菌属(主要在健康人十二指肠)是肝硬化患者与健康人最为不一样的分类群(taxa),而通常这些菌主要存在于口腔。这也说明口腔微生物对十二指肠微生物的形成有很大影响,人体口腔微生物不但引起口腔疾病,还与人体其他部位微生物有相互作用。同样,在伴肝昏迷的肝硬化唾液微生态分析发现,肝硬化口腔普氏菌属及梭杆菌属显著增加。普氏菌属、韦荣菌属及奇异菌属可代谢产生 CH3SH(甲硫醇),血液 CH3SH 与肝昏迷相关。

ACLF 通常是肝硬化恶化后的重要临床表现。20 世纪 90 年代,李兰娟及其团队就开始利用微生态学方法对肠道微生态失衡在乙型重型肝炎发生、发展中的作用进行了系列研究。研究发现,慢性重型肝炎患者肠道菌群严重失调,肠道双歧杆菌、类杆菌等有益菌显著减少,肠杆菌科细菌、肠球菌、酵母菌等有害菌显著增加,且肠道微生态失衡程度与肝炎病情严重程度有关。

慢性重型肝炎患者血内毒素水平与肠杆菌科细菌呈正相关,与双歧杆菌数量呈负相关。慢性重型肝炎患者肠道菌群的这种变化在其血内毒素水平的升高及肝脏损伤的进一步加重过程中起到一定的作用。Bajaj 研究发现,研究对象中 24% 的合并感染的肝硬化患者发展为 ACLF,这部分患者血浆内毒素水平显著升高,CDR 更低,肠道微生物革兰阳性菌显著降低,*Clostridiales XIV* 显著降低,而 *Leuconostocaceae* 显著升高。

李兰娟团队通过建立肝衰竭大鼠动物模型,发现肝衰竭大鼠肠道菌群显著失调,表现为肠杆菌科细菌过度生长,菌群失调程度与肝损伤程度及门静脉内毒素的水平显著相关。随后该团队利用 16SrDNA 测序技术对 79 例慢加急性肝衰竭患者的研究发现,ACLF 组肠道微生态发生了显著的失衡。主要表现为整体多样性和丰度显著降低,ACLF 患者肠道拟杆菌科、瘤胃球菌科及其毛螺菌科细菌显著减低,但巴斯德菌科、链球菌科以及肠球菌科细菌丰度显著升高。

Van Leeuwen 证实肠道内 90% 的内毒素由占肠道菌群总量不到 0.1% 的需氧革兰阴性杆菌产生,余 10% 的内毒素则由其他的革兰阴性厌氧菌产生,内毒素主要产生于革兰阴性杆菌的对数生长期。NAFLD、ALD、肝硬化及重型肝炎均存在 SIBO,肠道菌群失衡,肠道肠杆菌科细菌异常生长、繁殖。李兰娟等的研究证实,慢性重型肝炎患者有肠道菌群紊乱、肠杆菌科细菌过度生长的情况,且慢性重型肝炎内毒素血症与肠杆菌科细菌过度生长繁殖有关。

一般认为,在正常情况下,肠道菌群平衡,完整的肠道屏障可防止内毒素易位,但在肝病情况下,可因以下机制的受损,而促使内毒素易位:①肠道菌群失衡。肠道细菌尤其是肠杆菌科细菌过度生长,可使肠道定植抗力降低,肠菌膜屏障受损,而降低肠道屏障功能。②肠黏液层。主要成分为糖蛋白,内含有分泌性免疫球蛋白 A(SIgA),急性肝衰竭时免疫功能受损,肠道菌群紊乱使肠道 SIgA 含量减少,可因此降低肠道屏障功能。双歧杆菌可促进 SIgA 的分泌,补充双歧杆菌则对肠黏液具有一定的稳定修复作用。③肠上皮细胞层。肠上皮细胞间的紧密连接(tight junctions,TJ)限制了细胞间的通透性及细菌产物的易位。肝病存在 TJ 蛋白改变,致 TJ 功能的松懈,是细菌易位的主要通路。TNF-α 是调节 TJ 和跨胞细胞吞噬的主要调节因子,在严重的肝硬化 GALT 组织中 TNF-α 显著升高。④肠—肝轴(gut-liver axis)受损。肠—肝轴在防止肠道内毒素过量易位方面起重要作用,其中胆盐不但可与肠道内毒素结合,形成一种类似于去污剂样的难以吸收的复合物限制内毒素易位,而且胆盐还对肠黏膜细胞具有营养作用。伴有淤胆的肝病可因肠道缺乏胆盐而促进肠道内毒素的易位。⑤防御素,这是一类由肠细胞分泌的肽类抗菌物质。防御素包括主要由

潘氏细胞产生的 α-Defensins(HD-5、HD-6),肠上皮细胞产生的 β-Defensins(hBD-1、hBD-2)及 Cathelicidins(LL37/hCAP18)。作用机理在于其独特的结构及阳离子作用,它可与原核细胞膜磷脂中的阴离子结合并插入细胞膜中,形成膜孔,使原核细胞丧失能量及其他离子成分,细胞随之裂解。研究发现,大鼠失血性休克后,肠道潘氏细胞 α-防御素产生量增加 10 倍,结合失血性休克后肠壁屏障功能下降、易发生细菌易位这一事实,认为防御素是肠壁黏膜屏障的组成部分。抗菌蛋白 Reg3g 是维持肠上皮细胞与肠菌之间的物理屏障,在酗酒患者中也受到了抑制。

肠道易位的内毒素主要通过门静脉系统及胸导管途径进入体循环。

(二)感染

肝病尤其是重型肝炎极易并发细菌、真菌感染及内毒素血症。英国皇家医学院的一项急性肝衰竭并发感染的前瞻性研究发现,50 例急性肝衰竭患者中 80% 患者并发细菌感染,霉菌感染者达 32%,其中 10 例经细菌学检查证实为大肠杆菌状细菌(coliform),如大肠埃希杆菌、不动杆菌、肺炎克雷白杆菌等。李兰娟的一项研究则提示暴发性肝衰竭并发内毒素血症者达 88.9%。

肝硬化患者易发生细菌感染,肝硬化住院患者细菌感染的发生率在 25%~40%。前瞻性研究报道肝硬化患者入院时感染发生率为 32%(507/1567),住院期间为 34%(139/405),肝硬化感染的发生率是一般人口感染的 4~5 倍。既往的研究显示,肝硬化患者细菌感染常为社区获得性,SBP、尿路感染最常见,其次为肺炎、皮肤感染、软组织感染和菌血症/败血症。与感染相关的危险因素有肝脏炎症、曲张静脉出血、低腹水蛋白(<15 g/L)及既往有过SBP 及住院史。肝硬化感染的严重性大于非肝硬化患者,失代偿肝硬化感染病死的风险增加 3.75 倍,1 个月内达 30%,1 年达 63%。肝硬化并发感染的病原体 70%~80% 为革兰阴性杆菌(Gram-negative bacilli,GNB),以肠杆菌科及链球菌为主,且以大肠埃希菌为多。如韩国的研究发现,SBP 主要培养阳性细菌为大肠埃细菌、克雷伯菌属及链球菌。近年来,随着侵入性操作的增加,革兰阳性球菌感染率有了显著的上升。北京 302 医院的回顾性分析研究发现,SBP 主要的感染细菌为大肠埃希菌、肺炎克雷伯菌、凝固酶阴性葡萄球菌及肠球菌。医院获得性感染组肠球菌感染比例高于社区获得性 SBP。这些研究均提示肠道细菌是感染的主要来源。

BT 导致前炎症状态,恶化肝硬化的血液动力,导致失代偿。免疫活化(也称细胞因子风暴)还可以导致肝硬化相关免疫功能异常,增加其他诸如革兰氏阳性菌或其他非肠源性感染的风险。如肝硬化肺炎发展为败血症的风险高于非肝病肺炎。

研究表明,GNB 中的 E. coli、肺炎克雷伯菌、铜绿假单胞菌、其他的肠杆菌科细菌及肠球菌、链球菌更容易移位到 MLN。而这些菌尤其是大肠杆菌又是肝硬化常见的感染细菌。有趣的是,不管是肠道梗阻、烧伤,还是饥饿等,大肠杆菌样革兰阴性菌优先易位,某些E. coli 株(生化表型 C1-C4,或 C25)在代谢及炎症压力情况下,肠黏膜易位发生率更高。肝硬化 SBP 腹水分离到的 E. coli 呈现基因多样性。

免疫功能下降、肠道细菌过度生长、肠道通透性增加是细菌易位感染的主要原因,正常人存在 BT,并对宿主免疫至关重要。而肝硬化是 BT 增多了,故称为病理性细菌易位。

肝硬化相关免疫功能异常(cirrhosis associated immune dysfunction,CAID)涉及免疫缺陷及免疫细胞的持续活化产生前炎症细胞因子。免疫缺陷影响到先天免疫及适应性免疫的种种不足。除单核细胞外,肝硬化导致循环免疫细胞减少,尤其是中性粒细胞,裸 Th－和 Tc 细胞,CD27＋记忆 B 细胞。单核吞噬细胞和中性粒细胞吞噬及动员能力下降,T 细胞及 B 细胞对丝裂原和 CD40/TLR9 反应性降低,反应后增殖能力下降,NK 细胞吞噬活性降低。肝硬化网状内皮系统功能异常,网状内皮单核细胞数量减少及门体分流致肝清除肠道细菌能力下降。肝脏合成先天免疫反应的分子不足,如补体,分泌型模式识别受体。这些不足与 monocyte 前炎症细胞因子合成增加同时存在。CAID 有多种病理机制,包括由于微生物及损伤相关分子模式(MAMPs,DAMPs)致连续性免疫系统细胞激活,肝脏营养因子合成下降,脾功能亢进,脾脏滞留免疫细胞和肝硬化病因如病毒与乙醇,此外,肠道细菌持续刺激免疫系统引起免疫反应衰竭和免疫麻痹,导致细菌感染风险的增加。

（三）血浆、肝脏灭活内毒素能力下降

门脉内毒素由 KCs 及肝细胞吞噬。清除内毒素涉及多种机制,包括结合内毒素阻止其激活 TLR4,酶降解脂质 A 降低其活性。中和内毒素的机制包括:血清脂蛋白,高密度脂蛋白,低密度脂蛋白及极低密度脂蛋白,乳糜,载脂蛋白 apoE、apoA-I,这些均可伴内毒素到肝细胞、KCs 或肝窦内皮细胞,在不引起炎症细胞激活的情况下清除内毒素。肝硬化血液结合内毒素能力低下,导致非结合的内毒素增加,LPS、IL-6 与 IL-1β 诱导产生 LBP,LBP 具有双重作用,通过与内毒素结合,具有抗炎及抑炎效果。白蛋白具有结合、灭内毒素的作用。在 Child A 和 Child B 肝硬化患者,血浆内毒素灭活率与血浆白蛋白内毒素结合率有关。白蛋白对肝性脑病有保护作用。Child C 肝硬化白蛋白的内毒素结合能力低下,容易出现严重的内毒素血症。

肝脏清除内毒素功能的下降或衰竭是全身性内毒素血症形成的重要原因。一些严重的肝脏病变如慢活肝、肝硬化、重型肝炎等可因库普弗细胞数量减少和/或功能下降,吞噬内毒素能力削弱,以及血浆中灭活内毒素的物质减少,不能有效清除内毒素,使门静脉内毒素大量进入体循环,形成肠源性内毒素血症。Nakao 给由 D-半乳糖胺(D-galactosamine,GalN)构建的重型肝炎小鼠注射内毒素,发现肝脏库普弗细胞和肝窦内皮细胞吞噬内毒素能力均明显下降,循环中内毒素浓度高,且下降速度很慢,表明肝脏及血浆灭活内毒素能力下降。活检发现原发性胆汁性肝硬化和其他类型的肝硬化患者,其库普弗细胞数量减少,没有肝硬化的急、慢性肝炎的库普弗细胞功能正常,而约 40％的肝硬化患者及大部分重型肝炎患者库普弗细胞功能受损。因此慢性肝病可发生不同程度的内毒素血症。

三、内毒素血症对肝脏的损害

有关内毒素(LPS)与肝脏损害关系的研究已持续多年。目前已公认,内毒素血症与肝损害可互为因果,从而对肝病的发生、发展产生重要影响。

（一）肝微循环障碍

LPS 所致肝损害的突出特点是肝脏出血性坏死,病理上可见肝窦内纤维素血栓形成和红细胞淤集。

芝山等用大肠杆菌 LPS 注入大鼠门静脉,发现门静脉压急剧上升,2 h 达到峰值,以后迅速降低,8 h 后可见中性粒细胞及单核细胞浸润,纤维样絮状物析出,库普弗细胞肥大及数量增多;8 h 后见灶性分布的肝细胞凝固性坏死,并逐渐扩大增多。早期出现转氨酶增高,8 h 后急剧增高。如以凝血酶取代 LPS,所致改变基本一致。在注射 LPS 的同时静注肝素,则可起阻断作用。以上结果提示,LPS通过引起肝窦内纤维素血栓形成而致肝损害。至于门静脉压增高的原因,利用离体灌流实验证明,LPS可作用于血液成分释放血管收缩物质,使肝内门静脉强烈收缩而致门静脉压增高。

临床上注意到肝部分切除术后发生急性肝坏死。有研究认为,术后发生的肝再生和增殖,使机体处于 Shwartzman 反应的预备阶段,在受 LPS 作用后,可发生大片肝坏死。Shibayama 等对 wistar 大鼠分别行 35% 肝切除及给予肝细胞增殖刺激物质——亚硝酸铅,发现给 LPS 并不能加重肝细胞损害,认为肝切除术后 LPS 相关性肝坏死与肝细胞再生及增殖无关,而可能与手术所致肝循环障碍及内毒素血症所致肝窦循环障碍有关。

目前各家提出 LPS 所致肝微循环障碍的机理为:①当机体处于 Shwartzman 反应的预备阶段时,激发该反应;②LPS 直接作用肝窦内皮细胞及肝内微血管,并激活内凝系统;③LPS通过刺激库普弗细胞,释放肿瘤坏死因子(TNF)、血小板活化因子(PAF)、白三烯(LTs)等介质,进一步作用于肝窦内皮细胞及微血管、激活内凝系统。有关库普弗细胞及其介质在 LPS 所致肝微循环障碍中的作用尤其受到重视。

(二)肝细胞毒性作用

内毒素可通过不同的途径引起肝脏损伤。内毒素可直接对肝细胞产生毒性作用,内毒素可与肝细胞膜的非特异性部位结合干扰肝细胞的跨膜信号传导,降低肝细胞细胞色素 $P450$ 水平,抑制肝细胞线粒体呼吸率和氧化磷酸化,但目前国内外研究的焦点之一是内毒素通过诱导单核巨噬细胞产生肿瘤坏死因子(tumor necrosis factor alpha,TNFα)、白细胞介素-1(interleukin-1,IL-1β)等细胞因子导致的肝细胞凋亡、坏死,及由此给肝脏带来的损伤。

(三)肝非实质细胞及其介质的作用

目前大多数学者认为,肝非实质细胞在 LPS 所致肝细胞损害中起关键作用。已发现给大鼠中毒剂量的 LPS 可致肝内库普弗细胞及肝窦内皮细胞数量急剧增多,一般认为,在肝非实质细胞中上述两种细胞作用较为重要。

1.库普弗细胞及其介质

肝内的巨噬细胞包括定居的库普弗细胞及渗出巨噬细胞。内毒素主要作用于库普弗细胞等效应细胞后产生一系列炎症介质。近年来的研究表明,内毒素一般需要通过内毒素结合蛋白转运与内毒素受体 CD14 结合起作用。已知血液中存在许多可与内毒素结合的物质,如 LBP、BPI、HDL,其中 LBP 在内毒素发挥其生物效应中起重要作用。LBP 是肝细胞合成的一种糖蛋白,氨基酸序列分析比较表明 LBP 与胆固醇脂转运蛋白(cholesterol ester transport protein,CETP)有部分相同的序列,约 23% 的氨基酸残基相同,认为 LBP 与 CETP 可能属同一种蛋白质家族成员,也是一种运输蛋白。人体正常时血浆中 LBP 量很微小,小于 $0.5\ \mu g/mL$,急性期反应 24 h 后可上升到 $50\ \mu g/mL$。LBP 对内毒素亲和力高,通过与脂质 A 结合,可形成 LPS·LBP 复合物,随后将 LPS 转运到单核巨噬细胞及 PMNS,与这些细胞膜表面的和 GPI(glycophosphateidylinositol,GPI)相连的分子量为 55KD 的内毒素受体 CD14 结合,形成 LPS·LBP·CD14 复合物,LPS 通过 CD14 与 toll-like receptors(TLR)4 及 MD-2 蛋白结合形成内毒素受体复合物(LPS receptors complex),通过信号转导激活核因子 κB(nuclear factorκB,NF-κB),进而活化单核巨噬细胞等引起各种细胞因子的基因转录,产生、分泌各种细胞因子,如 TNFα、IL-1 等。研究发现,CD14 主要起连接内毒素与 TLR4 的作用,并不直接参信号转导,而 TLR4 是跨膜蛋白,是内毒素受体信号转导亚单位,在内毒素信号转导中起重要的作用。在慢性肝炎患者肝组织中,TLR4 表达显著增加,且重度慢性肝炎较中度慢性肝炎表达得更为显著。TLR2 主要是革兰阳性细菌脂蛋白信号转导受体,研究发现革兰阳性及革兰阴性细菌脂蛋白在诱导前炎症细胞因子产生方面与内毒素起协同作用。此外血浆中存在的可溶性 CD14 (Soluble CD14,sCD14)同样可介导内毒素对不表达 CD14 细胞如内皮细胞的毒性作用。Frey 认为不表达 CD14 的内皮细胞对内毒素的反应依赖于血浆的存在,即内毒素通过与血浆中的 sCD14 结合,形成复合物后再激活内皮细胞,如果同时存在 LBP,则内毒素与 CD14 的相互反应更快而完全。研究发现在慢性肝病患者血 LBP、sCD14 均显著增高,并与内毒素血症有关。

库普弗细胞在 LPS 所致肝损害中具有双重作用。它一方面具有清除 LPS 的功能,另一方面又可被 LPS 激活,通过多种途径,引起肝细胞损害。因此,LPS 所致肝损害与库普弗细胞保护功能降低及过度激活有关。

(1)保护功能降低

库普弗细胞在清除 LPS 中的重要性主要有以下三点:①肝病的内毒素血症多为肠源性,这些肠源性 LPS 都要经过库普弗细胞的处理。Van Leeuwen 等将鼠分成 3 组进行 LPS 拮抗剂的管饲:新霉素加头孢唑啉,考来烯胺加乳果糖,对照组生理盐水组病死率及下腔静脉血浆谷氨酰胺及氨均显著高于其他组,提示肠源性 LPS 与肝衰竭有密切相关。②已证明肠源性 LPS 主要由库普弗细胞吞噬。③库普弗细胞对 LPS 的结合量远较其他巨噬细胞为多,其吞噬的 LPS 的量也最大。

(2)过度激活

在病理形态学方面,对动物注射 LPS 后,发现渗出的巨噬细胞分布于肝小叶,且分布与肝细胞坏死区域相一致。与库普弗细胞相比,此类巨噬细胞更大,伪足伸出更明显,高度空泡化,浆核比例增大,受 LPS 刺激后的库普弗细胞和巨噬细胞(尤其是新的巨噬细胞)在吞噬、化学趋化、细胞毒及代谢等功能方面均明显增强,并可释放大量中间介质,如 TNF、IL-1、IL-6、LTs 和 PAF、一氧化氮(NO)、超氧化物阴离子、过氧化氢等,还有各种蛋白酶等,目前认为,上述毒性分泌产物是肝损害的重要原因。

2.肝窦内皮细胞及其介质

最近研究表明,肝窦内皮细胞在 LPS 所致肝损害中也有重要作用,给大鼠 LPS 后,除肝窦内皮细胞除数量增多外,其体积大,颗粒增多,并产生活性中间介质、IL-1 和 Ⅱ-6。研究发现,血管内皮细胞受巨噬细胞生成的细胞因子刺激后,可发生增殖并生成超氧化物阴离子、IL-1 和 IL-6 等内皮细胞,受炎症介质刺激,可释放花生酸、PAF 反应性氮中间介质、纤维蛋白溶酶原活化因子及溶酶体等,它们又反过来调节微血管的生长和完整性。

关于库普弗细胞和肝窦内皮细胞的关系,Laskin 提出,受毒性物质(包括 LPS)刺激后先有库普弗细胞的活化,生成细胞因子等中间介质,后者作用于肝窦内皮细胞,进一步释放各种中间介质,引起一系列病理反应。

四、肝病并发内毒素血症的临床表现

肝病并发内毒素血症可出现一系列临床表现和并发症,这些并发症往往影响预后。肝病并发内毒素血症的临床表现主要有以下几方面:

(一)发热

内毒素可直接作用于下丘脑的体温调节中枢,或刺激白细胞释放致热原,使体温升高。血中只要有 100 ng/mL 内毒素就可引起发热反应。重型肝病的无名热可能与此有关。

(二)弥漫性血管内凝血

重型肝病和内毒素两者均引起 DIC,如两者合并存在,则发生 DIC 的可能更大。Wikinson 报告 14 例发生 DIC 的暴发性肝衰竭者中,9 例有内毒素血症,而内毒素阴性组只有 1 例发生 DIC。

给动物注射非致死量内毒素("封闭"网状内皮系统),24 h 后第二次注射同样的内毒素,数小时后动物即发生 DIC,在血液中可查到脱落的内皮组织,提示内毒素引起 DIC 的始动因素是血管内皮损伤,后者激活内源性凝血系统而发病。此外,内毒素还可激活因子Ⅶ,对血小板凝聚有促凝的作用。内毒素性休克及休克引起的组织缺氧、酸中毒等因素也能损伤血管内皮,参与 DIC 的发生。局部过敏(Schwartzman)反应表现为局部皮肤坏死,可能是内毒素引起的 DIC 的一种特殊形式。

重型肝病发生 DIC 的机理是:①肝细胞坏死和红细胞破坏释出"凝血活酶样"物质,激活了外源凝血系统;②暴发性肝衰竭多由暴发型肝炎引起,肝炎病毒或抗原抗体复合物可损伤血管内皮,激发内源凝血系统;③肝病时网状内皮系统受损或者肠源性内毒素"封闭"了网状内皮系统,以至于不能有效地清除血中的促凝物质(如内毒素)和已被活化的凝血因子(如因子Ⅳa、xa、Ⅵa);④肝病时抗凝血酶Ⅱ、Ⅲ以及血浆素原等在肝内合成减少,相应地增加了已活化的凝血因子的活力。

暴发性肝衰竭、内毒素血症并发 DIC 常呈急性经过(急性型 DIC),在肝衰竭及毒血症发生后数小时至 2 d 内发生 DIC,病程急剧。出血严重,常有低血压或休克,预后极差。失代偿期肝硬化发生 DIC,常先有一较长的高凝期,其时只有血液凝固性增高的表现,典型症状(出血及内脏栓塞所致的功能减弱、微血管病性溶血性贫血等)常在数天至数周内发生(亚急性型)。

(三)急性胃黏膜糜烂出血

失代偿期肝硬化和急性肝衰竭时均易发生胃出血,发病机理主要是内毒素激活激肽系统,使组织缺血;它亦阻碍细胞代谢,致黏膜抵抗力降低,部分患者的出血与内毒素引起的 DIC 或应激反应有关。Clemente 等报告肝硬化合并急性胃黏膜糜烂 7 例,其中 6 例 LALT 阳性。重型肝病并发胃出血者并不少见,经尸解证实,出血为胃肠道黏膜糜烂和肺泡破坏所致。ETM 诱发 DIC,使胃肠道黏膜和肺泡微血管有血栓形成和局部组织缺血,可能是引起局部糜烂、坏死的主要原因。但也有人认为这类患者多有肝功能衰竭,胃黏膜糜烂可能与肝病本身有关。因此 ETM 和消化道出血的关系有待进一步研究。

(四)引起局部变态反应(Schwartzman)

ETM 可诱发类似猩红热、麻疹样的多种形态皮疹,易误诊为发疹性传染病。另 ETM 患者易并发过敏症状,且更易发生输血反应。

(五)高动力循环状态及门静脉高压

内脏血流增加及肝内血管阻力增加是肝硬化门高压机制。高动力循环具有低血压,低循环血管阻力,高心脏输出和对血管收缩因子敏感性降低特点,高动力循环是肝硬化患者的特点。这些变化与扩血管物质合成增加有关。血管内皮细胞来源的 NO 在保持血压稳态方面起重要作用。NO 被认为是体循环及内脏血管扩张的原因。肝硬化患者血液硝酸盐/亚硝酸盐浓度增加(均是 NO 的产物),并与内毒素血症显著相关。口服多黏菌素(colistin)可显著降低血液硝酸盐/亚硝酸盐浓度及内毒素水平。Bhimani 等的研究表明,内毒素诱导肠系膜 iNOS 活性增加,肝脏构成性 NOS(constitutive NOS,cNOS)减少,此现象可以解释高动力的内脏循环与肝内阻力的增加。细菌易位及前炎症细胞因子增加和 NO 可以损害肝硬化肠系膜血管的收缩性,进而增加门脉压力。

肝硬化门高压促进 BT,增加血内毒素水平,反之,内毒素通过全身及内脏血管舒张和触发肝内炎症反应(通过 TNFa)加重门高压。在肝硬化门高压,内毒素与血流动力学紊乱相关,与 sTNFa 受体水平相关(在 TIPS 患者)。血栓素 A2(TAX2)在肝纤维化门高压过程中起重要作用。内毒素血症时,KC 源性 TXA2 介导了门脉循环对内皮素-1(ET-1)血管收缩作用的超级反应,最终导致门脉阻力的增加与肝脏微循环障碍。

TLRs 可激活 KCs,酵母聚糖(Zymosan)可活化 TLR2。酵母聚糖应用于离体肝脏灌注系统可增加门静脉灌注压(portal perfusion pressure)3 倍。同样,肝硬化大鼠门静脉灌注酵母聚糖可以显著增加门静脉灌注压。腹腔内预注射内毒素可以显著增加门脉灌注压,预先用氯化钆封闭 KCs 可以减少内毒素/酵母聚糖引起的门静脉灌注压升高。这表明,KCs 在 TLR 介导门脉灌注压升高方面起重要作用。利福昔明可用于肠道脱污染,预先用利福昔明可以降低胆管结扎诱导的肝硬化大鼠的门脉压力。KCs 在由 TLR 介导缩血管物质的产生和相关的门脉压增加方面起重要作用。HSCs 是肝内血管收缩的效应细胞,HSC 活化与其过度增殖和向可收缩表型转化有关,此引起肝内血管过度收缩,肝内血管阻力增加。

(六)肝肾综合征

晚期肝硬化和暴发性肝功能衰竭时常并发功能性肾功能衰竭,甚至急性肾小管坏死。Wilkinson 用 LLT 测定 19 例功能性肾功能衰竭者的血浆内毒素,其中 15 例ⅡT 阳性,而 6 例急性肾小管坏死者的 LLT 均为阳性。他还在一组暴发性肝功能衰竭病例中发现肾小球滤过率<25 mL/min 者均有 ETM,而>40 mL/min 者均无 ETM。

肝病时 ETM 对肾脏的作用可能是:①使肾血管强烈收缩,致肾内血流动力学发生改变,形成皮髓分流,肾脏缺血。但并不引起肾实质性的损害,一旦病因去除,肾功能可逆转。②使机体发生 Schwartzman 反应,造成肾小球和肾周围毛细血管内纤维蛋白沉淀和血管栓塞。严重时可导致肾小管急性坏死,甚至肾皮质坏死。尚有报道称内毒素可激活肾素—血管紧张素系统,提高肾血管对儿茶酚胺的敏感性。ETM 所致的功能性肾功能衰竭和急性肾小管坏死是肝硬化死亡的主要原因之一。有人统计死于肝性昏迷的患者中 73%～84% 存在肾功能衰竭。

(七)肝内胆汁郁积

内毒素通过一些炎性介质的产生降低肝细胞膜外侧钠依赖性牛黄胆酸盐协同转移(sodium-dependent taurocholate cotransporter,Ntcp)蛋白的表达(约达 90%)和钠-钾 ATP 酶的活性(约 50%),引起肝内胆汁郁积性黄疸。

(八)肝性脑病

在肠道屏障功能障碍情况下,肝硬化肝昏迷与肠道菌群及其产物如氨和内毒素导致的炎症有关。在高血氨情况下,内毒素引起的炎症可强化神经炎症、脑水肿和最终的神经元功能障碍。Bajaj 等用系统生物学方法将肠道菌群、认知与炎症进行关联研究后发现,与对照组比较,肝硬化粪便菌群肠杆菌科细菌、*Alcaligeneceae* 及梭杆菌显著增加,而 *Ruminococcaceae* 和 *Lachnospiraceae* 明显降低。相比不伴 HE 的肝硬化,伴 HE 的肝硬化的韦荣氏菌(更高),认知、内毒素血症和炎症介质(IL-6,TNF-α,IL-2,and IL-13)改变更明显。在肝硬化,*Alcaligeneceae* 和 *Porphyromonadaceae* 与认知损伤呈正相关。*Fusobacteriaceae*、*Veillonellaceae* 和 *Enterobacteriaceae* 与炎症正相关,与 *Ruminococcaceae* 负相关。

肝硬化患者认知—磁共振弥散张力成像(diffusion tensor imaging,DTI)与肠道菌群连锁分析发现,HE 患者有更严重的认知障碍、系统炎症、微生态失衡和高血氨。肠道原籍菌与磁共振波普及高血氨相关的星形细胞改变负相关,与肠杆菌科细菌呈正相关。*Porphyromonadaceae* 只与 DTI 上的神经元改变有关,与血氨不关联。研究认为,肠道特异菌群与肝硬化相关脑功能异常的神经元和星形细胞改变有关。

Kang 等采用 CCL4 制作无菌(germ-free,GF)及普通(conventional)C57BL/6 小鼠肝硬化模型。GF 肝硬化小鼠出现高血氨,但无全身性及神经炎症。普通肝硬化有肠道菌群失衡及全身性炎症,并与血氨升高相关。这和神经炎症及神经胶质与小胶质细胞活化有关。相关网络分析表明,全身/神经炎症、肠道菌群、氨之间有关联。特异有益原籍菌与脑和全身炎症,氨、葡萄球菌科、乳杆菌科及链球菌科呈负相关,肠杆菌科与炎症性细胞因子呈正相关。研究认为,肝硬化小鼠肠道菌群变化驱动了神经炎症及全身炎症反应。

五、肝病内毒素血症治疗

肠肝轴在肝病内毒素血症发生中占有重要地位,因此,肠肝轴是预防治疗肝病内毒素血症的重要靶位。

(一)选择性肠道脱污染

该疗法起源于欧洲,其理论依据是肠道微生物定植抗力学说。即用窄谱抗生素去除肠道 GNB 及真菌,尽可能保护肠道专性厌氧菌,减少肠道 GNB 过度繁殖,降低肠道内毒素水平,减少细菌易位,减少感染的发生率及内毒素血症的发生率。Wu 等用庆大霉素治疗大鼠 NAFLD 相关的 SIBO,发现可以降低肝酶及 TNF-α 水平。但诺氟沙星治疗 NAFLD 患者两周,没有发现可以降低肝酶及抗内毒素核心抗体水平。SBP 是肝硬化最常见的并发症,其病因主要为来自肠道的革兰阴性细菌,肝硬化并发 SBP 的发生率达 60%～70%,病死率达 30%,因此,对肝硬化患者用选择性肠道脱污染预防 SBP 是有临床意义的。短期口服诺氟沙星选择性肠道脱污染可显著降低肝硬化患者的感染率,长期应用喹诺酮选择性肠道脱污染则可显著降低 1 年内 SBP 复发率(20% vs 68%),对由 GNB 引起的 SBP 则从 60% 降至 3%。诺氟沙星选择性肠道脱污染可降低腹水蛋白量较低的肝硬化患者第一次 SBP 的发生率。同样,选择性肠道脱污染也可以缓解肝硬化患者的 HCS。选择性肠道脱污染还可以预防曲张血管再出血、肝肾综合征及死亡。虽然选择性肠道脱污染可有效预防肝硬化患者细菌感染,缓解 HCS,但长期应用则可引起多重耐药菌的感染,后果更严重。这些耐药菌包括耐甲氧西林金黄色葡萄球菌(MRSA)、耐万古霉素肠球菌(VRE)、产超广谱 B 内酰胺酶(ESBL)—肠杆菌。住院肝硬化患者出现了 *Clostridium. difficile* 感染,并有上升趋势。因此寻找非抗生素方法减少 BT、预防感染及其他并发症显得极为重要。

利福昔明(rifaximin)是非吸收性广谱抗生素,可减少小肠细菌量、减少细菌易位,降低肝硬化感染发生率,甚至可以降低 SBP 风险率达 72%;同时还降低肝肾综合征及血管曲张出血并发症的发生率。杀灭肠道产尿素酶的细菌,减少氨的产生,预防治疗肝性脑病。近来有研究提示,利福昔明可以削弱肠道细菌易位的功能。利福昔明几乎不进入血液系统,因此不易引起耐药。

（二）微生态调节剂的应用

目前,微生态调节剂主要包括活菌制剂及促活菌生长制剂。活菌制剂又称医学益生菌(medical probiotics),应用于临床的活菌制剂较多,国内外不下 200 种,主要为对人体起有益作用的优势种群制剂(主要为双歧杆菌和乳酸杆菌等)。促活菌生长制剂包括:①耗氧量大且具有较强定植抗力能力的微生物制剂—需氧芽孢杆菌制剂。其原理在于生物夺氧,消耗肠道内的氧,造就一种利于专性厌氧菌容易生长的环境。②优势种群生长的促进物质,包括寡糖类物质,如乳果糖、果寡糖、菊糖、海藻糖、壳聚糖等等。中药类促进物质尚有待进一步深入开发。活菌与促活菌生长的物质合并使用,称为合生元。此外,还有死菌及活菌的代谢产物。目前,国外将以上制剂及其他可维护肠道屏障功能,包括促进肠上皮细胞生长、促进肠黏液产生的物质等称为生态免疫营养剂(ecoimmunonutrient)。有研究表明,补充微生态制剂可以增强肝病患者外周血中性粒细胞的吞噬功能。

荟萃分析表明,益生菌治疗能降低 NAFLD 患者肝酶、总胆固醇、TNF-α 及胰岛素抵抗。这表明微生态疗法是 NAFLD 治疗新的方法。

乳酸杆菌(*L. acidophilus* 等)制剂并不能减少四氯化碳诱导的大鼠肝硬化 BT 的发生率及腹水感染率。但临床研究发现,植物乳酸杆菌(*L. plantarum* 299)活菌制剂合用益生元(prebiotic)可显著降低肝移植患者术后感染的发生率(13%),而选择性肠道脱污染组患者的术后感染发生率为 48%。新近的随机前瞻性双盲临床研究更表明,术前服用合生元(synbiotic)不但可显著降低肝移植患者术后感染的发生率,还可降低感染的严重程度及抗生素的使用时间。但目前没有应用此类合生元治疗肝硬化患者的临床研究报告。含 4 种益生菌(*Pediacoccus pentoseceus*, *Leuconostoc mesenteroides*, *Lactobacillus paracasei*, *Lactobacillus plantarum* 2592)及 4 种益生元(beta glucan, inulin, pectin, resistant starch)的复合合生元制剂可以改善肝硬化肠道菌群,降低内毒素血症,能改善 50% 的亚临床型肝性脑病,显示出良好的临床效果。我们曾用丽珠肠乐对照治疗 60 例慢性肝炎患者,经过一个月的治疗,其血内毒素水平显著下降,从(78.3±37.4)ng/L 下降到(29.5±18.7)ng/L(P<0.01),临床症状明显改善,病程缩短,生活质量有较大的提高。同样采样益生元制剂(拉克替醇)可以显著调节肠道菌群,增加双歧杆菌及乳酸杆菌数量,减少肠道腐败菌,有效降低慢性肝炎患者内毒素血症。

但临床也有应用微生态制剂阴性结果的报道,此可能与益生菌的种类、数量及是否合用益生元等有关。此也表明,不同区域国家的肝硬化患者,需要采用宏基因分析技术调查其菌群的特点,开发出新颖的有针对性的微生态制剂配方,以达到良好的效果。

（三）胆汁酸

胆汁杀菌、抑制肠道细菌的过度生长,保持肠道屏障功能。肠道缺乏胆汁可促进 BT。肝硬化患者胆汁酸分泌减少。近来有研究表明,服用结合型胆盐可降低肝硬化大鼠回肠内细菌至正常水平,还可减少 BT,降低内毒素血症。

（四）人工肝支持系统中的血浆置换与内毒素清除

血浆置换是人工肝治疗重型肝炎的重要组成部分,其疗效已得到公认。血浆置换应用于重型肝炎治疗,使重型肝炎的存活率有明显提高,这可能与重型肝炎患者血液循环中的病理性物质包括内毒素得到有效清除有关。

人体循环血液量为体重的 $7\% \sim 8\%$,50 kg 体重患者的血液量为 4200～4800 mL。李兰娟等报道用血浆置换治疗重型肝炎,置换量从原来的 1000 mL 提高到 3500～4000 mL,即一次治疗将患者体内带有内毒素、胆红素等有毒物质的 3500～4000 mL 血浆丢弃,直接清除了内毒素等有毒物质,而补充替代的则是正常人的新鲜血浆,故使重型肝炎患者血内毒素明显降低至正常范围。88 例重型病毒性肝炎患者进行血浆交换＋血液活性炭灌流的临床研究发现,血浆内毒素从治疗前的 (54 ± 11.76) ng/L 下降到治疗后的 (35.22 ± 5.80) ng/L $(P < 0.005)$。血浆置换联合血浆活性炭灌注在清除内毒素方面较单用血浆转换更胜一筹。

国外 Nagaki 等用血浆置换方法治疗 8 例重型肝炎患者(5 例为急性重刑肝炎,2 例为慢性重型肝炎,1 例为手术后肝衰竭)及 8 例重度急性肝炎,分别在治疗前、血浆置换治疗(一次)后取血液标本测定内毒素,急性肝衰竭组内毒素从 12.0 pg/mL(3.0～56.1 pg/mL)下降至 6.9 pg/mL(4.0～72 pg/mL)$(P < 0.01)$,也认为血浆置换能有效清除重型肝炎患者循环中的内毒素。

【思考题】

1. 简述肝病内毒素血症发生机理。
2. 简述肝病内毒素血症临床表现。
3. 简述肝病内素素血症的防治。

参考文献

[1] Bagatelle LM, Broitman SA, Fattori L, et al. Endotoxemia, encephalopathy, and mortality in cirrhotic patients. Am J Gastroenterol, 1987, 82(1):11-15.

[2] Lee FY, Lee SD, Tsai YT, et al. Endotoxemia in patients with chronic liver diseases: relationship to severity of liver diseases, presence of esophageal varices, and hyperdynamic circulation. J Hepatol, 1995, 22(2):165-172.

[3] Pang J, Xu W, Zhang X, et al. Significant positive association of endotoxemia with histological severity in 237 patients with non-alcoholic fatty liver disease. Aliment Pharmacol Ther, 2017, 46(2):175-182.

[4] Trebicka J, Krag A, Gansweid S, et al. Endotoxin and tumor necrosis factor-receptor levels in portal and hepatic vein of patients with alcoholic liver cirrhosis receiving elective transjugular intrahepatic portosystemic shunt. Eur J Gastroenterol Hepatol, 2011, 23(12):1218-1225.

[5] 李兰娟. 内毒素与肝病. // 厉有名主编: 内科学新进展, 2009.

[6] 李兰娟. 四种检测内毒素方法的比较. 浙江医科大学学报, 1992, (6):274-276.

[7] Li LJ, Wu ZW, Ma WH, et al. Changes in intestinal microflora in patients with chronic severe hepatitis. Chin Med J, 2001, 114(12):869-872.

[8] 李兰娟, 吴仲文. 重视肠道微生态变化在慢性肝病中作用的研究. 中国微生态学杂志, 2002, (14):63-64.

[9] 李兰娟. 肝功能衰竭并发感染与肠道细菌易位. 中国微生态学杂志, 2001, 13(2):76-79.

[10] 吴仲文, 李兰娟, 马伟杭, 等. 慢性重型肝炎患者肠道定植抗力变化的研究. 中华肝脏病杂志, 2001, 9(12):329-330.

[11] Fukui H, Brauner B, Bode JC, et al. Plasma endotoxin concentrations in patients with alcoholic and non-alcoholic liver disease: reevaluation with an improved chromogenic assay. J Hepatol, 1991, 12 (2): 162-169.

[12] Lin RS, Lee FY, Lee SD, et al. Endotoxemia in patients with chronic liver diseases: relationship to severity of liver diseases, presence of esophageal varices, and hyperdynamic circulation. J Hepatol, 1995, 22(2): 165-72.

[13] Agiasotelli D, Alexopoulou A, Vasilieva L, et al. High serum lipopolysaccharide binding protein is associated with increased mortality in patients with decompensated cirrhosis. Liver Int, 2017, 37(4): 576-582.

[14] Fukui H, Matsumoto M, Tsujita S, et al. Plasma endotoxin concentration and endotoxin binding capacity of plasma acute phase proteins in cirrhotics with variceal bleeding: an analysis by new methods. J Gastroenterol Hepatol, 1994, 9(6): 582-586.

[15] Benten D1, Schulze zur Wiesch J, et al. The transhepatic endotoxin gradient is present despite liver cirrhosis and is attenuated after transjugular portosystemic shunt (TIPS) BMC Gastroenterol, 2011, 11: 107.

[16] Chen Y, Yang F, Lu H, et al. Characterization of fecal microbial communities in patients with liver cirrhosis. Hepatology, 2011, 54(2): 562-572.

[17] Qin N, Yang F, Li A, et al. Alterations of the human gut microbiome in liver cirrhosis. Nature, 2014, 513(7516): 59-64.

[18] Xu M, Wang B, Fu Y, et al. Changes of fecal Bifidobacterium species in adult patients with hepatitis B virus-induced chronic liver disease. Microb Ecol, 2012, 63(2): 304-313.

[19] Chen Y, Ji F, Guo J, et al. Dysbiosis of small intestinal microbiota in liver cirrhosis and its association with etiology. Sci Rep, 2016, 6: 34055.

[20] Bajaj JS, Betrapally NS, Hylemon PB, et al. Salivary microbiota reflects changes in gut microbiota in cirrhosis with hepatic encephalopathy. Hepatology, 2015, 62(4): 1260-1271.

[21] Bajaj JS, Heuman DM, Hylemon PB, et al. Altered profile of human gut microbiome is associated with cirrhosis and its complications. Hepatol, 2014, 60(5): 940-947.

[22] Li LJ, Wu ZW, Xiao DS, et al. Changes of gut flora and endotoxin in rats with D-galactosamine-induced acute liver failure. World Gastroenterol, 2004, 10(14): 2087-2090.

[23] Chen Y, Guo J, Qian G, et al. Gut dysbiosis in acute-on-chronic liver failure and its predictive value for mortality. Gastroenterol Hepatology, 2015, 30(9): 1429-1437.

[24] Seki E, De Minicis S, Osterreicher CH, et al. TLR4 enhances TGF-beta signaling and hepatic fibrosis. Nat Med, 2007, 13(11): 1324-1332.

[25] Fernández J, Acevedo J, Castro M, et al. Prevalence and risk factors of infections by multiresistant bacteria in cirrhosis: A prospective study. Hepatology, 2012, 55(5): 1551-1561.

[26] Jalan R, Fernandez J, Wiest R, et al. Bacterial infections in cirrhosis: a position statement based on the EASL Special Conference 2013. J Hepatol, 2014, 60(6): 1310-1324.

[27] Arvaniti V, D'Amico G, Fede G, et al. Infections in patients with cirrhosis increase mortality four-fold and should be used in determining prognosis. Gastroenterology, 2010, 139(4): 1246-1256.

[28] Cheong HS, Kang CI, Lee JA, et al. Clinical significance and outcome of nosocomial acquisition of spontaneous bacterial peritonitis in patients with liver cirrhosis. Clin Infect Dis, 2009, 48 (9): 1230-1236.

[29] Shi L, Wul D, Wei L. Nosocomial and community acquired spontaneous bacterial peritonitis in patients

with liver cirrhosis in China: Comparative microbiology and therapeutic implications. Sci Rep, 2017, 7:46025.

[30] Dirchwolf M, Podhorzer A, Marino M, et al. Immune dysfunction in cirrhosis: Distinct cytokines phenotypes according to cirrhosis severity. Cytokine, 2016, 77:14-25.

[31] Falguera M, Trujillano J, Caro S, et al. A prediction rule for estimating the risk of bacteremia in patients with community-acquired pneumonia. Clinical Infectious Diseases, 2009, 49(3):409-416.

[32] Wiest R, Lawson M, Geuking M. Pathological bacterial translocation in liver cirrhosis. J Hepatol, 2014, 60(1):197-209.

[33] Bert F, Johnson JR, Ouattara B, et al. Genetic diversity and virulence profiles of Escherichia coli isolates causing spontaneous bacterial peritonitis and bacteremia in patients with cirrhosis. J Clin Microbiol, 2010, 48(8):2709-2714.

[34] Ljungdahl M, Lundholm M, Katouli M, et al. Bacterial translocation in experimental shock is dependent on the strains in the intestinal flora. Scand J Gastroenterol, 2000, 35(4):389-397.

[35] Lario M, Muñoz L, Ubeda M, et al. Defective thymopoiesis and poor peripheral homeostatic replenishment of T-helper cells cause T-cell lymphopenia in cirrhosis. J Hepatol, 2013, 59(4):723-730.

[36] Gao B, Jeong WI, Tian Z. Liver: An organ with predominant innate immunity. Hepatology, 2008, 47 (2):729-736.

[37] Jalan R, Gines P, Olson JC, et al. Acute-on chronic liver failure. J Hepatol, 2012, 57(6):1336-1348.

[38] Bhimani EK, Serracino-Inglott F, Sarela AI, Hepatic and mesenteric nitric oxide synthase expression in a rat model of CCl(4)-induced cirrhosis. J Surg Res, 2003, 113(1):172-178.

[39] Miller AM, Masrorpour M, Klaus C, et al. LPS exacerbates endothelin-1 induced activation of cytosolic phospholipase A2 and thromboxane A2 production from Kupffer cells of the prefibrotic rat liver. J Hepatol, 2007, 46(2):276-285.

[40] Steib CJ, Hartmann AC, Hesler C, et al. Intraperitoneal LPS amplifies portal hypertension in rat liver fibrosis. Lab Invest, 2010, 90:1024-1032.

[41] Zhu Q, Zou L, Jagavelu K, et al. Intestinal decontamination inhibits TLR4 dependent fibronectin-mediated crosstalk between stellate cells and endothelial cells in liver fibrosis in mice. J Hepatol, 2012, 56:893-899.

[42] Shawcross DL, Sharifi Y, Canavan JB. Infection and systemic inflammation, not ammonia, are associated with Grade 3/4 hepatic encephalopathy, but not mortality in cirrhosis. J Hepatol, 2011, 54:640-649.

[43] Bajaj JS, Heuman DM, Hylemon PB, et al. Altered profile of human gut microbiome is associated with cirrhosis and its complications. Hepatol, 2014, 60:940-947.

[44] Bajaj JS, Ridlon JM, Hylemon PB, et al. Linkage of gut microbiome with cognition in hepatic encephalopathy. Am J Physiol Gastrointest Liver Physiol, 2012, 302:G168-G175.

[45] Ahluwalia V, Betrapally NS, Hylemon PB, et al. Impaired gut-liver-brain axis in patients with cirrhosis. Sci Rep, 2016, 6:26800.

[46] Kang DJ, Betrapally NS, Ghosh SA. Gut microbiota drive the development of neuroinflammatory response in cirrhosis in mice. Hepatology, 2016, 64(4):1232-1248.

[47] Fernández J, Tandon P, Mensa J, et al. Antibiotic prophylaxis in cirrhosis: Good and bad. Hepatology, 2016, 63(6):2019-2031.

[48] Bajaj JS, Ananthakrishnan AN, Hafeezullah M, et al. Clostridium difficile is associated with poor outcomes in patients with cirrhosis: A national and tertiary center perspective. Am J Gastroenterol, 2009, 105(1):106-113.

[49] Lutz P,Parcina M,Bekeredjian-Ding I,et al. Impact of rifaximin on the frequency and characteristics of spontaneous bacterial peritonitis in patients with liver cirrhosis and ascites. PLoS One,2014,9 (4):e93909.

[50] Bajaj JS,Heuman DM,Sanyal AJ,et al. Modulation of the metabiome by rifaximin in patients with cirrhosis and minimal hepatic encephalopathy. PLoS One,2013,8(4):e60042.

[51] Liu Q,Duan ZP,Ha DK,et al. Synbiotic modulation of gut flora:effect on minimal hepatic encephalopathy in patients with cirrhosis. Hepatology,2004,39(5):1441-1449.

（李兰娟　吴仲文）

第二节　多重耐药菌感染近况及抗菌药物治疗的选择

摘要　随着临床上应用的抗菌药物日益增多,耐药性问题已引起全球关注。目前临床关注的主要耐药菌有以下六大类:①MRSA;②PRSP;③VRE;④产 ESBLs 和/或 AmpC 酶的肠杆菌科细菌;⑤CRE;⑥碳青霉烯类耐药非发酵菌。革兰阳性菌目前多为 MDR,抗菌药物选择尚多,而革兰阴性菌有 MDR、XDR 甚至是 PDR,临床抗菌药物选择较为困难。

Abstract　With the increasing use of antibiotics clinically,the bacterial resistance has attracted worldwide attention. At present,the main resistant bacteria were concerned the following six categories:①MRSA;②PRSP; ③VRE;④ESBLs-producing and/or AmpC enzyme-producing *Enterobacteriaceae*;⑤CRE;and ⑥carbapenem-resistant non-fermentative bacteria. Gram-positive bacteria were present for multidrug-resistant（MDR）, while Gram-negative bacteria are MDR,XDR and even PDR.

2014 年《柳叶刀传染病杂志》报道 2000—2010 年全球抗菌药物应用情况,其中"金砖五国"(巴西、俄罗斯、印度、中国和南非)10 年间抗菌药物消费份额占全球 76%,而中国在 2010 年抗菌药物消耗量排名中位居第二。抗菌药物的大量使用甚至是滥用,导致临床多重耐药(multidrug-resistant,MDR)细菌、广泛耐药(extensively drug resistant,XDR)细菌,甚至全耐药(pandrug-resistant,PDR)细菌比例逐年增高,给临床抗感染治疗带来巨大的挑战。基于至 2014 年的数据进行预测,至 2050 年,全球由于抗菌药物耐药细菌感染而造成的死亡可达到每年 1000 万以上,其中亚洲就有 473 万。为此,2016 年在中国杭州召开的 G20 峰会公报阐述了将会对世界经济产生深远影响的五项潜在因素,其中一项就是抗菌药物的耐药性。

2012 年欧美关于 MDR、XDR 及 PDR 定义的共识中指出,MDR 是指对在抗菌谱范围内的 3 类或 3 类以上抗菌药物不敏感(包括耐药和中介,且在推荐进行药敏测定的每类抗菌药物中,至少 1 种不敏感,即认为此类抗菌药物耐药);XDR 是指除 1～2 类抗菌药物(主要指多黏菌素和替加环素)外,几乎对所有类别抗菌药物不敏感;PDR 是指对目前临床应用的所有类别抗菌药物中的所有品种均不敏感。国内外专家多参照此共识对耐药菌进行分类。

目前在中国,耐药革兰阳性菌常见为 MDR 细菌,如甲氧西林耐药金黄色葡萄球菌(methicillin-resistant *Staphylococcus aureus*,MRSA)、青霉素耐药肺炎链球菌(penicillin-resistant *Streptococcus pneumoniae*,PRSP)和万古霉素耐药肠球菌(vancomycin-resistant *Enterococcus*,VRE),尚无 XDR 和 PDR 细菌。而革兰阴性菌的耐药现状要严峻得多,常见 MDR 细菌为产超广谱 β-内酰胺酶(extended-spectrum β-lactamases,ESBLs)和产 AmpC 酶

的肠杆菌科细菌;XDR 细菌多见于碳青霉烯耐药肠杆菌科细菌(carbapenem-resistant *Enterobacteriacea*,CRE)和碳青霉烯耐药的非发酵菌(如鲍曼不动杆菌和铜绿假单胞菌),往往仅替加环素和多黏菌素类有效(铜绿假单胞菌对替加环素天然耐药);随着这两种药物的使用,国内外也逐渐出现了对其耐药的 PDR 细菌,所引起的感染导致临床陷入无药可选的困境。

一、耐药革兰阳性菌

(一)MRSA

具有 *mec*A 基因或者苯唑西林 MIC≥2 μg/mL[美国临床和实验室标准协会(Clinical and Laboratory Standards Institute,CLSI)筛选标准已修订为对头孢西丁耐药]的金黄色葡萄球菌菌株,被定义为 MRSA,MRSA 对 β-内酰胺类抗菌药物基本耐药。自 1961 年首次发现 MRSA 以来,MRSA 已成为医院和社区相关感染的重要病原体,多重耐药现象日益严重。且万古霉素低水平耐药的金黄色葡萄球菌,包括万古霉素中介金黄色葡萄球菌(vancomycin-intermediate *Staphylococcus aureus*,VISA)和异质性万古霉素中介金黄色葡萄球菌(heterogeneous vancomycin-intermediate *Staphylococcus aureus*,h-VISA),也在多个国家和地区广泛流行,国外部分地区已出现万古霉素耐药金黄色葡萄球菌(vancomycin-resistant *Staphylococcus aureus*,VRSA)。我国已有 VISA、h-VISA 的报道,尚未发现 VRSA 的报道。

全球 MRSA 的流行病学数据并不相同,美国每年因 MRSA 感染导致死亡的患者数相当于艾滋病、结核病和病毒性肝炎的总和。中国 CHINET 数据提示近年来 MRSA 的比例有所下降,从 2005 年的 69.0%降至 2016 年的 38.4%。但这些数据大多来源于医院感染。在医疗机构相关性 MRSA(healthcare-associated MRSA,HA-MRSA)比例逐步下降的同时,社区相关性 MRSA(community-associated MRSA,CA-MRSA)的比例逐年升高。目前国内尚缺乏大范围的 CA-MRSA 流行病学调查数据,部分病例报道及队列研究均提示 CA-MRSA 的比例低于 HA-MRSA。

CA-MRSA 更易引起年轻人、没有基础疾病者的人群感染。美国 CDC 最早对 CA-MRSA 感染定义为门诊或住院 48 h 内检测出 MRSA,患者此前无 MRSA 感染或定植史,无留置导管或其他经皮医用装置,1 年内无住院、手术、透析及护理史。2007 年 Millar 等提出补充定义:患者在社区感染 MRSA,无 MRSA 感染的危险因素;毒力更强,常引起脓肿、蜂窝织炎、疖痈、严重 SSTI、脓毒性休克和坏死性肺炎;SCC*mec* 分型多为 Ⅳ 或 Ⅴ 型;通常对 β-内酰胺类抗菌药物耐药,但对其他种类(如喹诺酮类、氨基糖苷类)抗菌药物敏感。2011 年更新的中国《耐甲氧西林金黄色葡萄球菌感染防治专家共识》提出,由于患者和病原菌在医院与社区之间的不断流动,CA-MRSA 可由患者带入医院并可以导致医院感染暴发,HA-MRSA 也可以由 MRSA 感染或定植的患者带到社区并引起传播,仅依据临床和流行病学来区分两者是困难的,MRSA 遗传类型和表型检测有助于二者的鉴别(见表 9-2)。

表 9-2 HA-MRSA 与 CA-MRSA 的主要特点

	HA-MRSA	CA-MRSA
感染人群	住院患者,老年、体弱、慢性病或危重患者	门诊患者,多为学生、运动员、军人等健康年轻人
感染部位	无明显感染灶的菌血症,外科感染或侵入性导管相关感染、呼吸机相关肺炎	蜂窝织炎、皮肤脓肿,也有坏死性社区获得性肺炎、骨关节感染
传播途径	医疗机构内,居家接触很少传播	社区获得性,可以在家庭或运动队内传播
既往病史	MRSA 感染或定植史,近期外科手术、住院、使用抗菌药物及血液透析史,留置导管	无病史及接触医疗机构
毒力	在社区的传播能力有限,通常没有 PVL 基因	容易发生社区传播,常有 PVL 基因,引起坏死性皮肤或肺部感染。PVL 近年来争议大。一般认为 CA-MRSA 毒力高与其固有基因组毒力基因高表达关系更密切
耐药基因	SCCmec Ⅰ、Ⅱ、Ⅲ	SCCmec Ⅳ、Ⅴ
药敏	多重耐药	对多种非 β-内酰胺类抗菌药物敏感

　　常用 MRSA 治疗药物有万古霉素、替考拉宁、利奈唑胺、达托霉素,国外还有特拉万星、奎奴普丁/达福普汀,体外药敏常表现敏感的还有替加环素、夫西地酸、利福平、复方磺胺甲噁唑等,应根据感染部位、病情轻重以及药物的 PK/PD 进行具体选择,详见表 9-3。克林霉素在国外常被推荐用于 CA-MRSA 的治疗,但国内克林霉素的耐药性高于国外。

表 9-3 MRSA 感染抗菌药物的选择

药 物	适应证	注 释
万古霉素	菌血症及感染性心内膜炎;严重皮肤软组织感染;骨关节感染;肺炎;中枢感染	与氨基糖苷类药物应用导致肾毒性;严重感染需监测血药浓度;口服不吸收
替考拉宁	严重软组织感染;菌血症(需给 3 次负荷剂量)	根据肾功能调整剂量;严重感染时需监测血药浓度;高蛋白结合,口服不吸收
利奈唑胺	肺炎;严重软组织感染;骨关节感染;中枢感染;菌血症	5%～10%出现骨髓抑制;有口服制剂可序贯治疗
达托霉素	菌血症及感染性心内膜炎;皮肤软组织感染;骨关节感染	被肺泡表面活性物质灭活,不能用于呼吸道感染;需监测肌酸磷酸激酶;肾功能严重损伤时要调整剂量
克林霉素	皮肤软组织感染;骨关节感染	易引起艰难梭菌性抗生素相关性腹泻;对大环内酯类耐药株有效,但有发生耐药的风险
复方新诺明	皮肤软组织感染;骨关节感染	
夫西地酸	皮肤软组织感染;定植菌的去除;骨感染的辅助治疗	不建议单用,除非局部应用;经肝脏代谢,静脉用药时可能出现黄疸;高蛋白结合率
莫匹罗星	皮肤脓疱病	高度耐药是个难题

续表

药　物	适应证	注　释
奎奴普丁/达福普汀	备选药物；VISA；VRSA	流感样症状及关节疼痛；血小板减少；经 P450 代谢药物的相互作用；需经中心静脉通路给药；没有口服制剂
利福平	骨和关节感染；皮肤软组织感染；人工假体感染的辅助治疗	可透过生物膜发挥抗菌活性；需监测肝功能变化；不能单用，易产生耐药
四环素类	皮肤软组织感染；尿路感染；定植菌的根治	
替加环素	皮肤软组织感染	因其对 XDR 革兰阴性菌有作用，所以并不常规用于 MRSA 治疗
特拉万星	皮肤软组织感染	肾毒性较万古霉素更为常见

（二）PRSP

20 世界 70 年代之前，肺炎链球菌对多数抗菌药物敏感性均很高。1977 年南非首次报道对青霉素和氯霉素耐药的肺炎链球菌，此后全球陆续发现 PRSP 对其他 β-内酰胺类、大环内酯类、四环素类、氟喹诺酮类、复方磺胺甲噁唑等抗菌药物的耐药性逐步提高，肺炎链球菌对几类临床相关抗菌药物的耐药性已从罕见情况演变成了全球性的卫生问题。

PRSP 产生的机制主要是青霉素结合蛋白（penicillin binding proteins，PBPs）的改变，导致细菌与 β-内酰胺类抗菌药物亲和力下降。PBP2x 单一位点变异介导低水平青霉素、头孢菌素耐药，而多位点变异介导高水平青霉素、头孢菌素耐药。需要注意的是肺炎链球菌在脑膜炎和非脑膜炎中对青霉素 G 的药敏折点是不同的，见表 9-4。

表 9-4　肺炎链球菌对青霉素 G 的药敏折点

	敏感	中介	耐药
脑膜炎	≤0.06 $\mu g/mL$	—	≥0.12 $\mu g/mL$
非脑膜炎	≤2 $\mu g/mL$	4 $\mu g/mL$	≥8 $\mu g/mL$

一项评估亚洲 21 个国家 1993—2013 年 20 年间肺炎链球菌耐药性变迁的研究显示，PRSP 是引起许多亚洲国家儿童健康问题的重要原因。不同地区 PRSP 发病率有着显著性差异，但在许多国家呈上升趋势。如尼泊尔，青霉素不敏感肺炎链球菌（penicillin-nonsusceptible *Streptococcus pneumoniae*，PNSP）的比例由 2000—2001 年的 4% 升高到 2009—2010 年的 97.7%；中国台湾地区 PNSP 由 1995 年的 39.7% 升高到之后均＞50%；中国香港地区 PNSP 从 1993—1995 年的 28.9% 升高到 2007 年的 58%。也有的国家相对持平，如泰国 PNSP 比例大多在 42%～75.5%；黎巴嫩 PNSP 比例多在 50%～69.9%。中国 PRSP 的比例在成人和儿童中相差较大，其中成人 PRSP 比例并不高，CHINET 十余年的数据提示，成人肺链球菌感染中 PRSP 的比例均＜5%。

肺炎链球菌可以引起非侵袭性感染，如扁桃体炎、中耳炎、鼻窦炎、非血行性肺炎等，也可引起侵袭性感染，如脑膜炎、败血症、血行性肺炎、心包炎、心内膜炎、脓胸、腹膜炎、化脓性骨关节炎等。PRSP 感染的危险因素常见有抗菌药物暴露，曾进入日托所或公共机构如疗养院、长期护理机构或者流浪者收容所,近期有呼吸道感染。<2 岁婴幼儿、>65 岁中老年以及免疫力低下的患者往往有更高的发病率和死亡率。

对于 PRSP 感染可选择呼吸喹诺酮类药物、万古霉素、利奈唑胺、达托霉素(不能用于肺部感染)、头孢洛林等抗菌药物进行治疗。

(三)VRE

万古霉素通过与肠球菌细胞壁前体末端的 D-丙氨酰-D-丙氨酸(D-alanyl-D-alanine,D-Ala-D-Ala)结合来抑制肠球菌细胞壁合成,当 D-Ala-D-Ala 被 D-丙氨酰-D-乳酸末端取代时,会导致细菌与万古霉素结合的亲和力显著降低,从而导致肠球菌对万古霉素耐药。2006 年 CLSI 规定肠球菌万古霉素的 MIC≥32 μg/mL 即被定义为 VRE。

20 世纪 80 年代,欧洲首次报道了 VRE 的定植和感染,此后 VRE 在欧美国家流行。2008 年,美国国家医疗保健安全网(National Healthcare Safety Network,NHSN)数据表明,在 2006 和 2007 年引起医疗保健相关性感染的肠球菌中,VRE 已增加到 33%。在中国,肠球菌中 VRE 比例并不高,CHINET 十余年的数据提示 VRE 比例均低于 5%。绝大多数的 VRE 分离株是屎肠球菌,少部分为粪肠球菌。2016 年 CHINET 监测并收集中国 11875 株肠球菌,仅 144 株为 VRE,屎肠球菌 123 株,粪肠球菌 21 株。VRE 至少有 6 种表型,即 VanA、VanB、VanC、VanD、VanE 和 VanG。VanA 特点是对万古霉素和替考拉宁都耐药;而 VanB 则只对万古霉素耐药,对替考拉宁敏感;VanC 对万古霉素呈现低水平的固有耐药,多见于鹑鸡肠球菌和铅黄肠球菌;我国的 VRE 以 VanA 表型居多。

VRE 感染和定植的危险因素包括既往抗菌药物治疗(尤其是三代头孢菌素、万古霉素静脉和口服的增多)、患者特征、定植压力、暴露于受污染的表面和居住在长期护理机构。VRE 是医院感染常见病原体。肠球菌(特别是粪肠球菌)是引起心内膜炎的常见病因(5%~15% 的社区获得性心内膜炎和多达 30% 的医院获得性心内膜炎),VRE 还可引起院内泌尿系统感染、肝胆系统感染,尤其是存在梗阻的情况下。此外,肠球菌所致的重要感染包括伤口感染、菌血症、脑膜炎等多个系统感染。

针对 VRE 感染的最佳治疗方法尚不明确。利奈唑胺、达托霉素和替加环素对 VRE 均有抗菌活性,而奎奴普丁/达福普汀仅有抗屎肠球菌活性,而无抗粪肠球菌活性。利奈唑胺是美国 FDA 唯一批准用于治疗 VRE 所致菌血症的药物,但利奈唑胺是抑菌剂。达托霉素是一种杀菌剂,基于其体外杀菌谱,它已成为治疗严重 VRE 感染的一种重要药物。有 meta 分析显示,利奈唑胺的生存获益优于达托霉素,但一项纳入了 644 例患者的回顾性队列研究指出,与达托霉素相比,利奈唑胺的治疗失败率显著更高,30 d 全因死亡率也更高。目前仍需要作进一步的研究。奥利万星是一种半合成的糖肽类抗菌药物,尚无试验数据支持将奥利万星用于治疗 VRE 感染,但已有成功使用该药治疗的个案报道。替加环素在体外对 VRE 有抑菌活性,但是其尚未被批准用于治疗 VRE 感染。对于不能耐受其他药物的 VRE 感染者,或者同时存在 VRE 与其他对替加环素敏感的病原体时,替加环素可能有效。有个案报道联合使用替加环素和达托霉素来治疗 VRE 感染。奎奴普丁/达福普汀在体外具有抗 VRE 活性,其抗粪肠球菌的活性较差,美国 FDA 以前曾批准将该药用于治疗耐万古霉素屎肠球菌感染,但后来又撤销了该批准。

二、耐药革兰阴性菌

(一)产 ESBLs 肠杆菌科细菌

肠杆菌科细菌是临床感染性疾病中最重要的致病菌,耐药肠杆菌科细菌最重要的耐药机制是产生超广谱 β-内酰胺酶(extended-spectrum beta-lactamases,ESBLs)。ESBLs 是由质粒介导的能水解青霉素类、氧亚氨基头孢菌素(包括第三、四代头孢菌素)及单环酰胺类氨曲南,且能被 β-内酰胺酶抑制剂所抑制的一类 β-内酰胺酶。根据基因同源性和水解底物的不同,ESBLs 可分为 TEM 型、SHV 型、CTX-M 型、OXA 型和其他型,目前全球已发现300 余种。产 ESBLs 菌株以大肠埃希菌和肺炎克雷伯菌最为常见;其他常见细菌有变形杆菌、产酸克雷伯菌等。

各个国家和地区产 ESBLs 肠杆菌科细菌的流行情况有很大的差异。日本、北欧等国家产 ESBLs 肠杆菌科细菌的发生率很低,而印度、俄罗斯等国家高达 50% 以上的克雷伯菌属细菌产 ESBLs。我国大陆地区大肠埃希菌和肺炎克雷伯菌 ESBLs 的检出率很高,CHINET 细菌耐药性监测显示,2005 至 2016 年大肠埃希菌产 ESBLs 比例波动在 40%～60%,肺炎克雷伯菌产 ESBLs 比例波动在 25%～45%,需要注意的是 CHINET 监测数据85% 来自医院感染。医院感染中 ESBLs 比例高于社区感染,但近年来社区感染大肠埃希菌中产 ESBLs 比例增高,中国社区 ESBL 流行病学调查显示,社区血流感染中大肠埃希菌产ESBLs 比例高达 51%,已接近医院感染水平。

目前 ESBLs 基因型发生了较大变化,CTX-M 型取代了 TEM、SHV 型成为拉丁美洲、加拿大、南美以及欧美许多国家的主要 ESBLs 基因型,中国 CTX-M 型占 ESBLs 所有基因型的 70% 以上。由于 CTX-M 型 ESBLs 对头孢他啶等亚氧氨基 β-内酰胺类抗菌药物的水解能力更强,使得产 ESBLs 菌株仅对碳青霉烯类、头孢哌酮/舒巴坦、哌拉西林/他唑巴坦等保持较高的敏感性。产 CTX-M 型 ESBLs 的大肠埃希菌在社区发生泌尿系感染的报道逐步增多,美国、印度、香港均有报道。2013 年美国报道的总共 523 产 ESBLs 菌株中,社区获得性的有 107 株,其中 81.5% 来自泌尿系统感染标本。

产 ESBLs 肠杆菌科细菌可引起泌尿系、肝胆系统、呼吸道、血流等多种感染,主要危险因素包括反复使用抗菌药物、留置导管(包括中心静脉或动脉置管、经皮胃或空肠造篓管、导尿管等)、存在结石或梗阻(如胆道、泌尿道)、既往曾有产 ESBLs 细菌感染、反复住院(包括护理中心)、曾入住 ICU、老年人、基础疾病(糖尿病、免疫功能低下等)、呼吸机辅助通气等。如果患者不存在上述危险因素,由肠杆菌科细菌引起的常见感染往往不需要覆盖ESBLs。2014 年中国产超广谱 β-内酰胺酶肠杆菌科细菌感染应对策略专家共识提出,针对肠杆菌科细菌感染,第一步先评估是否有产 ESBLs 的危险因素,如果没有,可选择广谱青霉素、头孢菌素、喹诺酮类药物等治疗;如果有高危因素,则第二步为评估病情危重性,重症患者首选碳青霉烯类,社区获得性感染经验治疗宜选用厄他培南,医院获得性感染通常需同时覆盖铜绿假单胞菌,选用亚胺培南、帕尼培南、美罗培南等;轻中度患者可结合当地的耐药状况或药敏结果选择 β-内酰胺/β-内酰胺酶抑制剂复合制剂如头孢哌酮/舒巴坦、哌拉西林/他唑巴坦以及头霉素类和氧头孢烯类,疗效不佳时可改为碳青霉烯类抗菌药物。磷霉素和呋喃妥因体外对产 ESBL 大肠埃希菌具有较好抗菌活性,且尿路浓度高,口服制剂可用于产 ESBLs 菌株引起尿路感染的序贯治疗。替加环素和多黏菌素类尽管体外对产 ESBLs

菌株有效,但目前这两种药物作为 XDR 革兰阴性菌的治疗选择,且易产生耐药性,因此不建议用于产 ESBLs 菌株感染的常规治疗。绝大多数产 ESBLs 细菌感染的治疗仅需单药治疗,仅少数严重感染患者尤其是存在合并非发酵菌感染危险因素的患者可联合用药。

（二）产 AmpC 酶肠杆菌科细菌

大多数肠杆菌科细菌能产 AmpC 酶,与 ESBLs 相比,AmpC 酶的优先底物是头孢菌素,因此,又被称为头孢菌素酶。根据能否被 β-内酰胺类抗菌药物诱导,以诱导酶和非诱导酶两种类型分布于不同细菌中,诱导性 AmpC 酶存在于肠杆菌属（阴沟肠杆菌、产气肠杆菌等）、枸橼酸杆菌属、普鲁威登菌属、黏质沙雷菌、摩根菌属、吲哚阳性变形杆菌等,通常情况下这种酶低水平表达,但在 β-内酰胺类抗菌药物存在时,酶的产生会大大增加;非诱导性 AmpC 酶存在于大肠埃希菌、志贺菌属、克雷伯菌属等,其表达不受 β-内酰胺类抗菌药物和其他外部因子影响。

细菌产生染色体介导的 AmpC 酶,会导致其对第三代头孢菌素、β-内酰胺/β-内酰胺酶抑制剂复合制剂、氨曲南等抗菌药物耐药。从 20 世纪 80 年代末以后,很多质粒介导的 AmpC 酶陆续被报道,平均每年发现 1～2 个新的质粒介导的 AmpC 酶,导致耐药性的广泛传播,引起了临床治疗的困难。根据同源性分析结果,将质粒介导的 AmpC 酶分成 5 个组：CMY-2 组、CMY-1 组、MIR-1/ACT-1 组、DHA-1 组、ACC-1 组。这些质粒介导的 AmpC 酶的分子大小、空间结构、等电点、生化特性包括底物谱等,均类似于染色体介导的 AmpC 酶,氨基酸序列（包括信号肽）高度同源,重要的活性位点几乎完全一致,可能都起源于染色体上的 AmpC 酶。

目前针对产 AmpC 酶菌株引起的感染可以选碳青霉烯类、第四代头孢菌素（如头孢吡肟、头孢匹罗）治疗,有文献报道喹诺酮类或替莫西林有效,但需根据各地药敏情况进行选择。

产 AmpC 酶肠杆菌科细菌常可同时产 ESBLs,此时应选择碳青霉烯类进行治疗。

（三）CRE

近几年,CRE 尤其是碳青霉烯类耐药肺炎克雷伯菌（carbepenem-resistant *Klebsiella pneumoniae*,CRKP）分离率呈明显上升趋势,其主要耐药机制是产碳青霉烯酶,以产 KPC（*Klebsiella pneumoniae* carbapenemase,KPC）型碳青霉烯酶最为常见,部分菌株也可产金属酶。

美国 CDC 监测数据表明,碳青霉烯类非敏感肠杆菌科细菌从 2001 年 1.2% 上升至 2011 年 4.2%,其中 CRKP 增加最明显(1.6% 至 10.4%)。SENTRY(2010—2013)监测数据报告 18 个欧洲国家 CRE 检出率为 2.0%(280/14286),其中波兰 17.3%、意大利 7.5%、希腊 7.4%,最常见的 CRE 为 CRKP,占 86.4%,最常见的碳青霉烯酶为 KPC-2/3(85.4%)。2007 年,魏泽庆在我国首次报道了 1 株产 KPC-2 酶肺炎克雷伯菌,随后 CRKP 在中国迅速增加。我国 2016 年 CHINET 耐药监测数据表明,肠杆菌科细菌对亚胺培南和美罗培南耐药率分别为 7% 和 7.2%,其中以肺炎克雷伯菌为最多见,对亚胺培南的耐药率从 2005 年的 3.0% 上升至 2016 年的 16.1%。

CRE 主要引起医院获得性感染,如尿路感染、败血症、肺炎、腹腔感染和中枢感染,很少引起社区感染,由于耐药率高,可选择的抗菌药物有限,临床死亡率极高。CRE 感染的危险因素包括患者病情危重、老年人、近期抗菌药物(特别是氟喹诺酮类和碳青霉烯类)的使用、入住 ICU、血液肿瘤等免疫缺陷、实质脏器或造血干细胞移植、外科手术及导管、引流管留置等。CRKP 可在肠道定植长达数月,造成医院感染播散。

目前对 CRE 有较好体外抗菌活性的抗菌药物主要为多黏菌素 B、多黏菌素 E 和替加环素。部分产 KPC 菌株对氨基糖苷类中的庆大霉素、阿米卡星等较敏感;磷霉素对产 KPC 肠杆菌科细菌也有一定的抗菌活性。由于 KPC 酶对头孢吡肟、头孢他啶的水解能力略低,且可被克拉维酸或他唑巴坦部分抑制,因此采用头孢吡肟或头孢他啶加 β-内酰胺酶抑制剂的联合治疗方法,针对产 KPC 的 CRKP 感染的临床病例能取得一定疗效。新型的 β 内酰胺酶抑制剂阿维巴坦可抑制 KPC 酶,给治疗产 KPC 肠杆菌科细菌感染带来了新的选择。氨曲南对产金属酶的 CRE 有疗效。当前部分临床资料支持对 CRE 感染患者使用联合治疗,包括以多黏菌素类为基础的联合、替加环素为基础的联合及其他联合等,详见表 9-5。

表 9-5　CRE 感染联合抗菌方案推荐

两药联合	三药联合
替加环素为基础的联合	替加环素＋多黏菌素＋碳青霉烯类
替加环素＋氨基糖苷类	
替加环素＋碳青霉烯类	
替加环素＋磷霉素	
替加环素＋多黏菌素	
多黏菌素为基础的联合	
多黏菌素＋碳青霉烯类	
多黏菌素＋替加环素	
多黏菌素＋磷霉素	
其他联合	
磷霉素＋氨基糖苷类	
(头孢他啶或头孢吡肟)＋阿莫西林/克拉维酸	
氨曲南＋氨基糖苷类	

(四)碳青霉烯耐药非发酵菌

碳青霉烯耐药非发酵菌多见于医院感染,可以引起医院获得性肺炎、腹腔感染、败血症、中枢感染、泌尿系感染、复杂性皮肤软组织感染等各个部位的感染。患者常有碳青霉烯类暴露史、ICU 入住史。其中最常见的为碳青霉烯耐药鲍曼不动杆菌(carbepenem-resistant *Acinetobacter baumannii*,CRAB)和碳青霉烯耐药铜绿假单胞菌(carbepenem-resistant *Pseudomonas aeruginosa*,CRPA)。

1. CRAB

由于鲍曼不动杆菌在自然环境、医院环境的广泛存在及在住院患者的多部位定植,易造成克隆播散,且鲍曼不动杆菌已成为革兰阴性菌中对碳青霉烯类抗菌药物耐药率最高的细菌。CRAB 已呈世界性流行,成为全球抗感染领域的挑战,更是目前我国最重要的"超级细菌"之一。CHINET 耐药监测显示,我国 CRAB 的分离率显著增高,2016 年已经接近70%,体外药敏常常仅替加环素和多黏菌素类敏感。由于舒巴坦对不动杆菌有内源性的抑菌作用,部分 CRAB 对含舒巴坦制剂(主要是头孢哌酮/舒巴坦)有一定敏感性。

CRAB 通常同时具有多种耐药机制,最重要的是产生碳青霉烯酶。我国鲍曼不动杆菌临床菌株产生的碳青霉烯酶主要包括 OXA 类酶如 OXA-23、金属酶(IMP、VIM 和 NDM)和 A 类酶(KPC 和 GES),可同时存在外排泵(AdeABC)表达升高。

CRAB 已成为院内感染尤其是 ICU 的常见致病菌,常可引起医院获得性肺炎,尤其是呼吸机相关性肺炎、导管相关血流感染、脑外科术后中枢感染、腹腔感染,等等。CRAB 感染高危因素包括:近期手术、放化疗、近期 CVC 置管或腹腔引流置管、使用抗生素治疗(尤其是碳青霉烯类抗生素)、气管切开、机械通气等。临床分离到 CRAB 尤其是来自非无菌部位的培养标本,需注意鉴别是定植还是感染,但无菌体液中培养到 CRAB 应尽快治疗。

2012 年中国鲍曼不动杆菌感染诊治与防控专家共识推荐针对 CRAB 感染采用联合方案:①以舒巴坦或含舒巴坦的复合制剂为基础的联合,联合以下一种:米诺环素或多西环素、多黏菌素类、氨基糖苷类、碳青霉烯类等;②以多黏菌素类为基础的联合,联合以下一种:含舒巴坦的复合制剂(或舒巴坦)、碳青霉烯类;③以替加环素为基础的联合,联合以下一种:含舒巴坦的复合制剂(或舒巴坦)、碳青霉烯类、多黏菌素类、喹诺酮类、氨基糖苷类;④三药联合方案有:含舒巴坦的复合制剂(或舒巴坦)＋多西环素＋碳青霉烯类＋利福平＋多黏菌素类或氨基糖苷类等。

2. CRPA

我国 CRPA 的检出率相对稳定,10 余年来基本保持在 20％～30％。2016 年 CHINET 监测显示,铜绿假单胞菌对亚胺培南耐药率为 28.7％,美罗培南为 25.3％。CRPA 通常由多种耐药机制共同作用导致,包括产生碳青霉烯酶、外排泵高表达、外膜蛋白表达下降或缺失和靶位改变,生物膜的形成对抗菌药物的体内敏感性也有重要影响。我国铜绿假单胞菌对碳青霉烯类的耐药机制主要是外膜孔蛋白(OprD2)缺失,加上外排泵(Mex-Opr)高表达及产生金属酶(IMP、VIM、NDM 等)。CRPA 和 CRAB 不同的是,CRPA 仍可能对头孢他啶、头孢哌酮、头孢吡肟、哌拉西林/他唑巴坦等保持敏感。

CRPA 易感因素包括:COPD、支气管扩张、感染前住院时间长、机械通气、病情危重(APACHE Ⅱ 评分＞16 分)、不合理的单药抗菌药物使用、氟喹诺酮类药物的使用等。CRPA 感染常继发于免疫功能低下患者,尤其是原有肺部慢性疾病的患者,主要包括支气管扩张、慢性阻塞性肺疾病、囊性纤维化患者,由 CRPA 引起的下呼吸道感染病死率高,治疗困难。其他常见感染为血流感染、皮肤软组织感染、腹腔感染及尿路感染等。

CRKP 的治疗也需联合,联合治疗方案包括两联和三联,由于多黏菌素类具有很强的抗铜绿假单胞菌作用,联合方案中最常见以该药为基础的联合。具体方案见表 9-6。

表 9-6　CRPA 感染联合抗菌方案推荐

两药联合	三药联合
多黏菌素为基础的联合 　　多黏菌素＋抗铜绿 β-内酰胺类 　　多黏菌素＋环丙沙星 　　多黏菌素＋磷霉素 　　多黏菌素＋利福平 抗铜绿 β-内酰胺类为基础的联合 　　抗铜绿 β-内酰胺类＋氨基糖苷类 　　抗铜绿 β-内酰胺类＋环丙沙星 　　抗铜绿 β-内酰胺类＋磷霉素 环丙沙星为基础的联合 　　环丙沙星＋抗铜绿 β-内酰胺类 　　环丙沙星＋氨基糖苷类 双 β 内酰胺类联合 　　头孢他啶或氨曲南＋哌拉西林/他唑巴坦 　　头孢他啶＋头孢哌酮/舒巴坦 　　氨曲南＋头孢他啶	多黏菌素＋抗铜绿 β-内酰胺类＋环丙沙星 多黏菌素＋抗铜绿 β-内酰胺类＋磷霉素 多黏菌素静滴＋碳青霉烯类＋多黏菌素雾化吸入 氨曲南＋头孢他啶＋阿米卡星

【思考题】

1. 如何区分 MDR、XDR 和 PDR 的细菌？

2. 常见的耐药革兰阳性菌有哪些？MRSA 有哪些抗菌药物可选择？

3. 简述 ESBLs 的概念和意义，产 ESBLs 细菌感染的治疗药物有哪些？

参考文献

[1] Van Boeckel TP, Gandra S, Ashok A, et al. Global antibiotic consumption 2000 to 2010: an analysis of national pharmaceutical sales data. Lancet Infect Dis, 2014, 14(8): 742-750.

[2] Magiorakos AP, Srinivasan A, Carey RB, et al. Multidrug-resistant, extensively drug-resistant and pandrug-resistant bacteria: an international expert proposal for interim standard definitions for acquired resistance. Clin Microbiol Infect, 2012, 18(3): 268-281.

[3] Boucher HW, Corey GR. Epidemiology of methicillin-resistant Staphylococcus aureus. Clin Infect Dis, 2008, 46 (Suppl 5): S344-349.

[4] Rybak MJ, La Plante KL. Community-associated methicillin-resistant Staphylococcus aureus: a review. Pharmacotherapy, 2005, 25(1): 74-85.

[5] Millar BC, Loughrey A, Elborn JS, et al. Proposed definitions of community-associated meticillin-resistant Staphylococcus aureus (CA-MRSA). J Hosp Infect, 2007, 67(2): 109-113.

[6] 耐甲氧西林金黄色葡萄球菌感染防治专家委员会. 耐甲氧西林金黄色葡萄球菌感染防治专家共识（2011 年更新版). 中华实验和临床感染病杂志, 2011, 5(3): 66-72.

[7] Liu C, Bayer A, Cosgrove SE, et al. Clinical practice guidelines by the infectious diseases society of america for the treatment of methicillin-resistant Staphylococcus aureus infections in adults and children: executive summary. Clin Infect Dis, 2011, 52(3): 285-292.

［8］ Mamishi S,Moradkhani S,Mahmoudi S,et al. Penicillin-resistant trend of streptococcus pneumoniae in Asia:A systematic review. Iran J Microbiol,2014,6(4):198-210.

［9］ Vanderkooi OG,Low DE,Green K,et al. Predicting antimicrobial resistance in invasive pneumococcal infections. Clin Infect Dis,2005,40(9):1288-1297.

［10］ Clinical and Laboratory Standards Institute. Performance Standards for Antimicrobial Susceptibility Testing:Sixteenth Informational Supplement. M100-S16 Methods for dilution antimicrobial susceptibility tests for bacteria that grow aerobically:Approved Standard. Vol 26. No 3. CLSI,Wayne,PA,2006.

［11］ Hidron AI,Edwards JR,Patel J,et al. NHSN annual update:antimicrobial-resistant pathogens associated with healthcare-associated infections:annual summary of data reported to the National Healthcare Safety Network at the Centers for Disease Control and Prevention,2006-2007. Infect Control Hosp Epidemiol,2008,29(11):996-1011.

［12］ Balli EP,Venetis CA,Miyakis S. Systematic review and meta-analysis of linezolid versus daptomycin for treatment of vancomycin-resistant enterococcal bacteremia. Antimicrob Agents Chemother,2014,58(2):734-739.

［13］ Britt NS,Potter EM,Patel N,et al. Comparison of the effectiveness and safety of linezolid and daptomycin in vancomycin-resistant enterococcal bloodstream infection:A national cohort study of veterans affairs patients. Clin Infect Dis,2015,61(6):871-878.

［14］ Johnson JA,Feeney ER,Kubiak DW,et al. Prolonged use of oritavancin for vancomycin-resistant enterococcus faecium prosthetic valve endocarditis. Open Forum Infect Dis,2015,2(4):ofv156.

［15］ Jaspan HB,Brothers AW,Campbell AJ,et al. Multidrug-resistant Enterococcus faecium meningitis in a toddler:characterization of the organism and successful treatment with intraventricular daptomycin and intravenous tigecycline. Pediatr Infect Dis J,2010,29(4):379-381.

［16］ Batts DH,Lavin BS,Eliopoulos GM. Quinupristin/dalfopristin and linezolid:spectrum of activity and potential roles in therapy—a status report. Curr Clin Top Infect Dis,2001,21:227-251.

［17］ Ghafourian S,Sadeghifard N,Soheili S,et al. Extended spectrum beta-lactamases:Definition,classification and epidemiology. Curr Issues Mol Biol,2015,17:11-21.

［18］ Sangare SA,Maiga AI,Guindo I,et al. Prevalence of extended-spectrum beta-lactamase-producing Enterobacteriaceae isolated from blood cultures in Africa. Med Mal Infect,2015,45(9):374-382.

［19］ Quan J,Zhao D,Liu L,et al. High prevalence of ESBL-producing Escherichia coli and Klebsiella pneumoniae in community-onset bloodstream infections in China. J Antimicrob Chemother,2017,72(1):273-280.

［20］ Calbo E,Garau J. The changing epidemiology of hospital outbreaks due to ESBL-producing Klebsiella pneumoniae:the CTX-M-15 type consolidation. Future Microbiol,2015,10(6):1063-1075.

［21］ Yu Y,Ji S,Chen Y,et al. Resistance of strains producing extended-spectrum beta-lactamases and genotype distribution in China. J Infect,2007,54(1):53-57.

［22］ Doi Y,Park YS,Rivera JI,et al. Community-associated extended-spectrum β-lactamase-producing Escherichia coli infection in the United States. Clin Infect Dis,2013,56(5):641-648.

［23］ Trecarichi EM,Cauda R,Tumbarello M. Detecting risk and predicting patient mortality in patients with extended-spectrum β-lactamase-producing Enterobacteriaceae bloodstream infections. Future Microbiol,2012,7(10):1173-1189.

［24］ 周华,李光辉,陈佰义等.中国产超广谱β-内酰胺酶肠杆菌科细菌感染应对策略专家共识.中华医学杂志,2014,94(24):1847-1856.

［25］ Jacoby GA. AmpC beta-lactamases. Clin Microbiol Rev,2009,22(1):161-182.

[26] Guh AY,Limbago BM,Kallen AJ. Epidemiology and prevention of carbapenem-resistant enterobacteriaceae in the United States. Expert Rev Anti Infect Ther,2014,12(5):565-580.

[27] Sader HS,Castanheira M,Flamm RK,et al. Tigecycline activity tested against carbapenem-resistant Enterobacteriaceae from 18 European nations:results from the SENTRY surveillance program (2010—2013). Diagn Microbiol Infect Dis,2015,83(2):183-186.

[28] Wei ZQ,Du XX,Yu YS,et al. Plasmid-mediated KPC-2 in a Klebsiella pneumoniae isolate from China. Antimicrobial Agents Chemotherapy,2007,51(2):763-765.

[29] Rafailidis PI,Falagas ME. Options for treating carbapenem-resistant Enterobacteriaceae. Curr Opin Infect Dis,2014,27(6):479-483.

[30] Ji S,Lv F,Du X,et al. Cefepime combined with amoxicillin/clavulanic acid:a new choice for the KPC-producing K. pneumoniae infection. Int J Infect Dis,2015,38:108-114.

[31] Chinese XDR Consensus Working Group,Guan X,He L,et al. Laboratory diagnosis, clinical management and infection control of the infections caused by extensively drug-resistant Gram-negative bacilli:a Chinese consensus statement. Clin Microbiol Infect,2016,22(Suppl 1):S15-25.

[32] Zhou H,Pi BR,Yang Q,et al. Dissemination of imipenem-resistant Acinetobacter baumannii strains carrying the ISAbal blaOXA-23 genes in a Chinese hospital. J Med Microbiol,2007,56(Pt 8):1076-1080.

[33] Zarrilli R,Pournaras S,Giannouli M,et al. Global evolution of multidrug-resistant Acinetobacter baumannii clonal lineages. Int J Antimicrob Agents,2013,41(1):11-19.

[34] Kim SY,Jung JY,Kang YA,et al. Risk factors for occurrence and 30-day mortality for carbapenem-resistant Acinetobacter baumannii bacteremia in an intensive care unit. J Korean Med Sci,2012,27(8):939-947.

[35] 陈佰义,何礼贤,胡必杰等.中国鲍曼不动杆菌感染诊治与防控专家共识.中华医学杂志,2012,92(2):76-85.

[36] Zavascki AP,Carvalhaes CG,Picao RC,et al. Multidrug-resistant pseudomonas aeruginosa and Acinetobacter baumannii:resistance mechanisms and implications for therapy. Expert Rev Anti Infect Ther,2010,8(1):71-93.

（俞云松　周志慧）

第三节　细菌耐药机制研究概况

摘要　随着抗菌药物的使用越来越广泛,细菌耐药的问题也日渐突出,严重危害公共健康和全球经济稳定。2016 年在杭州 G20 峰会上,抗生素耐药性问题亦被提上议程。本节介绍了细菌对 β-内酰胺类、氨基糖苷类、喹诺酮类以及大环内酯类等临床常用抗菌药物耐药的主要机制。细菌耐药机制主要有产生各种灭活酶、膜通透性改变、靶位改变、外排泵高表达、形成生物被膜等。

Abstract　With the increasingly wide use of antimicrobial agents,the resistance of antibiotics has become more and more prominent,which seriously endangers public health and global economic stability. At the G20 summit in Hangzhou in 2016,the issue of antibiotic resistance was also put on the agenda. The research focuses on resistance mechanisms of antimicrobial agents that are usually used clinically,including β-lactams,aminoglycosides,quinolones and macrolides. The main resistance mechanisms include inactive enzymes production,deceleration of drug permeation,alternation of the drug target,acceleration of efflux pump,bacterial biofilm and so on.

自从 20 世纪 40 年代青霉素被发现以来,各种天然抗生素与合成或半合成抗菌药物不断涌现,有效地治愈了各类严重的细菌感染性疾病,卓有成效地降低了各种严重细菌感染性疾病的死亡率。但是近几十年来,由于抗菌药物的广泛应用及不合理使用,致病菌对抗菌药物的耐药性迅速发展,其速度远远超过了科学家发现新抗菌药物的速度。细菌耐药性的产生可严重危害公共健康,增加治疗成本,增加治疗失败的风险,同时缩短新药的应用周期,增大新药的研究与开发成本,因此细菌耐药问题已经引起了全球人们的广泛关注。

抗菌药物要达到有效清除病原菌的目的,必须要同时满足三个条件。第一,抗菌药物能够穿透细菌细胞膜且有足够的量到达靶位;第二,抗菌药物在与特定的靶位作用之前不能被灭活;第三,细菌中必须存在敏感性靶位。因此,细菌可以通过降低外膜通透性、主动外排阻止抗菌药物进入膜内,产生钝化酶或灭活酶使抗菌药物失活,改变靶位使抗菌药物不能与之结合等机制产生耐药性。一些多重耐药菌株的耐药机制往往由两种或两种以上耐药机制共同组成。细菌耐药机制具体如下。

一、外膜蛋白的缺失或数量减少

对革兰阴性杆菌而言,外膜通透性对抗菌药物进出菌体至关重要。革兰阴性菌细胞壁两侧具有内膜和外膜两层膜,其中内膜结构为与真核细胞相似的磷脂双分子层,具有很高的流动性;而外膜脂质成分主要为脂多糖(lipopolysacharide,LPS)。外膜中存在由孔蛋白(porin)组成的充满水的传送通道,维持着细胞的通透性,水溶性药物如 β-内酰胺类抗生素可以通过孔蛋白进出细胞。铜绿假单胞菌与鲍曼不动杆菌因为可以降低自身外膜蛋白的渗透性,从而降低对 β-内酰胺类药物的敏感性,导致"内在性耐药"或"固有性耐药"(intrinsically resistant),即这种耐药不与染色体突变或获得耐药质粒有关。比如铜绿假单胞菌的细胞外膜上没有大多数革兰阴性菌所具有的高渗透性孔蛋白,它具有的孔蛋白通道对小分子物质的渗透速度仅为典型孔蛋白通道的 1%。

目前研究较多的是大肠埃希菌,大肠埃希菌主要表达一个三聚体的孔蛋白,由 OmpF、OmpC 和 PhoE 组成。OmpF、OmpC 和 PhoE 在其他细菌中存在同源蛋白,这些孔蛋白可以根据其通透性进行分类,其中 OmpF 和 OmpC 家族选择性偏向阳离子药物,而 PhoE 则选择性偏向无机磷酸盐与阴离子药物。绝大多数的细菌耐药都与 OmpF 和 OmpC 家族相关,但也有一些细菌例外,比如铜绿假单胞菌、鲍曼不动杆菌和淋球菌属中的 OprD。例如,亚胺培南耐药的铜绿假单胞菌大部分都存在 OprD 的缺失或表达降低,使菌株的 OprD 通道关闭或者通透性下降,从而导致耐药的发生。

细菌不仅存在天然的孔蛋白调控机制,在接触抗菌药物后,外膜通道蛋白的调控也可以发生变化,使细菌适应抗生素的环境。有一项研究指出,在肺炎克雷伯菌感染的治疗过程中,外膜蛋白由原来的 OmpF 家族的 OmpK35 被替代为 OmpC 家族的 OmpK36,从而导致孔蛋白通道的减少。

总而言之,孔蛋白通道在细菌耐药过程中起着重要的作用,孔蛋白的缺失或者通透性下降是导致细菌耐药的重要原因,进一步研究其调控机制有助于细菌耐药机制的最终阐明。

二、产生钝化酶或灭活酶

细菌可产生一种或多种钝化酶或灭活酶来修饰或水解进入细胞内的抗菌药物,使其在到达靶位之前便失活。目前,细菌产生的灭活酶主要有 β-内酰胺酶、氨基糖苷类钝化酶、氯霉素乙酰转移酶和大环内酯类-克林霉素类-链霉素类(MLS 类)钝化酶,其中以 β-内酰胺酶最为重要。

(一)β-内酰胺酶

β-内酰胺酶是一类由细菌产生的能催化水解 6-氨基青霉烷酸(6-APA)和 7-氨基头孢烷酸(7-ACA)及其 N-酰基衍生物分子中 β-内酰胺环酰胺键,从而降解 β-内酰胺类抗生素(如青霉素类、头孢菌素类、碳青霉烯类等),使其抗菌作用减弱或消失的酶。迄今为止,已发现 β-内酰胺酶约 1600 余种,目前普遍采用两种方法来进行分类:第一种为 Ambler 法,即分子生物学分类法,根据末端氨基酸的同源程度,可将 β-内酰胺酶分为 A、B、C 和 D 四群,其中 A、C、D 类催化基团均为丝氨酸残基,而 B 类则是金属离子锌离子。第二种为 2009 年的 Bush 分类法(与 1995 年的 Bush 法相比略有不同),即功能学分类法,根据各种酶的等电点、水解底物、是否被克拉维酸抑制等分子结构类别来分,主要分成三个大类(1~3)和若干个亚类(a~f):1 类:头孢菌素酶,不能被克拉维酸抑制,由染色体介导;2 类:主要为青霉素酶和头孢菌素酶,大多能被克拉维酸所抑制;3 类:金属酶,水解底物广,不能被克拉维酸抑制,但能被乙二胺四乙酸(EDTA)抑制。β-内酰胺酶的分类方法和特点见表 9-7。

表 9-7　β-内酰胺酶的分类方法

Ambler 法	Bush 法 (2009 年)	Bush 法 (1995 年)	优选底物	抑制剂		代表酶
				克拉维酸	EDTA	
C	1	1	头孢菌素	—	—	AmpC,ACT-1,CMY-2,FOX-1,MIR-1
C	1e	NI*	头孢菌素	—	—	GC1,CMY-37
A	2a	2a	青霉素	+	—	PC1
A	2b	2b	青霉素、头孢菌素	+	—	TEM-1,TEM-2,SHV-1
A	2be	2be	超广谱头孢菌素、单环酰胺类	+	—	TEM-3,SHV-2,CTX-M-15,PER-1,VEB-1
A	2br	2br	青霉素	—	—	TEM-30,SHV-10
A	2ber	NI	超广谱头孢菌素、单环酰胺类	—	—	TEM-50
A	2c	2c	羧苄西林	+	—	PSE-1,CARB-3
A	2ce	NI	羧苄西林、头孢吡肟	+	—	RTG-4
D	2 d	2 d	氯洒西林	±	—	OXA-1,OXA-10
D	2 de	NI	超广谱头孢菌素	±	—	OXA-11,OXA-15
D	2 df	NI	碳青霉烯类	±	—	OXA-23,OXA-48

Ambler 法	Bush 法 (2009 年)	Bush 法 (1995 年)	优选底物	抑制剂		代表酶
				克拉维酸	EDTA	
A	2e	2e	超广谱头孢菌素	＋	－	CepA
A	2f	2f	碳青霉烯类	±	－	KPC-2,IMI-1,SME-1
B	3a	3	碳青霉烯类	－	＋	IMP-1, VIM-1, CcrA, IND-1
B	3b	3	碳青霉烯类	－	＋	CphA,Sfh-1
B	NI	4	未知			

注:* NI,不包括

在革兰阳性菌中,β-内酰胺酶较为简单,只有青霉素酶和头孢菌素酶两种;而革兰阴性菌中 β-内酰胺酶种类复杂,几乎所有肠杆菌科细菌均产 β-内酰胺酶。Jacoby 和 Bush 等学者建立了各类 β-内酰胺酶的网站(http://www.lahey.org/Studies/)。截至 2017 年 11 月 1 日,共发现近 1600 余种 β-内酰胺酶,其中 TEM 型 223 种,SHV 型 193 种,CTX-M 型 172 种,OXA 型 498 种,CMY 型 136 种,KPC 型 24 种,以及其他少见基因型等。近年来,超广谱 β-内酰胺酶和碳青霉烯酶愈来愈受到重视。

1. 超广谱 β-内酰胺酶(extended-spectrum β-lactamases,ESBLs)

ESBLs 是一类由质粒介导的 β-内酰胺酶,能水解氧亚氨基-β 内酰胺类抗生素和单酰环类抗生素如第三、四代头孢菌素、氨曲南等,除 TEM-50、68、89 等 11 种兼具 ESBLs 及耐酶抑制剂(IRT)的特点外,其他 ESBLs 大多数可以被 β-内酰胺酶抑制剂如克拉维酸、舒巴坦和他唑巴坦抑制。ESBLs 属于 Ambler 分类法的 A 类酶,Bush 分类法的 2be 类及 2ber 类。根据编码基因的同源性,ESBLs 可分为 SHV 型、TEM 型、CTX-M 型及其他少见型等。SHV 型 ESBLs(SHV-2)是最早发现的 ESBLs 基因型,于 1983 年发现于德国,由 SHV-1 一个氨基酸序列改变而成。而 TEM-3 是世界上首个报道的 TEM 型 ESBLs,由 TEM-2 两个氨基酸位点改变形成。CTX-M 型是近 20 年新出现并迅速播散的 ESBLs 基因型,可分为 CTX-M-1、2、8、9、25 群,每群之间的氨基酸序列差异均≥10％。其他少见类型 ESBLs 包括 OXA 型、PER 型、VEB 型及 GES 型等,与 SHV 型、TEM 型及 CTX-M 型的同源性低。到目前为止,全世界共发现近 400 种 ESBLs,其中 CTX-M 型约 172 种,TEM 型约 91 种,SHV 型约 45 种。

ESBLs 主要由肺炎克雷伯菌、大肠埃希菌及变形杆菌等肠杆菌科细菌产生,也可由不动杆菌及假单胞菌等非发酵菌产生。不同的菌种产 ESBLs 的类型也存在较大差异,如 CTX-M 型主要产生于大肠埃希菌和肺炎克雷伯菌;TEM 型主要产生于大肠埃希菌;SHV 型则大部分产生于肺炎克雷伯菌;其他少见型基因型如 OXA 型则多见于铜绿假单胞菌和不动杆菌,PER 型、VEB 型、GES 型等可见于大肠埃希菌、铜绿假单胞菌、变形杆菌、沙门氏菌、产酸克雷伯菌、阴沟肠杆菌等。

ESBLs 对 β-内酰胺类具有广泛的水解活性,包括青霉素类、头孢菌素类和单环 β-内酰胺类等,且不同基因型的 ESBLs 其水解底物的特征有所差异,如 TEM 和 SHV 型 ESBLs

对头孢他啶的水解活性大于头孢噻肟,而大多数的 CTX-M 型 ESBLs 则对头孢噻肟和头孢曲松的水解活性大于头孢他啶。产 ESBLs 细菌不仅对 β-内酰胺类抗生素产生耐药,而且常常同时对氟喹诺酮类、磺胺类、氨基糖苷类及四环素类抗生素耐药,从而给临床治疗带来困难。对产 ESBLs 细菌引起的感染,推荐使用碳青霉烯类、β-内酰胺类/β-内酰胺酶抑制剂、头霉素类等抗菌药物,也可根据体外药敏试验和病情选择氨基糖苷类、氟喹诺酮类等与上述抗菌药物联合治疗。

2. AmpC 酶(头孢菌素酶)

AmpC 酶是指由革兰阴性杆菌产生的不被克拉维酸抑制的"丝氨酸"头孢菌素酶,属 Bush 分类中 1 类酶,它们在分子结构上具有同源性,属 Ambler 分类中的 C 类头孢菌素酶,其优先选择的底物为头孢菌素类,且对头霉素类抗菌药物(如头孢西丁)高水平耐药,并不被克拉维酸所抑制。AmpC 酶可分为诱导型、结构型和质粒介导型。AmpC 酶通常由染色体编码产生,具有很强的诱导性,即在缺乏 β-内酰胺类抗生素诱导时,野生状态的铜绿假单胞菌、弗劳地枸橼酸杆菌、黏质沙雷菌等只产生少量的 AmpC 酶,但在 β-内酰胺类抗生素诱导剂存在时,AmpC 酶的产量明显增加。其诱导表达受染色体 amp 复合操纵子调控,此操纵子包括结构基因 ampC 和上游的调节基因 ampR、ampG、ampD。ampC 编码产生 AmpC 酶蛋白水解 β-内酰胺类抗生素;AmpR 酶蛋白在没有 β-内酰胺酶诱导剂存在时是 AmpC 酶合成的抑制子,在 β-内酰胺类抗生素作为诱导剂存在时,则起激活子的作用,能促进 AmpC 酶的表达;ampD 编码产生 AmpD 蛋白,是一种新型的 N-乙酰葡糖胺-L-丙氨酸酰胺酶;而 ampG 编码则产生膜结合转运蛋白 AmpG,在有 β-内酰胺类抗生素作为诱导剂存在时,将诱导信号传递至 AmpR。自 20 世纪 80 年代首次在肺炎克雷伯菌中发现质粒介导的 AmpC 酶以来,越来越多的各种型别的质粒介导的 AmpC 酶在世界各地相继被发现,主要存在于因缺乏 AmpC 酶结构基因或调节基因而不具诱导性染色体编码 AmpC 酶细菌中,常在大肠埃希氏菌、肺炎克雷伯菌、产酸克雷伯菌、产气肠杆菌、沙门菌及奇异变形杆菌中持续高水平表达,其中 CMY-2 型最为常见。目前对 AmpC 酶稳定的药物主要有碳青霉烯类、第四代头孢菌素(头孢吡肟等)以及某些喹酮类和氨基糖苷类抗生素,而常规的青霉素类,第一、二、三代头孢菌素,β-内酰胺酶抑制剂和 β-内酰胺抗生素合剂往往对该类细菌无效。

3. 碳青霉烯酶

碳青霉烯酶是指所有能明显水解亚胺培南或美罗培南等碳青霉烯类抗生素的一类 β-内酰胺酶,分别属于 Ambler 分子分类中的 A、B、D 类酶(见表 9-8)。其中 A、D 类酶分别属于 Bush 分类中的 2f、2d 亚组,A 类酶能被克拉维酸部分抑制,两者均不能被 EDTA 抑制。B 类酶属于 Bush 分类中的第 3 组,为金属酶,能被 EDTA 抑制但不能被克拉维酸抑制。

A 类酶:A 类碳青霉烯酶中的一些为染色体介导(如 IMI-1、NMC-A、SHV-38 及 SFC-1),而另一些则为质粒介导(KPC、GES 及 IMI-2),主要由肠杆菌科细菌产生。自 1996 年于美国东部被报道以来,KPC 酶已是 A 类酶当中最常见的碳青霉烯酶,通常为质粒编码,在肠杆菌科细菌(特别是肺炎克雷伯菌)中传播,主要流行于美国、中国、意大利、波兰等国家。KPC-2 是我国最常见的碳青霉烯酶,肺炎克雷伯菌是最主要的宿主菌株。KPC 酶使肠杆菌科细菌获得了对 β-内酰胺类、喹诺酮类、氨基糖苷类等大多数重要抗生素的耐药性,并仅对某些抗生素如多黏菌素、替加环素敏感。

B 类酶：B 类酶属于金属 β-内酰胺酶（metallo-β-lactamases，MBLs），需要锌离子或者其他重金属离子作为催化剂，能被螯合剂如 EDTA 抑制，几乎能水解所有 β-内酰胺类抗生素，除了单环 β-内酰胺类如氨曲南。主要包括 VIM、IMP 以及 NDM，在铜绿假单胞菌、肠杆菌科细菌及鲍曼不动杆菌中均有被检出。NDM（New Delhi metallo-β-lactamase）最早于 2008 年分离于一位曾于新德里住院的印度患者，目前已是全球关注的焦点，主要于大肠埃希菌、肺炎克雷伯菌中传播，并主要流行于印度半岛，在我国呈散发型传播。人口流动已成为碳青霉烯酶在全世界传播的桥梁，故不少研究报道因国际人口流动导致在墨西哥、巴西、波兰、埃及等国检测到产 NDM 的肺炎克雷伯菌。

D 类酶：D 类 β-内酰胺酶通常被称 OXAs（oxacillinases），因为它们通常水解异恶唑青霉素（氧西林 oxacillin、氯沙西林 cloxacillin 和双氯西林 dicloxacillin）比青霉素 G 快，对碳青霉烯类药物水解作用较弱，最常报道于不动杆菌属。根据氨基酸序列不同，目前 D 类碳青霉烯酶被分为 12 亚群，包括 OXA-23、OXA-24/40、OXA-48、OXA-51、OXA-58、OXA-134a、OXA-143、OXA-211、OXA-213、OXA-214、OXA-229 及 OXA-235。OXA-48 是水解亚胺培南活性最高的 D 类酶，并且也是最为流行的 D 类碳青霉烯酶之一。主要被报道于土耳其以及中东、北非、欧洲等国家，在我国大陆目前尚只有中国北京解放军总医院报道过 OXA-48 碳青霉烯酶的爆发。法国一项对 21 家医院的 53 株产 OXA-48 酶肺炎克雷伯菌株的研究发现，95% 的菌株对厄他培南不敏感，对亚胺培南及美罗培南的耐药率为分别为 23% 及 17%，且大多数菌株（79%）产生 ESBLs。据相关研究报道，当其不产 ESBLs 时，（21%）仍对广谱的头孢菌素类敏感。

表 9-8 碳青霉烯酶分类及其特征

CP 类别及代表	作用对象	抑制剂	流行地域	分子流行病学
A. KPC-2，KPC-3 等	青霉素类、头孢菌素类、头霉素类、碳青霉烯类	克拉维酸（弱）、他唑巴坦（弱）、亚硼酸、阿维巴坦	美国、希腊、意大利、中国、巴西等	Tn4401，IncF Ⅱ plasmids，CC258
B. NDM-1，IMP 等	青霉素类、头孢菌素类、头霉素类、碳青霉烯类	金属螯合剂如 EDTA、吡啶二羧酸	日本（IMP）、中国台湾（IMP）、印度（NDM）等	IncA/C，Nplasmids（NDM），class I integrons（VIM，IMP）
D. OXA-48 等	青霉素类、替莫西林、酶复合制剂、碳青霉烯类（弱）	氯化钠	土耳其、北非、欧洲	Tn1999，Inc L/M plasmids

（二）氨基糖苷类抗生素钝化酶（aminoglycoside modifying enzyme，AME）

AME 的产生是临床上细菌对氨基糖苷类抗生素耐药的主要机制，这些钝化酶包括乙酰转移酶（AAC）、核苷转移酶（ANT）、磷酸转移酶（APH），这些酶催化特定转移基团与氨基糖苷分子上的羟基或氨基的共价键合，使药物与作用靶位核糖体的亲和力大大降低，增加灭菌所需药物的浓度。编码 AME 的基因可以定位在染色体上，也能定位于整合子、转座子和质粒上。虽然没有一种 AME 可以作用于整个氨基糖苷类抗生素，但现有的氨基糖苷类都对一种或多种 AME 敏感。阿米卡星、庆大霉素、妥布霉素和西索米星对几种 AME

敏感。

针对 AME 产生的耐药,如今有以下策略:合成新的对 AME 不敏感的氨基糖苷类或者对已有的氨基糖苷类进行改造(例如新药 Plazomicin);设计 AME 抑制剂(例如阳离子多肽抑制剂);抑制 AME 的表达;联合用药。

(三)MLS 类钝化酶

MLS(macrolides-lincosamids-sreptogramins)类抗菌药物因其结构的差异,细菌对其产生的钝化酶也有差异。如肠杆菌科细菌产生的酯酶和磷酸转移酶只对红霉素和其他十四、十五元环的大环内酯类药物耐药,而对林可酰胺类药物无作用。但是目前除了红霉素会被用在肠道选择性去污染治疗中外,其他大环内酯类药物不作为临床治疗肠杆菌科细菌的药物,因此该机制未成为临床关注点。值得关注的是,在一部分临床分离的金黄色葡萄球菌中发现了 mph(C)基因编码的磷酸转移酶。在葡萄球菌属和粪肠球菌中分别又发现编码核苷酸转移酶的 lnu(A)和 lnu(B)基因,这类酶仅能灭活林可酰胺类抗生素(L 表型),但对克林霉素继续保持敏感。自从第一个林可酰胺类核苷酸转移酶基因 lnu(A)被发现后,在人类或动物来源细菌中又发现了从 lnu(B)到 lnu(G)以及 lun(P)等一系列 lun 基因,它们大多位于质粒和转座子上。

(四)氯霉素钝化酶

氯霉素钝化酶是酰基转移酶(chloramphenicol acetyltransferase,CAT),可使氯霉素乙酰化而使其失活,可以由染色体介导,也可以由质粒介导,主要存在于葡萄球菌、Dzu 组链球菌、肺炎链球菌、肠杆菌属和奈瑟球菌中。

三、靶位改变

抗菌药物进入菌体后作用于特定靶位,通过影响细菌新陈代谢来杀灭细菌或抑制细菌生长。但菌体可以通过突变抗菌药物作用靶位使抗菌药物无法结合或亲和力下降,从而介导耐药。各类抗菌药物主要作用靶位改变情况如下。

(一)β-内酰胺类抗生素作用靶位改变

β-内酰胺类抗生素是临床最常用的抗菌药物,其作用靶位是青霉素结合蛋白(penicillin binding proteins,PBPs)。PBPs 是一组位于细菌内膜、具有催化作用的酶,具有参与细胞壁合成、形态维持和细菌糖肽结构调整等功能,不同细菌其种类及含量均不相同。β-内酰胺类抗生素作用于 PBPs,通过干扰细菌细胞壁中肽聚糖合成而导致细菌死亡。PBPs 结构与数量的改变是产生细菌耐药的一个重要机制。目前研究发现,由 PBPs 改变而造成的耐药菌主要有葡萄球菌、肺炎链球菌、不动杆菌属细菌、铜绿假单胞菌、流感嗜血杆菌及淋病奈瑟菌。

(1)甲氧西林耐药的金黄色葡萄球菌(methicillin-resistant *Staphylococcus aureus*,MRSA):该菌细胞表面存在 5 种 PBP。包括 PBP1、PBP2、PBP3、PBP 3'和 PBP4,其分子量为分别为 87kDa、80kDa、75kDa、70kDa、41kDa,总称为 PBPs。PBPs 具有转肽酶活性,其中 PBP1、PBP2、PBP3 是细菌生长和存活所必需的青霉素结合蛋白,β-内酰胺类抗生素与这些 PBPs 共价结合后使其失去酶的活性,细菌细胞壁合成出现障碍,从而导致细菌死亡。而 MRSA 细菌细胞表面增加了一种新的 PBP,其分子量为 78kDa,其电泳带介于 PBP2 与 PBP3 之间,故称之为 PBP2a,它与 β-内酰胺类抗生素的亲和力很低.但其生理功能与其他

PBPs 相同，所以当抗生素浓度高到一定程度而使其他高亲和力的 PBPs 灭活时，PBP2a 能起到 PBPs 的功能，使细菌细胞壁合成不受影响，从而维持细菌的存活和生长，使 MRSA 表现出耐药性。表皮葡萄球菌中也存在甲氧西林耐药表皮葡萄球菌（methicillin-resistant *Staphylococcus epidermidis*，MRSE），其耐药机制与 MRSA 相同。目前对上述两种耐药菌有效药物较少，仅有万古霉素、替考拉宁、利奈唑胺、达托霉素、褐霉素、阿贝卡星、替加环素、利福霉素等。

（2）肺炎链球菌有 6 种 PBPs（PBP1a、PBP1b、PBP2a、PBP2b、PBP2x、PBP3），在青霉素耐药肺炎链球菌（penicillin-resistant *Streptococcus pneumoniae*，PRSP）中，PBP1a、PBP2a、PBP2x、PBP2b 对 β-内酰胺类抗生素的亲和力下降。PRSP 菌株也常存在主动外排系统。有效药物包括第三代头孢菌素、万古霉素等。

（3）在革兰氏阴性细菌中，PBPs 改变导致耐药已逐渐增多。研究发现，铜绿假单胞菌的 PBP3、PBP4、PBP5 改变，鲍曼不动杆菌的 PBP1、PBP3 改变，淋病奈瑟菌的 PBP1、PBP2 改变，脑膜炎奈瑟菌的 PBP2 改变与 β-内酰胺类抗生素耐药有关。目前在其他革兰阴性菌，如肠杆菌属、肺炎克雷伯菌、沙门菌属、变形杆菌属、沙雷菌属以及大肠埃希菌中，PBPs 改变与耐药性相关的报道也不断增多。

（二）万古霉素作用靶位改变

万古霉素是一种高分子量的糖肽类抗生素，通过与革兰阳性菌的细胞壁肽聚糖前体五肽中的 D-丙氨酸-D-丙氨酸末端（D-AIa-D-Ala）结合，抑制细菌细胞壁合成、导致细菌的死亡。

目前，绝大多数临床分离的革兰氏阳性菌均对万古霉素敏感。但由于临床上万古霉素的大量应用，导致了万古霉素耐药肠球菌（vancomycin-resistant *Enterococcus*，VRE）的出现。根据 VRE 对万古霉素和替考拉宁耐药水平、耐药的诱导性和可转移性的差异，可以将已出现的 VRE 的耐药基因分为 9 种类型：*vanA*、*vanB*、*vanC*、*vanD*、*vanE*、*vanG*、*vanL*、*vanM* 和 *vanN* 型，其中 *van*（A、B、D、L、G、M、N）属于获得性耐药，而 *vanC* 和 *vanE* 型则属先天性耐药。*vanA* 是肠球菌中最常见的耐糖肽类抗菌药物的耐药基因型，具有诱导高水平耐万古霉素的能力，亦对替考拉宁高水平耐药。其耐药基因位于 Tn1546 转座子上，易于转移，并且伴随 *vanA* 基因编码生成多种功能蛋白，包括 VanA、VanH、VanS、VanR、VanX、VanV。VanS 是膜传感蛋白，可检测到环境中万古霉素的存在，当感知万古霉素存在后，VanS 便向应答蛋白 VanR 发出信号，后者再激活与耐药功能相关的 VanH、VanA、VanX 的合成。VanH 是一种产生 D-乳酸的脱氢酶。VanA 蛋白是 D-乳酸与 D-丙氨酸连接酶，它催化生成 D-Ala-D-Lac 二肽，代替了正常肽聚糖合成五肽前体中的 D-AIa-D-Ala 二肽。D-Ala-D-Lac 在细胞自身染色体编码的作用下与 UDP-SAM 三肽连接生成新的 UDP-SAM 五肽前体。万古霉素对该五肽的亲和力很低，无法再与之结合，从而介导细菌对万古霉素产生耐药。VanX 蛋白则是存在于细胞质中的 D,D 二肽酶，它解离已生成的 D-AIa-D-Ala，而不水解 D-Ala-D-Lac 或含 D-Ala-D-Lac 的五肽前体，从而进一步阻止含 D-AIa-D-Ala 肽聚糖的正常前体的合成。如果有部分 D-Ma-D-Ala 逃过了 VanX 蛋白的水解作用而合成了正常的肽聚糖前体五肽，那由 *vanA* 基因簇编码产生 VanY 蛋白（羧肽酶）仍可以将正常的肽聚糖前体五肽的末端残基（如 D-Ala）解离，生成一种万古霉素不能与之结合的四肽，从而产生对万古霉素耐药。目前用来治疗 VRE 感染的有效抗生素不多，如果药物敏感，可用氯霉素、多西环素或磷霉素。新抑菌剂恶哩烷酮类的利奈唑胺已证明对 VRE 感染有较好疗效。另一有效的药物为达托霉素,是一种新的脂肽类杀菌剂。对于预防和控制 VRE 的流行所采取的措施包括:限制使用头孢噻肟等第三代头孢菌素和万古霉素,用派拉西林/他唑巴坦代替第三代头孢菌素治疗对万古霉素敏感的肠球菌、革兰阴性菌及厌氧菌,同时采取其他预防感染的措施。VRE 还可将糖肽类耐药基因转移到毒性更强的金黄色葡萄球菌,即产生万古霉素耐药的金黄色葡萄球菌(vancomycin-resistant *Staphylococcus aureus*, VRSA),造成对人类健康更大的危险。2002 年美国疾病控制中心分别确证并公布了两例 VRSA 载有 VanA 基因,至今至少已有 14 例 VRSA 报道。

（三）大环内酯类、林可霉素、链阳菌素、四环素类、氨基糖苷类药物靶位改变

这几类药物主要通过阻断核糖体中肽酰转移酶的活性来抑制细菌蛋白质合成,从而发挥抗菌作用。细菌核糖体由大亚基(50S)、小亚基(30S)构成,亚基中 mRNA 及蛋白的改变可引起与抗菌药物亲和力的变化,而产生对上述几类药物的耐药性。

（1）大环内酯类耐药菌可合成甲基化酶,使位于核糖体 50S 亚单位的 23S rRNA 的腺嘌呤甲基化,导致抗菌药物不能与作用位点结合。因大环内酯类抗菌药物、林可霉素及链阳菌素的作用部位相仿,所以耐药菌对上述 3 类抗菌药物常同时耐药,称为 MLS(macrolides-lincosamids-streptogramins)耐药。此类耐药菌的耐药基因 *erm*(*erythromycin-resistance methylase*)位于质粒或染色体上,目前至少已发现 8 类 *erm* 基因,常见的有 *ermA*,*ermC*(葡萄球菌属耐药基因)、*ermAM*(链球菌属耐药基因)。

（2）细菌对四环素耐药的主要原因之一是细菌产生基因 *tetM* 编码的溶性蛋白,该蛋白与核糖体结合,将四环素从 30S 亚基上解离,从而阻止四环素对蛋白合成的抑制作用。该基因与多西环素、米诺环素耐药有关。此外,属于米诺环素衍生物的替加环素也受该机制影响。同时,核糖体相关基因位点突变也可导致替加环素耐药发生,例如编码核糖体 S10 蛋白基因 *rpsJ* 基因突变可以导致大肠埃希菌、肺炎克雷伯菌、不动杆菌及金黄色葡萄球菌替加环素耐药。

（3）细菌对氨基糖苷类耐药的主要原因是产生钝化酶,而有些细菌也可通过编码核糖体蛋白的基因突变导致核糖体结构改变,从而阻止抗菌药物与细菌的结合、导致耐药,如抗结核分枝杆菌、金黄色葡萄球菌、大肠埃希菌等对链霉素的耐药。近年来,出现了一种新的由质粒介导的耐药机制 16S rRNA 甲基化酶,导致革兰阴性杆菌对庆大霉素等多种临床常用氨基糖苷类药物高度耐药。氨基糖苷类药物通过与原核生物 30S 核糖体亚基 16S rRNA 的高度保守 A 位点结合,引起核糖体功能的改变,干扰蛋白质合成,最终导致细菌死亡。16S rRNA 甲基化酶则通过甲基化 16S rRNA 的 A 位点某个或某几个碱基,使氨基糖苷类药物不能与其作用靶点相结合,从而导致细菌耐药。目前,已从多个国家和地区多种革兰阴性杆菌中检测到编码这种酶的基因,包括 *rmtA*、*rmtB*、*rmtC*、*rmtD* 和 *armA*,介导细菌对多种氨基糖苷类抗生素高度耐药(MIC>512 μg/mL)。这些基因常位于质粒,并与某些移动元件相关联,如转座子,耐药基因可以借助这些转移元件为运输载体,在不同细菌种属间水平转移。

（四）利福霉素类作用靶位改变

利福霉素为袢霉素类家族成员,作用靶点为细菌 RNA 聚合酶 β 亚基,通过与 RNA 聚合酶结合,抑制细菌转录过程,而达到抗菌效果。利福霉素耐药细菌如大肠埃希菌、结核分

枝杆菌,通过编码 RNA 聚合酶 β 亚基的基因($rpoB$)产生突变,导致其不易与利福霉素类药物相结合,从而产生耐药。

（五）喹诺酮类药物作用靶位改变

喹诺酮类药物以细菌的脱氧核糖核酸（DNA）为靶点,通过抑制细菌 DNA 解旋酶与 DNA 拓扑异构酶活性,阻止 DNA 复制、修复、染色体分离、转录及其他功能,从而发挥杀菌作用。细菌的 DNA 解旋酶与拓扑异构酶Ⅳ均为 A282 的四聚体,其中 DNA 解旋酶由一对 GyrA 亚单位和一对 GyrB 亚单位组成,这两个亚单位与拓扑异构酶Ⅳ的亚单位 ParC 和 ParE 具有极高的相似性。通过对耐药菌株与敏感菌株拓扑异构酶氨基酸序列对比分析发现,耐药菌株的拓扑异构酶氨基酸序列中存在着不同的点突变,而这些点突变多集中在 GyrA、GyrB、ParC 和 ParE 亚单位的功能区,通常称其为喹诺酮耐药决定区（The quinolone resistance-determining regions,QRDRs）。例如,在大肠埃希菌的 GyrA 亚单位中,QRDRs 位于 67～106 氨基酸密码子之间,最常见的点突变发生在 83 和 87 位密码子。GyrA 的改变产生耐药可能有两种解释,一种是由于酶结构的改变引起空间上的障碍,阻止喹诺酮进入作用位点;另一种是由于物理、化学变化干扰喹诺酮-酶-DNA 相互作用。每一个 $gryA$ 点突变都可造成对喹诺酮类

药物产生低水平耐药。当拓扑异构酶Ⅱ、Ⅵ均发生变化,则耐药程度更大。喹诺酮类抗菌药物耐药大多是由染色体突变引起的,但也可由携带喹诺酮耐药基因（quinolone resistance gene,qnr）的质粒介导。基因 qnr 编码产物为 Qnr 蛋白,该蛋白保护 DNA 不受喹诺酮类药物的影响,通过降低酶-DNA-喹诺酮复合物的水平来抑制喹诺酮类发挥作用,进而产生耐药。Qnr 蛋白包括 QnrA 蛋白、QnrB 蛋白和 QnrS 蛋白。

（六）磺胺类药物作用靶位改变

细菌不能直接利用其生长环境中的叶酸,而是利用环境中的对氨苯甲酸（PABA）和二氢喋啶、谷氨酸在菌体内的二氢叶酸合成酶催化合成二氢叶酸。二氢叶酸在二氢叶酸还原酶的作用下形成四氢叶酸,四氢叶酸作为一碳单位转移酶的辅酶,参与核酸前体物（嘌呤、嘧啶）的合成。而核酸是细菌生长繁殖所必需的成分。磺胺药的化学结构与 PABA 类似,能与 PABA 竞争二氢叶酸合成酶,影响了二氢叶酸的合成,因而使细菌生长和繁殖受到抑制。

细菌与药物反复接触后,对药物的敏感性下降甚至消失。细菌对磺胺类药物易产生抗药性,尤其在用量或疗程不足时更易出现。产生抗药性的原因,可能是细菌改变代谢途径,如产生较多二氢叶酸合成酶,或能直接利用环境中的叶酸,肠道菌丛常通过 R 因子的转移而传播。当与抗菌增效剂合用时,可减少或延缓抗药性发生。细菌对各类磺胺药物之间有交叉抗药性,即细菌对某一磺胺药产生耐药后,对另一种磺胺药也无效。

四、主动外排

近年的研究发现,外排泵在细菌的耐药过程中也发挥着重要的作用。外排泵在真核生物和原核生物中广泛存在,并发挥一定的生理作用:如排出代谢产物、有毒化合物,维持细胞内环境的稳定以及细胞的自我防护等。外排泵的作用底物非常广泛,除参与细胞本身代谢的各种生理性底物外,还包括抗菌药物,外排泵能将进入细胞内的多种抗菌药物主动泵出细胞外,使菌体内抗菌药物浓度下降,从而导致耐药。

根据外排泵氨基酸序列的同源性、外排泵组份数量、跨膜区数量和作用底物类型将细菌的外排泵分为五类：主要易化子超家族（major facilitator superfamily，MFS）、ATP结合盒超家族（ATP-binding cassette family，ABC）、耐药结节细胞分化超家族（resistance-nodulation-division family，RND）、小多重耐药家族（small multidrug-resistance family，SMR）和多药及毒性化合物外排超家族（multidrug and toxic compound extrusion family，MATE）。这些外排泵在革兰阳性菌和革兰阴性菌中均广泛存在，并且均参与介导抗生素耐药，常见于大环内酯类、喹诺酮类和四环素类，也可见于β-内酰胺类。

抗菌药物的主动外排现象首先是在大肠埃希菌对四环素的耐药机制的研究中被发现的，是一类被称为Tet的蛋白。编码Tet外排泵的基因有8种，均属于MFS型外排泵，其中 $tetA$ ～ $tetE$ 存在于革兰阴性菌，$tetP$ 仅限于梭菌属，$tetK$ 和 $tetL$ 则存在于革兰阳性菌中，在肠杆菌科细菌中引起四环素敏感性下降，最典型的是TetA外排泵。研究人员在金黄色葡萄球菌的染色体上发现了一个主动外排基因 $norA$，该基因的过度表达是导致部分金黄色葡萄球菌对氟喹诺酮类抗菌药物耐药的直接原因，现已证实其编码的产物NorA蛋白为细菌细胞膜上的外排泵蛋白，能将细菌体内的氟喹诺酮类药物、嘌呤霉素、氯霉素和一些阳离子染料泵出细菌外。除了金黄色葡萄球菌，革兰阴性菌也可以通过主动外排系统介导喹诺酮类药物耐药，如肠杆菌科细菌中的AcrAB-TolC外排泵、铜绿假单胞菌的Mex外排泵。另外，主动外排系统在葡萄球菌属及链球菌属细菌对大环内酯类抗菌药物的耐药中也起到了重要的作用。

目前研究认为，外排泵在替加环素耐药过程中发挥重要作用，尤其与RND型外排泵相关。在肠杆菌科细菌中与替加环素耐药相关的RND型外排泵则有AcrAB-TolC和OqxAB，在鲍曼不动杆菌中则有AdeABC、AdeFGH和AdeIJK等。进一步的研究发现，这些外排泵的表达又处于多种转录调控因子的调控之中。目前RND型外排泵系统过表达及其调控基因突变在替加环素耐药中的作用已经得到广泛验证。

五、细菌生物被膜的形成

细菌生物被膜（biofilm）是指黏附于物体表面，由细菌分泌的多糖—蛋白质复合物包裹细菌菌落形成的膜状物。组成细菌生物被膜的三个基本成分为细菌菌落、多糖—蛋白质复合物和物体表面，任何一个成分的缺失都会影响生物膜的形成。

细菌形成生物被膜后，会影响其对抗菌药物的敏感性，机制可能是以下一个或多个：①通过生物膜基质延迟抗菌药物的渗透。抗菌药物分子必须通过生物膜基质渗透至靶细胞，以达到抑菌或杀菌的作用。有研究显示，铜绿假单胞菌生物膜可延迟环丙沙星的渗透，药物通过无菌表面所需时间为40秒，而通过生物膜基质则需要21 min。②改变细菌的生长速率。有观点认为，生物膜相关的细胞较浮游细胞生长更慢，因此对抗菌药物的吸收也更慢。③由生物膜引起的其他生理变化。例如营养物质限制或有毒代谢物堆积，可引起大肠埃希菌生长减慢；氧气张力降低使得大肠埃希菌对氨基糖苷类具有更强的抗性。

临床上，与细菌生物被膜相关的感染性疾病主要分为两大类。一类是细菌生物被膜疾病，其中以牙周炎、天然瓣膜心内膜炎和囊性纤维化具有较强的关联。其他疾病还包括中耳炎、慢性细菌性前列腺炎等。另一类是医疗器材相关的感染，常见的器材包括人工心脏瓣膜、导尿管、中心静脉导管、隐形眼镜和宫内节育器等。生物被膜相关的微生物引起上述疾病的具体机制仍有待探究,可能为:①留置医疗器材生物膜上的细菌或细菌聚集体与生物膜分离,导致血流或尿路感染;②产生内毒素;③对宿主免疫系统的抵抗;④为耐药微生物的产生提供场所(通过耐药质粒交换)。

六、结束语

总之,细菌耐药机制越来越复杂,并且细菌耐药往往合并多种机制。抗菌药物的不合理使用是其耐药产生的主要原因。细菌对抗菌药物的耐药性可以是先天的,也可以是基因突变产生,但最主要的是外源性获得,如带有耐药基因的质粒或转座子在细菌之间的传递。近期研究发现,染色体与质粒存在相互作用,染色体上的某些基因可以调控耐药质粒的复制。面对日趋严重的细菌耐药现象,需要对致病菌的耐药性进行监测,预测耐药细菌的流行情况。对已经获得耐药机制的耐药菌,需要不断加深对其获得性耐药机制的研究,针对不同的耐药机制开发研制新的抗菌药物。同时,对于耐药细菌的感染,应该严格执行消毒隔离措施,避免或减少耐药菌的交叉感染。

【思考题】

1. 细菌耐药机制主要有哪些?
2. 简述 β-内酰胺酶的分类。

参考文献

[1] Nikaido H. Molecular basis of bacterial outer membrane permeability revisited. Microbiol Mol Biol Rev, 2003,67(4):593-656.

[2] Hasdemir UO,Chevalier J,Nordmann P,et al. Detection and prevalence of active drug efflux mechanism in various multidrug-resistant Klebsiella pneumoniae strains from Turkey. J Clin Microbiol,2004,42 (6):2701-2706.

[3] Bradford PA. Extended-spectrum beta-lactamases in the 21st century:characterization,epidemiology, and detection of this important resistance threat. Clin Microbiol Rev,2001,14(4):933-951.

[4] Pitout JD, Nordmann P, Laupland KB, et al. Emergence of Enterobacteriaceae producing extended-spectrum beta-lactamases (ESBLs) in the community. J Antimicrob Chemother,2005,56(1):52-59.

[5] Shaikh S,Fatima J,Shakil S,et al. Antibiotic resistance and extended spectrum beta-lactamases:Types, epidemiology and treatment. Saudi J Biol Sci,2015,22(1):90-101.

[6] Falagas ME, Karageorgopoulos DE. Extended-spectrum beta-lactamase-producing organisms. J Hosp Infect,2009,73(4):345-354.

[7] Kliebe C,Nies BA,Meyer JF,et al. Evolution of plasmid-coded resistance to broad-spectrum cephalosporins. Antimicrob Agents Chemother,1985,28(2):302-307.

[8] Livermore DM, Canton R, Gniadkowski M, et al. CTX-M:changing the face of ESBLs in Europe. J Antimicrob Chemother,2007,59(2):165-174.

[9] D'Andrea MM, Arena F,Pallecchi L,et al. CTX-M-type beta-lactamases:a successful story of antibiotic resistance. Int J Med Microbiol,2013,303(6-7):305-317.

[10] Lukac PJ,Bonomo RA,Logan LK. Extended-spectrum beta-lactamase-producing Enterobacteriaceae in children:old foe,emerging threat. Clin Infect Dis,2015,60(9):1389-1397.

[11] Jacoby GA,Munoz-Price LS. The new beta-lactamases. N Engl J Med,2005,352(4):380-391.

[12] Paterson DL,Bonomo RA. Extended-spectrum beta-lactamases:a clinical update. Clin Microbiol Rev,2005,18(4):657-686.

[13] Pitout JDD,Laupland KB. Extended-spectrum β-lactamase-producing Enterobacteriaceae:an emerging public-health concern. Lancet Infect Dis,2008,8(3):159-166.

[14] 产超广谱β-内酰胺酶细菌感染防治专家共识(指南);Chin J Exp Clin Infect Dis (Electronic Edition),2010,4:2.

[15] 刘晶,多丽波.染色体介导的 AmpC 酶研究进展.国际检验医学杂志,2006(7):641-643.

[16] 徐英春,陈民钧.AmpC 酶与革兰氏阴性菌的耐药特征.中华微生物学和免疫学杂志,2001(S1):18-20.

[17] Bauernfeind A、Chong Y、Schweighart S. Extended broad spectrum beta-lactamase in Klebsiella pneumoniae including resistance to cephamycins. Infection,1989,17(5):316-321.

[18] Philippon A,Arlet G,Jacoby GA. Plasmid-determined AmpC-type beta-lactamases. Antimicrob Agents Chemother,2002,46(1):1-11.

[19] 管希周,刘又宁.质粒介导的 AmpC 酶研究进展.中华医院感染学杂志,2004(6):117-120.

[20] Nordmann P,Naas T Fau-Poirel L,Poirel L. Global spread of Carbapenemase-producing Enterobacteriaceae. Emerg Infect Dis,2011,17(10):1791-1798.

[21] Munoz-Price LS,Poirel L,Bonomo RA,et al. Clinical epidemiology of the global expansion of Klebsiella pneumoniae carbapenemases. Lancet Infect Dis,2013,13(9):785-796.

[22] Yong D、Toleman MA、Giske CG、et al. Characterization of a new metallo-beta-lactamase gene,bla (NDM-1),and a novel erythromycin esterase gene carried on a unique genetic structure in Klebsiella pneumoniae sequence type 14 from India. Antimicrob Agents Chemother,2009,53(12):5046-5054.

[23] Queenan AM,Bush K. Carbapenemases:the versatile beta-lactamases. Clin Microbiol Rev,2007,20(3):440-458.

[24] Guo L、An J、Ma Y、et al. Nosocomial outbreak of OXA-48-Producing Klebsiella pneumoniae in a Chinese hospital:Clonal transmission of ST147 and ST383. PLoS One,2016,11(8):e0160754.

[25] Liapis E,Pantel A,Robert J,et al. Molecular epidemiology of OXA-48-producing Klebsiella pneumoniae in France. Clin Microbiol Infect,2014,20(12):O1121-1123.

[26] Nordmann P,Dortet L,Poirel L. Carbapenem resistance in Enterobacteriaceae:Here is the storm! Trends Mol Med,2012,18(5):263-272.

[27] Pitout JD,Nordmann P,Poirel L. Carbapenemase-producing Klebsiella pneumoniae,A key pathogen set for global nosocomial dominance. Antimicrob Agents Chemother,2015,59(10):5873-5884.

[28] Ramirez MS,Tolmasky ME. Aminoglycoside modifying enzymes. Drug Resist Updat,2010,13(6):151-171.

[29] Zhanel GG、Lawson CD、Zelenitsky S、et al. Comparison of the next-generation aminoglycoside plazomicin to gentamicin,tobramycin and amikacin. Expert Rev Anti Infect Ther,2012,10(4):459-473.

[30] Labby KJ,Garneau-Tsodikova S. Strategies to overcome the action of aminoglycoside-modifying enzymes for treating resistant bacterial infections. Future Med Chem,2013,5(11):1285-1309.

[31] Leclercq R. Mechanisms of resistance to macrolides and lincosamides:nature of the resistance elements and their clinical implications. Clin Infect Dis,2002,34(4):482-492.

[32] Matsuoka M、Endou K、Kobayashi H、et al. A plasmid that encodes three genes for resistance to macrolide antibiotics in Staphylococcus aureus. FEMS Microbiology Letters,1998,167(2):221-227.

[33] Brisson-Noel A,Courvalin P. Nucleotide sequence of gene linA encoding resistance to lincosamides in Staphylococcus haemolyticus. Gene,1986,43(3):247-253.

[34] Bozdogan B, Berrezouga L, Kuo MS, et al. A new resistance gene, linB, conferring resistance to lincosamides by nucleotidylation in Enterococcus faecium HM1025. Antimicrob Agents Chemother, 1999,43(4):925-929.

[35] Zhu XQ, Wang XM, Li H, et al. Novel lnu（G）gene conferring resistance to lincomycin by nucleotidylation,located on Tn6260 from Enterococcus faecalis E531. J Antimicrob Chemother,2017,72 (4):993-997.

[36] Heir E,Lindstedt BA,Leegaard TM,et al. Prevalence and characterization of integrons in blood culture Enterobacteriaceae and gastrointestinal Escherichia coli in Norway and reporting of a novel class 1 integron-located lincosamide resistance gene. Ann Clin Microbiol Antimicrob,2004,3:12.

[37] Rodvold KA,McConeghy KW. Methicillin-resistant Staphylococcus aureus therapy:past,present,and future. Clin Infect Dis,2014;58 Suppl 1:S20-27.

[38] Ginsburg AS,Tinkham L,Riley K,et al. Antibiotic non-susceptibility among Streptococcus pneumoniae and haemophilus influenzae isolates identified in African cohorts:A meta-analysis of three decades of published studies. Int J Antimicrob Agents,2013,42(6):482-491.

[39] Reyes K,Bardossy AC,Zervos M. Vancomycin-resistant Enterococci:Epidemiology,infection prevention,and control. Infect Dis Clin North Am,2016,30(4):953-965.

[40] McGuinness WA, Malachowa N, DeLeo FR. Vancomycin resistance in Staphylococcus aureus. Yale Journal of Bio Med,2017,90(2):269-281.

[41] Cag Y,Caskurlu H,Fan Y,et al. Resistance mechanisms. Ann Transl Med,2016,4(17):326.

[42] Kanoh S,Rubin BK. Mechanisms of action and clinical application of macrolides as immunomodulatory medications. Clin Microbiol Rev,2010,23(3):590-615.

[43] Grossman TH. Tetracycline antibiotics and resistance. Cold Spring Harb Perspect Med, 2016, 6 (4):a025387.

[44] Goldstein BP. Resistance to rifampicin:A review. J Antibiot（Tokyo）,2014,67(9):625-630.

[45] Rodriguez-Martinez JM, Machuca J, Cano ME, et al. Plasmid-mediated quinolone resistance: Two decades on. Drug Resist Updat,2016,29:13-29.

[46] Ughachukwu P,Unekwe P. Efflux pump-mediated resistance in chemotherapy. Ann Med Health Sci Res,2012,2(2):191-198.

[47] Amaral L,Martins A,Spengler G,et al. Efflux pumps of Gram-negative bacteria:what they do,how they do it,with what and how to deal with them. Front Pharmacol,2014,4:168.

[48] Piddock LJ. Clinically relevant chromosomally encoded multidrug resistance efflux pumps in bacteria. Clin Microbiol Rev,2006,19(2):382-402.

[49] Li XZ, Nikaido H. Efflux-mediated drug resistance in bacteria:an update. Drugs, 2009, 69（12）: 1555-1623.

[50] Ruzin A, Visalli MA, Keeney D, et al. Influence of transcriptional activator RamA on expression of multidrug efflux pump AcrAB and tigecycline susceptibility in Klebsiella pneumoniae. Antimicrob Agents Chemother,2005,49(3):1017-1022.

[51] Keeney D, Ruzin A, McAleese F, et al. MarA-mediated overexpression of the AcrAB efflux pump results in decreased susceptibility to tigecycline in Escherichia coli. J Antimicrob Chemother,2008,61 (1):46-53.

[52] Veleba M,Higgins PG,Gonzalez G,et al. Characterization of RarA,a novel AraC family multidrug

resistance regulator in Klebsiella pneumoniae. Antimicrob Agents Chemother,2012,56(8):4450-4458.

[53] Coyne S, Courvalin P, Perichon B. Efflux-mediated antibiotic resistance in acinetobacter spp. Antimicrob Agents Chemother,2011,55(3):947-953.

[54] Dunne WM,Jr. Bacterial adhesion:seen any good biofilms lately? Clin Microbiol Rev,2002,15(2):155-166.

[55] Donlan RM,Costerton JW. Biofilms:survival mechanisms of clinically relevant microorganisms. Clin Microbiol Rev,2002,15(2):167-193.

[56] Suci PA,Mittelman MW,Yu FP,et al. Investigation of ciprofloxacin penetration into Pseudomonas aeruginosa biofilms. Antimicrob Agents Chemother,1994,38(9):2125-2133.

[57] Tresse O,Jouenne T,Junter GA. The role of oxygen limitation in the resistance of agar-entrapped, sessile-like Escherichia coli to aminoglycoside and beta-lactam antibiotics. J Antimicrob Chemother, 1995,36(3):521-526.

（俞云松　全晶晶）

第十章　风湿免疫性疾病

第一节　风湿免疫性疾病总论

摘要　近年来随着遗传学、免疫学及分子生物学的快速发展,新型自身抗体及遗传标记物检测、肌肉骨骼超声及磁共振等技术提高了风湿免疫性疾病临床诊治的精准性,层出不穷的靶向治疗药物呈现出强大的生命力,极大地改善了疾病预后。而针对风湿免疫性疾病的发病机制研究更是"繁花似锦",在分子微生物学、基因遗传学和医学信息学等方面取得了较大突破。

Abstract　The accuracy of diagnosis in rheumatoid disease was remarkably improved by testing more antibodies and genetic markers with the rapid development of genetics, immunology and molecular biology. The wide application of musculoskeletal ultrasound and magnetic resonance imaging technology also proved to be helpful. The molecule-targeted treatment in rheumatoid disease shows a strong vitality, which greatly improves the prognosis of the disease. The pathogenesis in rheumatic disease continues to thrive, especially in the molecular microbiology, genetics and medical informatics.

　　广义的风湿病学是指一门研究肌肉骨骼系统相关疾病的学科,包括骨、关节及周围软组织。因其可累及全身各处的血管和结缔组织,以往称为"结缔组织病"或"胶原病",是狭义概念的风湿病。随着对肌肉骨骼系统和免疫炎症系统认识的深入,风湿病学概念也在不断地充实和发展。这类疾病具有共同的临床特点,多有发热和疼痛,病情往往有"发作—缓解—发作"的特点,可累及多系统,导致脏器功能障碍或肢体残疾,多与自身免疫有关,与机体丧失正常的免疫耐受密切相关。近年来遗传学、免疫学、病理学及分子生物学快速发展,新型自身抗体、淋巴细胞亚群、细胞因子、骨代谢指标和遗传标记物等新的检验手段不断用于临床,推动风湿病学跨入精细化分类和精准化治疗的新时代。

一、风湿免疫性疾病的分类

(一)弥漫性结缔组织病

　　弥漫性结缔组织病包括类风湿关节炎(rheumatoid arthritis,RA)、幼年特发性关节炎、系统性红斑狼疮(systemic lupus erythematosus,SLE)、干燥综合征、混合性结缔组织病、系统性硬化症、IgG4 相关性疾病、炎性肌病、系统性血管炎、风湿性多肌痛、复发性多软骨炎、嗜酸性筋膜炎和成人斯蒂尔病等。

(二)并发脊柱炎的关节炎

　　并发脊柱炎的关节炎包括强直性脊柱炎、Reiter 综合征、银屑病关节炎、炎症肠病关节炎和未分化脊柱关节炎。

（三）退行性骨关节病

（四）感染引起的关节炎

（五）晶体性关节炎（痛风、焦磷酸盐沉积等）

二、风湿免疫性疾病发病机制研究

现代免疫学及其相关交叉学科如免疫遗传学、免疫病理学和分子生物学的迅速兴起，为风湿免疫性疾病研究的发展提供了新的思路和手段。HLA-DR 基因是与 RA、SLE 等风湿病发病关系最密切的基因之一。在对 RA 易感性相关 DR 亚型基因结构的研究中发现，这些易感性 HLA-DR 亚型的分子 β 链第三高变区 70～74 位都具有相似的 5 氨基酸序列——QRRAA 或 QKRAA，据此有学者提出"共享表位学说"，认为这些由不同基因编码的共享表位具有与共同抗原结合的特性，可与致关节炎抗原肽结合，将其提呈给 T 细胞，从而诱发 RA 发病。调节性 T 细胞（Treg）功能缺陷与自身免疫病的发生密切相关。RA 患者外周血及滑膜组织 Treg 功能下降，上调 FOXp3 表达可恢复 Treg 功能，抗肿瘤坏死因子（TNF）抗体也可上调 Treg。目前认为 Th17 细胞过度产生是诱导和维持 RA 慢性炎症的重要原因之一，也参与 SLE、系统性硬化症、血管炎和脊柱关节炎发病。细胞因子如白细胞介素（interleukin，IL）、干扰素、TNF 等之间相互调节和对免疫系统的调控，针对细胞因子（TNF-α、IL-1、IL-6R、IL-17 等）的单克隆抗体已广泛用于 RA、强直性脊柱炎、银屑病关节炎治疗，临床上显示出令人满意的疗效。

黏附分子是介导细胞之间、细胞与细胞外起黏附作用的细胞表面糖蛋白，对胚胎发育和组织分化、正常组织结构的维持、炎症的发生、免疫应答、创伤修复和肿瘤浸润转移等多种病理生理过程均具有重要作用，包括选择素家族、整合素家族、免疫球蛋白超家族和钙依赖黏附素等。黏附分子与 SLE、系统性血管炎等疾病炎症过程密切相关，相关抗体也在临床前研究中。

上述来自遗传学和免疫学方面的研究为阐明风湿病与免疫之间的关系提供了新的依据。另外，在实验动物学方面，RA、SLE、强直性脊柱炎等风湿病动物模型的建立也为疾病的研究搭建了平台。神经内分泌学、免疫病理学、分子微生物学及医学信息学等在风湿病学研究中大显身手，海量数据和信息得到迅速处理和整合，近年来我国已经成立了国家风湿数据中心、中国系统性红斑狼疮协作组等研究平台，更多地参与到全球交流与合作中，风湿病学的研究也朝着精准医学方向发展。

三、风湿免疫性疾病与自身抗体

自身抗体是指针对自身组织、器官、细胞及细胞成分的抗体。抗体一般因外来病原体进入机体后由免疫系统产生，用于免疫反应以清除外来的有害物质。当机体免疫功能失调时，对自身抗原耐受的平衡被打破，导致对自身抗原产生免疫应答，出现自身抗体，引起炎症反应，造成机体组织器官的损伤，诱发过敏性或自身免疫性疾病。

自身免疫性疾病可产生许多自身抗体，其中最重要的是抗核抗体，以及抗磷脂抗体、抗线粒体抗体、抗红细胞抗体、抗内皮细胞抗体、抗神经元抗体、抗甲状腺球蛋白抗体和抗胰岛素抗体等。除了与自身抗原发生免疫反应导致免疫病理学损伤，参与疾病发生和发展，自身抗体对于特定风湿免疫性疾病的诊断和鉴别诊断也具有重要价值（表 10-1），如抗 Sm

抗体是 SLE 标志性抗体,抗 Scl-70 抗体是系统性硬化症标志抗体,抗 SSA 抗体和抗 SSB 抗体主要见于 SLE 干燥综合征。需要指出的是,某一类自身抗体的存在与自身免疫性疾病的发生并不具有绝对的关联。如类风湿因子(rheumatoid factor,RF)并不是 RA 独有的特异性抗体。在近 50% SLE 患者外周血中可检测到 RF 阳性,其他结缔组织病如干燥综合征、硬皮病、慢性活动性肝炎及健康老年人中均有不同程度的阳性率。相反的,自身抗体阴性也不能完全排除患有自身免疫性疾病的可能。因此,只有对自身抗体及时进行检测,并结合临床分析,才能作出正确判断。

表 10-1　自身抗体及其相关疾病

自身抗体	相关疾病
抗 Smith 抗体	系统性红斑狼疮
抗 ds-DNA 抗体	系统性红斑狼疮
抗 SSA(Ro)或 SSB(La)	原发性干燥综合征、系统性红斑狼疮
抗磷脂抗体	抗磷脂综合征、系统性红斑狼疮
抗中性粒细胞胞浆抗体(c-ANCA)	坏死性肉芽肿性多血管炎
抗中性粒细胞核周抗体(p-ANCA)	显微镜下多血管炎、变应性肉芽肿性多血管炎
抗 IgG 抗体(类风湿因子)	类风湿关节炎
抗着丝粒抗体	系统性硬化症
抗拓扑异构酶抗体	系统性硬化症
抗平滑肌抗体	自身免疫性肝炎
抗线粒体抗体 M2 型	原发性胆汁性肝硬化

在 RA 抗体学研究中,抗环瓜氨酸肽(cyclic citrullinated peptide,CCP)抗体的发现具有重要临床意义。采用 CCP 为抗原,用酶联免疫吸附法(ELISA)检测 RA 患者血清中抗 CCP 抗体,其敏感性可达 76%,而特异性高达 96%。之后,将抗 CCP 抗体在不同人种和疾病中进行验证,证实其对 RA 诊断具有高度敏感性和特异性,并与 RA 活动性相关。同时还发现抗 CCP 抗体最早可出现于 RA 患病前 14 年,高滴度抗 CCP 抗体与 RA 患者关节骨破坏密切相关,从而成为一个 RA 预警和判断预后的重要指标。抗 CCP 抗体的发现大大提高了 RA 诊断的准确率,尤其是对于早期 RA 患者的诊断具有重要价值,因此被纳入 2010 年 RA 分类标准。抗 CCP 抗体弥补了 RF 特异性不高的缺点,可与 RF 联合检测,从而使 RA 漏诊率明显下降。通过对抗 CCP 抗体的动态观察,可以帮助临床医生判断疾病活动性和预后,有效指导 RA 的治疗。后来又发现了许多针对瓜氨酸化表位的自身抗体,如抗 Sa 抗体和抗瓜氨酸化波形蛋白抗体、抗瓜氨酸化纤维蛋白原抗体等,统称为"抗瓜氨酸化蛋白抗体(ACPA)家族"。

四、风湿免疫性疾病影像诊断技术的发展

普通 X 线是长期以来广泛使用的影像学技术,曾经对风湿病学的发展起过重要作用。近年来,磁共振成像(MRI)和超声波等新型影像学技术在风湿免疫性疾病中的应用快速进展。

与传统 X 线相比,MRI 具有三维成像优势,与三维成像 CT 相比,MRI 对软组织分辨率高,成像质量好。MRI 对骨关节病变的检出敏感性高,为炎性关节病、RA 早期诊断、疾病活动性判定和预后评估提供了重要依据,是近年的研究热点之一。研究发现,增强 MRI 可准确显示 RA 最基本的病理学改变——滑膜炎,可观察到滑膜炎症信号的强度与滑膜厚度。骨髓水肿是骨髓炎症的表现,与骨侵蚀关系密切。传统放射学和超声检查均无法显示骨髓水肿病变,而 MRI 的 T2 压脂像及短时反转恢复序列(STIR)像均可敏感反映骨髓水肿病变。骶髂关节炎是脊柱关节病(spondyloarthropathy,SpA)的重要特征,长期以来主要采用传统 X 线对骶髂关节进行评价,采用修订的《纽约标准》诊断强直性脊柱炎。然而,当 X 线出现异常时,往往骶髂关节炎已存在多年。为了提高疾病的早期诊断率,SpA 评价国际协会将 MRI 发现的骶髂关节炎作为重要元素纳入 2010 年修订的中轴型 SpA 分类标准。在传统 X 线没有发现骶髂关节炎的患者中,MRI 检出 SpA 的敏感性和特异性分别为 51% 和 97%,并且有助于评价中轴型 SpA 的治疗反应。因此,MRI 是目前最敏感的影像检测手段之一,对炎性关节病中最易受累的骨骼及软组织均具有较好的检出能力,能早期发现滑膜炎、骨髓水肿、骨侵蚀和脂肪变性等病变,为炎性关节病的早期诊断和合理治疗提供重要信息。随着影像技术的不断进步,肢端低场 MRI、动态增强 MRI 和全身 MRI 等技术也开始应用于炎性关节病的诊疗中。

肌肉骨骼超声(MSUS)在风湿科中的应用日益广泛,尤其是在炎性关节炎领域。相较于传统影像技术(X 线、CT)而言,MSUS 设备价格低廉、无辐射、分辨率高,短期内可重复检查;实时超声检查能够在必要时进行局部病灶的定位和穿刺。MSUS 是评价滑膜炎症、骨侵蚀等病变的一种敏感而有效的方法,在 RA 早期诊断、疗效检测及预后评估等方面都有着独特的价值和广阔的应用前景。超声检查不能探查到骨髓水肿,但可敏感地检测到肌腱附着点炎症,在 SpA 检查中与 MRI 具有互补性,有助于 SpA 的早期诊断。在晶体性关节炎诊断方面,MSUS 可用于检查关节内及周围软组织中尿酸盐结晶、痛风石及继发的滑膜炎和骨侵蚀。另外,MSUS 在干燥综合征涎腺评估、大动脉炎辅助诊断以及风湿性多肌痛的肩、髋关节病变评估等方面均有其独特的表现和优势。三维超声、能量多普勒的优化和成像后数据分析都是今后值得关注的发展方向。

五、风湿免疫性疾病诊疗水平的提高

随着医学免疫学发展,许多敏感而特异性高的风湿免疫性疾病实验方法已被建立,有利于风湿免疫性疾病的早期诊断和早期治疗。风湿免疫性疾病的主要治疗手段有:①糖皮质激素,抑制免疫反应和抗炎,是最常用的治疗药物,有肥胖、多毛、感染、高血压、糖尿病、青光眼、消化道溃疡和骨质疏松等副作用。②免疫抑制剂,抑制免疫反应和减少自身抗体生成,用于大剂量激素治疗效果不佳,激素减量病情复发或有心、肾、脑等重要器官受损的重症患者。近年来甲氨蝶呤、环磷酰胺、霉酚酸酯或环孢霉素等药物得到应用,提高了危重症的疗效,但可导致脱发、胃肠道反应、骨髓抑制、肝肾功能损伤、月经紊乱或闭经、并发各种感染等不良反应。此外,环孢霉素、霉酚酸酯价格昂贵,应用受到一定限制。③免疫球蛋白,静脉注射大剂量免疫球蛋白通过抗体封闭作用治疗难治性或危重症风湿免疫性疾病患者,国内外均有成功经验。④血浆置换、双重滤过和血浆吸附,可迅速减少血液中抗体和免疫复合物,较快改善病情,但仍属短期缓解病情的权宜疗法,需和糖皮质激素及免疫抑制剂配合方可更好地控制病情。有并发感染、凝血障碍、水电解质失衡等副作用,而且价格昂贵。⑤骨髓移植和干细胞移植在治疗自身免疫性疾病中已展示了较好的前景,对严重的难治性自身免疫病可用造血干细胞移植,20 世纪 90 年代中期已正式用于治疗 SLE、系统性硬

化症、RA 等。基因疗法尚在初步临床试验研究中。

目前已经证实 TNF-α 在 RA 发病中起关键作用,通过阻断 TNF-α 治疗 RA 取得部分疗效,标志着风湿免疫性疾病的治疗跨入了靶向治疗时代,是目前发展最快的研究领域之一。靶向治疗药物多为生物制剂类,包括针对细胞因子的 TNF-α 抑制剂、白细胞介素-1 拮抗剂、白细胞介素-6 拮抗剂;针对 B 细胞有 CD20 单抗、贝利木单抗等;针对 T 细胞有阿巴西普等。此外,还有口服小分子 Janus 激酶(JAK)抑制剂等。

T 细胞疫苗是利用自身反应 T 细胞进行免疫,诱导产生针对致病性 T 细胞的抑制性 T 细胞亚群,抑制自身反应性 T 淋巴细胞活化,抑制患者体内自身免疫反应,缓解及控制病情。初步研究表明,T 细胞疫苗治疗 SLE 在近期有效性和安全性方面均较理想,不过其作用及机制、适应证选择、最佳用量、用法及疗程等仍需要更深入的研究。但可以预见,未来以 T 细胞疫苗为代表的细胞制剂在临床上将会有较大进展。

【思考题】

1. 试述风湿免疫性疾病的临床特点和主要分类。
2. 试述风湿免疫性疾病的发病机制与治疗策略之间的关系。
3. 试述自身抗体在风湿免疫性疾病中的应用价值。
4. 试述肌肉骨骼磁共振及超声在风湿免疫性疾病治疗上的应用价值。
5. 试述目前风湿免疫性疾病的生物治疗方法。

参考文献

[1] 蒋明等主编. 风湿病学. 北京:科学出版社,1995.

[2] 吴东海,王国春主编. 临床风湿病学. 北京:人民卫生出版社,2008.

[3] 菲尔斯坦主编,栗占国,唐福林(译)凯利风湿病学. 北京:北京大学医学出版社,2011.

[4] 栗占国主编. 漫话风湿. 上海:复旦大学出版社,2015.

[5] Smolen JS,Aletaha D,Mclnnes IB. Rheumatoid arthritis. Lancet,2016,388(10055):2023-2038.

[6] Mclnnes IB,Schett G. Pathogenetic insights from the treatment of rheumatoid arthritis. Lancet,2017,389(10086):2328-2337.

[7] Hunt L,Hensor EM,Nam J,et al. T cell subsets:an immunological biomarker to predict progression to clinical arthritis in ACPA-positive individuals. Ann Rheum Dis,2016,75(10):1884-1889.

[8] Mandl P,Navarro-Compán V,Terslev L,et al. EULAR recommendations for the use of imaging in the diagnosis and management of spondyloarthritis in clinical practice. Ann Rheum Dis,2015,74(7):1327-1339.

(曹 恒 林 进)

第二节 风湿免疫性疾病诊疗标准及治疗原则

摘要 风湿免疫性疾病学科是内科领域最年轻的学科,但也是发展速度最快的学科之一。多种疾病诊断、治疗指南的不断更新,大大提高了疾病的早期诊断与治疗能力。"长程管理、达标治疗"的理念已经从类风湿关节炎渗透到多种风湿免疫疾病的治疗决策中。近几年随着新型生物制剂的不断推出,已制定了传统抗风湿药物和生物制剂的应用和转换原则，逐渐规范了风湿免疫性疾病的诊断和治疗方法。

Abstract　Rheumatology is the youngest subject of internal medicine, but it is one of the rapid growing disciplines. Many guidelines for the diagnosis and treatment of different rheumatic diseases have been updated, which have highly improved the early diagnosis and treatment of rheumatic diseases. The concepts of "long range management, treat to target" which originated from the management of rheumatoid arthritis, have gradually been infiltrated into therapeutic decisions about other rheumatic diseases. New biological agents are continuously push out. The turning principles from traditional disease modifying anti-rheumatic drugs to biological agents have been formulated. The methods of diagnosis and treatment for rheumatic disease have been standardized.

　　风湿免疫性疾病的研究范畴，在今天已远远超出传统的风湿热、风湿性关节炎以及类风湿性关节炎领域，而广泛覆盖了累及骨、关节及其周围软组织，如肌腱、滑囊、筋膜、肌肉等的疾病。病因多样，如感染性、免疫性、代谢性、内分泌性、退化性、地理环境性、遗传性等。随着分子生物学、细胞生物学、免疫学、遗传学和临床医学的迅猛发展，风湿免疫性疾病的研究内容不断扩充，美国风湿病学学会从疾病的病因学、组织学、病理学、生物化学、遗传学、免疫学以及临床学等不同角度进行归纳分类，分为十类，共包括了100多种疾病。而临床上比较多见的仍是第一大类，即弥漫性结缔组织病，如系统性红斑狼疮（SLE）、类风湿关节炎（RA）、多发性肌炎/皮肌炎（PM/DM）、干燥综合征（SS）、混合性结缔组织病（MCTD）、系统性硬化症、系统性血管炎等。由于近年来风湿免疫性疾病诊断及治疗水平的不断提高，新病种不断被发现，现将这些临床上较为常见的风湿免疫性疾病的诊断标准、治疗原则及疗效标准介绍如下。

一、类风湿关节炎（rheumatioid arthritis，RA）

（一）诊断标准

RA 的诊断主要依靠临床表现、实验室检查及影像学检查，典型病例按 1987 年美国风湿病学学会（ACR）的分类标准进行诊断并不困难。但对于不典型及早期 RA 易出现误诊或漏诊。对这些患者除 RF 和抗 CCP 抗体等检查外，还可考虑 MRI 及超声检查，以利于早期诊断。对可疑 RA 的患者要定期复查和随访。目前提出了新的 RA 分类标准和评分系统，若至少有 1 个关节肿痛，并有滑膜炎的证据（临床或超声或 MRI）；同时排除了其他疾病引起的关节炎，并有典型的常规放射学 RA 骨破坏，可诊断为 RA。另外，该标准对关节受累情况、血清学指标、滑膜炎持续时间和急性时相反应物 4 个部分进行评分，总得分 6 分以上也可诊断为 RA。

1. 1987 年美国风湿病学学会（ACR）的分类标准

（1）晨僵：关节内或关节周围晨僵，每日持续至少 1 h，持续至少 6 wk。

（2）3 个或 3 个以上关节炎：14 个关节区中至少有 3 个同时出现软组织肿胀或关节渗出，持续至少 6 wk。

（3）手部关节炎：腕、掌指关节和近端指间关节至少 1 处肿胀，持续至少 6 wk。

（4）对称性关节炎：身体两侧相同关节区同时受累（近端指间关节/掌指关节/跖趾关节区受累时可不完全对称），持续至少 6 wk。

（5）类风湿结节：医生观察到在关节伸侧、关节周围或骨突出部位的皮下结节。

(6)类风湿因子阳性:该方法在正常人群中的阳性率小于5%。

(7)影像学改变:手及腕部前后位摄片有骨质侵蚀或骨质疏松。

符合以上7项中的4项者,即可诊断为RA。

2. ACR/EULAR 2009年RA分类标准和评分系统(表10-2)

表10-2 受累关节情况与受累关节数(0～5分)

中大关节	1个	0分
	2～10个	1分
小关节	1～3个	2分
	4～10个	3分
至少一个为小关节>10个		5分

2.血清学抗体检测(0～3分)

类风湿因子或抗CCP阴性　　　　　　　　　　0分

类风湿因子或抗CCP至少一项低滴度阳性　　　2分

类风湿因子或抗CCP至少一项高滴度阳性　　　3分

3.滑膜炎持续时间(0～1分)

<6周　　　0分

≥6周　　　1分

4.急性时相反应物(0～1分)

C反应蛋白或血沉均正常　　　　　　　0分

C反应蛋白或血沉增高　　　　　　　　1分

标准:以上4项累计最高评分≥6分则可明确RA诊断。

(二)病情的判断

判断RA活动性的指标包括疲劳的程度、晨僵持续的时间、关节疼痛和肿胀的数目和程度,以及炎性指标(如ESR、CRP)等。临床上可采用DAS28等标准判断病情活动程度。此外,RA患者就诊时,应对影响其预后的因素进行分析。这些因素包括病程、躯体功能障碍(如HAQ评分)、关节外表现、血清中自身抗体和HLA-DRl/DR4是否阳性,以及早期出现X线提示的骨破坏等。

(三)临床缓解标准

(1)晨僵不超过15 min;

(2)无疲劳感;

(3)无关节疼痛;

(4)无关节触痛或活动时疼痛;

(5)无关节区及腱鞘软组织肿胀;

(6)血沉(魏氏法)女性小于30 mm/h,男性小于20 mm/h。

至少符合以上5条标准,并至少持续2 mon时间才能判断为临床缓解。若有活动性血管炎、胸膜炎、心包炎、肌炎、不明原因体重减轻或发热时,均不能认为是临床缓解。

(四)鉴别诊断

在RA的诊断中,应注意与骨关节炎、痛风性关节炎、血清阴性脊柱关节病(uSpA)、系统性红斑狼疮(SLE)、干燥综合征(SS)及硬皮病等其他结缔组织病所致的关节炎鉴别。

(1)骨关节炎:该病在中老年人多发,主要累及膝、髋等负重关节。活动时关节痛加重,可有关节肿胀和积液。部分患者的远端指间关节出现特征性赫伯登(Heberden)结节,而在近端指关节可出现布夏尔(Bouchard)结节。骨关节炎患者很少出现对称性近端指间关节、腕关节受累,无类风湿结节,晨僵时间短或无晨僵。此外,骨关节炎患者的 ESR 多为轻度增快,而 RF 阴性。X线显示关节边缘增生或骨赘形成,晚期可由于软骨破坏出现关节间隙狭窄。

(2)痛风性关节炎:该病多见于中年男性,常表现为关节炎反复急性发作。好发部位为第一跖趾关节或跗关节,也可侵犯膝、踝、肘、腕及手关节。本病患者血清自身抗体阴性,而血尿酸水平大多增高。慢性重症者可在关节周围和耳廓等部位出现痛风石。

(3)银屑病关节炎:该病以手指或足趾远端关节受累更为常见,发病前或病程中出现银屑病的皮肤或指甲病变,可有关节畸形,但对称性指间关节炎较少,RF 阴性。

(4)强直性脊柱炎(AS):本病以青年男性多发,主要侵犯骶髂关节及脊柱,部分患者可出现以膝、踝、髋关节为主的非对称性下肢大关节肿痛。该病常伴有肌腱端炎,HLA-B27阳性而 RF 阴性。骶髂关节炎及脊柱的 X线改变对诊断有重要意义。

(5)其他疾病所致的关节炎:SS 及 SLE 等其他风湿病均可有关节受累。但是这些疾病多有相应的临床表现和特征性自身抗体,一般无骨侵蚀。不典型的 RA 还需要与感染性关节炎、反应性关节炎和风湿热等鉴别。

(五)治疗原则

RA 诊断明确后,强调早期治疗和综合治疗,以控制炎症、缓解症状、改善关节功能,降低关节畸形发生率,尽可能控制疾病发展,减少复发,提高生活质量。治疗以药物治疗为主,同时配合患者教育、物理康复、饮食、外科和心理治疗等多种手段。

1.一般治疗

强调患者教育及整体和规范治疗的理念。适当的休息、理疗、体疗、外用药、正确的关节活动和肌肉锻炼等对于缓解症状、改善关节功能具有重要作用。

2.药物治疗

20 世纪 90 年代以来所推崇的联合疗法,特别是改善病情的抗风湿药(DMARDs)的早期治疗和联合治疗,目的是发挥药物的协同作用,提高疗效。近十年来生物制剂,特别是肿瘤坏死因子拮抗剂的使用,大大改善了 RA 的病情,减少了疾病的致残率。

治疗 RA 的药物常分为四大类,即非甾类抗炎药(NSAIDs)、改善病情的抗风湿药(DMARDs)、糖皮质激素和生物制剂。

(1)NSAIDs:通过抑制环氧化酶活性、减少前列腺素合成而具有解热镇痛抗炎作用。起效较快,小剂量以解热镇痛作用为主,较大剂量则有抗炎作用。能减轻关节炎症的症状和体征,但不能控制疾病的进展,也不能对受损的关节和软组织起保护作用。这类药物主要包括阿司匹林、保泰松、吲哚美辛、布洛芬、双氯芬酸、奈普生、依托度酸、美洛昔康及昔布类(塞来昔布、罗非昔布、依托考昔)等。所有 NSAIDs 均有胃肠道症状、肝肾毒性、抗凝作用和骨髓抑制等副作用,对昔布类药物还应注意心血管事件的发生。

(2)DMARDs:发挥作用较慢,起效约需 1～6 mon,故又称慢作用药。DMARDs 没有即刻的止痛和抗炎作用,但能改善和延缓病情进展,故又称为改善病情药。对 RA 患者尽早联合使用 DMARDs 治疗已成为目前风湿病学界的共识。最常使用的 DMARDs 有甲氨蝶呤（MTX）、羟氯喹（HCQ）、柳氮磺胺吡啶（SSZ）、来氟米特（LEF）；也有使用金制剂、青霉胺、硫唑嘌呤、环孢素、米诺环素等。从疗效和费用等考虑，一般首选 MTX（10～15 mg/wk），并作为联合治疗的基本药物。对于病情重、RF 滴度高、病情反复发作者，可联用两种或两种以上 DMARDs。常用的联合用药组合包括 MTX＋LEF、MTX＋HCQ、MTX＋SSZ、SSZ＋HCQ、LEF＋SSZ 及 MTX＋SSZ＋HCQ 等，但应注意联合用药的毒副反应。

（3）糖皮质激素：能迅速减轻关节疼痛、肿胀，在关节炎急性发作，或伴有心、肺、眼和神经系统等器官受累的重症患者，可给予短效激素，其剂量依病情严重程度而调整。小剂量糖皮质激素（泼尼松＜10 mg/d）可缓解多数患者的症状，并在 DMARDs 起效前发挥"桥梁"作用，或作为 NSAIDs 疗效不满意时的短期措施。用激素时应同时服用 DMARDs。用激素治疗类风湿关节炎的原则是：不需用大剂量时，用小剂量；能短期使用者，不长期使用；在治疗过程中，注意补充钙剂和维生素 D 以防止骨质疏松。关节腔内注射激素有利于缓解受累关节疼痛、肿胀，减轻滑膜炎症，改善关节功能。但对于同一关节一年内不宜超过 3 次，且须排除其他原因所致的关节炎。

（4）生物制剂：近十余年的研究表明，TNF-α 是 RA 滑膜炎关键的细胞因子之一，TNF-α 与局部炎症反应、组织损伤和 RA 骨破坏的持续进展密切相关。目前用于治疗 RA 的生物制剂，最主要的是 TNF-α 拮抗剂，有 TNF-α 单克隆抗体（英夫利西单抗和阿达木单抗）和 TNF-α 受体融合蛋白（依那西普）。现有的研究提示，抗 TNF-α 拮抗剂联合 MTX 可延缓早期 RA 的病程进展。TNF-α 拮抗剂在 RA 治疗中应用广泛，患者耐受性较好，严重不良反应发生率较低。其他的生物制剂还有 CD20 靶向生物制剂（利妥昔单抗、TRU-015、HuMax-CD20）、CTLA-4Ig（Abatacep），白介素-1 受体拮抗剂（Anakinra、ACZ885），抗白介素-6 受体抗体（Tocilizumab），抗白介素-15 受体抗体（AMG714）等。

（5）植物药制剂：雷公藤多甙（10～20 mg，3 次/d），不良反应：胃肠道反应、性腺抑制、骨髓抑制、肝肾损害等；青藤碱（20～80 mg，3 次/d），不良反应：皮肤瘙痒、皮疹等过敏反应，少数可有白细胞减少；白芍总甙（600 mg，2～3 次/d），不良反应：大便次数增多、轻度腹痛、纳差等。

3. 外科治疗

对早期 RA 患者，若经积极正规的内科治疗仍有关节肿胀、疼痛和滑膜肥厚，关节软骨已受侵犯但病情相对稳定，受累关节局限，为防止关节软骨进一步破坏，可考虑行滑膜切除术。对晚期严重关节畸形患者可施行关节松解术、关节融合术及人工关节置换术。

4. 其他治疗

有血浆置换、自体外周血干细胞移植、基因治疗等。

二、系统性红斑狼疮（systemic lupus erythematosus，SLE）

（一）诊断标准

1. 如有多系统受累表现和有自身免疫的证据，应警惕 SLE

早期不典型 SLE 可表现为：原因不明的反复发热，抗炎退热治疗往往无效；多发和反复发作的关节痛和关节炎，往往持续多年而不产生畸形；持续性或反复发作的胸膜炎、心包炎；抗生素或抗结核治疗不能治愈的肺炎；不能用其他原因解释的皮疹、网状青紫、雷诺现象;肾脏疾病或持续不明原因的蛋白尿;血小板减少性紫癜或溶血性贫血;不明原因的肝炎;反复自然流产,或深静脉血栓形成,或脑卒中发生。这些可能为早期不典型 SLE 的表现,需要提高警惕,避免诊断和治疗的延误。

2.目前普遍采用美国风湿病学学会(ACR)1997 年推荐的 SLE 分类标准,该分类标准的 11 项中,符合 4 项或 4 项以上者,在排除感染、肿瘤和其他结缔组织病后,可诊断为 SLE。需要强调的是,患者病情初期或许未具备分类标准中的 4 条,而随着病情的进展出现其他项的表现。

(1)颊部红斑:固定红斑,扁平或高起,在两颧突出部位。

(2)盘状红斑:片状高起于皮肤的红斑,黏附有角质脱屑和毛囊栓;陈旧病变可发生萎缩性瘢痕。

(3)光过敏:对日光有明显的反应,引起皮疹,从病史中得知或医生观察到。

(4)口腔溃疡:经医生观察到的口腔或鼻咽部溃疡,一般为无痛性。

(5)关节炎:非侵蚀性关节炎,累及 2 个或更多的外周关节,有压痛、肿胀或积液。

(6)浆膜炎:胸膜炎或心包炎。

(7)肾脏病变:尿蛋白>0.5 g/24 h 或+++,或管型(红细胞,血红蛋白,颗粒或混合管型)

(8)神经病变:癫痫发作或精神病,除外药物或已知的代谢紊乱。

(9)血液学疾病:非药物引起的溶血性贫血,或白细胞减少,或淋巴细胞减少,或血小板减少。

(10)免疫学异常:抗 ds-DNA 抗体阳性,或抗 Sm 抗体阳性,或抗磷脂抗体阳性(包括抗心磷脂抗体、狼疮凝集物、至少持续 6 mon 的梅毒血清试验假阳性三者中具备一项阳性)。

(11)抗核抗体:在任何时候和未用药物诱发"药物性狼疮"的情况下,抗核抗体滴度异常。

(二)SLE 病情活动性和病情轻重程度的评估

1.活动性表现

SLE 为多器官多系统受累,有以下表现即提示 SLE 活动:中枢神经系统受累(可表现为癫痫、精神病、器质性脑病、视觉异常、颅神经病变、狼疮性头痛、脑血管意外等,但需排除中枢神经系统感染),肾脏受累(包括管型尿、血尿、蛋白尿、脓尿),血管炎,关节炎,肌炎,皮肤黏膜表现(如新发红斑、脱发、黏膜溃疡),胸膜炎,心包炎,低补体血症,DNA 滴度增高,发热,血三系减少(需除外药物所致的骨髓抑制),血沉增快等。

国际上通用的几个 SLE 活动性判断标准包括:SLEDAI(systemic lupus erythematosus disease activity index),SLAM(systemic lupus activity measure),OUT(Henk Jan out score)等。其中以 SLEDAI 最为常用,其理论总积分为 105 分,但实际上绝大多数患者积分小于 45 分,活动积分在 20 分以上者提示活动明显。

2.病情轻重程度的评估

对 SLE 活动性和病情轻重程度作出评估,是治疗方案拟定的先决条件。根据病情轻重可分为轻型 SLE、重型 SLE 和狼疮危象。

(1)轻型 SLE:诊断明确或高度怀疑者,但临床稳定,所累及的靶器官(包括肾脏、血液系统、肺脏、心脏、消化系统、中枢神经系统、皮肤、关节)功能正常或稳定,呈非致命性。所有系统 BIALG 评分为 C 或 D 类,SLEDAI 积分<10 分。

(2)中度活动型狼疮:有明显重要脏器累及且需要治疗的患者,BILAG 评分 B 类(≤2系统),或 SLEDAI 积分在 10～14 分。

(3)重型 SLE:狼疮累及重要脏器,任何系统 BILAG 评分至少 1 个系统为 A 类和(或)>2 系统达到 B 类者,或 SLEDAI 至少 15 分。具体包括:①心脏:冠状动脉血管受累、Libman-Sacks 心内膜炎、心肌炎、心包填塞、恶心高血压;②肺脏:肺动脉高压、肺出血、肺炎、肺梗死、肺萎缩、肺间质纤维化;③消化系统:肠系膜血管炎、急性胰腺炎;④血液系统:溶血性贫血、粒细胞减少(WBC<1000/mm^3)、血小板减少(<50000/mm^3)、血栓性血小板减少性紫癜、动静脉血栓形成;⑤肾脏:肾小球肾炎持续不缓解、急进性肾小球肾炎、肾病综合征;⑥神经系统:抽搐、急性意识障碍、昏迷、脑卒中、横贯性脊髓炎、单神经炎/多神经炎、精神性发作、脱髓鞘综合征;⑦其他:包括皮肤血管炎、弥漫性严重的皮损、溃疡、大疱、肌炎、非感染性高热伴衰竭表现等。

(4)狼疮危象:是指急性的危及生命的重症 SLE。包括急进性狼疮性肾炎、严重的中枢神经系统损害、严重的溶血性贫血、血小板减少性紫癜、粒细胞缺乏症、严重心脏损害、严重狼疮性肺炎、严重狼疮性肝炎、严重的血管炎等。

(三)治疗原则

由于 SLE 是一种复发与缓解交替的自身免疫性疾病,起病形式多样,可累及多个器官和系统,目前尚无根治 SLE 的方法。恰当的治疗可使大多数患者达到病情完全缓解。经正规治疗,SLE 的 5 年存活率为 85%,10 年存活率已超过 75%。大多数 SLE 患者需长期服药治疗,定期随诊、规范化治疗和遵循医嘱对 SLE 患者至关重要。应重视伴发病的治疗,包括动脉粥样硬化、高血压、血脂异常、糖尿病等的预防及治疗。

1.一般治疗

对确诊 SLE 的患者应进行心理治疗,使患者树立对疾病的乐观情绪,应避免过多的紫外线暴露,急性活动期要卧床休息,病情稳定时避免过度疲劳,避免病毒或链球菌感染,避免服用易引起本病恶化或诱发本病的药物。

2.药物治疗

(1)轻型 SLE 的药物治疗

患者虽有疾病活动,但症状轻微,无明显内脏损害。药物治疗包括:

1)非甾体类抗炎药(NSAIDs):用于控制发热、关节炎。注意消化道损害、肝功能损害、血象等方面的副作用。

2)抗疟药:可控制皮疹和减轻光敏感,常用氯喹 0.25 g,每日 1 次;或羟氯喹 200 mg,每日 1～2 次。主要不良反应是视物模糊和眼底病变,对用药超过 6 mon 者和有视力明显下降者,应检查眼底、明确原因。有心脏病史者,特别是心动过缓或有传导阻滞者,禁用抗疟药。

3)含激素的外用药膏:可短期局部应用治疗皮疹,但脸部应尽量避免使用强效激素类外用药,一旦使用则不应超过 1 wk。

4)小剂量激素(泼尼松≤10 mg/d):可明显减轻症状,控制病情。

5)权衡利弊,必要时可用硫唑嘌呤(AZA)、甲氨蝶呤(MTX)或环磷酰胺(CTX)等免疫抑制剂。

应注意的是,轻型 SLE 可因过敏、感染、妊娠生育、环境变化等诱发因素而加重,甚至进入狼疮危象。

(2)重型 SLE 的药物治疗:分两个阶段,即诱导缓解和巩固治疗。诱导缓解目的在于迅速控制病情,阻止和逆转内脏损害,力求疾病完全缓解(包括血清学指标、临床症状和受损器官的功能恢复)。但应注意,过分抑制免疫可诱发感染、性腺抑制等并发症。目前,多数患者的诱导缓解期需要超过半年甚至 1 年才能达到缓解。

1)糖皮质激素:具有强大的抗炎作用和免疫抑制作用,是治疗 SLE 的基础用药。重型 SLE 的激素标准剂量是泼尼松 0.5～1.0 mg/(kg·d),病情稳定后 2 wk 或疗程 8 wk 内,开始以每 1～2 wk 减 10% 的速度缓慢减量,在减药过程中,如果病情不稳定,可暂时不减或酌情加量或加用免疫抑制剂联合治疗。对有重要脏器受累,乃至出现狼疮危象的患者,可以使用较大剂量[泼尼松≥2 mg/(kg·d)],甚至甲泼尼龙(methylprednisolone,MP)冲击治疗,MP 可用至 500～1000 mg,1 次/d,连续 3 d 为 1 疗程。间隔期和冲击后需用泼尼松 0.5～1.0 mg/(kg·d),病情稳定后逐渐减量。在大剂量 MP 冲击治疗前、中、后应密切观察有无感染发生。

2)免疫抑制剂:适用于单用糖皮质激素效果欠佳,或激素减量后病情复发,或长期大量使用激素有严重副作用的患者。环磷酰胺(CTX)是治疗重症 SLE 的有效药物之一,与激素联合治疗能有效地诱导疾病缓解,阻止和逆转病情发展,改善远期预后,特别是合并肌炎、狼疮脑病、狼疮肾病等情况下。标准环磷酰胺冲击疗法是 0.5～1.0 g/m^2 体表面积,每 3～4 wk 1 次,难治性或危重患者可缩短治疗间期。CTX 的副作用有胃肠道反应、出血性膀胱炎、骨髓抑制及性腺抑制、诱发感染、肝功能损害等。其他免疫抑制剂还有硫唑嘌呤、甲氨蝶呤、环孢素及霉酚酸酯等。

(3)狼疮危象的治疗:治疗的目的在于挽救生命、保护受累脏器,防止后遗症。通常狼疮危象的患者需要大剂量甲泼尼龙冲击,以及针对受累脏器的对症支持治疗,度过狼疮危象后可按照重型 SLE 的原则治疗,继续诱导缓解和维持巩固治疗。

3. 其他治疗方法

其他治疗方法包括大剂量丙种球蛋白静脉滴注、血浆置换、免疫吸附、干细胞移植,以及抗 CD20 单克隆抗体等。

4. 妊娠生育

妊娠生育曾被认为是 SLE 的禁忌证,SLE 患者在无重要脏器受损、病情稳定 1 年以上,仅用小剂量糖皮质激素(每日 7.5～10 mg)或不用糖皮质激素,且停用免疫抑制剂 6 mon 以上的情况下,允许妊娠。SLE 患者妊娠期间发生流产、早产、胎儿发育迟缓、先兆子痫的危险性较正常妇女明显升高。有抗 SSA 抗体的母亲所育新生儿可能发生新生儿狼疮或心脏传导阻滞,妊娠期间和分娩后 SLE 病情也易复发,故 SLE 患者妊娠后应到风湿科和妇产科随诊和监护。如妊娠头 3 mon 病情活动明显,建议终止妊娠。若妊娠 3 mon 以后出现病情活动,可酌情短期加大激素用量。地塞米松(倍他米松)可通过胎盘屏障,胎儿可能出现的不良反应有:低体重、中枢神经系统的发育障碍等,故不宜使用;而泼尼松通过胎盘时可被灭活,短期使用对胎儿影响不大。妊娠前 3 mon 和妊娠全期都禁用 CTX、MTX 等免疫抑制剂,以免影响胎儿正常发育而导致畸胎。SLE 女性患者通常可以耐受妊娠,不会出现病情复发,但少部分患者会出现严重的病情复发,需要积极的糖皮质激素治疗或提前分娩。产后应避免哺乳。

三、皮肌炎(Dermatomyositis,DM)和多发性肌炎(Polymyositis,PM)

(一)诊断标准

1.目前临床上大多数医生对 PM/DM 的诊断仍然采用 1975 年 Bohan/Peter 建议的诊断标准(简称 B/P 标准)。

(1)对称性近端肌无力表现:肩胛带肌和颈前伸肌对称性无力,持续数周至数月。伴或不伴食道或呼吸道肌肉受累。

(2)肌肉活检异常:肌纤维变性、坏死,细胞吞噬、再生、嗜碱变性,核膜变大,核仁明显,筋膜周围结构萎缩,纤维大小不一,伴炎性渗出。

(3)血清肌酶升高:血清肌酶升高,如 CK、醛缩酶、ALT、AST 和 LDH。

(4)肌电图示肌源性损害:肌电图有三联征改变:即时限短、小型的多相运动电位;纤颤电位,正弦波;插入性激惹和异常的高频放电。

(5)典型的皮肤损害:①眶周皮疹:眼睑呈淡紫色,眶周水肿;②Gottron 征:掌指及近端指间关节背面的红斑性鳞屑疹;③膝、肘、踝关节、面部、颈部和下半身出现的红斑性皮疹。

判定标准:确诊 PM 应符合(1)～(4)条中的任何 3 条标准;可疑 PM 应符合(1)～(4)条中的任何 2 条标准。确诊 DM 应符合第(5)条加(1)～(4)条中的任何 3 条;拟诊 DM 应符合第(5)条及(1)～(4)条中的任何 2 条;可疑 DM 应符合第(5)条及(1)～(4)条中的任何 1 条标准。

2.B/P 标准会导致对 PM 的过度诊断,它不能将 PM 与包涵体肌炎(IBM)等其他炎性肌病相鉴别。因此欧洲神经肌肉疾病中心和美国肌肉研究协作组(ENMC)在 2004 年提出了另一种 ⅡM 分类诊断标准。

诊断要求:

(1)临床标准

1)包含标准:①常>18 岁发作,非特异性肌炎及 DM 可在儿童期发作;②亚急性或隐匿性发作;③肌无力:对称性近端>远端,颈屈肌>颈伸肌;④DM 典型的皮疹:眶周水肿性紫色皮疹;Gottron 征,颈部 V 型征,披肩征。

2)排除标准:①IBM 的临床表现:非对称性肌无力,腕/手屈肌与三角肌同样无力或更差,伸膝和(或)踝背屈与屈髋同样无力或更差;②眼肌无力,特发性发音困难,颈伸>颈屈无力;③药物中毒性肌病,内分泌疾病(甲状腺功能亢进症,甲状旁腺功能亢进症,甲状腺功能低下),淀粉样变,家族性肌营养不良病或近端运动神经病。

(2)血清 CK 水平升高

(3)其他实验室标准

1)肌电图检查

包含标准:①纤颤电位的插入性和自发性活动增加,正相波或复合的重复放电;②形态测定分析显示存在短时限,小幅多相性运动单位动作电位(MUAPs);

排除标准:①肌强直性放电提示近端肌强直性营养不良或其他传导通道性病变;②形态分析显示为长时限,大幅多相性 MUAPs;③用力收缩所募集的 MUAP 类型减少。

2)磁共振成像(MRI):STIR 显示肌组织内弥漫或片状信号增强(水肿);

3)肌炎特异性抗体。

(4)肌活检标准

1)炎性细胞(T细胞)包绕和浸润至非坏死肌内膜;

2)CD8＋T细胞包绕非坏死肌内膜,但浸润至非坏死肌内膜不确定,或明显的MHC-I分子表达;

3)束周萎缩;

4)小血管膜攻击复合物(MAC)沉积,或毛细血管密度降低,或光镜见内皮细胞中有管状包涵体,或束周纤维MHC-I表达;

5)血管周围,肌束膜有炎性细胞浸润;

6)肌内膜散在的CD8＋T细胞浸润,但是否包绕或浸润至肌纤维不肯定;

7)大量的肌纤维坏死为突出表现,炎性细胞不明显或只有少量散布在血管周,肌束膜浸润不明显;

8)MAC沉积于小血管或EM见烟斗柄状毛细管,但内皮细胞中是否有管状包涵体不确定;

9)可能是IBM表现:镶边空泡,碎片性红纤维,细胞色素过氧化物酶染色阴性;

10)MAC沉积于非坏死肌纤维内膜,及其他提示免疫病理有关的肌营养不良。

诊断标准:

多发性肌炎(PM)

确诊PM:①符合所有临床标准,除外皮疹;②血清CK升高;③肌活检包括A,除外C,D,H,I。

拟诊PM(probable PM):①符合所有临床标准,除外皮疹;②血清CK升高;③其他实验室标准中的1/3条;④肌活检标准包括8,除外C,D,H,I。

皮肌炎(DM)

确诊DM:①符合所有临床标准;②肌活检包括C。

拟诊DM:①符合所有临床标准;②肌活检标准包括D或E,或CK升高,或其他实验室指标的1/3条。

无肌病性皮肌炎(ADM)

①DM典型的皮疹:眶周皮疹或水肿,Gottron征,V型征,披肩征;②皮肤活检证明毛细血管密度降低,沿真皮—表皮交界处MAC沉积,MAC周伴大量角化细胞;③没有客观的肌无力;④CK正常;⑤EMG正常;⑥如果做肌活检。无典型的DM表现。

可疑无皮炎性皮肌炎(possible DM sine dermatitis):

①符合所有临床标准,除外皮疹;②血清CK升高;③其他实验室指标的1/3条;④肌活检标准中符合C或D。

非特异性肌炎

①符合所有临床标准,除外皮疹;②血清CK升高;③其他实验室指标的1/3条;④肌活检包括E或F,并除外所有其他表现。

免疫介导的坏死性肌病

①符合所有临床标准,除外皮疹;②血清CK升高;③其他实验室指标的1/3条;④肌活检标准包括G,除外所有其他表现。

3. 该标准与 B/P 标准最大的不同是：①将 ⅡM 分为 5 类：PM、DM、包涵体肌炎（IBM）、非特异性肌炎（nonspecific myositis，NSM）和免疫介导的坏死性肌炎（immune-mediated necrotizing myopathy，IMNM），其中 NSM 和 IMSM 是首次被明确定义。②对无肌病性皮肌炎（amyopathic dermatomyositis，ADM）提出了较明确的诊断标准。但应注意的是 ADM 并不是固定不变的，部分患者经过一段时间可发展成典型的 DM。另外，ADM 可出现严重的肺间质病变及食管病变，也可伴发肿瘤性疾病。

（二）病情评估

定期对病情进行全面评估，有助于判定药物疗效、监测副作用及调整治疗方案。病情评估主要包括以下几个方面：

1. 监测肌力

肌无力程度的判定：

0 级：完全瘫痪；

1 级：肌肉能轻微收缩不能产生动作；

2 级：肌肉能平面移动，但不能抬起；

3 级：肌肉能抬离床面（抗地心吸引力）；

4 级：能抗阻力；

5 级：正常肌力。

一般情况下，肌力与病情轻重程度成正比。但是，对于延误治疗或治疗不当的慢性肌炎患者，由于肌萎缩和肌纤维化，肌力与病情不一致；在治疗过程中，疾病好转之后又出现肌力下降，除要考虑疾病复发外，还应排除类固醇肌病可能；DM 患者的疾力与皮疹不一定平行。

2. 监测肌酶

包括肌酸磷酸激酶（CK）、醛缩酶（ALD）、天冬氨酸氨基转移酶（AST）和乳酸脱氢酶（LDH）。其中 CK 水平与疾病严重程度关系最为密切。但是 CK 水平与肌力可以不平行，肌力的改变往往要滞后一个月左右；在肌病较重的患者，由于血清中有 CI-抑制物，CK 水平反而较低或正常；或患者肌力已恢复正常，但 CK 水平仍较高，可能与细胞膜"渗漏"有关。

3. 了解其他脏器受累情况，必要时做 X 线胸片、胸部 CT、肺功能、钡餐造影、心电图等。

（三）治疗原则

1. 一般治疗

急性期宜卧床休息，并适当进行肢体被动运动，以防肌肉萎缩。症状控制后应适当锻炼，加强肌力的恢复。同时给予高热量、高蛋白饮食。

2. 药物治疗

（1）糖皮质激素：是本病的首选药物，剂量为泼尼松 1.5～2 mg/（kg·d）。大多数患者于治疗 6～12 wk 后肌酶下降，逐渐接近正常。待 CK 值恢复正常，肌力明显改善，肌痛和皮疹减少或消失后，激素开始缓慢减量（1 年左右），减至维持量 5～10 mg/d 后继续用药 2 年以上。在减量过程中如病情反复，或激素减量困难时，应及时加用免疫抑制剂。对病情发展迅速或有呼吸肌无力、呼吸困难、吞咽困难者，可用甲泼尼龙 0.5～1 g/d 静脉冲击治疗，连用 3 d，之后改为 60 mg/d，再根据症状及肌酶水平逐渐减量。

（2）免疫抑制剂：对病情反复及重症患者应及时加用免疫抑制剂；激素与免疫抑制剂联

合应用可提高疗效、减少激素用量,及时避免不良反应。

①甲氨蝶呤(MTX):常用剂量为 10～15 mg/wk,若无不良反应,可根据病情加量至 30 mg/wk,待病情稳定后减量维持。

②硫唑嘌呤(AZA):常用剂量为 2～3 mg/(kg·d),初始剂量可以从 50 mg/d 开始,逐渐增加至 150 mg/d,待病情控制后逐渐减量,维持量为 50 mg/d。不良反应主要有骨髓抑制、血细胞减少、肝酶增高、脱发等。

③环磷酰胺(CTX):对 MTX 不能耐受或疗效不佳者可用 CTX 50～100 mg/d 口服,重症者可用 0.8～1.0 g 静脉冲击治疗。主要不良反应有骨髓抑制、血细胞减少、出血性膀胱炎、卵巢毒性、诱发恶性肿瘤等。

(3)其他药物:①抗疟药如羟氯喹(200～400 mg/d)和磷酸氯喹(250～500 mg/d),对皮肤病变有一定疗效;②大剂量丙种球蛋白静脉滴注(200～400 mg/kg,连续 5 d);③沙利度胺(50～150 mg/d)对难治性皮疹有一定疗效;④皮肤可涂遮光剂,如对氨基苯甲酸、双氧化钛、二甲基辛酯和二苯甲酮等。

3.其他

其他治疗手段有血浆置换、抗 CD20 单克隆抗体等。有报道 35 例难治性皮肌炎,通过血浆置换疗法,其中 32 例的肌无力得以改善。

四、干燥综合征(Sjogren's syndrome,SS)

(一)诊断标准

1.2002 年干燥综合征国际分类(诊断)标准

(1)干燥综合征分类标准的条目

Ⅰ.口腔症状:3 项中有 1 项或 1 项以上。

①每日感口干持续 3 mon 以上;

②成年后腮腺反复或持续肿大;

③吞咽干性食物时需用水帮助。

Ⅱ.眼部症状:3 项中有 1 项或 1 项以上。

①每日感到不能忍受的眼干持续 3 mon 以上;

②有反复的砂子进眼或砂磨感觉;

③每日需用人工泪液 3 次或 3 次以上。

Ⅲ.眼部体征:下述检查任 1 项或 1 项以上阳性。

①Schirmer Ⅰ 试验(+)(≤5 mm/5 分);

②角膜染色(+)(≥4 van Bijsterveld 计分法)。

Ⅳ.组织学检查:下唇腺病理示淋巴细胞灶≥1(指 4 mm^2 组织内至少有 50 个淋巴细胞聚集于唇腺间质者为一灶)。

Ⅴ.唾液腺受损:下述检查任 1 项或 1 项以上阳性。

①唾液流率(+)(≤1.5 mL/15 分);

②腮腺造影(+);

③唾液腺同位素检查(+)。

Ⅵ.自身抗体：抗 SSA 或抗 SSB（＋）（双扩散法）。

（2）上述项目的具体分类

1）原发性干燥综合征：无任何潜在疾病的情况下，有下述 2 条则可诊断：①符合上述条目中 4 条或 4 条以上，但必须含有条目Ⅳ（组织学检查）和/或条目Ⅵ（自身抗体）；②上述条目Ⅲ、Ⅳ、Ⅴ、Ⅵ 4 条中任何 3 条阳性。

2）继发性干燥综合征：患者有潜在的疾病（如任一结缔组织病），且符合上述条目中Ⅰ和Ⅱ中任何 1 条，同时符合条目Ⅲ、Ⅳ、Ⅴ中任何 2 条。

必须除外：颈头面部放疗史，丙肝病毒感染，AIDS，淋巴瘤，结节病，GVH 病，抗乙酰胆碱药的应用（如阿托品、莨菪碱、溴丙胺太林、颠茄等）。

2.2016ACR/EULAR 原发性干燥综合征的最新分类

该分类标准的改进主要体现在以下两方面：①对每条分类条目进行打分，给予不同的权重；②血清中抗 SSB/La 抗体不再作为 pSS 的分类条目。该分类标准在进一步的队列验证过程中也获得了较为理想的结果，因此，该标准受到了 ACR 和 EULAR 的共同认可，作为今后 pSS 临床研究的国际统一分类标准。

表 10-3　2016ACR/EULAR 原发性干燥综合征的最新分类标准

条　　　目	得　　分
唇腺病理示淋巴细胞灶≥1 个/4 mm²	3
抗 SSA 抗体/Ro 抗体阳性	3
Ocular Staining　Score 评分 ≥ 5 或 van Bijsterveld 评分 ≥ 4	1
Schirmer 试验≤5 mm/5 min	1
自然唾液流率≤0.1 mL/min	1

注：常规服用抗胆碱脂能药物的患者评估唾液腺分泌不全和眼干的客观体征前需停药足够时间。上述项目评分≥ 4 则可诊断 pSS。

（二）治疗原则

治疗目标：干燥综合征的治疗目标是缓解症状，通过替代或刺激缺失的分泌物来限制慢性口干燥症和干燥性角膜炎造成的局部损失。须避免应用一些可能加重泪腺和唾液腺功能减低的药物，如利尿剂、抗高血压药和抗抑郁药。

1.对症治疗

（1）口干：症状减轻较为困难，应停止吸烟、饮酒及避免可引起口干的药物如阿托品等。保持口腔清洁，勤漱口，减少龋齿和口腔继发感染的可能。可服用副交感乙酰胆碱刺激剂，如匹罗卡品片等，以刺激唾液腺中尚未破坏的腺体分泌，改善口干症状，但有出汗、尿频等不良反应。也可咀嚼口香糖或话梅等刺激唾液腺分泌，缓解口干。

（2）眼干：可予人工滴眼液，以减轻眼干症状，并预防角膜损伤。如有角膜溃疡，建议使用眼贴和硼酸软膏。已发现环孢素滴眼乳剂（0.05％）在一些患者中有效。

2.全身治疗

有系统损害者可根据受损器官及严重程度进行相应治疗。对合并有神经系统损害、肾脏损害、间质性肺炎、肝损、血细胞减少,尤其是血小板减少以及肌炎等,则要给予肾上腺皮质激素,剂量与其他结缔组织病治疗用法相同。对于病情进展迅速者可合用免疫抑制剂,如羟氯喹、环磷酰胺、硫唑嘌呤等。

五、混合性结缔组织病(mixed connective tissue disease,MCTD)

混合性结缔组织病(MCTD)是一组具有系统性红斑狼疮(SLE)、系统性硬化(SSC)、皮肌炎(PM)、类风湿关节炎(RA)等疾病的某些症状,血清中有高滴度的抗 u1RNP 抗体的患者的临床特征,预后相对良好。现在认为 MCTD 是结缔组织病的中间状态或亚型,重视该病并认真随访将有助于疾病的治疗和预后的评价。

（一）分类标准

对有雷诺现象、关节痛或关节炎、肌痛、肿胀的患者,如果有高滴度斑点型 ANA 和高滴度抗 u1RNP 抗体阳性,而抗 Sm 抗体阴性者,要考虑 MCTD 的可能。高滴度抗 u1RNP 抗体是诊断 MCTD 必不可少的条件。如果抗 Sm 抗体阳性,应首先考虑 SLE。目前尚无 MCTD 的美国风湿病学会(ACR)诊断标准,但对照研究显示:Alarcon-Segovia(1986 年)和 Kahn(1991 年)提出的 2 个诊断标准敏感性和特异性最高(分别为 62.5% ～ 81.3% 和 86.2%),见表 10-4。部分患者起病时倾向 MCTD 诊断,进一步发展的临床表现更符合 SLE 或 RA;在长期随诊中仍有 50% 以上的患者符合 MCTD 的诊断标准。

表 10-4　混合性结缔组织病(MCTD)诊断标准

项目	Alarcon-Segovia 标准	Kahn 标准
血清学标准	抗 u1RNP≥1∶1600(血凝法)	存在高滴度抗 u1RNP 抗体,相应斑点型 ANA 滴度≥1∶1200
临床标准	①手肿胀 ②滑膜炎 ③肌炎(生物学或组织学证实) ④雷诺现象 ⑤肢端硬化	①手指肿胀 ②滑膜炎 ③肌炎 ④雷诺现象
确诊标准	血清学标准及至少 3 条临床标准,且至少包括滑膜炎或肌炎	血清学标准及至少 3 条临床标准,且至少包括滑膜炎或肌炎

（二）治疗原则

以 SLE/PM/DM/RA 和 SSc 的治疗原则为基础。

（1）雷诺现象:注意保暖,避免外伤。应用阿司匹林等抗血小板聚集药物,以及扩血管药物(钙通道拮抗剂如硝苯地平,血管紧张素转化酶抑制剂如卡托普利等)。局部可试用前列环素软膏外用改善症状。如出现指端溃疡或坏死,可使用静脉扩血管药物(如前列环素)。

（2）关节炎:轻者可应用 NSAIDs,重者加用甲氨蝶呤或抗疟药。

（3）肌炎:以肌炎为主要表现者,可用糖皮质激素和免疫抑制剂治疗。轻症和慢性病程应用泼尼松 0.5 mg/d,急性起病和重症患者则应用大剂量激素(泼尼松 1 mg/d),同时加用甲氨蝶呤。

（4）肺动脉高压：是 MCTD 患者致死的主要原因之一，应早期、积极治疗，给予大剂量糖皮质激素和免疫抑制剂治疗。免疫抑制剂首选环磷酰胺，也可根据病情选用甲氨蝶呤或硫唑嘌呤口服。同时给予阿司匹林、低分子肝素等抗凝治疗，钙离子拮抗剂、血管紧张素转化酶抑制剂及前列腺素均有一定疗效。

（5）其他：血浆置换、大剂量丙种球蛋白和干细胞移植及生物制剂等。

六、系统性硬化（systemic sclerosis，SSc）

系统性硬化是一种原因不明的，临床上以局限性或弥漫性皮肤炎性、变性、增厚和纤维化进而萎缩和硬化为特征的结缔组织病。除皮肤受累外，它也可以影响内脏（心、肺、肾脏和消化道等器官）。

（一）分类标准

2013 年由 ACR 和 EULAR 组成的联合委员会共同制定了新的 SSc 分类标准。

ACR/EULAR 系统性硬化症分类标准见表 10-5。

表 10-5　ACR/EULAR 系统性硬化症分类标准

主要条目	亚条目	权重/评分
双手指皮肤增厚并渐近至掌指关节（足以诊断）		9
手指皮肤增厚（仅计最高评分）	手指肿胀	2
指端硬化（不及 MCP 但渐近 PIP4）	指端损害（仅计最高评分）指尖溃疡	2
指尖凹陷性疤痕		3
毛细血管扩张		2
甲襞毛细血管异常		2
肺动脉高压和/或间质性肺病（最高 2 分）肺动脉高压		2
间质性肺病		2
雷诺现象		3
SSc 相关抗体（最高 3 分）		
抗着丝点抗体		3
抗拓扑异构酶Ⅰ抗体（抗 Scl-70）抗 RNA 聚合酶Ⅲ抗体		

注：总得分为各项最高评分的总和。总得分＞9 分即可归类为 SSc 患者。

（二）治疗原则

1.一般治疗

对患者进行健康教育、心理辅导以及物理治疗，注意保暖。

2.药物治疗

（1）抑制胶原合成：青霉胺、秋水仙碱等，连续用 3 个月至数年。

（2）扩张血管，降低血液黏滞度，改善微循环：钙通道阻滞剂、双嘧达莫、低分子肝素、阿司匹林、低分子右旋糖酐等。

（3）糖皮质激素及免疫抑制剂：短疗程小剂量糖皮质激素（10 mg/d 或更小剂量）可减轻早期皮肤病变水肿期的皮肤水肿，减轻关节和肌腱疼痛。患者合并肌炎或间质性肺病的炎症期，可给泼尼松 30～40 mg/d，连用数周减至 10～15 mg/d 维持。对于不活动的 SSc 肌肉病变，应尽量避免应用糖皮质激素。糖皮质激素可能诱发肾危象。早期（2 年内）的弥漫性 SSc 患者可使用 MTX 治疗，剂量 7.5～15 mg，1 次/wk，口服或静脉注射，疗程 1 年。

七、系统性血管炎（systemic vasculitis）

系统性血管炎是一大类不明原因的，以血管炎性破坏为基本病变并引起相应的组织器官缺血、炎症和坏死的结缔组织病。

根据 1993 年 Chapel Hill 会议，将系统性血管炎分为大血管的血管炎（巨细胞动脉炎和大动脉炎），中等血管的血管炎（结节性多动脉炎和川崎病），小血管的血管炎（包括韦格纳肉芽肿，变应性肉芽肿性血管炎，显微镜下多血管炎，过敏性紫癜，原发性冷球蛋白血症性血管炎和皮肤白细胞碎裂性血管炎），这是目前国际上最受公认的通用的系统性血管炎的分类方法。其中，韦格纳肉芽肿、Churg-Strauss 综合征和显微镜下多血管炎均主要累及小血管、有相似的临床特点（具有肺、肾小球损害）和实验室检查抗中性粒细胞胞浆抗体（ANCA）阳性，这三种小血管炎合称为 ANCA 相关的血管炎。

（一）巨细胞动脉炎分类标准（ACR 1990 年）

（1）发病年龄≥50 岁：在 50 岁以后出现症状和体征。

（2）新发头痛：新近发作的头痛，或新起的，与过去类型不同的局限性头痛。

（3）颌、舌、吞咽三者之一出现间歇性运动障碍或不适，在咀嚼、舌头运动或吞咽时加重，有疲劳不适感。

（4）颞动脉异常：颞动脉触痛，搏动减弱，并与颈动脉硬化无关。

（5）头皮触痛和结节。

（6）动脉活检异常：活检病理显示动脉炎症，以单核细胞浸润为主，或肉芽肿性炎症，常含有多核巨细胞。

以上 6 项中，符合 3 项或 3 项以上者，可诊断为巨细胞动脉炎。

（二）大动脉炎分类标准（ACR 1990 年）

（1）发病年龄≤40 岁：出现症状或体征时年龄在 40 岁以下。

（2）肢体缺血：活动时一个或更多肢体出现乏力、不适或症状加重，尤以上肢明显。

（3）臂动脉搏动减弱：一侧或双侧肱动脉搏动减弱。

（4）血压差≥10 mmHg：双侧上肢收缩压差≥10 mmHg。

（5）锁骨下动脉或主动脉区杂音：一侧或双侧锁骨下动脉或腹主动脉闻及杂音。

（6）动脉造影异常：主动脉一级分支或上下肢近端的大动脉狭窄或闭塞，病变常为局灶或节段性，且不是由动脉硬化、纤维肌发育不良或类似原因引起。

上述 6 项中，符合 3 项或 3 项以上者，可诊断为大动脉炎。

（三）结节性动脉炎分类标准（ACR 1990 年）

（1）体重下降≥4 kg：自发病起，体重下降≥4 kg，并除外饮食和其他因素。

(2)网状青斑:四肢和躯干的网状青斑。

(3)睾丸疼痛或压痛:睾丸疼痛或压痛,并除外感染、创伤或其他原因。

(4)肌肉疼痛、无力或下肢触痛:弥漫性肌痛(除外肩胛和骨盆带肌),或肌无力以及下肢肌肉压痛。

(5)单神经病或多神经病:出现单神经病或多发性单神经炎或多神经炎。

(6)舒张压≥90 mmHg。

(7)血肌酐>1.5 mg/dL 或尿素氮>40 mg/dL,除外脱水或少尿如梗阻等因素。

(8)乙型病毒性肝炎标记阳性:血清 HBsAg 或 HBsAb 阳性。

(9)血管造影异常:动脉造影显示内脏动脉的动脉瘤形成或动脉血管阻塞,除外动脉粥样硬化或纤维肌性发育不良或其他非炎症因素。

(10)中小动脉活检可见粒细胞浸润:血管壁组织学检查见粒细胞或/和单核细胞浸润。

上述 10 项中,符合 3 项或 3 项以上者,可诊断为结节性多动脉炎。

(四)韦格纳肉芽肿分类标准(ACR 1990 年)

(1)鼻或口腔炎症:逐渐加重的痛性或无痛性口腔溃疡,脓性或血性鼻腔分泌物。

(2)异常的胸部 X 线片:胸片显示有结节,固定位置的肺浸润或空洞的存在。

(3)尿沉渣异常:镜下血尿或尿沉渣中有红细胞管型。

(4)病理有肉芽肿性炎性改变:动脉壁内,血管周围或血管外有肉芽肿炎性改变。

上述 4 项中,具备 2 项或 2 项以上者,可诊断为韦格纳肉芽肿。

(五)Churg-Strauss 综合征(变应性肉芽肿性血管炎)分类标准(ACR 1990 年)

(1)哮喘:有哮喘史或呼气时广泛的肺部高调罗音。

(2)血嗜酸粒细胞增多:外周血白细胞计数中,嗜酸粒细胞占 10% 以上。

(3)单发性或多发性神经炎。

(4)非固定性肺内浸润:由系统性血管炎所致的 X 线胸片上迁移性或一过性肺浸润。

(5)鼻窦炎:急性或慢性鼻窦疼痛或压痛史,或放射学显示鼻窦炎。

(6)病理显示血管外有嗜酸粒细胞积聚。

凡具备上述 4 项或 4 项以上者可诊断为 Churg-Strauss 综合症。

(六)白塞病分类标准

(1)反复口腔溃疡:1 年内反复发作 3 次或以上,由医生观察到或患者诉说有阿弗他溃疡。

(2)反复外阴溃疡:由医生观察到或患者诉说有外阴部阿弗他溃疡或疤痕。

(3)眼病变:前或后色素膜炎、裂隙灯检查时玻璃体内有细胞出现,或由眼科医生观察到视网膜血管炎。

(4)皮肤病变:医生观察到或患者诉说有结节性红斑、假性毛囊炎或丘疹性脓疱,或未服糖皮质激素的非青春期患者出现痤疮样结节。

(5)皮肤针刺试验阳性:试验后 24~48 h 由医生判断。

第 1 项＋其他 4 项中 2 项以上者,可诊断为白塞病,但需排除其他疾病。

(七)系统性血管炎的治疗原则

系统性血管炎的治疗原则是早期诊断、早期治疗,防止不可逆的损害。即使是分型困难的患者,只要确诊为系统性血管炎就应及早治疗,以免延误病情。特别是 ANCA 相关小血管炎多累及肺、肾,且病情进展迅速,甚至危及生命。

目前对 ANCA 相关小血管炎的治疗尚无十分严格的标准化治疗方案,药物治疗主要分为诱导缓解、维持缓解以及防止复发的治疗。

1.诱导缓解

足量肾上腺皮质激素联合环磷酰胺已成为治疗 ANCA 相关小血管炎,特别是伴有肾脏损害的首选方法。足量激素＋环磷酰胺冲击治疗 ANCA 相关小血管炎,能显著地改善其自然病程,大大提高了患者的生存率。甲氨蝶呤则主要用于轻型患者,或作为环磷酰胺治疗到病情减轻或缓解阶段的替代药物。霉酚酸酯、来氟米特等的疗效有待于临床证实。

2.维持治疗

采用小剂量激素联合静脉环磷酰胺(每 2～3 mon 1 次)疗法,维持 1.5～2.0 年。同时注意激素和环磷酰胺长期使用所带来的不良反应。

八、成人斯蒂尔病(adult onset still's disease,AOSD)

(一)分类标准:推荐应用较多的为美国的 Cush 标准和日本标准。

1.美国 Cush 标准

(1)必备条件:发热≥39 ℃;关节痛或关节炎;类风湿因子<1∶80;抗核抗体<1∶100。

(2)另具备下列任何两项:血白细胞≥15×10^9/L;皮疹;胸膜炎或心包炎;肝大或脾大或淋巴结肿大。

2.日本标准

(1)主要条件:发热≥39 ℃并持续 1 wk 以上;关节痛持续 2 wk 以上;典型皮疹;血白细胞≥15×10^9/L,包括中性粒细胞≥0.80。

(2)次要条件:咽痛;淋巴结和(或)脾肿大;肝功能异常;类风湿因子和抗核抗体阴性。

此标准需排除感染性疾病、恶性肿瘤及其他风湿病。符合 5 项或更多条件(至少含两项主要条件)者,可作出诊断。

(二)治疗原则

1.一般治疗

急性期患者应卧床休息,同时注意补充水分,并给予易消化且富有蛋白质、糖和维生素的饮食。

2.药物治疗

(1)非甾体抗炎药(NSAIDs):急性发热炎症期可首先使用足量 NSAIDs。须遵循个体化原则。不宜两种 NSAIDs 联合使用;一种 NSAIDs 足量使用 1～2 wk 无效可更换另一种。待病情缓解后减量。

(2)糖皮质激素:以下情况需使用糖皮质激素:①NSAIDs 疗效不好或出现毒副作用(如肝功能损害)或减量后病情复发;②重要脏器受累、病情较重时,如心脏压塞、心肌炎、严重肺炎、血管内凝血及其他脏器严重损害。通常激素剂量为泼尼松 0.5～1.0 mg/(kg·d),待症状得到控制、病情稳定 1 mon 以后可逐渐减量,每 1～2 wk 减药 2.5～5.0 mg。后期减药更要谨慎,最后用最小有效剂量维持,总疗程不宜少于 3～6 mon。少数病情危重者需用甲泼尼龙(500～1000 mg/次,连用 3～5 d)冲击疗法。必要时 1～3 wk 后可重复,间隔期和冲击后继续口服激素治疗。

（3）改善病情抗风湿药物（DMARDs）：当出现以下情况时应尽早加用 DMARDs：用激素后仍不能控制发热或激素减量即复发者；关节炎表现明显者。首选甲氨蝶呤（7.5～15.0 mg/wk），病情较轻者也可用羟氯喹。对较顽固病例可考虑使用硫唑嘌呤、环磷酰胺及环孢素 A。

（4）植物制剂：如雷公藤多甙、青藤碱、白芍总甙。在本病慢性期，以关节炎为主要表现时亦可使用。

（5）生物制剂：抗 TNF-α 拮抗剂和抗 IL-1 的制剂对部分难治性成人斯蒂尔病有一定效果，尤其是对有系统性炎症表现的患者。但确凿的结论还有待于进一步研究证实。

九、强直性脊柱炎（ankylosing spondylitis, AS）

强直性脊柱炎是一种慢性进行性炎症性疾病，主要侵犯中轴关节，以骶髂关节、脊柱骨突、脊柱旁软组织及外周关节受累为主要表现，并可伴发关节外表现。

（一）分类标准

近年来较多采用 1984 年修订的 AS 纽约标准。对一些暂时不符合上述标准者，可参考关于脊柱关节病（SpA）的诊断标准，主要包括 Amor、欧洲脊柱关节病研究组（ESSG）和 2009 年 ASAS 推荐的中轴型 SpA 的分类标准，后两者分述如下。

1. 修订的纽约标准（1984 年）

（1）下腰背痛的病程至少持续 3 mon，疼痛随活动改善，但休息时不减轻；

（2）腰椎在前后和侧屈方向活动受限；

（3）胸廓扩展范围小于同年龄和同性别的正常值；

（4）双侧骶髂关节炎 Ⅱ～Ⅳ 级，和单侧骶髂关节炎 Ⅲ～Ⅳ 级。

如果患者具备（4）并分别附加（1）～（3）中的任何一条，可确诊 AS。

2. 欧洲脊柱关节病研究组标准

炎性脊柱痛或非对称性以下肢关节为主的滑膜炎，并附加以下项目中的任何一项，即：①阳性家族史；②银屑病；③炎性肠病；④关节炎前 1 mon 内的尿道炎、宫颈炎或急性腹泻；⑤双侧臀部交替疼痛；⑥肌腱末端病；⑦骶髂关节炎。符合者可列入此类进行诊断和治疗，并随访观察。

3. 2009 年 ASAS 推荐的中轴型 SpA 的分类标准

起病年龄＜45 岁和腰背痛≥3 mon 的患者，加上符合下述中 1 种标准：①影像学提示骶髂关节炎加上≥1 个下述的 SpA 特征；②HLA-B27 阳性加上≥2 个下述的其他 SpA 特征。其中影像学提示骶髂关节炎指的是以下其中一种：①MRI 提示骶髂关节活动性（急性）炎症，高度提示与 SpA 相关的骶髂关节炎；②明确的骶髂关节炎影像学改变（根据 1984 年修订的纽约标准）。

SpA 特征包括：①炎性背痛；②关节炎；③起止点炎（跟腱）；④眼葡萄膜炎；⑤指（趾）炎；⑥银屑病；⑦克罗恩病，溃疡性结肠炎；⑧对非甾体抗炎药（NSAIDs）反应良好；⑨SpA 家族史；⑩HLA-B27 阳性；⑪CRP 升高。

（二）治疗原则

目前 AS 尚无根治方法，但是早期诊断及合理治疗可控制症状，并有可能改善预后。

1. 一般治疗

强直性脊柱炎的治疗目的是缓解疼痛和僵硬感,定期的治疗性的体育锻炼对防止畸形和残疾是最重要的治疗方法。游泳是最好的运动方式。

2. 药物治疗

(1)非甾体抗炎药(NSAIDs):无论急性发病还是慢性病程中,都可使用 NSAIDs 来改善脊柱和外周关节症状,NSAIDs 可减缓疼痛(后背痛、骶髂关节痛和外周关节炎引发的疼痛,以及附着点炎)和僵硬感,但对骨性强直的进展无效。

(2)糖皮质激素:口服皮质激素在 AS 的长期治疗中价值不大,长期使用弊大于利,且不能阻止 AS 病程进展。但在顽固性肌腱端病和持续性滑膜炎治疗中反应较好,可短期或局部使用。

(3)改善病情抗风湿药物(DMARDs):柳氮磺胺吡啶(SASP)可改善 AS 的外周关节疼痛、肿胀和发僵,并可降低血沉和 C-反应蛋白等实验室活动指标,主要用于改善 AS 患者的外周关节炎。通常推荐剂量为 2.0 g/d,分 2~3 次口服。

(4)其他药物:活动性 AS 患者经 SASP 和 NSAIDs 治疗无效时,可采用甲氨蝶呤(MTX)和来氟米特等治疗。SASP、MTX 和来氟米特等对 AS 中轴关节的病情进展和影像学改变无改善证据。

3. 生物制剂

近年来国内外已将抗肿瘤坏死因子-α 用于治疗活动性或对抗炎药无效的 AS,有 TNF-α 单克隆抗体(英夫利西单抗和阿达木单抗)和 TNF-α 受体融合蛋白(依那西普)。临床使用发现,抗 TNF-α 拮抗剂可明显改善患者晨僵、脊背痛及肌腱端炎,使扩胸度增加,血沉降低,C-反应蛋白下降。早期使用可使患者的脊柱和骶髂关节炎症、水肿消退。

【思考题】

1. 试述类风湿关节炎的分类标准和治疗原则。

2. 试述 ANCA 相关性小血管炎的概念及治疗原则。

参考文献

[1] 顾同进. 现代内科疾病诊断与治疗. 上海:科学技术文献出版社,2004.

[2] 黄嘉,黄慈波. 类风湿关节炎的诊断治疗进展. 临床药物治疗杂志,2010,8(1),001.

[3] 中华医学会风湿病学分会. 混合性结缔组织病诊断及治疗指南. 中华风湿病学杂志. 2011,1,42-45.

[4] Alan JS,Marc CH. Epidemiology of the rheumatic diseases. Second edition. Oxford University Press,2001.

[5] Jordan S,Maurer B,Toniolo M,et al. Performance of the new ACR/EULAR classification criteria for systemic sclerosis in clinical practice. Rheumatology (Oxford),2015,54(8):1454-1458.

[6] Isenberg D,Gordon C,Licu D,et al. Efficacy and safety of atacicept for prevention of flares in patients with moderate-to-severe systemic lupus erythematosus (SLE):52-week data (APRIL-SLE randomised trial). Ann Rheum Dis,2015,74(11):2006-2015.

[7] Shiboski CH,Shiboski SC,Seror R,et al. 2016 American College of Rheumatology/European League Against Rheumatism classification criteria for primary Sjögren's syndrome A consensus and data-driven methodology involving three international patient cohorts. Arthritis Rheumatol,2017,69(1):35-45.

(杨旭燕　胡玲侦)

第三节　生物制剂在风湿性疾病中的应用

摘要　目前应用于风湿性疾病治疗的生物制剂包括：①针对促炎细胞因子的生物制剂：肿瘤坏死因子拮抗剂：依那西普、英夫利昔单抗、阿达木单抗、塞托珠单抗；白细胞介素 1 受体拮抗剂(阿那白滞素)、抗 IL-6 受体单克隆抗体(托珠单抗)；②针对 B 细胞的特异性拮抗剂：抗 CD20 单克隆抗体(利妥昔单抗)、抗 CD22 单克隆抗体(依帕珠单抗)，B 淋巴细胞刺激因子(BLys)家族的单克隆抗体(贝利木单抗)、抗 CD40 配体的单克隆抗体等；③T 细胞特异性拮抗剂：选择性 T 细胞共刺激调节剂(阿巴西普)。生物制剂目前已应用于类风湿关节炎、强直性脊柱炎、银屑病关节炎、系统性红斑狼疮等的治疗，收到了良好的效果。但生物制剂也存在一定的不良反应，使用过程中要注意掌握适应证和禁忌证。

Abstract　The biologics currently used to treat rheumatic diseases include：① biologics targeting pro-inflammatory cytokines：tumor necrosis factor antagonists (e. g. etanercept, infliximab, adalimumab and certolizumab), interleukin-1 receptor antagonist (anakinra), and anti-interleukin-6 receptor monoclonal antibody (tocilizumab)；② biologics specifically targeting B cells：anti-CD20 monoclonal antibody (rituximab), anti-CD22 monoclonal antibody (epratuzumab), B lymphocyte stimulator (BLys) monoclonal antibody (belimumab), anti-CD40 ligand monoclonal antibody, and so on；③ T-cell specific antagonist：selective T-cell costimulation modulator (abatacept). Biologics nowadays have been used in the treatment of rheumatoid arthritis, ankylosing spondylitis, psoriatic arthritis and systemic lupus erythematosus, demonstrating satisfactory efficacy. Since biologics also have certain side effects, we need to pay attention to the indications as well as contraindications during the management.

近年来，随着基础免疫学研究的进展，人们对风湿性疾病的发病机制有了更深入的了解，特异性地抑制某个异常免疫反应的环节成为可能。其中肿瘤坏死因子(TNF)拮抗剂依那西普(etanercept)于 1998 年被美国食品药品管理局(FDA)批准用于治疗类风湿关节炎(rheumatoid arthritis, RA)，开启了生物制剂治疗的新时代，也成为 21 世纪以来生物制剂治疗自身免疫性疾病的里程碑。迄今为止，生物制剂用于治疗风湿性疾病已经二十余年，取得了重要的研究成果，已开发出了一系列全新的鼓舞人心的生物制剂，其中包括：①针对促炎细胞因子的生物制剂，如已经广泛应用于临床的肿瘤坏死因子(tumor necrosis factor, TNF)拮抗剂：肿瘤坏死因子受体融合蛋白依那西普及国产类似物(益赛普、强克、安百诺等)、人鼠嵌合型 TNF-α 单克隆抗体英夫利昔单抗(infliximab)、全人源化 TNF-α 单克隆抗体阿达木单抗(adalimumab)、塞托珠单抗(certolizumab)；白细胞介素 IL-1 受体拮抗剂和抗 IL-6 受体单克隆抗体托珠单抗(tocilizumab)等；②针对 B 细胞的特异性拮抗剂，如已经应用于治疗风湿性疾病的抗 CD20 单克隆抗体利妥昔单抗(rituximab)、B 淋巴细胞刺激因子(BLys)家族的单克隆抗体贝利木单抗(belimumab)、抗 CD40 配体的单克隆抗体等；③T 细胞特异性拮抗剂，如选择性 T 细胞共刺激调节剂阿巴西普(abatacept)。

一、生物制剂的种类及特性

按照其作用靶点不同，可分为不同细胞因子或细胞活化的拮抗剂；按照其作用机制不同，可分为单克隆抗体、受体融合蛋白、共刺激因子配基等。

（一）抗炎性细胞因子的生物制剂

1.肿瘤坏死因子-α(TNF-α)拮抗剂的种类

（1）TNF 受体融合蛋白（依那西普 etanercept,商品名:恩利;注射用人重组Ⅱ型肿瘤坏死因子受体—抗体融合蛋白,商品名:益赛普、强克、安佰诺）是由Ⅱ型 TNF 受体与 IgG1 的 Fc 部分组成的完全人源化二聚体,通过特异性拮抗 TNF-α,达到治疗风湿性疾病的目的。使用方法为 25 mg/次,皮下注射,2 次/wk;也可 50 mg/次,1 次/wk。4～17 岁患者的用量为 0.4 mg/kg,最大剂量为≤25 mg/次,也有使用 25 mg 关节腔注射的。药物经皮下注射后缓慢吸收,平均半衰期为 4.8 d。该药与血浆中可溶性 TNF-α 以及细胞膜表面的 TNF-α 高亲和结合并中和其作用,使 TNF-α 的生物活性丧失;它还可以和 TNF-β 结合,后者与 TNF-α 有相似的生物活性,在机体的免疫功能尤其是淋巴器官的形成和炎症过程中发挥作用,但依那西普结合 TNF-β 并产生抑制作用与临床疗效的关系还不清楚。

（2）英夫利昔单抗（infliximab,商品名:remicade 或类克）是人鼠嵌合的抗 TNF-α 的特异性 IgG1 单克隆抗体。英夫利昔单抗的半衰期为 9.5 d,其使用方法如下:类风湿关节炎:首次给予英夫利昔单抗 3 mg/kg,然后在首次给药后的第 2 周和第 6 周,以后每 8 周各给予 1 次相同剂量。英夫利昔单抗应与甲氨蝶呤合用。对于疗效不佳的患者,可考虑将剂量调整至 10 mg/kg,和/或将用药间隔调整为 4 wk。强直性脊柱炎:首次给予英夫利昔单抗 5 mg/kg,然后在首次给药后的第 2 周和第 6 周及以后每隔 6 wk 各给予 1 次相同剂量。英夫利昔也与可溶性和细胞膜表面的 TNF-α 高亲和结合,从而使 TNF-α 丧失生物活性,但它不与 TNF-β 结合。当英夫利昔与细胞膜表面特异性抗原结合时,通过激活经典的补体激活途径和抗体依赖细胞介导的细胞毒作用（ADCC 作用）导致细胞溶解。

（3）阿达木单抗（adalimumab,商品名:humira 或修美乐）是全人源化的 TNF-α 的特异性 IgG1 单克隆抗体。阿达木单抗的半衰期为 14 d。使用方法为 40 mg/次,皮下注射,每 2 wk 1 次。它主要与 TNF-α 特异性结合,并阻断其与 p55 和 p75 细胞表面 TNF 受体的相互作用。尽管还不知道其能否与膜型 TNF 结合,但是它具有固定补体或激发效应细胞而导致细胞裂解的潜在作用。

（4）戈利木单抗（golimumab）是一种新的完全人源化 IgG1 TNF 特异性单克隆抗体,作用于可溶性的和细胞膜表面的 TNF-α。戈利木单抗已被 FDA 批准用于 RA、银屑病关节炎和强直性脊柱炎患者。用药方法:50 mg/次,皮下注射,1 次/mon。

（5）塞托珠单抗（certolizumab）是人源化的 Fab 片段,聚乙二醇修饰的抗 TNF-α 单克隆抗体,该药可中和膜相关 TNF-α 和可溶性 TNF-α。塞托珠单抗已被 FDA 批准用于克罗恩病和类风湿关节炎。初始剂量为 400 mg,间隔 2 wk 或 4 wk 后,剂量改为 200 mg,每 2 wk 1 次,皮下注射,维持剂量可考虑每 4 wk 40 mg。

2.IL-1 受体拮抗剂

到目前为止,阿那白滞素（anakinra）是唯一被 FDA 批准用于治疗 RA 的直接抑制 IL-1 活性的人重组 IL-1 受体拮抗剂（IL-1Ra）。阿那白滞素能与可溶性和细胞表面的 IL-1 受体结合,通过完全抑制 IL-1 与受体的结合来阻断其生物活性。可抑制滑膜细胞和软骨细胞产生前列腺素,抑制活化的滑膜细胞和软骨细胞产生基质金属蛋白酶,具有软骨保护作用。推荐剂量为 100 mg,1 次/d,皮下注射,在每天的同一时间给药,可单用或与除 TNF 拮抗剂外的传统改善病情抗风湿药物（DMARD）合用。

3. 抗 IL-6 受体单克隆抗体

托珠单抗(tocilizumab,TCZ,商品名雅美罗)IL-6 在风湿病中扮演重要角色,多种风湿病的系统症状与其相关,如炎症、骨侵蚀、疲劳和心血管风险等。IL-6 最初根据其被发现的功能特点,先后被作为肝细胞刺激因子、细胞毒性 T 细胞分化因子、B 细胞分化因子、B 细胞刺激因子。其主要功能包括:①刺激 B 细胞分化为产生抗体的浆细胞,间接通过促进 B 细胞辅助性 CD4+T 细胞产生 IL-21,诱导 B 细胞生成抗体。②除了影响 B 细胞发育外,IL-6 还影响 T 细胞发育,当 IL-6 被活化后,初始 T 细胞向效应性 T 细胞或调节性 T 细胞发育。③体外实验和动物模型证明,IL-6 在 Th17 细胞分化中具有重要作用。托珠单抗是抗 IL-6 受体的重组人源化 IgG1 亚组单克隆抗体,通过抑制 IL-6 与跨膜和可溶性 IL-6 受体的结合,阻断 IL-6 介导的信号转导。托珠单抗在成人 RA 及幼年型特发性关节炎(全身型)患者中的推荐剂量为 8 mg/kg,每次最大剂量为 800 mg。稀释于 $100\sim250$ mL 的 0.9% 氯化钠注射液中静脉滴注,开始输注后密切观察患者反应。在无异常症状出现的情况下,输注应在 1 h 左右完成,每 4 wk 给药 1 次。

4. 针对 Th17 细胞的生物制剂

乌司奴单抗(ustekinumab)于 2009 年被 FDA 批准用于治疗中重度银屑病,它是一种人源化的单克隆 IgG1 抗体,它可以抑制 IL-12/IL-23 的共有亚基 p40,干扰以上细胞因子与 T 细胞及其他免疫细胞表面 IL-12 受体的结合,导致下游炎性细胞因子表达下调,从而抑制相关疾病的炎症反应、起到控制病情的作用。近年来还涌现出一批针对 IL12/23 及 IL-17 的靶向药物:briakinumab 是另一种全人源化的 IL-12/IL-23 的共有亚基 p40 单克隆 IgG1 抗体;secukinumab 是高度选择性的 IL-17A 的全人源化单克隆 IgG1κ 抗体;ixekizumab 是一种新的人源化 IgG4 抗 IL-17A 的单克隆抗体,选择性地结合并中和 IL-17A,以此阻断角质形成细胞产生细胞因子及趋化因子。Brodalumab 是抗 IL-17A 受体的全人源化单克隆 IgG2 抗体,其治疗银屑病的Ⅲ期临床研究也已经获得成功。

(二)抗 B 细胞特异性生物制剂

1. 抗 CD20 单克隆抗体

利妥昔单抗(rituximab,RTX,商品名:美罗华)是人/鼠嵌合的抗 CD20 单克隆抗体,由抗人 CD20 的小鼠抗体的多变区和人 IgG1κ 链的恒定区组成。CD20 表达于前 B 细胞、未成熟 B 细胞和所有成熟 B 细胞。研究发现,利妥昔单抗通过 3 种不同机制介导了 B 细胞的清除,包括:①补体依赖的细胞毒作用(CDC);②抗体依赖细胞介导的细胞毒作用(ADCC);③促使 B 细胞凋亡。利妥昔单抗治疗 RA 的推荐用法是:第 1 个疗程静脉输注 $500\sim1000$ mg,2 wk 后重复 1 次,根据病情可在 $6\sim12$ mon 后接受第 2 个疗程。

2. 贝利单抗(lymphoStat-B,belimumab,Bmab)

贝利单抗是一种完全人源化 IgG1-λ 单克隆抗体,相对分子质量为 147 000,由 DNA 重组技术生产,可选择性地与血清中 B 细胞刺激剂(blymphocyte stimulator,BlyS,又称 BAFF)高亲和力结合,阻止其与受体结合,从而诱导自身免疫性 B 细胞凋亡,减少血清中自身抗体。目前该药已被 FDA 批准应用 SLE 患者的治疗。贝利单抗的用量为 10 mg/kg,推荐前 3 次间隔 2 wk,之后间隔 4 wk 应用;输液速度应缓慢,静脉滴注要 1 h 以上;大多 $4\sim8$ wk 药物起效。

3.抗 CD22 单克隆抗体

依帕珠单抗(epratuzumab)是人源化的抗 CD22 单抗,同利妥昔单抗一样,依帕珠单抗可以去除 B 细胞。但不同的是,由于 CD22 仅表达在成熟 B 细胞表面,因此,抗 CD22 抗体仅能使 B 细胞下降 40%～60%。此外,依帕珠单抗可通过抑制 B 细胞受体(BCR)来反向控制极度活跃的 B 细胞。依帕珠单抗是首个针对 CD22 的系统性红斑狼疮(SLE)靶向用药。

（三）抗 T 细胞特异性生物制剂

活化的 T 细胞在风湿性疾病的发病中起重要作用,T 细胞的活化需要两个信号,第一信号为抗原提呈细胞(APC)表达的 MHC 携带抗原与 T 细胞表面受体相结合;第二信号是 APC 表达的 CD86/CD80 与 T 细胞表达的 CD28 相结合,即辅助刺激信号。CTLA-4 是与 CD28 具有同源性的免疫球蛋白超家族成员,和 CD28 竞争与 CD80/CD86 的结合,不同的是,CD28 是 T 细胞活化的正性信号,而 CTLA-4 是抑制 T 细胞活化的信号,可以下调 T 细胞的增殖和细胞因子合成,抑制免疫应答。阿巴西普(abatacept)是由 2 个细胞毒 T 淋巴细胞相关抗原 4(CTLA-4)分子的细胞外功能区与人 IgG 的 Fc 段结合而成的可溶性融合蛋白,根据患者体重不同,推荐剂量分别是:体质量<60 kg 时为 500 mg,>100 kg 时为 1000 mg,介于二者之间为 750 mg;一般以 10 mg/kg 时疗效更佳,以 30 min 静脉滴注方式给药,一般用药的时间点为 0、2、4 wk,以后 1 次/mon。

二、生物制剂在风湿性疾病中的应用

（一）生物制剂在类风湿关节炎的临床应用

类风湿关节炎(rheumatoid arthritis,RA)的发病机制相当复杂,涉及一系列免疫反应:抗原进入关节腔后诱导巨噬细胞和树突状细胞等抗原提呈细胞释放细胞因子和趋化性细胞因子,并上调黏附分子在外周血免疫细胞和滑膜上皮细胞上的表达,招募炎症细胞向关节腔内聚集。抗原、主要组织相容性复合体(MHC)Ⅱ分子和 T 细胞受体结合形成的三分子复合物(MHC-Ⅱ-Ag-TCR,)激活 T 细胞,加上黏附分子和协同刺激分子表达的上调,导致细胞因子进一步释放。这些促炎症细胞因子刺激滑膜纤维细胞、巨噬细胞增生,又反过来产生基质金属蛋白酶,最终导致软骨和骨的降解。

当前 RA 的治疗目标是患者尽早达到疾病的临床缓解或低疾病活动度,因此生物制剂的使用也越来越受到关注。目前临床上常用的治疗 RA 的生物制剂包括:①TNF-α 抑制剂:重组人Ⅱ型肿瘤坏死因子受体—抗体融合蛋白、阿达木单抗和英夫利昔单抗等;②IL-6 抑制剂:托珠单抗;③T 细胞抑制剂:2005 年美国 FDA 已批准阿巴西普用于 RA 的治疗,主要用于病情较重或 TNF-α 拮抗剂反应不佳的患者;④B 细胞清除剂:利妥昔单抗主要用于抗 TNF-α 制剂疗效欠佳的活动性 RA;⑤IL-1 受体拮抗剂:阿那白滞素。

1.TNF-α 拮抗剂治疗 RA

（1）TNF-α 拮抗剂治疗 RA 的临床适应证

患者应符合 1987 年美国风湿病学会(ACR)颁布的成人 RA 分类标准,或欧洲抗风湿病联盟(EULAR)与 ACR 联合制订的 2010 年成人 RA 分类标准,且病情为中度或高度活动。同时患者还应符合下述条件中的至少 1 条:①传统改善病情抗风湿药(DMARDs)治疗失败的 RA:即至少一种传统 DMARDs 充分治疗无效或患者不耐受。充分治疗的定义:传统 DMARDs 以标准目标剂量(standard target dose)治疗至少 3 mon,起始剂量因人而异。

如不能耐受标准目标剂量,则以治疗剂量(therapeutic dose)持续治疗至少 3 mon。②初治的早期 RA:建议早期 RA 的病程界定为病程≤12 mon。有不良预后因素者,如病程早期有影像学证实的关节破坏、高滴度(≥3 倍正常值)的抗环瓜氨酸多肽抗体和(或)类风湿因子、病情中高度活动、女性患者,初始治疗可使用肿瘤坏死因子拮抗剂。

(2)TNF-α 拮抗剂治疗 RA 的临床疗效

1)依那西普

依那西普是目前全球应用最广泛的 TNF-α 拮抗剂。单用或与甲氨蝶呤(MTX)联合治疗 RA 的有效性和安全性在全球许多中心的临床试验(包括 COMET 试验、TEMPO 试验和 ERA 试验等)中均已被肯定。随机、双盲、安慰剂对照临床试验显示,依那西普治疗 RA 可快速、显著缓解病情活动性;在治疗早期 RA 的试验中,与 MTX 比较,依那西普起效快,RA 疾病活动性改善迅速,阻止关节骨侵蚀进展显著优于 MTX;比较依那西普和 MTX 联合与单药治疗疗效的临床试验表明,无论在降低疾病活动性和改善功能障碍,还是延缓放射学关节损害方面,联合治疗比任何一种药单用更有效。在依那西普的长期疗效试验中也证实,长期治疗后依那西普组达 ACR20、骨侵蚀未增加以及健康问卷改善者均高于 MTX 治疗组。

2)英夫利昔单抗

英夫利昔单抗是第一个在美国获得批准上市的治疗 RA 的抗 TNF-α 单克隆抗体。大量的前瞻性临床试验(ASPIRE 试验、ATTRACT 试验、BEST 研究等)已表明,该药可有效控制 RA 病情,减缓关节侵蚀。双盲随机对照试验表明,接受英夫利昔 3 mg/kg 或 10 mg/kg 治疗,患者的病情改善显著优于单独使用 MTX 者,且合用 MTX 时 2 种药物表现协同作用。 ASPIRE 试验是迄今为止研究早期 RA 最大的临床试验,有 125 个中心 1049 名 RA 患者参加,随机分成 3 组:单用甲氨蝶呤组、3 mg/kg 英夫利昔+MTX 组和 6 mg/kg 英夫利昔+MTX 组,观察 1 年。结果证实,与 MTX 相比,英夫利昔+MTX 组可迅速产生更好的临床反应。根据意向治疗分析,从基线期至第 54 wk,改善程度的中位数在英夫利昔治疗患者中为 44%,而 MTX 单独治疗的患者只有 28%。3 mg/kg 英夫利昔和 6 mg/kg 英夫利昔治疗组间没有显著差异。在第 54 wk,英夫利昔治疗患者分别约 2/3、1/2 和 1/3 达到 ACR20、ACR50 和 ACR70 反应,单用 MTX 治疗的患者反应率只有 54%、32% 和 21%。此外,有 1/7 接受英夫利昔治疗患者达到 ACR90 反应,而 MTX 单独治疗患者只有 7%。关节影像学检查也证实,英夫利昔+MTX 可阻止关节破坏的进展,此疗效优于单独使用 MTX 治疗。 MTX 组患者的关节破坏明显持续恶化,总 Sharp 评分平均改变了 3.7 分,而接受 3 mg/kg 或 6 mg/kg 英夫利昔治疗的患者的关节破坏几乎没有进展。

3)阿达木单抗

阿达木单抗在 2002 年被美国 FDA 批准上市治疗 RA,中国 SFDA 于 2010 年批准阿达木单抗治疗 RA 适应证。临床数据证实,其可显著减轻 RA 患者的症状和体征,抑制放射学进展,改善关节功能。西班牙 Navarro-Sarabia F 总结分析了 6 项阿达木单抗治疗 RA 的临床试验,共 2390 例 RA 患者参加。结果显示,阿达木单抗可显著改善 RA 的活动性和放射学进展。在挪威进行的一项为期 6 mon 的多中心研究证实,阿达木单抗与 MTX 合用治疗 RA 较单用阿达木单抗更好,病情活动指数 DAS-28、肿胀关节数、关节损伤指数、SF-36 各项指标,联合治疗总体评价均优于单药治疗。另一项多中心、随机、双盲临床试验比较阿达木单抗合并 MTX,阿达木单抗单用或 MTX 单用治疗早期进展型 RA 的疗效,观察期为 2 年,共 799 例早期 RA 患者参加。阿达木单抗剂量为 40 mg,皮下注射每 2 周 1 次;MTX 为 1 次/wk,口服或注射。结果显示,联合治疗效果显著优于单药治疗。在 1 年时,达 ACR50 的患者在联合治疗组、MTX 单用组和阿达木单抗单用组分别为 62%、46% 和 41%。同样,在 1 年和 2 年时,达到 ACR20、ACR70 和 ACR90 的比例在联合用药组中也显著高于单药组。另外,联合用药组对减少患者影像学进展也优于单药治疗组,1 年和 2 年时 Sharp 评分在联合治疗组分别为 1.3 和 1.9,在 MTX 组分别为 5.7 和 10,在阿达木单抗组分别为 3.0 和 5.5。

(3)肿瘤坏死因子拮抗剂减停药

接受肿瘤坏死因子拮抗剂治疗获得低疾病活动度后终止生物制剂治疗,有 50% 的患者仍可持续维持缓解约 20 mon,达标越早(≤4 mon)获得持续缓解的时间越长。RA 病情控制后,可逐步延长生物制剂使用间隔但不降低剂量,以防止出现继发性失效,但复发率可能增高。BeSt 研究显示,早期 RA 患者接受英夫利昔单抗诱导缓解后,停用生物制剂,以 MTX 单药维持治疗,仍有 60% 左右维持低疾病活动度缓解。因此,早期 RA 患者可以接受生物制剂"早开始、早停用"的治疗策略。HONOR 研究观察了长病程 RA 达到临床缓解后停用阿达木单抗、单用 MTX1 年的情况,发现仍有 48%~77% 的患者维持低疾病活动度或临床缓解;亚临床炎症根治更彻底的患者更不易复发,故如果 RA 患者病情得到有效控制,停用 TNF-α 拮抗剂是可行的。不过目前还缺乏统一的减停药策略。

2.抗 IL-6 受体单克隆抗体治疗 RA

(1)抗 IL-6 受体单克隆抗体(托珠单抗)治疗 RA 适应证:符合美国风湿病学会(ACR) 1987 年 RA 分类标准或 2010 年 ACR/欧洲抗风湿病联盟(EULAR)RA 分类标准的成人患者,出现以下情况时建议给予托珠单抗治疗:①早期并伴有预后不良因素的高疾病活动度 RA 患者;②经 DMARDs 单药或联合治疗 3 mon 以上,病情仍为中/高疾病活动度或病情加重者;③经 TNF-α 拮抗剂治疗 3 mon 以上,病情仍为中/高疾病活动度或病情加重者;④不能耐受甲氨蝶呤或其他 DMARDs 者,可单独使用托珠单抗。

(2)托珠单抗的临床疗效:大量研究证实,托珠单抗单药或联合 DMARDs 治疗,对活动性 RA、DMARDs 或 TNF-α 拮抗剂治疗疗效欠佳的 RA 患者有显著的临床疗效。国内Ⅲ期研究显示,托珠单抗治疗 24 wk,达到 28 个关节疾病活动度评分(DAS28)低疾病活动度、缓解的患者比例接近 50%,至 48 wk 持续增加至 68.7%。

3.抗 CD20 单克隆抗体治疗 RA

一项随机、双盲、对照临床试验(SERENE)比较利妥昔单抗(500 mg D1,D15,$n=168$) +MTX、利妥昔单抗(1000 mg D1,D15,$n=172$)+MTX,安慰剂($n=172$)+MTX 治疗 RA 患者。第 24 周各组达 ACR20 者依次为 54%、51%、23%;而且在治疗后第 48 周,利妥昔单抗+MTX 组患者的 ACR20 情况仍然得以维持,说明利妥昔单抗在 RA 的治疗方面有较好的疗效。另一项随机、双盲、安慰剂对照、多中心试验(REFLEX)评估利妥昔单抗治疗肿瘤坏死因子拮抗剂效果不佳 RA 患者的有效性和安全性,随机分为利妥昔单抗组(1000 mg D1,d15,$n=311$)和安慰剂组($n=209$)。结果显示,24 周达到 ACR20 的比例分别为 51% 和 18%,达到 ACR50 的比例分别为 27% 和 5%,达到 ACR70 的比例分别为 12% 和 1%,EULAR 中至良好反应率分别为 65% 和 22%。多中心临床研究表明,利妥昔单抗对 TNF

拮抗剂疗效不佳的 RA 患者有效。

最近公布的长达 11 年的随访中,利妥昔单抗治疗后严重感染的发生率为 3.76/100 患者年,机会性感染罕见(0.05/100 患者年),显示利妥昔单抗具有良好的耐受性和安全性。

在美国,利妥昔单抗与甲氨蝶呤(methotrexate,MTX)联合用于抗 TNF 治疗效果不佳的中度或重度活动性 RA 患者的治疗已得到了 FDA 的批准。因为利妥昔单抗在中国没有治疗 RA 的适应证,专家建议在以下情况可将美罗华作为一线首选的生物制剂:①TNF-α 拮抗剂反应不佳;②淋巴瘤病史;③潜伏结核需要使用药物预防,生活在结核病流行的地区;④以前有脱髓鞘疾病史。另外,因为尚无证据表明利妥昔单抗与肿瘤相关,很多专家建议有肿瘤疾病史的患者应用生物制剂时可首选该药。

4. 阿巴西普治疗 RA

美国 FDA 于 2005 年批准阿巴西普(abatacept)治疗 RA。阿巴西普用于对一种或多种 DMARD 治疗无效的中至重度活动性 RA 成年患者,可改善 RA 的症状和体征,减缓关节骨结构性损伤进程,提高患者的机体功能。一项为期 5 年的 Ⅱ 期临床研究评价了 RA 患者长期静脉滴注阿巴西普(10 mg/kg)的安全性及有效性。结果显示,经 1 年治疗,阿巴西普组患者临床症状改善达到 ACR20、ACR50 及 ACR70 的比率分别为 77.11%、53.10% 和 28.19%;而治疗 5 年后该比例分别上升至 82.7%、65.4% 和 40.4%。另一项临床试验将 322 名对 TNF-α 单抗治疗 3 mon 无效的患者随机、双盲分为安慰剂组和阿巴西普治疗组,患者还可服用另外一种 DMARD。结果显示,治疗 6 mon 后,阿巴西普治疗组达到 ACR20、ACR50 和 ACR70 缓解的明显优于安慰剂组,说明阿巴西普对 TNF-α 单抗治疗无效的患者仍然有效。由于目前国内还没有使用阿巴西普的经验,且在疾病不同阶段 CTLA-4 的表达不同,因此,阿巴西普治疗 RA 的最佳治疗时机还需进一步明确。

5. IL-1 拮抗剂

到目前为止,只有 1 个 IL-1 拮抗剂阿那白滞素(anakinra)被 FDA 批准用于治疗 RA,与 TNF-α 拮抗剂比较,一些专家认为,当 RA 患者对 TNF-α 拮抗剂治疗失败后,可以使用阿那白滞素作为另外一种生物 DMARD 的选择方案。阿那白滞素可以单独或与 MTX 联合应用治疗活动性 RA,在欧洲治疗 RA 时阿那白滞素被标明需要与 MTX 联合应用。阿那白滞素的推荐剂量是 100 mg/d,皮下注射,1 次/d。在治疗活动性 RA 患者 2~16 wk 内,RA 患者症状、体征和实验室指标均显著改善。对于活动性 RA 患者,给予单药阿那白滞素(150 mg/d)治疗 24 wk 后,有 43% 患者达到 ACR20 改善,而安慰剂组只有 27% 患者达到 ACR20 改善。一项研究将 506 例具有侵蚀病变的 RA 患者随机给予阿那白滞素 100 mg/d 联合 MTX 或 MTX 单独治疗,24 wk 后阿那白滞素与 MTX 联合治疗组 ACR20、ACR50、ACR70 的改善率分别为 38%、22%、17%,而 MTX 单独治疗组则分别为 8%、6%、2%。最近的数据还显示,阿那白滞素治疗对 JIA、成人 Still's 病等有效。由于使用的不便利,目前很少在类风湿关节炎中使用。需要特别重视的是,与单用相比,阿那白滞素与依那西普(etanercept)合用引起的严重感染和中性粒细胞减少症的发生率较高(分别为 7% 和 3%),故应尽量避免阿那白滞素与肿瘤坏死因子(TNF)拮抗剂合用。

(二)生物制剂在强直性脊柱炎的临床应用

AS 总的治疗目标是尽早、最大限度地控制炎症、改善功能、减少畸形,争取达到临床缓解。在强直性脊柱炎中使用的主要是 TNF-α 拮抗剂,患者应符合 1984 年纽约修订版 AS

诊断标准,或国际脊柱关节炎评估协会(ASAS)制订的中轴/周围型脊柱关节炎分类标准,且病情活动,并同时符合下述条件中的至少 1 条:①患者首先顺序尝试过至少 2 种非甾体消炎药(NSAIDs)充分治疗 1 mon(除非不耐受),但无效或疗效欠佳。只有脊柱或骶髂关节受累表现的患者,可直接使用肿瘤坏死因子拮抗剂,亦可联合柳氮磺胺吡啶等传统 DMARDs。②持续外周关节受累,尤其有髋关节受累者,或持续外周关节炎患者经传统 DMARDs 充分治疗但疗效欠佳者,应及早与肿瘤坏死因子拮抗剂联用。③常规治疗无效的有肌腱端炎症状的患者。

目前临床用于治疗强直性脊柱炎(AS)的生物制剂包括 TNF-α 受体融合蛋白(依那西普、益赛普、强克、安佰诺)、TNF-α 单克隆抗体(英夫利昔单抗、阿达木单抗)。

1.英夫利昔单抗

英夫利昔单抗治疗 AS 起效较快。有数据显示,大部分患者在注射一次后即获得临床症状的显著改善,关节活动、关节功能、疼痛、关节肿胀评分均获得改善,外周关节等症状获得缓解。英夫利昔单抗对 AS 关节外症状的改善明显,在目前上市的拮抗剂中,有证据显示英夫利昔单抗对 AS 患者急性前葡萄膜炎的疗效最为肯定,复发率低。此外,在银屑病样皮疹或指甲病变、肠道炎症、指趾炎、生殖器溃疡、尿道炎、前列腺炎等关节外表现的患者中,应用英夫利昔单抗亦可获得显著疗效,因此建议在这些有关节外表现的 AS 患者可优先选用英夫利昔单抗。在 AS 患者中的用量:首次给予英夫利昔单抗 5 mg/kg,然后在首次给药后的第 2 周和第 6 周及以后每隔 6 wk 各给予 1 次相同剂量。剂量调整:患者对英夫利昔单抗反应良好并出现临床缓解时,可以考虑减量或降低用药频率,甚至逐渐停药。目前对各种 TNF-α 拮抗剂尚无充分循证医学证据达成统一的减药停药方案,一般可在获得缓解后采取个体化的减量维持治疗和停药方案。但应注意,规律用药可以减少疾病复发以及抗体的产生。对于早期有效,使用后一段时间疗效下降的患者,可以在原用量的基础上逐渐增加剂量,每次增加 1.0～1.5 mg/kg,总剂量不超过 10 mg/kg,和/或将用药间隔逐渐缩短,建议最低间隔不小于 4 wk。

2.TNF-α 受体融合蛋白(依那西普、益赛普、强克、安佰诺)

依那西普是最早被批准用于强直性脊柱炎治疗的生物制剂,在控制疾病活动性、缓解症状尤其是缓解中轴关节症状上具有明显优势,并且可以延缓影像学改变,其有效性和安全性被广泛认可。

(1)诱导期治疗:AS 应该早期诊断、早期治疗。短病程患者更易获得良好疗效。依那西普或类似物 25 mg 皮下注射,每周 2 次或 50 mg;或皮下注射,1 次/wk,两者疗效相当。依那西普治疗 AS 起效迅速,通常在 2 wk 内就有明显疗效。足量治疗 12 wk,依那西普可达疗效平台期,亦可显著消退椎体骨髓水肿。

(2)维持治疗:长期足量用药 2～4 年时能很好地维持疗效。获得显著改善的 AS 患者,可考虑依那西普减量(例如 25 mg/wk),或逐渐延长给药间隔的治疗方案,临床试验证实这两种减量维持方案均能很好地维持疗效。在减量过程中应每 12 周评估 1 次疗效,如疾病复发,可恢复依那西普标准剂量(50 mg/wk)治疗,仍能获得较好疗效。

(3)评估时间和停药标准:治疗 12 wk 后进行疗效评估。如果治疗满 12 wk 而患者未达到 BASDAI 相对变化≥50%,或 BASDAI 绝对变化≥20 mm(100 mm 视觉模拟尺),可改为其他治疗方案。

3. 阿达木单抗

美国 FDA 于 2006 年批准阿达木单抗用于治疗强直性脊柱炎,中国于 2013 年获批强直性脊柱炎适应证。在我国人群曾进行了一项关于阿达木单抗的大样本($n=344$)、多中心、随机、安慰剂对照研究,入组患者被随机分为实验组($n=229$)或安慰剂组($n=115$),12 wk 后开放标签,所有入组患者均接受 40 mg 阿达木单抗治疗。结果显示,在 2 wk 时实验组达到 ASAS20 的缓解率明显高于安慰剂组(42.8% vs 6.1%,$P<0.01$),12 wk 时亦达到明显的统计学差异(67.2% vs 30.4%,$P<0.01$);其他统计学指标(ASAS40、ASAS5/6 等)均有明显差异,不良反应罕见。多个临床研究均证实,阿达木单抗对有明显 NSAIDs 药物禁忌证、不能耐受 NSAIDs 药物,且无放射性异常的中轴型脊柱关节病有很好的疗效,与安慰剂组相比,每 2 周 1 次的阿达木单抗治疗在 12 周后达到 ASAS40 的比例更高。用 MRI 进行评价,阿达木单抗还能明显减轻脊柱和骶髂关节的炎性反应,改善患者生活质量。阿达木单抗治疗 AS 的临床推荐剂量为 40 mg,皮下注射,每 2 周 1 次。达到临床缓解后,可以用延长注射间隔的方法逐渐减量。

(三)生物制剂在银屑病关节炎的应用

欧洲风湿病联盟制定的银屑病关节炎(psoriatic arthritis,PsA)指南指出:TNF 拮抗剂应作为以下患者的一线治疗药物:活动性附着点炎和/或指趾炎患者;以中轴关节受累为主,但是对 NSAIDs 和局部激素治疗疗效不满意的患者;未接受过 DMARD 治疗但病情高度活动的 PsA 患者,尤其是那些伴有关节肿胀的患者;在炎症过程中出现骨结构破坏和/或临床相关的关节外表现,尤其是广泛皮肤受累的患者。美国、欧洲和中国已经批准英夫利昔、阿达木单抗和依那西普治疗银屑病关节炎。多项对照试验的结果显示,用英夫利昔、阿达木单抗和依那西普治疗 PsA,不仅关节症状显著改善,而且皮疹也有明显改善。可以单独或与其他 DMARDs 联合应用。

(四)生物制剂在 SLE 的临床应用

随着生物拮抗剂在治疗 RA、AS 和 PsA 等疾病上取得巨大进展,研究和开发相应的生物制剂治疗其他结缔组织病特别是 SLE 也已经取得了初步成果。SLE 的病理基础是多克隆的 B 细胞活化及增殖,产生高滴度的自身抗体,从而形成自身免疫复合物。基于该病理基础,目前应用于 SLE 治疗的生物拮抗剂包括:①抗 CD20 的单克隆抗体利妥昔单抗(RTX);②抑制协同刺激信号即抑制 T 细胞依赖性的 B 细胞活性,如 CTLA4-Ig;③抗 B 淋巴细胞刺激因子(BLyS)的单克隆抗体,BlyS 拮抗剂。

1. 利妥昔单抗

RTX 作为抗 CD20 单克隆抗体,在治疗重症 SLE 上陆续有病例报道,如狼疮肾炎、神经精神狼疮、抗磷脂综合征、SLE 合并弥散性肺泡出血等。Weidenbush 等系统分析了已报道的 RTX 治疗难治性狼疮肾炎的疗效,报道中 300 例患者平均随访期为 60 wk,其中狼疮肾炎部分缓解/完全缓解为 87%(Ⅲ型)、76%(混合型)。RTX 诱导的完全缓解率为 60%(Ⅲ型)、45%(Ⅳ型)、40%(Ⅴ型)和 24%(混合型)。以上结果显示,在常规治疗效果不佳时,RTX 可能有效。最近日本学者报道,34 例难治性 SLE 患者使用利妥昔单抗,76.5% SLE 活动性下降,58.8% 狼疮性肾炎有反应,随着病情活动性下降,糖皮质激素剂量逐渐减少。

但 EXPLORER 和 LUNAR Ⅱ/Ⅲ期大型临床随机对照研究结果,RTX 未显示出临床疗效,因此利妥昔单抗尚未确认为治疗 SLE 的对症药物。利妥昔单抗的副作用包括感染、输液反应、白细胞/中性粒细胞减少及低血压。所以从长远治疗的角度看,仍需要高质量的临床研究。

2.阿巴西普

CTLA4-Ig 主要在活化的 T 细胞表面表达,通过产生抑制信号来下调 T 细胞功能,从而达到抑制 T 细胞依赖性 B 细胞的活性。在狼疮鼠的动物研究中发现,CTLA4-Ig 可以降低狼疮鼠蛋白尿的发生率及病死率。在一项纳入 298 例Ⅲ期/Ⅳ型 LN 患者的临床试验中观察到,阿巴西普能够明显降低 SLE 患者抗 ds-DNA 水平。另外,122 例受试者的蛋白尿及肌酐水平均有所降低。一项用于狼疮肾炎晚期的动物实验也证实了阿巴西普的有效性;但一项纳入 175 例 SLE 患者(病情处于中度活动,以关节炎、皮损为主,肾功能正常,自身抗体阳性)的Ⅱ期临床试验结果表明,试验组与对照组病情改善无明显差异。另一项纳入 134 例狼疮性肾炎的随机、双盲、安慰剂对照的临床试验,也没有证明阿巴西普的有效性。虽然多项试验结果显示阿巴西普作用于 SLE 的疗效存在差异,但因其明确的作用机制,该药仍被寄希望用于系统性红斑狼疮治疗。

3.贝利单抗(belimumab)

2011 年 3 月 FDA 批准贝利单抗用于治疗 SLE,贝利单抗是 50 年来唯一被美国 FDA 批准应用的治疗 SLE 的生物制剂。贝利单抗的临床试验证实可降低 SLE 患者外周血 B 淋巴细胞数,明显降低 SLE 患者的疾病活动度,减少激素的用量,延缓复发时间。贝利单抗的严重输液反应比安慰剂组稍高,无恶性肿瘤的报告,安全性和耐受性好。

4.依帕珠单抗

依帕珠单抗为抗 CD22 单克隆抗体,能抑制 B 细胞的增殖并影响黏附分子、CD62L 及 B7 整合素的表达,其治疗 SLE 的作用机制与活化 B 细胞的调节、迁移和机能状态有关,并可阻断 B 细胞受体的信号转导,从而提高生活品质,降低疾病发作及药品不良反应发生的风险。一项关于依帕珠单抗随机、对照、双盲Ⅱ期的临床试验结果表明,依帕珠单抗的临床效果与累计治疗剂量有关。累计 2400 mg 的依帕珠单抗可改善中重度 SLE 全身疾病活动度,提高生活质量,减少糖皮质激素使用剂量,且该疗效可维持 2 年以上,其安全性、不良反应发生率与安慰剂组类似。但是最近完成的两项Ⅲ期临床试验显示,依帕珠单抗治疗中重度 SLE 疗效欠佳。

5.托珠单抗

自身抗体产生、补体激活、免疫复合物沉积及白细胞浸润靶器官是 SLE 的主要免疫致病机制。多种细胞因子已经被证明调节疾病活动度或者器官受累,在这些细胞因子中,IL-6 被认为起重要作用。在狼疮小鼠模型中发现了年龄相关的血清 IL-6 增加和异常 IL-6 受体表达。外源 IL-6 增加自身抗体产生并加快肾炎的进展,阻断 IL-6 或其受体可抑制抗双链 DNA 抗体水平的增加、蛋白尿的发展,并减低死亡率。2010 年美国发表的抗 IL-6 单抗治疗 16 例轻至中度活动性 SLE 的Ⅰ期临床研究结果提示,用该药治疗后患者疾病活动性显著改善,关节炎好转,且循环浆细胞减少,47% 的患者抗 dsNA 减低。而且,也有报道托珠单抗用于治疗 SLE 合并难治性溶血性贫血的案例。

(五)生物制剂在其他风湿性疾病的应用

生物制剂不仅被用于治疗 RA、AS、PsA、SLE,还被试用于治疗其他结缔组织病。

1. 干燥综合征(SS)

早期一项单中心、开放标签试验用 TNF 拮抗剂治疗 16 例活动性 SS,其临床症状、实验室指标均有改善。但 2004 年发表的多中心、随机、双盲试验治疗 103 例 SS,结果认为 TNF拮抗剂疗效不明显。多中心临床试验证实,美罗华治疗 SS 可以改善患者症状,降低疾病活动度,减少器官损害,目前利妥昔单抗是治疗干燥综合征合并脏器受累且常规治疗无效患者的药物。

阿巴西普(abatacept)治疗干燥综合征的临床试验结果表明,阿巴西普治疗期间干燥综合征疾病活动指数 ESSDAI 和 EULAR 干燥综合征患者报告指数 ESSPRI、类风湿因子和IgG 水平明显下降,停止治疗后又升高。泪腺和唾液腺的功能在治疗期间没有改变。疲劳及与健康相关的生活质量在治疗期间显著改善。

2. 成人斯蒂尔(Still)病(AOSD)

一些小样本、开放性临床研究证实,TNF 拮抗剂对于某些激素和一种或多种免疫抑制剂治疗无效的难治性 AOSD 患者有效,大多数患者可达到部分缓解。已有不少临床试验证实,托珠单抗治疗成人斯蒂尔病有效,并可获得 5 年持续疗效。当合并巨噬细胞活化综合征和血栓性血小板减少性紫癜时,托珠单抗治疗也是有效的。重要的是,托珠单抗是唯一获准可供 2 岁及以上全身型 JIA 和多关节型 JIA 患者使用的药物。

3. 系统性血管炎

在一项抗中性粒细胞胞浆抗体(ANCA)相关性小血管炎的研究中,英夫利昔联合其他免疫抑制剂治疗顽固性肉芽肿性多血管炎患者,临床症状、c-ANCA 滴度和血管炎活动性评分均显著改善,而依那西普对肉芽肿性多血管炎无效。目前总体认为 TNF-α 治疗系统性血管炎无明确有效的证据。

2011 年,美罗华被美国 FDA 批准用于肉芽肿性多血管炎(GPA)及显微镜下多动脉炎(MPA)的治疗。RAVE 研究共纳入了 197 例新发或复发的活动期 ANCA 相关性血管炎(AAV)患者,随机应用利妥昔单抗 375 mg/m^2,1 次/wk、共 4 wk,或口服环磷酰胺治疗,以血管炎疾病活动度评分(BVAS)降至 0 分激素停药作为主要终点,结果显示 RTX 疗效与CTX 相当,但亚组分析发现,RTX 对复发性 AAV 治疗的有效率高于 CTX 组。RITUXVAS 研究纳入了 44 例新诊断的 AAV 患者,随机分为 RTX 联合口服 CTX 和静脉CTX 联合口服硫唑嘌呤治疗组,对比两者 BVAS 评分达标情况,结果显示 RTX 组疗效与后者相当。因而认为利妥昔单抗可用于治疗难治性 ANCA 相关血管炎。另有一项关于ANCA 相关血管炎维持治疗的研究——MAINRITSAN 研究,对比小剂量美罗华(500 mg×2 次,分别于第 0、6、12、18 mon 应用一轮)和口服硫唑嘌呤在维持治疗阶段的作用及安全性,以 28 mon 时疾病复发率作为主要终点,结果显示美罗华维持治疗缓解率优于硫唑嘌呤组。英国风湿病学会(BSR)和英国风湿病卫生专业人员协会(BHPR)2014 年发布的指南中明确指出美罗华可用于 AAV 的治疗。这一指南指出,在诱导缓解期 RTX 与环磷酰胺同样有效,在有生育要求和难治性患者中可能比环磷酰胺更合适,在诱导缓解期 RTX 按照375 mg/m^2 给药,1 次/wk、共 4 wk,或初次使用 1 g,2 wk 后重复 1 g,临床实践发现分别在第 1 d 和 15 d 使用 1 g 的替代方案临床疗效更好;维持缓解期每 4~6 mon 应用 1 次,一般维持 2 年。

大动脉炎、巨细胞动脉炎是一种大血管慢性炎症,主要累及主动脉及其主要分支和肺动脉。少数病例的观察性研究提示,TNF 拮抗剂可缓解部分顽固性大动脉炎的血管壁水肿,降低血沉和 C 反应蛋白等。另外有研究报道了托珠单抗治疗 8 例大动脉炎患者的有效性和安全性。新近文献报道也推荐,对于传统治疗抵抗的大动脉炎,来氟米特、TNF-α 拮抗剂、托珠单抗可作为新的选择。

4. 白塞病

TNF 拮抗剂治疗白塞病的临床数据多源于英夫利昔单抗的治疗,证实其对白塞病眼病、中枢神经系统受累、肠白塞和关节炎以及皮肤黏膜病变的患者均有效,对激素和免疫拮抗剂正规治疗无效的患者可推荐使用。

三、生物制剂安全性和防治建议

(一)注射部位反应和输液反应

依那西普及其类似物、阿达木单抗等的常见不良反应为注射部位局部反应,包括轻至中度红斑、瘙痒、疼痛和肿胀等。静脉注射英夫利昔单抗可发生输液反应,约 3% 左右的患者可出现非特异性症状,例如发热或寒战,1% 出现心肺反应(胸痛、低血压、高血压或呼吸困难),<1% 的患者出现红斑(瘙痒/荨麻疹),<1% 的患者出现严重输液反应(包括严重过敏反应、抽搐等)。利妥昔单抗也可以发生输液反应。托珠单抗治疗中严重输液反应罕见。

利妥昔单抗输液前处理:利妥昔单抗标准的治疗前给药方案是对乙酰氨基酚(650 mg 口服)、苯海拉明(50 mg 口服)及甲泼尼龙(100 mg),该方案在利妥昔单抗输注前 30 min 应用,并且至少在每一治疗周期第 1 次和第 2 次输注利妥昔单抗前都需应用该方案。另外,在输注期间应逐渐增加给药速度。首次输注的开始速度为 50 mg/h,如果没有超敏反应或其他反应的证据,则输注速度可每 30 min 增加 50 mg/h,直至最大速度 400 mg/h。如果患者对初始输注耐受良好,则接下来的相同周期输注可以 100 mg/h 的速度开始,若没有超敏反应的证据,输注速度可每 30 min 增加 100 mg/h,直至最大速度 400 mg/h。对于有输注反应既往史的患者,须缓慢输注并密切监测症状。对于大多数治疗中发生的轻微反应可作如下处理:暂停利妥昔单抗输注,等待症状完全消退,再以初始速度的一半继续输注。通常可在不良反应产生时给予额外剂量的对乙酰氨基酚(625 mg 口服)和苯海拉明(50 mg 口服)。如果症状没有再次出现,则输注速度可以每次增加 50 mg/h,直至最大速度 400 mg/h。如果出现伴支气管痉挛和/或低血压的严重超敏反应,可能需要输注盐水、吸入支气管扩张剂、肌内注射肾上腺素和静脉给予糖皮质激素(如甲泼尼龙 100 mg)。

(二)结核的筛查和防治建议

1. 筛查

在应用生物制剂前,为排除活动性结核病(包括肺结核和肺外结核)及结核潜伏感染(LTBI)者,所有患者必须行 X 线胸片检查,仔细体检,详细询问结核既往史、家族史及近期与结核病患者接触史。如 X 线胸片不能确定,可行 CT 检查,以排除可疑。可用的辅助诊断方法还有结核菌素试验(PPD)以及结核抗原特异性 IFN-γ 释放试验(IGRA),其中包括 T-Spot 检查。IGRA 针对结核潜伏感染的特异性较 PPD 更高,建议针对 PPD 阳性以及 PPD 阴性但不排除 LTBI 的高危对象(例如近期接触史)加查 IGRA。

尽管 PPD 有较多局限性,但对强阳性(伴有肺部活动病灶)及新近转阳性的患者,应提高警惕。PPD 阳性的标准多采用 PPD 硬结直径≥10 mm,强阳性为 PPD 硬结直径≥

20 mm,或虽<20 mm 但局部出现水泡和淋巴管炎。T-Spot 检查的敏感性与特异性很高,且不受卡介苗接种的影响,阳性结果支持活动性结核病或结核潜伏感染,但阴性结果亦不能排除结核感染。T-Spot 检查结果为阳性者,应高度怀疑为潜伏结核感染,应先行预防性抗结核治疗。

2. 防治结核的建议

(1)活动性结核病患者应在首先接受标准抗结核治疗方案充分治疗后,根据结核病情控制情况及结核病专科医生的评估意见,并结合风湿病病情的需要,权衡利弊,谨慎使用生物制剂。

(2)如临床急需治疗,应在结核标准治疗或预防性治疗启动 1～2 mon,并征得结核病专科医生的同意与建议后,才可考虑应用。

(3)既往有结核病史、已接受过标准抗结核治疗、目前无结核活动的风湿病患者,无须再进行预防性抗结核治疗,可应用生物制剂,但需临床密切随访。

(4)既往结核未经足量治疗或临床高度怀疑结核潜伏感染或低活动度的患者,建议行预防性抗结核治疗。

(5)结核标准治疗方案和预防性治疗方案应遵循当地结核病专科医生的建议。

潜伏性结核的治疗主要针对高危人群,即青少年、有密切结核病接触史、HIV 患者、新近 PPD 转阳及 T-Spot 检查阳性者,而不是所有 PPD 皮试强阳性者均需预防性治疗。预防性治疗方案可以选择单药或二联。根据中华医学会临床诊疗指南结核病部分(2005)的建议,推荐采用以下二联方案用于潜伏结核的预防性治疗。

(1)异烟肼联合利福平方案:异烟肼 300～400 mg/d,顿服;利福平 450～600 mg/d;总疗程 2～3 mon。

(2)异烟肼联合利福喷汀方案:利福喷汀 450～600 mg/次,2 次/wk;异烟肼 300 mg/次,2 次/wk,共 3 mon。美国疾病预防与控制中心(CDC)在 2011 年推荐联合应用异烟肼和利福平预防性治疗≥12 岁的 LTBI 患者,1 次/wk,共治疗 12 wk。异烟肼:15 mg/(kg·wk),最高剂量 900 mg/wk。利福平:体重 10.0～14.0 kg,300mg/wk;体重 14.1～25.0 kg,450 mg/wk;体重 25.1～32.0 kg,600 mg/wk;体重 32.1～49.9 kg,750 m/wk;体重≥50 kg,最高剂量 900 mg/wk。在给予抗结核药物治疗前,应查肝肾功能、血尿常规,用药 2、4 wk后各查 1 次,以后每 4 wk 复查 1 次。

(3)预防性化疗的结核感染高危人群,应定期随访(每3～6 个月查 1 次 X 线胸片)。

(4)生物制剂使用过程中发生结核病,应立即停用生物制剂并启动抗结核标准治疗。抗结核标准治疗结束,并且结核专科医生认为结核已经治愈者,可以重新使用生物制剂。

(5)生物制剂治疗过程中及停用后的 6～12 mon 内,应每 3 mon 随访 1 次,随访时需询问结核特征性症状,建议定期行 X 线胸片检查。

(三)肝炎病毒感染

因为所有的临床试验均排除 HBV、HCV 慢性感染患者,故缺乏生物制剂治疗对肝炎病毒感染影响的结论。但上市后临床应用发现,一部分使用生物制剂的乙型肝炎患者可出现病毒血症恶化、丙氨酸转氨酶(ALT)和天冬氨酸转氨酶(AST)升高、黄疸等不良反应,提示活动性乙型病毒性肝炎患者禁用生物制剂;对非活动性 HBsAg 携带者及隐匿性 HBV 携带者,应用生物制剂前或在应用过程中,加用抗 HBV 治疗能有效预防 HBV 复制和再激活;

RA 或 AS 合并 HCV 感染患者接受生物制剂治疗,相对于 RA 或 AS 合并 HBV 感染者要安全些,且能协同 IFN 抗病毒。

建议:①应用生物制剂前应明确 HBV、HCV 的感染状态和肝功能,对肝炎病毒携带者还应检查外周血病毒负荷水平;②急性病毒性肝炎患者禁用生物制剂;③HBsAg 阳性,且 HBV 高度复制($>10^4$ 拷贝数/mL)或肝功能异常(ALT 或 AST 水平升高超过正常上限$\geqslant$2 倍)的患者,不宜使用生物制剂;④HBsAg 阳性、肝功能正常但 HBV 轻度复制($10^3\sim10^4$拷贝数/mL)者,应用生物制剂的同时应加用抗 HBV 治疗;⑤HBsAg 阳性、HBV 无复制且肝功能正常者,可应用生物制剂;⑥HBsAg 阳性患者应用生物制剂时,应每 1~3 mon 监测肝功能和外周血 HBV DNA 拷贝数。

(四)其他感染的防治

1.细菌感染:风湿患者群(尤其是 RA 患者)发生细菌感染的风险较普通人群升高。有报道称,TNF-α 拮抗剂较传统 DMARDs 会增加风湿性疾病患者感染的发生风险,尤其是在开始 TNF-α 拮抗剂治疗的前 6 mon 内。来自英国生物制剂注册数据库(BSRBR)的研究显示:接受 TNF-α 拮抗剂治疗时,严重感染发生率较传统治疗略有升高(42/1000 患者年 vs 32/1000 患者年)。

2.除外结核的机会性感染:TNF-α 拮抗剂可引发机会性感染,如李斯特菌病、球孢子菌病或组织胞质菌病,但发生率极低。

建议:TNF-α 拮抗剂禁用于活动性感染患者。对发生严重细菌感染及机会性感染的患者,应立即停用 TNF-α 拮抗剂,抗感染治疗成功后可继续使用。

(五)恶性肿瘤

与健康人群相比,慢性炎性疾病患者(高度活动性 RA、AS)淋巴瘤发病率高。资料显示,虽然使用 TNF-α 拮抗剂的 RA 患者发生淋巴瘤(尤其是非霍奇金淋巴瘤)的总体风险比总人群增加 2 倍以上,但是使用 TNF-α 拮抗剂的患者淋巴瘤发生率与正常人群相似。美国食品药品监督管理局(FDA)于 2009 年发布 48 例儿童和青春期前少年接受 TNF-α 拮抗剂后发生恶性肿瘤的分析报告,该报告称 48 例恶性肿瘤中约半数是淋巴瘤,由于 TNF-α 拮抗剂治疗儿童患者例数有限,且同时使用其他免疫拮抗剂(88%),故目前 FDA 还不能完全确定 TNFa-α 拮抗剂与肿瘤发生之间的相关性强度。虽有针对随机对照试验的荟萃分析显示,TNF-α 拮抗剂治疗 RA 患者发生实体瘤的风险比>1,但近期的荟萃分析(29423 例 RA 患者接受生物制剂治疗并随访至少 6 mon)并未证实 TNF-α 拮抗剂治疗会增加恶性肿瘤发生风险。

建议:有淋巴瘤既往史的患者禁用 TNF-α 拮抗剂,已缓解 5 年及以上的恶性肿瘤患者,应根据病情权衡利弊再考虑使用。有肿瘤前期病变者慎用。对有肿瘤发生高风险及有实体瘤既往史的患者,在使用 TNF-α 拮抗剂治疗过程中应密切监察恶性肿瘤的相关临床征象。

(六)妊娠和哺乳期间生物制剂应用

1.TNF-α 拮抗剂

美国 FDA 发布的孕妇用药安全等级将肿瘤坏死因子拮抗剂列为 B 级药物(动物生殖实验未发现对胎儿有害,但尚无良好对照的人体试验)。目前,有关 TNF-α 拮抗剂对于妊娠患者安全性的研究数据很少。已有的大多数观察性数据显示,TNF-α 拮抗剂使用者意外怀孕(多为怀孕头 3 个月)后及时停药并继续妊娠,则绝大多数患者能正常妊娠与分娩。一项系统回顾分析了 667 例妊娠期接受了 TNF-α 拮抗剂治疗的风湿病女性患者,结果显示,TNF-α 拮抗剂对妊娠结局没有不利影响。一项研究显示,15 例脊柱关节炎(SpA)男性患者,平均接受 27 个月 TNF-α 拮抗剂治疗,精子量和功能与健康人群差异无统计学意义。2016 年 1 月,英国风湿病学会(BSR)和英国风湿病卫生专业人员协会(BHPR)发布了妊娠期和哺乳期用药指南。有关 TNF-α 拮抗剂:①英夫利昔单抗可以继续用至妊娠第 16 周,依那西普(ETA)和阿达木单抗(ADA)可以继续使用至妊娠中期结束(LOE 2-,GOR D 级,SOA 98.9%)。②在妊娠晚期应避免使用依那西普和阿达木单抗,妊娠第 16 周时停用 IFX。如果因为治疗活动性疾病而继续使用了上述药物,则在婴儿出生后 7 个月内应避免使用活疫苗(LOE 3,GOR D 级,SOA 98.9%)。③整个妊娠期间均可使用塞托珠单抗,该药与其他 TNF 抑制剂(TNFis)相比,胎盘转运率较低(LOE 2-,GOR D 级,SOA 97.9%)。④妊娠早期使用戈利木单抗不太可能产生有害效应(LOE4,GOR D 级,SOA 97.9%)。⑤不应阻止使用 TNFis 的母亲进行母乳喂养,但应十分谨慎,直到获得进一步的信息(LOE3,GOR D 级,SOA 98.4%)。⑥基于有限的证据,父亲可以使用英夫利昔单抗、依那西普和阿达木单抗(LOE 2-,GOR D 级,SOA 98.9%)。

2.利妥昔单抗

FDA 对利妥昔单抗的妊娠分级为 C 级,即动物研究显示,利妥昔单抗对胎儿具有危害性(致畸或胚胎死亡等),但尚无设有对照组的妊娠妇女相关研究,或尚未对妊娠妇女及动物进行研究。该类药物仅在权衡其对孕妇的益处大于对胎儿危害之后,方可使用。目前,利妥昔单抗对于妊娠相关的证据仅见于零星的病例报告。2016 年 1 月 BSR 妊娠期和哺乳期用药指南中关于美罗华的建议提到:应在受孕前 6 个月停用 RTX。有限的证据并没有发现 RTX 致畸,仅妊娠中期和晚期暴露与新生儿 B 细胞耗竭有关。因此,在妊娠早期无意使用 RTX 不太可能导致有害效应(LOE 2-,GOR D 级,SOA 97.9%)。另外目前尚无 RTX 用于哺乳期的数据(SOA100%)。虽然证据有限,但父亲可使用 RTX。此外,利妥昔单抗作为 IgG 结构的单抗,可通过乳汁分泌,在母乳中被检测到,因此,利妥昔单抗在哺乳期的安全性尚待进一步研究证实。

3.贝利单抗(BEL)

目前尚无充分证据对 BEL 用于妊娠期作出推荐,但妊娠早期无意暴露于 BEL 不太可能导致有害效应(LOE 3,GOR D 级,SOA 100%)。尚无 BEL 用于哺乳期女性及生育期男性 BEL 暴露的数据(SOA100%~98.9%)。

4.托珠单抗(TCZ)

FDA 将托珠单抗归为妊娠 C 类药物。托珠单抗在孕妇和哺乳期妇女中尚无可用数据,因此多数指南建议应在怀孕前至少 3 个月停用 TCZ。但是 2016 年 BSR 指南也同时提出:妊娠早期无意暴露于 TCZ 不太可能导致有害效应(LOE 3,GOR D,SOA 96.8%)。因尚无 TCZ 用于哺乳期女性的数据(SOA99.5%),所以风湿性疾病患者在哺乳期也不建议选择托珠单抗治疗。尚无父亲暴露于 TCZ 的数据,但不太可能导致有害效应(LOE 4,GOR D 级,SOA 97.9%)。

5.阿巴西普(ABA)

基于 FDA 对阿巴西普(ABA)的妊娠分级为 C 级,故强烈建议在整个使用阿巴西普治疗过程及疗程结束后 12 个月内严格避孕。目前,因缺乏阿巴西普在母乳中分泌的相关研究数据,故在哺乳期不建议使用阿巴西普治疗。2016BSR 指南提到,尚无充分证据对 ABA 用于妊娠期作出推荐,但妊娠早期无意暴露于 ABA 不太可能导致有害效应(LOE 3,GOR D 级,SOA 98.9%)。同时尚无 ABA 用于哺乳期女性和生育期男性 ABA 暴露的数据。

6.阿那白滞素

与其他生物制剂不同,阿那白滞素的半衰期仅 4~6 h,基本无生物蓄积,虽已证实阿那白滞素于羊水中被检出,但在动物实验中证实,大于治疗剂量 100 倍的阿那白滞素无致畸风险。FDA 对阿那白滞素的妊娠分级为 B 级。2016 年 BSR 指南中提到,目前尚无充分证据对妊娠期使用阿那白滞素作出推荐,但妊娠早期无意暴露于阿那白滞素也不太可能导致有害效应(LOE2,GOR D 级,SOA 96.8%)。尚无阿那白滞素用于哺乳期女性及生育期男性暴露的数据,但不太可能导致有害效应(SOA100%~98.9%)。

(七)心血管疾病

RA 患者本身发生心脑血管病及心血管事件死亡的相对风险较健康人群高。有多项研究提示,生物制剂能降低 RA 患者心血管事件的发生风险(心肌梗死、脑卒中或短暂心肌缺血)。

建议:心功能分级Ⅲ或Ⅳ级的 CHF 患者禁用生物制剂。对心功能Ⅰ或Ⅱ级的 CHF 患者,应用生物制剂前应权衡利益与风险。

(八)血液学

有个别病例发生全血细胞减少和再生障碍性贫血的报告。

建议:如出现血液系统的不良反应,应停用生物制剂,并对其原因进行分析。

(九)自身狼疮样综合征

肿瘤坏死因子拮抗剂应用过程中可出现新发自身抗体,现无证据表明治疗过程中新发的抗核抗体、抗双链 DNA 抗体或抗心磷脂抗体会增加狼疮样综合征的发生风险。肿瘤坏死因子拮抗剂发生狼疮样综合征的病例很少,症状通常在停药后 6 wk 至 14 mon 内消失。

建议:如在肿瘤坏死因子拮抗剂治疗过程中出现狼疮样综合征症状,应停用肿瘤坏死因子拮抗剂,并对出现的临床症状和体征进行适当的治疗。

(十)神经系统疾病

应用肿瘤坏死因子拮抗剂发生脱髓鞘样综合征、视神经炎、横断性脊髓炎、多发性硬化症及脑白质病变罕有报道,一旦发生,停用肿瘤坏死因子拮抗剂后症状可改善或消失。

建议:有明确脱髓鞘样综合征或多发性硬化既往史者禁用肿瘤坏死因子拮抗剂。肿瘤坏死因子拮抗剂使用中如出现上述神经系统不良反应,应立即停用并对症治疗。

(十一)外科手术

在围手术前 2~4 wk 应停用依那西普。如术后未发生感染,且伤口愈合良好,术后可重新使用依那西普。

虽然托珠单抗治疗期间外科手术部位感染风险并无增加,仍建议在进行大型外科手术前至少 14 d 停用托珠单抗。

(十二)疫苗接种

肿瘤坏死因子拮抗剂一般不影响人体产生针对流感病毒疫苗或肺炎球菌多糖疫苗的保护性抗体,但相应的抗体滴度和保护力度可能会有小幅下降,尤其是与甲氨蝶呤联用时。

建议:对正在接受肿瘤坏死因子拮抗剂治疗的患者,一般不建议接种疫苗。接种疫苗后如出现原有风湿病病情复发或加重,可使用肿瘤坏死因子拮抗剂。如需接种活疫苗,接种时间最好在开始肿瘤坏死因子拮抗剂治疗前的 4 wk,或在停药一段时间之后,不同药物的半衰期不同。

(十三)免疫源性

少数患者产生针对药物蛋白成分的抗体或中和性抗体,导致药物在使用一段时间后有效性降低。

四、TNFα 拮抗剂治疗的禁忌证

绝对排除:

(1)活动性感染。

(2)在最近 12 mon 内感染性固有关节或假体关节关节炎。

(3) NYHA 分级为Ⅲ或Ⅳ级的充血性心衰。

(4)恶性肿瘤。除外皮肤基底细胞癌、已经治疗且至少有 10 年缓解期的肿瘤。

(5)既往脱髓鞘综合征病史或多发性硬化症病史。

(6)对药物成分过敏者。

【思考题】

1. 简述常用生物制剂的种类及主要特点。

2. 简述用于类风湿关节炎治疗的生物制剂种类及疗效。

3. 肿瘤坏死因子抑制剂常见不良反应有哪些?

4. 使用生物制剂的注意事项有哪些?

参考文献

[1] 中华医学会风湿病学分会.类风湿关节炎诊断及治疗指南.中华风湿病学杂志,2010,14(4):265-270.

[2] 中华医学会风湿病学分会.强直性脊柱炎诊断及治疗指南.中华风湿病学杂志,2010,14(8):557-559.

[3] 依那西普治疗类风湿关节炎和强直性脊柱炎专家组.依那西普治疗类风湿关节炎和强直性脊柱炎的专家建议(2013).中华医学杂志,2013,93(18):1363-1369.

[4] 英夫利昔单抗使用参考意见专家组.英夫利昔单抗治疗类风湿关节炎和强直性脊柱炎的参考意见.中华风湿病学杂志,2009,13(4)279-282.

[5] 托珠单抗治疗类风湿关节炎专家组.托珠单抗治疗类风湿关节炎的专家建议.中华风湿病学杂志,2013,17(7):436-438.

[6] Navarro-Sarabia F,Ariza-Ariza R,Hernández-Cruz B,et al. Adalimumab for treating rheumatoid arthritis. J Rheumatol,2006,33(6):1075-1081.

[7] Cohen SB,Emery P,Greenwald MW,et al. Rituximab for rheumatoid arthritis refractory to anti-tumor necrosis factor therapy:Results of a multicenter,randomized,double-blind,placebo-controlled,phase Ⅲ trial evaluating primary efficacy and safety at twenty-four weeks. Arthritis Rheum,2006,54(9):2793-2806.

[8] van Vollenhoven RF,Fleischmann RM,Furst DE,et al. Longterm safety of rituximab:Final report of the Rheumatoid Arthritis Global Clinical Trial Program over 11 Years. J Rheumatol,2015,42(10):

1761-1766.

[9] Huang F,Gu J,Zhu P,et al. Efficacy and safety of adalimumab in Chinese adults with active ankylosing spondylitis:results of a randomised,controlled trial. Ann Rheum Dis,2014,73(3):587-594.

[10] Gossec L,Smolen JS,Gaujoux-Viala C,et al. European League Against Rheumatism recommendations for the management of psoriatic arthritis with pharmacological therapies. Ann Rheum Dis,2012,71 (1):4-12.

[11] Clowse ME,Wallace DJ,Furie RA,et al. Efficacy and safety of epratuzumab in moderately to severely active systemic lupus erythematosus:Results from two phase Ⅲ randomized,double-blind,placebo-controlled trials. Arthritis Rheumatol,2017,69(2):362-375.

[12] Brown S,Navarro Coy N,Pitzalis C,et al. The TRACTISS protocol:a randomised double blind placebo controlled clinicaltrial of anti B-cell therapy in patients with primary Sjogren's Syndrome. BMC Musculoskelet disord,2014,15:21.

[13] Meiners PM,Vissink A,Kroese FG,et al. Abatacept treatment reduces disease activity in early primary Sjogren's syndrome (open-label proof of concept ASAP study). Ann Rheum Dis, 2014, 73 (7): 1393-1396.

[14] Ntatsaki E,Carruthers D,Chakravarty K,et al. BSR and BHPR guideline for the management of adults with ANCA associated vasculitis. Rheumatology (Oxford),2014,53(12):2306-2309.

[15] Flint J,Panchal S,Hurrell A,et al. BSR and BHPR guideline on prescribing drugs in pregnancy and breastfeeding-Part Ⅰ:Standard and biologic disease modifying anti-rheumatic drugs and corticosteroids. Rheumatology (Oxford),2016,55(9):1693-1697.

（吴华香　薛　静）

第十一章 内科领域的心身疾病

摘要 心身疾病也称心理生理疾病,是一组与精神紧张状态有关的躯体疾病。在这组疾病中,心理因素贯穿于疾病的整个过程,从患者发病前自身具有的疾病倾向,即易罹性,到直接发病、转归、预后,每一个阶段都与心理社会因素相联系。

心理社会因素(应激)是导致发病的种子,通过合适的土壤(如个性因素、价值观、情绪等),最后发展成为心身疾病(结果)。在这个从种子到结果的过程中,其生长过程(生物中介机制)也是研究的重点。

应激的生物中介机制与下丘脑—垂体—肾上腺轴、蓝斑—去甲肾上腺素/自主神经系统、下丘脑—垂体—性腺轴、下丘脑—垂体—生长激素轴、下丘脑—垂体—甲状腺轴等其他神经—内分泌系统以及免疫系统和凝血系统有关。

心理因素相关生理障碍指一组与心理社会因素有关的以进食、睡眠及性行为异常为主的精神障碍。

Abstract Psychosomatic diseases,also known as psychophysiological diseases,are a group of physical diseases related to nervous state.

In this group of diseases,psychological factors penetrate the entire process of the disease,from the liability of patients before the onset of the disease,to direct incidence,outcome and prognosis,each of which is linked to psychological and social factors.

Psychosocial factors (stress) are the seeds which finally develop into a psychosomatic disease (the result),through the appropriate soil (such as personality,values,emotions,and so on). From seeds to outcome of the process,the study of its growth (biological intermediation) is the key point.

The biological mechanisms of stress are linked to the hypothalamus-pituitary-adrenal axis,the blue plaque-norepinephrine/autonomic nervous system,the hypothalamus-pituitary-gonadal axis,the hypothalamus-pituitary-growth hormone axis,the hypothalamus-pituitary-thyroid,other neural endocrine system,immune system and clotting system.

Physiological disorders related to psychological factors refer to a group of mental disorders characterized by the abnormality of eating,sleeping,and sexual behavior related to psychosocial factors.

第一节 概 述

心身疾病(psychosomatic disease)也称心理生理疾病(psychophysiological disease),是一组与精神紧张状态有关的躯体疾病。在这组疾病中,心理因素贯穿于疾病的整个过程,从患者发病前自身具有的疾病倾向,即易罹性,到直接发病、转归、预后,每一个阶段都与心理社会因素相联系,其内涵是"整体医学"。

随着医学模式从生物学模式逐步转变为社会—心理—生物学模式,对心身疾病的研究也越来越受到重视,被认为与心理社会因素关系密切的躯体疾病种类也越来越多。

目前公认的主要心身疾病有:原发性高血压、冠心病、胃及十二指肠溃疡、神经性厌食、神经性贪食、神经性呕吐、过敏性结肠炎、直肠刺激综合征、支气管哮喘、偏头痛、遗尿症、过敏性膀胱炎、原发性痛经、功能性子宫出血、功能性不孕症、性冷淡、经期紊乱、晕动症、复发性口腔溃疡、神经性皮炎、痤疮、斑秃、荨麻疹、慢性湿症等。

心身医学(psychosomatic medicine)是一门研究心理因素和社会因素与人体健康和疾病之间相互关系的学科,这是一门跨学科的边缘科学。作为一门正在发展中的年轻学科,其主要研究内容可以概括地描述为:心理社会因素(应激)是导致发病的种子,通过合适的土壤(如个性因素、价值观、情绪等),最后发展成为心身疾病(结果)。在这个从种子到结果的过程中,其生长过程(生物中介机制)也是研究的重点。

近年来,行为科学、神经内分泌学、神经生物学、神经免疫学等方面的进展,为我们讨论这个过程提供了更多的科学依据,使研究和实践有了更广阔的天地。

第二节　心身医学的基础概念与基本理论

一、应激与反应

从单细胞到人类,都有接受外界刺激并作出反应的能力。在日常生活中,物理的、化学的、生物性的、语言和文字的刺激都可引起人的反应,这种反应包括生理反应和心理反应。它们对机体的意义被理解之后,就构成了精神刺激。

自 20 世纪 30 年代以来,各学科由于研究领域及目标的不同,对应激(stress)的认识存在差异。目前认为应激是各种刺激作用于个体,使其生理或心理的内稳态受到干扰,个体努力维持内稳态的动态过程,是应激源到应激反应多种中介因素相互作用的过程。

个体为对抗应激源的影响,表现出一系列生理、心理和行为动态变化。

塞里(Selye)认为,不论外界何种刺激,作用于机体后,机体均会产生一种非特异性的"一般适应综合征",可分为三个发展阶段:第一阶段为警觉期,表现为肾上腺活动增强,血压升高,脉搏和呼吸加快,心、脑、肺和骨骼肌血流量增加以及血糖增加、应激激素增加。此时,机体尚未产生适应性;第二阶段为抵抗期,机体动员全身的防御机制,通过提高体内的结构和功能水平以增强对应激源的抵抗程度,表现为肾上腺皮质变小、淋巴结恢复正常和激素水平保持恒定;第三阶段为衰竭期,如果刺激超强且持续存在,机体抵抗力下降,较高的皮质醇水平对循环、消化、免疫等系统产生影响,机体即可出现各种疾病。

参照塞里的生理应激过程,心理应激也可分为三个阶段。第一阶段为唤醒阶段,个体出现警觉,采用各种应付手段,以满足应激的要求;第二阶段为抵抗阶段,个体加强自我心理防御机制,进一步抵抗应激,在此阶段个体会有心身障碍的症状和轻微心理异常表现;第三阶段为衰竭阶段,面对连续的极度应激,个体应对手段开始失败,由于自我防御手段的不适应,常常出现心理失代偿表现。如果应激持续存在,会进入心理全面崩溃的阶段,甚至出现死亡。当然,更常见的代偿失调是逐渐的、长期的过程。在代偿失调前就开始运用生理的和心理的治疗手段,可能会增加个体的适应能力,使失代偿过程重新得到调整。

另外,还有社会文化的失代偿。在面临战争、经济问题和超过适应能力的其他内外部应激源时,社会和团体也会经历不同程度的代偿失调,经常企图依赖极端方式以维持组织或防止组织的瓦解。

塞里将应激分为两类：良性应激(eustress)，可以使人振奋、增强动力，带来益处；不良应激(distress)，包括悲痛和苦恼等，若处理不当可导致疾病发生。

二、社会心理应激

人是社会化生活的高等生物，具有一定的社会属性，其行为和心理活动受社会因素(包括家庭、工作学习环境以及社会环境因素)的影响和限制。婚姻危机、家庭经济困难、丧偶、工作负担过重、职业变换等，以及严重的自然灾害，如地震、飓风、水灾等的突然发生；城市人口剧增，交通事故、环境污染以及现代快节奏生活等，都可能成为应激源而导致心身疾病。

近年来，关于社会环境因素对心身健康影响的研究也有了许多发现。

(一)应激源

凡需要个体动员自身的心理生理资源或外部资源进行调节，重新加以适应生活境遇变化和环境改变的，都可以认为是社会心理应激源。具体可分为：

1.恋爱婚姻及家庭问题

主要包括恋爱受挫、夫妻长期异地分居、一方或双方有外遇、配偶患病、夫妻关系不和导致分居或离婚、配偶死亡等；而家庭内部矛盾还包括两代成员之间的矛盾等。此外，家庭经济收入低下或者管理方法上的矛盾，家庭内有需要长期照顾的患者、残疾人或精神病患者等，以及家庭成员间宗教信仰或社会政治观点、教育子女等方面的重大分歧，也使家庭成为慢性应激的来源。

Blair 等在研究神经性厌食和神经性暴食患者时发现，这些患者的家庭往往具有情感表达困难并缺乏解决实际问题的能力。而 Waldron 等从婚姻状态的角度分析社会因素与心身疾病之间的关系，发现24～34岁未结婚的女性比离婚或分居的女性有更高比例和更多的躯体健康问题，而在年龄较大的女性中，则离婚或分居的女性有更多的躯体健康问题。Rodgers 等在进行非癌症性慢性疼痛家庭因素研究时发现，家庭因素是产生这些症状的原因之一。Mélanie 等在研究中发现，睡眠问题往往具有家族聚集性。这些研究提示，家庭因素对心身疾病的发生具有非常重要的影响。随着社会的变迁、家庭稳定性的改变和家庭矛盾的发生，心身疾病的发生率也会增加。

2.职业(学业)问题

现代社会中，职业稳定性越来越差，转换职业(跳槽)越来越频繁，这本身就可以构成应激来源。此外，在职业(学业)的环境中，与上下级(老师)或同事(同学)的人际关系长期紧张，晋升、晋级受挫，职业(学业)负担过重，主观愿望或现实要求超出了本人的实际能力，对职业(学业)不满意但无法改变，工作频繁调动，受到处分，对从事的职业(学业)毫无兴趣等，都可以成为应激源。

Arnetz 等认为，从事与高科技工具，如移动电话、计算机、电脑网络等有关工作的人员，由于面对大量的信息以及缺乏应对工作的能力，常产生诸如睡眠障碍、心身压力和躯体化等症状。

某些特殊的工种同样可以给从业者带来心理压力并导致生理功能的变化，从而产生心身障碍。Engels 等对从事护士职业者进行了研究，认为躯体疼痛、头痛、烦躁等心身症状与其职业因素有关。而 Sluiter 在研究了司机的工作后发现，职业因素可以导致心身症状、睡眠障碍和情感表达障碍。Pierre Meneton 等人在研究中发现，恶劣的工作环境是肥胖、失眠、抑郁的高危因素,并且会预警心血管疾病的发生。Q. Salehmohamed 等人提出,高失业率和男性勃起功能障碍相关。Varela 的研究发现,失业者中抑郁症、恐惧症、厌食/贪食症、腰背疼痛和胃肠道功能紊乱的发生率非常高。

上述研究发现,目前职业因素在心身疾病的形成和发展过程中扮演了越来越重要的角色。

3. 社会环境因素

我们都生活在社会环境中,无法避免或逃避社会因素对我们心身的影响。同样,社会环境因素已经成为心身疾病的重要发病原因,即成为应激源。家庭迁徙导致的环境变化、自然灾害与人为灾害,如战争、洪水、地震、空难车祸、种族歧视、经济萧条、传染病大规模传播等,都可引起急性应激反应或慢性精神抑郁。Sasaki 等发现,家庭住址迁徙可以引起睡眠障碍和其他心身疾病症状,如进食障碍等。因此,他认为家庭环境变化是引起心身疾病的因素之一。A. Kimberly 等研究发现,青少年中遭受躯体虐待并频繁离家出走与抑郁和焦虑水平呈高相关。Wright 等认为,哮喘这样的心身疾病明显受到社会心理因素的影响,社会和家庭支持比较好、生活压力较少的患者可减少发病次数。Levi 等认为,社会心理因素可以通过身体器官而产生躯体化症状,并导致心身疾病的发生。Deshields 等认为,临床上慢性疼痛患者应考虑有社会适应功能不良的可能性,但这些患者可能并不出现明显的抑郁或焦虑症状。

同样,心身医学的研究也涉及社会文化背景和性别差异的因素。Bekker 等通过研究荷兰人和日本人的心身疾病状态后认为,由于文化背景的不同,人们对疾病的态度、关注程度、生活环境和价值观念等也不同,反映为心身疾病发生率的差异。Brezinka 等发现,在基本疾病程度相同的情况下,女性比男性有更多的躯体功能失调和心身症状出现,并可能与其有较高的社会依赖有关。而 Stenberg 等的研究则认为,女性比男性可能有更高的心身疾病发病率,究其原因可能与社会对女性的要求的差别有关。D. La Barbera 等研究指出,慢性炎症性肠病女性的发病率高于男性。

4. 个人特殊境遇

个体先天或后天的缺陷,如某些遗传病、精神病、难治性疾病,被虐待、遗弃、强暴,事业失败、经济破产、政治冲击与法律纠纷等,都可能成为重要的应激源。

(二)生活事件及量表评定

其实,社会生活中的任何重要事件都可以成为应激源。从 1967 年开始,Holmes 等将生活过程中对人们情绪产生不同影响的事情称为生活事件,并加以量化,制定了社会再适应量表(social readjustment rating scale,SRRS)。在 SRRS 量表中,生活事件共 43 项,如丧偶定为 100 分,离婚为 73 分。Holmes 等人对 5000 人进行了调查,发现生活事件得分的多少与疾病的发生明显有关。若第一年得分为 150 分以下,提示第二年基本健康;150～300分,第二年有 50% 可能性患病;300 分以上,第二年患病的可能性增加到 70%。与生活事件有关的疾病有心肌梗死、糖尿病、多发性硬化等心身疾病。

由于文化背景的不同会导致应激源意义的差异,各国对生活事件的理解是不同的。我们无法单纯地套用外国的经验来判断我国的情况。因此,我国学者对生活事件引起心身疾病的产生进行了研究。张明圆等于 1987 年编制了我国的生活事件量表(LES),并制定了中国的常模。LES 共有 65 个项目,包括职业、学习、恋爱和婚姻、家庭和子女、经济、人际关系等方面常见的生活事件,并根据不同的年龄给予不同的分值。

（三）影响应激反应的相关因素

影响应激反应的因素，一方面是应激源的性质、强度和持续时间，如果该应激源对一些个体来说是事关重大的事件且历时长久，其对个体的生理、心理的损害必然巨大；另一方面是个体对应激源的认知和评价，这种认知则受个体的性格特征、价值观、既往经历、社会支持等多种因素的影响。个体常会根据应激的严重程度以及应付能力去评估应激源。另外，应激反应还可因个体当时的心理生理状况（如疲劳、情绪状况、躯体疾病等）而不同。下面主要对个体对应激源的认知因素作具体的分析。

1. 个性因素

在日常生活中，我们可能意识到有些性格的人容易患心身疾病，或者说，有些疾病的患者比较具有自己的个性特点。这就是心理素质与心身疾病关系的问题。多年以来，学者对此曾经有过许多研究，获得了一些启发性的结果。例如，人们发现 A 型行为者以个性强、过分的抱负、固执、好争辩、紧张、具有攻击性为特点，容易发生冠心病、心肌梗死、高血压等疾病。近年的研究也发现了一些心理素质与心身疾病之间的联系。

Kampe 等认为，心身症状之一的夜间磨牙行为者具有较明显的焦虑和社会交往障碍。而 Mongini 等采用明尼苏达多项人格调查表（MMPI）等心理学工具对 20 名头痛患者进行了研究，发现这些患者具有焦虑和癔症个性特点。他们发现，具有癔症个性者往往治疗效果较差，而具有神经质和高敏感性特点的 1 型糖尿病患者更容易出现肾功能障碍；心血管疾病患者的心理素质则被发现具有焦虑、抑郁和更强烈的攻击性。Shapiro PA 的研究也证实了心血管疾病患者在性格特征上具有抑郁、焦虑和敌意的特点。这些心理特点还对疾病的严重程度和预后产生影响。在对功能性消化不良患者进行的研究中，Kawakami 等发现，这些患者的心理素质表现为疑病和歇斯底里的特点。D. La Barbera 等研究指出，慢性炎症性肠病患者具有高神经质、述情障碍、冲动等特征。在多项研究的基础上，Selic 等得出这样的结论：心身疾病的患者往往在心理素质方面存在一些负性的心理特点，在生活环境中处理应激事件时容易出现不恰当的方式，并可能缺乏合适的社会支持。

2. 其他因素

除了个性因素（心理素质）以外，个人经历、价值观、可利用的社会支持等也影响应激的个人认知与评价。当然，个人认知水平，包括智力发育水平、受教育程度及是否有足够的应对技能等也决定了个人对应激源将会采取何种应激反应。

人本主义心理学家马斯洛将人类的需要分为五个层次，即生理的需要、安全的需要、爱的需要、尊重的需要和自我实现的需要。生理的需要是一切需要中最基本的，是个体生存所必需的，包括空气、水、食物、睡眠等；安全的需要也是基本的需要之一，防御是动物与人类普遍的本能，生活在缺乏起码的安全保障环境中的人和动物，其食欲、性欲都会受到明显的抑制；个体不能脱离社会，人类需要有所交流、有所归属、有所凝聚，因此就有社交与爱的需要，有父母爱、朋友爱和性爱的需要；而社会公认与尊重的获得、个人理想的自我实现这类纯社会性的、高级的需求则是在以上一些较低级的需要得到基本满足后才为人们所追求的。

因为人类有获得新的生理需要与精神需要的欲望，这就成为推动人类去从事某种有目标的活动的内部刺激，即行为的动机。而动机就是唤起、推动与维持行为去达到一定目标的内部动力。动机的产生源于个体需要与主观愿望，但动机的实现还受到许多客观环境条件的限制。个人利益与团体利益、主观愿望与客观现实条件等的冲突常导致动机冲突或受挫。而当需要不能得到满足、动机行为在实行过程中受挫，就会产生应激反应。由于在现实社会中，每个人已经获得的满足的层次是有明显差别的，因此，同样的社会环境或遭遇可能对不同的人产生完全不同的、甚至是截然相反的结果。

二、心身疾病形成中的生物中介机制

应激是生活中的常见状态，与躯体健康的维持或疾病的产生关系密切。当面对应激时，躯体的各种调节系统被激活，从而增强机体适应内外挑战的能力。适应性反应可以是特异性的，也可以是一般的，即非特异性的。

对物理和心理刺激的应激反应主要取决于个体的解释（interpretation）以及个体有效处理应激源的能力，同时与社会背景、社会地位、遗传因素、性别、发育阶段和个体的生活经历也密切相关。早年的经历能成为个体终生的生理应激反应固定方式。

应激时的生理变化有助于机体适应应激的需要和维持内环境的稳定，从而在短期内对机体起保护作用；相反，长期如此便会导致损害，并最后会产生严重的应激相关疾病，如糖尿病、高血压、肿瘤和心血管疾病。应激的中介机制与以下系统有关。

（一）下丘脑—垂体—肾上腺轴

下丘脑—垂体—肾上腺轴（the hypothalamus-pituitary-adrenal axis，HPA）是机体重要的控制和调节系统。HPA轴功能的失调与心身疾病和精神病性障碍密切相关。例如，HPA轴功能的亢进在重症抑郁时常会出现，同时似乎也与感染性疾病、心血管疾病和麻醉剂的自我给药及苯丙胺成瘾的易感性相关；HPA轴功能亢进也可见于慢性酒精中毒及酒精和镇静剂的戒瘾过程中。而HPA轴的功能低下则与一些自身免疫性疾病相关，如红斑狼疮、多发性硬化、神经性皮炎、纤维肌痛、慢性疲劳综合征、类风湿关节炎。下丘脑—垂体—生长激素轴是否激活主要取决于应激源的类型，如在低血糖、身体锻炼、疼痛、出血、手术等状态下，或者面对如算术、演讲、考试或跳伞等情况时，生长激素会释放；相反，当面对诸如寒冷、脱水、电休克等情况或者行动受限制时，生长激素水平则会下降。有趣的是，当个体面对不可控制的状况、出现无助感时，HPA轴会被激活；而当个体面对通过努力能控制的状况时，被激活的却是交感—肾上腺—髓质轴。

（二）蓝斑—去甲肾上腺素/自主神经系统

蓝斑—去甲肾上腺素/自主神经系统的激活导致脑部神经网络的去甲肾上腺素神经递质的释放，导致觉醒度升高、警觉和焦虑增加。杏仁核/海马复合体和中脑皮层以及中脑边缘多巴胺系统（与前额皮层相连）等主要的脑系统能被应激系统激活并影响其活动。肾上腺素（和少部分去甲肾上腺素）是从肾上腺髓质释放的，而去甲肾上腺素是从交感神经系统的交感神经末梢释放的。在静息状态下，肾上腺髓质仅释放低水平的儿茶酚胺入血；而在应激期间，肾上腺髓质大量地分泌儿茶酚胺（其量可达整个循环去甲肾上腺素量的35%），而其余部分则从交感神经末梢被释放入血。儿茶酚胺因此被运输到全身而对器官系统产生作用（除部分具有完整血脑屏障的中枢神经系统外）。

（三）其他神经—内分泌系统

除下丘脑—垂体—肾上腺轴和蓝斑—去甲肾上腺素轴两大轴系统外，还有其他一些神经—内分泌系统也参与应激反应。在应激时，下丘脑—垂体—性腺轴功能受到抑制。下丘脑—垂体—生长激素轴是被激活还是受到抑制也取决于应激源的类型，如在身体锻炼、疼痛、

手术、出血、低血糖，以及面对心理应激任务如算术、演讲、考试或跳伞时，生长激素释放；相反，当面对寒冷、脱水、电休克及行动受限制时，血浆中的生长激素水平下降。能导致生长激素的释放的应激源也能激活下丘脑—垂体—催乳素轴释放催乳素。在急性应激时，下丘脑—垂体—甲状腺轴的功能受到抑制，以便保存机体能量资源求生和维持内环境的稳定(见表11-1)。

表 11-1　应激的其他内分泌变化

名　称	变　化
β-内啡肽(β-Ep)	升高
抗利尿激素(ADH)	升高
胰高血糖素	升高
胰岛素	升高
促卵泡激素(FSH)	降低
促性腺激素释放激素(GnRH)	降低
促甲状腺继续释放激素(TRH)	降低
促甲状腺激素(TSH)	降低
T_3、T_4	降低
生长素	急性应激升高

（四）免疫系统和凝血系统

应激对免疫功能的影响是双向的，急性应激起增强作用，而慢性应激则主要起抑制作用，这和其他研究发现促肾上腺皮质释放激素，儿茶酚胺和交感神经激活对免疫系统既有激活作用、也有抑制作用相一致；慢性应激对细胞免疫和体液免疫均有有抑制作用。在应激状态下，血液处于高凝状态，这使得机体患心血管疾病的风险大大增加。

第三节　常见心理因素相关生理障碍的诊治

心理因素相关生理障碍主要包括睡眠障碍、进食障碍和非器质性性功能障碍等。本节简单介绍有关睡眠障碍和进食障碍的诊断和治疗情况。

一、睡眠障碍

（一）睡眠的生理分期

睡眠是人的基本需要之一，人的一生有1/4~1/3的时间是在睡眠中度过的。睡眠可分为两个不同时相或状态，它们有规律地周期性出现。①眼快动睡眠，也称快波睡眠。此阶段不仅有眼球的快速水平方向的运动，还有大约80%的人从眼快动睡眠醒来时会诉说鲜明生动的梦境，他们全身肌肉松弛，肌张力消失；脑电图显示此期为低电压快波，与觉醒时相似；有显著的生理波动，如体温和代谢率的升高，心悸、血压、呼吸等也有明显改变。②非眼快睡眠期，也称慢波睡眠，是指此阶级没有眼球的快速运动，但仍然保持一定程度的肌张力，脑电图波随睡眠深度而不断变慢。慢波睡眠由浅至深可分为四期(S1~S4)：S1、S2为浅睡眠期，S3、S4为深睡眠期。成人每隔90~120 min会有两个时相睡眠的周期出现，每夜有4~6个睡眠周期，每个周期持续约90 min。

（二）睡眠障碍临床表现及治疗

原发性睡眠障碍是指并非由于其他精神障碍、器质性疾病或物质滥用等直接导致的睡眠时间和质量的异常，常可分为四类：失眠；睡眠过多；醒睡时间排列障碍；睡眠相关的功能障碍。其中醒睡时间排列障碍是近年来才被认识的，这些患者能深沉地睡眠，但不是在预期的时间里睡眠，这与人的生物钟节律失调有关。

1.失眠

失眠是指由各种原因引起的睡眠不足，可有入睡困难、频繁醒转、早醒、睡眠质量不佳或持续睡眠的时间减少等形式，失眠症的确诊标准是上述表现持续至少一个月。其原因主要有：生物因素（包括环境、口服兴奋性物质）、躯体因素（包括各种疼痛、瘙痒、剧烈咳嗽、气急、频繁夜尿、心悸等）、精神因素（包括焦虑、恐惧、兴奋等）、药物因素（包括中枢兴奋药物以及催眠镇静药撤药所致的"反跳性失眠"）等。《国际睡眠障碍分类》（简称 ICSD-2）对失眠症进行了详尽的描述和细致的分类，共包括 10 个亚型：适应性失眠、心因性失眠、异相失眠、特发性失眠、睡眠卫生不良、精神障碍导致的失眠、药物或物质导致的失眠、医源性失眠、未分类失眠和生理性失眠。

失眠的治疗原则主要是：注意睡眠卫生，改善卧室及周围环境，调整作息时间，减少或停止烟、酒、茶、咖啡的摄入；检查有无原发疾病，如有应首先处理原发疾病；有选择地运用心理治疗；合理使用安眠药物。

2.睡眠过多

此类睡眠障碍常不被重视，事实上睡眠过度不但是疾病的症状，其中有些类型（如睡眠呼吸暂停综合征）还会引起心脏病发作而突然死亡。

（1）发作性睡病：这是一种与眼快动睡眠异常表现有关的白天过度睡眠的一种综合征。此时眼快动期异常表现有猝倒症、睡眠瘫痪和入睡前幻觉。治疗上可用中枢兴奋剂，如哌甲酯、苯丙胺及匹莫林等。近年来有学者提出，5-羟色胺重摄取抑制剂对发作性睡病有效。

（2）睡眠呼吸暂停综合征：如果白天有过度睡眠，则睡眠时极强的鼾音提示有呼吸道的阻塞和呼吸暂停发作。可有醒后不清晰感、夜间出汗、短暂的记忆丧失、早晨头痛等表现。患者一般为中度肥胖。实验室检查发现，睡眠呼吸暂停时血氧饱和度明显降低。治疗前应作仔细检查，如果睡眠呼吸暂停继发于颈、喉部疾病，应设法解决梗阻因素。如为中枢性睡眠暂停，使用中枢兴奋剂是唯一的治疗方法，但禁用镇静催眠药。

（3）Kleine-Levin 综合征：又称"周期性嗜睡综合征"。主要见于 10～20 岁的男性，特点是周期性嗜睡，一日睡眠可达 18 h 以上，连续发病数日至数星期。与嗜睡同样出现的是贪食。部分患者还可以伴有兴奋、易激惹，有言语散漫与幻觉等症状。发病原因目前认为与下丘脑有关。用苯丙胺等中枢兴奋剂治疗有良好效果。

3.与睡眠有关的功能障碍

（1）睡行症：俗称夜游症。患者会在睡眠中起立行走、穿衣、进食，甚至有更加复杂的行为。多发生在睡眠的深睡眠期，无论是在睡行症的发作中还是在次日清晨醒来，患者通常都无法回忆事情经过。需要排除癫痫的精神运动性发作。治疗可选用地西泮、中枢兴奋剂等，但任何一种药物都不是普效的。

（2）夜惊症：常见于儿童，主要特点是自慢波睡眠中突然觉醒，伴有尖叫或哭闹及极度恐惧的自主神经系统表现和行为反应。一般入睡后 1 h 左右出现，患儿在睡眠中突然惊叫，表现为极大的恐惧、出汗、呼吸急促、心跳加快2～4倍。摇晃几分钟后才能唤醒,如未被唤醒,则第二天不能回忆。夜惊症与睡行症关系密切,遗传、发育、器质性及心理性因素都在其发病中起一定作用,而且两者拥有同样的临床及病理生理特点。睡惊症较睡行症少见,儿童发生率约为5%,成人为1%～2%。一般不需要用药,少数可用小剂量的地西泮。

(3)梦魇:或称睡梦焦虑发作,是指反复出现令人恐惧的噩梦,患者常被惊醒,对梦境中的恐怖内容能清晰回忆,并伴心悸,通常发生在REM睡眠相。梦魇可以发生于夜间睡眠的任何时间,但是下半夜更多见,以20岁之前发生最多见。10%～20%的儿童在3～5岁有过足以使其父母惊醒的梦魇发作。而成人中多达50%的人称曾有过梦魇发作。梦魇有时表明有精神疾患的可能,如精神分裂症或创伤后应激障碍。成人梦魇可用地西泮治疗。

(4)夜尿症:大约10%的5岁女孩,15%的5岁男孩有遗尿。大约2/3的遗尿是在夜间最初1/3时间内发生。遗尿有功能性和器质性之别。如泌尿生殖系统疾病、代谢与内分泌疾病、癫痫等。但大部分夜尿与应激或不良生活事件有关。治疗前应查明原因,因为对其他疾病所致遗尿症首先应治疗原发病。对功能性遗尿患儿应用行为治疗、生物反馈训练等有肯定的治疗效果。如果生物反馈训练效果不佳,可试用丙米嗪等治疗。

(5)快速眼动睡眠行为障碍:主要表现为睡眠中反复发作的与发声和/或复杂的运动行为有关的唤醒,这些行为多在快速眼动睡眠期出现,且睡眠周期后期出现得更频繁,一旦觉醒,个体会完全清醒、警觉。患者多导睡眠图记录中快速眼动睡眠期无肌张力缺失,或病史提示有快速眼动睡眠行为障碍和已明确的共核蛋白病的诊断(如帕金森氏病、多系统萎缩)。治疗上,除积极治疗原发病外,苯二氮卓类药物如氯硝西泮等证实可改善症状;另外,褪黑素可恢复该类患者快速眼动期时的肌肉弛缓,可作为长期使用苯二氮卓类药物的替代药,或用于不能耐受氯硝西泮者。

二、进食障碍

进食障碍是指与心理因素有关的厌食、贪食和呕吐,一般童年期的拒食、偏食或异食癖不属于此类障碍。它包括神经性厌食、神经性贪食和神经性呕吐。2015年,一种精神障碍诊断和统计手册(DSM-5)将其命名为喂食和进食障碍。除上述疾病外,还包括异食癖、反刍障碍、暴食障碍等。

1.神经性厌食

(1)临床表现:体重至少低于标准体重的15%或体重指数BMI≤17.5,多见于青少年期,好发于女性。DSM-5将神经性厌食命名为回避性/限制性摄食障碍,分为两种亚型:暴食/清除型(有暴食及清除行为的神经性厌食症)和限制型(限制食物摄入以减轻体重的神经性厌食症)。约1/3患者起病前有轻度肥胖。半数以上患者在起病前有明显的社会心理因素。患者主要的心理问题是怕胖和对低体重的强烈追求,为此故意节制进食量,常采用过度运动、引吐、导泻、服用食欲抑制剂或利尿剂、藏匿或抛弃食物等办法减轻体重。患者有体像障碍,即自觉过胖或部分躯体肥胖,所以即使已明显消瘦,仍认为并不瘦。女性患者常有闭经或月经紊乱;男性患者则可表现为性欲减退或勃起功能障碍。在青春期前可有性心理和生理发育迟缓。严重者往往伴有营养不良、毛发呈脱发样、浮肿、低血压、低体温、心动过缓,甚至出现电解质紊乱和酸碱平衡紊乱。另外,患者可伴有明显的抑郁症状和强迫症状,并拒绝承认有病,不愿意配合治疗。很多患者不愿意承认体重过低或进食过少的病态,他们就诊的原因常为闭经、营养不良等继发症状。

(2)治疗:治疗时首先应保持一定的进食量,促体重恢复,补充水分及纠正水电解质失衡。舒必利有助于减轻进食焦虑、降低代谢和增加体重。伴有抑郁或强迫症状者可应用抗抑郁药如氟西汀;抗精神病药如氟哌啶醇对控制患者的暴食行为有一定的疗效;赛庚啶是一种抗组胺药,它对不伴有贪食行为的神经性厌食症有效,可促进体重增加并减轻抑郁症状,且无三环类抗抑郁药的副反应,故可用于躯体情况较差的患者。可辅以行为治疗、心理治疗及对症支持治疗。

2.神经性贪食

(1)临床表现:有发作性的不可抗拒的摄食欲望或行为,一次可大量进食,每星期至少 2 次,且已持续至少 3 mon。患者对肥胖有病态恐惧,多有神经性厌食发作的既往史。暴食不是神经系统器质性病变所致,也非癫痫、精神分裂症等继发所致。有担心发胖的恐惧心理,常采用引吐、导泻、增加运动量等方法,以消除暴食引起的发胖。本病的情绪障碍表现突出,患者常常情绪不稳定,表现为易怒、焦虑烦躁、抑郁、紧张、恐惧等,这些情绪通常通过暴食来缓解。常伴有物质滥用、冲动行为等。神经性贪食症的患者体重往往正常。

(2)治疗:药物治疗,如抗抑郁药氟西汀等可减少暴食行为和改善情绪症状;抗精神病药氟哌啶醇对控制患者的暴食行为有一定的疗效。

3.神经性呕吐

又称心因性呕吐,通常在紧张或不快的情绪下发生。反复发生的进食后呕吐,呕吐物多为刚吃进去的食物,不影响食欲,呕吐后即可进食,体重减轻不显著,可保持在正常体重的 80% 以上,无害怕发胖和减轻体重的想法,无导致呕吐的躯体疾病。患者个性多具有自我中心、易受暗示、夸张做作等癔症样特点。抗焦虑药物对症状的缓解有一定的帮助,小剂量舒必利对部分患者有效。

4.暴食障碍

这是一种以无法自控地大量进食为特征的一种进食障碍。与神经性贪食不同的是,该病没有因担心体重增加而采取的清除行为。大部分暴饮暴食障碍患者的主要外在表现是体重增加,但是与肥胖症不同的是,他们不过分关注体形和体重,而是更多的伴有人格缺陷和情绪问题,生活质量更低。治疗主要以认知行为治疗为主,伴有情绪障碍和强迫症状时可使用抗抑郁药物。

第四节　心身医学的当代研究方向

心身医学的研究已取得了很大的进展,越来越多的临床医生肯定和承认了心理因素在许多传统观念上的"生理性疾病"中的存在和作用。但是,由于在某些特殊细节上尚缺乏科学论据,世界上许多国家将心身医学的进一步研究工作列为首要的任务。当前,各国主要进行的研究工作有以下几个方面。

(一)研究方式

1.回溯性研究

此类研究主要是对已经确诊的心身疾病患者以往的病史资料进行分析,以期能建立和发展某种假说。这种方式的优点是资料来源比较广,所需研究经费较少,允许研究者从宽广的角度进行自由设想和观察,但缺点是无法排除其他干扰因素,得出的结论缺乏明确的说服力,而且由于资料的误差容易导致结论的不正确性。

2.预测性研究

在已经拥有足够资料的情况下,可以对某种特殊疾病提出各种假说,并通过实验来加以验证。在预测特定环境对人的影响时,纵向研究常需要对研究对象进行长时间的追踪观察,这样往往不容易做到。如果在同一时期,对代表不同历史时期的人群进行对照研究,这种预测既可以缩短纵向研究的时间,也可达到同样的目的。

3.交叉对比研究

即将患病组与相等数量的相对健康者进行匹配对照比较。例如,我们观察某种个性与胃溃疡之间的关系时,就可以对胃溃疡患者与非胃溃疡患者进行个性调查研究,计算两者之间的差异,得出具有某种特殊个性者预期的胃溃疡患病情况。

(二)观察和实验技术

传统的精神科主要是进行精神检查并进行主观的判断。正是由于这种主观性,使得精神科检查变得不那么"可信"。同样,也使得精神科的研究缺乏真正意义上的"科学性"。近年来,一些评定量表、实验技术介入精神科研究,使得研究者逐渐摆脱了这方面的窘境。这些研究工具使得研究更为数据化、更具有可比性,也使研究工作更容易得出科学的结论,并为其他领域的研究者提供了科学验证的机会。

1.心理测验

在心身医学的研究中,需要进行心理测验,并对所获得的数据进行数据统计。经过几十年的发展,心理测验的项目已经达到 100 多项。比较常用的有 Cornel 医学指数(CMI)、明尼苏达多相人格测验(MMPI)、抑郁自评量表(SDS)、焦虑自评量表(SAS)、艾森克人格问卷(EPQ)等。越来越多的研究者利用这些工具进行心身医学的研究,并得出了许多科学的结论。

2.实验室心理生理测验

为了能发现和确定心身疾病的病理生理机制,必须进行实验室的心理生理测验,观察各种心理生理指标,以判别心理因素引起的生理性变化。如可以在对被实验者进行心理刺激的同时,运用脑功能检测仪器(如功能性 MRI)来观察特殊心理应激情况下的生理机制;也可在心理应激的情况下,通过自主神经功能检测仪器观察神经功能变化。

此外,也可将心理测验与生理功能测验结合在一起进行研究。如可以通过量表的方式对某些心身疾病患者的抑郁症状进行量化测定,同时测量内分泌功能,如性激素或皮质醇。经过抗抑郁治疗后,再次进行心理测验和内分泌因素的测定。对所获得的结果进行统计分析,就可以推测心身疾病中内分泌功能的变化。

3.利用"自然的实验"

这类研究方法主要是利用可能引起剧烈情绪波动的自然环境,如大地震、大洪水等,来观察由此而产生的生理和心理后果。例如,我国唐山大地震后,就有一些科研工作者进行了心身医学的研究,以观察自然灾害等重大环境变化对人群带来的心理应激情况的改变。

此外,移民与心身疾病的关系也是心身医学中重要的研究课题。近年来,我国大量的学子纷纷赴海外求学,其子女或配偶也随之改变了原来的生活、学习环境,这样就为心身医学研究这一类环境因素的作用提供了机会。

4.流行病学调查

心身疾病的流行病学研究存在着一些困难,因为心身疾病缺乏明确的定义,对患者或症状都难以界定其心理因素的确切作用。例如,我们无法确定一个高血压患者起病过程中的心理因素作用,也很难确定搬家、夫妻感情问题或者是工作不顺心在高血压的发病和发展过程中所起的作用。因此,要进行流行病学调查,一定要采集到足够数量的样本,以便取得统计学上的可信性。

此外,一个比较可行的办法是将心身疾病的常见症状列出一个症状谱,并与人口统计和社会因素相对照,找出它们之间的联系。

在流行病学研究中,跨文化研究是一种特殊类型的研究。它有特殊的目标、兴趣和困难。由于各种价值观念和文化内容在不同的地区和民族中存在着巨大的理解差别,因此必须选择恰当的文化、社会和心理方面的测量指标,用来统计它与心身疾病之间的联系,并寻找共同的心身症状在不同文化背景下可能出现的差异。

5.遗传倾向的研究

许多研究表明,一些主要的心身疾病(如胃溃疡、高血压和哮喘)患者的家属中存在许多相同疾病患者。在阐明心理因素对这些疾病的影响时,必然涉及遗传问题。现代研究认为,某些性格特点具有遗传可能性,并与心身疾病关联。

6.动物实验

动物实验可使研究进行得较为细致和精确,还可采用某些不能在人体上应用的技术。著名的俄罗斯生物学家巴甫洛夫就是在狗的身上进行了条件反射实验,从而制造了"实验性神经症"。有关神经生理与神经内分泌学研究也可在动物上进行,如可以对动物进行应激性刺激,并通过无线电遥控技术观察其内分泌和神经功能变化。同样,也可以通过动物研究来了解中枢神经介质在心身疾病中的作用,如对动物进行应激性刺激,观察动物大脑内中枢神经介质的变化;也可以通过药物事先阻断某种中枢神经介质的通路来观察相应的变化。

【思考题】

1.试述心身疾病形成中的生物中介机制。

2.试述神经性厌食临床表现及治疗。

参考文献

[1] Waldron I,Weiss CC,Hughes ME. Marital status effects on health:are there differences between never married women and divorced and separated women? Soc Sci Med,1997,45:1387-1389.

[2] Arnetz BB. Technological stress:psychophysiological aspects of working with modern information technology. Scand J Work Environ Health,1997,23 Suppl 3:97-103.

[3] Bryant, WaughR. R. Recent developments in anorexia nervosa. Child Adol Ment Heal,2006,11(2):76-81.

[4] Anon. Core interventions in the treatment and managent of anorexia nervosa,bulimia nervosa and related eating disorders. Leicester(UK):British Psychological Society,2004:260.

[5] Sluiter JK,vander Beek AJ,Frings-Dresen MH. The influence of work characteristics on the need for

recovery and experienced health：a study on coach drivers. Ergonomics，1999，42(4)：573-583.

［6］Varela Novo M. Unemployment and mental health in Galicia，Spain. Int Arch Occup Environ Health，1999，72(Suppl)：，S14-15.

［7］Sasaki T，Sakamoto K，Akaho R，et al. Familial transmission of seasonal changes in sleep and eating function in the general population. Psychiatry Res，1998，81(2)：211-217.

［8］Wright RJ，Rodriguez M，Cohen S. Review of psychosocial stress and asthma：an integrated biopsychosocial approach. Thorax，1998，53(12)：1066-1074.

［9］Levi L. Psychosocial environmental factors and psychosocially mediated effects of physical environmental factors. Scand J Work Environ Health，1997，23 (Suppl 3)，47-52.

［10］Bekker FJ，Hentschel U，Fujita M. Basic cultural values and differences in attitudes towards health，illness and treatment preferences within a psychosomatic frame of reference. Psychother Psychosom，1996，65(4)：191-198.

［11］Brezinka V，Dusseldorp E，Maes S. Gender differences in psychosocial profile at entry into cardiac rehabilitation. J Cardiopulm Rehabil，1998，18(6)：445-449.

［12］张明园，樊彬，蔡国钧，等. 生活事件量表：常模研究. 中国神经精神疾病杂志，1987，13：70-73.

［13］Kampe T，Edman G，Bader G，et al. Personality traits in a group of subjects with long-standing bruxing behaviour. J Oral Rehabil，1997，24(8)：588-593.

［14］Mongini F，Defilippi N，Negro C. Chronic daily headache. A clinical and psychological profile before and after treatment. Headache，1997，37(2)：83-87.

［15］Brickman AL，Yount SE，Blaney NT. Personality traits and long-term health status. The influence of neuroticism and conscientiousness on renal deterioration in type-1 diabetes. Psychosomatics，1996，37(5)：459-468.

［16］Fava M，Abraham M，Pava J. Cardiovascular risk factors in depression. The role of anxiety and anger. Psychosomatics，1996，37(1)：31-37.

［17］Kawakami H，Hongo M，Okuno Y. Personality deviation and gastric motility in patients with functional dyspepsia. J Clin Gastroenterol，1995，21 (Suppl 1)，S179-184.

［18］Shapiro PA. Psychiatric aspects of cardiovascular disease. Psychiatr Clin North Am，1996，19(3)：613-629.

［19］Selic P，Umek P. Psychological factors in psychosomatic diseases：an outline of research results. Int J Psychosom，1995，42(4)：35-43.

［20］Marian Jowls，Henk K. Effects of chronic stress on structure and cell function in rat hippocampus and hypothalamus. Stress，2004，7(4)：221-231.

［21］Lucassen PJ，Volmann-Honsdorf GK，Gleisberg M，et al. Chronic psychosocial stress differentially affects apoptosis in hippocampal subregions and cortex of the adult tree shrew. Eur J Neurosc，2001，14(1)：161-166.

［22］Hayley S，Poulter MO. The pathogenesis of clinical depression：stressor and cytokine-induced alterations of neuroplasticity. Neuroscience，2005，135(3)：659-678.

［23］Rogoz Z，Skuza G，Kusmider M，et al. Synergistic effect of imipramine and amantadine in the forced swimming test in rats：Behavioral and pharmac okinetic studies. Pol J P harmacol，2004，56：179-118.

［24］Copeland BJ，Neff NH，Hadjiconstantinou M. Enhanced dopamine uptake in the striatum following repeated restraint stress. Synapse，2005，57：167-174.

［25］Hellhammer DH，Buchtal J，Gutberlet I. Social hierarchy and adrenocortical stress reactivity in men. Psychoneuroendocrinology，1997，22(8)：643-650.

[26] Hashiro M, Okumura M. The relationship between the psychological and immunological state in patients with atopic dermatitis. J Dermatol Sci, 1998, 16(3):231-235.

[27] Sudo N, Yu XN, Sogawa H. Restraint stress causes tissue-specific changes in the immune cell distribution. Neuroimmunomodulation, 1997, 4(3):113-119.

[28] Fukui Y, Sudo N, Yu XN. The restraint stress-induced reduction in lymphocyte cell number in lymphoid organs correlates with the suppression of in vivo antibody production. J Neuroimmunol, 1997, 79(2):211-217.

[29] Komori T, Fujiwara R, Tanida M. Effects of citrus fragrance on immune function and depressive states. Neuroimmunomodulation, 1995, 2(3):174-180.

[30] Pert CB, Dreher HE, Ruff MR. The psychosomatic network: foundations of mind-body medicine. Altern Ther Health Med, 1998, 4(4):30-41.

[31] Lechin F, Vander Dijs B, Orozco B. Plasma neurotransmitters, blood pressure and heart rate during supine resting, orthostasis and moderate exercise in severely ill patients: a model of failing to cope with stress. Psychother Psychosom, 1996, 65(3):129-136.

[32] Schmid Ott G, Jacobs R. Stress-induced endocrine and immunological changes in psoriasis patients and healthy controls. A preliminary study. Psychother Psychosom, 1998, 67(1):37-42.

[34] New Oxford Textbook of Psychiatry. Oxford University Press, 2000.

[35] 郝伟. 精神病学(第7版). 北京:人民卫生出版社, 2013.

[36] Le Blanc M, Mérette C, Savard O, et al. Incidence and risk factors of insomnia in a population-based sample. Sleep. 2009; 32(8):1027-1037.

[37] Zhang J, Li AM, Kong AP, et al. A community-based study of insomnia in Hong Kong Chinese children: Prevalence, risk factors and familial aggregation. Sleep Med, 2009, 10(9):1040-1046.

[38] Salehmohamed Q, Barbic D, MacEwanc WG, et al. The social determinants of health in adults presenting to the ED with a mental health complaint. CJEM, 2017, 19:S115-S116.

[39] Afonso P, Fonseca M, Pires JF. Impact of working hours on sleep and mental health. Occup Med (Lond), 2017, 67(5):377-382.

[40] Meneton P, Lemogne C, Herquelot E, et al. Obesity, sleep complaints and depression are the cardiovascular risk factors primarily predicted by poor working conditions in the GAZEL cohort. Am J Epidemiol kwx152. 19 May 2017.

[41] Tyler KA, Schmitz RM, Ray CM. Role of social environmental protective factors on anxiety and depressive symptoms among midwestern homeless youth. J Res Adolesc, 2018, 28(1):199-210.

[42] La Barbera D, Bonanno B, Rumeo MV, et al. Alexithymia and personality traits of patients with inflammatory bowel disease. Sci Rep, 2017, 7:41786.

[43] Katherine A, Halmi MD. 进食障碍//精神病学教科书(第5版). 张明园,肖泽萍,主译. 北京:人民卫生出版社, 2010.

[44] Buysse DJ, Strollo Jr PJ, Black JE, et al. 睡眠障碍//精神病学教科书(第5版). 张明园,肖泽萍,主译. 北京:人民卫生出版社, 2010.

[45] 扈杨,张巍. 帕金森病伴快速眼动期行为障碍. 生理科学进展, 2015, 46(3):185-190.

（黄满丽　许　毅）

第十二章 血浆净化疗法在内科难治性疾病中的临床应用

摘　要　血浆净化疗法是一种将血浆于体外循环分离之后,通过置换血浆或通过各类吸附柱吸附,清除患者血浆中的致病物质以达到治疗目的的血液净化疗法。随着人们对疾病认识的不断加深以及技术进展,血浆净化疗法已广泛应用于各类临床疾病,包括抗基底膜病、ANCA 相关性肾小球肾炎、FSGS(局灶阶段性肾小球硬化)等多种难治性肾脏疾病,系统性红斑狼疮、格林—巴利综合征、重症肌无力、慢性及恶性类风湿关节炎等免疫疾病,以及器官移植领域、血液系统疾病、高脂血症等疾病的治疗。目前,新的研究还在不断进行、进展,以使这一技术更趋完善合理,今后将在临床上发挥越来越重要的作用。

Abstract　Plasma purification is a new technique to clean plasma pathogens by extracorporal plasma separation,exchange and adsorption. with the development of technique,plasma purification is widely applied to treating various intractable diseases described following:kidney diseases including anti-glomerular basement membrane glomerular nephritis, ANCA associated vasculitis and FSGS;autoimmune diseases including systemic lupus erythematosus,chronic and malignant rheumatoid arthritis;neurological diseases including myasthenia gravis,acute Guillain-Barre syndrome;as well as hyperlipidemia,and so on. Currently, plasma purification is a developing blood purification technique,and it would be a reasonable therapeutic way and play important roles in clinical practices.

血浆净化疗法(plasma purification)是一种将血浆于体外循环分离之后,通过置换血浆或各类吸附柱吸附,清除患者血浆中的致病物质,从而达到清除疾病致病因子目的的血液净化疗法。根据分离方法,可分为离心法和膜分离法两大类,其中膜分离法具有更加安全、易于实施等技术优点,目前临床主要采用膜分离法。膜分离法血浆净化技术主要包括单纯血浆置换(PE)、血浆成分交换(双重膜滤过法、冷却滤过法、热滤过法、肝素诱导 LDL 沉淀法等)和血浆吸附法(PA)三种。其基本原理是:利用一定孔径的半透膜分离血液中的有形成分与血浆,通过直接丢弃血浆(PE)或丢弃血浆成分(利用半透膜二次滤过、温度的变化、pH 值改变、特异性吸附等),以去除特定的致病分子物质,其中大多数方法需要补充一定量的置换液(新鲜冻干血浆、白蛋白液等)。

血浆净化疗法的临床适应证已相当广泛,已应用于抗基底膜病、ANCA 相关性肾小球肾炎、FSGS(局灶阶段性肾小球硬化)等多种难治性肾脏疾病,系统性红斑狼疮、格林—巴利综合征、重症肌无力等风湿免疫系统疾病,以及器官移植领域、血液系统疾病、高脂血症等疾病的治疗。

2013 年,美国血浆置换学会根据近几年的研究成果更新了血浆置换的适应证,表 12-1列举了可采用血浆净化疗法治疗的疾病,表 12-2列出了血浆净化效果明显的疾病。

表 12-1 可采用血浆净化疗法治疗的疾病

系统疾病	具体疾病	致病因子及性质
结缔组织疾病	类风湿关节炎	冷球蛋白——异常蛋白
		类风湿因子、核抗原免疫复合物
	系统性红斑狼疮	抗 DNA 抗体、抗核抗体、抗 Sm 抗体——自身抗体
	进行性系统性硬化	免疫复合物
		抗非组织蛋白抗体——自身抗体
	硬皮症	免疫复合物
		抗 Scl-70 抗体——自身抗体
	混合结缔组织病	ANA、可提取核抗原（ENA）、RF、抗 Sm 抗体——自身抗体
	干燥综合征	抗 SSA、抗 SSB 抗体、抗线粒体抗体、ENA、ANA——自身抗体
	重叠综合征	抗 Ku 抗体等——自身抗体
		冷球——巨球蛋白——异常蛋白
	结节性多动脉炎	RF——自身抗体
神经系统疾病	重症肌无力	抗乙酰胆碱酯酶受体——自身抗体
		抗骨骼肌抗体——自身抗体
	多发性硬化	抗髓鞘质抗体——自身抗体
	格林—巴利综合征	抗髓鞘质抗体、抗 SP-B8 抗体——自身抗体
	多发性肌炎和皮肌炎	免疫复合物
		抗 PM-Scl 抗体——自身抗体
	多神经根神经病	抗 SP-B 抗体——自身抗体
	多发性神经病	冷球蛋白、巨球蛋白——异常蛋白
肝脏疾病	爆发性肝炎、肝衰竭	蛋白结合性毒素——异常蛋白
	原发性胆汁性肝硬化	抗线粒体抗体——自身抗体
血液系统疾病	特发性血小板减少性紫癜	抗血小板抗体——自身抗体
	血栓性血小板减少性紫癜	免疫复合物
		抗血小板抗体——自身抗体
	自身免疫性血友病甲	抗凝血因子 VIII 抗体——自身抗体
	自身免疫性溶血性贫血	抗红细胞抗体——自身抗体
	恶性贫血	固有因子抗体——自身抗体
	副蛋白血症	副蛋白——异常蛋白
	高黏滞综合征	巨球蛋白——异常蛋白
	冷球蛋白血症	冷球蛋白
肾脏疾病	肾移植排斥反应	抗 HLA 抗体——自身抗体
	ABO 血型不合肾移植	ABO 抗体——自身抗体
	肾移植术后 FSGS 复发	循环因子——异常蛋白
	抗 GBM 病	抗基底膜抗体——自身抗体
	免疫复合物介导肾炎	免疫复合物
	ANCA 相关性血管炎	抗中性粒细胞抗体——自身抗体
	过敏性紫癜	免疫复合物

续表

系统疾病	具体疾病	致病因子及性质
其他	家族性高胆固醇血症	LDL——异常蛋白
	中毒	蛋白结合毒素——异常蛋白
	1 型糖尿病	抗胰岛素受体抗体——自身抗体
	支气管哮喘	IgE——自身抗体
	荨麻疹	IgE——自身抗体
	溃疡性结肠炎	抗结肠内脂多糖抗体、抗结肠上皮细胞抗体——自身抗体
	Gravs 病	甲状腺刺激物——自身抗体
	自身免疫性甲状腺炎	抗微粒抗体——自身抗体
	天疱疮	抗桥粒芯蛋白抗体——自身抗体
	高甘油三酯重症胰腺炎	甘油三酯

表 12-2　血浆净化疗法效果显著的疾病

疾病或综合征	致病因子
Goodpasture 综合征	抗基底膜抗体
格林巴利综合征	抗髓鞘抗体
ANCA 相关性血管炎	抗中性粒细胞抗体
ABO 不相容肾移植、肝移植	ABO 抗体
肾移植术后 FSGS 复发	循环因子等
器官移植后排斥反应	HLA 等抗体
高黏滞综合征	免疫球蛋白
血栓性微血管病	抗内皮细胞抗体
家族性高胆固醇血症	LDL、胆固醇
重症肌无力	抗乙酰胆碱酯酶受体抗体
多发性神经根神经病	抗 SP-B 抗体——自身抗体
冷球蛋白血症	冷球蛋白

以下分别介绍几种常见系统疾病的血浆净化治疗方案。

一、肾脏疾病

在许多肾脏疾病中都有自身抗体、免疫复合物的存在,在肾移植后也常见到某些疾病的复发,说明血液中存在致病物质可导致疾病的发生发展。对于部分此类疾病,血液净化疗法有一定疗效。

（一）ANCA 相关性血管炎

（1）病因与血浆净化疗法的关系:ANCA 相关性血管炎属于小血管炎,是由于患者体内存在 ANCA 抗体(MPO 阳性与 PR3 阳性两大类),使得毛细血管、细动脉、小动脉受累,导致肾脏病变与功能损害,严重者可导致肺泡出血、急进性肾小球肾炎等严重病症。ANCA 相关血管炎的发病机制尚未完全阐明,近来的研究显示,可能是 ANCA 抗体激活中性粒细胞及下游多种炎症因子,导致中性粒细胞捕捉网的产生,导致血管损伤以及肾脏结构破坏、功能受损。血液净化治疗可以清除体内抗体及炎症因子,阻断级联免疫反应,同时合并使用免疫抑制剂可控制肾脏病变的急速进展。许多病例仅通过激素与免疫抑制剂无法有效防止肾功能进行性恶化,对于这些病例,合用血液净化治疗可改善肾功能。

(2)血液净化治疗指征:当诊断为 ANCA,且伴有肾功能进行性恶化或肺泡出血时,应考虑进行血液净化治疗。

(3)血液净化方法的实施:目前指南推荐首选血浆置换(PE)治疗。在最近的大规模研究中,欧洲血管炎研究组(European Vasculitis Study Group,EUVAS)对 137 例严重肾衰竭的 ANCA 相关 RPGN 患者进行了随机对照研究。此项研究的结果表明,针对重症 RPGN 的 ANCA 相关性血管炎患者,免疫抑制剂与 PE 的联合运用可以改善肾功能预后。PE 治疗需用新鲜冻干血浆(FFP),血浆不足时部分用 5% 白蛋白替代。由于血浆资源稀缺,无法进行 PE 治疗时,可考虑选用双重膜滤过法(DFPP)进行治疗,置换液用 5% 白蛋白液。治疗频率为每日或隔日进行,连续进行 3~7 次治疗,每次 1~1.5 血浆容量(PV),若病情未好转,可考虑隔日再行 3~5 次治疗。除上述治疗外,也有研究报道了免疫吸附治疗在 ANCA 相关性血管炎患者的应用,所报道的病例亦取得了良好的疗效,但这些病例基数尚小,仍需进一步的研究来验证。

(4)疗效判断标准:①ANCA 抗体滴度下降;②肾功能好转;③临床症状(肺泡出血等)改善。

(5)注意事项:ANCA 相关性血管炎合并肾衰时应同时行透析治疗;无尿或已接受透析治疗不是停止血液净化治疗的指征。

(二)抗 GBM 病

抗 GBM 病是由于体内存在抗肾小球基底膜抗体,自身抗体与基底膜上的 Ⅳ 型胶原蛋白结合,激活补体、中性粒细胞及单核细胞,导致基底膜受到破坏,造成肾脏病变及功能损害甚至肺部病变损害(Goodpasture 综合征)的一组临床疾病。肾小球基底膜、肺泡毛细血管基底膜均有病变,荧光抗体法可见 IgG、补体的线状沉积,血清中抗基底膜抗体阳性。

(1)病因与血浆净化疗法的关系:如上所述,血液中存在抗基底膜抗体,造成基底膜的损害,疾病进程常发生 RPGN,或出现 Goodpasture 综合征等,呈重症急性进展。通过血液净化治疗清除体内抗体与炎症因子后可阻断级联免疫反应,与激素冲击、免疫抑制剂合用可改善预后。

(2)血液净化治疗指征:①溶血或肺出血(Goodpasture 综合征);②急进性肾衰。

(3)血液净化疗法:首选血浆置换治疗,但需使用新鲜冻干血浆作为置换液;若无充足血浆时可采用双重滤过法。血浆处置量每次 1~1.5PV,持续 5~7 次,每日或隔日进行。

(4)疗效判断标准:①抗 GBM 抗体效价下降;②肾功能好转;③临床症状改善。

(5)注意事项:治疗越早预后越好,如治疗 7 次后仍无明显改善,可考虑继续再隔日行 3~5次治疗。但应充分考虑到血液净化治疗可能带来潜在的感染与出血风险,须在综合考量后再决定。

(三)局灶节段性肾小球硬化症(FSGS)

FSGS 是一组肾小球呈局灶节段状细胞增殖、硬化并进行性发展的疾病,多表现为肾病综合征,疾病表现出难治性与激素抵抗性。

(1)病因与血浆净化疗法的关系:FSGS 发病原因不明,目前认为可能与高脂血症情况下具有阳性电荷的载脂蛋白 B 沉积在系膜区并被酸化,同时巨噬细胞浸润并分泌细胞因子并引起硬化有关。另一方面,有些病例血液中存在促使白蛋白在肾小球基底膜的通透性增加的循环因子。因此,通过血液净化治疗清除 LDL 及潜在的循环因子,可以诱导疾病缓解。此外,高脂血症时,由于 LDL 受体下调,使环孢素进入细胞内减少,所以认为清除 LDL 可以使环孢素的效果增强。

(2)血液净化疗法指征:对激素及环孢素抵抗的 FSGS。

(3)血液净化疗法:一般以 LDL 吸附疗法或 DFPP 法为主,具体可参见"高脂血症"部分的内容。

二、器官移植

血液净化治疗可清除移植患者体内的抗体、免疫复合物等致病因子,常常用于治疗移植前抗体清除、移植后体液性排斥反应及复发性肾炎等疾病的综合治疗。移植前主要应用于清除 ABO 血型不合的抗 A、抗 B 抗体以及淋巴细胞交叉配型试验阳性的抗 HLA 抗体。移植后主要应用于急慢性排斥反应、肾移植后再发局灶阶段性肾小球肾炎的治疗。

(一)ABO 血型不合移植的抗 A、抗 B 抗体清除

ABO 血型是由存在于红细胞膜表面的抗原物质决定的。这一抗原不仅特异性地存在于红细胞表面,也存在于机体内多种细胞表面,也就是说,进行 ABO 血型不一致的肾移植时,存在于受体血清中的抗血型抗体与存在于移植肾血管内皮细胞中的抗原物质结合,可引起超急性排斥反应,导致移植肾失功概率大大增加,因此 ABO 血型不合一般不能进行肾移植。但近年来采用血液净化治疗方法,在有计划地清除抗 A、抗 B 抗体后,再进行 ABO 血型不合移植,以及采用血浆净化疗法对肾移植术后的排斥反应进行控制,都取得了良好的效果。因此,以前认为是禁忌的 ABO 血型不合的肾移植,在通过血液净化治疗后已成为可能。

血液净化方法的选择:抗血型抗体的清除方法目前主要有 DFPP 和免疫吸附两种,从致病物质清除效率上讲,DFPP 较好;从致病物质的选择性清除来讲,免疫吸附法使用 Biosynsorb 吸附柱特异性吸附抗血型抗体,选择性更好,能相对特异地清除 IgG、IgM 抗血型抗体。PE 由于需要 FFP 作为置换液,随着置换量的增加有潜在感染风险,以及由于淋巴细胞的混入造成移植物抗宿主病(GVHD)的危险性增加,一般不采用。行血液净化治疗时,一次治疗一般进行 1.2~1.5PV,移植前进行 2~3 次治疗,可与血液透析同步进行,使抗血型抗体效价下降至 8 倍以下后再进行移植。对于抗体滴度仍高或抗体滴度反弹的病例,应给予充分的免疫抑制治疗,并通过多次血液净化治疗使抗体滴度下降。

(二)预存抗 HLA 抗体(PRA)的清除

移植前由于输血、妊娠、感染、多次移植,可产生 PRA,包括 T 细胞、B 细胞(温、冷两种)两类抗体,活性的强弱顺序为 T 细胞>B 温抗体>B 冷抗体。PRA 阳性可导致术后排斥反应增加,若术前进行积极的血液净化治疗、清除预存抗体,可显著提高肾移植的成功率。PRA 清除可采用 DFPP 或免疫吸附法。移植前一般治疗 2~3 次,每次分离血浆 1.2~1.5 L。PRA 强阳性者血液净化治疗可与大剂量免疫球蛋白联合应用,以提高疗效和抑制抗体反跳。

（三）移植后抗排斥治疗

药物治疗一般对体液性排斥反应无效，激素抵抗性急性排斥反应一般存在体液免疫因素，这类排斥反应移植导致肾失功率很高。血液净化疗法是治疗这类排斥反应的一种有效方法，并成为免疫调节的手段之一。

（1）病因与血浆净化疗法的关系：血浆净化疗法主要是对体液免疫的调节，即清除抗淋巴细胞抗体、抗 HLA 抗体或免疫复合物。然而必须注意的是，免疫系统并不是细胞免疫和体液免疫各自调节、单独发生作用，而是一个相互联动的复杂过程，通过体液免疫调节可能间接对细胞免疫发生调节作用。

（2）血浆净化治疗指征：急性体液排斥反应；激素抵抗的急性排斥；慢性体液排斥；PRA 阳性患者术后一周内发生的排斥。

（3）血液净化疗法：根据不同病例可选择 DFPP、PE 和免疫吸附治疗，每日或隔日进行，共 3～5 次，每次治疗 1～1.5 PV。

（四）肾移植术后再发 FSGS

FSGS 移植后复发率为 20％～40％，预后不良，复发病例中约一半发展为慢性移植肾功能丧失。肾移植术后 FSGS 复发的病因尚未阐明，推测可能是由于血管通透性因子（VPF）使肾小球基底膜电荷屏障障碍造成基底膜通透性增加而出现大量蛋白尿所致；此外，淋巴细胞功能异常与 FSGS 初期病变时 VPF 的产生有关。在近来的研究中发现，可溶性尿激酶受体（suPAR）可以激活肾小球足细胞 β_3 整合素，从而导致疾病的发生。因此，通过 DFPP 等血浆净化疗法清除 VPF、suPAR 可能可以阻止 FSGS 的进展，临床报道血液净化治疗大多数对 FSGS 有效，但也有结果不利的报道。

三、系统性红斑狼疮

系统性红斑狼疮（SLE）是一种病因尚不完全明确的自身免疫性疾病，其发病可能与多方面因素相关，目前认为 SLE 与免疫功能紊乱相关，组织内免疫复合物沉积，补体激活造成多脏器官的损害，是典型的免疫复合体病。此外，SLE 与遗传、免疫异常、内分泌异常、环境因素等复杂因素相关。SLE 累及皮肤、关节、浆膜、心、肺、肾、神经等多种脏器，临床可表现为多系统损害。高水平的自身抗体滴度和低水平的补体反映了疾病的活动性。而以清除这些物质为目的的血浆净化疗法是 SLE 治疗的方法之一，通过联合应用血浆净化与免疫抑制剂，可以有效改善 SLE 患者的预后。

1. 血浆净化治疗机制

清除对脏器造成损害的免疫复合物，包括 ds-DNA 等自身抗体；能使网状内皮系统功能正常化；通过免疫调理作用使淋巴细胞功能正常化。

2. 血浆净化指征

一般认为表现为急进性肾小球肾炎或者中枢神经系统累及的重症狼疮时需要启动血浆净化治疗。此外，血浆净化对下列病例有一定疗效：

（1）对药物治疗反应差，难治性 SLE，疾病活动性高；

（2）由于副作用无法使用主要治疗药物，或有必要进行减量的病例；

（3）合并妊娠；

（4）合并抗磷脂综合征；

（5）合并慢性心功能不全；

（6）对于复发的 SLE，目前血浆净化治疗的效果尚有争议。

3. 血浆净化方法

可采用 PE、DFPP、冷却滤过、免疫吸附法等。近年来，对抗 ds-DNA 抗体、核心磷脂抗体具有选择性吸附的免疫吸附技术已应用于临床。一般每次需处理血浆 1~1.5PV，每周 1~3 次，以后视临床症状的指标决定治疗频度。如有狼疮脑病或者弥漫性肺泡出血时，建议每天或者隔天行血浆置换治疗。

4. 注意事项

为了抑制反跳现象，血浆净化与免疫抑制药物的合用非常重要。同时需要积极预防感染，监测凝血功能与免疫球蛋白水平。

四、慢性、恶性类风湿关节炎

慢性类风湿关节炎（RA）的治疗目标是提高患者的生活质量，减轻炎症，纠正免疫异常，以减轻关节的疼痛、畸形和强直等。

1. 疾病概念

RA 是以关节滑膜增生性炎症性改变为主的原因不明的疾病。受累关节进行性损害造成功能障碍，好发于 30~50 岁女性，男女比例为 1：3，也可见小儿和高龄发病。临床症状主要表现在关节面部，如晨僵、关节疼痛、肿胀，急性期有面部发热发红等。大部分为慢性进行性，逐渐发展至软骨、骨破坏、变形、强直等表现，严重影响患者的日常生活，另外，可见皮肤溃疡、坏死、多发性单神经炎、胸膜炎、心包炎、心肌炎、间质性肺炎等，是由于各个部位的血管炎造成的，表现为关节外症状的病态，这种状态被认为是恶性类风湿关节炎（MRA）。

2. 病因与发病机制

RA 的发病与自身免疫有关，其发展过程中有巨噬细胞、T 细胞、嗜中性粒细胞、滑膜细胞、软骨细胞、破骨细胞等参与，涉及细胞因子、黏附因子、蛋白酶、前列腺素、氧自由基、一氧化氮等各种因子。

3. 治疗

治疗目标是纠正免疫异常、抑制炎症，以减轻痉挛和关节破坏、维持关节功能、防止关节畸形强直和提高生活质量。治疗方法有基础疗法、理疗、药物治疗、血浆净化和细胞净化疗法以及外科治疗等。其中药物治疗以非甾体类解热镇痛药（NSAIDs）、肾上腺皮质激素、疾病修饰性抗风湿药（DMARDs）、免疫抑制剂等药物为主，近年 DMARDs 的大力发展使药物疗法有了较快的进步。但是，由于 RA 的病因尚不明确，所以 DMARDs 及免疫抑制剂的有效性也不十分肯定，而且以上药物均有短期或长期的副作用，无法长期充分地使用。对于药物不敏感的 RA，由于副作用造成药物使用困难或合并有关节外症状的 MRA，血浆净化治疗的意义非常大。

4. 血浆净化治疗机制

血浆净化可清除与补体激活、嗜中性粒细胞的活化与损伤有关的自身抗体、免疫复合物，以及可影响细胞免疫及与慢性炎症有关的细胞因子；白细胞清除疗法可以清除与细胞免疫有关的 T 淋巴细胞、产生抗体的 B 淋巴细胞以及参与骨破坏的嗜中性粒细胞、单核细胞等;颗粒细胞清除疗法主要清除颗粒细胞和单核细胞,但其对疾病起到治疗效果的作用机制尚不清楚。

5. 血浆净化指征

可根据以下疾病状态选择血浆净化治疗:

(1)对药物疗法抵抗,处于进展期的活动性病例;

(2)由于过敏或副作用,使药物无法继续使用的病例;

(3)类风湿因子、免疫复合物升高的病例;

(4)合并高球蛋白血症造成的血液过黏稠状态;

(5)MRA。

6. 血浆净化方法

根据临床病态不同,可选择 PE、DFPP、冷却过滤、免疫吸附法(蛋白 A)、白细胞(颗粒细胞)清除法等。置换量一般 1 次 1 个 PV 左右,但应根据体重、年龄、全身状况等进行调整。临床导入初期每周 2～3 次,见效后逐渐延长间隔,以每月 2～4 次的维持治疗为宜。

7. 疗效判断标准

(1)关节病、晨僵、握力小、步行时间短及高黏稠综合征伴随症状改善;

(2)皮肤溃疡、坏死、多发性单神经炎、皮下结节等关节外症状改善;

(3)实验室检查血沉、血液黏稠度、高球蛋白血症、免疫复合物、类风湿因子等下降;

(4)肾上腺皮质激素、DMARDs、免疫抑制剂等药物剂量减少。

8. 注意事项

(1)由于单次治疗效果是一过性,所以需反复维持治疗,原则上与药物疗法合用;

(2)临床上见到由 RA 进展为 MRA 的病例,如发现有关节外症状,应尽早考虑进行血浆净化治疗;

(3)选择不同的血浆净化方法在效果上差异并不明显。

五、抗磷脂抗体综合征(antiphospholipid antibody syndrome,APS)

APS 是一种可以导致血栓形成的疾病,近年来受到重视。对发生脏器栓塞的病例,仅通过药物治疗难以奏效,有必要进行血浆净化清除抗体治疗。

1. APS 的病理生理

磷脂是细胞膜的组成成分之一,除了维持膜构造以外,还与某些蛋白质相互作用以修饰其功能,尤其在血管受到损害、造成出血时,被激活的凝血反应过程中阴性磷脂的存在非常重要,可使反应系的多个过程得到明显促进。与这一磷脂结合的自身抗体,即抗磷脂抗体,是针对多种不同抗原、以不同方法测定的抗体的总称。通常用于检测抗体指标的有生物学假阳性血清梅毒反应、狼疮抗凝固因子(LAC)、核心磷脂抗体(ACLA,20GPL 单位以上)等(见表 12-3)。最近发现,ACLA 的一部分能与血清蛋白辅因子发生反应,这一辅因子便是 β_2-黏糖蛋白(β_2-GPI)。血栓的形成机制是抗磷脂抗体通过磷脂结合蛋白介导结合于血管内皮细胞被激活并诱导组织因子、Ⅰ 型纤溶酶原激活物抑制因子等致血栓物质,形成血栓。原发病有以 SLE 代表的风湿性疾病、感染、恶性肿瘤等,也有不明原因的原发性 APS(见表 12-4)。临床症状有动静脉血栓形成、习惯性流产、血小板减少症等。1992 年,Asherson 报告了有突然发病、数日内由于多脏器血管闭塞而陷入危重状态的病例,即暴发型 APS。HLA Ⅱ类基因和遗传性血栓形成可能是暴发型 APS 的易感因素,此外环境因素的触发也是必要的。APS 的基本治疗包括抗凝治疗、激素治疗和血浆净化治疗。血浆净化在爆发型 APS 中的治疗机制尚不完全明确,可能与血浆净化去除抗磷脂抗体、细胞因子、肿瘤坏死因子-α 和补体有关。

表 12-3　抗磷脂抗体的检测

①血清梅毒反应生物学假阳性

②狼疮抗凝固因子

③核心磷脂抗体、抗磷脂酰丝氨酸抗体

④磷脂依赖性抗[β_2-GPI 抗体(抗 β_2-GPI 抗体,心磷脂复合体抗体)]

⑤其他抗磷脂、蛋白质抗体(凝血酶原、C 蛋白、S 蛋白、X 因子、高分子激肽原抗体等)

⑥抗酸化 LDL 抗体

表 12-4　合并 APS 的疾疾病

①自身免疫性疾病:SLE,慢性类风湿性关节炎,硬皮病,皮肌炎、多发性肌炎,干燥综合征,类风湿性多发性肌痛症,大动脉炎综合征,白塞病

②药物性狼疮样综合征:氯丙嗪、普鲁卡因胺、肼苯达嗪等药物引起

③感染:细菌性(结核、麻风、梅毒),原发病(卡氏肺囊虫肺炎),病毒性(获得性免疫缺陷综合征、肝炎等)

④恶性肿瘤

⑤血液病

⑥其他

2.血浆净化的指征

(1)疾病活动性高、抗体效价异常增高,仅药物治疗难以迅速控制病情发展的病例;

(2)对一般药物疗法抵抗;

(3)由于副作用、合并症等必须进行药物减量或终止治疗的病例;

(4)使用 TPE 可能是重症 APS 患者和具有微血管病溶血性贫血表现的患者的一线治疗。

3.血浆净化方法

TPE、DFPP 对清除抗磷脂抗体有效,近年又开发出选择性吸附抗 CL 抗体的免疫吸附法应用于临床并取得一定疗效。

一次性血浆处理一般为 2～3 L,每天或者隔天进行血浆置换治疗。抗凝剂可使用肝素。但是,血小板减少或有出血倾向的病例,建议使用甲磺酸萘莫司他(futhan)。血浆作为替代液体可补充抗凝物质。有研究建议单纯使用白蛋白作为替代液,但是由于血浆抗凝血酶对于用肝素介导抗凝必不可少,因此单独使用白蛋白作为替代液会降低肝素的抗凝效果,而血浆和白蛋白的联合应用可以降低出血风险和减少血浆用量。

4.结语

在 APS 中脏器栓塞、血小板明显减少造成出血倾向的病例并不少见,也有一些由于全身多脏器栓塞造成死亡(暴发型)的病例,还尚有部分病例对药物治疗抵抗。所以,以血清梅毒反应生物学假阳性、APTT 延长等作为筛选检查,进一步确立诊断后,进而与抗凝疗

法、肾上腺皮质激素合用的血浆净化治疗,在重症的 APS 治疗中非常重要。

六、血液疾病

(一)高黏滞综合征(hyperviscosity syndrome)

多发性骨髓瘤等免疫球蛋白异常增多的疾病,可由于过黏稠综合征导致各种临床症状的出现,这时应早期实施血液净化治疗以改善症状(见表 12-5、表 12-6)。

1. 病因与血浆净化疗法的关系

高黏滞综合征是由于异常蛋白增多造成血液黏稠度增高、微循环血流停滞以及血管通透性增加而引起的闭塞性微小血管病变的一组临床综合征,其临床表现多样,主要的症状有眼部症状、神经系统症状、循环系统症状。通过血液净化治疗可降低血液黏稠度,从而显著改善这些症状。

表 12-5　高黏滞综合征的临床表现(一)

一般症状:易疲劳、乏力
出血:牙龈出血、皮下出血、术后出血、血尿、便血
眼部症状:眼底病变(视网膜出血、浮肿、血管病变);复视、视力下降,部分表现为全盲
神经症状:头痛、眩晕、意识障碍
心血管症状:心绞痛、充血性心力衰竭、低血压、雷诺现象、坏疽、手指溃疡
肾脏:肾功能损害

引起血液黏稠度上升的原因可以是多种免疫球蛋白异常增加的疾病。增多的免疫球蛋白的分子量越大,血液黏稠度上升越明显,以 IgM>IgA>IgE>IgG 为顺序。此外,还与跟其他蛋白形成重合体、多聚体的形状以及冷球蛋白等因素有关,也就是说,应根据免疫球蛋白的量、种类选择血液净化的方法。另一方面,必须鉴别某些与高黏滞综合征表现相似的疾病,主要有红细胞增多症(Hct)、镰状红细胞病(红细胞形态异常)、白血病(白细胞增多)、原发性血小板增多症等。

表 12-6　高黏滞综合征的临床表现(二)

单克隆性免疫球蛋白血症
原发性巨球蛋白血症
多发性骨髓瘤
多克隆性免疫球蛋白血症
自身免疫疾病:慢性类风湿关节炎、干燥综合征、SLE 等
淋巴瘤

2. 血液净化治疗的适应证

综上所述,在遇到原发病诊断明确、出现高黏滞综合征的病例时,尤其是症状严重、针对原发病的药物治疗尚未起效的紧急病例时,应积极进行血液净化治疗,并且治疗时应合用药物疗法。由于病因是多发性骨髓瘤等肿瘤性疾病,肿瘤细胞可引起免疫球蛋白大量产生,仅通过清除疗法只能暂时缓解病情,难以取得长期的效果,同时由于存在反跳现象,有使病情进一步恶化的风险。

3.血液净化的实施方法

可选用血浆置换或双重膜滤过法,但由于血浆稀缺,双重膜滤过法更为常见。一次治疗的血浆处置量为1～1.5 PV,置换液应用最小需要量,并尽可能使用白蛋白。一般治疗频度为每周1次,持续3个月,但应根据症状的严重程度调整治疗的频度和血浆处置量。高黏滞综合征症状消失前应适当提高治疗频度,症状消失后,可根据免疫球蛋白种类,同时在可能的情况下同时检测血浆黏度,综合考量后延长治疗间隔。此外,需同时进行针对原发病的药物治疗。

针对不同免疫球蛋白,血液净化治疗的效果有可能不同,这与各免疫球蛋白不同的分布容积有关。IgM分布容积小,大部分存在于血管内,血液净化的效果明显。而IgG分布容积相对较大,很多病例常在1次治疗后没有明显的血IgG浓度降低,症状改善所需的时间也较长。针对不同的免疫球蛋白,可采用PE、DFPP、免疫吸附等不同的处理方法。当需清除的免疫球蛋白为IgM时,利用分子量为900 kD的IgM和60 kD的白蛋白之间的分量差较大这一特点,选择适当孔径的膜,采用DFPP基本上可以选择性地清除IgM。同样,由于IgM以外的免疫球蛋白分子量为150～200 kD,在通过膜孔分离时难以与白蛋白彻底分离,此时进行DFPP效果欠佳,可考虑行PE。而在巨球蛋白血症以及以清除IgM或高分子量蛋白为目标时,应进行双重滤过。

另外,在冷球蛋白血症时,温度下降会造成冷球蛋白形成,应当注意避免在回路内形成冷球蛋白。也有研究报道,首先采用血浆置换,在低温下使冷球蛋白充分形成,之后通过离心清除冷球蛋白,将上清血浆成为作为下一次血液净化治疗的置换液使用。

(二)ABO血型不合的骨髓移植

1.病因与血浆净化疗法的关系

在骨髓移植时,由于HLA(human leukocyte antigen,HLA)适合的供体有限,如果供体和受体的白细胞抗原适合,即使ABO血型不一致,如果能预防由此引起的副作用,则仍可进行骨髓移植。其基本原理同ABO血型不合肾移植(参见前述"ABO血型不合肾移植"章节)。

ABO血型不一致造成的副作用有:移植时的溶血、移植后的红细胞造血延迟、抗A抗体或抗B抗体造成的溶血。主试验不相容(major incompatible)时,移植过程中溶血发生的危险性较高。另外,由于受体来源抗A抗体和抗B抗体的存在,可导致移植后的供体骨髓的红细胞造血延迟。副试验不相容(minor incompatible)时,移植过程中溶血的危险性较低,但也不可忽视。此外,供体骨髓中产生抗A或抗B抗体的B细胞,生存于受体体内并产生抗体,可引起造成溶血的B细胞介导的GVHD。

2.血液净化的适应证

避免骨髓移植时的溶血是治疗的首要目的。骨髓移植前,当主试验不相容时,可在清除供体骨髓中的红细胞或利用血液净化技术使受体的抗A或抗B抗体的抗体效价下降至8倍以下后进行移植。副试验不相容时,可清除骨髓中的血浆成分,然后进行移植。对于移植后的红细胞造血延迟或B细胞介导的GVHD引起的溶血,在严重时必须通过血液净化疗法进行抗体清除。

3.血液净化的实施

可采用DFPP或免疫吸附,方法同肾移植,当抗体效价下降至8倍以下后即可进行移植。

七、血栓性微小血管病

以微小血管为中心出现多发性血栓性变化的状态称作血栓性微小血管病(thrombotic microangiopathy,TMA),主要包括溶血性尿毒综合征(hemolytic uremic syndrome,HUS)和血栓性血小板减少性紫癜(thromotic thrombocytopenic purpura,TTP),两者的病理都是以 TMA 为主,在肾脏的微小血管处都能观察到组织学的变化。

目前认为,TMA 中适合进行血浆净化治疗的为 TTP 和不伴有腹泻的非典型 HUS。

1.血栓性血小板减少性紫癜(thrombotic thrombocytopenic purpura,TTP)

TTP 是一种严重的弥散性血栓性微血管病,发热、血小板减少性紫癜、微血管性溶血性贫血、中枢神经系统和肾脏受累为 TTP 临床表现的五联征。一般认为,血管内皮细胞损害和血小板的活化为 TTP 的发病机制,并与冯·威利布兰德因子(von Willebrand factor,vWF)多聚体的形成有关。TTP 分为遗传性 TTP 和获得性 TTP,后者又可根据病因是否明确分为特发性 TTP 和继发性 TTP。遗传性 TTP 的 vWF 裂解蛋白酶(ADAMTS13)活性明显下降,而获得性 TTP 的 ADAMTS13 活性也会减低。本病在 1970 年以前死亡率接近 100%。之后多方报告证明了血浆输注及 PE 的有效性,目前已成为 TTP 必要的治疗手段。以下为日本 TTP 研究会制定的 PE 治疗步骤,血浆置换液选择新鲜冻干血浆(FFP):第 1~3 天,每天进行 1.5 个循环血浆量的血浆置换;第 4~9 天,隔日进行 1 个循环血浆量的血浆置换;之后对部分有效的病例第一周进行 3 次、第二周进行 2 次 1 个血浆容量的血浆置换;对部分有效的病例在第 10 天和第 16 天之间进行 5 次 1 个血浆容量的血浆置换。

在大多数情况下,10 次 PE 之后症状可见改善,也有病例需要 20 次以上治疗。治疗有效的指标有血小板增加、LDH 正常化、精神神经症状改善等。PE 较单独血浆输注更加有效,对于危重病例应尽早地实施该治疗方法。

2.溶血性尿毒综合征(hemolytic uremic syndrome,HUS)

HUS 是各种原因造成的肾小球血管内皮细胞损害和 TMA 产生的疾病,临床表现为溶血性贫血、血小板减少、急性肾功能不全三个特征,根据不同原因分为感染性 HUS 和非感染性 HUS。病因大部分是肠道出血性大肠埃希杆菌(enterohemorrhagic *Escherichiacoli*,EHEC)感染。根据临床表现可分为预后良好的 D+HUS(以腹泻开始的 HUS)和常对治疗抵抗的 D-HUS(不伴有腹泻的 HUS)两类。感染性 HUS 90% 以上是 D+HUS。研究发现,D-HUS 与基因突变相关,50% 的儿童发现有甘油二酯激酶 ε(DGKE)基因突变,而在复发的患者则发现血栓调节蛋白 Thrombomodulin(THBD)基因发生突变。

(1)针对 D+HUS 的治疗

EHEC 感染造成的 D+HUS 好发于幼儿,成人也有散在发现。无论在小儿或在成人,其临床表现都为一过性,几乎没有再发的情况。治疗上以等待 TMA 恢复的体液管理等支持治疗为主,与后面叙述的 D-HUS 以及 TTP 的治疗方法不可混淆。

D+HUS 的 PE 疗法的有效性尚不明确,尚无足够的证据支持 PE 对其有明显效果。其适应基准可参照表 12-7。但是,必须考虑 PE 治疗的利弊。对于无尿的小儿,如果体外循环治疗时进、出量失衡,易造成肺水肿、心功能不全、脑水肿而加重病情,尤其是对于 10 kg 以下的低体重儿,如果没有丰富的经验,进行该治疗存在一定危险。

（2）针对 D－HUS 的治疗

D－HUS 多发生于较大的小儿和成人。由于对治疗有抵抗性以及遗传性因素，容易再发，易与 D＋HUS 鉴别。另外，成人型 D－HUS 可伴有脑神经症状。有一部分为 TTP 的临界型病例。D－HUS 对常规治疗呈抵抗性的较多，与 TTP 同样需积极进行治疗。部分患者可采用人源型抗 C5 单克隆抗体 eculizumab 治疗，但是因为基因突变并非直接作用于补体级联反应的发生，因此效果不是很理想。水平衡的管理为治疗的基本方法。但是，由于持续性血小板减小、高度中枢神经系统症状等原因，对很多病例需进行反复的血浆置换治疗。每次需处理血浆 1～1.5 PV，每天或者隔天 1 次，置换液以血浆为主。有报道称，THBD 突变的 D－HUS 患者通过血浆置换治疗，可以达到 88% 的缓解率。

表 12-7　适合于 PE 治疗的 HUS

有急性、重症持续性的中枢神经症状
D－HUS 病例
复发病例
亚急性病例
遗传性病例

注：D＋HUS 原则上不是适应证。

八、神经疾病

在神经疾病治疗方面，血浆净化疗法可以作为主要以免疫异常为病因的急性及慢性多发性神经炎、重症肌无力症等的有效治疗手段。下面叙述血浆净化疗法在上述免疫性神经系统疾病中应用的理论背景、有效性和适应标准。

1. 理论背景

血浆净化主要是一种在短时间内清除大量大分子量病因物质以改善病情的疗法。在神经疾病中，因为出现脏器特异性自身抗体的重症肌无力症（myasthenia gravis，MG）、随着 B 细胞单克隆异常增殖产生 M 蛋白而发病的多发性神经炎、代谢性物质蓄积造成的雷夫叙姆（Refsum）病等均有相应的病因物质存在，所以理论上支持血浆净化治疗。

2. 病理和血浆净化的意义

免疫性神经疾病是以神经组织（中枢神经、末梢神经、神经肌肉接头、肌肉）为靶目标引起的抗原特异性自身免疫反应造成神经组织损害的疾病。这类疾病患者的血中可见脏器特异性自身抗体，并与白介素（ILs）、肿瘤坏死因子 α（TNF-α）、干扰素-γ（IFN-γ）等炎症性细胞因子有关。所以，血浆净化疗法的目的也在于清除这些体液因子，以调节从抗原表达至 T 细胞增殖、自身抗体产生等一系列的免疫反应。

3. 血浆净化方法的选择

离心分离法、单膜过滤的单纯血浆置换法（PE）是治疗重症肌无力症（MG）、Lamberteaton 肌无力综合征（LEMS）等的有效方法。通过这些方法可用置换液置换全部分离以后的血浆，以确实清除病因物质。但是，采取这些疗法需要大量的白蛋白制剂或新鲜冻干血浆（FFP），而大量置换液可能造成一些副作用（肝炎、过敏反应、AIDS 等）。此外，血浆制剂的不足也是一个很大的限制因素。

针对免疫性神经疾病最为有效的疗法是应用与病因物质有亲合性的吸附材料进行的免疫吸附法。亲合性吸附材料在无白蛋白及其他有用血浆成分损失的情况下,可特异性吸附清除免疫关联物质(自身抗体、补体、细胞因子等),非常安全,疗效也较高,尤其是以色氨酸(Try)疏水性氨基酸为配位体,结合于聚乙烯乙醇(PVA)凝胶上的亲和性吸附材料 Try(IMTR),在清除自身抗体的效能上基本与单纯血浆置换相同。另外,1 mLTry-PVA 可吸附 2 ng 肿瘤坏死因子(TNF-α),即 350 mL 的 IM-TR 350 吸附筒可清除 700 ng 的 TNF-a。

4.各种免疫性神经疾病的适应标准

(1)格林—巴利综合征(GBS)。对 Hughes 分类Ⅲ度以上(步行时需要帮助)肌无力急速进行的患者,Ⅳ度(四肢麻痹)、卧床(需要辅助呼吸)的重症病例,有严重自主神经症状(心律失常、心率加快、窦性心动过缓)的病例,在发病 14 d 以内(最好是 7 d 以内)应实施血浆置换治疗。针对小儿 GBS 的血浆置换治疗非常安全有效,但是以 16 岁以上(体重 40 kg以上)的患儿为宜。对Ⅱ度以下的 GBS,血浆置换的疗效不肯定。

(2)慢性炎症性脱髓性多发神经炎(chronic inflammatory demyelinating polyneuropathy,CIDP)。综合 Dyck 及 Hahn 等的随机试验(RCT)和诸多非对照试验的结果显示:①血浆净化治疗可以改善运动障碍,但对感觉障碍无效;②血浆净化治疗对复发型的治疗效果较好;③可每周进行 2~3 次血浆净化治疗,至运动机能改善后数月内逐渐减少次数;④对于症状易再发的慢性进行型病例,为了维持治疗效果,除了每日进行 1 次血浆净化治疗外,大剂量免疫球蛋白静脉注射、足量的免疫抑制剂和肾上腺皮质激素的合用非常必要。

在血浆净化及肾上腺皮质激素、免疫抑制剂大剂量免疫蛋白静注等免疫疗法中,Dyck等认为血浆净化为 CIDP 的第一选择。当然治疗方法的选择还应根据疾病的缓解率、治疗费用、疾病的严重程度、发展速度、年龄及副作用等各方面情况来决定。

(3)伴有 M 蛋白的多发性神经炎(polyneuropathy associated with monoclonal gammopathy of undermined significance,CIDP-MGUS)。单克隆性免疫球蛋白血症(M 蛋白血症)是由于 B 细胞单克隆的异常增殖所致,伴有多发性神经炎的 M 蛋白血症患者的原发病有原发性淀粉样变、骨髓瘤(多发性骨破坏型)、Waldenstrom 巨球蛋白血症、冷球蛋白血症、淋巴瘤等多种,而无原发病的伴有 CIDP 的 M 蛋白血症称作 CIDP-MGUS。

根据出现的 M 蛋白种类不同,CIDP-MGUS 分为 IgM-MGUS、IgG-MGUS、IgA-MGUS。根据 Dyck 等的研究,血浆净化治疗对 CIDP-IgG-MGUS、CIDP-IgA-MGUS 有效,而对 CIDP-IgM-MGUS 无效。

(4)重症肌无力症(myasthenia gravis,MG)。针对重症肌无力的治疗,发病早期可行胸腺摘除,之后给予长期足量的肾上腺皮质激素[泼尼松 1.0~1.5 mg/(kg·d)]。一般发病 2 年以内的患者 60%~80%可见缓解。血浆净化治疗的适应证是:①胸腺摘除,给予泼尼松、免疫抑制治疗均无效的难治病例;②胸腺摘除前或术后 1 年内肌无力症状明显的患者;③危重的患者;④由于激素、免疫抑制剂的副作用及并发症使得继续用药困难者。血浆净化对于肌肉特异性酪氨酸激酶抗体(MuSK-Ab)阳性的患者效果更佳。在疾病发展的早期应用比晚期应用要更有效。

一般情况下,与激素及免疫抑制剂合用,在 10~14 d 内进行 5~6 次血浆净化治疗,以加强血浆置换疗法。之后,到临床症状改善和抗乙酰胆碱受体(AchR)抗体持续下降为止,进行每 2~3 周 1 次的重复治疗,为间歇性血浆净化治疗。在与泼尼松合用的加强血浆净化治疗实施后,可见肌无力的改善和 AchR 抗体效价的下降,治疗效果可持续 4~6 wk。这是由于 IgG 的更新率(fractional turnover rate)每天为 7%,比其他血浆蛋白低。连续的血浆净化使 IgG 连续 5 wk 以上持续减少,病情得以缓解。

通过加强血浆净化治疗,可以从血中清除约 60% 的抗 AchR 抗体,使 AchR 机能得以恢复。此外,血浆净化对抗 AchR 抗体阴性的重症肌无力症患者也有临床效果。

在血浆净化疗法中,单纯血浆置换、免疫吸附等不同方法的治疗效果无明显差异。

对有必要长期给予免疫抑制剂治疗的患者,应进行维持性血浆净化治疗(每 2~6 wk 1 次),以减少免疫抑制剂的使用量和副作用。针对重症全身型 MG 的血浆净化治疗,有报告认为男性、病史较短、合用泼尼松及硫唑嘌呤的患者治疗效果较好。但也有作者认为,血浆净化的效果与这些因子及至但胸腺摘除的期限无任何关联,而与胸腺的组织学变化有关,对胸腺过度形成的病例有效,但对胸腺癌的病例无效。

九、高脂血症

高脂血症的血液净化治疗是针对高胆固醇血症、高低密度脂蛋白(low density lipoprotein,LDL)血症的一种治疗方案,主要应用于难治性家族性高胆固醇血症(familial hypercholesterolemia,FH),在高脂血症相关胰腺炎、FSGS、下肢外周动脉疾病中血脂吸附、血脂分离也有相当的应有价值。在此主要以家族性高胆固醇血症为例,简述血液净化疗法的实际应用情况。

（一）病因与血浆净化疗法的关系

家族性高胆固醇血症是一种常染色体显性遗传疾病,系血中特异性的 LDL 受体异常导致发病。从双亲双方继承了异常基因的纯合子型 FH 的发病率为 1/1000000,非常罕见,而仅从双亲的某一方继承了异常基因的杂合子型 FH 则较多,发病率为 1/500。纯合子型 FH 的 LDL 受体活性多在 10% 以下,而杂合子型 FH 受体活性大约为正常的 50%。由于这种 LDL 受体活性低下,导致 LDL 代谢延迟,从而导致高 LDL 胆固醇血症的发生。

FH 的临床表现有一定的特征,主要表现为高胆固醇血症、肌腱黄色瘤、早发性冠状动脉硬化三个方面。血清总胆固醇(total cholesterol,TC)值以平均值±标准差(mmol/L)来表示,正常人为 4.65 ± 0.67 mmol/L;杂合子 FH 为 8.79 ± 1.64 mmol/L,纯合子 FH 则可达 18.50 ± 2.91 mmol/L,为正常人的 4 倍以上。肌腱黄色瘤也是 FH 的特征之一,好发于手背伸侧肌腱与跟腱。X 线显示跟腱厚度在 9 mm 以上,即可诊断为黄色瘤。在冠状动脉硬化方面,纯合子型 FH 所致的冠状动脉病变的死亡年龄平均为 26 岁,全部为心脏原因导致的死亡。在杂合子型 FH 造成的心肌梗死中,男性在 30 岁以后呈直线增加,而女性则在闭经期后急速增加。

（二）血液净化疗法的适应标准及 FH 治疗的意义

FH 的高胆固醇血症与高 LDL 血症造成动脉硬化是导致患者死亡的主要原因,所以,尽早降低患者胆固醇、LDL 水平,对于患者预后来说至关重要。

对于 FH 患者,除饮食疗法与药物治疗之外,血液净化疗法是绝对适应证。在日本,对药物治疗后血清总胆固醇高于 5.7 mmol/L 或 LDL 仍高于 3.6 mmol/L 的 FH 患者即可考虑行血液净化治疗,按照 2 次/wk×6 wk 或者 2 次/wk×3 wk+1 次/wk×6 wk 进行治疗。

（三）血液净化疗法的模式

1.血浆置换法

1975年，Thompson等通过持续离心法，以人体白蛋白制剂为置换液对FH患者进行了单纯血浆置换治疗。治疗后血清胆固醇从13.0～15.6 mmol/L明显下降至治疗后的3.6～5.2 mmol/L。大约2 wk 1次的治疗，使血浆胆固醇维持在平均9.0 mmol/L左右。在进行持续的治疗之后，皮肤黄色瘤也明显消退，并延迟了冠状动脉硬化的进展。当然血浆置换存在感染及过敏的危险，昂贵的医疗费用以及资源稀缺也是问题，同时，这一治疗方法也清除了一部分被认为是动脉硬化负性危险因子的高密度脂蛋白。因此，目前血浆置换法已逐渐被弃用。

2.LDL吸附清除法

在日本，从1983年开始应用硫酸葡聚糖进行特异性的LDL吸附的选择性清除方法（Liposorber System）。这是利用了LDL粒子中的载脂蛋白B所富含的正电荷与硫酸葡聚糖的负电荷直接作用并结合的特性，将血液通过填充了上述物质的吸附柱，使LDL被选择性地清除。通过这种方法，400 mL的吸附柱最多可清除8 g胆固醇，使极低密度脂蛋白（VLDL）下降68%，而高密度脂蛋白只下降37%。但是，随着血液净化血浆处置量的增加，吸附柱的清除能力也随之下降，当处置量达到3000～4000 mL时，吸附柱将达到饱和并失去效果。为了解决这一问题，新开发了150 mL吸附柱持续交替使用的方法（LDL continuous apheresis），这就是Liposorber LA-15 System。

由于硫酸葡聚糖与LDL是通过静电而相互作用，所以通过改变溶液的离子强度，可以使吸附在吸附柱上的LDL脱离。利用这一特性，Liposorber LA-15 System在系统中设置了两个吸附柱，当一个吸附柱进行LDL吸附时，在另一个吸附柱中注入NaCl溶液，使其中吸附的LDL脱离并使柱内保持等渗化。这样通过计算机控制使两个吸附柱交替进行处理，避免了LDL吸附柱吸附能力的下降，使大量的血浆处理成为可能。

利用Liposorber System，HDL、白蛋白、球蛋白等在体外循环中几乎不受影响，所以没有使用置换液的必要。而且由于体外循环量小，对小儿及心功能较差的病例也易于治疗。另外，由于这一系统对血浆处置量多，治疗后LDL、胆固醇下降也大，具有很大的实用性，所以目前这一方法得到了认可。

3.双重膜滤过法

双重膜滤过法是在一级膜将血浆与红细胞分离后，再通过二级膜（而非血脂吸附柱）的分子筛作用来清除血脂，之后再以白蛋白作为置换液对血浆进行补充，在不能使用LDL吸附时也可应用于疾病的治疗。但双重滤过血浆置换法可造成凝血因子、免疫球蛋白的过度丢失，可能使感染与出血风险增加。

4.注意事项

治疗后，TC值会逐渐出现反跳，1～2 wk后基本回到以前的水平，故需要反复治疗。治疗频率以TC值及冠状动脉疾病的严重程度为标准进行判定。

5.临床效果

（1）对黄色瘤的效果

若持续进行治疗，6～12 mon皮肤及肌腱黄色瘤明显退缩，2～3年几乎完全消失。

（2）对冠状动脉硬化的效果

有学者将有冠状动脉病变的杂合子型 FH 患者 130 例分为两组，单独药物治疗组 87 例，药物疗法并用血液净化治疗组 43 例，观察了约 6 年的临床效果，并对其进行比较研究。结果提示，药物疗法并用血液净化治疗组与单独药物疗法组相比，总胆固醇值、低密度脂蛋白值均明显下降。另外，包括心肌梗死、PTCA、CABG、冠状动脉病变致死等心血管事件的发生率在单独药物治疗组为 36％，而药物疗法并用血液净化治疗组则为 10％，明显下降（见表 12-8）。这项调查结果肯定了对有冠状动脉疾病的杂合子 FH 的 LDL 血液净化治疗的长期治疗效果，对今后的治疗有重要指导意义。

表 12-8　血液净化与药物治疗高脂血症的疗效比较

		药物疗法＋血液净化（$n=43$）	单独药物治疗（$n=87$）
总胆固醇（mmol/L）	基础值	9.28 ± 1.71	7.94 ± 1.24
	治疗后	4.40 ± 0.78	5.92 ± 1.58
	下降率（％）	53	25
甘油三酯（mmol/L）	基础值	1.56 ± 0.71	1.87 ± 1.12
	治疗后	0.73 ± 0.41	1.46 ± 0.80
	下降率（％）	53	22
LDL（mmol/L）	基础值	7.42 ± 1.73	6.03 ± 1.32
	治疗后	3.13 ± 0.80	4.32 ± 1.53
	下降率（％）	58	28
HDL（mmol/L）	基础值	1.03 ± 0.28	1.09 ± 0.31
	治疗后	0.80 ± 0.39	0.93 ± 0.34
	下降率（％）	22	12

（3）对心绞痛的效果

可降低血液黏稠度，改善红细胞变形能力。

（4）对血管内皮功能的影响

有研究认为，长期的降脂治疗的效果毋庸置疑，即使是短期内的血浆置换治疗，在测定腕部血流量的试验中也发现，治疗后内皮血管扩张作用有所改善。这也可能是在血浆净化开始的早期便可使心绞痛症状减轻的理由之一。

（5）其他注意事项

对合并有高度的冠状动脉硬化并适用于 PTCA 或 CABG 治疗的病例，应优先进行这些治疗再行血液净化治疗；对正在服用降压药的患者，须特别注意治疗期间可能出现的一过性低血压，特别是 ACEI 可能引起休克，因此治疗前应停用 ACEI 类药物。

十、皮肤疾病

对于一些难治性皮肤疾病，特别是重症及难治性天疱疮、类天疱疮及中毒性表皮坏死松解症，血液净化疗法越来越受到人们的关注。在日本的皮肤科领域，1979 年小川等对寻常性天疱疮患者实施了离心血浆分离血浆置换疗法，取得了良好效果。之后，双重膜滤过法、联合治疗法、免疫吸附疗法等不断发展,适应证不断扩大,临床效果也越来越明显。

（一）适用于血浆净化治疗的皮肤疾病

（1）血液净化疗法有明确效果的疾病：①寻常型天疱疮（pemphigus vulgaris，PV）；②落叶型天疱疮（pemphigus vulgaris，PF）；③大疱型天疱疮（bullous pemphigoid，Bp）；④中毒性表皮坏死松解症（toxic epidermal necrolysis，TEN）。

（2）血液净化有一定效果的疾病：①妊娠性疱疹；②其他。

（二）疾病与血液净化治疗的关系

天疱疮是自身免疫性水疱性疾病,抗原蛋白为桥粒芯蛋白,此蛋白对维持角质、形成细胞间黏附起到重要作用。IgG 抗体破坏了细胞间的黏附,造成棘层松解,从而造成表皮内水疱的形成。药物治疗可采用肾上腺皮质激素、免疫抑制剂以及免疫球蛋白。血液净化疗法可以清除皮肤组织黏附分子的特异性自身抗体,起到缓解病情的作用。中毒性表皮坏死松解症目前认为是由于药物、病毒等因素诱发 T 细胞、TNF-α 及 IFN-γ 等炎症细胞因子过度激活,对皮肤黏膜造成坏死性损伤,致使角质性形成、细胞凋亡的一类疾病,应用血液净化疗法可以清除体内过度激活的炎症因子,从而使病情得到缓解。

（三）血液净化疗法的适应证

在选择血液净化的治疗对象时,应充分考虑到疗效、患者精神与经济负担等多方面问题。其适应证包括：

（1）因并发症或药物过敏无法使用肾上腺皮质激素与免疫抑制剂（环孢素、硫唑嘌呤等）,尤其是合并重症感染、胃溃疡出血的病例。

（2）循环血液中存在大量抗体,病变范围广而严重的病例。

（3）即使长期大量使用上述药物,临床症状也没有得到改善的病例。

（四）血液净化的方法选择

可以选择血浆置换、双重膜滤过法进行治疗,但由于血浆置换存在潜在病毒感染、出现不规则抗体、可能出现过敏症状等风险,有使病情加重的可能,因此应根据不同病例选择不同的治疗模式。也有一些文献报道了用免疫吸附法治疗的有效病例,但这些病例报道总体基数较小,病例的病程与具体治疗经过都有所不同,很难直接比较和评价。通常,血液净化疗法每日或隔日进行,血浆处置量 1.0～1.5 PV,治疗 3～5 次,并根据指标与症状变化调整治疗频度。

（五）血液净化疗法的效果

表 12-9 总结了针对寻常型天疱疮（pemphigus vulgaris，PV）的血浆净化疗法的效果。目前,对于治疗效果的判断标准依据为：①抗体效价的改变；②临床症状的改善；③肾上腺皮质激素的减量情况；④缓解期间长短；⑤副作用。

通过上述血液净化疗法,均可以使抗体效价减少,80％以上病例的临床症状得到改善。另外,对缓解的病例,在其长期的观察中也未见复发的情况。血液净化疗法有降低免疫力、加重出血倾向的风险,在治疗的同时应适时补充凝血因子、血小板,合理运用抗生素以避免重症感染,同时对皮肤疾病患者应特别应注意导管位置的选择、加强导管护理。

表 12-9　血液净化法治疗寻常型天疱疮的疗效

	血浆置换（4 例）	DFPP（23 例）	免疫吸附（19 例）
抗体滴度下降	100％	95.7％	73.7％
临床症状改善	100％	95.7％	63.2％
激素减量	100％	95.7％	63.2％
缓解	100％	95.7％	63.2％

【思考题】

1. 简述血浆净化法治疗难治性疾病的基本原理。
2. 简述血浆置换的原理、分类及其应用范围。

参考文献

[1] Schwartz J, Winters JL, Padmanabhan A, et al. Guidelines on the Use of Therapeutic Apheresis in Clinical Practice—Evidence-Based Approach from the Writing Committee of the American Society for Apheresis: The Sixth Special Issue. Clini Apher, 2013, 28: 145-284.

[2] Cortese I, Chaudhry V, So YT, et al. Evidence-based guideline update: Plasmapheresis in neurologic disorders: report of the Therapeutics and Technology Assessment Subcommittee of the American Academy of Neurology. Neurology, 2011, 76: 294-300.

[3] Huang YK, Tan DM, Xie YT, et al. Randomized controlled study of plasma exchange combined with molecular adsorbent re-circulating system for the treatment of liver failure complicated with hepatic encephalopathy. Hepatogastroenterology, 2012, 59: 1323-1326.

[4] de Lind van Wijngaarden RAF, Hauer HA, Wolterbeek R, et al. Clinical and histologic determinants of renal outcome in ANCA-Associated vasculitis: a prospective analysis of 100 patients with severe renal involvement. J Am Soc Nephrol, 2006, 17: 2264-2274.

[5] Pusey CD. Anti-glomerular basement membrane disease. Kidney Int, 2003, 64: 1535-1550.

[6] Brannagan TH. Current treatments of chronic immune-mediated demylinating polyneuropathies. Muscle Nerve, 2009, 39: 563-578.

[7] Beigel R, Beigel Y. Homozygous familial hypercholesterolemia: long term clinical course and plasma exchange therapy for two individual patients and review of the literature. J Clin Apher, 2009, 24: 219-224.

[8] D'Agati VD, Kaskel FJ, Falk RJ. Focal segmental glomerulosclerosis. N Engl J Med, 2011, 365: 2398-2411.

[9] Rowley SD, Donato ML, Bhattacharyya P. Red blood cell-incompatible allogeneic hematopoietic progenitor cell transplantation. Bone Marrow Transplant, 2011, 46: 1167-1185.

[10] Zuber J, Fakhouri F, Roumenina LT, et al. Use of eculizumab for atypical hemolytic uraemic syndrome and C3 glomerulopathies. Nat Rev Nephrol, 2012, 8: 643-657.

[11] Fuchinoue S, Ishii Y, Sawada T, et al. The 5-year outcome of ABO-incompatible kidney transplantation with rituximab induction. Transplantation, 2011, 91: 853-857.

[12] Downey A, Jackson C, Harun N, et al. Toxic epidermal necrolysis: Review of pathogenesis and management. J Am Acad Dermatol, 2012, 66: 995-1003.

（陈江华　张　萍）

第十三章　内科学领域的精准医学

摘要　随着内科学领域的新理论、新知识、新技术的不断涌现,人们对于内科学的认识模式也在不断地转变。先后经历的实验医学、循证医学、转化医学都是希望能准确地寻找到病因并给予正确的治疗。而精准医学,作为 21 世纪提出的新型医学概念与医疗模式,是在个体化医疗的基础上,伴随基因组测序技术、生物信息学和大数据科学的快速发展而提出的。其目的是通过各医学相关前沿技术,如组学技术、生物信息学等,精准寻找病因和治疗靶点,同时对病程的不同阶段进行精确划分,最终达到针对每个患者制定个体化治疗方案、提高疗效的目标。

Abstract　With the development of the new theories, new knowledge and new technology, the awareness model of humans on internal medicine continuously changes. Experimental medicine, evidence-based medicine (EBME) and translational medicine hope to find the cause and therapy of the diseases accurately. The precision medicine, as a new medical conception models proposed in 21st century, is based on individual medical treatment, and develops with the application of bio-information and big data science and technology of genome sequencing. The aims of precision medicine are to find the causes and therapeutic targets of diseases by genomics and proteinomics technology, meanwhile to classify the diseases accurately according to the different state and process of diseases, finally to realize the individualized precision therapy and to improve curative effects.

2015 年 1 月,时任美国总统奥巴马在年度国情咨文演讲中提出了"精准医学"计划。这是继人类基因组计划后由美国政府率先启动的,影响人类生命与健康的又一件大事。在此之后,英国针对癌症和罕见病患者启动了"10 万人基因组计划",法国投资 6.7 亿欧元启动了基因组和个体化医疗项目"法国基因组医疗 2025"。中国在 2016 年也启动了国家重点研发计划"精准医学研究重点专项"。精准医学时代正朝我们走来。

所谓精准医学,是在个体化医疗的基础上,伴随基因组测序技术和生物信息大数据科学的快速发展而出现的新型医疗模式。其本质是运用基因组学、蛋白组学、生物信息等技术,对特定疾病相关的基因类型及蛋白产物进行分析、鉴定、验证、应用,准确找到疾病的发病原因和治疗靶点,并对每一个特定患者的疾病状态和过程进行精确分析,制定精准治疗的方案,以期取得最佳的疗效。

一、精准医学的发展历程

2004 年,《新英格兰杂志》发表了一篇关于基因分型检测指导用药的文章,提到了"精确打击"。在 2006 年,中国首先提出了"精准外科"的概念,并且得到了国内外的广泛认可,之后被引用到肿瘤、妇科、医药等医学领域。直到 2011 年,美国国家科学院(NAS)出版的 *Toward Precision Medicine: Building a Knowledge Network for Biomedical Research and a New Taxonomy of Disease* 提出,用基因组学成果促进整合生物医学信息学和临床信息学,从而迈向精准医学(precision medicine)的时代。这是美国医学界首次明确提出"精准医学"的概念。2012 年,世界经济合作组织发布的《为精准医学做好准备》报告中指出:精准医学是未来医学的发展方向。2015 年,美国前任总统奥巴马在美国国情咨文中提出"精准医学计划"(precision medicine initiative,PMI),希望精准医学可以引领一个医学新时代,并且提出 PMI 计划所应具备的 4 个基本要素,精确、准时、共享与个体化。美国财政预算计划在 2016 年向美国国立卫生研究院(NIH)、美国食品药品监督管理局(FDA)、美国国家医疗信息技术协调办公室(ONC)等机构共拨付了 2.15 亿美元,用于资助这方面的科学研究与创新发展。

精准医学是医学史上的又一次革命。第一次医学革命是从经验医学到循证医学,医生诊治疾病从注重个人经验直觉转向一种更符合生物—心理—社会医学的诊疗模式。而"精准医学"则根据每个患者的个人遗传背景和疾病特征制定个性化治疗方案,这一医学模式联合了最新的遗传检测技术,其目标是使资源科学分配、成本全程控制,取得效益最大化。与传统经验医学相比,精准医学将精密仪器、生命科学等现代技术与传统经验整合,大大减少了临床诊治的不确定性,在确保疗效的同时尽可能将损伤降至最低。

二、精准医学在内科学领域的应用举例

精准医学在临床上尚处于探索和研究阶段,其目的是通过多种类型的数据将病人分为各类最可能对某一治疗作出反应的群体,使之更好地得到治疗。其中寻找与疾病发生和/或进展过程中的治疗或功能的反应有关的生物标志物是这一过程的基础。分子标志物的选择并不局限于某一种,DNA、RNA、蛋白质、代谢物或微生物均可以单独或联合作为生物标志物。

精准医学在肿瘤精准靶向治疗方面已经有较多临床实践。其基本原理是以分子生物学为基础,检测肿瘤中是否存在导致肿瘤生长的基因突变或基因谱变化,以此确定针对特异性驱动基因突变为靶点的治疗方法,从而实现特异性杀死肿瘤细胞的目的。与传统的化疗相比,肿瘤靶向治疗在疗效提高的同时降低了化疗药物造成的毒副反应。目前肿瘤靶向治疗主要采用单克隆抗体和小分子化合物两大类。由于不同的基因类型对靶向药物治疗反应性相差很大,所以治疗前需要准确评估患者和肿瘤的遗传背景。

基于免疫功能调节的精准治疗:细胞程序性死亡受体 1(programmed death-1,PD-1)是免疫球蛋白超家族的重要成员,是人体内重要的负向免疫调节分子,故而 PD-1 抑制剂能阻断 PD-1 引发的负向调控作用,定位性靶向杀伤肿瘤细胞,从而成为一种"释放制动"药物。目前对许多癌症都采用了 PD-1 检查点抑制剂的治疗方法,并且取得了临床治疗成功,但这种新型的癌症免疫治疗对大部分的患者依然无效。美国波士顿儿童医院癌症及血液病中心采用 CRISPR-Cas9 基因编辑技术,使用含有 Cas9 的工程化黑色素瘤皮肤癌细胞,作为 CRISPR 编辑系统一部分的切割酶,在特定位置精准切割 DNA 上的一段基因序列,然后辨别敲除哪些基因可使肿瘤细胞对 PD-1 抑制剂更加敏感,最后通过回输肿瘤细胞到 PD-1 检查点抑制剂处理的小鼠体内,统计修复的肿瘤细胞。通过测试小鼠体内数千种肿瘤基因的功能,可以寻找新的可能增强 PD-1 检查点抑制剂有效性的药物靶标,例如肿瘤细胞中 Ptpn2 基因的缺失使肿瘤患者对 PD-1 检查点抑制剂更加敏感。

（一）肺癌

肺癌（lung cancer）是发病率及死亡率都高居首位的肿瘤疾病，对人类的健康和生命都产生了严重的威胁。根据肺癌细胞的分化程度和形态特征，大致可分为两类，即小细胞肺癌（SCLC）和非小细胞肺癌（NSCLC），约80％为后者。非小细胞肺癌的治疗技术在过去10年中迅速发展，特别是随着对肺癌发病机制的深入了解，针对非小细胞肺癌的精准化疗方法有了明显改变。例如表皮生长因子受体（EGFR）突变，在确诊的亚洲非小细胞肺癌患者中携带EGFR突变者约占30％～40％，其中80％～85％的突变发生在19外显子缺失和21外显子L858R替代。而酪氨酸激酶抑制剂（TKIs）主要用于EGFR基因突变导致的非小细胞肺癌治疗，用药后能够明显延长患者的无进展生存期，甚至可延长总生存期。但是随着肿瘤耐药性的产生，TKIs也在更新换代，到目前为止已经有四代药物，分别针对不同的耐药突变，例如一代TKI药物对19外显子缺失和21外显子L858R替代较为有效，但是也能抑制正常细胞的EGFR功能而产生较强的副作用。二代TKI则对EGFR的G719X、L861Q和S768I这些突变位点的反应性较好，但对T790M突变和20外显子插入突变的控制效果不是很好。三代药物则主要针对EGFR基因上的T790M突变。而最新的研究成果显示，第四代TKI药物EAI045不仅可用于一代药物耐药且有T790M突变的病人，还可用于三代药物AZD9291耐药且有C797S突变的病人。其他与肺癌发生相关的突变靶点如间变性淋巴瘤激酶（ALK）基因重排、KRAS突变、PTENM、C-MET扩增、PI3K突变、BRAF突变等的针对性抑制剂也在研究中，部分已进入临床试验。

（二）乳腺癌

分子分型技术为乳腺癌的精准治疗奠定了基础。乳腺癌的基因表达谱具有显著的异质性，故临床中根据人表皮生长因子受体（HER2）、孕激素受体（PR）、增殖细胞核抗原（Ki-67）、雌激素受体（ER）的分子病理学诊断结果，将乳腺癌分为三型，即Luminal A型、Luminal B型和三阴性乳腺癌（TNBC）。Luminal A型乳腺癌的特点为雌激素受体（ER）阳性、孕激素受体（PR）阳性、人表皮生长因子受体（HER2）阴性，增殖细胞核抗原（Ki-67）低表达。在治疗上，Luminal A型乳腺癌大多在早期被发现，对化疗不敏感，多数情况下以单独应用内分泌治疗为主要方案，预后最好，复发率较低，但对于高危型则建议内分泌治疗联合化疗。Luminal B型乳腺癌有两个亚型，分别为HER2阴性型和HER2阳性型。前者雌激素受体和（或）孕激素受体阳性、人表皮生长因子受体阴性，该种类型乳腺癌在治疗上除内分泌治疗和化疗辅助外，还需要配合抗人表皮生长因子受体治疗；后者在临床上已经采取了化学治疗和曲妥珠单抗联合靶向治疗的模式。三阴性乳腺癌，是指人表皮生长因子受体（HER2）、孕激素受体（PR）、雌激素受体（ER）均为阴性的乳腺癌，由于缺乏特异的治疗靶点，化学疗法在该类型患者的治疗中发挥着重要作用。有研究表明，在TNBC治疗中使用紫杉类和序贯蒽环类联合应用的化疗方案优于传统的化疗方案。目前，三阴性乳腺癌的治疗方案已成为精准医学研究领域的热点，包括抗血管生成类药物、肿瘤免疫疗法、靶点酪氨酸激酶抑制剂等。通过联合治疗手段，即靶向药物和化疗药物的联合使用，为乳腺癌患者提供更精准的治疗方案。

（三）肝癌

肝癌（hepatocellular carcinoma，HCC）为临床常见的恶性肿瘤，也是肿瘤相关死亡第三大最常见的病因。在中国，肝癌的发病率已达到全球总发病率的55％。HCC由于具有高度异质性,故在发病机制、病理改变、临床表现、疗效预后等方面都存在显著差异。因此,明确 HCC 致病机制,从分子角度对肝癌亚型作进一步分析,实行有针对性的个体化治疗,对于提高患者生存率有重要的意义,也是精准治疗的研究方向。靶向治疗成为目前肝癌治疗最有发展前景的手段之一。索拉菲尼是一种多靶点激酶抑制剂,研究表明,其可改善晚期肝癌患者的生存预后,亦成为目前无法手术、无法进行其他有效治疗的肝癌患者的首选方案,但依然存在治疗反应性差异、耐药及副作用等问题。因此,可通过精准医学预测患者的治疗有效性并对这部分病人进行分层筛选,以期提高疗效,减少副反应。索拉菲尼目前在肝癌治疗中总反应效率低,研究发现一些生物分子的变化有助于预测索拉菲尼的反应性。7%~10%的肝癌病人中存在 6p21 位点扩增,导致 VEGF-A 拷贝数增加,VEGF-A 的过度表达可促进肝细胞生长因子(hepatocyte growth factor,HGF)的分泌,从而促进肝癌细胞的增殖。而索拉菲尼则可通过抑制 VEGF-A 基因表达,来达到抑制肝细胞生长因子分泌的目的。相关的研究表明,VEGF-A 拷贝数增加的病人对于索拉菲尼的反应性较好。另有研究观察到,FGF3/FGF4 基因扩增的肝癌病人约占 2%。一项小样本研究发现,FGF3/FGF4扩增的病人对于索拉菲尼的治疗有较好的反应,这些发现为临床上使用索拉菲尼进行治疗提供了科学依据。

(四)白血病

白血病是由造血干细胞克隆性增殖导致的恶性疾病。其发病机制为恶性增殖细胞内的核酸发生变异,导致细胞增殖异常、分化成熟障碍、凋亡受阻,大量增殖的异常细胞在骨髓、其他造血组织中积累抑制了正常造血功能,并浸润周围组织器官。患者常常可出现不同程度的贫血、出血、感染、发热、肝脾淋巴结肿大和骨髓疼痛。根据恶性增殖细胞形态可将白血病分为急性淋巴细胞白血病(acute lymphoblastic leukemia,ALL)、急性非淋巴细胞白血病(acute nonlymphocytic leukemia,ANLL)、慢性淋巴细胞白血病(chronic lymphocytic leukemia,CLL)、慢性粒细胞白血病(chronic myelocytic leukemia,CML)、慢性单核细胞白血病(chronic myelomonocytic leukemia,CMML)等。靶向治疗、干细胞移植、免疫疗法、放疗化疗等都是目前白血病的主要治疗方法。近期,美国食品药品监督管理局 FDA 已批准 CAR-T 疗法进入临床治疗,该疗法是一种免疫细胞治疗方案。CAR-T (chimeric antigen receptor T-cell immunotherapy)即嵌合抗原受体 T 细胞免疫疗法,该 T 细胞上表达肿瘤特异性受体,可通过与相关抗原结合从而激活该效应 T 细胞,并进一步活化细胞内的信号。嵌合抗原受体 T 细胞以 HLA 非依赖途径识别肿瘤抗原,这使得通过 HLA 表达下调逃避免疫监测的肿瘤细胞依然能被改造后的 T 细胞识别,故 CAR-T 免疫疗法打破了患者 HLA 分型限制。对比改造后的 CAR-T 细胞与天然 T 细胞,发现其表面受体 TCR 能够识别更广泛的细胞表面抗原,如糖蛋白及由糖脂激起的多克隆抗体。全球第一个接受实验性 CAR-T 疗法的儿童患者的癌症已经完全消失。CAR-T 免疫疗法首先从患者的血液中抽提 T 细胞,经细胞生产工厂的修饰、扩增后,将改造的 T 细胞输回患者体内。该药物与肿瘤治疗的检查点抑制剂类药物有很大的差异,首先两者治疗的肿瘤类型不同,前者适用于血液肿瘤,而后者主要用于实体瘤的治疗,如肺癌、晚期黑色素瘤、膀胱癌。另外,在上述两类药物中,患者服用的检查点抑制剂药物是成分相同的现成药物,而 CAR-T 疗法则需要根据疾病个体进行定制。目前,关于 CAR-T 细胞疗法在各血液肿瘤中的应用开展了大量研究,如多发性骨髓瘤、非霍奇金淋巴瘤、慢性淋巴细胞白血病等。

（五）心血管疾病

心血管疾病患者人数在我国高达数亿，是影响人类健康的头号杀手。研究观察发现，通过健康管理可以尽早发现、尽早诊断心血管疾病，从而实现对疾病的可防可控。在心血管疾病的整个病程中，选择理想的生物标志物，即具有良好的稳定性、高敏感性和特异性且监测简便的生物标志物，可以及时反映疾病的发展进程。目前，临床中使用较多的生物标志物主要有 B 型利钠肽（BNP）、肌钙蛋白 I（cTnI）、肌酸激酶（CK）、肌酸激酶同工酶（CK-MB）等，它们在心脏相关疾病的诊疗、预后判断中发挥了重要作用。但随着分子医学的不断发展，越来越多的分子标志进入了人们的视野。自主神经介导性晕厥中，引起儿童自主神经晕厥的常见类型有血管迷走性晕厥与体位性心动过速综合征，如何对两者进行较为准确的鉴别诊断，是人们高度关注的临床问题。目前对于血管迷走性晕厥与体位性心动过速综合征首选的辨别方案为直立倾斜试验，该试验可引发患者许多主观不适感，如头晕、恶心、腹痛等，使患者及其家属产生一定顾虑。在研究中发现，与血管迷走性晕厥相比，体位性心动过速综合征患者的血浆中硫化氢水平更高，以 98 μmol/L 作为界值鉴别两者时，其敏感性达 90%，特异性为 80%，因此测定血浆硫化氢水平有助于两种类型晕厥的鉴别诊断。目前治疗心血管疾病的药物常常作用于细胞上一个或多个靶点，如降脂药、抗血小板药物、抗凝药等，其疗效具有明显的个体差异。由此进行该类疾病的药物基因组学研究，既可根据机体相关基因多态性检测结果指导现有药物的使用，又可发现新的治疗靶点、研发新药，降低用药风险。目前，国内已实行根据患者相关基因多态性结果来决定抗凝、抗血小板等药物用量，如氯吡格雷、华法林等。

（六）糖尿病

针对糖尿病，目前美国精准医学研究各项目计划，包括收集患者基因信息档案、芯片智能技术动态监测血糖、从基因水平分析发病机制、根据不同基因分析结果决定药量和用药时间等，都有助于最终实现个体化诊治的目的。不同降糖药对人体的疗效存在很大的个体差异，通过研究不同个体基因多态性可以有所针对地进行用药。比如 OCT1 和 OCT2 基因与常用的降糖药物二甲双胍的代谢有关，这两个基因的多态性可以对二甲双胍的药效产生影响。研究表明，与野生型相比，携带 OCT1 等位基因的患者的肝脏对二甲双胍的摄取降低，使二甲双胍清除率下降，降糖效应减弱，故在临床使用时对这些患者要适当加大药物剂量。另外有报道，在 2 型糖尿病治疗中使用瑞格列奈，其疗效受 TCF7L2 基因上 rs290487 位点的 C/T 突变影响。在糖尿病的药物治疗中，根据基因分析结果来选择合适的药物以及特定剂量的个体化用药，有助于提高疗效、降低副作用等。

（七）感染性疾病

无论是使用干扰素还是治疗性疫苗治疗乙肝感染时，均发现对 B 基因型乙肝患者的疗效优于 C 基因型。丙型肝炎的基因分型对于临床治疗也有重要意义，在我国，HCV 感染者的白细胞介素-28（IL-28）基因上 rs12979860 位点以 CC 型为主（84.1%），而该基因型患者对聚乙二醇治疗的反应较好，如果该位点为 TT 型则疗效较差。人乳头瘤病毒（HPV）感染是宫颈癌的主要病因，对 HPV 的进一步分型发现了 6 种低危型和 15 种高危型，而高危型 HPV 的致癌性也有强弱之分。因此定期进行 HPV 及其型别的检测非常重要，可为临床预测宫颈癌发病风险提供重要指导。针对高致癌性的 HPV 感染目前已经成功研发疫苗进行干预，起到了预防宫颈癌的作用。CCR5 作为 G 蛋白偶联因子超家族（GPCR）成员的细胞膜蛋白，是人类免疫缺陷病毒（human immunodeficiency virus，HIV）入侵机体细胞的辅助受体之一。当人体被 HIV 入侵时,该病毒与 CD4＋T 细胞膜上的 CCR5 结合,入侵细胞并在胞内复制繁殖,其基因组可整合进入细胞基因组,经一段时间病毒数量达到临界点后开始攻击人体免疫系统。CCR5 基因中存在多个突变位点,目前发现少数欧洲人群中携带有CCR5 变异基因,能够有效抵抗 HIV 的感染,以及延缓病情。另外,有研究称 CCR5 对提高同种异体移植物的长期存活率发挥了重要作用,CCR5 拮抗剂还可以有效治疗一些临床疾病,如艾滋病、风湿性关节炎、多发性硬化症与糖尿病等。

1928 年英国科学家弗莱明发现了抗生素,这一发现对人类健康和社会发展都产生了重大影响。抗生素挽救了大量细菌感染患者的生命,但近年来出现了盲目滥用抗生素的情况,致使全人类面临超级耐药菌感染的严重情况,精准医疗或可有效缓解这一矛盾。通过对病情的精准诊断来选择合适的药物,辅以适当的方法、剂量及时间以做到准确用药,同时注意药物的各种不良反应以及相互作用等,最终可实现安全、有效、实惠的用药目标。而除了可通过传统的药敏试验、群体药代动力学模型外,还可通过对微生物的测序分析其与耐药相关的基因,从而做到各药物间的合理搭配,并发挥出更好的协同或加成作用;同时也可有效地避免诸如药物性耳聋、毒性反应、严重过敏反应等副作用。

三、精准医学相关技术

生物医学技术的快速发展、基因组测序技术的不断革新以及大数据分析工具的出现,大大促进了精准医学时代的到来和发展。

目前,精准医疗相关技术所定义的范畴是指所有能够满足临床上进行个体化治疗且提高疗效、减少毒副作用的方法和技术,如组学技术、信息类技术等。其中组学(omics)类技术包括了基因组学(genomics)、转录组学(transcriptomics)、蛋白组学(proteinomics)、代谢组学(metabolomics)等相关技术,是目前生物科学研究和临床医疗研究的关键技术。信息类技术主要有生物芯片技术(microarry)、Panomics 技术、Nanostring 技术、第二代测序技术(next-generation sequencing,GNS)等。

（一）生物芯片技术

生物芯片技术是一种高通量的微阵列杂交技术,它将生物的成分或者信息片段固定于支持介质表面。通过生物芯片技术可精确查找与疾病发生发展及预后相关的基因型,或检测疾病的易感基因,从而实现对疾病的精准诊断和精准预防。目前,生物芯片已有蛋白质、糖分子、DNA、RNA、甲基化、细胞和组织等多种类型。生物芯片技术在出生缺陷防控、慢性病防控、应用疾病诊断、个性化用药等方面呈现出广阔的应用前景。

（二）Panomics 技术

在后基因组学时代,Lumine x 公司研发的 Panomics 技术是基于 ELISA 技术、流式细胞技术和芯片技术的新型液相芯片技术。该技术采用了 branchDNA 来捕获目标 RNA,不仅可以将检测信号放大,还可以进行大样本(3～80 个基因)的定量验证检测,特异性好、灵敏度高,为肿瘤以及其他复杂的多因性疾病的诊断、精准的个性化治疗和预后评估提供了极大便利。

（三）Nanostring 技术

Nanostring 技术是一种用于基因表达谱分析的新型液相芯片技术,具有强大的应用前景。nCounter 系统是 Nanostring 技术的核心,它能检测单分子成像和分子条形码,并对每个反应体系中的目标转录本进行数量统计,灵敏度高、精确度高、重复性好。该技术在操作中不用酶、反转录、PCR 扩增,将误差进一步降低,在表达谱定量分析技术中展现了巨大优势。近年来,Nanostring 技术凭借自身的特点和优势在生物医学相关的前沿领域中被广泛应用,如基因调控网络研究、高通量基因表达结果验证、临床疾病分子分型及预后诊断等方面。

（四）第二代测序技术

随着科技的快速发展,以高通量、低成本为特征的二代测序技术实现了高达 500 千兆碱基数据的大规模平行测序,弥补了一代基因测序技术低通量、费时久等缺点,满足了目前的研究需求,成为应用最为广泛的研究技术。癌症基因组图谱计划（The Cancer Genome Atlas,TCGA）和国际癌症基因组联盟（The International Cancer Genome Consortium, ICGC)使用该技术检测单核苷酸变异、插入或缺失、拷贝数异常、结构变异、基因融合、甲基化及表达等,绘制完整的人类癌症基因图谱,其应用领域主要为 HLA 检测、肿瘤研究、产前检测、特发性及传染性疾病研究、药物和生物标志物发现以及分子流行病学等。

四、总结

精准医学的信息类技术涉及电子病历、生物样本库、生物信息学数据库和大数据分析技术等。该类技术的解决重点是各数据资源的采集、互联、分享、计算及分析,其中大数据分析技术是精准医学实现的核心关键。精准医学研究的深入发展有助于疾病新分类系统、亚型的定义及个性化诊疗方案的制定。结合靶向特异性药物研发所取得的成果,有望针对特定患者的具体疾病类型进行个体化治疗,从而取得更加低毒、更加高效的结果。初步的临床实践已显示,其具有巨大的发展潜力。

【思考题】

1.精准医学研究的目的与临床意义是什么?

2.精准医学的相关研究方法和技术有哪些?

3.简述大数据和生物信息学在精准医学研究中的作用。

参考文献

[1] Jaffee EM,Danq CV,Aqus DB,et al. Future cancer research priorities in the USA：a Lancet Oncology Commission. Lancet Oncol,2017,18(11)：e653-e706.

[2] Collins FS,Varmus H. A new initiative on precision medicine. N Engl J Med,2015,372(9)：793-795.

[3] National Research Council (US) Committee. Toward Precision Medicine：Building a Knowledge Network for Biomedical Research and a New Taxonomy of Disease. Washington DC：National Academies Press,2011.

[4] 何明燕,夏景林,王向东. 精准医学研究进展. 世界临床药物,2015,6(36)：418-422.

[5] Chen N,Fang W,Zhan J,et al. Up-regulation of PD-L1 by EGFR activation mediates the immune escape in EGFR-driven NSCLC：Implication for optional immune targeted therapy for NSCLC patients with EGFR mutation. J Thorac Oncol,2015,6(10)：910-923.

[6] Everett JR. NMR-based pharmacometabonomics：A new paradigm for personalised or precision medicine. Prog Nucl Magn Reson Spectrosc,2017,102-103：1-14.

[7] Vanpouille-Box C,Lhuillier C,Bezu L,et al. Trial watch：Immune checkpoint blockers for cancer therapy. Oncoimmunology,2017,6(11)：e1373237.

（陈　智）

第十四章　器官纤维化研究进展

摘要　器官纤维化以细胞外基质在器官间质异常积聚为主要特征,同时伴有器官结构破坏、重塑及功能丧失,是慢性器质性疾病最终导致器官功能衰竭的主要病理改变和共同通路。器官纤维化发生的核心机制在于各种原因引起的器官组织损伤及损伤后的修复调节失衡。其中炎症反应、成纤维细胞活化、固有免疫细胞参与、氧化应激反应增强、促/抑纤维化细胞因子失衡等多个环节参与了器官纤维化的发生发展,因此,抑制或阻断炎症、抗凋亡、抗氧化应激、调节免疫微环境等途径是抗器官纤维化治疗的重要靶点。本章综述了近年来有关器官纤维化的研究进展,围绕肝、肺、肾、心等器官扼要介绍其病因、临床特点、诊断及治疗,为临床上防治器官纤维化提供了理论基础。

Abstract　Organ fibrosis is characterized by abnormal accumulation of extracellular matrix in the organ interstitial, accompanied by organ structural damage, remodeling and loss of functions, which is the main pathological change and common pathway that chronic organ-specific diseases eventually lead to organ failure. The key mechanism of organ fibrosis is due to various causes of organ injury and damage-repair imbalance after injury. There are lots of aspects involved in the development of organ fibrosis, such as inflammatory reaction, fibroblast activation, innate immunocytes participation, increased oxidative stress response, fibrosis-mediated cytokines imbalance and others. Therefore, inhibition or blocking inflammation, anti-apoptosis, anti-oxidative stress, and immune micro-environment regulation are important targets for anti-organ fibrosis treatment. This section summarizes the research progress about organ fibrosis in recent years, and briefly introduces the etiology, clinical features, diagnosis and treatment of liver, lung, kidney and heart diseases, for providing a theoretical basis in the clinical prevention and treatment of organ fibrosis.

一、肝纤维化研究进展

肝纤维化是各种病因所引起的慢性肝脏疾病的共同病理过程,是肝脏中细胞外基质(ECM)增生与降解失衡,继而异常沉积的结果。阻止或减慢这一过程的发生与发展,对于预防肝硬化和肝癌的发生有着重要意义。

(一)肝纤维化的病因研究

过去 20 年来,肝纤维化的病因研究取得了惊人的进展,这些研究主要围绕肝纤维化的主要效应细胞——肝星状细胞(HSC)活化为肌成纤维细胞(MFB)这一重要过程。多项研究均显示,HSC 的增殖活化在肝纤维化过程中有着重要作用。

1. 分子生物学

当肝脏受到慢性损伤(包括各种病原体感染、长期饮酒、非酒精性脂肪肝、自身免疫性肝病、胆汁淤积、代谢疾病等)时,HSC 活化转变为 MFB、增殖,ECM 合成增加,降解减少,肝内沉积增加,使得肝脏逐渐向纤维化发展。

研究证实,在肝纤维化时,除了 HSC 可以转化为 MFB,骨髓间质干细胞、胆管上皮细胞、外周血中单核细胞和肝细胞也可诱导转化为 MFB,而上皮间质转化(EMT)也被认为是某些器官纤维化进展的重要途径。

2.免疫学

以往研究显示,在肝纤维化过程中,活化的 HSC 可抑制 T 细胞的活化,活化的 NK 细胞可杀伤活化的 HSC,通过免疫调节作用而发挥抗纤维化的作用;而未活化的 CD8＋T 细胞可通过肝窦内皮细胞的窗孔与肝细胞接触而活化。

近年来的研究认为,肝脏巨噬细胞在纤维化过程中具有重要作用,在纤维化进展期间,肝脏巨噬细胞的缺失改善了小鼠肝纤维化模型的瘢痕形成;而在纤维化恢复期,其缺失抑制了组织修复。外周血单核细胞来源的巨噬细胞和定植于肝脏的 Kupffer 细胞通过分泌 TGF-β_1(转化生长因子-β_1)和 PDGF(血小板衍生生长因子)促进 HSC 和 MFB 的活化和存活。另外,细菌异位的增多激活了肝巨噬细胞经 TLR4-MyD88-NF-κB 轴线调节,加快了促纤维化过程;同时细菌易位诱导了 I 型 IFN 的表达,导致骨髓细胞产生 IL-10 并抑制抗细菌免疫,肝脏巨噬细胞的抗感染机制受损。

单核细胞来源的巨噬细胞在浸润组织后被死亡细胞的碎片所趋化,这导致其抗纤维化表型得以增强,即基质金属肽酶 9(MMP-9)、MMP-12 和 MMP-13 表达增加。如果损伤停止,而这些"修复性巨噬细胞"在肝脏中占优势,可通过抑制炎症和降解 ECM 来积极促进组织修复。

3.基因水平

从基因水平来考虑,则是参与 ECM 代谢的基因调控失调造成肝纤维化,具体来讲是促肝纤维化因子(TGF-β、NF-κB、肾素、Ang 等)使得 ECM 基因表达增强,抑制纤维化因子(如 IFN-γ 等)致促降解的基因表达下降。

4.代谢水平

以本质上来说,肝纤维化是胶原代谢失衡的结果,而近年来的代谢研究热使得人们逐渐将代谢与肝纤维化联系在一起。

近几年的研究发现,自噬处于合成代谢和分解代谢的交叉点,在蛋白质代谢、脂质代谢、糖原代谢、铁代谢中均发挥着重要作用。在 CCl$_4$ 介导的肝纤维化中,小鼠肝脏自噬水平出现明显上调,同时伴随着脂滴损失和 HSC 活化;而阻断自噬可以明显减少纤维化和基质积累,并增加脂滴的数量和大小,从而阻碍肝纤维化的发展。自噬影响 HSC 的活化,其原因不仅是自噬的能量供应,而且还是自噬对细胞生长周期的影响。据报道,3-MA 诱导的自噬抑制可以阻断 HSC-T6 细胞的 G2 期,导致对细胞增殖的抑制。然而,自噬与 HSC 增殖之间的关系尚存争议。

(二)肝纤维化的临床特点

1.肝纤维化是造成门脉高压的重要因素

临床上目前已经明确肝窦内活化 HSC 的收缩与门脉高压有关。通过抗纤维化临床治疗可使 HSC 数目减少,肝窦毛细胞血管化改善,门脉压下降,因此可认为抗肝纤维化治疗是防治门脉高压最根本的方法。关于血吸虫病肝纤维化的研究已证实,早期彻底祛除原发病因与肝纤维化治疗(吡喹酮＋IFN-γ)可使肝窦毛细胞化逆转到正常。

2.肝纤维化与肝癌发生

大量临床研究已证实,肝纤维化与肝癌发生有着密切关系,这里不再赘述。

3.祛除病因治疗不能代替抗肝纤维化治疗

活化的 HSC 可以通过自分泌与旁分泌机理再次活化正常 HSC,因此,单纯的祛除病因不能使肝纤维化—肝癌发生完全中止。第三次美国肝纤维化专题会议提出,应在抗病毒治疗的同时进行抗肝纤维化治疗。

(三)肝纤维化的诊断

判断肝纤维化程度的"金标准"依然还是病理,分期为 S0～S4,S4 为早期肝硬化,而在 Ishak 修改的 HAI 方案中则改为 S0～S6,其中 S6 为典型肝硬化,S5 为不完全性肝硬化,相当于早期肝硬化。另有半定量记分法,可用于抗肝纤维化药物疗效考核。

血清学检测主要是测定血清 ECM 成分的改变,例如 HA、PⅢP/PCⅢ、Ⅳ-C、LN 称为 4 项指标。国内外有根据多种相关指标组合联合检测、建立诊断模型,目前已有 10 余种之多。

(四)肝纤维化的治疗

1.减轻肝脏炎症,保护肝细胞

血清淀粉样蛋白 P(SAP)由肝脏产生后分泌到血液中,可抑制单核细胞分化成纤维细胞,减少促纤维化巨噬细胞,促进细胞碎片的吞噬作用,从而保护肝细胞。体内实验表明,人体、小鼠和大鼠注射 SAP 后并无明显毒性作用,这为肝纤维化的治疗提供了新策略。

由于活性氧化应激(ROS)介导肝细胞死亡,调节 ROS 是肝纤维化治疗的有希望的策略之一。过氧化物酶体增殖物激活受体 δ(PPARδ)激动剂通过抑制肝细胞的 ROS 使肝细胞免于死亡,减轻肝纤维化的程度。

2.抑制 HSC 的激活

在动物模型中,HSC 上整合素 α 的选择性缺失可抑制肝纤维化;α 选择性的小分子抑制剂可阻止 TGF-β_1 的活化、并抑制实验性肝纤维化。溶血磷脂酸 1 受体(LPA1R)拮抗剂对肝纤维化、肺纤维化和硬皮病模型均显示出抗纤维化作用。

3.减少激活的 HSC

研究表明,CB1 激动剂可促使 HSC 激活成 MFB,而 CB1 受体激动剂如 rimonabant 可抑制和逆转实验性肝纤维化。金属蛋白酶 1 组织抑制剂(TIMP1)在体内的持续高表达与活化的 HSC 的持续性相关,研究发现,单克隆抗 TIMP1 Ab 可部分逆转 CCl$_4$ 诱导的纤维化。

4.抑制Ⅰ型胶原蛋白的沉积

在肝纤维化中,Ⅰ型胶原蛋白在细胞间隙交联程度也增加,但其由基质酶赖氨酰氧化酶样-2(LOXL2)调节。尽管封闭胶原具有明显强烈的脱靶作用,但单克隆抗体(AB0023)抑制 LOXL2 可减少细胞因子的产生,减弱 TGF-β 信号传导,并抑制活化成纤维细胞。

5.干细胞治疗

间充质干细胞(MSC)在肝纤维化动物模型中的成功应用,使得在人体中改善疾病进展成为一种可能。而体外培养间充质肝细胞干预肝纤维化模型亦可获得相似的结果,这表明 MSC 可通过其分泌的细胞外囊泡(EVs)(如外泌体,exosome)而发挥疗效。

(五)展望

肝纤维化在慢性肝病中处于核心地位,是其向肝硬化、肝癌转变的重要调控点,如何对这部分患者进行早期诊断、早期干预,对于肝病转归来说非常重要。近年来,肝纤维化的发病机制得到了更广泛的研究,新的治疗策略目前也正在临床开发中。不同病因所致的肝纤维化,在不同时期其肝脏状态不尽相同,临床治疗也应考虑不同的方法,因此肝纤维化的诊断与治疗均应考虑具体的病因、病期、病情、病理而进行不同的处理。

二、肾纤维化研究进展

肾脏疾病严重威胁人类的健康,全球有超过 5 亿人患有肾脏疾病,约有 10% 的成年人患有不同程度的肾脏疾病,每年超过百万人死于慢性肾脏疾病及其相关并发症。肾纤维化是所有慢性肾脏疾病发展的最终结果,是导致终末期肾功能衰竭的主要原因之一。其病理特点包括细胞外基质增多、肾小管扩张或萎缩、细胞凋亡等,最终导致肾衰竭。其是多因素驱动的病理过程,涉及炎症、氧化应激、多种细胞因子的作用及信号级联、细胞凋亡、成纤维细胞增殖和活化,以及上皮细胞向成纤维细胞转化等。下面重点回顾近年来肾纤维化的发生、发展和治疗等方面的若干研究热点,以了解肾纤维化的治疗方向和前景。

（一）肾纤维化病因和机制

在西方国家,肾纤维化以继发性为主,其中糖尿病和高血压是慢性肾病的主要病因。我国仍然以原发性肾小球肾炎（IgA 肾病等）为主,其次为糖尿病肾病、高血压肾病、梗阻性肾病、狼疮性肾病、多囊肾、基因改变、自身免疫性疾病、感染、药物和毒物等,均可导致肾功能受损,启动肾脏纤维化的进程。另外,心血管疾病、吸烟、饮酒、蛋白尿、高脂血症和慢性肾脏病的家族史等均为肾纤维化进展的风险因素。EMT 是导致大部分间质纤维化肾病的主要机制,慢性肾病的共同特点是肾间质中巨噬细胞的浸润,巨噬细胞可以合成和分泌多种炎性产物,其中 TGF-β 家族成员主要调控 EMT。低氧也是导致慢性肾疾病间质纤维化的一个重要因素。肌成纤维细胞在肾损伤早期出现在肾间质中,可以分泌 α-平滑肌肌动蛋白（α-SMA）,与肾纤维化程度密切相关。

（二）肾纤维化临床特点

以慢性肾病的临床表现为主,缺乏特异的临床特点。

（三）肾纤维化的诊断

目前,临床主要以超声引导下肾组织穿刺病理检查结果作为诊断肾纤维化的"金标准"。但超声介入引导下穿刺为有创操作,可能引起出血、感染等并发症,且存在禁忌证、麻醉等风险,可重复性差,易受取样标本有限等因素影响,不宜动态监测病情发展,其应用受到一定限制。

用血清学方法诊断肾纤维化的价值日益受到人们的重视。肝纤 4 项如 HA、LN、PⅢNP 和 CIV 作为反映 ECM 生成与降解的综合指标,可作为慢性肾纤维化的指标。其他如 TGF-β、结缔组织生长因子（CTGF）、PDGF、尿蛋白成分、醛固酮、溶血磷脂酸和松弛素等对肾纤维化诊断均有辅助作用。

（四）肾纤维化的治疗

1. 抑制促纤维化因子的活性

TGF-β 拮抗剂或阻滞剂:TGF-β 是肾脏纤维化形成的主要介质,抑制它的活性是一种有效的治疗策略。Decorin 已广泛应用于 Thy-1 肾炎,其通过抑制各种 TGF-β 异构体而使之失活,从而改善肾脏纤维化。

酪氨酸激酶特异性受体（RSTK）阻滞剂:除 TGF-β 外,大多数生长因子的受体均具有酪氨酸激酶活性。PDGF 酪氨酸激酶受体阻滞剂 AG1295 能抑制 PDGF 酪氨酸激酶受体,减少成纤维细胞及巨噬细胞的数量,降低纤连蛋白的表达,从而发挥抑制肾脏纤维化作用。

血管紧张素转化酶抑制剂和血管紧张素转化酶受体拮抗剂:依那普利、福辛普利、缬沙坦、氯沙坦、波生坦等血管紧张素Ⅱ(AngⅡ)拮抗剂和ET-1受体阻滞剂既可改变肾脏血流动力学,又具有非血流动力学的肾脏保护作用。依那普利还能通过抑制梗阻肾脏组织中α-SMA的表达来改善梗阻肾间质纤维化。

2.基因治疗

抗肾纤维化基因治疗已进行了大量实验研究,并证明有良好效果,但临床应用尚有一定距离。目前对肾脏疾病基因治疗的研究主要集中在反义技术上,即将特异的反义基因连接到表达载体上,导入靶细胞,直接转录出反义RNA,后者通过与相应的mRNA形成双链,从而阻止mRNA的翻译,发挥治疗肾脏纤维化的作用。HGF基因转染可明显抑制皮质区TGF-β条状间质表型的变化及纤维化,可见HGF基因转染可减轻环孢菌素A(cyclosporin A,CsA)诱导的小管细胞凋亡及间质纤维化。

3.胶原合成抑制剂

肾脏纤维化主要由ECM沉积所致,而ECM包含胶原,因此,抑制赖氨酰氧化酶和脯氨酰4-羟化酶活性及胶原转录后的进程能有效缓解肾脏纤维化。己酮可可碱可减轻部分尿道梗死小鼠的肾间质纤维化,有效预防肾及膀胱纤维化,保护肾脏及膀胱结构。

4.中药治疗

近年来,中药在治疗慢性肾脏纤维化中的作用日益受到人们关注,其中研究最多的为大黄、黄芪、丹参、川芎、三七等单药,以及当归黄芪合剂、益肾解毒汤、真武汤、知柏地黄丸、小青龙汤、五味消毒饮和血府逐淤汤等复方制剂,加减论治。但因中药种类繁多、成分复杂、作用途径各异,有待进一步探索。

5.一般治疗

尽早治疗、纠正可逆病因及防止其相关并发症,维持水电解质和酸碱平衡,控制氮质血症,给予相应的对症支持治疗等。

(五)展望

动物模型研究的进展可能对理解肾纤维化的起因和发展机制以及潜在的治疗干预提供帮助,特别是对不同慢性肾病导致肾损伤的发生、进而引起肾纤维化的病理过程的研究,将会推进肾纤维化的预防和治疗。

三、肺纤维化研究进展

肺纤维化是缓慢发展的肺部疾病,它是间质性肺疾病的一种,其中最常见的类型是特发性肺纤维化(IPF)。肺纤维化会导致肺泡上皮以及内皮的损伤,这将触发一系列的主动或被动免疫使受损的组织得到恢复,其中炎症介质如促纤维细胞因子TGF-β激活血管生成,肌成纤维细胞将产生ECM组分(如胶原和纤连蛋白)。若不能及时停止纤维化进程,将会导致炎症反应加重、伤口愈合反应异常、组织损伤,ECM组分过多沉积甚至瘢痕形成(纤维化)。以下简述肺纤维化中最常见类型IPF的发生、发展、诊断与治疗进展。

(一)肺纤维化的病因

肺纤维化是一种以肺实质形成成纤维细胞为特征的肺部疾病。其纤维化过程和肺部组织塑形紊乱的病理机制是成纤维细胞功能障碍与影响结缔组织的过度增殖。病变的组织厚而具有刚性,这改变了肺的扩张性以及 O_2/CO_2 的扩散。干扰气体正常交换不可避免地会导致呼吸功能不全。肺纤维化有三个主要的病理生理学异常:①由于遗传和/或环境因素(如吸烟,病原微生物的刺激)诱导的肺泡上皮损伤;②非纤维化组织的新血管引发的血管疾病;③氧化应激,其中 ROS 的形成起着关键作用。目前的研究表明,慢性炎症不再是肺纤维化发生发展的唯一原因,除此之外还有成纤维细胞的增殖及分化。

(二)流行病学与危险因素

目前尚缺乏肺纤维化的大规模流行病学调查,近期来自美国的一项大样本量研究表明,IPF 患病率大约在 $14.0/10$ 万 $\sim 42.7/10$ 万之间,但其人群分布的特点不甚清楚。已明确的 IPF 潜在相关危险因素包括:①病原微生物:目前以 EB 病毒与肝炎病毒的研究报道较多;②吸烟和环境暴露:吸烟指数若超过 20 包/年,罹患 IPF 的危险将会显著增加;③胃—食管反流;④遗传因素。研究表明,在 IPF 患者中,家族性的 IPF(FPF)约占 $2\% \sim 20\%$,其变异的基因包括 TERT($\sim 15\%$)、SFIPC($\sim 1\%$)、SFrPA2($\sim 1\%$)以及 TERC($\sim 1\%$)。散发型 IPF 常有端粒酶的缩短,近期科研人员发现散发型 IPF 和 FPF 与 MuC5B 的基因变异有一定关联。

(三)肺纤维化的发病机制

1. 慢性炎症假说

20 世纪 70、80 年代,研究者认为,各种原因引起的炎症反应将会持续刺激并损坏肺组织,引起纤维增生、ECM 沉积,并最终导致肺纤维化。

2. 肺泡上皮细胞的异常损伤与修复假说

研究发现,肺泡上皮细胞(AECs)以及成纤维细胞的相互作用在 IPF 发病中有重要作用,位于肺实质内的成纤维细胞/肌成纤维细胞不断增殖与积聚,ECM 过度沉积,最终导致了肺纤维化的发生。

3. IPF 发病机制研究新进展

哺乳动物体内的防御机制可以通过多种分子通路精确地修复损伤,但进化的结果导致其在细胞信号以及损伤修复通路中存在明显的基因多效性与基因冗余,所以在 IPF 进展中,多种生物学途径亦会发生异常。因此,IPF 的发病机制可能是一个包括上皮损伤、异常修复途径和炎性反应途径等在内的多种途径联合作用的过程。

(四)肺纤维化相关检查

(1)肺功能检查:一氧化碳弥散量(DLCO)水平与 IPF 患者的预后密切相关。

(2)6 min 步行试验(6-MWT):6-MWT 距离与 DLCO、FVC、TL 呈正相关,与 MRC 呼吸困难评分呈负相关。

(3)血常规与凝血常规 IPF:患者的纤维蛋白原水平,血浆 D-二聚体较正常水平增高,且纤维蛋白原水平与 DLCO 水平呈负相关。近期 IPF 患者血小板变化也开始成为一种新的评价方式而引起人们关注。

(4)血气分析:PaO_2、$P(A\text{-}a)O_2$ 与患者的预后及病死率密切关系。

(5)胸部高分辨率 CT(HRCT):IPF 患者 HRCT 表现为磨玻璃影或者大叶性实变,且伴有牵引性细支气管扩张。而不伴有牵引性细支气管扩张的 HRCT 往往表现为渗出性改变。目前认为 HRCT 评分可作为评估患者预后的一项重要手段。

（五）肺纤维化的诊断

1.临床表现

患者为中年及以上，男性多于女性。起病隐匿，主要表现为干咳、进行性呼吸困难，活动后明显。多数患者双下肺可闻及吸气末爆裂音或捻发音，超过半数可见杵状指（趾）。终末期出现发绀、肺动脉高压、肺心病和右心功能不全。

2.胸部 HRCT

普通型间质性肺炎（UIP）的胸部 HRCT 特征性表现为胸膜下、基底部分布为主的网格影和蜂窝影，伴（或不伴）牵拉性支气管扩张，磨玻璃样改变不明显，其中蜂窝影是诊断确定 UIP 型的重要依据。当胸部 HRCT 显示病变呈胸膜下、基底部分布，但只有网格改变，没有蜂窝影时，可能为 UIP 型。当胸部 HRCT 显示肺部病变分布特征和病变性质与上述情况不符时，为非 UIP 型，如广泛微结节、气体陷闭、非蜂窝状改变的囊状影、广泛的磨玻璃影、实变影，或沿支气管血管束为著的分布特点，均提示其他疾病。若 UIP 型改变合并胸膜异常，如胸膜斑、钙化、显著的胸腔积液时，多提示为其他疾病引起的继发性 UIP。IPF 患者可见轻度的纵隔淋巴结肿大，短轴直径通常＜1.5 cm。

3.肺功能

主要表现为限制性通气功能障碍、弥散量降低伴低氧血症或 I 型呼吸衰竭。早期静息肺功能可以正常或接近正常，但运动肺功能表现 P(A-a)O$_2$ 增加、氧分压降低。

4.组织病理学

IPF 的特征性组织病理学改变是 UIP，主要病变为纤维化，病变的程度及分布不均一。低倍显微镜下观察，同时可见伴有蜂窝肺改变的瘢痕纤维化区域和病变较轻甚至正常的肺组织区域。病变通常以胸膜下和间隔旁肺实质为著。炎症较为轻微，可有少量淋巴细胞和浆细胞间质浸润，伴 II 型肺泡上皮细胞和细支气管上皮细胞增生。纤维化区域主要由致密的胶原纤维组成，可见散在分布的成纤维细胞灶。蜂窝肺区域由囊性纤维化的气腔组成，通常衬附着细支气管上皮细胞，腔内有黏液和炎症细胞填充。肺纤维化区域和蜂窝肺病变区域中的肺脏间质可见平滑肌增生。

5.诊断标准

（1）除已知病因外所致的间质性肺疾病，如职业接触、室内外环境暴露、结缔组织病和药物性肺损害等。

（2）未行外科肺活检的患者，胸部 HRCT 表现为肯定 UIP 型。

（3）行外科肺活检的患者，结合 HRCT 和外科肺活检符合特定的类型。

（六）肺纤维化的治疗

1.药物治疗

（1）吡非尼酮

吡非尼酮具有抗炎、抗纤维化和抗氧化作用，可减缓成纤维细胞的增生与胶原的合成。有胃肠道不适、食欲缺乏，乏力，光敏等不良反应。使用为中等级别证据，有条件推荐使用。

（2）尼达尼布

尼达尼布是一种以多个酪氨酸激酶（包括 VEGFR1/2、PDGFR 和 FGFR1/2/3）为靶点的细胞内抑制剂，其不良反应主要表现为恶心与腹泻，大多患者可耐受。使用为中等级别证据，有条件推荐使用。

（3）抑酸药物治疗

约 90％的 IPF 患者患有胃食管反流症，未经正规治疗的胃食管反流症常有胃酸反流并随呼吸运动吸入肺部，进而导致肺炎的发生，从而诱发或加重 IPF。使用为非常低级别证据，有条件可推荐使用。

（4）N-乙酰半胱氨酸（NAC）

NAC 是一种内源性抗氧化剂谷胱甘肽前体，在肺泡上皮损伤和纤维形成中，下呼吸道氧化/抗氧化失衡和氧化应激起着重要作用。单药治疗 IPF 为低级别证据，有条件不推荐。

（5）抗感染治疗

糖皮质激素是首选药物和主要的治疗手段，可抑制炎症反应、免疫过程，减轻肺泡炎症，从而延缓肺纤维化进展。可单独使用，也可与细胞毒药物联合应用，或与抗氧化剂联合使用。但长期服用糖皮质激素有明显不良反应，且有增加肺部真菌与细菌感染的风险。目前往往采用口服小剂量糖皮质激素与免疫抑制剂联合应用方案。2011 年的 IPF 诊疗指南中，强烈不推荐非急性加重期 IPF 患者接受糖皮质激素的治疗及糖皮质激素与免疫抑制剂的联合治疗（低级别证据）。

（6）其他药物治疗

1）抗凝药物

抗凝治疗因其能在治疗和预防肺纤维化中发挥作用而被提出。由于抗凝治疗显著增加患者死亡风险，2015 年 IPF 指南中为低级别证据，强烈不推荐。若 IPF 合并需要使用抗凝药物的疾病，如静脉血栓或房颤等，应遵循相应的指南治疗。

2）波生坦或马西替坦

波生坦是一种双重内皮素受体拮抗剂，已在小鼠博莱霉素诱导的肺纤维化模型中证明可以减少胶原在肺中的沉积。2015 年 IPF 诊疗指南中为低级别证据，有条件可使用，但不推荐。

3）西地那非

西地那非是一种磷酸二酯酶-5 抑制剂，能够稳定第二信使一氧化氮、cGMP，从而导致肺血管舒张。2015 年 IPF 诊疗指南为中等级别证据，有条件可使用，但不推荐。

2. 非药物治疗

（1）肺康复锻炼

通过肺康复锻炼改善肺功能不仅可以延缓 IPF 呼吸困难症状的加重，还可以改善患者的生活质量，延长生存时间。

（2）肺移植

肺移植被认为是治疗中度至重度 IPF 的有效手段。由于缺乏 RCT 证据支持，目前还不清楚是否双侧肺移植优于单肺。2015 年 IPF 诊疗指南中对于单肺还是双肺移植未作出明确的推荐。

四、心脏纤维化研究进展

心血管疾病是目前人类致残、致死的主要原因之一，心脏纤维化则是多种心脏疾病的终末阶段，也是目前临床面临的治疗难关。心脏纤维化加重心肌缺血缺氧，导致心肌细胞坏死，导致部分心室壁收缩与舒张功能异常；引起心脏电传导异常，引发各种恶性心律失常及心源性猝死。心脏纤维化的发生、发展受多种因素调控,各种细胞因子、循环激素以及非编码 RNA 等在心脏纤维化发生、发展中的作用备受关注。以下就这几方面作一扼要介绍。

(一)心脏纤维化的病因

心脏纤维化的特征是 ECM 在心脏间质中积累,各种致纤维化因素(损伤/炎症、压力负荷、容量负荷、年龄等)激活成纤维细胞,增殖分化为肌成纤维细胞,产生过多的细胞外基质,最终形成纤维组织。虽然活化的肌成纤维细胞是纤维化心脏中的主要效应细胞,但研究发现单核细胞/巨噬细胞、淋巴细胞、血管细胞和心肌细胞等细胞也参与心脏纤维化的进程。总结近年来国内外对心脏纤维化的研究,认为可从细胞因子、循环激素及非编码 RNA 水平认识心脏纤维化的发病机制,这将有助于了解心脏纤维化的发展过程、提高诊断与治疗的。

1. 细胞因子

TGF-β 超家族与心脏纤维化关系密切,其中 TGF-β$_1$ 是目前已知的最强致纤维化因子。在各种刺激因子作用下,多种细胞(如巨噬细胞、成纤维细胞)可合成、分泌 TGF-β$_1$,其通过与受体相结合,磷酸化胞内 Smad2/3,结合 Smad4 形成复合体,复合体激活细胞核内基因表达而发挥作用,其中 ALK5(又称 TGF-βR1)被认为是 TGF-β$_1$ 发挥生物学效应的最关键分子。体外研究证实,TGF-β 诱导活化成纤维细胞合成、分泌 ECM 主要通过 Smad3 信号通道,活化的成纤维细胞能够持续合成、分泌 ECM。除了经典的 TGF-β/Smad 信号通路外,TGF-β 还可通过非经典途径促进纤维化的发生,如 TGF-β 可经 TGF-β 活化激酶(TAK1)激活 c-Jun 氨基末端激酶(JNK),也可激活 p38/MAPK、Ras/ERK MAPK 通路介导心脏纤维化的发生。除自身致纤维化作用外,TGF-β$_1$ 还能通过诱导其他致纤维化因子(如 CTGF、TNF-α、PDGF 等)的产生并与其相互作用,进一步促进心脏纤维化的发展。

CTGF 是一类新的富含半胱氨酸的分泌肽。近年来 CTGF 在心脏纤维化发生、发展中的作用也开始受到关注。目前认为,CTGF 主要作为其他致纤维化因子的中间环节发挥致心脏纤维化作用,其直接致纤维化作用较弱。作为 TGF-β$_1$ 的下游效应分子,CTGF 与 TGF-β$_1$ 相互作用而产生强烈的致心脏纤维化作用。TGF-β$_1$ 可通过 Smads、Ets-1、PKC、Ras/MAPK/ERK 等信号通路诱导 CTGF 的表达;此外,心肌成纤维细胞、Ang Ⅱ 等也可通过蛋白激酶 C 途径诱导 CTGF 表达而参与心脏纤维化的进程。

PDGF 属于血小板衍生的生长因子家族,通过与相应受体 PDGFR-α、β 结合,发挥生物学效应。近年来 PDGF 在心脏纤维化中的研究也越来越多,PDGF 与 PDGFR-β 受体结合,诱导心脏成纤维细胞向肌成纤维细胞转化,促进 Ⅰ 型胶原合成增多,心肌组织中胶原过度沉积,进而导致心脏纤维化的发生。此外 PDGF 还可通过 MMP-1、MMP-2、MMP-9 的表达,增加 TIMP-1、TIMP-2 的表达及与 TGF-β$_1$ 相互作用等多种途径参与心脏纤维化过程。

内皮素 1(ET-1)是内皮细胞分泌的一种蛋白质。ET-1 存在两种受体(ETA、ETB),在心肌细胞、成纤维细胞等多种细胞膜表面表达。ET-1 与其受体结合后,可诱导成纤维细胞分化为肌成纤维细胞,促进 ECM 合成增加。虽然 ET-1 具有促纤维化作用,但目前研究认为 ET-1 也可作为 TGF-β 或 Ang Ⅱ 的下游信号分子通过 JNK 或 ERK、ROS 等信号分子介导器官或组织纤维化。

心脏纤维化是一个慢性炎症反应过程,除上述细胞因子外,氧化应激、各种炎性细胞因子(如 TNF-α、单核细胞趋化因子 1、IL 家族成员)也参与心脏纤维化的发生、发展过程。

2.肾素—血管紧张素—醛固酮系统

大量研究表明,肾素—血管紧张素—醛固酮系统(RAAS)与心脏纤维化的发生发展密切相关。Ang Ⅱ是 RAAS 的关键效应因子,Ang Ⅱ通过与特异性受体结合,激活 MAPK、ERK,促进心肌成纤维细胞的增殖,进而激活胶原、纤维蛋白相关基因表达,促进心脏纤维化的发生。Ang Ⅱ还可以通过下调 MMP 抑制胶原降解,参与纤维化进程。醛固酮是不同于 Ang Ⅱ的心血管疾病的另一个危险因素,它致纤维化的作用可能是直接进入成纤维细胞内,与胞质内皮的激素受体结合,在转录水平上调控 Ⅰ、Ⅲ 型胶原基因的表达,促进胶原合成,但是对胶原酶并无影响。醛固酮与其受体结合后诱发的氧化应激反应、炎性反应均有利于纤维化的发生发展。除了循环系统中的 RAAS 外,心脏局部组织中也存在 Ang Ⅱ和醛固酮,它们主要以自分泌或旁分泌的形式在心肌间质介导心脏纤维化的发生发展。

3.非编码 RNA

在心脏纤维化的病理发展过程中,许多 miRNAs 被发现参与其中,并且扮演重要角色。MiRNAs 调控心脏纤维化主要是通过 TGF-β 信号通路。MiR-133、miR-122 通过 TGF-β_1 途径参与心脏纤维化的调节;miR-34a 直接调控 Smad4,进而调控 TGF-β_1 的表达,从而控制心脏纤维化的发生发展;miR-29 既可以调控 TGF-β_1/Smad 信号通路,亦可以通过 PI3K/Akt/SP1 途径抑制心脏纤维化。临床研究证实,主动脉瓣狭窄患者心肌和循环中 miR-21 的水平增高,可作为左心室纤维化的指标。

(二)心脏纤维化的临床特点

心脏纤维化是心脏结构重塑的重要原因,是多种心脏疾病发展晚期共有的病理变化特征。临床上常见的心血管疾病,如高血压性心脏病、糖尿病心肌病、缺血性心肌病、扩张性心肌病等中均可观察到不同程度心脏纤维化的发生。

心脏纤维化的病理学特点为间质胶原沉积增多,密度增大;胶原比例失调,尤其是 Ⅰ 型、Ⅲ型胶原的比例升高、排列紊乱,这些病理改变导致心脏僵硬度增加、顺应性降低、收缩力下降,加重心肌缺血缺氧,导致心肌细胞坏死,逐步导致心功能减退,最终发生发展为收缩性和(或)舒张性心力衰竭。心肌纤维化不仅严重影响心肌收缩力,还可导致心肌组织的病理性重构及各种类型的心律失常,纤维化的心脏心肌组织顺应性降低、组织异质性增加,是发生心律失常的结构基础,纤维化的心肌组织具有电传导不均一性,从而造成心律失常及心源性猝死。

(三)心脏纤维化的诊断

组织病理学检查是目前的金标准,常于心内膜下活检,但心肌活检作为一项有创检查危险性较大,并且难以准确定位取样。胶原代谢的血清学标志物(如 Ⅰ 型前胶原羧基端肽)等被发现与心脏舒张功能障碍有相关性,但其与组织病理学的相关性有待进一步证实。近年来,随着影像学的发展,心脏磁共振、超声心动图、核素显像及分子显像等技术越来越多地应用于心脏疾病的检测,由于能够更准确直观地提示心肌结构和心脏功能改变,其安全、无创的特点使其在心脏纤维化的检测中发挥日益重要的作用。

(四)心脏纤维化的治疗

心脏纤维化是一个复杂的病理过程,涉及多种分子,如 TGF-β、CTGF、Ang Ⅱ、PDGF等,多种信号分子相互影响;但又有其独特的功能,针对其发生机制的治疗,将可能成为潜在的干预或治疗靶点,可能使心脏疾病的治疗技术取得突破。针对 RAAS 系统的 ACEI、

ARB 及醛固酮受体拮抗剂类药物在心脏纤维化治疗中已有较为肯定的疗效,因其具有抑制心肌重塑及心肌纤维化、改善患者预后的作用,已广泛应用于临床。

ALK5 是 TGF-β_1 发挥生物效应最关键的分子,目前抗纤维化的 ALK5 抑制剂正处于研究阶段。ALK5 抑制剂能够降低 TGF-β_1 活性,同时可减缓心肌重塑及改善心肌梗死后心功能不全。然而 TGF-β 介导多种生理学作用,包括胚胎发育、细胞增殖、分化及免疫调节等,ALK5 及 TGF-β 抗体能否用于心脏纤维化治疗,尚需要进一步证实。

ET 受体拮抗作用被认为可能是抗心脏纤维化的适当疗法。第一个双重 ETA/ETB 受体阻断剂波生坦已被批准用于治疗肺动脉高压。目前正在研究选择性 ETA 拮抗剂或双重 ETA/ETB 拮抗剂在纤维化中的作用。PDGF、CTGF 与 TGF-β 协同作用、促进心脏纤维化的发展,也将可能是心脏中抗纤维化治疗的良好靶标。

近年来,干细胞疗法开始应用于多种疾病的治疗研究,随着细胞重编程技术的发展,如何诱导成纤维细胞转化为具备功能的心肌细胞受到了广泛关注。通过选择性基因转录,可在体内直接将成纤维细胞转化为心肌细胞。随着科学技术的不断进步,相信干细胞疗法最终会应用于心脏纤维化的治疗。

(五)展望

心脏纤维化广泛存在于各类心脏疾病的发生发展过程中,但其具体发病机制尚未完全阐明,且不同疾病中的具体发生机制亦各不相同。心脏纤维化的发展伴随着心功能的下降,最终发展为难治性心衰,成为心脏病患者死亡的主要原因,预防与延缓心脏纤维化已是目前治疗各种心脏疾病的重要措施之一。探究纤维化的发生发展机制是明确治疗靶点和制定治疗策略的前提,相信随着研究的不断深入及科学技术的不断提高,我们可以明确心脏纤维化的发病机制,同时找到抑制心肌纤维化的药物。

【思考题】

1. 谈谈你对肝纤维化发病机制的理解。
2. 肾纤维化的治疗途径有哪些?
3. IPF 的主要假说是什么?
4. 诊断 IPF 的主要标准是什么?
5. 与心脏纤维化发生发展有关的细胞因子有哪些?

参考文献

[1] Tsuchida T, Friedman SL. Mechanisms of hepatic stellate cell activation. Nat Rev Gastroenterol Hepatol,2017,14(7):397-411.

[2] Krenkel O,Tacke F. Liver macrophages in tissue homeostasis and disease. Nat Rev Immunol,2017,17 (5):306-321.

[3] Mao Y,Yu F,Wang J,et al. Autophagy:a new target for nonalcoholic fatty liver disease therapy. Hepat Med,2016,8:27-37.

[4] Koyama Y,Xu J,Liu X,et al. New developments on the treatment of liver fibrosis. Dig Dis,2016,34(5): 589-596.

[5] Lou G,Chen Z,Zheng M,et al. Mesenchymal stem cell-derived exosomes as a new therapeutic strategy for liver diseases. Exp Mol Med,2017,49(6):e346.

［6］ Hill NR,Fatoba ST,Oke JL,et al. Global prevalence of chronic kidney disease—A systematic review and meta-analysis. PLoS One,2016,11(7):e0158765.

［7］ Ma HB,Wang R,Yu KZ,et al. Dynamic changes of early-stage aortic lipid deposition in chronic renal failure rats and effects of decorin gene therapy. Exp Ther Med,2015,9(2):591-597.

［8］ Schinner E,Wetzl V,Schlossmann J. Cyclic nucleotide signalling in kidney fibrosis. Int J Mol Sci,2015, 16(2):2320-2351.

［9］ Huang YR,Wei QX,Wan YG,et al. Ureic clearance granule,alleviates renal dysfunction and tubulointerstitial fibrosis by promoting extracellular matrix degradation in renal failure rats,compared with enalapril. J Ethnopharmacol,2014,155(3):1541-1552.

［10］ Farris AB,Colvin RB. Renal interstitial fibrosis:Mechanisms and evaluation. Curr Opin Nephrol Hypertens,2012,21(3):289-300.

［11］ Shirazi M,Soltani MR,Jahanabadi Z,et al. Stereological comparison of the effects of pentoxifylline, captopril,simvastatin,and tamoxifen on kidney and bladder structure after partial urethral obstruction in rats. Korean J Urol,2014,55(11):756-763.

［12］ Bahri S,Ben Ali R,Abidi A,et al. The efficacy of plant extract and bioactive compounds approaches in the treatment of pulmonary fibrosis:A systematic review. Biomed & Pharmacother,2017,93:666-673.

［13］ Chioma OS,Drake WP. Role of Microbial Agents in Pulmonary Fibrosis. Yale J Biol Med,2017,90(2): 219-227.

［14］ 刘建,张心远,王玉光.特发性肺纤维化发病机制研究的变迁和现状.医学综述,2015,21(6).

［15］ 宋润旭,周颖,第伍丹琲,万毅新.特发性肺纤维化的临床研究进展.国际呼吸杂志,2017,37(4).

［16］ 中华医学会呼吸病学分会间质性肺疾病学组.特发性肺纤维化诊断和治疗中国专家共识.中华结核和呼吸杂志,2016,39(6).

［17］ Kong P,Christia P,Frangogiannis NG. The pathogenesis of cardiac fibrosis. Cell Mol Life Sci,2014,71 (4):549-574.

［18］ Bujak M,Frangogiannis NG. The role of TGF-beta signaling in myocardial infaretion and cardiac remodeling. Cardiovasc Res,2007,74(2):184-195.

［19］ Zhao W,Zhao T,Huang V,et al. Platelet-derived growth factor involvement in myocardial remodeling following infarction. J Mol Cell Cardiol,2011,51(5):830-838.

［20］ Leask A. Potential therapeutic targets for cardiac fibrosis:TGFbeta,angiotensin,endothelin,CCN2,and PDGF,partners in fibroblast activation. Circ Res,2010,106(11):1675-1680.

［21］ Chen M,Lam A,Abrahamj A,et al. CTGF expression is induced by TGF-beta in cardiac fibroblasts and cardiac myocytes:A potential role in heart fibrosis. J Mol Cell Cardiol,2000,32(3):1805-1819.

（郑　敏）

第十五章 超声影像学在临床中的应用进展

摘要 超声影像学是现代医学发展中最快的领域之一,近年来的发展更是迅速,诸多新技术相继涌现,如二次谐波成像、能量多普勒显像、高频腔内超声、三维成像技术、影像虚拟导航技术及介入超声等,这些技术的成熟和临床应用,使得超声影像学在临床上发挥更加重要的作用。超声影像学已经渗透到各个临床专业领域,受到临床医师的认可和青睐。

本章将对超声医学的一个重要分支——介入性超声医学作一重点描述。从传统意义上讲,介入性超声通常是指在超声引导下的各种穿刺诊断和引流等技术。然而,从超声技术发展的新概念意义上讲,各种超声引导下的诊断与治疗、术中超声、侵入性超声、经腔超声、超声造影显像,以及高能聚焦超声治疗等,也应归属于介入性超声的范畴。固然超声医学的发展与超声技术本身的进步密切相关,但同时也受益于临床各种微创诊断与治疗技术的不断创新和发展。超声显像的自身特点,即实时、简便、无放射损伤、高分辨力、高度普及等,使之真正成为各种介入性诊断与治疗的首选方法。

Abstract Ultrasonography is one of the fast developing modern medicine, especially in recent years. Many new techniques appear, such as second harmonic generation, power Doppler imaging, high-frequency endoluminal ultrasonography, three dimensional reconstruction, virtual navigation technology and interventional ultrasound. The development and clinical applications of the techniques mentioned above make ultrasonography a more important role. Ultrasonography has pervaded various fields of clinical medicine and is favored by the clinicians.

This chapter will introduce interventional ultrasound in detail, for interventional ultrasound is one of the most important techniques among ultrasonography. In the traditional sense, interventional ultrasound is interventional procedures for instance biopsies or drainage of fluid collections. But interventional ultrasound from a new concept of sense includes various kinds of interventional procedures for diagnosis and treatment, intraoperative ultrasonic monitoring, invasive ultrasonography, endoluminal ultrasonography, contrast-enhanced ultrasonography, and high intensity focused ultrasound. There is no doubt that the development of ultrasonography is in close relationship with the technique itself. Moreover it also benefits from the innovation and development of the minimally invasive diagnostic and therapeutic techniques. The characteristics of ultrasonography itself, such as real-time, convenient, without radiation injury, high resolution, and widely used undoubtedly, make ultrasonography the first choice for interventional diagnosis and treatment.

第一节 超声影像学进展概述

自 1972 年灰阶超声显像问世以来,仅仅 30 多年的时间,已发展成为高清晰度、高分辨力的实时超声显像系统,并具有彩色多普勒成像(color doppler flow imaging,CDFI)功能。近年来其发展更是一日千里,诸多新技术相继涌出,如二次谐波成像、能量多普勒显像、高频腔内超声,超声造影剂、三维成像技术及介入超声的发展等,这些技术的成熟和临床应用,将超声医学带入了一个新的境域。

一、谐波成像

谐波成像将成为未来推出的各种超声显像系统的基本工作模式,它可以改善二维超声图像质量。谐波成像是近几年发展起来的利用非线性声学特性的一项新技术,由于超声探头技术的进步,它接收比发射频率高的回波成像,图像的分辨率相应提高、对比度增大、噪声伪像更低,从而使临床超声医学的基础——二维超声图像的质量上了一个台阶。超声造影剂(ultrasound contrast agent,UCA)可以人为地扩大非线性现象,造影谐波成像能显著提高超声造影效果,敏感地显示各脏器内的微细血管,检测其低速血流,利于鉴别肿瘤血管,提高心腔内膜识别。组织谐波成像在不使用 UCA 的情况下改善超声二维图像质量,方便、实用,使那些超声显像困难的患者可理想显像,如肥胖、肺气过多、肋间隙狭窄及腹壁较厚的患者等。这种基础二维超声图像的改善对超声医学具有重要的实用价值,必将对超声医学产生深远的影响。

二、能量多普勒

能量多普勒弥补了 CDFI 的不足,将成为血流检测的必要辅助手段,获得更全面的人体血流信息。CDFI 自临床应用以来,超声诊断从形态结构诊断发展为形态结构和功能诊断,大大地丰富了临床诊断的信息。但 CDFI 因其本身技术问题和人体生理因素的限制,往往难以达到理想的效果。而能量多普勒的基础是依赖于多普勒能量频谱的总积分,利用单位面积下红细胞通过的数量和信号振幅大小进行成像,以信号色彩和亮度代表多普勒信号能量大小,无角度依赖性,克服了 CDFI 因角度依赖性而产生的显像不佳或不显像的缺陷。能量多普勒显示的信号动态范围宽,对于人体的不同速度、不同流量的血管,甚至一些低流量的微小血管均可清晰显现,从而使血流显像质量大为提高,堪称"超声血管造影",使超声功能诊断更上一层楼。如和超声造影剂等其他技术联合应用,可使其功能发挥得更加淋漓尽致。

三、超声造影剂的临床应用

超声造影剂 UCA 仍将是研究的热点,并将逐步从基础走向临床。近十几年来开发的静脉注射用新一代造影剂能穿过肺毛细血管网、进入全身动脉系统,使超声造影剂成为近年研究的热点。UCA 和人体组织声学特性的巨大差异,使其比周围组织质点具有更大的等效散射面积,加上微泡谐振引起的散射,大大增强造影区与周围组织超声显像的对比度,从而提高图像的清晰度和病灶检出率。尤其是近期新出现的低机械指数连续性谐波显像技术等大大改善了造影剂显像效果,能敏感探测血流,特别是低速血流,在肿瘤的诊断、治疗效果的评价及判断肿瘤转归等方面发挥出越来越重要的作用。心肌造影超声心动图能提供更多的心肌血供及功能的信息,并将逐渐从基础走向临床。

四、三维超声

近年来计算机技术飞速发展,图像数据采集及处理速度、数据存储量均大大提高。作为数字技术中的黑马,三维超声成为超声显像技术研究的热点和发展最迅猛的领域。与二维超声相比,它能提供更多的人体信息,显现因人体解剖限制、二维超声不能显示的断面,连续观察体内不规则结构,更准确地测量容积和质量,更准确地指导介入性超声中穿刺针的位置和布局。三维彩色多普勒显像可全方位显现人体血流信息。三维超声还能更好地沟通超声影像与临床的联系,增加超声显像的直观性和客观性。真正的实时三维超声的实现,将是超声医学的一次重大变革。

五、介入性超声

超声引导穿刺活检技术将在临床普及应用。随着自动弹射活检技术及活检针的不断改进,超声引导下经皮穿刺活检将广泛应用于临床。因选材精确、标本质量好、创伤小、安全,其在临床将成为非手术条件下获得组织病理诊断的一种常规方法。只要是超声能显示的病变,无论在胸部、腹部或浅表,基本上都适用。取材大小可调,并有多种活检针供选用,能满足临床各种诊断的需要,如病理诊断、电镜、酶学、免疫组化及原位分子杂交等项目的检查。这些对于提高临床病理诊断和鉴别诊断水平,评价临床治疗效果以及预后,均有重要价值。

超声引导下介入性治疗发展迅速,应用广泛。对各种囊肿、脓肿的介入治疗已成为临床的常规治疗方法,因其疗效好、创伤小、愈合快而在大多数患者中取代了传统的手术治疗。对其他良性病变的治疗,如甲状腺腺瘤、甲状旁腺腺瘤、乳腺导管乳头状瘤及包囊虫病等都取得了较好疗效。对恶性肿瘤的间质介入治疗在临床上受到广泛重视,被公认为是继手术、放疗、化疗和免疫治疗后的又一种重要方法,其特点是定位精确、创伤轻微、效果显著而副作用小。超声引导下介入治疗肝癌无论在理论上还是技术上都更加成熟,尤其是微波、射频等局部热疗能造成肿瘤一次原位灭活,且同时增强机体抗肿瘤免疫功能,其远期疗效可与根治性手术相媲美。间质介入性治疗在临床将迅速拓展到乳腺癌、甲状腺癌、肺癌及胰腺癌等治疗领域,既可以经皮做,也可以开腹、开胸进行,视病况而定。总之,超声引导下对癌肿的介入性治疗在临床上将从辅助性、姑息性的治疗方法变为一种以达到根治性效果为目的的主要治疗方法,这无论在医学理论还是临床实践上都将是一场重大变革,将把临床治疗学推进到一个新的高度。

六、内镜超声

内镜超声技术将成为术前确定肿瘤分期的必要检查。随着超声探头小型化、微型化及高频探头所致分辨力的极大提高,以及腔内超声可避开肠道气体的干扰,该技术在临床上将得到广泛应用。特别是在消化系、泌尿系及妇科(经阴道)的应用,将超声影像诊断推进到了空前的亚微观水平,能在术前作出癌肿的分期分型诊断,同时能开展内镜超声引导下活检和介入性治疗,尤其对疑难和早期病变的诊治发挥了特别重要的作用。

七、超声弹性成像

超声弹性成像是一种新型超声诊断技术,具有操作简单方便、非侵入性、实用性等优点,多应用于肝脏、乳腺、甲状腺、前列腺等方面,主要有声辐射力脉冲成像技术、瞬时弹性成像技术、剪切波弹性成像技术等。超声弹性成像能够揭示生物组织的弹性性质(如弹性和黏度),其基本原理是对组织施加一个内部的或外部的、动态或静态的激励后,产生组织位移、应变、速度的分布改变。利用超声成像方法,结合数字技术,可以估计出组织内部的相应情况,从而反映组织内部的弹性模量等力学属性的差异。弹性成像技术使超声图像拓宽,弥补了常规超声的不足,能更生动地显示和定位病变,是一种发展中的技术,在未来临床应用具有很大的潜力。

第二节　超声引导下活检在临床的应用

超声引导下经皮活检在过去 20 年里已发展成为临床确诊的重要技术之一,目前广泛应用于胸腹腔脏器的病变。在早期阶段,主要应用 21～22G 的细针做抽吸(aspiration)细胞学检查,以此鉴别病变的良恶性,很难作出组织学诊断。近年来,较大口径针(16～19G)的应用和前端切割缘的改进,以及活检小标本处理技术的提高,促进了组织活检技术的临床应用,使之不仅能鉴别肿瘤的良恶性,并且能作出确切的组织病理诊断,其准确率高达 90% 以上,且超声引导下活检迅速、方便、安全、低费用,已成为临床诊断不可缺少的重要手段。

一、超声引导下穿刺的基本要点

超声引导下穿刺是将一个复杂的三维空间分布的穿刺的靶目标转换成一个简单的用二维超声技术显示的影像。当探头上装有穿刺导向器时,穿刺针会根据声像图所显示的影像平面沿穿刺针道方向进入体内,声像图上可以同时清楚地显示穿刺针道和靶目标,保证了穿刺的准确性。

(一)超声仪和穿刺探头

目前,超声引导下穿刺一般是在实时 B 型或彩色多普勒超声的引导下进行。不同的超声仪器往往配有不同的穿刺探头;穿刺用的探头由探头和导向器两部分组成。

1. 探头

不同器官部位的穿刺选用不同的探头,常用的穿刺探头可以分为以下几种:

(1)凸阵扫描探头。这是目前经皮穿刺中常用的一种探头。它的近场与扇扫探头相比有更宽的视野,远场也有较好的分辨率,而探头与体表的接触面又小于线阵探头,因此目前广泛用于深部脏器的穿刺和部分浅器官的穿刺。

(2)线阵扫描探头。此型探头远近场均有较好的分辨率,但深部扫查的角度较小,探头底面较宽,限制了其在狭小空间的放置,目前较多用于浅器官的穿刺。

(3)相控阵扫描探头。此型探头显像方式呈扇形,一般只用于心脏扫查。探头接触面积小,多用于深部穿刺,但图像两侧质量稍差,穿刺时探头不易把持、稳定性差。

(4)机械扇形扫描探头。此型探头接触面积小,便于把持,便于对肝脏肋膈角等角度较大的部位穿刺,但此型探头无动态聚焦,图像质量稍差。

(5)内腔扫描探头。此型探头用于胃肠道、直肠及阴道等部位的扫描,可用于对胃肠道病变、经直肠前列腺病变及妇科疾病的穿刺。

不同的穿刺探头有不同的穿刺导向装置,但大致可分为两类,即内部穿刺槽沟式(侧进和中央型)和附加导向器的穿刺探头。中央槽沟式多为专用的穿刺探头,价格贵且中心晶面的缺损易影响图像的质量,目前已较少应用。临床较常应用的是在普通扫查探头上装有穿刺导向器的穿刺探头。

2.导向器

穿刺导向器可以保证穿刺针沿预定的平面和方向进入体内,击中靶目标,从而提高穿刺的准确性。无论使用何种穿刺导向器,必须满足以下条件:

(1)穿刺针槽的长度必须>3 cm,以防止针道偏移。

(2)导向器易于卸下与安装。这在诸多的置管引流中尤为重要,当完成第一步穿刺后即需卸下导向器。

(3)有不同规格的穿刺针槽与对应的不同穿刺针或导管相配。一般针槽的孔径为14~23G。

值得注意的是,穿刺前一定要通过水槽试验观察穿刺针、导向器、引导线之间的配合是否一致、有无针道偏移,以保证穿刺的准确性。

(二)消毒

1.消毒耦合剂

有专用的消毒后密封的耦合剂,供超声引导下穿刺使用,但其成本较高。可采用常规超声检查用的耦合剂,置于耐高温的容器中,高温消毒,但若开启后超过 8 h,应重新消毒方可使用。

2.穿刺探头消毒

理想的探头消毒应采用福尔马林气体熏蒸消毒,但当连续穿刺时,上述方法应用困难。可选用消毒液直接消毒探头,75%的酒精对探头损害小,但对肝炎病毒和霉菌无效。灭氧灵是灭菌效果较好的消毒剂,对各种细菌、病毒,尤其是肝炎病毒有较强的杀灭作用,但长期使用对探头有一定的腐蚀损害。消过毒的一次性橡胶套或食品保鲜袋套在探头上既可免除探头的消毒,保护了探头,又保证了较好的局部无菌条件,保护了患者和操作者。该方法目前被认为是较理想的穿刺探头消毒方法。

3.穿刺包消毒

与临床常用的胸腹穿刺包一样,送消毒供应室高温消毒。

(三)穿刺针

国际 BP16 粗细针划分是以穿刺针的外径来划分的,外径≥1.0 mm 为粗针,外径<1.0 mm为细针。穿刺粗细针的划分通常是以 19G 针(国产 10 号针)来划分的,16G~19G 针(国产 10 号针)属于粗针,20G 及以上属于细针。

穿刺活检针的种类颇多,细活检针通常是采用日本八光公司的产品 Sonopsy-C1 针,有21G、22G、23G 多种规格,可根据需要选用。临床常用的细活检针为 21G,其外径 0.8 mm,内径 0.6 mm,针管、针芯与切割针配套成一体,提拉针栓后既形成针腔内负压,又使针尖露出切割缘,并空出前端约 3 cm 长的针腔供切割取材之用。完成负压切割抽吸后,先取出切割组织条做组织学检查,后用空针将针管内的液体涂片做细胞学涂片检查。细针活检必须配有进皮引导针,21G 针活检一般采用 18G 引导针,外径 1.2 mm,内径 1.0 mm,引导针只穿刺皮肤及皮下,不进入腹腔,其作用是细针经过引导针做穿刺活检能够顺利地通过皮肤及腹壁,不会因阻力大而偏离穿刺方向,并且可减少沿针道对腹壁的污染,减少肿瘤性病变的针道扩散种植的概率。该型穿刺针可一针穿刺取材,既可做组织学活检,又可做细胞学检查。但需手动操作,操作需一定的技巧。

目前有较多与穿刺针配套的半自动或全自动弹射活检装置(即活检枪),它具有切割速度快、振动小、组织损伤小、取材完整、并发症相对低等特点,其应用有日渐普及的趋势。自动弹射式活检枪是靠两个弹簧在极短时间间隔内的不同弹射,分别将针芯与针管外套送出,完成切割组织取材。目前自动弹射式活检枪已有三代产品。美国 Bard 公司生产的第三代活检枪为单手操作,活检枪轻而穿刺震动小,根据取材的需要可作取材长度 15 mm、22 mm 两种选择,所取标本不打开活检枪即可直接置于滤纸片上。可根据取材的不同需要,选择与活检枪相配套的不同型号的粗或细穿刺针(14G～23G)。

(四)患者的术前准备、术后处理

患者常规的术前准备如下:

(1)禁食禁饮 8 h 以上;

(2)查血常规和血小板、凝血酶原时间和活动度;

(3)询问患者有无过敏史、心脏病或高血压史;

(4)术前常规手术签字。

穿刺后的处理:

(1)细针穿刺无须留观;

(2)18G 的粗针活检需观察 2 h 左右;

(3)18G 以下的粗针活检需住院后进行。

值得一提的是,患者的术前准备和术后处理是依据患者的基本凝血状况和使用的穿刺针两方面决定的。如患者凝血机制正常,可按上述程序进行。如患者凝血机制明显异常(凝血酶原时间<25 s,活动度<40%),即使细针穿刺活检,也应在住院的条件下进行。

(五)安全性与并发症

超声引导下的活检是在影像学直视下进行的,因此是十分安全的。从文献报道看,穿刺所致的并发症为 0.1%～0.2%,而死亡率仅为 0.005%～0.008%。在各种并发症中,出血为第一位的并发症。

二、超声引导下肝脏活检

近年来高分辨率实时超声仪的发展,把超声显像对肝脏病变的诊断水平推进到了一个新的高度,特别是对肝占位性病变的诊断具有较高的准确性。虽然彩色多普勒的应用为鉴别肝内良恶性病变提供了重要的帮助,然而仅仅根据声像图作良恶性鉴别,有时较为困难,尤其是肝内小肿块,早期往往无特征性声像图改变。而超声引导细针活检能对占位性病变提供确切的组织病理诊断,对肝癌诊断的敏感性为 96.7%,特异性为 93.9%,准确性为 95.7%,因此超声引导下活检对于诊断和鉴别诊断肝内占位性病变具有重要价值。

(一)体位及扫查方法

肝脏左叶穿刺一般采用仰卧位剑下或剑下偏右侧肋缘扫查定位,如显示不清,可嘱患者深吸气,使肝脏下移而显示要穿刺的病变。右肝大部分深藏于肋骨中,通过右肋间扫查或右肋缘下扫查,体位多采用右前斜位或左侧卧位,其最常用的体位为右前斜位(患者面向左转体 30°～45°)肋间扫查;但部分Ⅶ、Ⅷ段病变肋间扫查显示困难时,可采用肋缘下扫查,以清楚地显示病变,穿刺定位。值得一提的是,部分患者肋间隙较窄,较宽大的探头穿刺引导时极易被肋骨遮挡，进针困难，此时可将患者局部垫高（如腰下垫枕头），同时右臂向头侧充分伸展，这样可以最大限度地拉大肋间的距离，便于肋间进针穿刺。半卧位的肝脏穿刺仅用于不能平卧的患者，如呼吸困难或较严重的脊柱病变。

（二）适应证和禁忌证

1. 适应证

（1）肝脏弥漫性病变。①不明原因的肝大，超声显示肝脏不均质改变；②弥漫性占位性病变；③全身系统性疾病可疑肝脏浸润；④可疑非均匀脂肪肝而与其他占位性病变鉴别困难等。肝脏弥漫性病变在凝血机制正常时，一般采用 18G 针穿刺。

（2）肝脏囊性为主占位性病变。①发热伴肝脏囊性（多含沉积物）病变，可疑肝脓肿；②囊性病变壁不规则增厚或有不规则的囊内强回声分隔，可疑肝脏囊腺瘤或囊腺癌；③外伤后肝内较大囊性病变，可疑肝血肿，临床为诊断和治疗的目的而进行穿刺。

（3）肝脏实性占位性病变。原则上临床诊断不明的任何实性占位性病变均可行超声引导下活检，包括可疑肝脏恶性病变（肝癌、转移癌等）、良性病变（血管瘤、肝脏局限性结节性增生、肝脏各类炎性病变、肝结核等）。

2. 禁忌证

没有绝对的禁忌证，但对以下情况穿刺应极为慎重：

（1）凝血机制显著不正常。肝脏粗针活检一般要求凝血酶原时间 < 25 s，活动度 > 50%，血小板 > 50×10⁹/L。细针活检要求无明显出血倾向，如明确患者刷牙不出血，可行超声引导下细针活检。

（2）肝脏囊性病变，若患者来自牧区或有牧区生活史，可怀疑肝包虫病，应先作 Casoni 试验，除外该病方可穿刺。

（3）肝腺瘤易自发破裂出血，穿刺应慎重。

（4）外凸于肝表面的肝脏病变，可疑肝血管瘤。

（5）肝脏巨块型肝癌或肝癌突出肝表面，穿刺路径上无正常肝实质者。

（6）禁忌通过胆囊穿刺肝组织。

（7）大量腹水者，应在尽可能减去腹水的情况下穿刺。

（三）操作方法

穿刺消毒前，常规超声穿刺定位。肝脏穿刺，原则上在经过正常肝实质 1 cm 的前提下，以最短的距离进入病灶穿刺，同时尽可能选取小角度穿刺，即垂直于腹壁进针。定位后，以定位点为中心常规消毒铺巾，局麻后粗针穿刺需 11 号尖刀切皮，当探头扫查清楚地显示病变时，嘱患者屏气不动，迅速进针，在病灶前缘击发（活检枪）或提拉针筒负压切割取材（细针），把针尖置于一条消毒滤纸片上，使组织在纸片上呈直线状，尽量避免卷曲碎裂。用肉眼仔细观察大致可以判断所取组织是否满意，以高出纸平面的细肉条样为佳。18G 粗针穿刺 2~3 针即可，细针（21G）须取样 4~5 次。

细针穿刺活检，可常规在门诊进行，术后留观 30 min，无腹痛、心慌等症状即可离去。18G 粗针穿刺，如患者出凝血机制正常，亦可常规在门诊进行，术后留观 2 h，无明显症状者可离去。但如果患者有明显的出血倾向，应住院后方可穿刺。

（四）注意事项和并发症

1.注意事项

（1）肝脏穿刺力求经过至少 1 cm 正常肝实质再进入肿块，这样可以减少出血或沿针道污染的可能。

（2）在经过 1 cm 正常肝组织的前提下，选择最短的入路穿刺病灶，并尽可能选取小角度垂直进针。

（3）肝右叶近膈特别是Ⅶ段及接近下腔静脉、尾状叶穿刺时，应避免损伤胸膜腔和肺脏，以防发生气胸。

（4）对可疑肝包囊虫病的穿刺，尽管 Casoni 试验为阴性，仍应在建立静脉通道和准备好急救物品的情况下，方可进行穿刺。

（5）对肝脏炎性病变，必须在有一定取材量的情况下方可明确诊断，在保证安全的前提下，尽可能采用粗针穿刺。

（6）肝腺瘤极易自发出血，穿刺应十分慎重。

（7）可疑非均匀脂肪肝的穿刺，不仅要对低回声区取样，同时也要对强回声区取样，因为低回声区为正常肝组织，而强回声区才代表脂肪浸润的病变组织。

（8）部分含液量较高的病变（肝囊腺瘤、囊腺癌等），不易取到完整的组织学标本，应注意细胞学涂片。

（9）肝脏肿瘤，尤其较大肿瘤的中心往往伴有大片坏死，只有在周边低回声处取样才可得到阳性结果。

（10）肝内巨块型肿瘤，尤其恶性肿瘤，应以最小的创伤取得病理标本。

（11）尽可能避免通过肝内大血管穿刺后方肝组织，如无法避开，应采用细针。

（12）不同病灶不可用同一根针取材，同一病灶可用同一根针，但在每次取样后应用 75% 酒精纱布仔细将针杆连同针尖擦拭两遍，晾干后方可进行下一次穿刺。

2.并发症

肝脏穿刺第一位的并发症为出血，第二位并发症为气胸，第三位并发症为胆汁性腹膜炎。

（五）临床意义

肝脏是腹部脏器活检最常见的部位。目前由于超声技术的发展、穿刺精确度的提高以及活检针具的不断改进，对肝内小至 5 mm 的占位性病变取材活检变得可行，将肝内占位性病变由单纯的影像学诊断推进到了病理组织学诊断。

三、超声引导下胆系活检

（一）体位及扫查方法

1.仰卧位

为左叶肝胆管病变穿刺活检最常见的体位，如病变区显示不清，可嘱患者深吸气，使肝脏下移而显示要穿刺的区域。

2.右前斜位

是胆系活检穿刺最常用的体位，右叶肝胆管病变、胆囊病变及肝外胆管病变一般均采用该体位。

3. 扫查方法

应沿肝内胆管的解剖走行仔细扫查,即剑突下扫查左肝管及分支,肋间沿右肋缘扫查右肝管及胆囊,右肋缘下斜纵断沿肝十二指肠韧带走行扫查肝外胆管。

(二)适应证和禁忌证

1. 适应证

(1)肝内近端胆管扩张,远端肝实质不均质改变,可疑胆系占位性病变造成的胆系扩张。

(2)先天性 Caroli 病,高热抗感染治疗不退,胆管壁不规则增厚,用炎症难以解释,可疑 Caroli 病癌变者。

(3)肝内胆管结石和感染反复发作,超声发现胆管壁局限性僵硬、不规则增厚,可疑局部癌变者。

(4)肝内实性占位性病变,可疑胆管肿瘤。

(5)胆囊壁不规则增厚,胆囊慢性炎症与胆囊癌难以鉴别者。

(6)胆囊实性占位性病变。

(7)肝外胆管壁不规则增厚或壁上乳头样病变。

(8)肝外胆管实性占位性病变造成胆管梗阻,梗阻以上的胆管扩张,临床要求确诊者。

(9)先天性胆总管囊肿,可疑局部恶变者。

2. 禁忌证

(1)不经过正常肝组织直接穿刺胆囊,尤其是有张力的胆囊。

(2)肝外胆管占位性病变不明确而胆系明显扩张,张力极高。

(3)凝血机制不正常者。胆系粗针(18G)穿刺要求凝血酶原时间<25 s,活动度>50%,血小板数>$50×10^9$/L,细针穿刺要求无明显出血倾向。

(4)重度黄疸及大量腹水,都极易诱发出血且出血不止,穿刺应慎重。

(三)注意事项和并发症

1. 注意事项

(1)肝内胆管和胆囊穿刺一般要经过1~2 cm 肝实质再进入肿块,防止胆汁外漏腹腔造成胆汁性腹膜炎,同时减少出血或沿针道污染的可能。

(2)可疑胆囊或胆管壁上的病变,穿刺前应嘱患者转动体位,将胆囊壁上病变与胆汁、凝血块、泥沙样结石区别开方可进行穿刺。

(3)应在胆囊(管)壁突起最明显,尤其是彩色多普勒显示突起内有动脉血流信号处取材,有较高的阳性率。

(4)经过肝实质的胆道穿刺可采用 18G 粗针,肝外胆管的穿刺一般采用 21G 细针,Sonopsy-C1 针可同时做组织学和细胞学检查。

2. 并发症

胆系穿刺常见并发症为胆汁外溢造成胆汁性腹膜炎,因此在胆道张力较高的情况下,胆系取材应准确,同时尽可能减少取材次数。出血为另一常见的并发症,穿刺中应尽可能地避免胆道损伤。

(四)临床意义

透声性良好的胆汁为胆系疾病的检查提供了很好的条件,因此超声对于胆系疾病的诊断有其独特的优越性,可以早期发现胆囊及胆管壁上的病变,但对于定性诊断仍缺乏特异性。如胆管壁增厚,究竟为慢性炎症所致还是胆系肿瘤,单从声像图上鉴别有一定困难,需借助超声引导下活检方可确诊。我们认为,临床上对于血供丰富的胆囊管壁增厚性病变,超声引导下活检是必要的。

四、超声引导下胰腺活检

胰腺肿瘤起病隐匿,早期发现十分困难。胰腺癌和慢性胰腺炎在影像学上鉴别十分困难,有时即使术中探查,仍难以将两者鉴别。自 1974 年首例报道超声引导下经皮细针胰腺穿刺以来,超声引导下胰腺穿刺术日趋普及,已成为临床胰腺疾病确诊的重要手段。

（一）体位及扫查方法

仰卧位为超声引导下胰腺活检最常采用的体位,穿刺前患者仰卧,常规扫查胰头、钩突、体尾部及其胰管,以声像图上显示的最短路径直接穿刺病变为原则,超声择点定位。如为体尾部病变,仰卧位超声难以显示时,可采取左侧卧位,配合探头加压,以清楚显示病变,便于穿刺定位。

（二）适应证和禁忌证

1. 适应证

（1）胰腺囊性占位性病变。囊壁局限性不规则增厚;囊壁上有乳头样强回声突起或囊壁有不规则强回声分隔,尤其隔上有血流者。上述声像图改变不符合单纯胰腺囊肿者,应考虑囊腺瘤或囊腺癌。

（2）胰腺囊实性占位性病变。囊性病变区透声性差,实性区表面不规则,高度可疑胰腺肿瘤性病变者。

（3）胰腺实性占位性病变。

（4）胰腺弥漫性不均质改变,慢性胰腺炎与胰腺癌鉴别诊断困难者。

2. 禁忌证

（1）合并急性胰腺炎,血清淀粉酶明显升高者。

（2）经过有张力或梗阻的胃肠道穿刺胰腺。

（3）胰管明显扩张,但胰腺肿块不明确,超声需经过扩张的胰管穿刺胰腺组织。

（4）有明显出血倾向者。

（5）大量腹水穿刺应慎重。

（6）任何胰腺区无明确占位性病变,即无明确靶目标的穿刺,均应十分慎重,否则易诱发急性胰腺炎。

（三）器具和术前准备

胰腺穿刺目前国内外仍多采用细针穿刺活检,可以采用细针单纯抽吸做细胞检查,以鉴别肿瘤的良恶性;亦可采取细针负压抽吸加切割(如 Sonopsy-Cl 或 Cure-cut),同时做组织学和细胞学检查,可得到明确的组织学诊断,如对胰腺癌、慢性胰腺炎、胰腺转移癌、淋巴瘤、胰岛细胞瘤等可作出明确的病理组织学诊断。但在某些情况下,多次细针取材难以明确诊断时,可采用 18G 粗针活检。

（四）操作方法

穿刺消毒前,超声扫查,病灶定位,定位中应注意:

（1）避开胰腺周围的大血管（门静脉，脾静脉，肠系膜上动、静脉，腹腔动脉，腹主动脉，下腔静脉等）。

（2）避开扩张的胆囊、胆总管或胰管。

（3）选择最短的路径直接进入胰腺肿块，穿刺路径上尽可能少地经过正常胰腺组织，这一点与肝脏穿刺正好相反。

（4）胰腺为腹膜后脏器，穿刺中应注意探头加压，以避开其前方的胃肠道气体，经无张力的胃肠道穿刺其后方的胰腺组织是允许的。

选择好定位点后，常规消毒铺巾，局麻后嘱患者屏住呼吸，引导针进入腹壁、腹膜前停针，穿刺细针经引导针入胰腺肿块前缘抽吸（细胞学）或抽吸加负压切割（细胞学＋组织学），如为胰腺肿瘤组织，取出的组织细条以肉眼观察一般呈浅黄色，取材 3～4 次，一般不要超过 5 次。

（五）注意事项和并发症

1. 注意事项

（1）胰腺穿刺应严格掌握适应证，穿刺适应证强则其并发症少；如病变显示不清或适应证不强，穿刺往往会带来并发症。

（2）胰腺各类占位性病变的穿刺，原则上均应采用细针，但对于较大的胰腺区肿瘤，尤其是可疑良性肿瘤，在第一次取材不满意的情况下，可采用 18G 或 19G 的粗针，但穿刺针数一般为 1～2 针。

（3）胰腺穿刺应在避开大血管的前提下，尽可能地直接进入肿块，而不经过正常实质。

（4）经过无张力状态的胃肠道穿刺胰腺肿瘤是安全的，禁忌通过梗阻或明显扩张的胃肠道做胰腺穿刺。

（5）胰腺穿刺操作应轻柔，在肿块内减少反复提拉的次数。

（6）胰腺肿块活检时，进针不宜过浅，取材要有足够的代表性，因为胰腺癌常常为大量纤维组织所包绕，并且癌灶本身常常较小而炎性反应和增生区较大。

2. 并发症

胰腺活检第一位的并发症为穿刺诱发急性胰腺炎。解放军总院超声科曾报道 246 例胰腺穿刺，并发胰腺炎 4 例，均经保守治疗痊愈；针道种植 1 例，无其他严重并发症发生。

（六）临床意义

胰腺为腹膜后脏器，由于其特殊的解剖部位以及其内外分泌功能，胰腺手术较为复杂。因此术前确诊胰腺病变的性质，对于选择手术方案、手术方式是重要的，超声引导下活检为术前确诊胰腺病变提供了可能。

五、超声引导下脾脏穿刺活检

（一）体位及扫查方法

脾脏活检最常用的体位为右侧卧位。患者向右侧卧，左手举起放于头部，必要时腰下垫高，使肋间充分展开，便于肋间扫查、定位穿刺。部分脾脏肿大或病变位于下极、突出于脾表面时，可采用仰卧位肋缘下进针穿刺。

（二）适应证和禁忌证

1.适应证

（1）超声发现脾脏实质性占位性病变，临床需确诊者。

（2）白血病伴弥漫性脾肿大，淤血性脾肿大与白血病脾浸润两者鉴别困难者。

（3）淋巴瘤可疑脾脏浸润。

（4）各类血液系统疾病，须明确其类型或了解其脾脏的病理改变。

（5）脾脏含液性病变，须活检或抽液化验检查确诊者。

（6）不明原因的发热伴脾肿大。

2.禁忌证

（1）脾脏组织极脆易破裂出血，因此有凝血机制障碍及出血倾向者应禁止穿刺。

（2）原则上慎用粗针穿刺脾脏。

（3）位于脾表面的病变，各种影像学检查高度可疑脾海绵状血管瘤者穿刺应极慎重。

（4）大量腹水者穿刺应慎重。

（三）器具和术前准备

针具：脾脏活检采用细针，一般用 21G 或 22G，单纯抽吸做细胞学检查，或抽吸＋切割，同时做组织学或细胞学检查。

（四）操作方法

穿刺前超声择点定位，脾脏穿刺一般选择右侧卧位，第 9～11 肋间隙进针，肋间隙较窄者应嘱患者左臂充分伸展、举向头部，腰部垫高，使肋间充分展开。对于脾脏弥漫性病变的穿刺，应经过一段脾实质后抽吸或抽吸＋切割。脾脏实质性病变的穿刺应使用较锋利的针，快速进针取材，不宜在病灶中反复提拉切割，同时尽可能少地损伤正常脾组织。

（五）注意事项和并发症

1.注意事项

（1）脾脏受呼吸运动影响，移动度较大，穿刺时应嘱患者屏住呼吸。

（2）脾脏高位病变穿刺，应避开肺底，防止发生气胸。

（3）实性肿物穿刺，应在靠近肿物边缘处的低回声区取材，避开中心坏死区；应在回声复杂区的不同回声区分别取样。

（4）活检须一次进针，尽可能少地提拉抽吸；如抽吸血量较多，应立即拔针。同时手指按压穿刺进针处 5～10 min。

（5）脾脏活检一般穿刺进针次数为 2～3 针。

（6）穿刺时有可疑出血的，穿刺后立即用止血药，同时嘱患者平卧，每 1～2 h 监测生命体征及腹部情况。

2.并发症

脾脏穿刺第一位的并发症为出血，我们的经验及国内外文献的报道表明，采用细针穿刺，出血并发症的发生率极低，只要严格掌握适应证，熟练操作，就可将脾穿刺的并发症降到最低限度。

（六）临床意义

近年来越来越多的研究表明，脾脏在人体免疫功能方面发挥着重要作用，因此目前外科对外伤时的脾切除和良性病变的脾切除持十分慎重的态度，超声引导下脾活检术的发展,可以使许多脾占位性病变于术前确诊,减少了不必要的脾切除术。

六、腹膜后肿块穿刺活检

腹膜后间隙范围广泛,位置深,各脏器间的邻界关系比较复杂。该区域的肿瘤初期症状不明显,临床发现和确诊一直比较困难。自 CT 和超声检查应用于临床以来,腹膜后肿块的检出率有了明显的提高。然而在鉴别肿瘤良恶性及明确其组织学来源时,仍有很大困难。以往常有些患者仅仅为确诊而经受剖腹探查的风险,也有因术前误诊而做了不必要的开腹手术。应用超声引导穿刺活检术能够使腹膜后肿块于术前得以确诊,还能让无法手术切除的晚期肿瘤患者省去不必要的剖腹探查即可获得组织病理诊断。

（一）适应证和禁忌证

1. 适应证

（1）腹膜后实性肿块,需明确良恶性以及明确肿块系原发或继发者。

（2）腹膜后囊性肿块,需要作性质确诊或针吸引流者。

（3）肾上腺肿瘤有待于了解组织学或细胞学性质者。

（4）腹膜后（或腹腔）淋巴结肿大,需鉴别其为原发、继发性肿瘤或感染炎性者。

（5）腹膜后晚期肿瘤已失去手术机会,为确诊或是为放疗和化疗提供病理依据者。

2. 禁忌证

（1）有严重出血倾向者。

（2）腹主动脉瘤。

（3）穿刺针入路无法避开大血管或胰腺者。

（4）临床症状典型的嗜铬细胞瘤。

（5）必须经腹腔穿刺腹膜后肿块,但伴有大量腹水或是胃肠瘀张、胀气者。

（二）操作方法

1. 术前超声复查

用普通探头对穿刺肿块及其周围探查,确定穿刺部位,根据肿块位置决定采用仰卧位、俯卧位或侧卧位。肾上腺肿块穿刺以侧卧位或俯卧位为宜。俯卧或侧卧时可在腹、腰下方加垫,以固定体位,利于暴露穿刺区域。

2. 穿刺前操作

穿刺区域皮肤常规消毒,铺无菌巾。换无菌穿刺探头探查,选择进针点,确定进针方向,测量腹壁厚度和皮肤至肿块取材区距离。穿刺点皮肤及腹壁局麻。腹膜后穿刺在不经过重要脏器时,采用 18G 粗针穿刺,以保证一定的取材量,获取明确的病理组织学诊断。

（三）注意事项和并发症

1. 注意事项

（1）对于肾上腺区及肾后间隙肿块,尽可能在后腰部穿刺,力求避免穿刺针通过腹膜腔。

（2）对于上腹部较高位置肿瘤,可适当加大穿刺倾斜角度,从下向上进针,避免伤及横膈和肺组织。

（3）经前腹壁过胃肠穿刺腹膜后肿块,要避开重要的大血管,并尽可能避开胰腺、肾脏和脾脏。

（4）穿刺时,可用探头加压以缩短肿块与腹壁间距,并使该区胃肠管腔处于压闭的空虚状态。

（5）经膀胱穿刺时,应注意膀胱勿过度充盈。

（6）经肝或脾穿刺腹膜肿块时,务必使用细针,并要求在患者完全屏气状态下操作。

（7）穿刺取材重点在肿块周缘较均匀的实质处,避开坏死液化及出血区,同时注意对回声不同区域做多点分别取材。

（8）操作应熟练、准确,注意进针及针吸时手感。

（9）对距离体表近、质地硬韧或可疑原发淋巴或纤维性肿瘤,在细针活检取材不满意时,可换粗针活检。

（10）每例常规穿刺2～4次,对于可疑假阴性病例应争取重新穿刺,以保证穿刺诊断的准确率。

（11）穿刺后无须特殊处理,门诊患者留观1～2 h,注意血压、脉搏和腹部一般情况。

2. 并发症

超声引导细针穿刺腹膜后肿块的并发症极为罕见,即使穿刺针通过胃肠道也很少发生出血、胃肠穿孔、窦道形成或腹膜炎等并发症。我们十年来对207例腹膜后粗细针穿刺的观察结果表明,无1例发生影像学可以观察到的出血、穿孔等严重并发症,且粗细针对比在并发症发生率上无明显差别,证明腹膜后穿刺是安全的。

（四）临床意义

超声引导下腹膜后肿块穿刺活检适应范围广,方法简便,取材准确、安全,无严重并发症,一般不会出现假阳性。此方法已成为腹膜后病变迅速确诊的重要手段。

七、超声引导活检在胸肺部疾病诊断中的应用

经皮穿刺活检技术应用于临床进行疾病的确诊始于19世纪,当时由于活检时为盲穿,加之早期使用的穿刺针多为粗针（12G～18G,外径1.2～2.6 mm）,很多严重的穿刺后并发症限制了它在临床的应用。直到20世纪50年代,穿刺针的改进及多样化,各种影像学在临床应用的推广及病理学诊断方法的丰富,尤其是70年代出现的灰阶超声及CT在穿刺引导时的应用,大大地提高了穿刺诊断的确诊率,并缩短了确诊时间,明显降低了穿刺活检的并发症,为临床针对性治疗提供了可靠依据,使得影像引导下穿刺活检在临床得以广泛应用。

（一）体位及扫查方法

胸穿时患者体位应视病变部位而定,原则是使病变部位处于最高点,可取仰卧位、侧卧及俯卧位,如前纵隔病变取仰卧位,肺背段病变多取俯卧位。上臂向头侧充分伸展以拉大肋间隙,若肋间隙较窄、病灶显示仍不满意,可去枕并将局部垫高。在患者不能平卧时可视病情采取半卧位。扫查方法同样依病变部位而定,如锁骨上、胸骨上及肋间扫查等。

（二）适应证及禁忌证

进行超声引导经皮胸穿的先决条件为超声检查能显示病灶。因此,拟穿刺病灶必须与胸壁（胸膜）相贴近,且未被肋骨或胸骨等完全遮挡。原则上,凡需明确病理诊断以选择治疗的紧贴胸壁的胸部占位性病变均可以进行,如肺外周型占位病变（含位于胸水深部的病变）及实变肺深部的中央型占位病变、胸膜病变、纵隔占位病变等。这些病变位于肺周边,因无肺内气体对超声检查产生影响而成为超声引导经皮穿刺的适应证,恰好与支气管镜等检查相互弥补。

禁忌证:声像图上病灶显示不清,高度怀疑病灶为血管性病变,患者有明显出血倾向,严重咯血,呼吸困难,心肺功能极差,剧咳或不能配合者等。严重肺气肿患者肺穿应慎重。

(三)器具和术前准备

同肝脏穿刺。

应强调的是,对胸部病变的具体病理组织学类型诊断,是临床针对性地选择放疗及具体化疗方案的关键,因此穿刺多采用18G组织学活检针。

(四)操作方法

穿刺前对照胸片、CT或MRI结果,在病灶区对应胸壁处经皮超声检查,清楚显示并记录病变特点及毗邻结构,彩超观察内部及周边血流状况,选择穿刺进针入路,即避开血管及含气部分穿刺最可疑病变处的入路。常规消毒铺巾,进针点处皮肤局麻,超声引导下迅速进针至拟取材病变前缘(进针时嘱患者屏住呼吸),穿刺病灶活检后出针,依所取标本满意情况及穿刺针粗细进针1~4次,完成后皮肤局部敷料覆盖。标本放入10%甲醛溶液中固定,送病理检查。

术后患者勿剧烈咳嗽及活动,注意观察有无气胸及出血情况,若无呼吸困难、呛咳、咯血等,观察1 h无明显不适后可离去。

(五)注意事项及并发症

1. 注意事项

(1)超声不能清楚显示病灶时,应避免进行超声引导下穿刺。

(2)穿刺进针入路:纵隔病变应避开大血管,肺部病变应尽量避开较大血管(如明显的束状血流)及气体至最可疑病变处,必要时在彩超引导下进行。

(3)在穿刺含空洞性病变时,应避开空洞进行穿刺。

(4)穿刺一般应在平静呼吸状态下屏住呼吸时进行。

(5)用配套活检枪穿刺时,应根据病变大小调整穿刺针进针深度,以免伤及深部结构或造成气胸。

(6)当在病灶含液量大、坏死等情况下取材不甚满意而病理诊断不明确时,应警惕假阴性发生。

2. 并发症

由于超声引导下胸穿时进针全过程均在超声的动态实时显示监视下进行,穿刺时所选入路安全,故并发症发生率低且轻微,多无须特殊处理。文献报道并发症发生率在0~6%,主要为少量气胸、咯血及血胸。

(六)临床意义

超声引导经皮穿刺活检技术自1976年应用于胸部病变,由于其操作简单、诊断迅速、微创痛苦小、安全,且避免了操作时暴露于射线中,目前已广泛应用于临床,成为临床获取胸部病变病理诊断的主要手段之一。报文献报道,经皮穿刺活检组织学诊断准确率在92%~100%,细针穿刺细胞学诊断准确率20世纪90年代为83%~91%。一般而言,细针穿刺细胞学诊断恶性肿瘤的准确率为90%~97%,而诊断良性肿瘤的准确率仅为60%~83%,因此在安全的前提下可采用更能获取组织学结果的活检方法。

总之,超声引导下经皮穿刺胸膜、紧邻胸壁的肺及纵隔占位性病变,具有确诊率高、安全、迅速等特点。尤其对位于纵隔、靠近大血管或位于梗塞肺深部及胸水后方的占位性病变,其病灶显示的清晰程度、取材的准确性及安全性等较经 X 线及 CT 等指示引导下穿刺活检更具优越性。超声引导下清晰显示病变、进针取材及必要的彩超引导,是提高诊断率、降低并发症的重要手段。

第三节　高能聚焦超声技术在临床治疗中的应用

高能聚焦超声(HIFU)主要是利用超声波的细胞穿透性和可聚焦性等物理特征,将体外低能量超声聚焦在体内肿瘤病灶处,通过焦点区高能量超声波产生的高温瞬间达到65 ℃以上,使组织产生凝固性坏死。我国若干高等学校及研究所率先在 HIFU 领域进行了研究,把超声显像探头与 HIFU 治疗探头安装在一起,在诊断超声明确肿瘤部位和形状后,将信号传给治疗系统的计算机,计算机再控制治疗探头对整个肿瘤立体组合适形、扫描治疗,完全破坏体内各种大小、各种形状的肿瘤病灶。同时,通过 B 超对 HIFU 治疗过程进行监控,通过治疗前后靶区超声像图灰度和形状变化来判断治疗效果,反馈控制治疗剂量。

对于 HIFU 治疗肿瘤的机理的研究正在不断深入,目前认为主要包括:

(1)热固化效应。使焦点区温度瞬间升至 65～100 ℃,使靶区内细胞发生凝固性坏死。

(2)强大的机械力。超声波是一种正弦机械波,聚焦后的声波机械力也随之大幅提高,可在瞬间对靶细胞进行挤压,交替变化的压力致细胞被破坏。

(3)空化效应。指液体中存在的微小气泡,在超声波作用下被激活所表现出的振荡、生长、收缩、崩溃等一系列动力学过程。

(4)声化学效应。声波可以改变细胞器的各种生化反应的正常进程,从而导致细胞变性坏死。

(5)抗血管效应。HIFU 可使微血管栓塞、凝固性坏死。1993 年 Yang 等的实验表明,HIFU 破坏<0.2 mm 的肿瘤血管,可造成肿瘤组织凝固性坏死;对大血管是相对安全的。同时由于 HIFU 造成肿瘤组织凝固性坏死,阻止肿瘤产生血管再生因子,或使血管再生因子失去活性,破坏再生的血管内皮细胞等,多环节阻断血管再生,从而可更有效地抑制肿瘤再生、转移。

(6)对放疗、化疗的增强作用。吴刚报告,采用 HIFU 与 MTX 联合作用对 T_{24} 细胞生长增殖的抑制作用明显强于单用 HIFU 或单用 MTX。Thomas 也证实,HIFU 与阿霉素联合治疗神经母细胞瘤小鼠,无瘤率明显提高。其作用原理可能是 HIFU 使局部肿瘤组织的药物浓度增加,影响肿瘤组织血流使药物清除下降。另外,Overgaard 等报告 HIFU 与放疗有协同作用,其可能机理为热疗具有放射增敏作用和直接细胞毒作用,可杀灭对放疗无效的耐酸、耐营养不良和乏氧的肿瘤细胞。热疗和放疗均可使肿瘤血运减少。应先放疗再热疗,以避免早期热疗致肿瘤乏氧而使其对放疗敏感性下降。

然而,作为一项新技术,HIFU 用于肿瘤治疗还存在一些问题,需要进一步深入研究并积极解决。①仅在动物试验中证实靶区组织可以达到 50～100 ℃温度,致凝固性坏死,而无法进行人体实时测温;②超声定位和治疗过程中的质量控制尚不完善;③对于整个肿瘤瘤体组织(包括周围浸润病灶)尚难以进行整体杀灭;④国内有些仪器定位和功率大小难以操控,医师经验不足,曾有医院应用 HIFU 治疗引起患者胃肠穿孔、血管损伤出血等严重不良事件,对此应予高度重视和防范。

1.适应证

HIFU 应用范围广泛,可以概括为:凡是腹腔、盆腔内用 B 超可观察全貌的实体肿瘤均可进行 HIFU 治疗。可以对肝脏、肾脏、胰腺、肾上腺、胃、十二指肠、结肠、直肠、膀胱、前列腺、子宫、卵巢、后腹膜等 29 种腹腔、盆腔深层脏器的肿瘤进行有效治疗。

2. 不良反应

(1)超声发射时的感觉。少数患者存在伴随聚焦超声发射的轻微刺感、痛感或灸感,或者以上两种或多种感觉同时存在。下调输出功率后可基本缓解。

(2)表面的损伤。表面损伤有两种情况:①界面反射,皮肤当时为苍白色,第 2 日出现水疱,10 d 左右结痂愈合;②治疗过浅、过量,皮肤当时为苍白色,但无破溃,10 d 后在皮下脂肪组织见有一硬结,不需处理。

3.禁忌证

(1)超声入射通道有骨骼阻挡和含气组织的阻挡,如肺、食道、颅内、纵膈区肿瘤及肋骨后肝癌不能治疗。

(2)治疗靶区距皮肤应>2 cm,避免皮肤灼伤。

(3)热杀灭要注意人体重要脏器剩余正常组织能否维持生命。

(4)下腔静脉、肾静脉癌栓禁忌使用 HIFU 治疗。

(5)血肿、囊肿治疗无效。

对恶性肿瘤的治疗必须是综合性治疗,热疗只是在肿瘤治疗中又多了个手段,只是局部治疗,疗效也受许多因素影响。由于热疗在临床上有突出的良好疗效,大大提高了肿瘤患者的生存质量,现已在热放疗、细胞凋亡、热反应的基因基础、热休克蛋白、热增敏等新的学科和研究中蓬勃发展。

第四节　介入性超声治疗肝癌的综合运用

肝癌是世界性的常见恶性肿瘤之一,尤其在我国,肝癌的死亡率高居恶性肿瘤死亡率的第二位。目前根治方法仍认为是手术切除,但其切除率仅占 20% 左右;手术切除后的复发和转移也很常见,据报道 1、2、3、4、5 年的复发和转移率分别为 12%～23.7%、33.7%～48.5%、57.2%～64.5%、65.1%～69.3%、67.6%～76.1%。因此,研究肝癌的非手术疗法,近年来已成为国内外研究的热点。随着医学影像技术的进展,肝癌的介入性超声治疗方法不断涌现,技术也日趋成熟,已从一种辅助性、姑息性治疗方法发展成一种以追求根治性疗效为目的的重要临床治疗手段。根据治疗方法的不同可将其分为两大类:超声引导细针注射疗法和超声引导能量导入法。

一、超声引导细针注射疗法

细针是指 21G(其外径 0.8 mm,内径 0.6 mm)或更细(22G、23G)的穿刺针,注射剂为液性制剂,在超声引导下经皮或剖腹术中将其注入肿瘤间质内,造成肿瘤细胞及间质组织溶解、变性、凝固坏死，达到原位灭活肿瘤的目的。细针穿刺安全、并发症少，现已得到广泛普及，依其液性制剂的不同可分为以下几种方法。

1. 经皮瘤内无水酒精注射疗法（PEIT）

1983 年由杉甫等最先报道，现已得到广泛应用。PEIT 的机理是促使肿瘤细胞及其间质生物大分子发生变性和凝固坏死。无水乙醇可经皮或术中注射，但术中可一次注入更大剂量的无水乙醇，有效减少治疗次数。适应证主要是小肝癌（直径≤3 cm），尤其适用于因肝硬化或心、肝、肺、肾功能不全，或肿瘤位置不当等，或是因病灶多而不能手术切除的患者。对＞3 cm 以上的肝癌，具有较完整的包膜者，可作为相对适应证，其 1、3、5 年生存率可达 95％、70％和 50％左右；与肝动脉栓塞加化疗结合使用，已成为 5～10 cm 肝癌的有效治疗措施。治疗剂量、次数和疗效依病灶的大小、数目、肿瘤复发情况、病灶对治疗的反应、患者接受治疗的耐受程度和治疗随访状况而定。无水乙醇治疗的不足之处是它的弥散范围有限，一次治疗难以杀死全部的癌细胞，必须增加治疗次数；也存在肿瘤原位复发的危险。另外，治疗时乙醇可由局部血管进入正常肝脏组织引起肝功能损害，严重者可引发酒精性肝硬化。

2. 经皮瘤内乙醇注射疗法（PAIT）

PAIT 是近年来出现的经皮癌内液性制剂注射的一种新方法。高浓度醋酸溶液具有很强的溶解脂质和胶原的能力，其在组织中有较强的扩散能力和毁坏细胞的作用。而且低浓度的醋酸本身及其代谢产物对人体无害。因此，乙酸对肝功能的损伤明显小于乙醇。一组采用 PAIT（50％乙酸）与 PEIT 治疗小肝癌（SHCC）的对比研究结果证实，PAIT 组的生存率和复发率均明显优于 PEIT 组。目前，PAIT 还被用于直径＜3 cm HCC 的治疗。其 1、3、5 年生存率可达 90％、81％、61％。国内也有 PAIT 治疗原发性和转移性肝癌取得了较好疗效的报道。但是，与 PEIT 相比，PAIT 的确切疗效仍需要积累更多病例加以证实。

3. 经皮高温蒸馏水注射（PHDI）及经皮高温生理盐水注射（PSIT）

在超声引导下经皮穿刺向肝癌结节内注射高温蒸馏水，是继乙醇和醋酸溶液治疗肝癌后出现的经皮癌内液性制剂注射的又一种新方法。高温蒸馏水的作用原理主要有两方面：首先是蒸馏水的高温效应，肝癌细胞较正常肝细胞对热损伤敏感，因此热的作用可直接导致肿瘤组织的凝固性坏死。另一方面，蒸馏水为低渗溶液，可引起细胞肿胀甚至崩解死亡，而高温生理盐水冷却后即失去治疗效应，此两种方法对较小肿块效果好，刺激小、毒副作用小，即便是肝功能 Child C 级的病例也可使用，但其灭活的可控性和彻底性欠佳。

4. 经门静脉栓塞化疗

肝癌常侵犯门静脉，引起门静脉癌栓或肝动脉门静脉瘘，这是癌细胞肝内播散转移的主要因素之一。预防和治疗门静脉癌栓对延长患者生存期具有重要意义。由于细针穿刺安全，且超声不需对比造影术即可显示肿瘤与门静脉之间的关系，因而可实现对门静脉的高度选择性栓塞化疗术，从而达到既治疗肿瘤、又不影响正常肝组织血供的目标。梁萍等报道了对 42 例无门静脉癌栓患者进行预防性的门静脉化疗，对 18 例已出现门静脉癌栓的患者进行治疗性的门静脉化疗，结果门静脉穿刺化疗在预防组门静脉癌栓的发生率低于对照组；在治疗组栓塞的门静脉部分或完全再通，肝癌门静脉癌栓消失率为 11.1％，缩小率为 61.1％，患者腹胀减轻，腹水减少，全身情况改善。

5.经皮肝动脉栓塞化疗(TACE)

由于肝癌的生长十分迅速,它需大量的血液供应以提供必需的养料和氧气,而根据肝癌的供血理论,肝癌血供的90％以上来自于肝动脉,所以一旦阻断肝动脉血供,可造成肿瘤的缺血性坏死。另外,在肿瘤的血供中加入化疗药物也有杀死肿瘤细胞的效果,目前这种疗法主要在 X 线影像引导下实施。最近又有关于在超声引导下行 TACE 术的报道,治疗对象主要为瘤周或瘤内存在扩张肝动脉的中、晚期肝癌患者。对直径 2 mm 以上肝内肝动脉分支的经皮穿刺成功率可达100％。

6.超声引导内放射疗法

超声引导下经皮穿刺可将放射性核素准确导入肿瘤内部,利用放射性核素衰变过程中释放的各种射线束杀死肿瘤细胞。利用这种方法可以有效避免损伤肿瘤周围的正常肝组织,最大限度地保护肝脏功能。研究主要集中在将^{90}Y、^{32}P 和^{131}I 等放射剂注入肿瘤间质内部。董宝玮等在动物实验和临床应用中将^{90}Y 注入肝癌肿块内部,取得了显著的疗效,因此可认为其是一种治疗肝癌的安全有效的新方法。有国外学者报告了应用^{90}Y 玻璃微球超声引导下瘤内注射法治疗 27 例 HCC 和 6 例其他方法治疗失败的肝转移瘤,结果 90.6％的肿瘤体积有缩小改变,其中 10 例术前 AFP 浓度增高的患者术后 AFP 水平恢复正常,8 例经活检证实肿瘤完全坏死。其主要缺点是内放射疗法药物来源困难,同时要注意肝肺、肝胃等分流及骨髓抑制等并发症,必须建立操作正规的防护系统,才能在临床使用。

二、超声引导能量导入疗法

超声引导下可将微波、激光、电能等各种物理能量准确导入肿瘤组织内部并在肿瘤间质内转化为热能,利用高温来促使肿瘤组织发生凝固性坏死。本法也包括直接导入低温来杀死肿瘤组织。

1.经皮微波固化治疗(PMTC)

此为国内研究热点,在治疗肝癌方向上是一种较为理想的方法。在生物体中,微波致热的作用机理是:在机体的细胞内外液中,含有大量的离子和水及蛋白质等极性分子,在微波场即交变电场的作用下,发生极化旋转或振动而生热。这种植入式微波局部热疗具有热效率高、稳定性好、受影响因素小等突出优点。解放军 301 医院董宝玮等在超声引导下对 120 例 HCC 经皮穿刺植入单导或双导微波天线,对肿瘤进行一次整体覆盖原位灭活治疗,术后随访 3~60 mon AFP 转为正常者达 86.2％,肿瘤缩小率占 61.1％;再次活检证实肿瘤完全坏死率达到 90.6％。

2.经皮射频消融疗法(RFA)

此为国际研究热点,在超声引导下把体部绝缘而针尖裸露的电极针刺入肿瘤间质内部,通过加在其上的交流电所形成的局部电场,使肿瘤组织中各种离子在电场中剧烈振荡摩擦而产生热能,使局部的温度迅速升高至 60~115 ℃,造成组织的凝固性坏死,达到破坏肿瘤细胞和周围组织的目的。不过高温也容易使针尖周围组织发生碳化,阻碍电能及热能的传导,使肿瘤的凝固范围有限。对此,现已研制成冷循环式电极针进行 PRFA 治疗,其特点是在治疗过程中持续地在电极针内注入低温生理盐水(一般为 2~5 ℃)冷却针尖,从而克服了上述缺点。有报道称应用这种方法一次消融治疗肿瘤完全坏死率达到 75％,接受二次消融治疗的肿瘤完全坏死率达到 90％以上。随着可扩张电极针的开发,Rossi 报告了应用可扩张的钩样电极针治疗 37 例 45 个肝癌病灶,直径 1.1～3.5 cm,结果肿瘤的完全坏死率为 98%(44/45)。

3.经皮激光肿瘤凝固术

激光疗法是局部热疗的一种,其基本原理是将光能转变为热能而被组织吸收,局部组织升温达 45 ℃以上并保持 30 min 即造成肿瘤的不可逆坏死。和其他介入性治疗方法相比,该方法优点为:激光治疗采用的穿刺针较细,且穿刺在超声引导下进行,可避开大血管和重要脏器;激光治疗本身有止血作用,而热疗导致的肿瘤坏死为凝固性坏死,代之以胶原纤维结缔组织增生,因而其创伤小,出血、胆瘘等并发症少。其局限性为:激光作用于组织时容易发生碳化和汽化,这就阻碍了能量的深入传导,局限了凝固范围(约 1.5 cm),故对直径>3 cm 的肿瘤难以使其完全性坏死;当光纤受到血性污染时,其输出能量迅速降低,而达不到预期的临床治疗效果;激光为昂贵技术,成本高且费时。梁萍等报告了采用双光纤导入 Nd:YAG 激光治疗 23 例共 32 个肿瘤结节,结果于病变区形成直径 1.5 cm 左右的完全性凝固坏死区;临床平均随访 28 mon,其 1、2、3 年生存率分别达到 100%、73%和 52%。

4.经皮高强度聚焦超声(HIFU)

本法是一种非侵入性治疗实体肿瘤的新技术,目前在世界范围内也是一个全新的研究热点。其主要原理是将体外的低强度超声聚焦于体内肿瘤病灶处,通过焦点区高声强超声产生的瞬间高温空化和机械效应杀死肿瘤细胞。现在我国已成功研制出高声强聚焦超声仪,并已有临床应用的报道。伍烽等采用这种技术对 13 例肿瘤直径在 4 cm 以上的肝癌患者进行了治疗,术后随访 6 mon,证实 8 例体积缩小。高强度聚焦超声的优势显而易见,但是某些缺点也亟待克服,如怎样减少体内高反射组织(如骨骼、肺泡和肠管内的气体等)对声波传导的影响和怎样避免呼吸运动时损伤正常肝组织等问题。

5.经皮低温冷冻疗法

研究发现,温度低于零下 50 ℃时,可对肿瘤达到理想灭活,又由于低温在组织内的传导不像高温传导那样会受到局部组织碳化的影响,所以理论上其对肝癌有效治疗的范围较大。目前主要以液态氮作为制冷剂,温度控制在－196 ℃左右。近年来,应用于临床的相关报道有所增多。Lezoche 等采用本法治疗 56 例原发或转移性肝癌患者,随访 10.8 mon,其中 14 例患者达到了治愈标准。另一组 136 例结肠癌肝转移患者,术后平均生存期达到 30 mon。冷冻疗法的这些突出疗效有助于拓展其在临床的应用前景。

综上所述,近十余年来肝癌微创介入治疗正在刷新肝癌治疗技术的历史,已从早期的取得姑息性疗效为目的转向现在的取得根治性疗效为目的,扩大了肝癌治疗的适应证,有效地延长了部分患者的生存期。理想的肝癌介入治疗方法应具备微创、痛苦小、效果确实可靠、易操作、易推广等优点,但仍需指出的是目前各种超声介入治疗方法各有利弊,都存在不能彻底杀灭全部癌细胞的缺点,这就使得肝癌的局部复发与远处转移在所难免。所以,因地制宜地采用各种综合治疗措施是保证肝癌治疗疗效的关键。

【思考题】

1.近年来超声发展的新技术有哪些?

2.超声引导下肝脏活检的注意事项有哪几点?

3.超声引导下肝癌介入性治疗有哪些? 简述每种方法的优缺点。

参 考 文 献

[1] Kumada T,Nakano S,Takada L,et al. Patterns of recurrence after initial treatment in patients with small hepatocellular carcinoma. Hepatology,1997,25(1):87-92.

[2] Bruxi J. Treatment of hepatocellular carcinoma. Hepatology,1997,25(2):259-262.

[3] 杉浦信之,高良健司,大藤正雄.超声波影像下经皮的肿疡内ユタール注入小肝细胞癌の治疗.肝脏,1983,24:920.

[4] Ohnishi K,Yoshioka H,Ito S,et al. Prospective randomized controlled trial comparing percutaneous acetic aced injection and percutaneous ethanol injection for small hepatocellular carcinoma. Hepatology,1998,27:67-72.

[5] Ohnishi K,Nomura F,Ito S,et al. Prognosis of small hepatocellular carcinoma (less than 3 cm) after percutaneous aoetis and injection study of 91 cases. Hepotology,1996,25:80-83.

[6] 吕国荣,李新丰,王静意,等.超声引导经皮醋酸注射治疗肝癌新方法.中华超声影像学杂志,1998,8(4):229-231.

[7] 匡铭,吕明德,谢晓燕.超声引导经皮高温蒸馏水瘤内注射治疗肝癌.中华超声影像学杂志,1999,8:225-228.

[8] kuda K,Musha H,Yoshida T,et al. Demenstration of growing casts of hepatocellular carcinoma in the portal vein by celiac angiography:The thread and streaks sign. Radiolgy,1975,117:303.

[9] 梁萍,董宝玮,苏莉,等.超声引导经皮门静脉穿刺化疗在肝癌治疗中的应用.中华超声影像学杂志,1997,6(6):295-298.

[10] 沈理,方超,赵其德,等.彩色多普勒超声引导经皮肝动脉分支穿刺栓塞化疗治疗原发性肝癌.中华超声影像学杂志,1999,8:2229-2224.

[11] 董宝玮,梁萍,金小海,等.超声引导下肿瘤内注射[90]Y玻璃微球的肝癌综合治疗.中华医学杂志,1994,4(8):471-473.

[12] Tian JH,Xu BX,Zhang JM,et al. Ultrasound-guided internal radiotherapy using-90-glass microspheres for liver malignancies. J Nucl Med,1996,37(6):958-963.

[13] 董宝玮,梁萍,于晓玲,等.超声引导微波凝固治疗原发性肝癌——附120例临床疗效分析.中华超声影像学杂志,1999,8:217-221.

[14] Goldberg SN,Gasell GS,Solbiati L,et al. Ablation of liver tumors using percutaneous RF therapy. AJR,1996,167:759-768.

[15] Francica G,Marone G. Ultrasound guided percutaneous treatment of hepatocellular carcinoma by radiofrequency hyperthemia with a cooled tip needle:A preliminary clinical experience. Eur J Ultrasound,1999,9(2):145-153.

[16] Rossi S,Buscarini E,Garbagnati F. Percutaneous treatment of small hepatic tumors by an expendable RF needle electrode. AJR,1998,170:1015-1022.

[17] 梁萍,董宝玮,顾瑛,等.Nd:YAG激光热凝固肝组织的实验研究及肝癌治疗中的应用.中华理疗杂志,1999,22(3):158-160.

[18] 伍烽,陈文直,白晋,等.高强度聚焦超声治疗原发性肝癌的初步临床研究.中华超声影像学杂志,1999,8:213-216.

[19] Lezoche E,Paganini AM,Feliciotti F,et al. Ultrasound-guided laparoscopic cryoablation of hepatic tumors:preliminary report. World J Surg,1998,22(8):829-835;discussion 835-836.

[20] Weaver ML,Ashton JG,Zemel R. Treatment of colorectal liver metastases by cryotherapy. Semin Surg

Oncol,1998,14(2):163-170.

[21] Shiina T,Nightingale KR,Palmeri ML,et al. WFUMB guidelines and recommendations for clinical use of ultrasound elastography:Part 1:basic principles and terminology. Ultrasound Med Biol,2015,41: 1126-1147.

[22] Samir AE,Dhyani M,Vij A,et al. Shear-wave elastography for the estimation of liver fibrosis in chronic liver disease:determining accuracy and ideal site for measurement. Radiology,2015,274: 888-896.

[23] Barr RG,Cosgrove D,Brock M,et al. WFUMB guidelines and recommendations on the clinical use of ultrasound elastography:Part 5:Prostate. Ultrasound Med Biol,2017,43:27-28.

[24] 赵子卓,罗葆明.超声弹性成像基本原理及技术.中国医疗器械信息,2008,(04):6-8.

（蒋天安）

图书在版编目（CIP）数据

内科学新进展 / 厉有名，胡申江主编. —2版. —
杭州：浙江大学出版社，2018.12
ISBN 978-7-308-18692-6

Ⅰ.①内… Ⅱ.①厉… ②胡… Ⅲ.①内科学 Ⅳ.
①R5

中国版本图书馆 CIP 数据核字（2018）第 228110 号

内科学新进展（第二版）

厉有名　胡申江　主编

特约编辑	雷水英　王攀智
责任编辑	余健波
责任校对	王安安
封面设计	周　灵
出版发行	浙江大学出版社
	（杭州市天目山路 148 号　邮政编码 310007）
	（网址：http://www.zjupress.com）
排　　版	杭州中大图文设计有限公司
印　　刷	浙江省邮电印刷股份有限公司
开　　本	787mm×1092mm　1/16
印　　张	32.5
字　　数	835 千
版印次	2018 年 12 月第 2 版　2018 年 12 月第 1 次印刷
书　　号	ISBN 978-7-308-18692-6
定　　价	88.00 元